新心臓血管外科テキスト

[編集]

安達　秀雄
練馬光が丘病院循環器センター　センター長

小野　稔
東京大学医学部附属病院心臓外科　教授

坂本喜三郎
静岡県立こども病院　院長

志水　秀行
慶應義塾大学医学部外科学（心臓血管外科）教授

宮田　哲郎
山王病院・山王メディカルセンター
血管病センター　センター長

TEXTBOOK OF
CARDIOVASCULAR SURGERY

中外医学社

執筆者一覧 (執筆順)

種 本 和 雄　川崎医科大学心臓血管外科学 教授
3学会構成心臓血管外科専門医認定機構 総務幹事

百 瀬 直 樹　自治医科大学附属さいたま医療センター臨床工学部 技師長

岩 城 秀 平　静岡県立こども病院臨床工学室 主任

山 本 浩 史　秋田大学大学院医学系研究科心臓血管外科学講座 教授

遠 山 信 幸　自治医科大学附属さいたま医療センター医療安全・渉外対策部 教授

安 達 秀 雄　練馬光が丘病院循環器センター センター長

鈴 木 友 彰　滋賀医科大学外科学講座心臓血管外科 准教授

浅 井 　 徹　滋賀医科大学外科学講座心臓血管外科 教授

齋 藤 　 綾　東邦大学医療センター佐倉病院外科学心臓血管外科分野 准教授

本 村 　 昇　東邦大学医療センター佐倉病院外科学心臓血管外科分野 教授

竹 村 博 文　金沢大学先進総合外科学講座 教授

高 瀬 信 弥　福島県立医科大学心臓血管外科 講師

横 山 　 斉　福島県立医科大学心臓血管外科 教授

天 野 　 篤　順天堂大学医学部心臓血管外科 教授

山 本 　 平　順天堂大学医学部心臓血管外科 先任准教授

梶 本 　 完　順天堂大学医学部心臓血管外科 准教授

秦 　 広 樹　国立循環器病研究センター心臓外科 医長

小 林 順二郎　国立循環器病研究センター 副院長

伊 藤 敏 明　名古屋第一赤十字病院第一心臓血管外科 部長

土 井 　 潔　岐阜大学高度先進外科学 教授

夜 久 　 均　京都府立医科大学心臓血管外科 教授

山 崎 祥 子　京都府立医科大学心臓血管外科

成 瀬 好 洋　虎の門病院循環器センター外科 部長

中 野 清 治　東京女子医科大学東医療センター心臓血管外科 教授

松 宮 護 郎　千葉大学大学院医学研究院心臓血管外科学 教授

齋 藤 　 聡　東京女子医科大学心臓血管外科 准教授

北 村 　 律　北里大学医学部心臓血管外科 准教授

坂 本 吉 正　東京慈恵会医科大学心臓外科 准教授

橋 本 和 弘　東京慈恵会医科大学心臓外科 教授

宮 入 　 剛　聖マリアンナ医科大学心臓血管外科 教授

澤 　 芳 樹　大阪大学心臓血管外科 教授

今 中 和 人　埼玉医科大学総合医療センター心臓血管外科 准教授

長 岡 英 気　東京医科歯科大学心臓血管外科

荒 井 裕 国　東京医科歯科大学心臓血管外科 教授

窪 田 　 博　杏林大学医学部心臓血管外科 教授

山 口 裕 己　昭和大学江東豊洲病院心臓血管外科 教授

山 口 敦 司　自治医科大学附属さいたま医療センター心臓血管外科 教授

三 浦　　崇	長崎大学医学部心臓血管外科学 講師
江 石 清 行	長崎大学医学部心臓血管外科学 教授
山口博一郎	長崎大学医学部心臓血管外科学
大 塚 俊 哉	都立多摩総合医療センター心臓血管外科 部長
末田泰二郎	広島大学大学院外科学（心臓血管外科） 教授
髙 橋 信 也	広島大学大学院外科学（心臓血管外科） 診療准教授
工 藤 樹 彦	慶應義塾大学医学部外科学（心臓血管外科） 准教授
末 松 義 弘	筑波記念病院心臓血管外科 部長
田 中 啓 之	久留米大学医学部外科学講座 主任教授
福 田 幾 夫	弘前大学大学院医学研究科胸部心臓血管外科 教授
安 達 晃 一	自治医科大学附属さいたま医療センター心臓血管外科 講師
齋 木 佳 克	東北大学大学院医学系研究科心臓血管外科学分野 教授
縄 田　　寛	東京大学医学部附属病院心臓外科 講師
松 居 喜 郎	北海道大学循環器・呼吸器外科 教授
小 野　　稔	東京大学医学部附属病院心臓外科 教授
坂本喜三郎	静岡県立こども病院 院長
市 川　　肇	国立循環器病研究センター小児心臓外科 部長
松 井 彦 郎	長野県立こども病院小児集中治療科 部長
村 田 眞 哉	静岡県立こども病院心臓血管外科
大 﨑 真 樹	静岡県立こども病院循環器集中治療科 科長
宮 本 隆 司	群馬県立小児医療センター心臓血管外科 部長
浅 見 雄 司	群馬県立小児医療センター循環器内科 医長
西 岡 雅 彦	沖縄県立南部医療センターこども医療センター小児心臓血管外科 副部長
北 川 哲 也	徳島大学大学院医歯薬学研究部心臓血管外科学分野 教授
金 子 幸 裕	国立成育医療研究センター臓器・運動器病態外科部心臓血管外科 医長
根本慎太郎	大阪医科大学外科学講座胸部外科学教室 専門教授
崔　　禎 浩	宮城県立こども病院心臓血管外科 科長
平 松 祐 司	筑波大学医学医療系心臓血管外科学 教授
鈴 木 章 司	山梨大学大学院総合研究部医学域外科学講座第 2 病院教授
高 橋 幸 宏	榊原記念病院心臓血管外科 主任部長
加部東直広	榊原記念病院心臓血管外科
藤 本 欣 史	島根大学心臓血管外科 講師
櫻 井　　一	独立行政法人地域医療機能推進機構中京病院心臓血管外科 部長
長 嶋 光 樹	東京女子医科大学心臓血管外科 准教授
中 野 俊 秀	福岡市立こども病院心臓血管外科 科長
猪 飼 秋 夫	岩手医科大学心臓血管外科 教授
芳 村 直 樹	富山大学大学院医学薬学研究部外科学（呼吸・循環・総合外科）講座 教授

山 岸 正 明	京都府立医科大学小児心臓血管外科 教授
池 田 義	京都大学心臓血管外科 准教授
笠 原 真 悟	岡山大学大学院医歯薬学総合研究科 教授 高齢社会医療・介護機器研究推進講座 心臓血管外科(兼任)
安 藤 誠	榊原記念病院心臓血管外科
落 合 由 恵	JCHO 九州病院心臓血管外科 部長(小児担当)
盤 井 成 光	大阪府立母子保健総合医療センター心臓血管外科 主任部長
大 嶋 義 博	兵庫県立こども病院 参事／心臓血管外科 部長
保土田健太郎	埼玉医科大学国際医療センター小児心臓外科
鈴 木 孝 明	埼玉医科大学国際医療センター小児心臓外科 教授
宮 地 鑑	北里大学医学部心臓血管外科 主任教授
平 田 康 隆	東京大学医学部附属病院心臓外科 准教授
太 田 教 隆	神奈川県立こども医療センター心臓血管外科
竹 谷 剛	三井記念病院 ME センター 部長
髙 本 眞 一	三井記念病院 院長
上 田 裕 一	奈良県総合医療センター 総長
碓 氷 章 彦	名古屋大学大学院医学系研究科心臓外科 教授
井 澤 直 人	徳島赤十字病院心臓血管外科
大 北 裕	神戸大学心臓血管外科 教授
志 水 秀 行	慶應義塾大学医学部外科学(心臓血管外科) 教授
飯 田 泰 功	慶應義塾大学医学部外科学(心臓血管外科)
荻 野 均	東京医科大学心臓血管外科 主任教授
井 元 清 隆	横浜市立大学 名誉教授
内 田 敬 二	横浜市立大学附属市民総合医療センター心臓血管センター 准教授
明 石 英 俊	久留米大学医学部外科学講座 教授
鬼 塚 誠 二	久留米大学医学部外科学講座 講師
國 吉 幸 男	琉球大学大学院胸部心臓血管外科学講座 教授
松 田 均	兵庫県立姫路循環器病センター心臓血管外科 部長
倉 谷 徹	大阪大学低侵襲循環器医療学 教授
宮 本 伸 二	大分大学心臓血管外科 教授
内 田 直 里	あかね会土谷総合病院心臓血管外科 部長
椎 谷 紀 彦	浜松医科大学外科学第一講座 教授
清 家 愛 幹	国立循環器病研究センター心臓血管外科(血管外科部門)
湊 谷 謙 司	京都大学心臓血管外科 教授
井 上 陽 介	国立循環器病研究センター心臓血管外科(血管外科部門)
岡 田 健 次	信州大学学術研究院医学系医学部外科学教室心臓血管外科 教授
安 藤 太 三	総合大雄会病院 心臓血管センター長
宮 田 哲 郎	山王病院・山王メディカルセンター血管病センター センター長

正 木 久 男	川崎医科大学心臓血管外科学 准教授
林　　宏 光	日本医科大学放射線科 病院教授
金 岡 祐 司	東京慈恵会医科大学血管外科 准教授
前 田 剛 志	東京慈恵会医科大学血管外科
大 木 隆 生	東京慈恵会医科大学血管外科 教授
石 橋 宏 之	愛知医科大学血管外科 教授
出 口 順 夫	埼玉医科大学総合医療センター血管外科 准教授
駒 井 宏 好	関西医科大学総合医療センター血管外科 教授
東　　信 良	旭川医科大学外科学講座血管外科学分野 教授
進 藤 俊 哉	東京医科大学八王子医療センター心臓血管外科 教授
杉 本 郁 夫	愛知医科大学血管外科 特任教授
井 上 芳 徳	東京医科歯科大学血管外科 准教授
尾 原 秀 明	慶應義塾大学医学部外科 専任講師
小野原 俊 博	国立病院機構九州医療センター血管外科 科長
大 野 智 和	国立病院機構九州医療センター血管外科
久良木 亮 一	国立病院機構九州医療センター血管外科
前 田 英 明	日本大学医学部附属板橋病院血管外科 部長／日本大学医学部心臓血管外科 准教授
北 川　　剛	東京警察病院外科 部長
伊 東 啓 行	済生会福岡総合病院心臓血管・大動脈センター 副センター長／血管外科 主任部長
古 森 公 浩	名古屋大学大学院医学系研究科血管外科分野 教授
佐 藤　　紀	埼玉医科大学総合医療センター血管外科 教授
重 松 邦 広	国際医療福祉大学三田病院血管外科 教授
柚 木 靖 弘	川崎医科大学心臓血管外科学 講師
田 淵　　篤	川崎医科大学心臓血管外科学 講師
松 本 春 信	自治医科大学附属さいたま医療センター心臓血管外科 准教授
渡 部 芳 子	川崎医科大学生理学 1 特任講師
保 坂 晃 弘	東京都立多摩総合医療センター外科 医長
布 川 雅 雄	杏林大学医学部心臓血管外科 臨床教授
貞 弘 光 章	山形大学医学部外科学第二講座 教授
佐戸川 弘 之	福島県立医科大学心臓血管外科 准教授
八 杉　　巧	愛媛大学基盤・実践看護学／心臓血管外科 教授
小 川 智 弘	福島第一病院心臓血管外科 部長
孟　　　真	横浜南共済病院心臓血管外科 部長
新 本 春 夫	榊原記念病院末梢血管外科 部長
齊 藤 幸 裕	旭川医科大学外科学講座血管・呼吸・腫瘍病態外科学分野 講師
古 屋 隆 俊	総合病院国保旭中央病院外科 血管外科部長／院長補佐

序

　専門医はその分野のエキスパートとして，患者・家族の信頼と期待に応えることが求められる．心臓血管外科を担当する医師は，専門的な知識と技術，そして命を託することのできる豊かな人間性の三つを兼ね備えていることが期待されている．本書は，そうした専門医をめざす医師のために，多数の専門家の協力を得て刊行された．専門医が知っているべき心臓血管外科領域の最新の知識について，標準的なレベルが示されている．

　もちろん，心臓血管外科に興味のある若手医師や，コ・メディカルの方々，また，新たな知識を学びたいベテランの医師や他科の医師の方々にも役立つ内容となっている．

　本書の前身は『心臓血管外科テキスト』として2007年に発刊され，第2版が2011年に刊行され，いずれも好評であった．この間の心臓血管外科の進歩は著しく，10年前と比較して心臓血管外科の各領域は広がり，内容も豊富になった．本書は題名も変更し，『新 心臓血管外科テキスト』として編集方針を一新し，各領域ごとの責任編集として，最新の知識をわかりやすく提供できるように工夫した．編集者も第一線で活躍中の次世代を担う若手リーダーが中心となっていて，意欲的な編集となっている．

　心臓血管外科専門医制度は2004年にスタートしたが，先人の努力により，整備が続けられ，現在では日本の専門医制度をリードする制度として認められるようになった．心臓血管外科専門医制度では，専門医資格取得のための研鑽のみではなく，資格更新のための研鑽も必要とされている．国民にとって信頼される専門医となれるよう常に研鑽を続けていくことが心臓血管外科医には期待されている．本書は，心臓血管外科を学ぶ人のための標準的なテキストブックとして，多くの方々に役立つものと確信している．

　　　　　2016年夏

　　　　　　　　　　　　　　　　　　　　　　　安 達 秀 雄

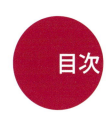

ch.1 総論 〈安達秀雄 編〉 1

- **1** 心臓血管外科専門医制度の現状と将来展望 ……………………〈種本和雄〉 2
- **2** 専門医が知っておくべき人工心肺の知識
  - a 成人編 ………………………………………………………〈百瀬直樹〉 11
  - b 小児編 ………………………………………………………〈岩城秀平〉 25
- **3** 専門医が知っておくべき心筋保護の知識（成人・小児）…………〈山本浩史〉 34
- **4** 医療安全と専門医
  - a 医療事故調査制度の現状と課題 ……………………………〈遠山信幸〉 50
  - b 専門領域の医療安全 …………………………………………〈安達秀雄〉 57

ch.2 成人心臓外科 〈小野 稔 編〉 73

A 虚血性心疾患

- **1** 冠血行再建
  - a 診断と手術適応 ……………………………………〈鈴木友彰, 浅井 徹〉 74
  - b 手術手技 ……………………………………………〈齋藤 綾, 本村 昇〉 81
  - c 術前・術中・術後管理 ………………………………………〈竹村博文〉 86
  - d 冠動脈バイパス術の早期成績と遠隔成績 ………………〈高瀬信弥, 横山 斉〉 93
  - e 心拍動下冠動脈バイパス術（OPCAB）は優れた術式か？
  　 ……………………………………………………〈天野 篤, 山本 平, 梶本 完〉 102
- **2** 機械的合併症に対する外科手術
  - a 左室自由壁破裂 ……………………………………〈秦 広樹, 小林順二郎〉 109
  - b 心室中隔穿孔 …………………………………………………〈伊藤敏明〉 113
  - c 虚血性僧帽弁閉鎖不全 ……………………………〈土井 潔, 夜久 均, 山崎祥子〉 117
- **3** 他臓器血管病変を合併した虚血性心疾患の治療戦略 ………………〈成瀬好洋〉 121

B 弁膜疾患・不整脈疾患

- **1** 弁膜症外科
  - a 代用弁の種類とその選択 ……………………………………〈中野清治〉 126
  - b 弁置換術と弁形成術 …………………………………………〈松宮護郎〉 133
  - c 弁置換術後管理 ………………………………………………〈齋藤 聡〉 138
- **2** 大動脈弁疾患
  - a 大動脈弁狭窄症 ………………………………………………〈北村 律〉 143

目 次

    b 狭小弁輪症例に対する術式と選択 ……………………〈坂本吉正，橋本和弘〉153

    c 大動脈弁閉鎖不全症 ………………………………………………〈宮入　剛〉160

    d カテーテル弁置換術 ………………………………………………〈澤　芳樹〉164

  3 僧帽弁疾患

    a 僧帽弁狭窄症 ………………………………………………………〈今中和人〉171

    b 僧帽弁閉鎖不全症 …………………………………………〈長岡英気，荒井裕国〉178

  4 連合弁膜症の治療戦略 ……………………………………………〈窪田　博〉185

  5 三尖弁疾患

    a 三尖弁閉鎖不全症 …………………………………………………〈山口裕己〉192

    b 三尖弁置換術 ………………………………………………………〈山口敦司〉205

  6 感染性心内膜炎 ………………………………〈三浦　崇，江石清行，山口博一郎〉208

  7 心房細動に対する外科治療

    a 孤立性心房細動に対する心臓内視鏡外科手術 ……………………〈大塚俊哉〉214

    b 弁膜症手術と心房細動手術 ………………………………〈末田泰二郎，高橋信也〉220

  8 低侵襲心臓手術（MICS） ……………………………………………〈工藤樹彦〉224

C 外傷・心膜・腫瘍

  1 心臓損傷 ……………………………………………………………〈末松義弘〉231

  2 心臓腫瘍 ……………………………………………………………〈田中啓之〉238

  3 収縮性心膜炎の外科治療 …………………………………………〈福田幾夫〉245

D 重症心不全に対する治療

  1 IABP/PCPS ………………………………………………………〈安達晃一〉250

  2 体外設置型補助人工心臓 …………………………………………〈齋木佳克〉254

  3 植込型補助人工心臓 ………………………………………………〈縄田　寛〉259

  4 左室形成術 …………………………………………………………〈松居喜郎〉266

  5 心臓移植 ……………………………………………………………〈小野　稔〉271

ch.3 | 小児心臓外科　　　　　　　　　　　　　　　〈坂本喜三郎 編〉 279

A 総論

  1 先天性心疾患外科治療概論 ………………………………………〈坂本喜三郎〉280

  2 成人先天性心疾患の現状 …………………………………………〈市川　肇〉291

B 周術期管理

  1 術前管理 ……………………………………………………………〈松井彦郎〉298

  2 術野構築の基本 ……………………………………………〈村田眞哉，坂本喜三郎〉302

  3 先天性心疾患術後管理 ……………………………………………〈大﨑真樹〉309

C 2心室修復術が目標となる非チアノーゼ性心疾患

  1 動脈管開存症 ………………………………………………〈宮本隆司，浅見雄司〉313

2 心房中隔欠損，部分肺静脈還流異常 ……………………………〈西岡雅彦〉317

3 心室中隔欠損 ………………………………………………………〈北川哲也〉326

4 両大血管右室起始 …………………………………………………〈金子幸裕〉338

5 房室中隔欠損 ………………………………………………………〈根本慎太郎〉342

6 先天性僧帽弁疾患 …………………………………………………〈崔　禎浩〉346

7 先天性大動脈弁疾患 ………………………………………………〈平松祐司〉352

8 先天性冠動脈異常 …………………………………………………〈鈴木章司〉363

9 大動脈縮窄・離断 …………………………………〈高橋幸宏，加部東直広〉369

10 血管輪，肺動脈スリング（気管形成を含む）……………………〈藤本欣史〉374

11 大動脈肺動脈窓，右肺動脈大動脈起始 …………………………〈櫻井　一〉382

12 修正大血管転位 ……………………………………………………〈長嶋光樹〉388

D 2 心室修復術が目標となるチアノーゼ性心疾患

1 Fallot 四徴症 ………………………………………………………〈中野俊秀〉393

2 肺動脈閉鎖兼心室中隔欠損 ………………………………………〈猪飼秋夫〉400

3 総肺静脈還流異常 …………………………………………………〈芳村直樹〉406

4 完全大血管転位 ……………………………………………………〈山岸正明〉411

5 総動脈幹症 …………………………………………………………〈池田　義〉420

E 1 心室修復術が目標となる疾患

1 左心低形成症候群 …………………………………………………〈笠原真悟〉424

2 単心室 ………………………………………………………………〈安藤　誠〉431

3 三尖弁閉鎖 …………………………………………………………〈落合由恵〉436

F 条件によって目標（1 心室／2 心室）が変わる疾患

1 純型肺動脈閉鎖，重症肺動脈弁狭窄 ……………………………〈盤井成光〉441

2 Ebstein 病 …………………………………………………………〈大嶋義博〉446

3 Shone complex ………………………………………〈保土田健太郎，鈴木孝明〉453

G その他の知っておくべき知識

1 小児の低侵襲手術 …………………………………………………〈宮地　鑑〉458

2 小児領域の重症心不全治療 ………………………………………〈平田康隆〉463

3 小児領域の人工材料 ………………………………………………〈太田教隆〉469

ch.4 | 大血管外科　　　　　　　　　　　　　　〈志水秀行 編〉 475

1 大動脈疾患に関する基本事項

a 大動脈疾患の定義，胸部大動脈疾患の現況 ……………〈竹谷　剛，髙本眞一〉476

b 大動脈手術における体外循環・補助手段 ………………………〈上田裕一〉480

c 人工血管 ……………………………………………………………〈安達秀雄〉484

目次

2 非解離性大動脈瘤

  a 総論 ………………………………………………………〈碓氷章彦〉489

  b 大動脈基部・上行大動脈瘤 ……………………………〈井澤直人，大北　裕〉494

  c 弓部大動脈瘤 ……………………………………………〈志水秀行，飯田泰功〉501

  d 胸部下行・胸腹部大動脈瘤 ……………………………〈齋木佳克〉506

3 大動脈解離

  a 総論 ………………………………………………………〈荻野　均〉513

  b 急性 A 型大動脈解離 ……………………………………〈井元清隆，内田敬二〉517

  c 急性 B 型大動脈解離 ……………………………………〈明石英俊，鬼塚誠二〉528

  d 慢性大動脈解離 …………………………………………〈國吉幸男〉533

4 ステントグラフト治療

  a ステントグラフト治療に必要な基礎知識 ……………〈飯田泰功，志水秀行〉544

  b 術前検査，治療適応，短期および長期成績 …………〈松田　均〉548

  c 下行大動脈瘤に対するステントグラフト治療 ………〈松田　均〉552

  d 弓部大動脈疾患に対するステントグラフト治療 ……〈倉谷　徹〉555

  e 胸腹部大動脈瘤に対するステントグラフト治療 ……〈宮本伸二〉562

  f 大動脈解離に対するステントグラフト治療 …………〈内田直里〉565

  g エンドリーク ……………………………………………〈宮本伸二〉569

5 結合織・先天性大動脈疾患 ……………………………………〈椎谷紀彦〉573

6 炎症性胸部大動脈疾患—高安動脈炎 ………………………〈清家愛幹，湊谷謙司〉578

7 感染性大動脈瘤，人工血管感染 ……………………………〈井上陽介，湊谷謙司〉583

8 破裂性大動脈瘤 …………………………………………………〈岡田健次〉588

9 大動脈外傷 ………………………………………………………〈岡田健次〉595

10 肺動脈血栓塞栓症

  a 急性肺血栓塞栓症 ………………………………………〈福田幾夫〉600

  b 慢性血栓塞栓性肺高血圧症 ……………………………〈安藤太三〉604

ch.5 | 腹部・末梢血管外科　　　　　　　　〈宮田哲郎 編〉 **613**

1 末梢血管の解剖とアプローチのポイント—腹部大動脈，下肢動脈— ……〈宮田哲郎〉614

2 機能検査（動脈・静脈機能検査） …………………………〈正木久男〉620

3 末梢動脈疾患の画像診断 ……………………………………〈林　宏光〉623

4 腹部大動脈・腸骨動脈瘤

  a 非破裂 ……………………………………………………〈椎谷紀彦〉629

  b 破裂 ………………………………………〈金岡祐司，前田剛志，大木隆生〉634

  c 感染性 ……………………………………………………〈荻野　均〉641

  d 炎症性 ……………………………………………………〈石橋宏之〉645

目 次

5 末梢動脈瘤(頭蓋骨外頸動脈瘤，上腕動脈瘤，大腿動脈瘤，膝窩動脈瘤)‥‥‥〈出口順夫〉648

6 腹部内臓動脈瘤(腎動脈瘤を含む) ‥‥‥‥‥‥‥‥‥‥‥‥‥‥‥‥〈宮田哲郎〉654

7 下肢動脈閉塞性動脈硬化症

   a 疫学，無症候，間歇性跛行 ‥‥‥‥‥‥‥‥‥‥‥‥‥‥〈駒井宏好〉658

   b 重症下肢虚血 ‥‥‥‥‥‥‥‥‥‥‥‥‥‥‥‥‥‥‥‥〈東　信良〉662

8 糖尿病性足病変，フットケア ‥‥‥‥‥‥‥‥‥‥‥‥‥‥‥‥‥〈進藤俊哉〉679

9 Buerger 病 ‥‥‥‥‥‥‥‥‥‥‥‥‥‥‥‥‥‥‥‥‥‥‥‥〈杉本郁夫〉687

10 膝窩動脈捕捉症候群，膝窩動脈外膜嚢腫 ‥‥‥‥‥‥‥‥‥‥‥‥〈井上芳徳〉693

11 遺残坐骨動脈 ‥‥‥‥‥‥‥‥‥‥‥‥‥‥‥‥‥‥‥‥‥‥‥〈尾原秀明〉697

12 下肢切断，創処置 ‥‥‥‥‥‥〈小野原俊博，大野智和，久良木亮一〉701

13 急性動脈閉塞症(塞栓症・血栓症) ‥‥‥‥‥‥‥‥‥‥‥‥‥‥〈前田英明〉704

14 頸動脈狭窄症 ‥‥‥‥‥‥‥‥‥‥‥‥‥‥‥‥‥‥‥‥‥‥‥〈北川　剛〉712

15 胸郭出口症候群，鎖骨下動脈盗血症候群 ‥‥‥‥‥‥‥‥‥‥‥‥〈伊東啓行〉717

16 腸間膜動脈血栓症(急性・慢性) ‥‥‥‥‥‥‥‥‥‥‥‥‥‥‥〈古森公浩〉722

17 腎血管性高血圧症 ‥‥‥‥‥‥‥‥‥‥‥‥‥‥‥‥‥‥‥‥‥〈佐藤　紀〉728

18 Raynaud 病・症候群，Blue toe 症候群 ‥‥‥‥‥‥‥‥‥‥‥‥〈重松邦広〉734

19 吻合部動脈瘤 ‥‥‥‥‥‥‥‥‥‥‥‥‥‥‥‥‥‥‥‥‥‥‥〈福田幾夫〉737

20 大動脈消化管瘻，大動脈気管支(肺)瘻 ‥‥‥〈柚木靖弘，田淵　篤，正木久男，種本和雄〉741

21 人工血管感染 ‥‥‥‥‥‥‥‥‥‥‥‥‥‥‥‥‥‥‥‥‥‥‥〈松本春信〉745

22 高安動脈炎 ‥‥‥‥‥‥‥‥‥‥‥‥‥‥‥‥‥‥‥‥‥‥‥‥〈渡部芳子〉748

23 Behçet 病 ‥‥‥‥‥‥‥‥‥‥‥‥‥‥‥‥‥‥‥‥‥‥‥‥‥〈保坂晃弘〉752

24 血管炎症候群と膠原病関連の末梢動脈疾患 ‥‥‥‥‥‥‥‥‥‥‥〈布川雅雄〉756

25 Ehlers-Danlos 症候群 ‥‥‥‥‥‥‥‥‥‥‥‥‥‥‥‥‥‥‥〈貞弘光章〉763

26 深部静脈血栓症 ‥‥‥‥‥‥‥‥‥‥‥‥‥‥‥‥‥‥‥‥‥〈佐戸川弘之〉768

27 慢性下肢静脈不全 ‥‥‥‥‥‥‥‥‥‥‥‥‥‥‥‥‥‥‥‥‥〈八杉　巧〉774

28 下肢静脈瘤 ‥‥‥‥‥‥‥‥‥‥‥‥‥‥‥‥‥‥‥‥‥‥‥‥〈小川智弘〉778

29 Budd-Chiari 症候群 ‥‥‥‥‥‥‥‥‥‥‥‥‥‥‥‥‥‥‥‥〈國吉幸男〉783

30 上大静脈症候群 ‥‥‥‥‥‥‥‥‥‥‥‥‥‥‥‥‥‥‥‥‥‥〈國吉幸男〉789

31 血管腫・血管奇形 ‥‥‥‥‥‥‥‥‥‥‥‥‥‥‥‥‥‥‥‥‥〈孟　真〉795

32 バスキュラーアクセス ‥‥‥‥‥‥‥‥‥‥‥‥‥‥‥‥‥‥‥〈新本春夫〉798

33 リンパ浮腫 ‥‥‥‥‥‥‥‥‥‥‥‥‥‥‥‥‥‥‥‥‥‥‥‥〈齊藤幸裕〉802

34 血管外傷 ‥‥‥‥‥‥‥‥‥‥‥‥‥‥‥‥‥‥‥‥‥‥‥‥‥〈古屋隆俊〉806

和文索引‥‥‥‥‥‥‥‥‥‥‥‥‥‥‥‥‥‥‥‥‥‥‥‥‥‥‥‥‥‥‥‥‥‥811

欧文索引‥‥‥‥‥‥‥‥‥‥‥‥‥‥‥‥‥‥‥‥‥‥‥‥‥‥‥‥‥‥‥‥‥‥818

Ch.1
総　論

安達秀雄 編

TEXTBOOK OF
CARDIOVASCULAR SURGERY

Ch 1 ● 総論

1 心臓血管外科専門医制度の現状と将来展望

① わが国における専門医

　本来，医師という資格は医師法第 18 条によって規定された名称独占資格であり，医師でなければこの名称を名乗ることはできない．一方，医師は医師免許を交付された時点で法的にはあらゆる領域の診療を行うことが認められており，従来の医療法第 6 条では「医師又は歯科医師である旨」のみを公告することが認められてきた．しかしながら医療の高度化，専門化，細分化が進むにつれて，「国民が受診する上でわかりにくい」，「欧米の専門医制度に比べて大幅に遅れをとっている」という問題が出てきて，専門医制度，その広告について長く議論がされてきた．

　わが国で最初に導入された専門医制度といえるのは 1962 年の日本麻酔科学会による日本麻酔指導医制度で，その後 1966 年に日本放射線学会と日本脳神経外科学会が相次いで専門医制度を発足させ，日本内科学会（1968 年）と日本外科学会（1978 年）が認定医制度を始めた．それに続いて多くの学会が専門医制度を持つようになったが，その内容とレベルが様々であったことが問題視された．そこで，1981 年に 22 の医学会が共同で運営する学会認定医制協議会が立

視点
　　新たな専門医に関する仕組みは，専門医の質を高め，良質な医療が提供されることを目的として構築.

現状
　　〈専門医の質〉　　　　各学会が独自に運用．学会の認定基準の統一性，専門医の質の担保に懸念.
　　〈求められる専門医像〉専門医としての能力について医師と国民との間に捉え方のギャップ.
　　〈地域医療との関係〉　医師の地域偏在・診療科偏在は近年の医療を巡る重要な課題.

新たな仕組みの概要

（基本的な考え方）
○新たな専門医の仕組みを，国民の視点に立った上で，育成される側のキャリア形成支援の視点も重視して構築.
○例えば，専門医を「それぞれの診療領域における適切な教育を受けて十分な知識・経験を持ち，患者から信頼される標準的な医療を提供できる医師」と定義．（「神の手を持つ医師」や「スーパードクター」を意味するものではない．）
○新たな専門医の仕組みは，プロフェッショナルオートノミー（専門家による自律性）を基盤として設計.

（中立的な第三者機関）
○中立的な第三者機関を設立し，専門医の認定と養成プログラムの評価・認定を統一的に行う.
○第三者機関は，専門医の認定・更新基準や養成プログラム・研修施設の基準の作成を行う.
○第三者機関において，専門医の質や分布等を把握するため，専門医等に関するデータベースを構築.

（総合診療専門医）
○総合診療医の専門医としての名称は，「総合診療専門医」とする.
　※総合診療医には，日常的に頻度が高く，幅広い領域の疾病と傷害等について，わが国の医療提供体制の中で，適切な初期対応と必要に応じた継続医療を全人的に提供することが求められる.
　※「総合診療専門医」には，他の領域別専門医や他職種と連携して，多様な医療サービスを包括的かつ柔軟に提供することを期待.
○「総合診療専門医」を基本領域の専門医の一つとして加える.
○「総合診療専門医」の認定・更新基準や養成プログラムの基準は，関連学会や医師会等が強力して第三者機関において作成.
　※臨床研修終了直後の医師が進むコースに加えて，他の領域から総合診療専門医へ移行可能なプログラムも別に用意.

図 1-1　新たな専門医に関する仕組みについて①
（専門医の在り方に関する検討会 報告書 概要，H25.4.22）

ち上がり，2002年には中間法人日本専門医認定制協議会となり，さらに2008年には社団法人日本専門医制評価・認定機構に移行している．この協議会(機構)と日本医師会，日本医学会の三者懇談会で13の基本診療科について承認を行うことになった．

行政側の動きとして，2002年4月1日付けで医療機関の広告規制の緩和が行われ，医師又は歯科医師の専門性に関し，告示で定める基準を満たすものとして厚生労働大臣に届出がなされた団体の認定する資格名が広告できることとなった．「認定団体が学術団体として法人格を持っていること，等々」(厚生労働大臣の定める事項)を満たせば専門医として公告することが可能で，現在は57団体，55資格が専門医として公告することを認められている．

しかしながら，この専門医のレベルが領域によって大きな差があると指摘され，なかには学会参加を満たせば簡単に専門医を維持できる領域もあるとの批判もあった．そこで国民目線でわかりやすい専門医制度を目指して，厚生労働省主導で「専門医の在り方に関する検討会」が開催(2011年10月第一回検討会)され，合計17回の検討会を経て，「専門医の在り方に関する検討会報告書(http://www.mhlw.go.jp/stf/shingi/2r985200000300ju-att/2r985200000300lb.pdf)」(2013年4月22日)が発表された．その概要(図1-1, 1-2)を示すが，学会が独自に認定している現行の専門医制度の問題点を指摘した上で，中立的第三者機関によって認定される新しい専門医制度への移行が提唱されている．またその中で，「医師は基本領域のいずれか1つの専門医を取得することが基本」とされており，ある意味では初期臨床研修制度に続いて医師の義務的卒後教育期間の延長ともいえる．現在は医師の約35％が何の専門医も持っていない

(専門医の養成・認定・更新)
○医師は基本領域のいずれか1つの専門医を取得することが基本．
　※自助努力により複数領域の認定・更新基準を満たすのであれば，複数領域の取得を許容．
○専門医の認定は，経験症例等の活動実績を要件とし，また，生涯にわたって標準的な医療を提供するため，専門医取得後の更新の際にも，各領域の活動実績を要件とする．
○広告制度(医師の専門性に関する資格名等の広告)を見直し，基本的に，第三者機関が認定する専門医を広告可能とする．

(地域医療との関係)
○専門医の養成は，第三者機関に認定された養成プログラムに基づき，大学病院等の基幹病院と地域の協力病院等(診療所を含む)が病院群を構成して実施．
　※研修施設は，必要に応じて都道府県(地域医療支援センター等)と連携．
○研修施設が養成プログラムを作成するにあたり，地域医療に配慮した病院群の設定や養成プログラムの作成等に対する公的な支援を検討．
○専門医の養成数は，患者数や研修体制等を踏まえ，地域の実情を総合的に勘案して設定．
○少なくとも，現在以上に医師が偏在することのないよう，地域医療に十分配慮．

(既存の学会認定専門医からの移行)
○専門医の質を担保する観点から，第三者機関において適切な移行基準を作成．
　(移行の時期は第三者機関において速やかに検討．)

(スケジュール)
○新たな専門医の養成は，平成29年度を目安に開始．研修期間は，例えば3年間を基本とし，各領域の実情に応じ設定．

期待される効果
○専門医の質の一層の向上(良質な医療の提供)
○医療提供体制の改善

図1-2 新たな専門医に関する仕組みについて②
(専門医の在り方に関する検討会 報告書 概要，H25.4.22)

Ch 1 ● 総論

といわれる現状から，総合診療専門医を導入し，専門医教育をプログラム化して管理しようという大きな改革を目指すものといえる．

② 心臓血管外科専門医の歴史と問題点

心臓血管外科領域の専門医の歴史を辿ってみると，前述の通り 1978 年に日本外科学会認定医制度が発足し，1981 年には日本胸部外科学会認定医・指導医制度（現在，新規認定は行っておらず，生涯資格となっている）が始まった．心臓血管外科については，2002 年に日本胸部外科学会，日本心臓血管外科学会，日本血管外科学会の 3 学会から構成される心臓血管外科専門医認定機構（初代代表幹事：北村惣一郎）が立ち上がり，学会とは独立した形で専門医の認定，

表 1-1 2016 年心臓血管外科専門医制度

専門医新規申請条件
1）外科専門医であること（外科専門医筆記試験合格者も受験可）
2）認定修練施設で 3 年以上の修練
3）術者として 50 例以上の手術経験
4）手術経験総点数 500 点（第一助手 1/2，第二助手 1/10）
5）3 編以上の論文発表（内筆頭論文 1 編以上）
6）全国規模の学会発表 3 回以上（内 1 回は三学会）
7）学会参加計 3 回以上　セミナー 3 回以上　医療安全講習 2 回以上
8）三学会の内少なくとも 2 学会の会員で 3 年以上の会員歴

専門医更新条件（5 年ごとの更新制）
1）外科専門医であること（2013 年より自動更新）
2）構成 3 学会総会に 5 回以上参加
3）セミナー（3 回），医療安全講習会（2 回）の受講
4）5 年間に心臓血管外科に関する論文を 3 編以上
5）5 年間に術者または指導的助手として 100 例以上，ただし 50 例は難易度 B 以上
6）5 年間の内，日本外科学会学術集会参加 1 回以上

修練指導者
1）心臓血管外科専門医であること
2）1 回以上更新した心臓血管外科専門医，あるいは心臓血管外科専門医で胸部外科学会
　　指導医または心臓血管外科学会国際会員
3）術者として手術経験 100 例（当初は 50 例）以上，
　　すべて難易度 B 以上，うち 30 例以上は難易度 C
4）心臓血管外科に関する筆頭論文 5 編（当初は 10 編）以上
5）心臓血管外科専門医である限り有効（施設を変更しても有効）

修練施設条件
1）基幹施設：手術を 100 例/年以上，
　　関連施設：50 例/年以上
　　心臓胸部大血管手術カウント可能施設　年間 40 例以上
2）修練指導者が 1 名以上常勤
3）臨床工学技士が 2 名以上常勤（体外循環技術認定士が 1 名以上常勤）
4）専門医教育の推進（卒後セミナー，医療安全講習）
5）データベース登録の義務化

更新業務を行ってきた．現在の申請条件をまとめて示すが（表1-1），発足当時から比べるといくつかの改革が行われて，専門医と修練施設の質の向上が図られてきた（表1-2）．そして，専門医更新条件などは数ある専門医制度の中で最も厳しい条件であるといわれてきたが，専門医レベル維持のために，歴代の代表幹事の下で厳格な運営を行われてきたことは我々の誇りとしているところである．しかしながら，いくつかの問題点があったことは否定しない．一つは心臓血管外科専門医となるための到達目標は示していたが，それに至る道程を示すプログラムの明示がされていなかったことである．その影響もあって，専門医試験受験者の平均年齢は年々上昇し，今や40歳に届こうとしている．24歳で医科大学を卒業するとして専門医受験まで16年近くが経過しているというのが現状で，プログラム制を導入することによってそれが解消されることも期待されるところである．

　もう一つの問題点は心臓血管外科専門医といいながら，どうしても成人心臓大動脈外科に偏った制度となっていた傾向があり，専門医新規申請，更新申請に認められる手術内容などで，血管外科および小児心臓外科を主に行う医師に対していくぶんかの不利があったことは否定で

表1-2 **各種申請条件の変遷**

専門医新規申請条件
　術者経験20例⇒50例，第一助手40例⇒50例，合計点数250点⇒500点（2005）
　医療安全講習会受講2回の必須化（2011）

修練指導者
　術者経験50例⇒100例（2004）
　心臓血管外科専門医で胸部外科指導医 or 国際会員→1回以上更新した心臓血管外科専門
　　医か心臓血管外科専門医で胸部外科指導医 or 国際会員（2008）
　筆頭論文10編⇒査読制度のある全国誌以上5編（2008）
　術者経験難易度B以上が100例⇒術者経験難易度B以上が100例
　　　　　　　　　　　　　　　　　　　うち30例は難易度C（2010）

専門医更新条件
　術者 or 指導的助手　100例/5年間（2007）
　5年間に心臓血管外科に関する論文を3編以上（2007）
　5年間に構成3学会が主催するセミナーを3回以上受講（2007）
　猶予措置導入（2008）
　術者 or 指導的助手　100例/5年間　うち50例は難易度B以上（2011）
　5年間の内，日本外科学会学術集会参加1回以上（2011）

修練施設条件
　基幹施設　75⇒100例/年，関連施設　1⇒50例/年（2004）＊当初，関連施設の手術件数
　条件なし
　常勤する臨床工学技士1名以上（2005）
　常勤する臨床工学技士2名以上（2011）
　常勤する臨床工学技士2名以上のうち1人は体外循環技術認定士（2015）
　施設内で医療安全講習が行われていること（2005）
　データベース義務化　NCD（2012），JCVSD（2013）
　心臓胸部大血管手術カウント可能施設　年間25例以上（2011）
　　　　　　　　　　　　　　　　　　　年間40例以上（2013）

きない．それらの意見を受けて，心臓血管外科専門医認定機構では難易度表の改訂を行い，各領域平等に心臓血管外科専門医新規申請，更新申請が行われるように，2017年の新規申請，更新申請から新難易度表を適応することになっている．また，先天性心疾患はその希少性から更新に必要な症例数を集めるのに不利があったことに配慮して，一定の条件下に1.4の係数をかけて，より少ない症例数で専門医更新ができるように改訂した．他にも新専門医制度をにらんで前倒しで実施する事項が2017年から開始されるので，詳しくは心臓血管外科専門医認定機構のホームページを参照されたい．

3 一般社団法人 日本専門医機構

　前述の「専門医の在り方に関する検討会報告書」を受ける形で，2014年5月に一般社団法人日本専門医機構が第三者機関として発足し，同年7月に専門医制度整備指針（第1版）が公開された．日本専門医機構の最高意思決定機関は社員総会であるが，その社員は日本医師会をはじめとした5団体と基本領域18学会の合計23団体の代表で組織されている．また，日本専門医機構の実務部門といえる評価・認定部門は専門医認定・更新部門，専門研修プログラム・研修施設評価・認定部門の2つで構成されている（図1-3）．実際には現在の心臓血管外科専門医認定機構がこの2つの部門と密接に連絡を取りながら業務を進めていくことになる．

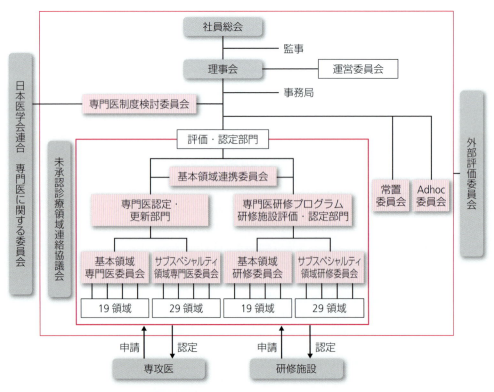

図1-3 一般社団法人日本専門医機構　組織図

1 心臓血管外科専門医制度の現状と将来展望

④ 専門医とは

　日本専門医機構は専門医の定義として「それぞれの診療領域における適切な教育を受けて，十分に知識・経験を持ち，患者から信頼される標準的な医療を提供できる医師」としている．心臓血管外科専門医についても，「専門医の定義が現状に則していない」，「手術から離れた専門医の立場が考慮されていない」等の問題点が指摘されていた中，心臓血管外科専門医認定機構でも，心臓血管外科専門医の医師像について明確にし（表1-3），専門医の使命について明文化した（表1-4）．この医師像が極めて大切で，目指すべき医師像を明らかにした上で，それに到達するためのプログラムを作成することになる．心臓血管外科専門医というと国民の中にはいわゆる"神の手"，"スーパードクター"といわれるような心臓血管外科医を想定する向きもあるが，そうではなくて標準的な専門知識と診療技術をもって心臓血管外科チームの一員として医療に携わる医師と定義し，手術の現場に参加しなくなってからも，経験を生かして指導・臨床にあたれる専門医として尊重されるような文言も加えられている．

　また，専門医制度整備指針の中で，外科専門医をはじめとした19の基本診療領域とサブスペシャルティ領域の2段階制とすることが明示されている（図1-4）．これは現行の外科専門医

表1-3　心臓血管外科専門医

・専門医制度

「心臓血管外科専門医」は，総合的外科研修を修了後「外科専門医」資格を取得し，さらに循環器系疾患に特化した診療経験および研修課程を修了し，心臓血管外科専門医認定試験に合格した医師です．

・診療領域

「心臓血管外科専門医」は，心臓および全身の循環器系領域の疾患（先天性疾患，狭心症や心筋梗塞などの虚血性心疾患，心臓弁膜疾患，動脈瘤などの大血管疾患，末梢動脈疾患，静脈疾患，リンパ系疾患など）を対象とし，これら疾患の予防，診断，外科的治療，血管内治療，非手術的(内科的)治療，術前・術後管理等に関して統合的かつ専門的知識を基に適切に判断する診療能力を有し，同時に標準的な外科的診療技術（手術等）を兼ね備えた医師です．

・専門医の能力と継続的教育

「心臓血管外科専門医」は，高い倫理観のもと心臓血管外科領域の標準的な専門知識と診療技術を以て心臓血管外科チームの一員として医療に携わると同時に，医療を進歩させる研究能力も兼ね備えた医師です．それらの能力を一層高めるため研鑽を重ね，専門医認定後も5年毎に診療実績を含む所定の専門医資格更新要件を満たし，継続的に国民の健康に貢献することが求められます．

表1-4　心臓血管外科専門医の使命

心臓血管外科専門医は，人類愛と高い倫理性そして国際的視野を持ち，他の医療専門職との良好なチームワークの構築を基に心臓血管外科領域における質の高い医療を提供することで，国民の健康と福祉の増進に貢献する．また，心臓血管外科の研究を推進し，より良い医療の実現に貢献することを使命とする．

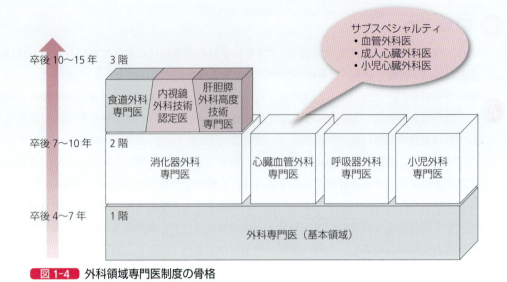

図 1-4　外科領域専門医制度の骨格

を 1 階部分とし，2 階部分のサブスペシャルティとして心臓血管外科専門医制度を運営している現行制度を踏襲したものとなっている．

⑤ 新専門医制度について

　本来，新専門医制度は 2016 年度末に初期臨床研修を終える医師を対象とする制度であるが，実際には現行の専門医の更新にも新専門制度の基準を適応していくことが決まっているので，現在，専門医資格を持って臨床に携わっている医師にも直接的な影響が及んでくることは確実である．日本専門医機構によると 2024 年度までは現行の「学会専門医」と「機構認定専門医（新制度によって認定された専門医）」は同等に扱われるが，2025 年度からは「機構認定専門医」だけが「専門医」を名乗って公告することができるようになるとされている．では，現在「学会専門医」を保有して活躍している医師が，2025 年以降も専門医であるためにはどうすればよいかというと，「学会専門医」の更新時期に合わせて「機構認定専門医」に移行する必要がある．2015〜2019 年の間は移行措置によって年々更新条件が異なるが，2020 年からは完全に専門医機構が定める更新基準による更新となり，2020 年からは「学会専門医」の更新を行うことはできなくなる．

　2016 年度末より前に初期臨床研修を終えて専門研修を開始した医師でまだ「学会専門医」資格を取得していない者は，現行制度に乗って「学会専門医」資格を取得した後，取得 5 年後の更新時に「機構認定専門医」の更新基準によって更新を行い「機構認定専門医」となる．新専門医制度の専攻医の過程を経ていない医師が，いきなり新制度の機構認定専門医となることはできないので，一度「学会専門医」として認定された上で更新の段階で前述のように「機構認定専門医」に移行する必要がある．

　上記の予定で新専門医制度の準備が進んできたが，地域医療への配慮，専攻医の待遇問題な

どが最終段階で問題視されており，本稿校正の段階では予定通りの実施は難しくなる見通しである．今後も学会だけでなく，日本医師会，各種病院団体，地方自治体，厚生労働省などなどを巻き込んで議論が進んでいくと考えられるので，最新の情報をしっかり収集することが重要である．

6 新しい外科専門医制度

　現在，日本外科学会が管理している外科専門医制度では1,277の指定施設と872の関連施設が認定されて，外科専門医の育成にあたってきた．近年では毎年約800名の医師が新規に外科専門医を取得しているが，この数の専門医を育成するのに，現行の指定施設がすべて基幹施設として専門研修プログラムを持つとすると，プログラムの乱立による弊害が大きくなるのではないかと懸念される．また，日本専門医機構の示す整備指針の中にも施設群を形成して専攻医を育てることが求められていることから，現行の指定施設数から大幅に数を減らした形で基幹施設を認定し，専門研修プログラムを形成することとなった．具体的にはサブスペシャルティ領域(心臓血管外科，消化器外科，呼吸器外科，小児外科)4領域の3領域以上の修練施設となっている施設は322施設であるため，3領域以上の修練施設であることを基幹施設の条件とし，300程度のプログラムに抑えたい方針である．

　日本外科学会は外科専門研修プログラムの募集を2015年12月から開始しており，2016年2月1日を締め切りとして各専門研修基幹施設から外科専門研修プログラムの申請が行われるところである．その後，日本外科学会の領域研修委員会において一次審査をされた結果が日本専門医機構に送られて二次審査と承認がなされる手続きとなっている．もちろん心臓血管外科専門医は外科専門医を基盤領域としたサブスペシャルティ(いわゆる2階部分)として運営されてきたし，新専門医制度でもそれは変更なく続くことになる．基本領域の外科専門研修が3年以上で，さらにサブスペシャルティの心臓血管外科研修が3年以上(原稿執筆時点では未定)となれば，初期臨床研修期間を加えて最短でも卒後8年となる．日本専門医機構との話では，サブスペシャルティ領域の研修内容を基本領域の研修期間に1年間を限度として前倒しできるとされている．すなわち，外科専門研修期間中の最大1年までは心臓血管外科専門研修の期間とすることができるし，当然ながらその期間の経験症例は心臓血管外科専門医取得のための症例としてカウントできる．この1年間は外科専門研修3年間のどの時期に入れてもよいことになっており，外科専門研修のminimum requirementを満たすことができるなら，それ以外の時期は1年を限度としてサブスペシャルティ領域である心臓血管外科研修を主に行うことができる．この前倒しを利用すれば，トータルとして初期臨床研修2年，外科専門研修3年，心臓血管外科研修2年の合計最短卒後7年で心臓血管外科専門研修を修了して心臓血管外科専門医試験の受験資格が得られるようなシステムにする方向で制度作りが進んでいる．

7 新しい心臓血管外科専門医制度

　外科専門研修を終えた後に開始するサブスペシャルティ領域としての心臓血管外科専門研修は，今のところ2020年に開始される予定であり，2018年後半頃に専門研修プログラムの申請

Ch 1 ● 総論

が始まる可能性が高い．新しい心臓血管外科専門医制度では，新規申請には30時間の Off the job training と参加型人工心肺操作経験5例を必須化する予定である．Off the job training の証明方法などは心臓血管外科専門医認定機構ホームページにそのフォーマットを示しているので参考にし，新規申請予定の医師を修練させている施設では，これらの新しい training を早期に実施しておいていただきたい．

　しかしながら前述の通り，本稿校正段階では日本専門医機構による新専門医制度がいつからスタートできるのか混沌としている状況であるため，外科専門医制度を含めてこれより遅れての開始となる可能性が高い．いずれにしても慌てることなく最新の情報を得ることが大切である．

⑧ 専門医制度とインセンティブ

　最後に専門医とインセンティブについて考えてみる．現在の専門医は取得しても直接には経済的メリットがないことから，専門医を取得することへの疑問と不満があることはよく耳にするところである．専門医が手術に関与すれば保険点数の割り増しがなされ，その分のいくらかが担当した専門医に還元される制度を目指すべきであるとの意見は多いが，現在のところまだ実現への道筋はついていない．専門医の診療に対して保険点数の割り増しをつけるとすると，保険財政の中で予算化する必要があり，そうなると専門医数が明らかになっていないと予算化できないので，専門医の定員制という議論を避けて通ることはできない．イギリスなどは GP，コンサルタントの配置について国が厳格に定めており，そのコンサルタントになるための研修プログラムの定員も厳重に管理されているのが実態である．専門医のインセンティブと引き換えに専門医定員制を受け入れるかどうか，現在の専門医とこれから専門医を目指す修練医を巻き込んでの議論をする必要のある問題であると考えている．また，専門医による診療を受けるなら，通常より高い診療費も受け入れるという国民的合意が必須である．また，特に救急医療の現場などではすべての領域の専門医のラインナップを揃えておくことなどは不可能なので，逆に非専門医の診療も受け入れるという極めて難しい国民的な理解も必要になろう．

おわりに

　様々な意見や不安がある中で新しい専門医制度が船出をしようとしているが，本来専門医制度は国民目線で信頼される医療を提供できる体制を保証するためであると同時に，医師自身の質の向上の手助けとなり，医師を守れる制度であるべきであろう．患者と医師の両方のための専門医制度という視点を忘れずに今後も専門医制度の維持・発展に努力していくことが重要である．

〈種本和雄〉

Ch 1 ● 総論

2-a 専門医が知っておくべき人工心肺の知識 — 成人編

1 人工心肺に求められる機能とその構成

　人工心肺の目的は，心臓あるいは大血管の外科手術における血液循環（心臓）とガス交換（肺）の機能の代行である．さらに，術野の無血的な視野を確保し，輸血を最小限とするため出血を回収し再び体内に戻すことや，さらには体温の調節や心筋保護も求められる．

　このため人工心肺は，図 1-5 に示すように複数の血液ポンプと人工肺・貯血槽，そしてそれらを結ぶ体外循環回路で構成される．さらに酸素混合ガスの供給装置・冷温水槽・モニター類や安全装置も含まれる．

2 血液ポンプ[1-3]

　一般にポンプは，その原理から容積型と運動型に分類される（図 1-6）．

　容積型は，流体の入る内腔やポンプチューブの容積を変化させて内部の流体を吐出させるポンプで，流れを直接発生させるポンプである．圧力は，回路や血管抵抗によって二次的に発生する．停止状態から比較的低流量を正確な流量で送ることができる定量ポンプとしての特徴がある．生体の心臓も容積型の血液ポンプであるが，医療用の容積型のポンプには，輸液ポンプに利用されているフィンガーポンプ（finger pump），血液ポンプとして広く利用されているローラーポンプ（roller pump），補助人工心臓（ventricular assist device: VAD）の拍動型ポンプがこれに属す．

　運動型は，流体もしくはポンプ内部の羽に高速度の運動エネルギーを与え，流体に発生する

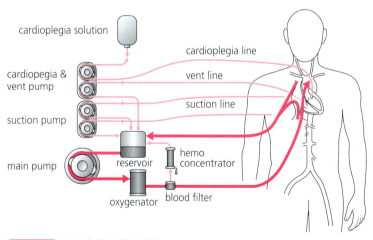

図 1-5　人工心肺の基本構成

Ch 1 ● 総論

●運動型	●容積型
・高速運動により発生する揚力や遠心力を利用 ・圧力発生型 ・小型で高効率 ・産業界では広く普及	・チャンバーやチューブの容積を変化させて吐出 ・流れ発生型 ・正確な流量管理 ・医療用に多い

- 軸流ポンプ：補助人工心臓
- 遠心ポンプ：人工心肺，PCPS，補助人工心臓

- 拍動ポンプ：生体心臓，人工心臓，補助人工心臓
- ピストンポンプ：シリンジポンプ
- フィンガーポンプ：輸液ポンプ
- ローラーポンプ：人工心肺，血液透析，成分採血

図 1-6 血液ポンプの分類

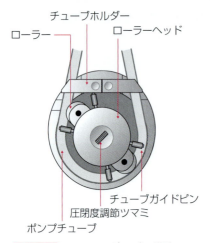

図 1-7 ローラーポンプの構造
(百瀬直樹. 人工心肺装置. In: 安達秀雄, 他編. 人工心肺ハンドブック. 2版. 東京：中外医学社; 2010. p.59-102 から一部改変)[2]

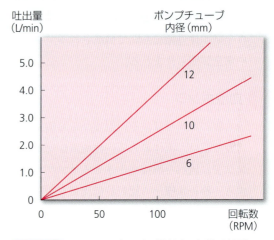

図 1-8 ローラーポンプの特性(回転数-流量)

遠心力や羽に発生する揚力により圧力を発生させるポンプである．流れは，発生した圧力と末梢側の圧力勾配により二次的に発生する．小型ながら比較的高流量を吐出でき，定圧ポンプとしての特徴がある．医療用の運動型ポンプとしては遠心ポンプ(centrifugal pump)や軸流ポンプ(axial flow pump)がある．

1) ローラーポンプ

ローラーポンプは図 1-7 に示すように，回転するローラーでポンプチューブを圧閉しながら扱い，チューブ内部の流体を一方向に送り出すものである．流出側ではポンプヘッドの回転力により吐出力(陽圧)が発生するが，同時に流入側にはポンプチューブの復元によって吸引力(陰圧)も発生するため，吸引ポンプとしても使用することができる．また，逆回転させれば逆方向へ吐出される．

ローラーポンプの回転数と流量の関係は図 1-8 に示すように直線的な比例関係がある．回転

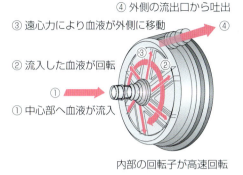

図 1-9 遠心ポンプの原理

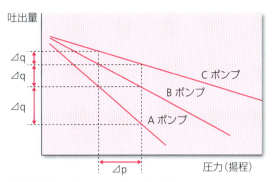

図 1-10 遠心ポンプの特性(揚程-吐出量)

数と流量の比例係数(傾き)はローラーが接するポンプチューブの容積,すなわちポンプヘッドの直径とチューブの内径の2つの因子で規定される.そしてこれに回転数を乗ずれば流量が得られる.

ローラーポンプはローラーがポンプチューブを圧閉する度合いである圧閉度(occlusion)を適正調節する必要がある.また,送血回路が閉塞すると高い圧力が発生するため回路内圧による制御装置を取り付けなければならない.

2) 遠心ポンプ

遠心ポンプは,内部の回転子が高速で回転(1,000〜5,000 回転/分)する.ポンプの中心部から流入した血液は回転子によって高速で回転させられることで血液には遠心力が発生する.この遠心力が吐出圧力となる.ポンプの外周の接線上に吐出ポートがあり,ここから吐出する(図 1-9).

ポンプへの流入部と吐出部の圧力差(揚程)と吐出量は図 1-10 に示すように負の比例関係となり,回転子の構造やポンプの大きさでその特性も異なる.人工心肺では安定した流量を求めるので,圧力変化(Δp)に対するポンプ吐出量の変化(Δq)は小さい方がよく,図 1-10 の C ポンプが操作しやすいといえる.

遠心ポンプは遠心力により発生する圧力が送血圧の最大圧となるので,回路が閉塞しても回路が破損するリスクが少ない.一方,回転子の回転数と吐出量は必ずしも比例しないため,流量計が必要となる.また,回転が不足すると送血回路から逆流することや,使い捨てになるポンプヘッドが高価であるなどのデメリットもある.

3 人工肺と表面処理[1,2,4,5]

人工肺の開発当初は,スクリーン型人工肺や回転円盤型人工肺,そして気泡型人工肺が使用された.しかし,これらは血液とガスが直接接触していたため,血液の損傷も大きく,血液とガスが直接接触しない膜型人工肺が開発されてからは姿を消した.

膜型人工肺はガス交換膜で血液相とガス相を分け,ガス交換膜のガス透過性によりガス相より血液相に酸素が拡散し血液は酸素加され,血液相からガス相へ炭酸ガスが移動し血中の炭酸

Ch 1 ● 総論

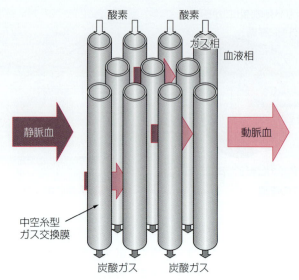

図 1-11 膜型人工肺のガス交換
（百瀬直樹. 人工心肺装置. In: 安達秀雄, 他編. 人工心肺ハンドブック. 2版. 東京: 中外医学社; 2010. p.59-102 から一部改変）[2]

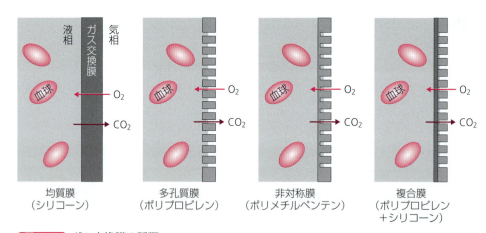

図 1-12 ガス交換膜の種類
（百瀬直樹. 人工心肺装置. In: 安達秀雄, 他編. 人工心肺ハンドブック. 2版. 東京: 中外医学社; 2010. p.59-102 から一部改変）[2]

ガスが除去される．ガス交換膜はストロー状の中空糸でこれを束ねた形になっている．中空糸の内部を酸素混合ガスが流れ，中空糸の外部を血液が流れガス交換が行われる（図 1-11）．

　現在，実用化されているガス交換膜は均質膜，多孔質膜，非対称膜，複合膜がある（図 1-12）．

　人工心肺用には比較的低コストで作成でき高いガス交換能を有する多孔質膜が使用されるが，長期間の使用で血漿漏れが起こるため，補助循環（PCPS，ECMO）では非対称膜あるいは複合膜が使用される．

　膜型人工肺のガス交換膜と血液との接触面積は，成人用の人工肺で 2 m^2 を超える．このよう

な広大な血液接触面をコーティングすることで抗血栓性を持たせるとともに炎症反応を抑える工夫がなされている．代表的なコーティング素材としてヘパリンが用いられてきたが，非生物由来の高分子ポリマーコーティングされた人工肺も普及してきている．

4 貯血槽と体外循環回路[6]

貯血槽は静脈血液を貯え循環血液量を調整し，脱血回路に流入した気泡を除去する静脈血貯血槽とサクション血の異物を除去する心内（心腔内）貯血槽がある．近年は静脈血貯血槽に心内貯血槽を内蔵させた製品が広く使用されている．

体外循環回路には開放回路と閉鎖回路がある．開放回路は血液に酸素を直接接触させていた気泡型人工肺などで用いられていたが，膜型人工肺を使用する現在は大気に解放されたハードシェル型静脈貯血槽が体外循環回路上にある回路で，貯血槽に貯える血液の量（貯血量）を脱血流量と送血流量のバランスで調整している（図 1-13）．開放回路は気泡型人工肺の時代から確立されていたためか，現在も広く普及している．一方，貯血槽に大気に解放されていないソフトリザーバーを用いたり，図 1-14 のように体外循環回路と貯血槽を分離することで，閉鎖回路とする方法もある．

血液を人工心肺に導く脱血方法は開放回路と閉鎖回路で異なる．開放回路の脱血方法には落差脱血と陰圧吸引補助脱血がある．落差脱血は，患者に比べて低い位置に貯血槽を置いて，この落差によりサイフォンの原理で脱血する方法である．シンプルであるが貯血槽を低い位置に置き，太目の脱血カニューレを選択しなければならない．陰圧吸引補助脱血は貯血槽を陰圧にして脱血を補助する方法であるが，貯血槽が陽圧化しないように注意しなければならない．貯血槽を分離した閉鎖回路では，送血ポンプが脱血ポンプとなるポンプ脱血となるが，脱血カニューレの先当たりなどで脱血回路が極度の陰圧にならないよう注意が必要になる．

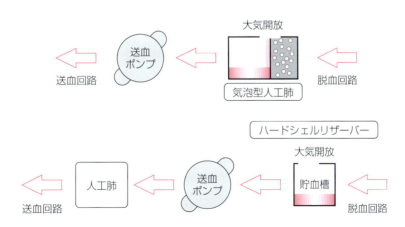

・貯血量＝送血流量と脱血流量のバランス

図 1-13 開放回路
（百瀬直樹．人工心肺装置．In: 安達秀雄，他編．人工心肺ハンドブック．2 版．東京：中外医学社；2010．p.59-102 から一部改変）[2]

Ch 1 ● 総論

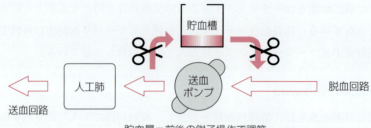

・貯血量＝前後の鉗子操作で調節

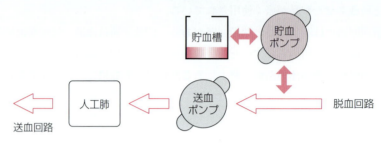

・貯血量＝貯血ポンプで調節

図 1-14 体外循環回路から貯血槽を分離した閉鎖回路
（百瀬直樹. 人工心肺装置. In: 安達秀雄, 他編. 人工心肺ハンドブック. 2 版. 東京: 中外医学社; 2010. p.59-102 から一部改変）[2]

5 体外循環操作[7-9]

体外循環操作の一例を示す．

1) 体外循環開始前の操作（図 1-15）

回路を組み立て，充填が終了したら pre bypass test を実行する．カニューレ挿入に先立ち，安全装置をすべて機能させる．ヘパリン投与とACTが延長していることを確認してから，サクションとカニューレ挿入を始める．送血カニューレと送血回路が接続されたら，送血テストを実施する．

2) 体外循環の開始

目標とする体外循環血流量は体表面積当たりの係数（perfusion index: PI）2.2～2.6 L/m^{2}で求められる．体外循環開始直前に人工肺への酸素ガスの吹送を始める．酸素混合ガスの流量は，使用する人工肺の性能にもよるが，一般的な人工肺であれば目標とする体外循環血流量に対する比率（V/Q比）は 0.5～1.0 で，酸素濃度（FIO_2）は 50～80％である．心臓へのボリューム負荷は貯血槽の血液面の高さ（貯血レベル）で調整する．

体外循環を開始し，送血圧，血圧を確認しながら徐々に目標とする体外循環血流量まで送血流量を上げてゆく．この時，貯血レベルは目標となる体外循環血流量が確保できるまで維持させておく．

体外循環開始と同時に血液は充填液により希釈され末梢血管抵抗は急激に減少する．これに伴い急激な血圧の低下，いわゆる initial drop が生ずることが多い．著しい低血圧が続くようで

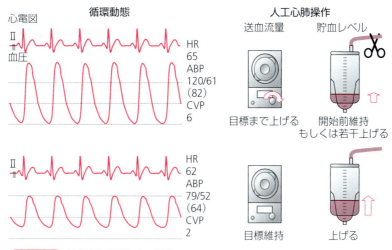

図 1-15 体外循環開始時の操作

(百瀬直樹. 体外循環の実際. In: 安達秀雄, 他編. 人工心肺ハンドブック. 2版. 東京: 中外医学社; 2010. p.21-58から一部改変)[8]

あれば，体外循環血流量を増すか昇圧剤を投与する．

　血圧の維持，適正な送血圧力と送血流量，確実な血液のガス交換，回路の異常などがないことを確認してから，貯血レベルを上げて心臓への血液の流入を減らしてゆく．これにより心拍出量が低下して脈圧が小さくなってゆく．

　この時点では，生体の心臓のポンプ機能も維持されているので，血液循環の一部が人工心肺により循環されている部分体外循環 (partial perfusion) となる．心臓から動脈血を拍出させるため麻酔器の換気はこの時点で止めてはならない．

3) 冷却

　体温を下げる場合，冷温水槽より人工肺に内蔵する熱交換器に冷水を送り込み，血液を冷却する．血液は冷却により粘性が増加するほか，寒冷凝集素や脂肪の凝集で人工肺や送血フィルターが目詰まりすることもあるので回路内圧の上昇がないか注意する．体温の低下と共に酸素消費は減少するため，人工肺への吹送ガスの再調節を行う．

4) 完全体外循環 (図 1-16)

　心室細動の発生あるいは上下の静脈へのタニケットを行うと，生体の心臓のポンプ機能が失われ，血液循環のすべてが人工心肺により維持されている完全体外循環 (total perfusion) となる．この時点で麻酔器の換気が不要となる．心臓停止に伴い心室内の血液は拍出されなくなり，流入する血液により心室の過伸展が生ずるので，貯血レベルを上げ心臓に流入する血液を減らし，ベント流量を上げて心室の血液を人工心肺に導く．

5) 大動脈遮断と心筋保護 (図 1-17)

　心臓内部あるいは冠動脈への血液の流入を完全に止めるため，大動脈基始部に遮断鉗子が掛けられる．鉗子操作による大動脈壁への負担を軽減するため，一時的に送血ポンプの流量を落として血圧を下げてから大動脈を遮断する．大動脈の遮断によって冠動脈の血流は途絶え心筋

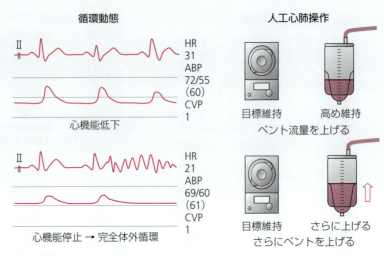

図 1-16 部分体外循環と完全体外循環
（百瀬直樹．体外循環の実際．In: 安達秀雄, 他編. 人工心肺ハンドブック. 2版．東京: 中外医学社; 2010. p.21-58 から一部改変）[8]

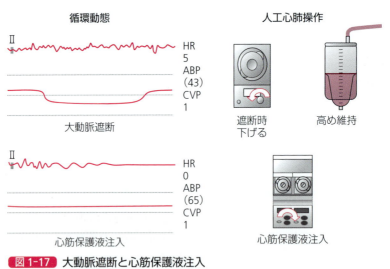

図 1-17 大動脈遮断と心筋保護液注入
（百瀬直樹．体外循環の実際．In: 安達秀雄, 他編. 人工心肺ハンドブック. 2版．東京: 中外医学社; 2010. p.21-58 から一部改変）[8]

は虚血状態となる．

　大動脈遮断に伴い心筋は虚血状態となる．このため心筋保護液を注入して心筋のエネルギー消費を抑える．心筋保護液の注入では注入量や温度だけでなく，注入圧力の管理も重要である．特に逆行性に注入する場は，50 mmHg 以下で注入しなければならない．

　心筋保護液を投与すると心室細動であった心電図は平坦化してゆく．平坦化しない場合は心筋保護液が心筋に十分行きわたっていないと考えられるため，心筋保護液を追加するか，注入方法を変える．

2 専門医が知っておくべき人工心肺の知識—ⓐ 成人編

6) 体外循環の維持と的確なサクション

術野において心内操作が始まると人工心肺側には大きな操作も循環動態や温度に急激な変化はなくなるが，循環動態や回路内圧，尿量，血液検査，温度などを監視する．

多くの場合，排尿により循環血液量は減少してゆくため，輸液が必要となる．また，過度の希釈や回収できない出血を伴う場合には適時輸血を行う．

サクションポンプやベントの調節は術野の無血視野を確保する上で重要になる．サクション回路に連続して血液が流れてくるような場合には，サクション量が足りないことが多いのでサクションポンプの回転を上げる．逆にほとんど血液が吸引されない場合には，血液と空気の不要な接触を避けるためにサクション量を落とす．サクション回路の血液が前後動したり，サクションポンプで「スコッスコッ」と音がする場合には吸引嘴管に組織が吸い付いている．この状態では吸引ができないだけでなく，回路内部の血液が極度の陰圧になって溶血を招くので，直ちに改善する．

7) 復温開始

冷却に比べ復温には時間がかかるため，復温時間を見越して復温を開始する．冷温水槽より熱交換器に温水を流して血液を温める．この時，送血温度が37℃を超えないように，また送血温度と脱血温度の温度差は5℃以内が望ましい．

体温の上昇と共に酸素消費量も増えるため，人工肺への吹送ガスの調節を行う．

8) 大動脈遮断解除

大動脈遮断解除に先だって，手術操作で入った心腔内の気泡を除去するため，貯血レベルを下げ心臓を張らせる．気泡除去操作が終わったら再び貯血レベルを上げておく．

大動脈遮断鉗子を外す際にも，大動脈壁を守るため一時的に送血ポンプの流量を落とす．大動脈遮断が解除されると冠動脈に血流が戻り，心筋保護液は流され心臓は活動を始めようとする．

ベント流量を上げ，心臓内部に流入する血液を吸引するとともに，心臓内部に残留する気泡を人工心肺側に導く．

9) 心拍動再開 (図1-18)

心室細動であれば電気的除細動を行う．徐脈で一時的に体外式ペースメーカを必要とする場合もある．心拍動が再開したら麻酔器の換気も必ず再開する．

心臓のポンプ機能の回復と共に，再び部分体外循環となる．動脈圧に脈圧が現れるのを確認しながら心機能の回復に合わせてベント流量を下げてゆく．貯血レベルも徐々に下げてゆき，脈圧が増してゆくことを確認する．

10) 体外循環からの離脱 (図1-19)

人工心肺からの離脱の条件は，生体の心肺機能の回復・止血の確認・確実な復温である．

心機能は血圧（平均血圧60 mmHg以上）や経食道超音波断層像（TEE）などにより評価する．人工心肺の脱血回路でモニターしている静脈血酸素飽和度（SvO_2）が心機能の指標になる．SvO_2が60％以上であることも離脱の条件となる．

止血が確実なのかサクション回路の吸引量で確認する．

Ch 1 ● 総論

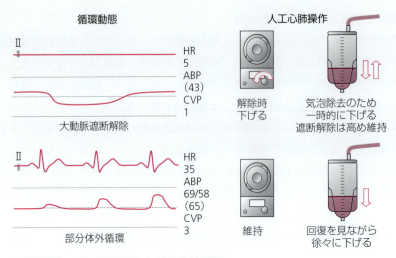

図 1-18 大動脈遮断解除と部分体外循環
(百瀬直樹. 体外循環の実際. In: 安達秀雄, 他編. 人工心肺ハンドブック. 2版. 東京: 中外医学社; 2010. p.21-58 から一部改変)[8]

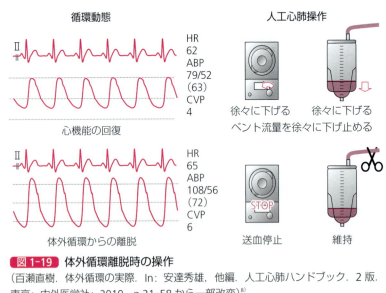

図 1-19 体外循環離脱時の操作
(百瀬直樹. 体外循環の実際. In: 安達秀雄, 他編. 人工心肺ハンドブック. 2版. 東京: 中外医学社; 2010. p.21-58 から一部改変)[8]

血液温の上昇は速いが，咽頭温や直腸温を復温完了の指標とする．少なくとも深部温が35℃以上になるようにしたい．

離脱条件が満たされたら，麻酔科医と連携しながら体外循環からの離脱に移る．

徐々に貯血レベルを下げ心臓への負荷を増すが，心機能が充分回復していればこれに応じて脈圧が増すはずである．脈圧の増大が確認できたら貯血レベルを安定させながら体外循環血流量を減らしてゆく．この時，血圧あるいはSvO$_2$が低下するようであれば，さらに貯血レベルを下げる．貯血レベルを下げても血圧やSvO$_2$が上昇せず，CVPだけが上昇する場合には心機能

の回復が思わしくないので離脱を進めず循環補助を続ける．

　離脱が可能なようであればベントが停止していることを確認してから，送血を停止させ，脱血回路を遮断する．人工肺への酸素混合ガスの吹送も停止させ，冷温水槽も停止させる．

11）離脱後の処置

　離脱後しばらくは循環動態が安定しないため，緩やかな送血による循環血液量の調整を行いながら心機能の安定を待つ．また，不慮の出血や心機能の低下に伴い体外循環を再開することもある．

　送血カニューレと脱血カニューレを抜去するが，抜去時の出血に備えて，体外循環回路から末梢の点滴ラインに返血できるように接続し，末梢への送血テストを実施してからカニューレを抜去する．

　送血と脱血カニューレが抜去されてからプロタミンを投与し凝固能を戻す．

　末梢への返血が不要になったら，返血ラインも外す．この時点で患者と人工心肺の接点がなくなるので安全装置を切る．

　残血を処理し患者に返血する．

6　人工心肺のトラブルと対処法

　典型的かつ深刻な人工心肺トラブルの例[10]を挙げ，その原因，予防策そして起こった場合の対処について述べる．

1）空気の誤送

　送血回路から全身に空気を送るトラブルの多くは，貯血レベル低下による空気の引き込みである．またポンプ回路のポンプ流入部の亀裂や枝回路が空いている場合には気泡を吸い込む危険がある．

　ベント回路から空気を送るトラブルは，ポンプの逆回転やベント回路のポンプへの取り付けを逆にして起こる．

　心筋保護液回路では，心筋保護液が空になって空気を送り込む可能性がある．血液併用の心筋保護では，送血ポンプ停止時に心筋保護液ポンプにより人工肺から空気を吸い込む危険がある．

　脳送血用のポンプで脳送血を行っている場合には，体送血ポンプが停止していると人工肺が陰圧になり人工肺から脳送血回路に空気を引き込むトラブルが考えられる．

　陰圧吸引補助脱血では陰圧にするための吸引ラインが閉塞したことにより密閉された貯血槽が陽圧になり，脱血回路から空気が逆流するトラブルが起こり得る．

　対処として，送血回路から空気を送った場合，直ちに体外循環を停止させて送血回路の気泡を除去する．送った空気が少量であったり，送った可能性がある程度では循環停止を長引かせるより，体外循環を再開して循環を維持し気泡の吸収を図る方が得策である．この時，冷却を行うと気泡の吸収と臓器の保護には有利に働く．大量の空気を送った場合には，送血カニューレを抜去し，患者の体位を頭部と下肢が低くなるようにとる．そして冷却しながら送血回路と脱血回路をバイパスする再循環回路を利用し脱血回路から逆行性に送血して，送った気泡を積

極的に大動脈から抜く．頭部を含め全身を揺らしできるだけ多くの気泡を大動脈から排出させる．大動脈から出る血液に気泡がみられなくなったら，送血カニューレを挿入して順行性送血に切り替える．しばらく低体温で体外循環を続け，気泡の吸収を待つ．

部分体外循環中にベントから空気を送った場合には，全身に空気が送り込まれているので，送血回路のトラブルと同様な対処が必要となる．

脳送血回路から空気を送った場合は，逆行性脳送血によって積極的に空気を除去する．

心筋保護回路から順行性に空気を送った場合には，逆行性に心筋保護液を送って空気を除去する．逆行性注入で空気を送った場合には，順行性に心筋保護液を送るか，一時的に遮断を解除して空気を排出させる．

脱血回路から静脈へ大量の空気を送った場合には，原因を排除してから直ちに通常の体外循環を開始して，静脈の空気を人工心肺に導いて除去する．人工心肺からの離脱時に血液ガスをみて，肺の空気塞栓の症状（肺機能の低下）がある場合には補助循環を続ける．

2) 圧力の異常

基本となる送血圧は人工肺の手前（送血ポンプの出口）でモニターしていなければならない．この圧が高い場合には，人工肺二次側（出口側）の圧に注目する．人工肺の前後に大きな圧差があれば，人工肺の目詰まりが疑われる．フィルターの二次圧（出口側の圧）を測定するなどして原因箇所を特定する．また，圧力が何をしてから上昇してきたのか・上昇のスピード・貯血槽での血栓形成などを調べ原因の特定と推移の予測につなげる．冷却を開始してからであれば，いったん冷却を止めて送血圧変化をみる．血栓を疑うのであればヘパリンを貯血槽に投与する．

回路や材料は 750 mmHg 程度の圧には十分耐えうるが，回路接続部が弱いと抜ける危険がある．送血流量を落としても 750 mmHg を超える圧になるようであれば，状況は深刻で直ちに対処しなければならない．

人工肺の目詰まりであれば人工肺部分を交換する．送血フィルターが目詰まりしている場合，フィルターのバイパス回路は開けてはならない．開けると目詰まりさせている塞栓物質が患者に送られることになるからである．

体外循環回路の接続部が抜けたり破損した場合には，直ちに体外循環を止め，抜けた箇所あるいは破損した箇所の前後を鉗子で遮断する．一度抜けたあるいは抜いた接続部は抜けやすくなっているので安定した時点で必ず接続部を補強する．

3) 回路内での血液の凝固

非常に危険なのは，ヘパリンを投与しないまま体外循環を開始してしまったり，誤って体外循環中にプロタミンを投与してしまうトラブルである．この場合，直ちに回路内の血液は凝固して，極めて重大な事故になる．体外循環離脱後プロタミンを投与中に出血してサクションから回収して貯血槽が凝血し体外循環が再開できなくなったり，カニューレを挿入したままでプロタミンを投与してしまい回路内で凝血させてしまう事態も起こり得る．

静脈貯血槽にわずかな凝集がみられる程度であれば，直ちに体外循環停止が必要となる貯血槽の交換を始めるよりヘパリンを追加してそれ以上の血栓の形成を防ぎながら体外循環を進める方が得策である．ただし，貯血槽や交換のための道具を手元に準備はしておく．静脈貯血槽

や人工肺を交換するのであれば交換のための循環停止時間を短くするため，送血ポンプを止める前に交換用の材料や延長チューブなどを準備しておく．

体外循環中のプロタミンの誤投与は致命的であるので，プロタミンは体外循環中に使用する薬剤とは別に管理し，体外循環から離脱するまでプロタミンの準備をしないことを徹底しておく．

表 1-5 日本体外循環技術医学会からの安全装置設置基準勧告

人工心肺における安全装置設置基準　必須推奨分類（第五版）

2015 年 8 月 29 日

- 必須（安全を確保する上で遵守しなければならない）
  - ・レベルセンサー（アラーム付き）を貯血槽に設置する
  - ・送血圧力計は送血ポンプと人工肺の間に設置し常時モニターする
  - ・高圧時のアラーム機能を有すこと
  - ・送血フィルター入口圧は切り替えもしくは追加的にモニターできること
  - ・遠心ポンプ送血では流量計を取り付ける
  - ・送血フィルターもしくはエアトラップを送血回路へ取り付ける
  - ・心筋保護液の注入圧力計（アラーム付）を取り付ける
  - ・静脈血酸素飽和度（SvO$_2$）をモニターする
  - ・送血ポンプの手動装置を常備する
  - ・送血ポンプではバッテリーを内蔵する

- 強く推奨（安全上，可能な限り遵守すべきである）
  - ・レベルセンサーによる送血ポンプの制御をする
  - ・気泡検出器（アラーム付き）を送血回路に設置する
  - ・気泡検出により送血ポンプを制御する
  - ・ローラーポンプ送血では高圧時の制御をする
  - ・遠心ポンプ送血では逆流防止策を設ける
  - ・送血フィルターを取り付ける
  - ・心筋保護液注入圧で注入ポンプを制御する
  - ・心筋保護液回路へ気泡検出器を取り付ける
  - ・ポンプベントではベント回路へ逆流防止弁を取り付ける
  - ・ポンプシステム全体のバッテリーを内蔵する

- 推奨（理想的には遵守したほうが良い）
  - ・動脈血の連続ガスをモニターする
  - ・遠心ポンプ送血では低流量アラームを設定する
  - ・遠心ポンプ送血でも高圧時にポンプを制御する
  - ・送血圧とは別に送血フィルターの入口圧を常時モニターする
  - ・送血フィルターと送血カニューレの間の圧を追加的に測定できるようにする
  - ・送血フィルター，人工肺の気泡抜き回路には逆流防止弁を取り付ける
  - ・心筋保護液回路の気泡検出により注入ポンプを制御する.
  - ・ポンプシステムの予備の電源コードを常備する
  - ・予備のポンプを常備する
  - ・予備のセンサーを常備する

2007 年 4 月第一版，2009 年 10 月第二版，2011 年 9 月第三版，2013 年 9 月第四版

Ch 1 ● 総論

❼ 安全装置

　厚生労働省より 2007 年に「人工心肺装置の標準的接続方法およびそれに応じた安全教育等に関するガイドライン」[11]が出され，同年に日本体外循環技術医学会は「人工心肺の安全装置の設置基準」を勧告として示した．この勧告は 2 年ごとに改訂し 2015 年現在で第五版（表 1-5）となっている．この内容は極めて重大な事故への対策で，必ず設置すべき安全策となる「必須項目」，重大な事故への有効な対策で，可能な限り設置が望ましい「強く推奨項目」，そして理想的には設置した方がよいが，これに代わる安全対策もあり別な安全策を取ってもよいとされる「推奨項目」に分かれている．

📖 文献

1) 大塚勝哉. 人工心肺装置. In: 見目恭一, 他編. 臨床工学講座 生体機能代行装置学 体外循環装置. 東京: 医歯薬出版株式会社; 2014. p.21-58.
2) 百瀬直樹. 人工心肺装置. In: 安達秀雄, 他編. 人工心肺ハンドブック. 2 版. 東京: 中外医学社; 2010. p.59-102.
3) De Somer F. Blood pumps in cardiopulmonary bypass. In: Gravlee GP. Cardiopulmonary bypass: principles and practice. 3rd ed. New York: Wolters Kluwer; 2008. p.35-46.
4) 阿部稔雄. 人工肺. In: 上田裕一. 最新　人工心肺―理論と実際―. 第 4 版. 名古屋: 名古屋大学出版; 2011. p.31-49.
5) Stammers AH. Principles of oxygenator function: gas exchange, hart transfer, and operation. In: Gravlee GP. Cardiopulmonary bypass: principles and practice. 3rd ed. New York: Wolters Kluwer; 2008. p.47-62.
6) 百瀬直樹. 体外循環の基本. In: 許俊鋭, 他編. 心臓手術の実際. Part 2. 東京: 秀潤社; 2013. p.20-5.
7) 百瀬直樹. 人工心肺装置の操作法. In: 龍野勝彦, 他編. 心臓血管外科テキスト. 2 版. 東京: 中外医学社; 2011. p.46-52.
8) 百瀬直樹. 体外循環の実際. In: 安達秀雄, 他編. 人工心肺ハンドブック. 2 版. 東京: 中外医学社; 2010. p.21-58.
9) 植田 健. 人工心肺の実際. In: 四津良平, 他編. CE 技術シリーズ 人工心肺. 東京: 南江堂; 2015. p.33-44.
10) 百瀬直樹. トラブルシューティング. In: 安達秀雄, 他編. 人工心肺トラブルシューティング. 2 版. 東京: 中外医学社; 2006. p.170-219.
11) 厚生労働省. 人工心肺装置の標準的接続方法およびそれに応じた安全教育等に関するガイドライン. http://www.mhlw.go.jp/topics/2007/04/tp0427-10.html

〈百瀬直樹〉

Ch 1 ● 総論

2-b 専門医が知っておくべき人工心肺の知識 — 小児編

近年，先天性心疾患の手術成績は飛躍的に向上した．その要因には心臓カテーテルやCT，心エコーなどの小児循環器科医による術前診断が向上したこと，N2療法，NO療法等で術前，術後管理が安定したこと，小児心臓外科医による手術手技が向上したことなどたくさん挙げられる．また，それ以外の要因として小児人工心肺システムの改良や新しい人工心肺技術の導入が行われるなど，小児人工心肺技術の向上が挙げられる．ここでは，成人の人工心肺とは異なる点を中心に解説する．

1 装置および各種使用物品

1）人工心肺装置

体外循環を行う上で人工心肺装置は必要不可欠な装置である．送血方法には，ローラーポンプと遠心ポンプがある．

小児では，体重1 kg台の小さな赤ちゃんから成人と同じような体格の患者までいるため，ローラーポンプでは，ポンプチューブ径が数種類必要であり，4.5 mm（3/16インチ）〜12 mm（1/2インチ）のうちの数種類を使用している．小児を対象にポンプヘッドが小さなものもあり，75φ，85φ，100φ，120φ，150φがあり，各メーカーにより2〜3種類のポンプヘッドが準備されている（図1-20）．同一回路メーカーでもサイズによりチューブ肉厚が若干違うことは多く，オクルージョンは必ず全症例で行う必要がある．小児体外循環では，数種類のポンプヘッドチューブを使用するため，なるべく同一メーカーの回路を使用することをお勧めする．筆者の病院での通常の体外循環中のローラーポンプの回転数は，100〜150回転で行っている．各社

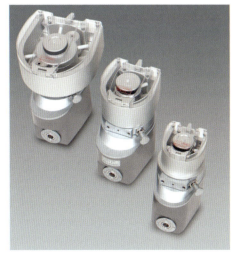

図1-20 ポンプヘッド

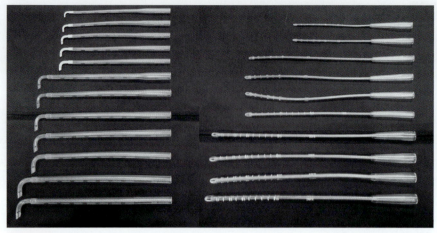
図 1-21　脱血カニューレ

の装置は最大 200〜250 回転であるが，あまり高回転で行うとポンプチューブの摩耗による破損や亀裂，溶血などの注意が必要になってくる．反対に低回転では，1 回転の血流量の変化が大きくなり，操作が難しく，開始や離脱で送脱血のバランスを崩しやすく，注意が必要である．

　遠心ポンプは，オクルージョンをとる必要や，体格でサイズを変更する必要がなく，利便性はよいが，低流量域での流量安定性，流量センサーの精度の問題（1 L/min 以下では ±100 mL/min の誤差）などで新生児や小児の低体重児にはあまり使用されない．成人，小児ともに手術が行われている施設では体重 20 kg 前後でローラーポンプと遠心ポンプを使い分けている施設もある．筆者の病院を含め小児施設ではローラーポンプのみで行われている施設が多い．

2）カニューレ

　小児でのカニューレは，成人に比べ，非常に多くのサイズが必要になる．左心低形成症候群の手術のように，Bil PAB 手術，Norwood 手術，Glenn 手術，Fontan 手術と，段階的に何度も手術を行うことがあり，癒着が多く予期せぬ出血に対応する必要がある．通常通り開胸してカニュレーションが行えない場合に備えて鼠径部や，頸部から挿入できるカニューレを準備しておくことも大切である．鼠径部や頸部に使用するカニューレも各サイズ必要になる．筆者の病院で常備準備している送脱血カニューレは，開胸用の送血カニューレ 8〜22 Fr：8 種類，脱血カニューレのストレート 10〜26 Fr：8 種類，曲 10〜28 Fr：8 種類，鼠径部・頸部用の送血カニューレ 8〜20 Fr：8 種類，脱血カニューレ 8〜24 Fr：8 種類，合計 40 種類 100 本以上を常備している．一般的な開心術用の脱血カニューレを図 1-21 に示す．

　また，送血カニューレは過剰な灌流圧がかからず，溶血を起こさないできるだけ大きいサイズを選択したい．しかし，新生児・乳児の大動脈は細く，送血カニューレが大動脈径に占める割合が成人に比べ大きくなる．送血カニューレが大動脈内にある間，カニューレ周囲からの患児本人からの拍出を妨げない大きさでなければならない．送血カニューレ挿入後の CPB 開始前，CPB 離脱後の送血カニューレ抜去前は，カニューレ周囲の流量を維持することはとても重要であり，左心系の小さな総肺静脈還流異常，完全大血管転位症例では，送血管挿入が左室の

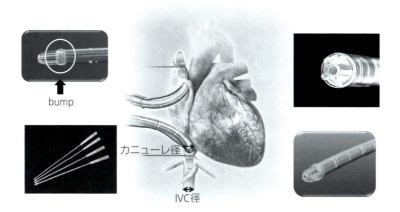

図 1-22 脱血カニューレ
筆者の病院で使用している泉工医科工業製のシンウォール脱血カニューレ．先端にbumpを設け抜けにくくしており，一番の特徴はIVC脱血はヘパティックのIVC合流部より心房側に先端を位置し，ヘパティックの血流を阻害しないことである．

抵抗になることがあり，血圧の変化に注意が必要である．先天性心疾患症例では解剖学的特徴により，体外循環の様式や送血部位を変更することはよくある．大動脈離断症手術では，上半身は上行大動脈や無名動脈から送血し，肺動脈や動脈管から下半身送血を行い，左右肺動脈はスネアする．左心低形成症候群では，無名動脈に人工血管を吻合し，送血カニューレと接続する方法や直接挿入する方法などがある．緊急時は主肺動脈や動脈管に一時的に送血することもある．大動脈弓部形成中は循環停止を避けるため，無名動脈からの一側脳灌流法を行う施設は多い．また，下半身循環停止を行わないために送血を分岐し，下行大動脈に送血する方法もある[1]．成人人工心肺では脆くなった血管に流速の速い血流が当たることによる血管の損傷を避けるため，送血管の先端が血流を分散させるような構造になっているカニューレが使われることがあるが，小児人工心肺においてはこのようなカニューレは抵抗の上昇，圧力損失の上昇になり，避ける方がよい．

脱血カニューレは，患児の解剖や，挿入部位，カニューレの位置の適正により脱血量に見合う様々な脱血カニューレを選択する必要がある．小児人工心肺の最も重要な要素の一つに安定した脱血量がある．一昔前の脱血カニューレは肉厚で使いにくいものであったが，最近の脱血カニューレは曲がりの肉薄のものやシンウォールの肉薄のものであり，非常に使いやすくなった．また，筆者の病院で使用しているbump付き脱血カニューレはIVC挿入時に肝静脈より心房側に先端を留置でき肝血流を阻害せず，先端が肝静脈に迷走することなく，安定した脱血が可能になった（図1-22）．さらに吸引補助脱血法を併用することで，できるだけ細いカニューレを選択でき，大きな術野視野を確保できる．SVCに太い脱血カニューレが挿入されているとSVC血流を阻害し，離脱時にSVC圧が上昇することがある．筆者の病院ではSVC脱血カニューレを抜去，またはRA脱血に変更し，正確なCVPを表示させ，心機能を評価し，人工心肺から離脱するように心がけている．

Ch 1 ● 総論

表 1-6 体重別人工心肺回路

体重(kg)	回路	人工肺/リザーバー	max flow (mL/min)	PV(mL)	ヘモコン
〜10	SS	TERUMO CX-FX05RW	〜1,500	200	JMS AS04
10〜15	S	JMS oxia IC-06/12-06	〜2,000	250	JMS AS04
15〜20		MAQUET QUADROX-I VKMP31000	〜2,800	350	JMS AS04
20〜45	M	TERUMO CX-FX15RW30	〜5,000	530	JMS AS04
45〜	L	TERUMO CX-RX25RW	〜7,000	1000	JMS AS11

3) 人工肺

カニューレ同様に小児用人工肺は充填量・体重・灌流量等を考慮し, 3〜5種類程度は常備する必要がある. 筆者の病院で使用している人工肺の種類は最大使用流量 1.5 L/min, 2.0 L/min, 2.8 L/min, 5.0 L/min, 7.0 L/min を患者によって使い分けている (表 1-6). 人工肺のサイズが小さくガス移送能が大きければ, 小さな患児に同種血輸血を使用することなく手術を行える可能性が広がる. 筆者の病院で使用している一番小さな組み合わせで, テルモ社製 baby FX, SS 回路の充填量は 200 mL である. 人工肺の充填量は 43 mL で人工肺の占める割合は 21.5％ある. 充填量が 100 mL 以下の低充填のシステムを導入している施設もある. また, 人工肺は, 人工心肺システムにおいて血液が異物と接触する面積が一番大きい物品である. リザーバーレベル 100 mL の時, 回路, リザーバー, 人工肺の表面積と血液の接触面積はそれぞれ約 0.087 m^2, 約 0.046 m^2, 0.565 m^{2}である. この人工心肺システムにおいて人工肺の占める血液と接触する面積は 81％にも及ぶ. 異物接触面積を抑えるためには, 人工肺の膜面積を小さくすることが重要になってくる. しかし最大使用流量付近では, ガス交換能, 圧力損失, 熱交換能などの影響があり, 注意する必要がある. 成人用人工肺は動脈フィルターを内蔵, 一体化したものが多く市販されてきた. 小児用人工肺も同様に数種類市販されている. 一方, 上記の理由から, 使用可能灌流量は少ないが, 非常に小さな膜面積で異物との接触を抑えた新生児・乳児用に特化した人工肺も市販されていることが小児人工肺の特徴かもしれない.

4) 人工心肺回路

人工心肺回路を選択する際には, 生体適合性や強度はもちろんのこと, 血液損傷, 充填量, 血液抵抗を最小限にして, 漏れを回避することを考慮しなければならない. 2つの異なるチューブの接続部, コネクタの接続部, 分岐部などでは乱流が起こりやすく, 血液損傷を起こす可能性がある. 血液損傷を最小限にするには, 内面が滑らかな撥水性チューブを使うのがよい. 回路の湾曲や平滑性, 接続状態に影響するが, チューブの圧が高ければ血液に強いずり応力がかかり乱流が発生し, 溶血の危険性が高くなる. 血液がチューブ内を灌流するのに必要な圧較差を最小限にすることが重要である. しかし, これらの条件を満たすことだけを考え, 内径の大きなチューブを選択すると, 充填量が増加し, 過多な血液希釈を引き起こすことになる. 小児において, 充填量が増えることは大きな影響を及ぼすため, 回路を可能な限り短くした適切な

2 専門医が知っておくべき人工心肺の知識—b 小児編

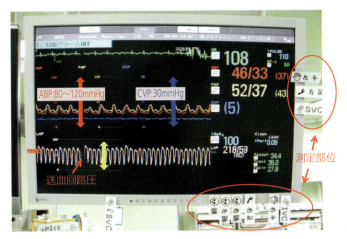

図 1-23 患者監視装置

径のチューブを使用することが重要である．吸引補助脱血法はカニューレを細くできるだけでなく，落差を最小限にでき，回路径を細く短くできるメリットもある．

5）患者監視装置

人工心肺中の患者監視装置は非常に重要であり，各施設にあったカスタマイズが必要である．筆者の病院では，技士が早期に異常を察知できるよう圧波形をオーバーラップし，大きくしてわかりやすく表示させている．同時に小児の血圧は脈圧が小さく，血液充填等で送血回路の拍動がわかりにくく，人工心肺装置に表示させる平均値のみのデジタル表示では，送血管の位置が適正な位置に挿入されているかがわからないため，患者監視装置に送血回路圧を表示させ，波形として確認することは，安全な体外循環を行う上で非常に重要と考えている．また，小児の先天性心疾患では，左心低形成症候群，大動脈離断症，左大静脈遺残，鎖骨下動脈起枝異常，BDG 手術等もあり，血圧や CVP，SpO_2 をどの部位で測定しているかは非常に重要であり，体外循環中の管理は大きく違ってくるため，必ず測定部位を把握することが重要である（図 1-23）．

2 体外循環の実際

1）先天性心疾患の理解

先天性心疾患は，動・静脈血が混合される単心房・単心室，大動脈離断などの大動脈弓の異常，左心系が成長していない左心低形成症候群，体循環から肺循環への発達した側副血行路の存在など解剖学的異常が多く存在する．また，BDG や TCPC などの解剖学的根治術ではなく，機能的根治術といった特殊な術式や人工心肺を使用しての肺動脈形成，BT shunt 等の離脱時の肺血流/体血流のバランスが重要になる開心姑息術，左心室・肺動脈・僧帽弁等の大きさが正常値より小さいなどにより，注意する点は大きく違う．それゆえに症例ごとの生理学的，病理学的，解剖学的特徴をよく理解する必要がある．

2）灌流量

適正灌流量とは，生体機能を障害しない最も少ない灌流量である．適正灌流量の決定方法には，生体の酸素需要量を満たす灌流量を適正灌流量とする考え方と末梢血管抵抗を適切な値に

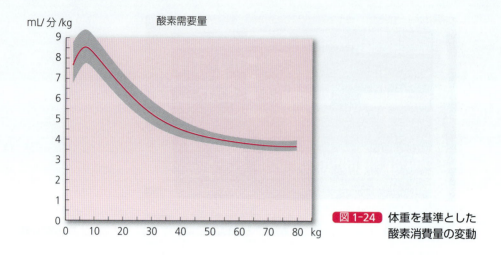

図 1-24 体重を基準とした酸素消費量の変動

する灌流量を適正灌流量とする考え方がある．最近の体外循環中の連続的血液ガスモニターは静脈脱血回路に設置された混合静脈血酸素飽和度（S$\bar{v}$O$_2$），動脈送血回路に設置された PO$_2$ や PCO$_2$，さらに HCO$_3^-$ や BE，K が測定できる機種がある．体外循環中の全身酸素消費量の指標として S$\bar{v}$O$_2$ を使用するが，小児の単心房，単心室症例などで脱血カニューレを 1 本で行う場合，酸素加された肺静脈血を脱血してしまい，実際の S$\bar{v}$O$_2$ より高く表示され，全身の酸素消費量の指標にならない．近赤外線分光法（near infra-red spectroscopy：NIRS）は脳局所組織の酸素化を連続的に低侵襲で経皮的に評価できる．いわゆる局所脳内酸素飽和度 rSO$_2$（regional saturation of oxygen）であり，心奇形は無関係であり，小児の体外循環の酸素消費量の指標には非常に有効である．また，連続的血液ガスモニターでは，VO$_2$ が計算され，体外循環中の酸素消費量が連続的に表示される．Clark らが報告[2]した体重を基準とした酸素需要量の変動曲線（図 1-24）を考慮しながら，体外循環技士は人工心肺中の低体温等で変化する患者の酸素消費量を随時把握しながら，操作することが可能となった．

以前の人工心肺システムは，肉厚の送脱血カニューレ，膜面積・充填量・圧力損失の大きな人工肺などであり，これらのシステムを使用しての高灌流量の体外循環はいろいろな意味でリスクを伴うものであった．しかし，現在のそれらは，安全に使用できるよう改良改善された．それゆえ，最低限の灌流量から積極的な高灌流量での全身管理に変化してきたように思われる．小児での，high flow low resistance 法という方法[3]もその一つだと思われる．しかし，学童期まで，心内修復がされず，チアノーゼが残っている患者では，側副血行が非常に発達し，無効送血量が送血量の 30，40％程度を占めることもある．この場合，送血量を増加し，対応することも考慮する必要があるが，心内修復症例では，ベント等で心内吸引しきれず，無血視野が確保できないこともあり，超低体温循環停止法や超低体温低流量法も併用することがあり，症例により，体外循環方法を考慮する必要がある．

3）血液ガスマネージメント

低体温体外循環施行時の血液ガスコントロールには α-stat 法と pH-stat 法がある．α-stat 法は低体温中も温度補正を行わず常温として測定し，pH を 7.4 にする方法である．また pH-stat

法は，温度補正を行い pH を 7.4 に管理する方法で，吹送ガスに CO_2 を加えて管理することもある．成人では α-stat 法が有利であるとの報告が多いのに対し，新生児および乳児では，賛否両論はあるが，pH-stat 法が有利であるとの報告が多い．α-stat 法は細胞内 pH が維持でき，脳の autoregulation 機能が温存されるといわれている．pH-stat 法は，冷却中，CO_2 の増加により脳血管拡張作用により，脳血流が増加し，脳全体を速やかに均一に冷却することができる．しかし，日本では，小児でも α-stat 法を採用している施設が多いように思われる．理由としては，一番は CO_2 付加の煩雑さだと思われるが，それ以外にも，超低体温法も使用されるが，ほとんどの症例は中等度～軽度低体温で人工心肺が行われることが多く，$PaCO_2$ に大きな違いがないこと，局所脳内酸素飽和度（rSO_2, NIRS）をモニターすることによって，脳血流，脳代謝を評価できるようになったこと，high flow low resistance 法を使用し，十分脳血流が維持できている可能性があることなどが，α-stat 法を現在でも多くの施設で行われている理由と思われる．また，筆者の病院でも α-stat 法を採用しているが，低体温中の rSO_2 変化に対しては CDI500 モニターにて連続で $PaCO_2$ をモニターしているため，幅を持たせた $PaCO_2$ 管理で対応し，脳血流維持に努めている．

4）血液浄化（ultrafiltration：UF）（図 1-25）

成人に比べ，小児，特に新生児，乳児では体外循環により，血管外に水分が移動し，浮腫が生じる．血液希釈，人工心肺各種材料との異物接触による炎症反応，低体温などによる血管透過性が亢進し，capillary leak が起こると考えられる．充填血液に対する UF，DUF，MUF は小児症例では，多くの施設で行われている手技である．

a）充填血液に対する UF

低体重の患者に対し，血液希釈の影響を避けるため輸血充填を行うことがある．赤血球濃厚液には，ブラジキニンなどの血管作動性物質が含まれている．これらは，血管拡張作用や血管

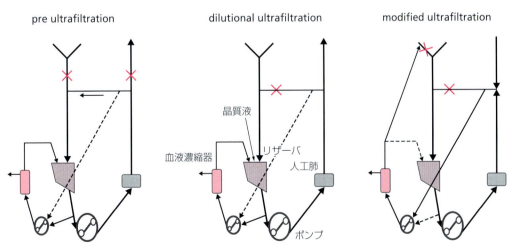

図 1-25 Ultrafiltration
日本では血液浄化をよく行う．血管拡張作用があるブラジキニンなどの除去目的に行う充填血液の血液浄化，電解質補正目的に行う CPB 中の血液浄化，ヘマトクリット，膠質浸透圧上昇目的に行う CPB 後の血液浄化がある．

透過性亢進により，イニシャルドロップや浮腫が生じる．また，放射線照射によりカリウム濃度が高値となる．これらを除去，補正する目的に充填血液に対する血液浄化を行う．実際には，血液 1 単位あたり 500〜1,000 mL のリンゲル液や濾過型人工腎臓用補液を使用し，血液濾過を行う[4]．

b）DUF（dilutional UF），Z-BUF（zero-balance UF）

CUF は CPB 中に心筋保護液，冷水など余分な水分を除去する一般的な方法であるが，DUF は静脈リザーバー内にリンゲル液などを投与し，血液と異物との接触で活性化した補体や炎症性メディエーター除去を積極的に行う方法で，Z-BUF ともいわれる．また，CHDF 装置を用いて，充填血液や CPB 中に HDF を行う施設もある．

c）MUF（modified UF）

Elliot[5,6]らが行った MUF は小児の開心術時に血液希釈および低体温体外循環に伴う組織浮腫を減少させ，短時間で血液濃縮を行い，術後の血行動態を改善させるため行われた．Elliot らの方法は送血管から脱血し，心房に返血する AV MUF 法である．AV MUF 法の利点は体外循環中施行する DUF から，簡便に，MUF に移行できる．AV MUF は，開始直後は心拍出量が低下し，血圧が低下傾向になるが，数分後から，血行動態は安定する．結果的にバランスはマイナスとなり，ヘマトクリット値，膠質浸透圧が急速に上昇する．最近では，脱血カニューレやダブルルーメンで行う VV 法，大動脈ルートベントや送血管を利用した AA 法，AV 法と逆血流で少量の補助循環になる VA 法がある．また，MUF 中の低体温防止のために心筋保護熱交換器を使用する施設もあり，各施設にあった改良改善が行われている．

5）凝固因子の補充

小さな新生児・乳児は循環血液量に比べ人工心肺充填量の占める割合が成人に比べ非常に高く，人工心肺開始直後，患者血液が急激に希釈されることになる．充填に赤血球濃厚液を使用

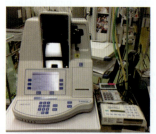
HMS PLUS

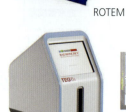
ROTEM

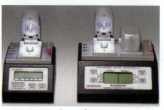
Sonoclot

TEG6

図 1-26 ACT 測定以外の凝固管理

し，ヘマトクリット値低下を予防することは一般的になった．同時に，凝固因子も低下するため，充填にFFPを使用したり，人工心肺開始後や人工心肺離脱時にFFPを使用する施設も増えてきた[7,8]．活性化凝固時間（ACT）を基準にヘパリン量を決定するが，現在のACT測定器は希釈や低体温の影響を少なからず受ける．測定機器により，特徴があるので注意する必要がある[9]．成人に比べ小児では循環血液量に対して充填量が多いことや，複雑心奇形では超低体温を使用することもあり，それらの影響を大きく受ける．最近ではACT以外にもメドトロニック社のHPM PLUSはヘパリン感受性を測定し，初回ヘパリン量が計算され，CPB中のヘパリン濃度を測定し，プロタミン投与量も測定できる．アイ・エム・アイ社のソノクロット，ヘモネティクス社のTEG-6，フィンガルリンク社のROTEMはACT以外に血小板機能，クロット形成，線溶系の評価が可能である（図1-26）．これらは，消耗品が高価であり，あまり日本では普及していないのが現状であるが，これからの小児体外循環の抗凝固管理はACTのみではなくこれらの測定も併用することが安全な管理に非常に有用であると考える．

おわりに

　小児の体外循環を安全に施行するためには，各装置の特徴を理解し，症例，体格に適合した使用物品を選択する必要がある．各装置にはアラームや制御機能がたくさんあり，その機能を十分理解し使いこなす必要がある．しかし，それらは機械であり，過信してはならず，患者の状態を十分把握し，術者をはじめチーム内のコミュニケーションを忘れてはいけない．

文献

1) Imoto Y, Kado H, Shiokawa Y, et al. Norwood procedure without circulatory arrest. Ann Thorac Surg. 1999; 68: 559-61.
2) Clark LC Jr. Optimal flow rate inperfusion. In: Allen JG, ed. Extracorporeal circulation. Springfield: C. C. Thomas; 1958. p.150-63.
3) Schindler E, Photiadis J, Laqudka S, et al. Influence of two perfusion strategies on oxygen metabolism in paediatric cardiac surgery. Evaluation of the high-flow, low-resistance technique. Eur J Cardiothoracic Surg. 2010; 37: 651-7.
4) 前田正信, 小山富生, 村瀬充也, 他. 新生児開心術の補助手段の工夫—全血充填血液に対するHFの有用性—. 日心外会誌. 1993; 22: 192-5.
5) Naik SK, Knight A, Elliott MJ. A prospective randomized study of a modified techique of ultrafiltration during Pediatric open heart sur gery. Circulation. 1991; 84: III422-31.
6) Elliott MJ. Ultrafiltration and modified ultrafiltration in pediatric open heart operations. Ann Thorac Surg. 1993; 56: 1518-22.
7) 岩城秀平, 桑原靖之, 山本泰伸, 他. 新生児の体外循環—MUF中の濃厚血小板投与は有効か？—. 体外循環技術. 2011; 38: 152-5.
8) 岩城秀平, 桑原靖之, 山本泰伸, 他. 新生児の体外循環—新鮮凍結血漿投与のタイミングと量についての検討—. 体外循環技術. 2013; 40: 41-6.
9) 後藤和大, 林 裕樹, 長谷川静香, 他. 血液希釈における活性化凝固時間（ACT）延長の検討. 体外循環技術. 2009; 36: 157-60.

〈岩城秀平〉

Ch 1 ● 総論

3 専門医が知っておくべき心筋保護法の知識（成人・小児）

　心内修復または大動脈手術において心拍動を停止させることが必要な術式では，大動脈遮断中の虚血再灌流に起因する心筋傷害を可及的最小限にとどめるような安全でかつ安定的な心停止を得なければならない．そのため心臓外科領域では「心筋保護（myocardial protection）」という概念が発達してきた．十分な術中心筋保護を達成するためには，冠循環，心筋細胞の生理と代謝，虚血再灌流傷害の機序など基礎的な知識が重要であり，それが理解できていれば心筋保護に関する原則と現行心筋保護法の意図がわかる．術中に予測のつかない事態が生じても，何をすべきか考える糧を与えてくれる．本稿では心筋保護法の基礎知識と専門医として理解しておくべき知識について解説する．

❶ 冠循環と心筋細胞

1）冠循環

　血液と心筋組織の間の溶質（酸素，二酸化炭素，基質，代謝産物）の物質交換を担っている微小冠循環（coronary microcirculation）は，arterioles（直径 30〜300 μm），capillary（直径 10 μm 以下），venule から構成される．arteriole は 1〜2 層の平滑筋細胞を有し血管の拡張や収縮などトーヌスに関与し，capillary は平滑筋細胞を有さない血管で拡散による物質交換の場である．また venule は周細胞（pericyte）を伴う直径 10〜50 μm の細い venule と，薄い平滑筋細胞で囲まれた直径 200 μm 以下の venule がある．arteriole は平滑筋の収縮弛緩によって冠動脈流量の調節を行っているため抵抗血管と呼ばれるが，冠灌流圧（血管内圧力）が高まればツルゴール効果（turgor effect）として心筋の硬さ（myocardial stiffness）の増大に関与する[1]．抵抗血管による流量調節は冠灌流圧，心筋酸素需要（心拍数，心収縮性，心臓仕事量など），血液の酸素運搬能（ヘモグロビン濃度，酸素飽和度），血管外組織圧（心内圧，心筋浮腫，心筋線維化）からも影響を受ける．冠静脈系には capillary や venule から心腔内へ還流する静脈系（Thebesian 静脈）と冠静脈洞に還流する静脈系がある．

2）心筋細胞

　心筋は横紋筋細胞で構成され，心室筋細胞は大きさが長径約 100 μm，短径約 25 μm，厚さ数 μm の細長い板状の直方体である．心室筋細胞の内部（図 1-27）には多数の筋原線維（myofibril）が束ねられた筋線維がある．筋原線維は筋節（サルコメア，sarcomere）という単位が繰り返された構造を有している．細胞膜（形質膜とも呼ばれる）には横行小管系（T 管，transverse tubular system）が，洞穴のように細胞内に向かって伸びており，筋節の両端（Z 膜）に沿って走行している．T 管壁（細胞膜）には筋原線維に網状にまとわりついた筋小胞体（sarcoplasmic reticulum）が多数の突起となって近接しており，T 管と筋小胞体が組み合わさって興奮収縮連関における細胞質 Ca^{2+} 動員に関与している．

34

3 専門医が知っておくべき心筋保護法の知識(成人・小児)

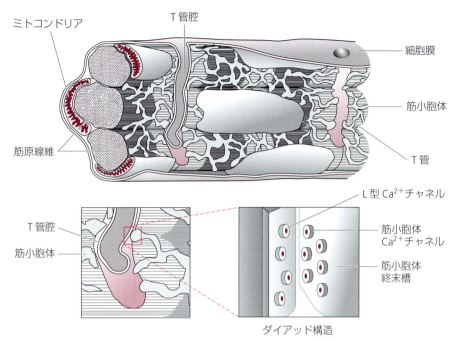

図 1-27　心筋細胞の構造
(心臓の解剖・生理・代謝. In: 日本心臓血管外科学会, 編著. 心筋保護標準テキストブック. 東京: 文光堂; 2016. p.1-17 より. Katz AM. Physiology of the Heart. 5th ed. Wolters Kluwer; 2010. p.145 を参考に再構築)

3) 心筋細胞の生理
a) 興奮収縮連関

興奮収縮連関(excitation-contraction coupling)とは細胞膜の電気的興奮(活動電位の発生)から筋収縮/弛緩という機械的仕事につながる一連の電気生理学的反応である．心室筋細胞の活動電位(action potential)と関連する主なイオン移動を図 1-28a に示す．心室筋細胞の静止膜電位(第 4 相, resting potential)は約 -90 mV で，高い K^+ 透過性(I_{K1} を介する K^+ 移動，膜電位が K^+ 平衡電位より浅いと細胞外流出，深いと細胞内流入)と低い Na^+ 透過性によって電荷の偏り(分極：細胞膜内側に負の電荷が残る)が維持されている．活動電位の発生(第 0 相, depolarization)には，Na^+ チャネル開口(活性化閾電位：$-60 \sim -70$ mV)が関与し，細胞内に急速に Na^+ が流入し(ナトリウム電流, I_{Na})，電荷の偏りが減弱する(脱分極)．活動電位の発生直後に一過性の K^+ 流出(I_{To})が生じ再分極してスパイク(第 1 相, spike)を形成する．続いて長い時相で L 型 Ca^{2+} チャネル(活性化閾電位：-40 mV)を介する Ca^{2+} 流入(I_{LCa})が続くためプラトー(第 2 相, plateau)を形成する．その後，K^+ 流出(遅延整流性カリウム電流, I_K)によって再分極が生じる(第 3 相, repolarization)．完全不活化電位は Na^+ チャネルで -50 mV 以上，L 型 Ca^{2+} チャネルで $+20$ mV 以上である(「以上」とは「より浅いまたは高い電位」の意味)．

細胞膜 Na^+ チャネルが活性化し急速な脱分極が生じると，電位変化は T 管の電位依存性 L 型 Ca^{2+} チャネルに伝わり，それを活性化させ細胞質へ Ca^{2+} が流入する．細胞質へ流入した

Ch 1 ● 総論

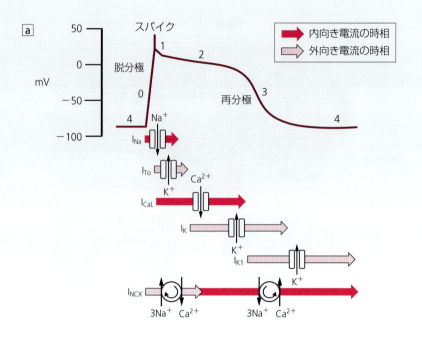

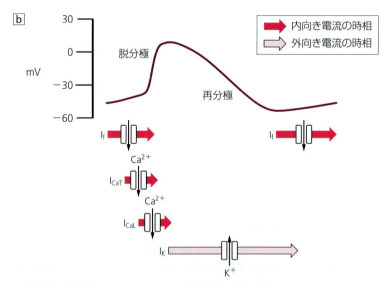

図 1-28 心筋細胞の活動電位と，それに関連する主なイオン移動
a) 心室筋細胞の活動電位に関連する主たるイオンチャネルとイオン輸送体：心室筋細胞の活動電位は，その形態から脱分極（第 0 相），スパイク（第 1 相），プラトー（第 2 相），再分極（第 3 相），静止膜電位（第 4 相）の 5 相からなる．I_{Na}：急速内向き Na^+ 電流，I_{To}：一過性外向き K^+ 電流，I_{CaL}：L 型 Ca^{2+} 電流，I_K：遅延整流 K^+ 電流，I_{K1}：内向き整流 K^+ 電流（約 −90 mV の静止膜電位の形成），I_{NCX}：Na^+/Ca^{2+} 交換機構電流（第 2 相で電流が反転する）．
b) 洞房結節細胞（「ペースメーカー細胞」といわれる）の活動電位に関連する主たるイオンチャネル：洞房結節細胞では平坦な静止膜電位は存在せず，再分極後の膜電位は浅く（−50〜−40 mV）緩徐な脱分極が生じている．洞房結節細胞では Na^+ チャネルは常に不活化されており，内向き整流 K^+ チャネル（I_{K1}）は発現してない．
I_{CaT}：T 型 Ca^{2+} 電流，I_{CaL}：L 型 Ca^{2+} 電流，I_K：遅延整流 K^+ 電流，I_f：過分極誘発陽イオン電流
（心臓の解剖・生理・代謝．In：日本心臓血管外科学会，編著．心筋保護標準テキストブック．東京：文光堂；2016. p.1-17 より）

3 専門医が知っておくべき心筋保護法の知識（成人・小児）

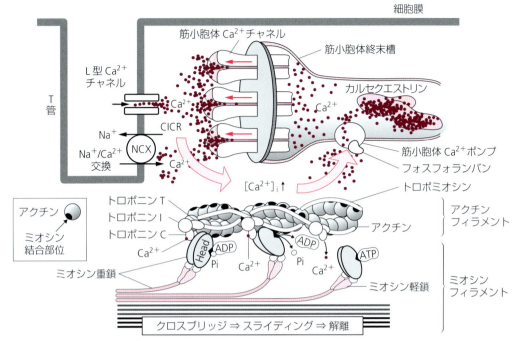

図 1-29 細胞内 Ca^{2+} 動態と筋の収縮弛緩メカニズム

NCX: Na^+/Ca^{2+} 交換機構, CICR: Ca^{2+} 誘発 Ca^{2+} 放出(Ca^{2+}-induced Ca^{2+} release), ATP: アデノシン三リン酸(adenosine triphosphate), ADP: アデノシン二リン酸(adenosine diphosphate), Pi: 無機リン酸
（心臓の解剖・生理・代謝. In: 日本心臓血管外科学会, 編著. 心筋保護標準テキストブック. 東京: 文光堂; 2016. p.1-17 より）

Ca^{2+} は，T 管細胞膜に面している筋小胞体膜上の Ca^{2+} チャネルの開口を誘発し（図 1-29），筋小胞体内に貯蔵されていた Ca^{2+} が細胞質に放出される（CICR, Ca^{2+}-induced Ca^{2+} release と呼ばれる）[2]．細胞質 Ca^{2+} 濃度が上昇するとアクチンとミオシンの相互作用を通じて筋収縮が生じる．筋小胞体の Ca^{2+} 放出は一過性であり，それが低下すると ATP 依存性の筋小胞体 Ca^{2+} ポンプによる Ca^{2+} 取り込みが優位となり細胞質 Ca^{2+} が低下し筋弛緩が生じる．このような活動電位とともに生じる細胞質 Ca^{2+} の一過性増減を Ca^{2+} トランジェントと呼ぶ．筋小胞体内へ取り込まれた Ca^{2+} はカルセクエストリンという蛋白と結合して貯蔵される．筋小胞体 Ca^{2+} ポンプは Ca^{2+} ATPase であり ATP を消費する．ミトコンドリアもまた Ca^{2+} 貯蔵が可能であり，ミトコンドリア内膜にある Ca^{2+} 運搬体（Ca^{2+} uniporter）を介してミトコンドリア内に取り込まれる[3]．

心房筋細胞の静止膜電位は −80〜−90 mV であり，活動電位の発生は心室筋細胞と同様に Na^+ チャネルの開口で始まる．しかし心房筋細胞では T 管系がないので，L 型 Ca^{2+} チャネルの開口によって細胞質へ Ca^{2+} が流入すると細胞膜直下の筋小胞体による CICR が生じ，より深い筋小胞体に向けて順次 CICR が繰り返される．洞房結節や房室結節における静止膜電位はより浅く（洞房結節：−50〜−60 mV，房室結節：−60〜−70 mV），活動電位の自発的発火によるペースメーカー機能を有する（図 1-28b）．

Ch 1 ● 総論

b) 心筋細胞の機能維持

心筋細胞のイオン組成に関しては，Na^+濃度は細胞外が高く（140 mM），細胞内が低いが（6〜10 mM），逆にK^+濃度は細胞内が高く（100〜140 mM），細胞外が低い（3〜4 mM）．Ca^{2+}濃度は細胞外が1〜1.2 mMであるのに対し，細胞内は100 nM〜数 μM（弛緩期-収縮期）と弛緩期では細胞外の1/10,000程度に維持されている．pHは細胞外が7.4であるのに対し，細胞内は7.15程度である．酸塩基平衡に関しては，生理的状態（有酸素下）では，①クエン酸回路で生じた二酸化炭素（CO_2）は細胞外へ拡散し赤血球内へモグロビン（Hb）の重炭酸緩衝系でHbHの形となり運搬される[4]，②ATP利用（加水分解）で生じるH^+と好気的ATP合成で使われるH^+の差は細胞内重炭酸緩衝系で制御される．③細胞膜のイオン移動による細胞内pHの調節機構として，Na^+/H^+交換機構，Na^+/HCO_3^-共輸送機構，Cl^-/HCO_3^-交換機構などがあるが，前2者はNa^+濃度勾配を利用しNa^+流入を伴う（図 1-30a）．有酸素状態では$lactate^-/H^+$共輸送機構は乳酸流入とH^+流入に動く．しかしながら虚血早期や相対的酸素欠乏状態（高度頻拍）では，ATPの分解が合成を凌駕しH^+が生じること，さらに解糖系が亢進し解糖系終末のピルビン酸（pyruvate）から乳酸（lactate）が生じることから，$lactate^-/H^+$共輸送による乳酸排出とpH調整（細胞内アルカリ化）の役割が大きくなる．しかし虚血が長期化すると心筋細胞や赤血球の緩衝能力が限界に達するため，細胞内のH^+蓄積とともにNa^+/H^+交換機構を介するNa^+流入により細胞内Na^+濃度が上昇する（図 1-30b）．

いくつかの細胞機能は細胞内外のNa^+濃度勾配（Na^+流入）やK^+濃度勾配（K^+流出）を利用する．例えば細胞内へのNa^+流入は活動電位の発生，酸塩基平衡，基質輸送を可能とし，K^+排出は静止膜電位の維持を可能にしている．そのため細胞内外のイオン濃度較差（Na^+濃度：細胞外＞細胞内，K^+濃度：細胞外＜細胞内）を形成しておく機構が必要であり，細胞膜にはNa^+とK^+の能動輸送機構（ナトリウム/カリウムポンプ，Na^+/K^+ pump）が存在する．これはATPを消費しながら細胞内外の濃度較差に抗してNa^+排出（細胞外汲み上げ）とK^+流入（細胞内取り込み）を行う機能蛋白である．細胞内にはATPaseのATP結合部位があるため，低酸素などによって細胞内ATPが低下した場合，Na^+濃度とK^+濃度の細胞内外較差が減少し細胞機能の維持が困難になる．

4）心筋細胞の代謝

ヒト心筋の好気的（有酸素）代謝では，エネルギー基質として乳酸，ブドウ糖，ケトン体，中性脂肪，遊離脂肪酸を選択している[5,6]．心筋におけるATP産生過程は（図 1-31），①遊離脂肪酸のβ酸化（60%）と解糖系（30%）によってアセチルCoAを得る，②アセチルCoAがミトコンドリアマトリックスのクエン酸回路に入り，ニコチンアミドアデニンジヌクレオチド（nicotinamide adenine dinucleotide: NAD^+）やフラビンアデニンジヌクレオチド（flavin adenine dinucleotide: FAD）を還元してNADHや$FADH_2$を得る，③NADHや$FADH_2$からの高エネルギー電子はミトコンドリア内膜の電子伝達系に渡り，そのエネルギーによってプロトン（H^+）ポンプが働きミトコンドリア内膜外（膜間腔）にH^+が汲み上げられH^+の濃度勾配が形成される，④電子伝達系に共役するATP合成酵素がH^+濃度勾配を利用してADPにリン酸基とH^+を付加してATPを合成する．産生されたATPが有する高エネルギーリン酸は，クレアチンリ

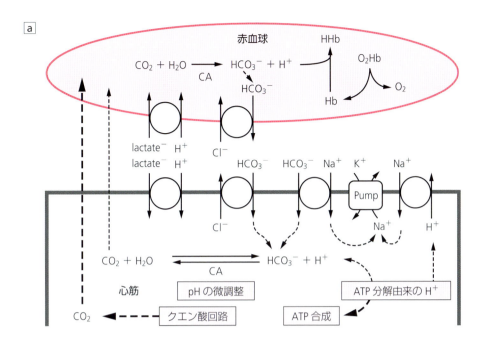

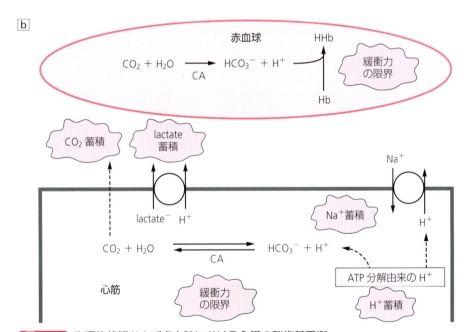

図 1-30 生理的状態および虚血時における心臓の酸塩基平衡

a) 生理的状態での心臓の酸塩基平衡：心筋細胞内の重炭酸緩衝系と赤血球内のヘモグロビン緩衝系（実線および破線の矢印の向きは移動方向を，太さはその程度を示す）．CA：炭酸脱水酵素（carbonic anhydrase）

b) 虚血時における心臓の酸塩基平衡：緩衝系の限界を超えて細胞内に H^+ が増加し（細胞内アシドーシス），Na^+/H^+ 交換機構を介して細胞内に Na^+ が貯留する．CA：炭酸脱水酵素（carbonic anhydrase）

（心臓の解剖・生理・代謝．In：日本心臓血管外科学会，編著．心筋保護標準テキストブック．東京：文光堂；2016. p.1-17 より）

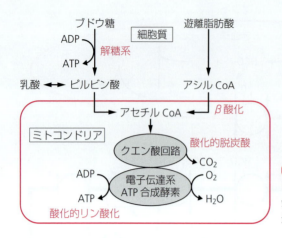

図 1-31 心筋のエネルギー代謝
（心臓の解剖・生理・代謝．In: 日本心臓血管外科学会, 編著．心筋保護標準テキストブック．東京：文光堂; 2016. p.1-17 より）

ン酸（creatine phosphate）シャトルを介してミトコンドリアから細胞質に運ばれ再び ATP に変換される．ミトコンドリアにおいて受け渡しが終了した電子は最終的に酸素（電子受容体）に渡され水（H_2O）となる．二酸化炭素（CO_2）はクエン酸回路における酸化的脱炭酸（oxidative decarboxylation）で生じ拡散によって細胞外へ排出される．有酸素下ではブドウ糖も乳酸もピルビン酸経由でアセチル CoA に変換されクエン酸回路に入る．無酸素下（電子受容体の酸素がない状態）ではクエン酸回路や電子伝達系が回らなくなるので，脂肪酸代謝では β 酸化は停止する．解糖系ではブドウ糖 1 分子からピルビン酸 2 分子への酸化過程で 2 分子の ATP, 2 個の H^+, 2 分子の NADH が生成されるが，2 分子の ATP 以外はピルビン酸から乳酸への還元過程で消費される（2 Pyruvate + 2 NADH + 2 H^+ ⟶ 2 Lactate + 2 NAD^+）．したがって虚血下における乳酸生成の効果はアシドーシスの助長（H^+ 放出）ではなく減弱（H^+ 消費）である．ブドウ糖 1 分子からの ATP 分子の生成数は解糖系のみでは 2 分子であるが，有酸素下で解糖系およびクエン酸回路/電子伝達系（酸化的リン酸化）まで酸化が進むと合計 38 分子となる．

② 未熟心筋

　未熟心筋は成熟心筋と異なり，成長に伴う血行動態の変化に敏感に順応する能力を有している．例えば微小冠循環に関しては，未熟心筋は圧負荷に対する血管成長が旺盛であり，個体成長に伴う血圧上昇でも病的な圧負荷でも血管増殖（vascular growth）が生じるので，心筋重量が増大しても血管密度が維持されるが，成熟過程では経時的に血管密度が低下する[7]．心筋細胞に関しては，未熟心では圧負荷に順応して細胞増殖が生じるのに対し，成熟心では細胞肥大が生じる．未熟心では筋収縮における Ca^{2+} 動員が成熟心と異なる．成熟心では T 管系の L 型 Ca^{2+} チャネルから流入するわずかな Ca^{2+} が筋小胞体から Ca^{2+} を放出させて動員されるが，T 管系が未発達である未熟心では Na^+/Ca^{2+} 交換機構を介して細胞外から動員される[8,9]．筋弛緩における細胞質 Ca^{2+} は，成熟心では筋小胞体に ATP 依存性に取り込まれるが，未熟心では Na^+/Ca^{2+} 交換機構を介して細胞外へ出される．未熟心筋は成熟心筋に比較してより大きく解糖系に依存しており，エネルギー基質として脂肪酸よりも乳酸やブドウ糖を利用している[6]．

❸ 加齢心筋，肥大心筋，不全心筋

　心臓は加齢に伴い重量が増加し心重量/体重比も増大する．間質の線維化も加齢とともに進みコラーゲン量が増加する．またリポフスチン，アミロイドなどの蓄積が認められるようになる．加齢とともに細胞肥大，心筋重量1gあたりの冠灌流量の減少，冠血管拡張予備能の低下，抵抗血管密度や毛細血管密度の低下が生じ慢性的な低酸素に曝される．また心筋血流は心臓の成長や肥大によっても影響を受ける．未熟心筋の成長過程では血圧増高（圧負荷増大）に対する血管成長が旺盛で，血管増殖によって血管密度が維持されるが，成熟心筋の圧負荷では心筋重量増大に比較して血管増殖能は低く，経時的に血管密度が低下する[7]．血管密度の低下は冠循環障害の促進因子であり冠血管拡張予備能を低下させ虚血耐性を低下させる[10]．

　加齢に伴う心筋の変化は肥大心筋や不全心筋と類似しており，Ca^{2+}トランジェント時間と張力発生時間の延長，筋小胞体からの散発的かつ自発的なCa^{2+}放出，筋小胞体Ca^{2+}ポンプ速度の低下をきたしているため細胞内Ca^{2+}過負荷が生じやすい．

❹ 心筋の虚血再灌流傷害

1）心筋における興奮収縮連関の停止と虚血性拘縮

a）無酸素と虚血の違い

　無酸素は酸素供給が失われた状況であり，代謝性アシドーシスをもたらすような酸の蓄積は認められない．しかし虚血は無酸素に加えて老廃物の洗い出しがない状態であり，蓄積した老廃物によって取り囲まれた組織環境をさす．心筋は虚血に曝露されると，①好気的ATP合成（$ADP + Pi + H^+ \longrightarrow ATP$）が低下するので，ATP分解による$H^+$産生（$ATP \longrightarrow ADP + Pi + H^+$）が優勢となる，②残存酸素による好気的代謝で生じた二酸化炭素（CO_2）が，冠血管床に停滞している赤血球内の緩衝能力（$CO_2 + H_2O \longrightarrow HCO_3^- + H^+$，$H^+ + Hb \longrightarrow HbH$）を超え細胞内外に蓄積する，③虚血早期では解糖系が亢進する．解糖系によるATP合成2過程のうち1過程ではH^+を消費するが（ホスホエノールピルビン酸からADPへのリン酸基供与），他の1過程ではH^+を消費しない（1,3-ビスホスホグリセリン酸からADPへのリン酸基供与）．④解糖系では1分子のブドウ糖から2分子のピルビン酸生成の過程で2個のH^+が産生するが，2分子のピルビン酸還元による2分子の乳酸生成で相殺される（2個のH^+が消費される）．⑤虚血が進行するとアシドーシス（H^+蓄積）が高じ解糖系律速酵素（ホスホフラクトキナーゼ phosphofructokinase）が阻害され解糖系が停止する．したがって，主として①，②，③によってH^+が細胞内外に蓄積し[11]，Ca^{2+}と筋線維の感受性を低下させ心停止に至る．虚血早期では虚血性心停止に至るまでの間にも心拍（興奮収縮連関）が残存しているためATP消費（分解）が続く．虚血が進行するとATPの低下が進みミオシンヘッドへのATP結合が低下し，アクチンとミオシンのクロスブリッジが解除されず心筋弛緩が生じない．このような心筋の硬化を虚血性拘縮（ischemic contracture）と呼び，再灌流しても不可逆性心筋傷害（心機能障害）が残存する．

b）心筋スタニングと心筋梗塞

　虚血再灌流後では，心機能の可逆的部分と不可逆的部分が認められるが，前者を心筋スタニ

ング，後者を心筋梗塞と定義される．安全に行われた開心術では，心筋梗塞(逸脱酵素の上昇)は生じないので，術後心機能はスタニングを経て手術前値(回復率100％)に戻る．しかし術中の大動脈遮断時間が長かったり，心筋保護が不十分であると心筋梗塞が生じ不可逆性の心機能障害が残存する．この場合，術後の心拍出量の維持には，残存する生存心筋の収縮性を増強するため，カテコールアミンを使用したり，循環補助として大動脈内バルーンポンプや経皮的心肺補助装置を用いたりする．

2) 心筋虚血再灌流傷害の発生機序

虚血再灌流傷害の成因に大きく関与している細胞内イオン環境異常として，「細胞内 Ca^{2+} 過負荷(intracellular Ca^{2+} overload)」が挙げられる[12]．虚血によって心筋細胞内で H^+ が増加し重炭酸緩衝系の緩衝能力を超えて H^+ が蓄積すると細胞内酸性化(intracellular acidosis)が進行する[2]．蓄積した H^+ は Na^+/H^+ 交換機構により細胞外に排出され，それとの交換で Na^+ が細胞内に流入するため細胞内 Na^+ 濃度が上昇する[13, 14]．虚血中では ATP 低下による Na^+/K^+ ポンプ活性の低下が「細胞内 Na^+ 過負荷(intracellular Na^+ overload)」を助長する．虚血中はアシドーシスによって Na^+/Ca^{2+} 交換機構が抑制されているが[15]，再灌流時に細胞外の H^+ が洗い出されると(H^+ washout)，Na^+/H^+ 交換機構を介する H^+ 排出/Na^+ 流入とともにアシドーシスが回復して，Na^+/Ca^{2+} 交換機構の抑制が解除され，Na^+ 排出/Ca^{2+} 流入が生じ細胞内 Ca^{2+} 過負荷に至る[5]．また他の要因として虚血再灌流中における細胞膜 Ca^{2+} チャネルを介する Ca^{2+} 流入，筋小胞体 Ca^{2+} ポンプの抑制，補体活性亢進やフリーラジカル等による傷害細胞膜を介する Ca^{2+} 流入も細胞内 Ca^{2+} 過負荷の要因である．さらに再灌流時では好気的代謝の回復により ATP の産生が再開されるため，Na^+/K^+ ポンプが細胞内 Na^+ 濃度の減少に向かって働き始めているが，そのポンプ機能は細胞機能障害からの回復に影響を与える[16]．ミトコンドリアは Ca^{2+} の緩衝機能を有しており細胞質 Ca^{2+} 過負荷が生じると，ミトコンドリア内膜の Ca^{2+} 運搬体(Ca^{2+} uniporter)が Ca^{2+} を取り込み虚血再灌流に起因する細胞傷害を軽減する役割を果たしている．

3) 細胞内 Ca^{2+} 過負荷の影響

細胞内の Ca^{2+} は興奮収縮連関における筋線維の収縮に関与するほか，様々な酵素の活性化や細胞構造の維持に機能している．心筋細胞内の Ca^{2+} 濃度は弛緩時で $100\sim300$ nM 程度，収縮時でも数 μM 程度であり，細胞外 Ca^{2+} 濃度($1\sim1.2$ mM)と比較して著しく低く，これは心筋細胞内の Na^+ 濃度($6\sim10$ mM)や K^+ 濃度($100\sim140$ mM)と比較しても著しく低い．つまり細胞内 Ca^{2+} が担う様々な機能は，他イオンと比し著しく低い濃度で働いていることになる．細胞内 Ca^{2+} 濃度が生理的限界を超えて上昇する場合(細胞内 Ca^{2+} 過負荷)には，過度な筋収縮が細胞の破壊を生じさせるが，顕微鏡的には再灌流時の収縮帯壊死(contraction band necrosis)として観察することができる．また細胞内では Ca^{2+} 依存性蛋白分解酵素が生理的な細胞構造の新陳代謝に役割を果たしているが，過度な酵素活性亢進は細胞膜内蛋白や細胞支持蛋白(細胞骨格)の崩壊を助長する．さらにミトコンドリアは細胞内 Ca^{2+} の緩衝装置として働いているため，その内膜に Ca^{2+} 運搬体が存在し，細胞質 Ca^{2+} 濃度の著しい上昇に応じミトコンドリア内のそれも著しく上昇する．ミトコンドリア内の Ca^{2+} 濃度上昇は ATP 合成障害を通じて高エネルギーリン酸の枯渇を促進し，再灌流時の PTP(permeability transition pore)開口やミトコンドリ

ア膨化の結果，チトクローム C 流出を経て，細胞のアポトーシスやネクローシスに関与するといわれる[17].

❺ 開心術中心筋保護の原則と現行法の作用別/特徴別分類

　開心術中の心筋保護法は，安全な心停止状態の確立(虚血再灌流傷害の軽減)を目指して様々な方法が試みられて現在に至っている．心筋保護の原則とともに現行法を作用別/特徴別に分類した.

1) 急速心停止(興奮収縮連関の化学的/薬物的操作による心筋保護法)

　冠循環停止(酸素/基質の供給停止)から虚血性心停止に至るまでの心拍動によって ATP やクレアチンリン酸(CP)の消費を伴うため，何らかの方法で大動脈遮断(冠循環停止)から心停止までの時間を短縮させると ATP や CP が節約されるので，再灌流後の心機能の回復に寄与する．心停止は心筋興奮収縮連関を停止させることであり，虚血以外にも薬物や電解質濃度の工夫によって得られる．ヒト心室筋において 4 mM 程度(生理的状態)の細胞外 K^+ 濃度では静止膜電位は約 -90 mV である．この電位では Na^+ チャネルは閉鎖状態(活性化閾値以下)であるが，上位のペースメーカ刺激によりわずかな電位変化が生じると Na^+ チャネルは開口し活動電位の発生と細胞内 Ca^{2+} 上昇とともに筋収縮(興奮収縮連関)が生じる．しかし細胞外 K^+ 濃度を 20 mM 程度まで上昇させると細胞膜は -40 mV 程度まで脱分極し，Na^+ チャネルは不活化状態となり興奮収縮連関が妨げられる(膜電位脱分極型の心停止)．または細胞外 Na^+ 濃度を 10～20 mM 程度まで低下させると，細胞内 Na^+ 濃度(6～10 mM)との差が著しく小さくなり Na^+ 電流が生じにくいため興奮収縮連関が妨げられる．このように電解質や薬物の工夫によって迅速に心拍動を止めることを急速化学的心停止(rapid chemical arrest)と呼ぶ．膜電位脱分極型心停止では様々な実験的/臨床的検討によって至適 K^+ 濃度は 10～30 mM の範囲である．また K^+ チャネル開口薬による外向き K^+ 電流が膜電位を過分極して Na^+ チャネル活性化閾値以下にする方法(膜電位過分極型の心停止)も有効性が認められている．1970 年代以降の代表的な晶質性心筋保護液(crystalloid cardioplegic solution)の中では，細胞外液に近い Na^+ 濃度(120 mM)で膜脱分極型(K^+ 濃度: 16 mM)の St. Thomas(No. 2)液と細胞内液に近い Na^+ 濃度(12 mM)で軽度膜脱分極型(K^+ 濃度: 10 mM)の Bretschneider 液が主流であり，前者は細胞外液型心筋保護液，後者は細胞内液型心筋保護液と呼ばれている(表 1-7)．心停止の確実性増強のため前者は 16 mM の $MgCl_2$(Ca^{2+} チャネル阻害作用)，後者は局所麻酔薬である塩酸プロカイン(Na^+ チャネル阻害作用)が併用されている.

　他の重要な鍵として心停止が不要な時は速やかに心拍動再開が可能(可逆的)であることである．したがって，不可逆的な低心機能の原因になる得る高親和性の代謝阻害薬(シアン系薬物等)，高親和性の β 受容体拮抗薬やイオンチャネル阻害薬(阻害物質が受容体から離れない)，高親和性の筋小胞体阻害薬や収縮蛋白 Ca 感受性阻害薬，無 Ca 液持続注入(有 Ca 液再灌流によって細胞傷害「カルシウムパラドックス」が生じる)などは禁忌である．現在，臨床的に可能な心停止法は，高 K^+ 液，高 Mg^{2+} 液，低 Na^+ 液，Na^+ チャネル阻害薬(プロカイン，リドカイン等の局所麻酔薬)，ATP 感受性 K^+ チャネル開口薬(ニコランジル)，A1 受容体刺激薬(アデノシ

Ch 1 ● 総論

表 1-7 Bretschneier 液（No. 3）と St. Thomas 液（No. 2）

心筋保護液	組成	濃度（mmoL）
Bretschneier 液（No. 3）	NaCl	12.0
	KCl	10.0
	$MgCl_2$	2.0
	塩酸プロカイン	7.4
	マニトール	239.0
	pH	5.5〜7.0
	浸透圧（mOsm/kg H_2O）	290〜320
St. Thomas 液（No. 2）	NaCl	110.0
	KCl	16.0
	$MgCl_2$	16.0
	$CaCl_2$	1.2
	$NaHCO_3^-$	10.0
	pH	7.8
	浸透圧（mOsm/kg H_2O）	285〜300

ン），超短時間作用型 β 受容体拮抗薬（エスモロール，ランジオロール）などである．小児心筋保護液として最近広まりつつある de Nido 液は，高 Mg^{2+} 液とリドカインによる心停止維持を目的とした血液心筋保護液であり，単回投与で使われている（基本晶質液：体外循環血液 = 4 : 1）[18]．

2）心筋保護液のイオン組成と pH の工夫

心筋保護状態を維持する上で，イオン組成と pH に関し守られるべきいくつかの重要点がある．第 1 に，心停止状態によって心筋 ATP 量の節約が可能となるため，大動脈遮断中は，初回投与時の心停止状態が持続していることが重要である．心停止の維持には高 K^+ 濃度（細胞膜脱分極の維持と興奮収縮連関の停止）や低 Na^+ 濃度（Na^+ 流入抑制）などが適用されるが，血液心筋保護法では Na^+ 濃度は正常に近いため，心停止の維持には高 K^+ 濃度が一般的である（心停止には高 Mg^{2+} 濃度も関与する）．第 2 に，虚血中は既述の細胞内 Na^+ 蓄積に加え，細胞膜 Ca^{2+} チャネルを介した Ca^{2+} 流入が生じ細胞内 Ca^{2+} 蓄積が生じるが，高 Mg^{2+} 濃度は Ca^{2+} チャネル阻害作用を有する点で有用である．第 3 に，再灌流時には，細胞外の H^+ が急激に除去されるため Na^+/H^+ 交換機構による Na^+ 流入が増大することと，虚血中にアシドーシスで抑制されていた Na^+/Ca^{2+} 交換機構が再灌流で抑制が解除されるため Na^+ の流出と Ca^{2+} 流入が生じる[13]．それゆえ，実験的には酸性（低 pH）液再灌流による保護作用（Na^+/H^+ 交換機構と Na^+/Ca^{2+} 交換機構の抑制）が認められている[19]．未熟心筋では成熟心筋に比較して細胞外 Ca^{2+} の影響が大きいため（細胞内 Ca^{2+} 動員における Na^+/Ca^{2+} 交換機構の役割が成熟心に比して大きい），新生児では心筋保護液の Ca^{2+} 濃度を低めにする必要がある．

3）心筋の低温維持（代謝抑制による心筋保護法）

代謝は温度依存性であるから，低温（hypothermia）は当初から臓器保護/保存に関する研究の基本的要素であった．これは代謝抑制によって虚血中の ATP 消費が減少し ATP 温存が保護的に作用するからである．現在においても虚血中の臓器保護対策としては低温が主流であり，心

44

3 専門医が知っておくべき心筋保護法の知識（成人・小児）

筋を低温（15℃以下）に保つために低温心筋保護液（cold cardioplegia）の灌流に加えて，通常，氷泥（ice slush）による心嚢内心筋冷却（topical myocardial cooling）を行う．十分な酸素供給が不可能な晶質性心筋保護法では低温心筋保護が必須である．血液心筋保護法では低温によって血液が泥化（sludging）し血液粘性を高めることと，心筋保護液の酸素含量が豊富でも末梢心筋組織で酸素解離（酸素供給）が不十分になることから高度の低温は薦められない．しかしながら長時間の大動脈遮断を要する高難度手術や選択的脳灌流を併用する大動脈手術では，低体温体外循環とともに低温心筋保護法を用いることが肝要である．

4) エネルギー基質や酸素の添加: 代謝賦活による心筋保護法

大動脈遮断中に心筋エネルギー産生を強化するため，心筋保護液へのエネルギー基質の添加や酸素化が行われる．大動脈遮断中であるために有限ではあるが，ATP 産生に関与する材料と酸素が冠血管床に豊富に存在すれば，一定の心筋代謝の賦活が得られ良好な心筋保護効果が得られる可能性がある．臨床で使われているエネルギー基質としてブドウ糖，アミノ酸（アスパラギン酸，グルタミン酸）などである．晶質性心筋保護液としてブドウ糖およびインスリンを含む高カリウム液（GIK）は 1970 年代から使われていた．好気的代謝では心筋はエネルギー基質として脂肪酸を最も多く使うが，酸素供給が低下すると心筋はブドウ糖を使うようになるため，現状では脂肪酸を含む心筋保護対策はない．酸素加心筋保護液に関しては，血液心筋保護液は酸素化血液（体外循環血液）を常に含有しているが，晶質性心筋保護液においても酸素加（溶存酸素増大）の効果は認められている．

5) 常温心筋保護法の功罪: 大動脈遮断中における生理的代謝の「綱渡り的」維持

代謝や細胞機能を維持する酵素の活性は温度依存性であることから，低温は ATP 産生に対し抑制的であるという点で必ずしも至適とはいえない．近年では血液心筋保護液が頻用されているが，血液は酸素やエネルギー基質の供給予備力があり，大動脈遮断中の好気的代謝をある程度可能にするので，低温よりも常温に近い方が ATP 産生の点で血液の有効性を発揮できる．しかしながら常温虚血では ATP 消費と細胞内アシドーシスの進行が著しいため，心筋保護液の持続的投与において不確実な灌流であったり，間欠的投与において大動脈遮断時間が遷延すれば極めて危険である．臨床的に常温心筋保護法（warm cardioplegia）と低温心筋保護法を比較した報告では，近年は常温心筋保護法が勝っているという論文が多いものの，大動脈遮断時間が 75 分以上[20]や肥大心[21]では低温心筋保護法の方が勝っている．したがって ATP の産生維持と消費低減（節約）の両面で常温よりも安全な「微温（ぬるま湯温，tepid）」心筋保護は選択の一つに挙げられている．

6) 心筋保護液の心筋灌流の確実性: 順行性投与と逆行性投与

術中心筋保護の効果が十分に発揮されるためには，心筋保護液が心筋の隅々まで灌流される必要がある．それには十分な灌流量と灌流分布の均一性が担保されることが重要である．順行性投与は生理的灌流として心筋保護法の基本であるが，冠動脈狭窄症例では心筋保護液の不均一灌流が生じる欠点があること，肥大心では冠血管抵抗が大きいため高い注入圧が必要であり，心筋重量あたりの灌流量が少なくならないように注入量も増加させる必要がある．また逆行性投与は 1950 年代には臨床で適用され，その後廃れていたが，1980 年代に順行性投与の欠点を

Ch 1 ● 総論

補う点(冠動脈狭窄症例で有用)で評価が高まり現在に至っている．逆行性投与の欠点は注入カ
ニューレが深いと右室心筋や左室下壁心筋の保護効果が低下する恐れがあったり，テベシウス
静脈(Thebesian vein)から右心室腔への短絡が存在するため注入量の50%程度しか心筋に灌流
しないことである．症例に応じて注入方向(順行性，逆行性，両方向性)を工夫することが安全
な心筋保護の鍵である．

　また大動脈遮断中は非冠循環系側副血行(non-coronary collateral flow)からの心筋灌流で心拍
動がみられることもあり，その都度，心筋保護液の注入が必要である．体外循環の送血(血液)
温は非冠循環系側副血行を介して心筋温度に影響する．心筋保護液の灌流が十分量でかつ均一
でなければ，心臓全体の均一な心筋温度が達成できない．特に低温心筋保護法において確実な
心筋保護液灌流は温度管理上重要である(体外循環の復温中，低温心筋保護が不完全になりやす
すい)．

7) 様々な心筋保護法の組み合わせ効果: 統合型心筋保護法

　常温心筋保護法の安全な使い方として，心筋保護導入時(虚血開始時)または大動脈遮断解除
直前(虚血終了時)での常温心筋保護液注入が挙げられる．前者は warm induction，後者は ter-
minal warm cardioplegia(Hot Shot)と呼ばれ頻用されている．これらの方法と，手術操作中には
低温心筋保護液の順行性および逆行性間欠的投与を組み合わせることで効果的かつ能率的で安
全性を担保した心筋保護が可能となる．これは統合型心筋保護法(integrated blood cardioplegia)
と呼ばれ1990年代に提唱され[22]，現在では施行プロトコールとガイドラインが用意されてい
る[23]．他の組み合わせ方式として，通常の心筋保護法の後に，再灌流傷害の軽減を目的として，
大動脈遮断解除前に薬剤添加(ニトログリセリン，アデノシン，リドカインなど)心筋保護液お
よび体外循環回路血(正常 K^+ 濃度)を順行性または逆行性に投与する controlled reperfusion と
呼ばれる方法もある[24]．

8) 心筋を虚血に曝せない心筋保護法: 持続灌流法

　心筋保護液の持続灌流は心筋虚血の回避に有用であり，古くから臨床的に検討されていたが，
特に逆行性持続性心筋保護法(retrograde continuous cardiopegia)は多様な術式に適用可能なた
め現在でも広く行われている．持続灌流法の欠点としては手術中の無血視野の確保が時として
難しいこと，心臓の脱転などにより灌流量が不安定になりやすいため灌流の均一性と確実性に
注意を払う必要がある．1989年に発表された常温心臓手術(warm heart surgery)[25]では，心停止
下の好気的代謝を目的として高 K^+ 常温血液心筋保護液の持続灌流が提唱された．しかしなが
ら，①手術中の無血視野の確保が難しい，②多量の心筋保護液用晶質液が入るので血液希釈の
程度が強い，③末梢血管拡張に伴う全身動脈圧低下傾向，④多量の高 K^+ 心筋保護液による高
K^+ 血症への対策が必要で腎機能低下例では適用しにくい，などの欠点がある．

9) 高度の血液希釈を回避する心筋保護法: Mini-cardioplegia(Microplegia)

　常温心臓手術における欠点(血液希釈，末梢血管拡張)を克服し，単純な回路で常温心筋保護
の効果を得るために考案された方法で1993年に報告された[26]．これは体外循環回路の血液を
分流し，カリウム製剤(KCl)等を注入する薬液ポンプからのチューブを分流回路の側枝に連結
して，薬剤添加血液を大動脈基部から順行性または冠静脈から逆行性に心筋に投与する回路で，

46

専用回路が製品化されている．疾患の多様性に対応可能かどうか今後の検討を待つ必要がある．

10）保護因子の付加および攻撃因子の除去による心筋保護効果増強

虚血心筋細胞に対する保護効果を発揮する薬剤として，ATP 感受性 K^+ チャネル開口薬（ミトコンドリア内膜の ATP 感受性 K^+ チャネル開口による心筋保護作用），A1 受容体刺激薬（プロテインキナーゼ C を介する心筋保護作用），Ca^{2+} チャネル拮抗薬などがある．また緩衝作用を増強させる薬剤（THAM，重炭酸，ヒスチジンなど）も保護効果の付加が認められている．一過性の虚血および再灌流が後に続く虚血再灌流傷害を軽減させる効果はプレコンディショニング（ischemic preconditioning）と呼ばれ実験的に有効性が明らかであるものの，臨床面（例：体外循環を使用しない冠動脈バイパス）では，その効果の程度について不明である．虚血再灌流における心筋攻撃因子の一つはフリーラジカルであり，攻撃因子の除去として細胞再酸素化に伴う酸素ラジカル（スーパーオキシド）の発生に対する SOD（superoxide dismutase）の有効性が実験的に示されている．好中球由来の活性酸素（過酸化水素）やヒドロキシラジカルの影響を除去するため血液心筋保護液から白血球除去を行うことが臨床的にも行われている[27]．

6　先天性心疾患に対する心筋保護法

先天性奇形心や未熟心筋の術中保護の問題に関して膨大な実験的/臨床的検討がなされている．実験で得られた知見として心筋虚血に対する抵抗性は未熟心筋で高く，成熟に伴い低下するといわれており，未熟心筋の圧負荷肥大やチアノーゼ（慢性低酸素）では虚血抵抗性は対照に比較して同等であるという報告もある．また未熟心筋では心筋保護液の多回投与（繰り返し注入）が単回投与（初回注入のみ）と比較して再灌流後の心機能障害が強いことがいわれており，成熟心筋の結果とは逆である．現状では先天性心疾患に起因する多様な病態（心内血行動態，左心不全や右心不全，心室の容量負荷や圧負荷，チアノーゼ，緻密化障害など）を実験的にモデル化することは困難であるため基礎的検討は限られている．したがって，臨床的観点から小児開心術における至適な心筋保護法は，成人のそれに比較して著しく未解決である．晶質液心筋保護法と血液心筋保護法の比較では，単施設での調査で 138 例の先天性心疾患手術における低温晶質心筋保護液（CCC）と低温血液心筋保護液（CBC）の 2 群を比較した無作為前向き試験があり，両者間に臨床上の大きな差はなかったが[28]，103 例の術中心筋生検による心筋代謝に関し CCC，CBC，CBC＋hot shot の 3 群を比較した無作為試験では，チアノーゼ心疾患において CBC＋hot shot の使用が心筋代謝に関して保護効果が認められた[29]．

北米大陸における小児心臓手術中の心筋保護液を調査したアンケート調査（Congenital Heart Surgeons' Society に所属する 122 名の心臓外科医）では[30]，回答が得られた 56 名中，21 名が del Nido 液（blood-based），19 名が独自の保護液（crystalloid：1 名，blood-based：18 名），9 名が St. Thomas 液（crystalloid：3 名，blood-based：6 名），4 名が Custodiol 液（crystalloid），3 名が Microplegia を使用していた．わが国における開心術中心筋保護の全国アンケート調査[31]では，年間 25 例以上の小児心臓手術を行う施設は 57 施設で，晶質液心筋保護法が 33 施設，血液心筋保護法が 29 施設，初回晶質液で 2 回目以降血液が 4 施設であった（重複あり）．晶質性心筋保護液の組成は，St. Thomas 液が 10 施設，GIK が 10 施設，独自の保護液が 13 施設で，

Ch 1 ● 総論

血液心筋保護液の組成は，St. Thomas 液と混合が 15 施設（うち 12 施設が KCl を追加），独自の保護液との混合が 14 施設であった．

📖 文献

1) Vogel WM, Briggs LL, Apstein CS. Separation of inherent iastolic myocardial fiber tension and coronary vascular erectile contributions to all stiffness of rabbit hearts amaged by ischemia, hypoxia, calcium paradox and reperfusion. J Mol Cell Cardiol. 1985; 17: 57-70.

2) Korzick DH. Regulation of cardiac excitation-contraction coupling: a cellular update. Adv Physiol Educ. 2003; 27: 192-200.

3) Williams GSB, Boyman L, Chikando AC, et al. Mitochondrial calcium uptake. PNAS. 2013; 110: 10479-86.

4) Geers C, Gros G. Carbon dioxide transport and carbonic anhydrase in blood and muscle. Physiol Rev. 2000; 80: 681-715.

5) Opie LH. Fuels: Aerobic and anaerobic metabolism. In: Opie LH, ed. The Heart, physiology, from cell to circulation. 3rd ed. Philadelphia; Lippincott-Raven Publishers; 1998. p.295-342.

6) Bartelds B, Gratama JWC, Knoester H, et al. Perinatal changes in myocardial supply and flux of fatty acids, carbohydrates, and ketone bodies in lambs. Am J Physiol. 1998; 274(Heart Circ Physiol 43): H1962-69.

7) Rakušan K, Rochemont WM, Braasch W, et al. Capacity of the terminal vascular bed during normal growth, in cardiomegaly, and in cardiac atrophy. Circ Res. 1967; 21: 209-15.

8) Cohen NM, Lederer WJ. Changes in the calcium current of rat heart ventricular myocytes during development. J Physiol(Lond). 1988; 406: 115-46.

9) Okubo C, Sano HI, Naito Y, et al. Contribution of quantitative change in individual ionic current systems to the embryonic development of ventricular myocytes: a simulation study. J Physiol Sci. 2013; 63: 355-67.

10) Yamamoto H, Avkiran M. Changes in coronary vasodilatory reserve induced by pressure overload during post-natal development: effects on post-ischemic perfusion. Eur J Cardio-thorac Surg. 1993; 7: 26-33.

11) Denis SC, Gevers W, Opie LH. Protons in ischemia: where do they come from; where do they go to? J Mol Cell Cardiol. 1991; 23: 1077-86.

12) Fleckenstein A, Janke J, Döring HJ, et al. Ca overload as the determinant factor in the productionof catecholamine-induce myocardial lesions. In: Bajusz E, Rona G, Brink J, Lochner A, eds. Recent advances in studies on cardiac structure and metabolism. Vol 2: cardiomyopathies. Lancaster: MTP; 1973. p.455-66.

13) Satoh H, Hayashi H, Kato H, et al. Na^+/H^+ and Na^+/Ca^{2+} exchange in regulation of $[Na^+]_i$ and $[Ca^{2+}]_i$ during metabolic inhibition. Am J Physiol. 1995; 268: H1239-48.

14) Pike MM, Kitakaze M, Marban E. 23Na-NMR measurements of intracellular sodium in intact perfused ferret hearts during ischemia and reperfusion. Am J Physiol. 1990; 259: H1767-73.

15) Doering AE, Lederer WJ. The mechanism by which cytoplasmic protons inhibit the sodium-calcium exchanger in guinea-pig heart cells. J Physiol. 1993; 466: 481-99.

16) Yamamoto H, Magishi K, Goh K, et al. Cardioprotective effects of normothermic reperfusion with oxygenate potassium cardioplegia: a possible mechanism. Interact Cardiovasc Thorac Surg. 2009; 9: 598-604.

17) Javaov S, Karmazyn M. Mitochondrial permeability transition pore opening as an endpoint to initiate cell death and as a putative target for cardioprotection. Cell Physiol Biochem. 2007; 20: 1-22.

18) Matte GS, del Nido PJ. History and use of del Nido cardioplegia solution at Boston Children's Hospital. JECTS. 2012; 44: 98-103.

19) Ohashi T, Yamamoto F, Yamamoto H, et al. Transient reperfusion with acidic solution affects postischemic functional recovery: studies in the isolated working rat heart. J Thorac Cardiovasc Surg. 1996; 111: 613-20.

3 専門医が知っておくべき心筋保護法の知識（成人・小児）

20) Liakopoulos OJ, Kuhn EW, Choi YH, et al. Myocardial protection in cardiac surgery patients requiring prolonged aortic cross-clamp times: a single-center evaluation of clinical outcomes comparing two blood cardioplegic strategies. J Cardiovasc Surg. 2010; 51: 895-905.

21) Ascione R, Caputo M, Gomes WJ, et al. Myocardial injury in hypertrophic hearts of patients undergoing aortic valve surgery using cold or warm blood cardioplegia. Eur J Cardiothorac Surg. 2002; 21: 440-6.

22) Buckberg GD, Beyersdorf F, Allen BS. Integrated myocardial management in valvular heart disease. J Heart Valve Dis. 1995; 4(suppl 2): s198-212.

23) 統合型血液心筋保護法. In: 日本心臓血管外科学会, 編著. 心筋保護標準テキストブック. 東京: 文光堂; 2016. p.79-84.

24) Rao PSM, Simha PP. Myocardial preservation: controlled reperfusion. Semin Thoracic Surg. 2011; 23: 318-21.

25) Lichtenstein SV, Ashe KA, el Dalati H, et al. Warm heart surgery. J Thorac Cardiovasc Surg. 1991; 101: 269-74.

26) Menasché P, Fleury JP, Veyssié L, et al. Limitation of vasodilation associated with warm heart operation by a "Mini-cardioplegia" delivery technique. Ann Thorac Surg. 1993; 56: 1148-53.

27) Sawa Y, Matsuda H, Shimazaki Y, et al. Evaluation of leukocytedepleted terminal blood cardioplegic solution in patients undergoing elective and emergency coronary artery bypass grafting. J Thorac Cardiovasc Surg. 1994; 108: 1125-31.

28) Young JN, Choy IO, Silva NK, et al. Antegrade cold blood cardioplegia is not demonstrably advantageous over cold crystalloid cardioplegia in surgery in sugery for congenital heart disease. J Thorac Cardiovasc Surg. 1997; 114: 1002-9.

29) Modi P, Suleiman MS, Reeves B, et al. Myocardial metabolic changes during pediatric cardiac surgery: a randomized study of 3 cardioplegic techniques. J Thorac Cardiovasc Surg. 2004; 128: 67-75.

30) Kotani Y, Tweddell J, Gruber P, et al. Current cardioplegia practice in pediatric cardiac surgery: a North American multiinstitutional survey. Ann Thorac Surg. 2013; 96: 923-9.

31) 全国心筋保護アンケート調査. In: 日本心臓血管外科学会, 編著. 心筋保護標準テキストブック. 東京: 文光堂; 2016. p.202-7.

〈山本浩史〉

Ch 1 ● 総論

4-a 医療安全と専門医 ― 医療事故調査制度の現状と課題

❶ 医療事故調査制度施行までの経緯

　平成 11 年相次ぎ発生した患者取り違え手術事例，消毒薬の点滴事例などの医療事故を教訓に，わが国では急速に医療安全体制の整備の機運が高まり，改正医療法に基づいた各医療機関での医療安全体制の整備（医療安全管理者，医療安全管理委員会の設置など）とともに，医療界からの自主的な活動も積極的に行われるようになった．平成 16 年には日本医学会の基本領域 19 学会から「医療事故は学識経験者，法曹界および専門家等から構成される公的，中立的な機関によって評価されるべき」との共同声明が出され，これに応えるように平成 17 年から厚生労働省の補助事業として，日本内科学会が主体となった「診療行為に関連した死亡の調査分析モデル事業」が開始された[1]．

　当初は医療事故の原因究明，再発防止を目的とした調査制度の設立のための「モデル事業」との位置づけであり，早い時期での法制化を想定していたものと思われるが，法制化へのコンセンサスは得られずに 10 年近くが経過した．この間，「モデル事業」は内科学会に加え，平成 22 年からは日本医学会，日本外科学会，日本病理学会，日本法医学会の 5 団体で構成する一般社団法人「日本医療安全調査機構」に継承されてきた．「モデル事業」での調査事例は 230 例以上に及び，臨床現場から得られた事故の分析・評価に加えて，解剖による病態分析と評価が行われた．評価は「中立・公正性」「専門性」を担保するための外部委員，学会推薦による当該領域の専門医により行われ，事故の原因究明と再発防止による医療の質向上を原則として，法的判断や賠償の問題は切り離して医学的な評価を報告書にまとめ，患者遺族と医療機関の両者に説明，交付がなされてきた．

　平成 24 年厚生労働省に「医療事故に係わる調査の仕組み等のあり方に関する検討部会」が設置され，議論を経たのち，平成 26 年 6 月に改正医療法の中で新しい医療事故調査制度が法制化された．その後，「診療行為に関連した死亡の調査の手法に関する研究班」や「医療事故調査制度の施行に係わる検討会」で細部の検討が行われたのち，平成 27 年 5 月省令・通知がなされて平成 27 年 10 月からの施行に至った．本制度の基本は医療事故の「原因究明」と「再発予防」であり，「モデル事業」と同様であるが，そのまま「モデル事業」を継承したものではない．この新しい医療事故調査制度は国内すべての医療機関約 18 万カ所が対象となっており，基本は当該医療機関が主体となって事故調査を行う Professional autonomy ともいえる．

❷ 医療事故調査制度の概要[2]

1) 医療事故調査制度の目的

　医療事故調査制度は，医療の安全の確保と医療の質向上を図るために，医療事故の原因究明

と再発防止を行うことを目的としている．医療機関またはその従事者個人の責任追及を目的としたものではないことが明確に規定されている．

本制度は医療機関が主体的に医療事故を調査し，分析を行った後に再発防止に取り組むことを基本としている．医学的な観点から原因を明らかにすることが重要で，医療事故が発生した構造的な原因や背景因子にも着目して，再発防止策を打ち出すことが必要である．法的な判断を加えるものでもないし，医療側と遺族側の対立的な捉え方でもない．すべては医療の質向上と安全確保のための，公益的な制度として制定されたものである．

2）医療事故の定義

医療法では，「病院，診療所又は助産所の管理者は，医療事故が発生した場合には，遅滞なく，当該医療事故の日時，場所，及び状況その他省令で定める事項を医療事故調査・支援センターに報告しなければならない」とされている．医療事故調査・支援センターは一般社団法人 日本医療安全調査機構が指定されている．

本制度における医療事故の定義は，「当該病院等に勤務する医療従事者が提供した医療に起因し，又は起因すると疑われる死亡又は死産」であって，「当該管理者が当該死亡又は死産を予期しなかったもの」としている．提供した医療には「診察（徴候，症状に関連するもの）」「検査（検体検査，生検検査，診断穿刺・検体採取，画像検査に関連するもの）」「治療（投薬・注射，リハビリテーション，処置，手術，麻酔，放射線治療，医療機器の使用に関するもの）」および「その他」が含まれる．「その他」には「療養，転倒・転落，誤嚥，患者の隔離・身体的拘束/身体抑制に関するもの」が含まれるが，管理者が医療に起因し，又は起因すると疑われるものと判断した場合に限られている．

「予期しなかったもの」としては以下の3つの事項にいずれも該当しないと管理者が認めたものとしている．

①管理者が，当該医療の提供前に医療従事者等により，当該患者等に対して，当該死亡又は死産が予期されていることを説明したと認めたもの．

②管理者が，当該医療の提供前に，医療従事者等により，当該死亡又は死産が予期されていることを診療録その他の文書等に記録していたと認めたもの．

③管理者が，当該医療の提供に係る医療従事者等からの事情の聴取及び，医療の安全管理のための委員会（当該委員会を開催している場合に限る）からの意見の聴取を行った上で，当該医療の提供前に，当該死亡又は死産が予期されていると認めたもの．

①②の場合，一律化された説明文書（「すべての手術に死亡の可能性がある」などといった記載）ではなく，当該患者個々の臨床経過を踏まえ，当該患者に関して死亡又は死産が予期されていることを説明する必要がある．このため，個人の病状などを踏まえない「高齢のため何が起こるか不明である」「一定の確率で起こりうる」といった，一般的な死亡の可能性の説明または記載は該当しない．死亡可能性についての説明は，予期されるという説明だけではなく，その対応も含めた説明を行い，対応策を講じていることについても判断する必要がある．③には救急搬送された患者で，記録や家族の到着を待って説明を行うだけの時間的猶予がなく，かつ比較的短時間で死亡した場合や，過去に同一の患者に対して同じ検査や処置を繰り返し行っている

Ch 1 ● 総論

ことから，当該検査や処置する際の説明や記録を省略している場合などが想定される.

3) 医療事故の判断

　医療に起因する(疑いを含む)死亡事例が発生した場合には，当該死亡事例が本医療事故調査制度に該当するか否かを判断する必要がある.当該医療従事者等から十分事情を聴取した上で，医療機関内の第三者的医療従事者を含む複数名による合議を経て，最終的に管理者が組織として判断することになる.医療機関内の合議においても医療事故に該当するか否かの判断に迷う場合には，医療事故調査・支援センターや医療事故調査等支援団体(後述)へ相談を行い，助言を受けた上で管理者が判断することになる.

　また，判断にあたっては病理解剖や死亡時画像診断(Ai)が有用であることも多く，積極的な実施が望まれる.自施設での実施が困難な場合には支援団体からの支援を受けることが可能である.

4) 遺族への説明と医療事故・調査支援センターへの報告

　医療機関の管理者は医療事故と判断した場合，まず遺族への説明を行った後に医療事故調査・支援センターへ報告を行うことになる.遺族へは医療事故調査制度の概要，医療事故の日時・場所・診療科，医療事故の状況，院内事故調査の実施計画，必要な調査などについて，可能な範囲において説明を行う.遺族への説明を行う場合には，当該医療従事者だけに任せるのではなく，安全管理部門を含めた複数で対応することが望ましい.医療事故調査・支援センターへは規定の書面もしくは Web からの報告を行うが，できるだけ速やかに「遅滞なく」行うこととする.

5) 支援要請の検討

　医療機関は事故調査にあたって，解剖および死亡時画像診断(Ai)等の技術的・人的支援および調査に関わる助言などを「医療事故調査等支援団体」に求めることができる.支援団体とは医療機関が院内事故調査を行うにあたり，必要な支援を行う団体で，職能団体(日本医師会，日本看護協会，日本歯科医師会，日本薬剤師会，日本助産師会，日本診療放射線技師会，日本臨床衛生検査技師会，日本臨床工学技士会など)，病院団体(日本病院会，全日本病院協会，全国自治体病院協議会，日本医療機能評価機構など)，病院事業者(国立病院機構，日本赤十字社，恩賜財団済生会，労働者健康福祉機構，地域医療機能推進機構，国家公務員共済組合連合会など)，学術団体(日本医学会所属学会，日本歯科医学会，医療の質・安全学会，医療安全全国共同行動など)が厚生労働省より指定された.

　支援団体からの支援には，医療事故調査制度全般に関する相談，医療事故の判断に関する相談，調査に関する支援等が含まれる.このうち，主体となる調査に関する支援等には，助言として調査手法に関すること，報告書作成に関すること，院内事故調査の委員会設置・運営に関することが含まれ，技術的支援として解剖に関する支援，死亡時画像診断(Ai)に関する支援，院内調査に関わる専門家の派遣等が挙げられる.支援団体への支援要請は必須とはされていないが，調査の「公正性」「透明性」「専門性」確保のため，支援を受けた上での外部委員を交えた院内事故調査の実施が望ましい.

6）院内事故調査委員会の設置

　事故調査を進めるためにはいくつかの調査形態があるが，現実的には「事故調査委員会」を設置して進めていくことになる．医療事故発生後は，調査を速やかに開始する必要があるため，医療機関は組織として調査のあり方を検討し，あらかじめ院内事故調査委員会に関する取り決め（設置規定）を定めておく必要がある．

　事故調査委員会の委員の選定については，対象となる事故の内容に応じた柔軟な対応が必要である．複数の外部専門家を含む6〜10名程度のメンバーが情報伝達や議事進行の観点から適切と考えられる．委員長の選任にあたっては管理的立場での経験と能力を備え，広い視野で調査を牽引できる人材が求められる．「中立性」「公正性」を担保するためには外部委員が委員長を務めることが望ましいが，事故の性質や地域性などから内部委員が委員長になることもありうる．いずれにしても委員長の選任方法は設置規定に定めておく必要がある．

　医療事故が起きた医療機関などの管理者は委員としては適切ではない．また，医療機関の顧問弁護士，保険会社の関係者など，医療機関との利害関係がある立場の者も委員として適切ではない．同様に医療事故の当事者と親しい関係にある医療従事者や，当該医療機関と係争関係にある弁護士なども外部委員としてはふさわしくはない．医療事故の当事者である医療従事者（主治医，担当チームなど）や遺族が委員会に入ることは自由な意見交換が困難となることが予想されるため，委員としては不適切である．最も重要なことは，調査の中立性や公正性が損なわれないようにすることであり，そのことに常に配慮しながら調査を進めることが肝要である．

　委員の委嘱は管理者が行うが，委員には公正・中立な調査・分析が求められる．調査で知りえた個人情報については守秘義務が課せられるため，調査開始の際にはすべての委員から誓約書を得る必要がある．また，委員会の資料準備にあたっては，医療機関側で個人名の匿名化やセキュリティに十分配慮することとする．

7）臨床経過に関する情報収取とその把握

　医療事故調査において，患者の情報収集と臨床経過の把握は重要かつ基本的作業である．臨床経過を曖昧にすることなく正確に把握することで，その後の精度の高い分析や再発防止策の立案が可能となる．

　調査項目としては，診療録その他の診療に関する記録（カルテ，画像，検査結果など）の確認，当該医療従事者やその他の関係者（遺族など）からのヒアリング，医薬品・医療機器・設備などの確認，解剖または死亡時画像診断（Ai）などの結果があげられる．臨床経過に関わるすべての資料が必要ではなく，事故の種類によって必要性を考慮する．臨床経過については諸記録から情報収集を行うが，それらにすべて記載されているわけではないため，記憶が薄れないうちに関係した医療従事者や遺族からヒアリングを行い，諸記録では不明な点を収集する必要がある．特に医療従事者が「なぜそのような行為に至ったか」という認識や判断に関わることや，遺族が「どのように診療内容を説明され，理解していたのか」「何に疑問を持っているのか」などをヒアリングによって明らかになることが期待される．ただし，ヒアリングによった情報はあくまでも当事者の記憶や主観に頼ったものであり，事実とは異なる場合もあることに注意が必要である．

　事故の分析では，諸記録や聞き取りからの情報に加え，当事者である医療従事者の臨床経験

Ch 1 ● 総論

や医療機関・医療チームの過去の治療成績，教育や指導体制，各種マニュアルの整備状況，組織管理体制やガバナンスなど，様々な観点から事故の背景情報の収集が必要になる.

8）検証・分析

診療記録や聞き取りなどによって収集した情報を時系列に整理し，臨床経過としてまとめ，検証・分析を進めていく. 医療事故がなぜ発生したのかという原因について，整理した情報を多角的に分析し，診療のシステムやプロセスに存在する根本原因を明らかにすることが，同種の医療事故を防ぐための有効な再発防止の第一歩となる.

まず死因の検証を行うことになるが，死因には直接死因（死亡に最も影響を与えた傷病名）と原死因（直接死因に至る医学的経緯）がある. 死因が確定的でない場合や医学的に議論のある場合は断定的な表現は行わず，報告書には複数の可能性について列挙するか，不明の場合は不明と記載してもよい.

次に事故の発生原因に関する検証を行う. 診療のプロセスに沿って，一連の診療の流れのどこに課題があったかをもれなく検討する. 多くの医療事故は様々な要因が複雑に重なり合い発生している. 事例の複雑な背景や関係性を追求することで，発生した事故の「根本原因」が明らかになる.「根本原因」には組織的な要因，システムエラーが多く含まれるため[3]，この根本原因分析（root cause analysis）で，再発防止策を導き出すことが可能となる.

医療事故調査の目的は医療安全の確保であり，再発防止策を検討することが重要である[4]. すべての事例で再発防止策が必ず見出せるとは限らないが，各医療機関での実行可能な防止策を検討することが望まれる.

9）医療事故調査報告書の作成

本制度の目的は医療安全の確保であり，責任追及を目的としたものではない. 本制度の目的を踏まえ，医療事故の原因を個人の医療従事者に帰するのではなく，医療事故が発生した構造的な原因に着目した調査を行い，その結果をわかりやすく報告書にまとめる必要がある. 医学的な観点からの記載に心がけ，法的観点からの記載にならないように留意する.

報告者が完成した段階で当該医療従事者にその内容を確認することも必要であり，意見がある場合には委員会などでその内容を検討し，報告書に反映することを考慮する.

10）遺族への説明と医療事故調査・支援センターへの報告

調査終了後，遺族へは口頭または書面もしくはその双方の適切な方法により説明を行うことになるが，遺族の希望する方法で説明するように努めなければならないとされている. その後，医療事故調査・支援センターへ書面または Web での報告を行うが，医療従事者が特定されないように匿名化に配慮する. 当該医療従事者や遺族から報告書に関する意見がある場合にはその旨を報告書に記載してもよい.

医療事故調査・支援センターは医療機関から報告された医療事故調査結果を分析し，再発防止策の検討や研修，普及啓発を行うことになる.

また，医療事故調査・支援センターは，医療事故が発生した病院などの管理者または遺族から，当該医療事故について調査の依頼があった時は，必要な調査を行うことができるとされており，その場合には当該医療機関はセンターと協力して調査にあたることとなる.

4 医療安全と専門医—**a** 医療事故調査制度の現状と課題

当該事例か否かの判断
・医療行為と関連した予期せぬ死亡事故発生時（疑い例も含む）
・主治医（科長）から医療安全管理部門へ報告→管理者（病院長）へ報告
・緊急合議による判定
・判断に迷う場合は医療事故調査・支援センターまたは支援団体への相談
・管理者（病院長）が最終判断

当該事例と判断した場合
・遺族へ事故調査制度の概要と医療事故の状況，今後の調査予定を説明
・当該医療従事者個人での対応ではなく，組織として対応を行う
・医療事故調査・支援センターへ書面または Web による報告（遅滞なく）
・支援団体への支援要請
・解剖や画像診断 (Ai) の支援，外部委員の派遣依頼

医療事故発生後の現場対応
・診療録，モニター記録などによる情報収集
・検体，使用薬剤，器具などの保存
・剖検，Ai の実施（遺族の承諾必要）
・医療安全管理者等による当事者，遺族への聞き取り調査
・診療経過のまとめ

事故調査委員会の開催
・内部委員の選定（6〜10 名程度）：管理者や当事者は含めない
・委員長の選定（互選：通常は外部委員から選任）
・委員会の日程，（場所）会議室の調整
・外部委員への連絡調整，資料の事前送付
・委員会の開催と情報整理，検証と分析，再発防止策の検討

調査報告書の作成と説明
・外部委員（長）が作成もしくは分担作成し，委員長がとりまとめ
・出来上がった報告書の最終チェック
・主治医（当事者）にも説明→意見があれば記載
・遺族への調査結果の説明（口頭もしくは書面，遺族の希望する方法で）
・日程調整，メンバー調整，場所調整

医療事故調査・支援センターへの報告
・書面もしくは Web で報告
・個人情報の守秘，匿名化に留意
・調査報告書に対する担当医からの意見があれば記載
・調査報告書に対する遺族からの意見があれば記載
・管理者もしくは遺族が希望すれば医療事故調査・支援センターへ再調査依頼も可能

図 1-32 医療機関における医療事故調査の流れ（例）

以上，医療機関における医療事故調査の流れの例について 図 1-32 に示す．

③ 医療事故調査の問題点

本制度の本体は Professional autonomy に基づいた自浄的・自発的な事故調査である．国民が注視する本制度がうまく機能するか否かはわれわれ医療従事者側の手に委ねられている．

制度化された医療事故調査制度が機能し，国民・社会から評価されるためには，制度細部の策定，事故調査の方法，外部委員による評価，全国への均霑化，医療機関の自浄努力の必要性など，多くの課題がある．特に医療事故と判断し，事故調査の最初のスイッチを入れるのは医

療機関の管理者となるため，管理者の判断で大きく本制度の運用が左右される．同様の死亡事例であっても，管理者により，本医療事故制度の該当事例と判断するか否かが異なることもあり，A病院からは報告があるが，B病院からはないということも十分起こりうる．

また，調査報告書の取り扱いについても遺族に交付するか否かが大きな議論となっており，訴訟への進展を危惧する医療関係者も多い．ただし，遺族が文書による説明を求めているのに医療機関側がこれを拒否した場合，遺族の不信感が強まることは明らかである．医療法における本制度は，遺族が訴訟を起こす権利を奪うものではない．遺族が訴えた場合，警察あるいは司法による捜査は従来通り行われるものと思われる．その場合，同時進行で院内事故調査も行っていくことになるが，調査への影響は必至と考えられる．

本制度は平成28年6月までに，医師法21条による届け出と本制度による報告のあり方，医療事故調査のあり方，医療事故調査・支援センターのあり方などとあわせての見直しがなされる予定であり，今後の経過を慎重に見ていく必要がある．

📖 文献

1) 原 義人．診療行為に関連した死亡の調査分析モデル事業の成果．日外会誌．2013; 114: 92-6.
2) 栗原博之．医療事故調査制度の施行に係る改正省令および医政局長通知から見えた新たな医療事故調査制度．患者安全推進ジャーナル．2015; 40: 54-9.
3) 遠山信幸, 亀森康子．報告義務事項と対象を定めて医師からのインシデント報告を増やす．患者安全推進ジャーナル．2013; 33: 24-7.
4) 遠山信幸, 百瀬ひろこ, 水上由美子, 他．医療の質向上への取り組み：ピアレビューとしての事例検討会の意義．医療の質・安全学会誌．2007; 2: 146-51.

〈遠山信幸〉

Ch 1 ● 総論

4-b 医療安全と専門医
― 専門領域の医療安全

　1999年1月に大学病院において心臓手術と肺手術の患者を取り違えて手術した事故が発生し，同年2月には都立病院において消毒薬誤投与による患者死亡事故が発生した．いずれも基幹病院で発生した重大事故であるので，社会に大きく報道されて，国民と医療界に衝撃を与え，医療への信頼が揺らいだ．それから15年以上が経過し，この間，医療安全向上のために関係者は様々な努力を積み重ね，ようやく2015年10月に全国的な医療事故調査制度が発足した．この制度については別稿で詳しく述べられているが，今後の医療安全の向上に大きく貢献する制度になることが期待されている．

　この間の努力により，事故防止には組織的，継続的な取り組みが必要なこと，事故を個人の責任として医療者に罰を与えても，安全性の向上にはつながらないことが確認されてきた．しかし，医療技術の進歩により，これまで治療が不可能であった疾患に対する新しい治療の試みや，従来手術適応から外れていた重症例や高齢者に対する治療がなされることで，予期しない悪い結果＝新しい医療事故が発生している．そのため，関係者が努力しているにもかかわらず，医療事故が単純に減少したとは言い難い．また，医療業務の増大や医療情報量の大幅な増加により，ヒューマンエラーが発生しやすい環境が作られており，薬剤の取り違いや患者取り違い，検体の取り違いなどの比較的単純な医療事故も依然としてなくなっていない．

　心臓血管外科は，医療行為が患者の生死と直結している分野であり，しかも進歩が早く，困難な疾病の治療に挑戦している分野であるので，重大な事故が発生しやすいハイリスクな領域と考えられる．そこで，心臓血管外科専門医認定機構では毎年医療安全講習会を開催して，その受講を専門医認定の必須条件と定め，医療安全の向上に力を入れてきた．

　本稿では初めに，医療担当者の刑事責任が問われた3つの事例を紹介する．これらは古典的事例ではあるが，現在においても同様の事故が発生するリスクは常に存在している．安全な医療を進めようとする専門医は，これらの事例の経過について知っている必要がある．これらに関連して，医療事故の刑事裁判化を阻止することの重要性と専門医の責務についても述べる．

　次いで，専門領域において医療安全を確保するために重要と思われる基本的事項について述べる．昨今，腹腔鏡手術や生体肝移植をはじめ，専門的な医療分野での事故発生に大きな関心が寄せられ，安全確保に対する専門医の態度が問われることが多くなった．

　最後に，最近4年間の日本心臓血管外科専門医認定機構が企画に携わった医療安全講習会の一覧を示し，専門領域における医療安全活動の経過を紹介したい．

1 医療担当者の刑事責任が追及された事例

1) 心臓手術と肺手術の患者取り違え事故（チーム医療が陥りやすい無責任体制への警鐘）

　本事例はすでに多くの方がご存知であるが，同様の事故は今後も発生する可能性がある．チー

Ch 1 ● 総論

ム医療の在り方を考える上で，また医療事故における刑事裁判の経過を理解する上で大変参考になると思うので紹介する．

　なお，現状では，①過失が明らかで，②過失と結果の間に因果関係があり，③結果が重大である場合(特に患者が死亡した場合)には，常に刑事責任が問われる危険性がある．「検察官でも指示を間違えることはあるが，医療者の場合は，間違いが直接生死に関わることがあるので，大変な職業であると思う」とある検察官は率直に感想を述べていた．

　患者の取り違いや薬剤の取り違いなど，誰が見ても明らかな単純ミスは，2重，3重のチェックを行い，重大事故の発生に至る前に，修正されなければならない．これはリーダーである専門医の責務でもある．

a) 経過[1, 2]

　患者取り違え事故は1999年1月に発生した．午前8時20分に大学病院の胸部外科病棟から2名の看護師が，74歳の心臓手術(僧帽弁形成術)予定のAさんと，84歳の肺手術(嚢胞切除術)予定のBさんを手術室に移送した．途中のエレベーターホールまでは2名でストレッチャーにより移送したが，エレベーターに乗せた後，看護師1名は病棟に戻り，残り1名の病棟看護師Cのみでエレベーターから降りて手術室に入室した．

　手術室入り口で病棟看護師Cは，「Aさん，Bさんです」と言った．

　手術室看護師Dは，Bさん担当の手術室看護師が引き受けに来た際に，Aさんに「Bさん，おはようございます」と声をかけた．Bさん担当の看護師は2人の患者とは面識がなく，AさんをBさんと思い込み，Aさん(心臓手術予定)を肺の手術室に移送した．次にAさん担当の手術室看護師がBさん(肺手術予定)を心臓の手術室に移送した．その際「Aさん，寒くないですか？」と名前を呼んできいたところ，Bさんは「暑くはないね」と答えたという．

　その後病棟看護師Cから手術室看護師へ申し送りが通常のごとく行われ，手術室看護師はAさん(心臓手術予定)のカルテを心臓の手術室へ，Bさん(肺手術予定)のカルテを肺の手術室に運んだ．

　肺手術担当の麻酔科医は，患者を取り違えているとは思わず，麻酔を行った．執刀医の1人は患者が麻酔用マスクをしている時に手術室に入ってきたが，取り違いには気づかなかった．手術は3名の執刀医により行われ，右開胸により肺に到達し，肺の所見は術前の所見と大きな矛盾はないと判断し，嚢胞切除を行った．手術終了後，気管チューブを抜いた時，麻酔科医，執刀医ともに患者の顔を見たが，患者取り違えには気づかなかった．

　心臓手術担当の複数の麻酔科医と執刀医は手術室に入室した患者の身体的特徴がAさんとは異なっていることに気づき，議論が行われた．肺動脈カテーテルが挿入されたが，術前と異なり，肺動脈圧，肺動脈楔入圧は正常であった．麻酔科医の1人が手術室看護師に指示して病棟に確認の電話を入れた．「Aさんの手術を担当している手術室のものです．医師が顔が違うと言っているのですが，確かにAさんは手術室に降りていますか」と病棟看護師に問い合わせた．

　病棟看護師からは確かに手術室に入室しているとの返答がなされ，取り違えに気づくには至らなかった．術前の検査所見との違いは，麻酔の影響による変化と解釈された．手術は胸骨正中切開で行われ，僧帽弁形成術が行われた．弁膜症の程度は軽度であったが，取り違えに気づ

58

くには至らなかった．

手術中，このB氏に術前貯血されたA氏の自己血800 mLが輸血されたが，幸い血液型が同じであったため，大事には至らなかった．

手術終了後，ICUで体重を計測したところ，予想体重とは異なるため，ICUの医師は患者取り違いの疑いを持った．患者に名前を尋ねて，患者の取り違いが発覚した．

高齢男性2名の患者を病棟看護師が1人で移送したこと，手術室の入り口で手術室看護師が患者を誤認したこと，患者とカルテが別々に移動されたこと，主治医，麻酔科医が患者確認を怠ったこと，術前との検査所見の違いを麻酔の影響と考えたこと，病棟への確認が不十分だったことなど，後から見れば取り違いに気づくチャンスはいくつもあったが，結果的にはすべて素通りしてしまった．

b) 刑事責任の追及

神奈川県警は，院長を含めた医師，看護師計18名を，業務上過失傷害容疑で書類送検した．その後2000年3月，横浜地検は，このうちの6名を業務上過失傷害容疑で在宅起訴した．求刑は，心臓手術の執刀医，麻酔担当医，肺手術の執刀医，麻酔担当医の4名に対して，いずれも禁固1年6カ月，病棟看護師Cおよび手術室看護師Dに対してそれぞれ禁固1年という重いものであった．手術に関与した他の外科医や麻酔科医は起訴されなかった．

横浜地方裁判所で公判が行われ，2001年9月20日に判決が出された．判決の内容は，心臓手術執刀医—罰金50万円，麻酔担当医—無罪，肺手術執刀医—罰金30万円，麻酔担当医—罰金40万円，手術室看護師D—禁固1年（執行猶予3年），病棟看護師C—罰金30万円であった．5名が有罪で，手術室入室時に患者を誤認した手術室看護師Dには禁固1年という重い罪が科せられた．一方，患者が違うのではないかと病棟への確認を依頼した麻酔科医は，確認義務を果たしたとして無罪となった．

この判決に対して，横浜地検は手術室看護師D以外の5名について，「判決について不服」とし，より重い罪を求めて東京高等裁判所（東京高裁）に控訴した．被告のうち，手術室看護師Dは「事実の誤認がある」として控訴し，心臓手術執刀医らも「判決について不服」とし控訴した．東京高裁で審理がなされ，2003年3月25日に判決が言い渡された．

東京高裁の判決主文では，「原判決（一審）を破棄する．被告人U，同V，同X，同Y，同Zを各罰金50万円に，被告人W（一審で無罪であった麻酔科医）を罰金25万円にそれぞれを処する．」（原文）とした[3]．一審では禁固1年であった手術室看護師の刑は罰金刑に減ぜられたが，無罪であった麻酔科医には確認が不十分として罰金刑が処せられた．新たに罰金刑が処せられた麻酔科医以外の5名の被告は控訴せず，罰金刑が確定した．

刑事責任は個人の責任を問うものであり，組織の不備があったとしても，刑罰は個人に科せられ，組織の不備への罰はない．病棟看護師Cは，何も好んで1人で2人の患者をストレッチャーで運んだのではない．また，心臓手術執刀医（教授）は，すでに胸骨正中切開がなされた後で手術室に入ってきた可能性が高く，患者入室時に手術室内にいた担当医などの責任は問われていない．肺手術においても，他の執刀医の責任は問われていない．これらの事実は，科せられた罪の不公平さを示している．

Ch 1 ● 総論

　刑事裁判は検察官の判断により，個人の法令違反を裁くことが目的であり，組織の不備を正すことや医療安全の向上とは別物と考えなければならない．

　この事故は，大学病院で行われているチーム医療の危うさを広く関係者に示すことになった．「刑事医療過誤Ⅱ」においてこの事例を検討した飯田英男氏（元福岡高検検事長）は，「チーム医療は，現代医学の高度専門分化と医療の円滑かつ効率的な実施の要請に伴って進展してきたものであるが，チーム構成員による役割分担がかえって各人の責任感の希薄化をもたらしているとすれば，チーム医療が無責任体制に堕する危険性を内包していることを，本件は如実に示しているとみることもできるであろう」と述べている[4]．責任あるチーム医療の構築は，リーダーとなる専門医の責務である．

2) 割りばし刺入による男児の死亡事故（遺族感情による捜査への影響）

　本例では，救急現場における診療の困難性が浮き彫りになった．また，遺族の担当医師への処罰感情が当初から強く，警察の捜査や検察官の判断に影響を与えた可能性がある象徴的な事例のように思われる．

a) 経過[5-7]

　事故は 1999 年 7 月に東京都内の更生通所施設内の土の中庭において，午後 6 時頃に発生した．中庭で盆踊り大会が開催されていたが，当時 4 歳の男児 A は，綿あめの割りばしをくわえたまま走っていて，前のめりに転倒し，その割りばしが軟口蓋に刺さった．男児は直後に自分で割りばしを引き抜いて投げ捨てたが，すぐに意識を失ったような状態になった．施設に勤務していた看護師が 2～3 分後に現場に駆けつけ，救急車を要請するよう述べ，患児の口腔内の異物の有無を確認するとともに気道を確保しようとあごを下に引いたところ，患児は意識を取り戻したように泣き出した．

　救急車が到着し，救急隊員は，患児の状態をみるために，患児に口を開けるように言うと，患児はすぐに口を開けた．ペンライトを使って見たところでは，軟口蓋ににじむ程度の出血が見られたが，傷の深さはわからなかった．救急隊員が患児に目を開けられるかを尋ねると，患児がすぐに反応して目を開けたことから，意識状態は良いものと判断した．患児は母親とともに救急車で午後 6 時 40 分頃に，耳鼻咽喉科のある大学病院に搬送された．

　患児は，ストレッチャーに乗せられ，処置室のベッドに運ばれた．午後 6 時 50 分頃，母親が診察室に呼ばれ，診察室に入ると，患児は外来看護師に抱きかかえられていた．看護師は，患児を母親の膝の上に乗せ，耳鼻科担当医師 B による約 5 分間の診察が行われた．担当医師 B は口の中をペンライトで照射し，傷口が小さく，止血していることを確認し，傷病者搬送通知書の傷病名欄に「軟口蓋裂傷」と記入し，初診時程度別欄の「5（軽症，軽易で入院を要しないもの）」に印をし，署名して救急隊からの引き継ぎを終えた．

　午後 6 時 55 分頃，担当医師 B の診察が終わり，母親は，患児を待合室の長椅子に寝かせ，自宅にいた父親に，病院に迎えに来てくれるよう電話した．午後 8 時頃，患児と母親は，父親が運転する自家用車で帰宅した．

　帰宅翌日の午前 7 時 30 分頃，A の兄が A の異常（呼吸停止）を発見し，寝ていた母親に知らせた．病院から帰宅した夜，母親はほぼ徹夜に近い状態で，教員としての書類整理などの作業

をしていたという．母親は直ちに救急車を呼んだが，救急隊到着時，A は心肺停止状態であった．蘇生処置をしながら A は救急車で大学病院に搬送され，午前 8 時 15 分，3 次救急外来に収容された．

大学病院の医師らは，すでに心停止している A に対して，気管内挿管による人工呼吸，心臓マッサージなどを施したが，同日午前 9 時 2 分，A の死亡が確認された．死亡確認後，大学病院で，A の髄液検査，頭部の CT 検査を行ったところ，「後頭蓋窩に硬膜外血腫と Air の混入あり」との所見が得られた．その後，大学病院において，両親に対して，A の診療・治療経過などについての説明が行われ，また，警察医による検死が行われた．

翌日，遺体は他大学の法医学教室に運ばれ，司法解剖が行われて，頭蓋内に割りばしが刺入されていることが初めて判明した．

b) 刑事および民事責任の追及

2000 年 7 月，警視庁は診察に当たった耳鼻咽喉科の医師 B を業務上過失致死などの容疑で書類送検し，2002 年 8 月に検察は在宅起訴した．東京地裁で 44 回の公判が行われた後，2006 年 3 月に判決が出された．医師が精査，入院加療すべきとの注意義務違反が存在することは認めたが，医師の診療と死亡との因果関係を否定し，救命は困難だったとして無罪判決を下した．

検察側は第一審の判決を不服として控訴し，第二審が開かれたが，2008 年 11 月の判決では，医師の注意義務違反による過失そのものが否定されて無罪の判決が下り，被告人側の主張が全面的に認められた．第二審の東京高裁の判決の結論では，「被告人には，頭蓋内損傷を疑ってこれを確認するべき注意義務がある，とはいえず，また，被告人が訴因に記載されていた行為をしていたとしても，患児の救命・延命が合理的な疑いを超える程度に確実に可能であったとは到底いえないから，被告人には，業務上過失致死罪は成立しない」と述べている[5]．

遺族は上告を希望したが，2008 年 12 月，検察は上告を断念した．東京高等検察庁の鈴木和宏次席検事が会見を開き，「上告理由が見いだせない」と述べ，被告人の無罪が確定した[8]．

この事件で特徴的なことは，遺族，特に母親が担当医師への処罰感情を強く持ち，当初から警察ならびに検察への期待を公にしてきたことである．母親は当事者として，警察が書類送検した直後の 2000 年にはこの事故に関する本を発刊し，本の中で，担当医を書類送検したことの報告に訪れた刑事に対して「ありがとうございました」と感謝の言葉を述べ，「1 年間待ちつづけた A の，そして私たち家族の願いがかなった」と記載している．さらに，「大学病院の担当医師が業務上過失致死の容疑で書類送検されました．名もないたった 4 歳の子どものために全力で捜査してくださった○○警察署の皆様には感謝の気持ちで一杯です」と子どもの一周忌の法要に集まった人たち（この中には報道関係者もいた）に手紙を配布している[9]．

転倒時に割りばしが頭蓋内に刺入したという事故は，医学的にも稀な例であり，当初は神経症状に乏しく，初診時に口腔内に異物はなく，客観的にみて，診断が難しい事例であった．本例は，通常であれば刑事事件にはなじまないと考えられるが，検察官があえて起訴を決定した背景には，遺族の強い処罰感情とそれを後押しするマスコミの影響もあったのではないかと推測される．なお，一般に CT 検査で木片を直接描出することは容易ではなく，本例においても死後の頭部 CT 検査で割りばしの刺入は確定できず，手術治療による救命は困難と判断された．

Ch 1 ● 総論

　刑事裁判とは別に，両親は2000年に民事訴訟を起こし，病院と医師を相手取り総額8960万円の損害賠償を求め東京地裁に提訴した．2008年2月，第一審判決では，医師の診察に過失はなく，延命の可能性は認められないとされ，請求は棄却された．2009年4月の第二審判決でも，「口腔外傷に関する医療水準や解剖学的・臨床学的知見，児の意識レベル，バイタルサイン，神経学的症状等の身体状態，受傷機転，受傷部位の状態，頭蓋内に残存していた割りばし片が確認困難な状態であったことにかんがみれば，担当医師が，割りばしの刺入を原因とする頭蓋内損傷を予見することが可能であったということはできない」とし，一審と同様の事実認定のもとに請求は棄却された[7]．遺族は上告をしない方針となり，一連の裁判は終結した．

　事故発生から裁判終結までに，約10年間を要した事例であり，関係者，特に担当医師の心労，負担は相当なものであったことは想像に難くない．救急医療の難しさ，刑事裁判への対応の難しさをあらためて感じさせる事例であった．

3）人工心肺事故による女児の死亡事例（不十分な院内調査が招いた冤罪事件）

　有名な事例であるが，人工心肺に関連した重大事故は現在も散発的に発生しており，人工心肺の使用では，常に事故発生の危険があることを忘れてはならない[10]．また，院内で作成された事故調査報告書が刑事責任追及の端緒となった点では，大野病院事件とも共通している．この事例は，院内事故調査のあり方，報告書の作成上注意すべき事項について，重要な示唆を与えている．この事例に関しては，多数の文献が出されているので参照してほしい[11, 12, 14, 15]．

a）経過[11, 12]

　事故は，都内の大学病院において，2001年3月2日，12歳の女児に対する心房中隔欠損症および肺動脈（および肺動脈弁）狭窄症に対する根治手術の最中に発生した．手術中の脱血不良により，脳循環不全による重度の脳障害が発生し，患者は同月5日に死亡した．

　手術は執刀医A（医師経験4年），第一助手（途中で一部執刀あり，指導医）の講師B（医師経験20年），人工心肺担当医C（医師経験10年）らにより行われた．

　患者死亡後，講師Bは重度の脳障害が発生していなかったかのように装うため，手術中および手術後のICU記録における瞳孔の大きさを6mm→4mmあるいは7mm→4mmに書き換えたとされる．また，脳障害の治療のために行った低体温療法を隠すための記録の改ざんや，脳浮腫治療に使用したグリセオールの投与量を少なくするなどの書き換えを行ったとされる．

　本例の手術中の経過は概ね以下の通りである．

　9：05　全身麻酔開始
　9：50　手術開始，小皮膚切開，胸骨部分切除
　11：45　カニュレーション
　11：55　人工心肺開始（落差脱血法）
　12：00　陰圧吸引補助脱血法開始
　12：03　心室細動開始
　12：10　肺動脈弁形成術終了
　12：45　右心房切開，心房中隔欠損孔閉鎖

62　　　498-03914

> **4** 医療安全と専門医─ **b** 専門領域の医療安全

13：09　自己拍動再開，頭部低位とする

13：20　肺動脈狭窄に対する形成術(パッチによる拡大)開始

13：29　1回目の脱血不良

13：32　2回目の脱血不良

13：49　3回目の脱血不良，脱血管に空気混入，クランプ

緊急コールで呼ばれた技士が大気開放を行い，落差脱血開始

その頃，麻酔医が瞳孔散大を確認

14：35　右心房縫合

14：45　人工心肺より離脱

16：50　手術終了

2001年3月5日，重度の脳障害のため，午前5時20分に患者死亡

その後，「術中大静脈から人工心肺に血液がうまく抜き取れない異常が発生し，脱血不良で患者に脳障害が生じた」とする告発文書が遺族に届いたため，遺族が病院に調査を申し出た。

大学側は2001年10月に院内事故調査報告書(内部報告書)を発表した。その中で，人工心肺実施中の脱血不良は，「助手が吸引ポンプの回転を上昇させたことが原因である」と記載されていたため，警察が捜査を開始した。

b) 刑事責任の追及

2002年6月28日，人工心肺装置の操作を担当したC医師が業務上過失致死容疑で逮捕され，同時に患者のカルテを改ざんしたとしてB講師が証拠隠滅容疑で逮捕された。大学病院に勤務する心臓外科医2名の逮捕は，社会にとっても衝撃的な出来事であったので，両医師の逮捕は各新聞の1面で大きく報道された。この事件を受けて，同年7月に厚生労働省は，当該大学病院に対する特定機能病院の承認を取り消した。

2004年3月，東京地裁判決でB講師は有罪(懲役1年・執行猶予3年)が確定した[12]。さらに，2005年2月には医業停止1年6カ月の行政処分を受けた。

一方，C医師については，裁判所が検証実験を行い，陰圧吸引補助脱血法において，「吸引ポンプの回転数を上げることが，直ちにリザーバー内が陽圧の状態になるという事態に結び付くということまでは確認できなかった」とした。むしろ，「人工心肺回路内に発生した水滴等により，(壁吸引から陰圧吸引回路に設置された)本件ガスフィルターが閉塞し，壁吸引の吸引力が回路内に伝わらなくなり，回路内の陰圧が減少し」，最終的には回路内が陽圧になったと認定した。壁吸引のチューブの途中に付けられたガスフィルターの閉塞が脱血不良の原因であり，これに適切に対処する注意義務違反を問うことはできないとした。人工心肺装置の操作には過失がなく，一審では無罪となった[13]。

検察側は控訴したが，二審の東京高裁においては脳障害の発生原因について異なる判断が示された。すなわち，「ガスフィルター閉塞による人工心肺回路内の陽圧化によって引き起こされた脱血不能」というよりは，「脱血カニューレの位置不良等により上大静脈からの脱血が相当な時間にわたって不良となり，その間送血は続けられたため，頭部にうっ血が生じたことによる

(脳障害の)可能性が高い」と認定し，さらに，「被告人に過失責任を問うことはできない」として，「無罪を言い渡した原判決は，正当」と判断し，控訴は棄却された[14]．検察側が上告を断念したため，2009年4月に無罪判決が確定した．

なお，2001年に作成された内部報告書には外部の専門家委員は参加しておらず，「助手が吸引ポンプの回転を上昇させたことが原因である」との結論は十分な検討がなされない状態で出されたものであった．内部報告書作成時には，当事者からの十分な意見の聴取もなされなかった．弁護側からは一貫して「脳障害の発生原因は，脱血カニューレの位置不良による上大静脈からの脱血不良と，送血の継続による脳のうっ血と考えられ，人工心肺担当医Cの操作と患者死亡には因果関係はない」との主張がなされていた[11]．二審の判決は，概ねこの弁護側の主張に沿った内容になっている．

被告となったC医師は，事故の発生から9年間にわたり，逮捕，留置所，起訴，拘置所，そして50回を超える刑事裁判の公判を経験し，臨床とはかけはなれた過酷な人生を送らざるを得なかった．強靭な精神力がなければ，この試練は乗り越えられるものではなかったであろうと想像される[11, 15]．

この冤罪事件の発生は，不十分な調査報告書の作成，公表が端緒となっている．事故調査においては，複数の外部専門家が参加した公正かつ詳細な検討を行うべきであり，しかもその内容については，公表前に当事者からのヒアリングも行うことが求められる．また，調査報告書の公表に当たっては，その表現方法について慎重に検討し，司法の専門家による確認が望ましい．

4) 刑事裁判化阻止の重要性と専門医の責務

a) 刑事裁判の有罪率は99%

わが国における刑事裁判では，起訴された場合の有罪率は99%以上といわれている．刑事裁判は原告が検察官であり，有罪を立証するために，必要があれば，逮捕，拘留，強制捜査などの公権力が行使される．起訴するかどうかについて，検察官には独立した裁量権があり，不起訴や起訴猶予にすることもできる．逆に考えると，起訴した場合に無罪となると，起訴の判断自体が間違っていたことになり，起訴した検察官の責任が問われる．そこで，起訴した場合に，何としても有罪にするために，「郵便不正事件」のような検察官による強権を用いた冤罪事件が発生する危険性が出てくる[16]．

今回紹介した3件の刑事医療裁判では，2件が無罪という結果になった．これは検察にとっては大きな痛手であったと思われる．こうした経験から，医療事故の刑事裁判化については，検察は当面は慎重になっていると考えられる．しかし，社会や世論の動向によっては，つまり，もし医療者への不信が高まれば，将来は刑事裁判化に傾く危険性があることも否定はできない．医療も常に社会の一部であり，医療者，中でも専門医が国民から信頼されることが刑事裁判化を回避する上で最も大切である．

b) 専門医の責任

刑事裁判化の阻止にあたっては，実は専門医の責任も大きい．刑事医療裁判においても，民事裁判と同様に，医師が出す意見書(警察，検察への意見提出は"供述"という形式となる)が

判断の基本になっている．検察官も医療の専門家ではないので，必ず起訴の前に医学的内容については，関係領域の医師に照会している．過失を示唆する鑑定書(供述)が医師から得られ，検察官が有罪の心証を持ち，さらに公判進行のストーリーが描かれて，初めて起訴に踏み切るのである．したがって，警察，検察等の司法機関からの照会は，個人で対応するのではなく，秘密性を担保した上で，原則として専門学会で対応すべきと考える．現在行われている検察官による恣意的な鑑定人選任の仕組み〔都合の良い意見(供述)のみを採用する〕はやめるべきである[17]．

　当然のことながら，裁判における医師による安易な鑑定書の作成は厳に慎むべきであり，特に刑事司法から医療事故関連の鑑定書の依頼が医師にあった場合には，専門学会のしかるべき部門に相談すべきで，検察官の意向に沿った陳述を安易にしてはならない．今回の人工心肺脱血不良による死亡事故においては，「結果責任を認めるべきである」，「被告人の採った措置は不適切であった」，「原判決(一審)の評価は誤りである」と主張する医師の証言があったのは事実であり，検察側のストーリーに安易に寄り添う供述と判断せざるを得ない[18]．この医師の主張は，「事故が起きた以上，物事に完全ということはないから，事故を予見すべきであった」というに等しいのであって，「原判決(一審)の評価は誤りである」との(この医師の)主張は「理由がない」として，判決においても厳しく指摘され，退けられている[18]．

　民事訴訟と異なり，刑事訴訟は国家権力が個人に刑罰を科して社会正義と治安を維持することが目的であり，同じ裁判という形式を取ってはいるが，目的と内容は民事訴訟とはまったく異なっていることを専門医は肝に銘じるべきである．

　なお，各地域の地方検察庁(地検)には特別刑事部と呼ばれる部門がある．東京地検，大阪地検には強力な特別捜査部(特捜部)が置かれていて，通常の犯罪を扱う部門とは独立して，政治家や公務員の贈収賄，また上場企業の犯罪などの立件を担当していることはよく知られている．特別刑事部は常に捜査対象を求めて探索している部門なので，注目を集める医療事故に関しても関心を持つと考えられる．病院管理者から警察への事故報告，医療事故に関する記者会見の内容(患者側からの会見を含めて)，公表された医療事故報告書等は，各地検の検察官(特別刑事部)によって立件の可能性の有無が検討されていると考えた方がよい．医療施設の管理者は，医療事故に迅速かつ慎重に対応するとともに，職員を刑事被告にしない責任がある．

❷ 専門領域における医療安全の基本的事項

1) インフォームドコンセントについて

　医療は，患者・家族と，医療担当者の相互の信頼のもとに成り立っている．医療の目的は，患者の命を守り，健康を回復することであり，そのために患者・家族と医療者はともに努力するのが医療本来の姿である．その共通の目的，共通の努力を確認することがインフォームドコンセントを実施することの最大の目的であると考えられる．

　そこで，インフォームドコンセントには当然備えるべき必要な内容があるので，内容不足がないようにある程度のひな形を作り，それに加えて個別の事柄について追加するのが合理的であろう．当センターで使用されているインフォームドコンセントのガイドラインを表 1-8 に示

Ch 1 ● 総論

表 1-8 インフォームドコンセントに関するガイドライン（自治医科大学附属さいたま医療センター）

Ⅰ．定義

　インフォームドコンセント（IC）とは，医療者側からの十分な Information（情報，説明）を与えられた上での患者側の Consent（同意，承諾）である．当センターでの手術や侵襲を伴う検査・処置・治療を行う場合，事前に IC に基づいた説明と同意を書面（以下，「説明と同意書」）で取る必要がある．

Ⅱ．インフォームドコンセントの成立要件

　　1．患者に同意能力があること
　　2．患者へ十分な説明があること
　　3．患者がその説明を理解すること
　　4．患者が医療の実施に同意すること

Ⅲ．説明事項として含まれる内容

　　1．患者の病名・病態
　　2．実施予定の医療行為の日時・目的・内容・必要性・有効性
　　3．実施予定の医療行為に付随するリスク・合併症発生の可能性（発生率も）
　　4．実施予定の医療行為の代わりとして考えられる医療行為とそれに付随するリスク（発生率も）
　　5．何も医療行為を行わなかった場合の想定される結果（予後）

※説明された内容は「説明と同意書」に反映されなければならない．
※説明すべきリスクの範囲（基準）としては，
　　1．発生頻度の高い事象（発生率 1%以上）
　　2．発生頻度の低い事象
　　①生命の危険があるもの
　　②日常生活に支障をきたすもの
　　③美容等に関するもの
※リスクの発生率
　　①自院の発生率が全国平均に比べて低い（成績が良い）場合：自院のデータを示す．
　　②自院の発生率が全国平均に比べて高い（成績が悪い）場合：全国平均＋自院のデータ
　　③自院でデータを取っていない場合：全国平均とともにデータの出所を示す．
　　④上記一般的な発生率とともに当該患者個人の臨床経過を踏まえ，当該患者に関するリスクを説明・記載する．
※説明すべき代替医療の範囲
　医療水準として確立された医療行為であり，基本的には未確立な医療は含まれない．

Ⅳ．説明時の留意点

　　1．説明は医療行為を実施する医師または主治医が行う．
　　2．原則として複数の医療者（医師，看護師等）の同席を必要とする．同席基準は各部署で取り決める．ただし緊急時や業務の都合上，看護師の同席が不可能な場合には医師のみでも可能とする．
　　3．患者のプライバシーに配慮する（個室，説明室などの使用）．
　　4．専門用語や略語の使用はできるだけ避ける．
　　5．模型や図などを用いてわかりやすく説明する．
　　6．高齢者，視聴覚障害者への説明には特に配慮し，原則として家族の同席を求める．
　　7．説明が理解できたかどうか，質問がないかどうかを確認する．
　　8．同意か否かの選択は患者と家族等が相談して決定することとする（医療者側から強要しない）．
　　9．一旦同意した内容でも実施前であれば同意を取り消すことができることを保障する．
　10．患者および家族からセカンドオピニオンの希望があった場合はそれに応じる．

（次頁につづく）

4 医療安全と専門医— b 専門領域の医療安全

表 1-8 つづき

Ⅴ．説明と同意書（書面）
A．意義と重要性について
　1．医療従事者が説明を落ち度なく適切に行える．
　2．説明に対する患者の理解が深まる．
　3．患者の理解が医療事故防止へとつながる．
　4．主治医の説明の前に他の医療従事者が仮説明することができる．
　5．書面として証拠が残る（「言った，言わない，聞いた，聞いていない」を回避）．
B．記録内容
　説明された内容と同様のものを記載する．
C．署名
　1．説明した日付，患者名，説明医師名を署名する．
　2．医師の説明の後，患者同意署名までには，患者に十分な時間的猶予を与える．
　3．患者署名は説明を受けた患者本人を原則とする．ただし未成年の場合は患者本人と親権者名が必要．
　4．患者の理解力に問題のあることが予想される場合（認知症等）には，患者家族またはそれに準じる人の署名が必要．
　5．手術や重大な検査・処置の場合には，患者本人に加え，患者家族またはそれに準じる人の署名が必要．
　6．説明を受けた患者が麻痺などで署名できない状態の場合は捺印または押印とする．
　7．知的障害や精神障害の患者で判断能力に欠ける場合，代理人（続柄記入）署名とし，診療録等に理由を明記する．
　8．患者の意識がなく，家族や代理人も未着で緊急を要する場合には患者の生命維持を優先する．
　9．上記の場合，医師の判断で「説明と同意書」は省略可能だが，その状況は診療録に記載する．
　10．「説明と同意書」は 2 枚複写もしくは 1 部コピーとし，センターと患者双方で 1 部ずつ保管する．

※「説明と同意書」には医師の「説明年月日」と患者の「同意年月日」双方を記入すること．
※医療の進歩や社会情勢の変化に伴い，「説明と同意書」は適宜改訂見直しを必要とする．
※各診療科で作成された説明と同意書は，このガイドラインを遵守することとする．

2015 年 6 月改訂
インフォームドコンセント評価管理委員会

す．インフォームドコンセントについては，多くの施設から種々のガイドラインが公表されているので参考にしてほしい．

2）安全管理体制，特にインシデント・アクシデント報告について

　専門領域で発生した多くのインシデント，アクシデントが管理部門に把握されていない，あるいは把握する体制ができていないことが大きな問題となっている．専門領域のチェック体制をどのように作り，実際に運用するかが各施設で課題となっている．

　診療上の問題点は，臨床カンファレンスで検討されるが，それ以外にもデスカンファレンス（死亡症例の検討会）や MM カンファレンス（mortality and morbidity conference）などを定期的に開催し，関係者間で問題点や課題を共有することが大切である．その際，仲間内でかばい合うような閉鎖的関係をやめて，組織横断的，他職種参加型の検討会にすることが望ましい．自由な発言を保証し，権威勾配による上下関係（authority gradient）を排除することが求められる．組織横断的，他職種参加型で検討することがチーム医療における無責任体制（diffusion of responsibility）を防ぐ上でも有用である．

　事故発生を疑う事例の検討も積極的に行うべきで，病院長や副病院長がリーダーシップを取

Ch 1 ● 総論

り，組織横断的に問題点と課題を検討する．その際，出席者はあらかじめ指定し，自由な発言を保証するとともに，検討会での内容は不用意に外に出さない注意も必要である．

こうした臨床上の課題，問題点を把握するためには，漏れのないインシデント・アクシデント報告体制を確立することが肝要である．レポート提出の基準を作成し，厳格に適応して実施することが求められる．レポート提出がなされない個人，部門に対しては，管理者名で注意喚起し，改善がなされない場合は，業務命令の発令も辞さない態度が管理者には必要である．当センターで実際に運用している医師のインシデント・アクシデント報告の報告基準を参考のために表 1-9 に示す．すべての医師は，この基準に基づいて報告することが義務となっている．

3) 高難度新規医療技術の導入について

専門領域で発生したアクシデントが管理部門に把握されていないために，いくつかの基幹病院で実施された難度の高い手術治療において，患者死亡が多発したことが発覚し，社会問題化した．管理体制の不備が指摘され，該当した大学病院は特定機能病院の認定が取り消された[19]．

こうした事態の発生を防ぐためには，前述したように，管理部門がインシデント・アクシデント報告体制を確立し，常に安全管理について注意を払い，医療の質の向上に組織的，継続的に取り組んでいる必要がある．安全を担保した体制を構築するために，高難度新規医療技術の導入，およびその後のフォローに関して，特定機能病院やそれに準ずる病院が担当部門を新設するよう法令の改正が進んでいる．

厚労省から示された高難度新規医療技術の導入およびそのフォロー体制の概要（抜粋）は以下の通りである（医政発 0610 第 18 号，平成 28 年 6 月 10 日付および第 21 号，平成 28 年 6 月 10 日付）．特定機能病院やそれに準ずる病院では，高難度新規医療技術を管理する担当部門を新設し，さらに技術評価委員会を作って，全例をフォローし，管理者に報告することが必要になった．詳細については，関連する法令および各種ガイドラインを参照していただきたい．

高難度新規医療技術の導入およびそのフォロー体制の概要（抜粋）

(病院長の役割)高難度新規医療技術（当該病院で実施したことのない医療技術であって，その実施により患者の死亡等の重大な影響が想定されるもの）を用いる場合には，その適否を決定する部門（担当部門）を設置すること．

(診療科の役割)高難度新規医療技術の実施にあたっては，あらかじめ，高難度新規医療技術の提供の適否を決定する部門に申請すること．

診療科の長は，高難度新規医療技術を適応したすべての症例について，定期的に担当部門に報告すること．

(担当部門の役割)担当部門の長は，高難度新規医療技術の提供の適否等について意見を述べる高難度新規医療技術評価委員会（委員会）を設置すること．

担当部門の長は，診療科長から高難度新規医療技術の提供の申し出があった場合は，委員会に対して，提供の適否，実施を認める場合の条件等について意見を求めること．

担当部門の長は，定期的に手術記録，診療録等の記載内容を確認し，高難度新規医療技術が適正な手続きに基づいて提供されていたかどうか，従業員の遵守状況を確認すること．ま

4 医療安全と専門医— b 専門領域の医療安全

表 1-9 医師の報告基準（自治医科大学附属さいたま医療センター）

1）医療過誤（ミス）の有無に関わらず，センターでの検査及び加療中，新たに生じた重大な有害事象について，主治医（担当医）は原則として 24 時間以内に（重篤な場合は直ちに）医療安全管理室にインシデント・アクシデントレポート（電子レポートシステム）で報告する．

2）クオリティマネジメント委員長あるいは副委員長はレビューし，センター長に報告する．

3）対象には緊急や救急患者も含まれる．

4）検査および加療中，新たに生じた重大な有害事象等とは以下の通りとする．
（1）脳梗塞あるいは脳出血：症候性で画像検査上，明らかな病変を認めるもの
（2）意識障害：JCS で 3 ケタの状態が 1 日以上持続したもの
（3）神経障害：歩行障害や麻痺，その他想定外の持続する神経障害を生じたもの
（4）けいれん：重積状態なもの
（5）心停止あるいは心室細動：心肺蘇生を必要としたもの
（6）心筋梗塞：新たな Q 波の出現および CPK の上昇（≧1,000 u）
（7）心不全：PCPS などの補助循環を必要としたもの
（8）急性腎不全：血液透析を必要としたもの
（9）呼吸不全：想定外の気管内挿管や人工呼吸器装着を必要としたもの
（10）肝不全：血液浄化療法を必要としたもの
（11）術後の重篤な感染症（SSI）：縫合不全，膿瘍，縦隔炎，膿胸，難治性の創感染などで IVR や再手術を要したもの
（12）敗血症ショック：集中治療部に入室が必要となったもの
（13）重篤な視力，聴力などの感覚器障害をきたしたもの
（14）多量出血（3,000 mL 以上）をきたしたもの
（15）内視鏡検査や処置中の消化管穿孔，重症膵炎など
（16）造影剤や薬剤による有害事象・臓器障害（アレルギー，アナフィラキシーショックなど）
（17）心臓カテーテル検査や IVR 後の心タンポナーデ及び輸血や手術が必要となった血腫形成
（18）想定外の再手術（1 カ月以内）や追加手術および予定手術時間の 2 倍以上もしくは 4 時間以上の超過延長
（19）想定外の早期再入院や死亡
（20）中心静脈穿刺に関連した合併症：動脈穿刺，気胸など
（21）院内急変（ハリーコール）例
（22）予定（待機）手術後の在院死亡例
（23）無断外出・離棟・離院（行方不明）例
（24）医療機器のリコールまたは不具合例
（25）重大疾患（癌病変，脳梗塞，心筋梗塞，大動脈瘤，脳動脈瘤など）の見落し
（26）誤診，誤治療
（27）術後の異物遺残
（28）異型輸血
（29）患者間違え，左右間違え，部位間違え：手術時，検査時，診察時，記録時など
（30）薬物の過剰投与，誤投与などの誤薬
※（25）-（30）については程度に関らず報告（ヒヤリハット例も含む）

5）これらの報告の中から重要または教訓的な事例に対しては，センター長の指示により，後日事例検討会を開催し，原因究明と再発防止に努める．検討結果は全医師にフィードバックする．

2015 年 9 月改訂

Ch 1 ● 総論

た，術後に患者が死亡した場合，その他必要な場合にはこれらの確認を行うこと．

　担当部門の長は，高難度新規医療技術の提供の適否を決定したとき，および従業員の遵守状況を確認したときは，その内容を管理者に報告すること．

❸ 医療安全講習会のテーマ一覧（2013〜2016 年）

　日本心臓血管外科専門医認定機構では毎年医療安全講習会を開催して，その受講を専門医認定の必須条件と定め，医療安全の向上に力を入れてきた．心臓血管外科専門医認定機構が企画に携わった最近の医療安全講習会のテーマ，講師，参加者数の一覧を示し，専門領域における医療安全活動の経過を紹介する．

2013 年　　第 24 回　日本心臓血管外科学会第 43 回学術総会　【会長：小山信彌】
　　　　　　　　　日　時：　2013 年 2 月 26 日（火）18 時〜18 時 50 分
　　　　　　　　　場　所：　ホテルグランパシフィック LE DAIBA
　　　　　　　　　テーマ：　医療は「安全」でさえあればよいのか
　　　　　　　　　　　　　　〜「インシデントから学ぶ」の落とし穴〜
　　　　　　　　　講　師：　芳賀　繁（立教大学現代心理学部）
　　　　　　　　　座　長：　安達秀雄（自治医科大学附属さいたま医療センター）
　　　　　　　　　参加人数：677 名
　　　　　　第 25 回　日本血管外科学会第 40 回総会　【会長：宮本裕治】
　　　　　　　　　日　時：　2013 年 5 月 31 日（金）16:30〜17:30
　　　　　　　　　場　所：　大阪国際会議場
　　　　　　　　　テーマ：　医療訴訟から見た医療安全
　　　　　　　　　講　師：　桑原博道（仁邦法律事務所）
　　　　　　　　　座　長：　椎谷紀彦（浜松医科大学）
　　　　　　　　　参加人数：347 名
　　　　　　第 26 回　日本胸部外科学会第 66 回定期学術集会　【会長：近藤　丘】
　　　　　　　　＊この回より，胸部外科学会でテーマ，講師を決定することに
　　　　　　　　　日　時：　2013 年 10 月 16 日（水）13:15〜14:15
　　　　　　　　　場　所：　仙台国際センター
　　　　　　　　　テーマ：　ヒアリーハットから学ぶ新規手術の安全管理
　　　　　　　　　　　　　　　右小開胸弁膜症手術，内視鏡下呼吸器手術，内視鏡下食道手術
　　　　　　　　　講　師：　江石清行（長崎大学）
　　　　　　　　　　　　　　奥村明之進（大阪大学）
　　　　　　　　　　　　　　丹黒　章（徳島大学）
　　　　　　　　　参加人数：482 名

2014 年　　第 27 回　日本心臓血管外科学会第 44 回学術総会　【会長：川筋道雄】
　　　　　　　　　日　時：　2014 年 2 月 20 日（木）17:30〜18:15
　　　　　　　　　場　所：　ホテル日航熊本
　　　　　　　　　テーマ：　体外循環の安全管理―人工肺内圧上昇への対応
　　　　　　　　　講　師：　坂本喜三郎（静岡県立こども病院）
　　　　　　　　　　　　　　吉田　靖（大阪労災病院）
　　　　　　　　　座　長：　安達秀雄（自治医科大学附属さいたま医療センター）
　　　　　　　　　参加人数：878 名
　　　　　　第 28 回　日本血管外科学会第 42 回総会　【会長：福田幾夫】
　　　　　　　　　日　時：　2014 年 5 月 23 日（金）16:30〜17:30
　　　　　　　　　場　所：　リンクステーション青森ホール

70

テーマ：	医療者が法的リスクを自分でマネジメントする
講　師：	稲葉一人(中京大学法科大学院)
座　長：	椎谷紀彦(浜松医科大学)
参加人数：	312 名

第 29 回 日本胸部外科学会第 67 回定期学術集会　【会長：富永隆治】

日　時：	2014 年 9 月 30 日(火)11:30〜12:30
場　所：	福岡サンパレスホテル　大ホール
テーマ：	医療事故調査制度の法制化について
	―医療の安全と質の向上のためになすべきこと―
講　師：	木村壮介(国際医療研究センター，日本医療安全調査機構)
座　長：	江石清行(長崎大学)
参加人数：	592 名

2015 年

第 30 回 日本心臓血管外科学会第 45 回学術総会　【会長：坂田隆造】

日　時：	2015 年 2 月 17 日(火)17:00〜18:00
場　所：	国立京都国際会議場
テーマ：	院内事故報告制度と事例検討会の重要性：専門医に求められる医療安全管理
講　師：	遠山信幸(自治医科大学附属さいたま医療センター)
座　長：	安達秀雄(自治医科大学附属さいたま医療センター)
参加人数：	884 名

第 31 回 日本血管外科学会第 43 回総会　【会長：井元清隆】

日　時：	2014 年 6 月 5 日(金)15:50〜16:50
場　所：	パシフィコ横浜
テーマ：	医療事故調査制度の発展に向けて
講　師：	木村壮介(国際医療研究センター，日本医療安全調査機構)
座　長：	椎谷紀彦(浜松医科大学)
参加人数：	528 名

第 32 回 日本胸部外科学会第 68 回定期学術集会　【会長：大北　裕】

日　時：	2015 年 10 月 17 日(土)11:00〜12:00
場　所：	神戸ポートピアホテル
テーマ：	高齢者に対する外科治療の倫理
講　師：	浅井　篤(東北大学大学院医学系研究科医療倫理学分野)
座　長：	江石清行(長崎大学)
参加人数：	710 名

2016 年

第 33 回 日本心臓血管外科学会第 46 回学術総会　【会長：古森公浩】

日　時：	2016 年 2 月 16 日(火)17:50〜18:50
場　所：	名古屋国際会議場
テーマ：	安全を考慮した心筋保護，脳・脊髄保護の基本
講　師：	山本浩史(秋田大学)
	上田敏彦(東海大学)
座　長：	安達秀雄(自治医科大学附属さいたま医療センター)
参加人数：	799 名

第 34 回 日本血管外科学会第 44 回総会　【会長：佐藤　紀】

日　時：	2016 年 5 月 25 日(水)10:00〜11:00
場　所：	ホテル グランパシフィック LE DAIBA
テーマ：	合併症について
講　師：	上田裕一(奈良県総合医療センター)
座　長：	佐藤　紀(埼玉医科大学総合医療センター)
参加人数：	744 名

(敬称略)

Ch 1 ● 総論

📖 文献

1）厚生省健康政策局総務課監修：患者誤認事故防止に向けて．東京：ミクス；1999．p.109-45.
2）安達秀雄．医療危機管理．東京：メディカル・サイエンス・インターナショナル；2001．p.41-8.
3）飯田英男．刑事医療過誤Ⅱ．東京：判例タイムス社；2006．p.259.
4）飯田英男．刑事医療過誤Ⅱ．東京：判例タイムス社；2006．p.208-10.
5）飯田英男．刑事医療過誤Ⅲ．東京：信山社；2012，p.351-372
6）日医総研シンポジウム抄録集．シンポジウムⅡ—杏林大学割り箸事件．www.okayama-u.ac.jp>new>siryo3
7）平成12年（ワ）第21303号　損害賠償請求事件．www.courts.go.jp>files>035766_hanri
8）杏林大病院割りばし死事件—Wikipedia．https://ja.wikipedia.org>wiki>
9）杉野文栄．「割り箸が脳に刺さったわが子」と「大病院の態度」，東京：小学館；2000．p.6-26.
10）安達秀雄．人工心肺と安全管理．In：安達秀雄，百瀬直樹，著．人工心肺トラブルシューティング．東京：中外医学社；2006．p.1-22.
11）日医総研シンポジウム抄録集．シンポジウムⅠ—東京女子医大事件．www.okayama-u.ac.jp>new>siryo2
12）飯田英男．刑事医療過誤Ⅱ．東京：判例タイムス社；2006．p.545-57.
13）飯田英男．刑事医療過誤Ⅱ．東京：判例タイムス社；2006．p.557-600.
14）飯田英男．刑事医療過誤Ⅲ．東京：信山社；2012，p.247-267
15）佐藤一樹．刑事事件の経験を語る—事故責任を押し付けた大学に最も怒りを感じる．Nikkei Medical．2008年7月号．p.72-3.
16）村木厚子．私は負けない—「郵便不正事件」はこうして作られた．東京：中央公論新社；2013.
17）安達秀雄．医療安全と大動脈解離．In：井元清隆，上田敏彦，安達秀雄，編．大動脈解離—診断と治療のスタンダード．東京：中外医学社；2016．p.178-83.
18）飯田英男．刑事医療過誤Ⅲ．東京：信山社；2012，p.265-266
19）塩崎大臣会見概要（H27.4.30（木）17:13〜17:29　省内会見室）．http://www.mhlw.go.jp/stf/kaiken/daijin/0000084498.html

〈安達秀雄〉

Ch.2
成人心臓外科

小野　稔　編

TEXTBOOK OF
CARDIOVASCULAR SURGERY

Ch 2 ● 成人心臓外科— A 虚血性心疾患

1-a 冠血行再建 — 診断と手術適応

虚血性心疾患の治療は，生活管理と至適最大薬物療法を基本とし，さらに2大血行再建法である PCI（percutaneous coronary intervention，経皮的冠動脈インターベンション）と CABG（coronary artery bypass grafting，冠動脈バイパス）を駆使し，心筋血流を増加させ，生命予後改善，生活の質の改善を最大の目標としている．

❶ 診断

冠動脈病変の診断は，ガイドラインに従ってほぼ確立された方針で行われる[1]．所見に応じて，非侵襲的診断法から侵襲的診断法へと進められる．現在においても血行再建法決定には冠動脈造影が gold standard である．そして近年，この一連の診断方法に割って入ってきた新しく有力なものが冠動脈 CT である．2014 ACC/AHA のガイドラインにおいて冠動脈 CT に関する見解が大幅に加筆されている[1]．冠動脈造影検査より低侵襲であり，前段階のスクリーニング的な意味合いである．また冠動脈 CT でのプラーク診断も盛んに行われており，冠動脈血管内エコーと競合するように研究が進んでいる．冠動脈 CT による不安定ソフトプラークの診断は PCI 領域の大きなトピックである．冠動脈 CT に関する研究は現在急速に進行しており，ガイドラインが改訂されるごとに位置づけが変化していくであろう．

もう一つ，機能的診断法として広く認識されつつあるものが FFR（fractional flow reserve）である．これは中等度狭窄を血行再建するべきか否かという議論のもと PCI 領域で発展してきた．冠動脈造影検査と FFR を併用し方針を決定した PCI の成績が，冠動脈造影検査の所見のみで行った PCI より明らかに良好なことが証明されている．PCI 方針決定の機能的診断法としてガイドラインに盛り込まれるまでになっており，今後は CABG 領域でも少なからず応用され影響を与えるものと予想される．

❷ 冠動脈バイパス術の適応

冠血行再建法の進歩はこの50年間に集約されている．1960年代に人工心肺を使用した CABG が始まった．遠隔期生命予後が内服単独治療群より優れていることが証明され，標準手術としての地位を確立した．当初は静脈グラフトが中心であったが，遠隔期において graft disease を起こす確率が10年で40〜60%であることがわかってきた．1967年に Kolessov により内胸動脈の使用が開始され，1986年に Loop[2]らがその圧倒的な優位性を証明して以来，内胸動脈 CABG は確固たるものとなった．CABG に遅れて約10年，1977年に Gruentzig らにより PTCA（percutaneous transluminal coronary angioplasty）が報告された．バルーンによる冠動脈形成から，ステント，ロータブレーターなどその方法論，技術面など飛躍的な発展を遂げている．以来，PCI と CABG という2つの血行再建法を比較検討し，それぞれが持ち合わせている潜在

74

JCOPY 498-03914

的な能力，効果を解明し，正しい使い方を議論する義務を与えられた．そして現在，薬剤溶出ステント中心の PCI と，動脈グラフト多用 CABG の時代になってきている．どのような症例がどちらの血行再建法に適しているのかといった研究が数多く行われ，徐々に明らかになってきている．以下に，ACC/AHA[3]，日本循環器学会[4]，そして，SYNTAX trial[5]に基づいた EACTS のガイドラインなどを参考に CABG の手術適応について述べる．

1) CABG と PCI

冠動脈血行再建を行うにあたって，まず至適最大薬物治療が入っていることが必須である．その上で，PCI か CABG のどちらを選択するのか判断する．両者は心筋血流を増やすという目的は同じであるが，その方法論はまったく違っている．PCI は狭くなった部分を広げる治療（local treatment）であり，CABG は狭窄部をそのままにして虚血に陥っている末梢の冠動脈に血流を増やす治療（distal protection）である．この方法論の違いが，遠隔期成績に差を生んでいると推測される．PCI では治療部位の再狭窄が起こった場合や，新たな中枢病変（new lesion）ができた場合には再 PCI が必要になる．local treatment であるためこのような現象が起こる．一方 CABG の場合，distal protection であるため中枢病変の影響をほとんど受けない．バイパスは一度がつながれば，その後の native 病変の影響をほとんど受けないという特徴がある．これは両者の相反する特徴を示している．つまり CABG は侵襲こそ大きいが一度の治療でほぼ終了することがメリットであり，PCI は侵襲が小さく何度でも施行可能であることがメリットとなる．また大前提として冠動脈入口部は左右 2 つしかなく，PCI はこの 2 つが供給できる血流量だけでしか治療できない．CABG は理論的に血流供給源をいくつでも増やすことができ，血流増量能力は比でない．このような方法論の違いが実際の臨床において遠隔成績に差が出る理由であると推察されている．

a) CABG と PCI の成績：randomized control trial（RCT）から

1990 年代に行われた study（BARI[6]，CABRI，GABI，EAST など）は CABG とバルーンによる PCI の比較である．2000 年代にはベアメタルステントと CABG を比較した ARTS ERACI-II，MASS-II，SoS などが報告された．いずれも同じような結果であり，主要心血管イベント（死亡，心筋梗塞，脳梗塞）は両者同等で，再血行再建率が PCI で高いというものであった．これらの結果を踏まえて PCI は CABG に劣らない（非劣勢）治療として急速に拡大した．しかしこれらの研究は，RCT であるがゆえに左主幹部病変，重症 3 枝病変，完全閉塞病変，低心機能症例など CABG が最も威力を発揮する重症群が省かれているという現実があった．そんな中，2009 年に報告された薬剤溶出ステント vs CABG の SYNTAX 試験は革新的な内容であり，最低限知っておかなくてはならない．3 枝病変または LMT 病変の 1,800 例を対象とし，多くの重症例を含み実際の臨床で遭遇する母集団をよりよく反映している real world に近いデザインである．最終結論として 5 年経過の結果が報告されているが，心血管事故発生 26.9％ vs 37.3％，心筋梗塞 3.8％ vs 9.7％，再血行再建 13.7％ vs 25.9％（いずれも P＜0.0001）であり心臓外科医からみても予想以上の CABG 優位性が証明された．

b) 近年のガイドライン

上記の結果を踏まえ策定された ESC/EACTS のガイドラインによると，ほとんどの病変で

Ch 2 ● 成人心臓外科— A 虚血性心疾患

表2-1 Indications for CABG vs PCI in patients suitable for both procedures

CAD subset	CABG favored	PCI favored
1- or 2-vessel disease, nonproximal LAD	Ⅱb C	Ⅰ C
1- or 2-vessel disease, proximal LAD	Ⅰ A	Ⅱa B
3-vessel disease, simple lesions, full revascularization achievable with PCI, SYNTAX score ≦22	Ⅰ A	Ⅱa B
3-vessel disease, complex lesions, incomplete revascularization achievable with PCI, SYNTAX score >22	Ⅰ A	ⅢA
Left main（isolated or 1-vessel disease ostium/shaft）	Ⅰ A	Ⅱa B
Left main（isolated or 1-vessel disease distal bifurcation）	Ⅰ A	Ⅱb B
Left main plus 2- or 3-vessel disease, SYNTAX score ≦32	Ⅰ A	Ⅱb B
Left main plus 2- or 3-vessel disease, SYNTAX score ≧33	Ⅰ A	ⅢB

LAD: left anterior descending coronary artery
（Wijns W. Kolh P. European Society of Cardiology 2010 Congress; August 29, 2010; Stockholm, Sweden）

表2-2 ACC/AHA ガイドラインでの冠動脈バイパス術の適応

	左主幹部病変	左主幹部相当病変	3枝病変	2枝病変（LAD近位部病変含む）	2枝病変（LAD近位部病変含まない）	1枝病変（LAD近位部病変含む）
無症候性心筋虚血あるいは軽症狭心症	Class Ⅰ	Class Ⅰ	Class Ⅰ	Class Ⅱa[*1]	Class Ⅱb[*2]	Class Ⅱa[*1]
安定狭心症	Class Ⅰ	Class Ⅰ	Class Ⅰ	Class Ⅰ	Class Ⅱa[*2]	Class Ⅱa[*1]
不安定狭心症あるいは非ST上昇型心筋梗塞	Class Ⅰ	Class Ⅰ		Class Ⅱa	Class Ⅱb[*2]	Class Ⅱa

[*1]: 左室駆出率50%未満の場合や広範囲虚血例では Class Ⅰ
[*2]: 生存心筋の範囲が広く，非侵襲的検査で高リスク基準を満たす場合は Class Ⅰ

CABG が Class Ⅰ であり，SYNTAX score 22 以上の臨床的に問題となる多くの病変は CABG が好ましいという非常にわかりやすいものとなっている（表2-1）．

　ACC/AHA の CABG のガイドラインでは 2004 年に改訂されたもの（表2-2）が基本となっている．無症候性心筋虚血あるいは軽症狭心症，安定狭心症，不安定狭心症または非 ST 上昇型心筋梗塞において，左主幹部病変，左主幹部相当病変，3 枝病変では Class Ⅰ であり，安定狭心症の 2 枝病変で LAD（left anterior descending artery）近位部病変を含む場合も Class Ⅰ である．またⅡa，Ⅱb とされた病変でもほとんどが，左室駆出率 50%未満や広範囲虚血例，あるいは生存心筋の範囲が広く非侵襲検査で高リスク基準を満たす，などといった注釈つきで Class Ⅰ とされている．さらに 2011 年に細部が改訂されており，CABG に関する部分で特筆すべき点を挙げる．

　日本循環器学会のガイドラインにおいても前下行枝近位部病変があればすべて CABG が Class Ⅰ であるし，多肢病変もすべて Class Ⅰ である．要するに観血的治療対象になる冠動脈病

表 2-3 ガイドラインに影響を及ぼした代表的な RCT

研究	報告年	例数	一次エンドポイント			最終 Follow			
			年	事象	結果	年	死亡	心筋梗塞	再血行再建
CABG vs 薬物治療									
VA	1984	686	—	—	—	18	67%/70%	49%/41%	41%/62%
CASS	1984	780	—	—	—	10	19.2%/21.8%		8.9%/36.9%
CABG vs バルーン形成									
RITA-I	1993	1,011	2.5	死亡,心筋梗塞	9.8%/8.6%	6.5	9.0%/7.6%	7.4%/10.8%	10.8%/44.3%
GABII	1994	359	1	狭心症	29%/26%	13	21.9%/25.0%	5.6%/4.3%	26.5%/65.3%
CABRI	1995	1,054	1	死亡	3.9%/2.7%	4	7.4%/10.9%	3.5%/4.9%	6.5%/33.6%
BARI	1996	1,829	5	死亡	13.7%/10.7%	5	26.5%/29.0%	—	20.3%/76.8%
CABG vs BMS									
AWESOME	2001	454	3	死亡	21%/20%	3	21%/20%	—	—
ARTS	2001	1,205	1	死亡,脳卒中,再血行再建	12.2%/26.2%	5	7.6%/8.0%	5.6%/6.7%	8.8%/30.3%
SoS	2002	988	2	再血行再建	6%/21%	6	6.8%/10.9%	8%/5%(2年)	6%/21%(2年)
MASS Ⅱ	2007	611	5	死亡,心筋梗塞,再血行再建	21.2%/32.7%	10	25.1%/24.9%	10.3%/13.3%	7.4%/41.9%
CABG vs DES									
SYNTAX	2009	1,800	1	死亡,心筋梗塞,脳卒中,再血行再建	14.2%/26.0%	5	12.9%/19.5%	5.4%/9.0%	14.6%/35.3%
CARDia 対象: 糖尿病	2010	510	1	死亡,心筋梗塞,再血行再建	10.5%/13.0%	1	3.2%/3.2%	5.7%/9.8%	2.0%/11.8%
PRECOMBAT	2011	600	1	死亡,心筋梗塞,脳卒中	6.7%/8.7%	2	3.4%/2.4%	1.0%/1.7%	4.2%/9.0%
FREEDOM 対象: 糖尿病	2012	1,900	3.8	死亡,心筋梗塞,脳卒中	18.7%/26.6%	3.8	10.9%/16.3%	6.0%/13.9%	4.8%/12.6%(1年)

Ch 2 ● 成人心臓外科— A 虚血性心疾患

変のほとんどにおいて CABG が PCI を抑えて Class I である.

- **ハートチームの重要性**: 冠血行再建法選択にあたってはハートチームでの議論が必須であることが新たに記載されている. これは最新の ESC/EACTS ガイドラインでも強調されている. 特に日本はこの点において明らかに立ち遅れており速やかな整備が必要である.

- **バイパスグラフト選択**: 今回の改訂では, バイパスグラフトの選択に関する記載が加えられた. 左内胸動脈を前下行枝につなぐことが Class I の推奨を受けている. さらに両側の内胸動脈で前下行枝と回旋枝を再建することが Class II となっており, リスクの低い 60 歳未満の患者には全動脈グラフト再建が Class II の扱いである.

- **その他**: ACC/AHA ガイドラインでも SYNTAX score の重要性が述べられている. SYNTAX score 22 以上で複雑になればなるほど CABG の優位性が高まる. FFR に関する記述も初めて加えられ, CABG 領域でも FFR≦0.80 を生理的な狭窄の指標としている. また, off-pump 手術に関する記述もあり, 腎機能障害患者では, off-pump CABG は Class II の推奨を得ている.

本邦を含めた各国のガイドラインは, これまでに行われてきた大規模無作為試験といくつかの小規模試験およびそれらのメタ解析から出来上がっている. 表 2-3 にこれまでのガイドラインに影響を及ぼした代表的な RCT を示した.

③ リスクに応じた CABG の適応

1) 高齢者

CABG 患者において高齢者というと 80 歳以上を指す. 高齢者ほど冠動脈病変は複雑で, 低心機能が多く, 糖尿病や COPD など他の全身合併症が多いため, 手術リスクは増加する. また高齢を理由に手術を避けてきた結果, 緊急手術例になってしまうことが多いのも高齢者の特徴である. しかし, 多くの報告において高齢者であっても PCI より CABG の生命予後が勝ることが証明されており, 周術期生存例では, 同年齢の高齢者と同等かそれ以上であると示されている. 近年の高齢化において, 単に年齢のみで層別化することに違和感を覚える. この 12 年間に当科で行った 1,000 例以上の CABG 症例のうち 80 歳以上は 14%を占めている. 高齢になればなるほど個人差が大きく, 年齢だけで判断するのではなく EuroSCORE, JapanSCORE などでリスクを評価し, off-pump 手術など低侵襲な方法で行うことで最大限の恩恵が受けられるようにするべきである.

2) 糖尿病

現在 CABG 症例の 40%が糖尿病を合併しており, 日本では 50%に迫る勢いである. よく知られているように糖尿病症例はびまん性狭小化病変が多く, BARI study や SYNTAX study が示したように, PCI に対する CABG の優位性が糖尿病非合併症例より大きいことがわかっている. DES 時代において PCI と CABG を糖尿病症例に限定して比較した CARDia trial や VA CARDS trial などでも同様に, 明らかに CABG が優れることが証明されている. 2012 年の FREEDOM 試験は, 糖尿病合併多枝病変患者 1,900 人を対象に行った薬剤溶出ステント PCI と CABG を比較した RCT であるが, 一次複合エンドポイント(死亡, 心筋梗塞, 脳卒中)は 5

年フォローで CABG 18.7%，PCI 26.6%であり，やはり DES 時代においても糖尿病症例には CABG が好ましいことがわかった．したがって糖尿病を合併した多枝病変であれば CABG を第一選択としなければならない．

一方，CABG を行うにあたって糖尿病がリスクであることは間違いない．糖尿病症例の CABG 成績を改善させることは現在の心臓外科医のミッションである．筆者はこれまで動脈グラフトを多用した off-pump CABG が糖尿病症例の遠隔期成績を改善することを報告してきた[7, 8]．両側内胸動脈と胃大網動脈を用いて冠動脈 3 領域をバイパスすることが糖尿病症例の早期遠隔期成績を改善することは疑いがなく，これからの外科医は動脈グラフト多用 off-pump CABG の技術習得は必須であると考える．

3）腎不全

腎不全合併症例も血行再建を行うにあたって問題となる一群である．腎不全患者の 3 大死亡原因は心疾患，感染，脳血管疾患である．つまり腎不全患者の虚血性心疾患を治療することは生命予後改善に直結するのである．GFR<60 mL/min を境界として腎不全例として扱われることが多い．軽度腎機能障害から透析症例までを含んでおり，一概に腎不全といえども程度の差は大きい．軽度～中等度腎不全例に繰り返し PCI を行うことは，造影剤の大量使用につながり好ましくなく，腎保護の観点から早めに CABG に回すことは心，腎保護の両面でメリットが大きい．腎機能障害例を対象とした RCT はない．しかし，多くの観察研究において，どのステージの腎不全であっても，CABG は PCI あるいは薬剤治療のみより優れているという報告が多い．off-pump 手術は on-pump 手術に比べ術後の腎機能悪化が少ないという報告が多く，ほとんどの観察研究において off-pump 手術が腎不全患者の手術成績を改善したと報告している．off-pump 手術は，ESC/EACTS あるいは ACC/AHA のガイドラインでも Class Ⅱの推奨を得ている．

おわりに

PCI，CABG とも適応を守ってこそ最大の効果を発揮する．日本では，ガイドラインを遵守すれば CABG 症例は激増することが予想される．SYNTAX trial 以降ハートチームの重要性が強調されている．よりよいハートチームの運営が，虚血性心疾患患者の予後を改善することは証明されており，技術やデバイスの進歩だけでは患者の幸福にはつながらない．

文献

1) Fihn SD, Blankenship JC, Alexander KP, et al. 2014 ACC/AHA/AATS/PCNA/SCAI/STS focused update of the guideline for the diagnosis and management of patients with stable ischemic heart disease: a report of the American College of Cardiology/American Heart Association Task Force on Practice Guidelines, and the American Association for Thoracic Surgery, Preventive Cardiovascular Nurses Association, Society for Cardiovascular Angiography and Interventions, and Society of Thoracic Surgeons. Circulation. 2014; 130: 1749-67.

2) Loop FD, Lytle BW, Cosgrove DM, et al. Influence of the internal-mammary-artery graft on 10-year survival and other cardiac events. N Engl J Med. 1986; 314: 1-6

3) Eagle KA, Guyton RA, Davidoff R, et al. ACC/AHA 2004 guideline update for coronary artery bypass surgery: summary article: a report of the American College of Cardiology/American Heart Association Task Force on Practice Guidelines(Committee to Revise the 1999 Guidelines for Coronary Artery Bypass Graft Surgery). Circulation. 2004; 110: 1168-76.

4) 藤原久義, 遠藤真弘, 岡田昌義, 他. 循環器病の診断と治療に関するガイドライン 冠動脈疾患におけるインターベンション治療の適応ガイドライン(冠動脈バイパス術の適応を含む)―待機的インターベンションー. Jpn Circ J. 2000; 64(suppl IV): 1009-22.

5) Serruys PW, Morice MC, Kappetein AP, et al; SYNTAX investigators. Percutaneous coronary intervention versus coronary artery bypass grafting for severe coronary artery disease. N Engl J Med. 2009; 360: 961-72

6) Bypass Angioplasty Revascularization Intervention(BARI) investigators. Comparison of coronary bypass surgery with angioplasty in patients with multivessel disease. N Engl J Med. 1996; 335: 217-25.

7) Suzuki T, Asai T, Nota H, et al. Similar outcome in insulin-dependent and noninsulin-dependent diabetic patients after off-pump coronary artery bypass grafting with multiple skeletonized arterial conduits. Ann Thorac Surg. 2015; 99: 1562-7.

8) Suzuki T, Asai T, Nota H, et al. Total arterial off-pump coronary artery bypass grafting was not associated with inferior outcomes for diabetic patients as compared to non-diabetic. Interact Cardiovasc Thorac Surg. 2015; 21: 705-11.

〈鈴木友彰, 浅井 徹〉

Ch 2 ● 成人心臓外科― **A** 虚血性心疾患

1-b 冠血行再建 ― 手術手技

① 基本事項

　冠動脈の血行再建を正確かつ確実に行うためには，循環動態への影響を最小限に留めた良好な視野展開が最も重要であることは言うまでもない．心尖部の牽引や脱転のわずかな差により心房細動が誘発されたり右室流出路の閉塞，僧帽弁閉鎖不全を合併するなどで血行動態の悪化をきたし，やむなく on-pump CABG への切り替えが必要となることもある．また，右冠動脈の特に強い硬化性変化の場合は，心臓の脱転により動脈が屈曲・血流低下をきたし，徐脈や上室性もしくは心室性不整脈などの原因となることがある．吻合操作や手術成績にも大きく影響しうる事態であり，麻酔科と密に連絡をとりつつ操作を行うことが重要である．ここでは胸骨正中切開創からのアプローチを基本として，主に視野展開および吻合方法について述べる．

② 視野展開

1) 左前下行枝・対角枝領域の視野展開

　左前下行枝(LAD)領域は左側壁寄りの心室間溝に位置しており，まず視野展開の際には左室後面に温生食で浸漬したスポンジを 1〜2 枚挿入し左室を心嚢内から前方・正中方向に起こす．また，スポンジ挿入の代わりに深部心膜牽引糸(LIMA suture，左上下肺静脈の中間辺り)を追加し後側壁を上方へ持ち上げることもある．LIMA suture は心臓を右側へ大きく脱転し確実に心嚢の最下点近辺に置くことが重要であるが，この操作の際に血圧低下をきたしやすく手早く行う必要がある．また，針を深く貫通し肺損傷を起こさないように注意する．LAD のさらに側壁に位置する対角枝に吻合操作を行う時はさらに心尖部に heart positioner を用いて右側への軽い牽引を加えることで，よりよい視野および安定性が得られることが多い．

　LAD の視野展開の際にスポンジや LIMA suture なしで heart positioner のみで行うことも可能であるが，心拡大などで心臓重量が重い場合，heart positioner が突然はずれる危険性があるので注意を要する．

2) 左回旋枝領域(後側壁)の視野展開

　後側壁の展開は循環動態に最も影響を与えやすい操作であり，麻酔科医との連携および協調が重要である．heart positioner を用いて心尖部を右側方の方向へ高めに吊り上げることで右室流出路狭窄が起こりにくくなる．心臓のサイズが正常な症例では後側壁よりに吻合操作を行う上で十分な空間を作ることができ，標的血管へ stabilizer を加えれば十分な視野の下で吻合操作を行うことができる．一方で心拡大や心機能低下をきたしているような症例では heart positioner では心尖部牽引を維持することが難しく，かつ心臓が胸骨右端に接触・圧迫され循環動態への影響をきたしやすい．大きな右開胸を加え心尖部を右胸腔に落とし込むことで安定した

Ch 2 ● 成人心臓外科— A 虚血性心疾患

側壁の視野展開が得られることもある．胸膜を背側へ切り進める際には横隔神経損傷に気をつける．また，heart positioner は装着可能部位が心尖部近辺に限局され吸引部位が 1 カ所に集中するため心外膜損傷・血腫形成などをきたすことをしばしば経験し，時には標的血管の検索が困難となる．テンタクルズ™のような三つ足構造の吸引デバイスを用いることで装着部位の自由度が上がり，かつ牽引力が分散されるため心外膜損傷の頻度をより軽度に留めることが可能である．このデバイスはシリコンゴム/ポリエステル樹脂といった柔軟な素材でできており，牽引方向の調節・固定には工夫が必要である．従来の heart positioner と上手に使い分けることが肝要である．

3）右冠動脈領域（下壁）の視野展開

右冠動脈吻合の際には術者に対し手前が heel となることが多く，左冠動脈領域の吻合の際の術者-標的血管との位置関係とは異なることを意識しつつ心臓の位置決めを行う．heart positioner を用いて心尖部を垂直高めに牽引し，右室流出路の屈曲が生じないよう頭側に軽度傾けて下壁を展開する．後側壁展開時と同様に右室流出路の屈曲・閉塞予防にテンタクルズ™の活用は有用である．さらに stabilizer にて吻合部位を固定し，位置が定まった後に heart positioner の牽引を少し緩める．これにより過度の左室運動の伸展・拘束を解除し血圧の安定化を図ることができる．低心機能症例における後下壁の展開については，皮膚正中切開創を尾側に長めに置くことで，心尖部の脱転を最小限に留めつつ視野が得られ血行動態の安定が得られやすい．心尖部を頭側へ牽引しすぎると右冠動脈の屈曲による血流低下をきたし高度徐脈に陥ることがあるため，常に一時ペーシングができるよう準備する．

4）中枢吻合時の視野展開

大伏在静脈グラフトや遊離動脈グラフトを用いる際に必要となる吻合である．上行大動脈へサイドクランプをかけ吻合孔の無血野を確保するか，吻合補助デバイス（HEART STRING® Ⅲ，eNclose® Ⅱ，PAS-PORT®など）を用いて吻合操作の環境を整える．術中 epiaortic echo を用いて上行大動脈内腔に石灰化あるいは粥状硬化病変がないか詳細に観察し，安全な場所をねらって装着する．サイドクランプを装着あるいは外す際には血圧を 80 mmHg 以下に下げてもらうよう麻酔科に依頼する．上行大動脈はなるべく視野の正中部に置くように努める．そのために上行大動脈と上大静脈の間にガーゼを置いたり，スタビライザーを上行大動脈の右後面から（吸引は用いず）当てて，上行大動脈をやや持ち上げるように正中部に固定することもある．

補助デバイス使用頻度はわが国では非常に高いが，他の方法（サイドクランプ・Ao no-touch technique）と比較してこれらデバイスを用いることで得られる上行大動脈への低侵襲性におけるメリットは未だ十分に実証されていない．

③ 吻合操作の基本

1）末梢吻合の基本手技

原則的には，冠動脈の切開長をグラフト側よりやや短めに置き，運針幅をグラフト側でわずかに長めにとることで，きれいなコブラヘッドを形成することを目標とする．また，heel や toe の運針は比較的細か目に確実に行い，追加針が必要にならないように注意する．側面での運針

幅の調節によりグラフトと冠動脈切開長との距離合わせが可能である．グラフトの壁厚に合わせた運針幅を調節することで leak を回避する．吻合長は病変の広がりによっても様々であるため，1 吻合あたりの運針数を最初から決める必要はないと筆者は考えている．吻合中は内腔を誤って閉塞させないよう縫合時は血管壁の全層を確実に拾い外翻させるが，この際に心外膜組織はなるべく吻合孔に巻き込まないようにする．これは内腔に余分な組織が突出することにより吻合部に乱流とフィブリン塊や血栓が生じて吻合部狭窄の遠因となるからであり，さらに万が一吻合部から leak が生じて追加針が必要となる場合に，最小限かつ確実な補強針で修復するために吻合線をよく観察する必要があるからである．末梢吻合では動脈グラフトを吻合する際は 8-0 ポリプロピレン糸，静脈グラフトを吻合する際には同様の 7-0 糸を用いる．

2）末梢吻合・各論

　LAD 吻合は生命予後を左右する最も重要な吻合であり，十分こだわりをもって吻合すべきである．標的血管およびグラフト（内胸動脈）の径が大きい部位で操作ができるように，吻合レベルはなるべく狭窄部位のすぐ下流で吻合箇所を検索する．ただし病変に近すぎるとシャントチューブが挿入できず血行動態の安定が得られにくいため要注意である．飛び石状に複数の狭窄病変が存在する場合は，なるべく広範囲の灌流域が得られるように第 2 狭窄部位を含む範囲で長めの末梢吻合や sequential 吻合を行い，グラフト開存度の高い血行再建を目標にする．LAD へのグラフト吻合は基本的に単独にする．吻合はグラフトの 5 時あたりからグラフトの外-内方向の運針で開始し，heel を跨いで 4〜5 針運針する（パラシュート縫合，図 2-1）．筆者は toe の 1 針手前までの運針は順手で行い，toe を中心に逆針 3 針としている．針の把持角度を工夫し手首の回転はなるべく行わないことがポイントである（手首を使った場合，目論見どおりの運針は通常困難である）．

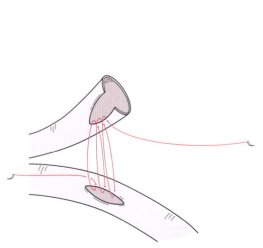

図 2-1 LAD 末梢吻合
グラフトの 5 時近辺から時計回りに運針する．吻合長は必要に応じて長く設定できるが heel で狭窄を形成しないよう運針に注意する．

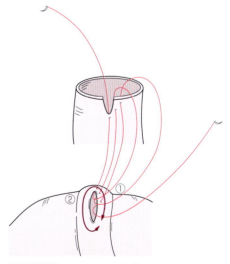

図 2-2 LCx 領域の吻合
吻合の対象となる枝が tangent に走行することが多く吻合部位の視野展開には工夫が必要である．

Ch 2 ● 成人心臓外科— **A** 虚血性心疾患

　　LCx 領域の吻合については運針の順序が重要である．通常標的血管の走行が背側から手前に
垂直に走行していることが多く，吻合孔が術者の目から接線方向に位置する．最初に heel のや
やグラフト 5 時寄りに内→外へ針を通し，冠動脈の外→内にかけ heel 近くの冠動脈壁がやや
浮き上がるようにして視野展開の助けとする．引き続きグラフトの 3 時まで時計回りに 2～3
針運針を進めると動脈切開線がほどよく開き，冠動脈切開線の端および内腔がより観察しやす
くなる．引き続き heel の運針から反時計回りに行い吻合を完成させる（図 2-2）．
　　RCA 領域については心臓の position は異なるが基本的には LCx 吻合と同じ概念で行う．
LCx 吻合に比べ良好な視野がとりやすい．

3）中枢吻合の基本手技

　　吻合するグラフトの径に従い大動脈孔の大きさを調節する．特に動脈グラフトの吻合時は孔
を大きくしすぎないようにする．大動脈壁の内膜側→外膜側に向かい運針を図る．吻合開始は
術者から見て 3 時の方向から行い反時計回りに進める．RCA へのグラフトの場合は heel の位
置，LCA 領域へのグラフトの場合は向かって右の翼の位置に該当する．術者の立ち位置が限ら
れた範囲で安定するように，筆者は基本的に最初の 1/3 周を逆手で，残りは順手で針を把持し
吻合している（最後の 1 針は逆手で終わることも多い）．suture jam を防ぐ上でグラフトの把持
位置を適宜調節する．グラフト側の吻合ラインが大動脈内腔側に過度に引き込まれないよう，
縫い代を深く取りすぎないように注意する．上行大動脈への中枢吻合時には 6-0 ポリプロピレ
ン糸を使用する．
　　中枢吻合時に吻合補助デバイスを使用する場合は，吻合部位の無血野が狭いため縫い代を深
く取れず，湾曲の強い針を用いると便利である．

4）Sequential 吻合の基本手技

　　大伏在静脈を後側壁～下壁領域の枝（LCx，Diagonal，4PD，4AV）に血行再建を行う場合にし
ばしば行われる方法である．多枝バイパスを行う場合や上行大動脈の硬化性変化が広範囲に及
ぶ場合は中枢吻合を行うスペースに限りが生じ sequential 吻合が有用である．
　　sequential 吻合法を行う際は，
①基本は diamond 吻合とする．ただし，一般的には静脈グラフトを吻合する際は diamond 吻
　合・parallel 吻合の双方とも可能であるが，動脈グラフトを用いる場合は血管径が細いことか
　ら parallel 吻合の方が適している．
②吻合孔は大きくしすぎない（ガルウィングを防ぐ，図 2-3）．
③最終吻合枝に支配領域がより広範囲で狭窄度が強い（大きな run-off が期待される）患枝を選
　ぶ．ただし，1 本の sequential graft でカバーする患枝は右冠動脈系，左冠動脈系で分け左右を
　跨がない（左冠動脈近位部の血流は拡張期優位だが，右冠動脈近位部では拡張期・収縮期での
　血流速度がほぼ同等であり血流の時相にずれが存在するため）．
④吻合部間のグラフト長を適切にする．短すぎると冠動脈自体にひきつれが生じそこから冠動
　脈末梢側すべてを閉塞させる恐れが生じ，長すぎるとねじれが生じやすくなる．
⑤グラフト全体の走行においてねじれを防ぐ，などである[1]．
　　吻合の具体的な手順は図 2-3 に示す．ポイントはグラフト吻合孔の一番深い位置から運針を

84

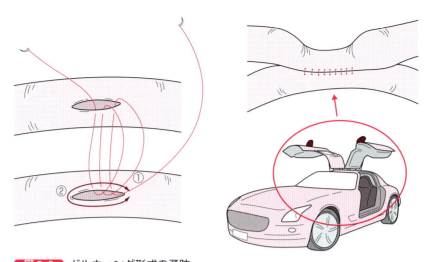

図 2-3　ガルウィング形成の予防
ガルウィング形成を予防するには吻合孔を小さくすることが肝要である．

始め，同部位を中心に縫い上がってくることである．それにより吻合孔の視野展開がよくなり suture jam を起こしにくくなる．

4　オフポンプ CABG での注意点

　よい吻合を行うためには CO_2 ブローワーの良否は要となる．術者の視野に入らない距離から吹き付ける．風を吻合部に当てるというよりも血液が吻合部から消えるように努力する．したがって，時には吻合部からわずかにずれた挙上しているグラフト壁をねらって噴射するという場面も出てくる．思ったよりも奥が深い．

　冠動脈内シャントの着実な挿入は OPCAB を安全に遂行する上で重要である．一旦挿入できれば血行動態が崩れる危険性を減弱せしめ，多少吻合に時間がかかろうが気にすることなく完璧な吻合を心がける余裕ができる．間違っても，速いが形の悪い吻合を行うのではなく，ゆっくりでも完璧な吻合を目指すべきである．患者は 1 時間短い手術を望んでいるのではなく，10 年長持ちする手術を望んでいるのである．

文献

1) 荒井裕国, 本村 昇. 冠状動脈バイパス sequential 吻合. 胸部外科. 2015; 68: 260-1.

〈齋藤　綾，本村　昇〉

Ch 2 ● 成人心臓外科— **A** 虚血性心疾患

1-c 冠血行再建 ― 術前・術中・術後管理

1 術前管理

1) 全身検索

　動脈硬化性疾患の一病態である虚血性心疾患には脳血管疾患，胸部大動脈瘤，腹部大動脈瘤，閉塞性動脈硬化症が合併する．これらの合併の有無の検索は，手術術式の決定の上でも，手術成績向上の点からも重要である．

　CABG の mortality predictor に関する報告は多く，これまで緊急手術，左主幹部病変，女性，糖尿病，腎不全などが挙げられていた．Grunkemeier らは，13 の文献をまとめ，CABG の mortality に及ぼす risk factor をまとめているが，報告により factor の数は 5〜29 と様々である．risk factor として多い順に，年齢，女性，左室駆出率(LVEF)，腎機能障害，再手術である．左主幹部病変は 8 番目に，糖尿病も 11 番目，心原性ショックは 17 番になっている[1]．また Euro-Score や STS では CABG のみならず，開心術のリスクを層別化する方法で，コンピュータに因子を入力すると予測死亡率，スコアが計算され，最近多用されている[2]．日本成人心臓血管外科手術データーベース(http://www.jacvsd.umin.jp/P8.html)で日本人における mortality，morbidity が予測できるようになった．7,133 症例の CABG からの解析では 30 day mortality に高いオッズ比を認めたのは，緊急手術，術前クレアチニン値，大動脈弁狭窄併存，呼吸機能であった[3]．陳旧性心筋梗塞や，狭心症症例でも hybernation を伴う症例では，術前から左室駆出率(LVEF)が低下している．血行再建により心機能の改善が見込まれるか否かの判断が必要で，そのため心筋 viability の評価が重要となる．

2) 虚血の評価

　心筋 viability の評価には，ドブタミン負荷心電図，負荷心筋スキャン，FDG-PET が用いられる．ドブタミンは 5〜10 μg/kg/min の低用量で投与し，アメリカ心エコー図学会の規定に基づき左室を 16 分画で，その壁運動異常の変化を評価する．PET は大掛かりな装置が必要であるが，虚血心筋ではエネルギー源としてブドウ糖を用いる解糖系に依存するため，18fluoro-2-deoxyglucose(FDG)で糖代謝の亢進がみられれば，虚血心筋とみなされる[4]．FDG-PET は，癌の検索にも有効であるため，最近は PET を導入する施設が飛躍的に伸び，心筋 viability の評価が容易になった．また最近は delayed enhanced MR で viability の予測がより正確に行えるようになった[5]．

3) 併発症の評価

a) 頸動脈狭窄

　身体所見で必ず carotid bruit を聴取し，ルーチンで行う術前超音波エコーにより，総頸動脈，内頸動脈，外頸動脈の狭窄，閉塞を検索する．病変があれば，脳神経外科にコンサルトし，必

要に応じて脳血流スキャンで脳循環予備脳を評価し，場合によってはステント治療を含め，脳血管の治療を優先させなければならない．CABG 後の stroke 発症率は 1.4 から 2.2％で[6]，risk factor は上行大動脈石灰化，腎不全，脳梗塞既往，喫煙，頸動脈病変，carotid bruit，年齢，末梢血管病変，糖尿病であるので，必ず頸動脈の検索は行わなければならない．stroke を併発した時の mortality は 23％から 21％と高い[6]．

b）脳梗塞

頭部 CT は必須である．高齢者では無症候性の脳梗塞を認めることが多く，周術期脳梗塞の危険因子と認識しなければならない．

c）閉塞性動脈硬化症

大腿動脈，膝窩動脈，足背動脈，後脛骨動脈の触診を行い閉塞性動脈硬化症の有無を把握する．aorto-iliac 病変の存在は，IABP の挿入，PCPS の挿入を困難あるいは不可能にし，予期せぬ状態の場合に循環補助を行えない可能性があるので，必ず把握しておく．また Lerish 症候群では，内胸動脈-下腹壁動脈-大腿動脈が有効な側副血行路になっている症例があるので，内胸動脈を使用する場合は，手術中の下肢虚血のモニタリングに足趾に酸素飽和度モニターに装着が必要である．必要に応じ，aorto-femoral bypass の併施が必要である．

d）腹部大動脈瘤

AAA 患者には高率に冠動脈疾患が合併することが報告されているが[7]，逆に冠動脈疾患にも予想以上に高率に AAA が合併することが報告されている[8]．腹部の触診はもとより，腹部エコー，腹部 CT での腹部大動脈の検索は重要である．ASO と同様に IABP，PCPS の補助が困難かつ，危険であるのみならず，見逃した AAA の破裂の危険性もある．二期的手術を推奨する報告もあるが，特に日本からは OPCAB＋AAA 切除術同時手術の報告が多く報告されている．

e）腎機能

全国で 30 万人が透析治療を行っている．腎不全患者の自然予後は不良で，その主な死亡原因は日本透析医学会統計調査委員会の報告（透析会誌）[9]によると心不全，感染症，脳血管疾患の順である一方 CABG にとって腎不全は危険因子であり，その検索は重要である．OPCAB の出現で腎不全症例の手術成績は向上したが，グラフト選択を含め，術前術中術後管理には注意を要する．透析導入前の患者にとって OPCAB は恩恵のある治療法である．従来の人工心肺を用いる CABG では，術中の低血圧，定常流灌流による腎機能低下が懸念され，術後透析導入に陥る症例もみられた．一方 OPCAB では腎機能は温存されると思われるが，術中の血圧維持のため，過剰な輸液が行われる可能性もある．人工心肺を用いれば，ECUM（限外濾過）にて除水も可能であったが，OPCAB では術中にはままならない．しかし術後，持続血液透析濾過（CHDF）あるいは持続血液濾過（CHF）にて，血行動態の悪化をもたらさず導入が可能で，OPCAB 症例では必要な，一時的な CHDF，CHF で乗り切れる症例が多い．

② 術中管理

1）モニタリング

手術中のモニターは，心電図モニター，観血的動脈圧モニター，中心静脈圧モニター，Swan-

Ch 2 ● 成人心臓外科— A 虚血性心疾患

Ganz モニター(連続的心係数モニター；CCI)，SvO_2が必要である．心機能がよければ，Swan-Ganz モニターは必要ないと思われる，欧米ではルーチンではない．しかし，OPCAB では人工心肺下 CABG より詳細な血行動態把握が重要であり，当科ではルーチンで使用している．

2) 内胸動脈の評価

　　術前に内胸動脈造影を行っておくことは重要である．選択的内胸動脈造影は必須ではないが，左鎖骨下動脈にカテーテルの先端だけを入れての鎖骨下動脈造影で十分である．内科医によっては左鎖骨下動脈へのカテーテル挿入を嫌う医師もいる．また特に MIDCAB を行う時には内胸動脈の情報は必要である．どうしても内胸動脈造影がない時は左室造影右斜位で late phase で内胸動脈が左室に重なるように薄く写ってくるので有用である．

　　術中内胸動脈採取後の評価は様々な意見あり，従来は free flow を測定し，30 mL 以下では使用しなかったが，harmonic scalpel で skeletonize を行うとほぼ問題なく血流は得られる．最近はまったく free flow を測定していない．ただ，第 6 肋間あたりの bifurcation より末梢では spasm が起きやすく，そこでの free flow は意味がないので，そこで拍動が感じられれば，PDE III 阻害薬ないしは塩酸パパベリン(内皮傷害が報告され勧められないが)を注入しておくとほぼ問題なく使用できる．ただ解離だけは否定しておく必要があるが，これも skeletonization を行うと，内胸動脈全走行で壁の正常が確認できるので解離の除外に有効である．

3) 橈骨動脈の評価

　　Allen テストで十分である．Allen テストの原文は 15 秒以内に色調が戻れば陰性とし，橈骨動脈の使用は可能と思われるが，現実的には数秒で色調の戻りがない時には使用していない．Allen 試験陰性で症例で橈骨採取後手掌，手指の血流に問題があった症例はないが，術中モニターとして手指酸素飽和度モニターは有用である．当科では内視鏡的に橈骨動脈を採取しているが，滅菌されたディスポのモニターを使用すると清潔野でも使用可能である．

4) 大伏在静脈の評価

　　術前立位にて鼠径部から膝関節部まで触診にて大伏在静脈の性状，太さ，静脈瘤の有無を検索する．明らかに一部に静脈瘤がある場合には，その前後も瘤化しているか，非常に拡張しているので，冠動脈バイパスに使用するのには質が悪い．また逆に非常に細い場合もその使用決定に難渋するが，高齢者である場合でも動脈グラフトの使用を考慮する．静脈弁の破壊は当科では行っていない．

5) バイパスグラフトの評価

　　冠動脈バイパス術の最も重要な検査項目の一つである．内胸動脈，大動脈からの大伏在動脈や橈骨動脈，胃大網動脈ではそれぞれの起始部が異なるためその特性を知る必要がある．まず上行大動脈に起始する大伏在動脈はその血液供給量は極めて高く，300 mL/min を優に超える．よってその血流パターンは末梢冠状動脈の血管床によって決定される．内胸動脈は血管径が細く，その血液供給能には限界があることを知るべきである．内胸動脈の free flow は約 70 mL/min で，最近 skeletonize 法にて採取すると 100 mL 以上になる．また，内胸動脈は鎖骨下動脈の枝で，2 次分枝である．その断端圧を測定すると，収縮期のピーク時間が静脈グラフトより遅くなり，さらに拡張期の平均圧も静脈グラフトに比べ有意に低いことが証明されている[10]．

88

1 冠血行再建—c 術前・術中・術後管理

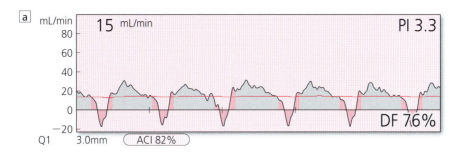

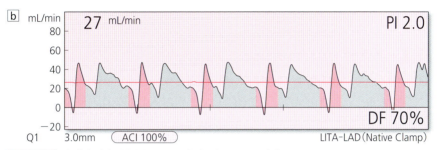

図 2-4 吻合部中枢側遮断による血流パターンの変化
a) LAD 狭窄度 75% 症例の内胸動脈グラフト血流パターン．収縮期に陰性波を認めるため，拡張期 peak は 20 mL を超えるものの，平均流量は 15 mL/min と低い．
b) 吻合部中枢測の LAD を遮断することにより，内胸動脈グラフトは良好なパターンとなり，流量の増加，PI（pulsatility index）の低下を認めた．

　胃大網動脈はさらに 4 次分枝であり，その収縮期圧ピークはさらにずれ込み，平均拡張期圧もさらに低い．また，胃大網動脈は右冠動脈に使用されることが多く，右室壁への血流も供給するため，収縮期の血流も保たれ，2 峰性になることが多い．

　静脈グラフトや性状のよい橈骨動脈はその供給能の高さから，自己冠動脈の血流との competition はないので，グラフト血流量が低ければ，末梢血管床が低いか，吻合部の問題と考えていい．しかし，内胸動脈は，自己冠動脈との competition が問題となる．中等度狭窄の前下行枝の吻合した内胸動脈の平均グラフト血流量，拡張期比率は，高度狭窄を有する前下行枝に吻合した内胸動脈のそれらより有意に低い[11]．

　そこで術中グラフト機能の評価が重要となってくる．従来グラフト流量測定は平均グラフト流量，血流パターンが重要視されてきた．2014 年の EACTS/ECS ガイドラインでも術中のグラフト評価は Class IIa，エビデンス B で推奨されている[12]．

　最近は SPY システムや，IRIS 等の画像的診断も進歩してきている．また 25 MHz 超音波を用いたエコーでの吻合部評価の有用性も報告されてきている．

　我々はルーチンで吻合部近位側遮断検査を行っている．これは吻合時に使用した elastic suture を短く残しておき，吻合終了後にこの suture で native flow を遮断し，もし，内胸動脈グラフト血流量が低い時，competition があると判断するか，revise するかの決定参考にしている．図 2-4 に典型的な症例を示す．図 2-5 に術後造影で閉塞を認めた SVG-OM の術中血流パターンを示す．PI が 5 以上と高値であった．

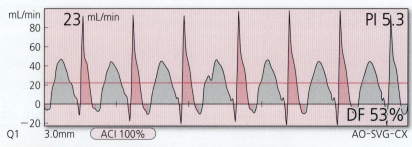

図 2-5 術後造影で閉塞を認めた SVG-OM の術中血流パターン

6) 感染対策

開心術において，胸骨感染を含め，大伏在静脈採取部，橈骨動脈採取部の創部感染は避けたい合併症である．元来無菌操作である開心術で，創部感染の原因は落下感染と，表皮常在菌の contamination である．術前準備では必ずドレープを使用する．ドレープ貼付の時には十分乾燥させてから行う．中途半端に塗れていると，術中にドレープが必ずめくれて contamination の原因となる．抗生物質は麻酔導入時に投与し，皮膚切開時に血中濃度を peak にもっていく．6時間を超える手術になれば，追加投与する．

開心術における感染症の原因は術中の落下感染と思われる．外科医はフルフェースの手術帽を着用し，マスク周辺からの頭髪，髭，唾液などの落下を皆無にしなければならない．マスク付き術衣は落下感染予防に有効と思われる．当科では閉胸直前に 10 L の温生食で心嚢内，胸腔内を洗浄しており，縦隔炎の発生をみていない．

3 術後管理

1) ICU 管理

OPCAB の登場によって，術後 ICU に収容すべきか否かは論議があるところであるが，術後出血，不整脈などの合併症の可能性を考えれば，ICU などの集中管理可能なユニットへの収容が必要である．また，手術室での抜管も可能になってきたが，ここでは呼吸器離脱しない状態での術後管理について述べる．

a) 心機能

観血的動脈ライン，Swan-Ganz カテーテルにて preload, afterload をリアルタイムにモニターする．特に注意することは，hypovolemic hypotension である．初心者ではこれをすぐ，cardiogenic shock を混同し，カテコラミン投与という間違いを起こす．必ず適切な preload があることを確認するために，Swan-Ganz カテーテルは必要である．

b) 出血

OPCAB は術後の出血量は減ると報告されているが，やはり，術後出血，それに伴う心タンポナーデには十分注意を払う．術後ドレーン出血量が術後 30 分で 400 mL を超えるなら再開胸の適応である．その後 1 時間の出血量が 200 mL（体重の 3 倍）が 2 時間継続すれば再開胸の適応である．

c) グラフト閉塞

CABG，OPCAB ともにその成績は向上し，グラフト開存率も90％を優に超え，急性期にグラフト閉塞で血行動態が不安定になることはかなり減少してきた観がある．それよりも最近は動脈グラフトのみでの血行再建が叫ばれており，その pitfall としての血流不足の問題や，spasm 回避の問題がある．上行大動脈に接続された静脈グラフトは300 mL 以上の free flow があるが，内胸動脈や胃大網動脈の free flow は100 mL を超えない．また動脈グラフトの断端圧は静脈グラフトのそれより低く，動脈グラフトのみで再建された症例ではグラフト血流量確保のため体血圧をやや高めに管理する必要がある．術後心タンポナーデや出血性 hypovolemia の時，突然血行動態が破綻することが動脈グラフトのみでの再建症例で経験する．spasm 予防にはジルチアゼムやニコランジルが有効との報告もあるが，ニトログリセリンが最も有効な vasodilator である[13]ので，十分に投与する．

d）SvO_2

Swan-Ganz カテーテルに SvO_2 測定機能が付随している．SvO_2 は混合静脈血酸素飽和度で，その計算式は，

$$SvO_2 = SaO_2 - VO_2/13.8 \times CO \times Hb$$

であり[14]，CO（心拍出量），Hb（ヘモグロビン），SaO_2（動脈酸素飽和度）の3因子は酸素供給変数である．すなわち貧血，動脈酸素化，心拍出量を反映し，出血，心機能，呼吸機能すべてを反映していることになる．SvO_2 の持続的低下は何か生命を脅かす事象が起きていることを警鐘していると考え，詳細に検討する必要がある．もし Swan-Ganz カテーテルが設置されていなくても，中心静脈から採血し，代用する意義は十分ある．

e）呼吸管理

人工心肺を用いない OPCAB においては，血行動態が安定している症例では，手術室抜管が可能となってきた．従来の大量フェンタネスト麻酔，中等度フェンタネスト麻酔の時代は終わり，プロポフォール®やプレセデックス®の導入により覚醒が短時間で得られる．手術室抜管でなくても，ICU 帰室後2, 3時間で十分呼吸器離脱が可能となってきた．一方，高齢者の症例が増えてきた結果，COPD 合併症例も増えてきているのは事実で，抜管に難渋する症例もある．呼吸器管理は条件が満たせばとにかく早期抜管を目指し，自発呼吸を促し，PEEP で PO_2 を，pressure support 圧で PCO_2 を管理し，いち早く CPAP に到達することが肝心である．抜管の基準は FiO2 0.4, PEEP 5 mmHg で PO_2 90 mmHg 以上，PS 5 mmHg で PCO_2 45 mmHg 以下，呼吸回数20回以下，意識清明が条件である．逆に高齢者の場合上記条件を満たさないといって，だらだらと呼吸器に dependent にしておくのは問題である．もし，換気不足なら早期に抜管して，マスク CPAP にて十分管理可能となる症例が多い．当科では inspiratory pressure と expiratory pressure の両方をコントロールできる BiPAP を好んで用いている．嘔吐等の合併症はいまだ経験ないが，十分注意は必要である．

2）術後グラフト評価

日本ではこれまで術後早期冠動脈造影検査ならびにグラフト造影検査はルーチンで行われていたが，保険制度の違いから欧米では，何かのプロジェクトの予算がない限り施行されていな

い．今後日本でも医療制度の変化から，欧米に近い状況になると予測される．

- MDCT（多列検出器 CT: multi-detector row CT）の登場により，術後グラフトは，内胸動脈，静脈グラフトはもとより胃大網動脈も良好に描出されるようになってきた．現在 16 列検出器のものを用いると，0.5 mm の最小スライス厚で高速撮影が可能である．当科では全例に MDCT を施行しているが，グラフト開存率に関しては sensitivity，specificity ともに 100％である．しかし，個々の症例では，全走行が均一に造影されなかったり，吻合部以下の冠動脈が良好に造影されなかったり，冠動脈造影を凌駕するには至っていない．しかし，最小スライス厚は変化ないものの，32 列，64 列検出器による，さらなる高速化により，質的向上が期待できる．

- MRA：今後 MRA によるグラフト評価が可能である．被曝の危険がないこと，造影剤を使用しない機種などメリットは大きい．しかし画像解析において CT の精度に至っておらず今後の進歩に期待したい．

文献

1) Grunkemeier GL, Zerr KJ, Jin R. Cardiac surgery report cards: making the grade. Ann Thirac Surg. 2001; 72: 1845-8.

2) Nashef SA, Roques F, Michel P, et al. Europian system for cardiac operation risk evaluation（EuroSCORE）. Eur J Cadio-thoracic Surg. 1999; 16: 9-13.

3) Motomura N, Miyata H, Tsukihara H, et al. First report on 30-day mortality and operative mortality in risk model of isolated coronary artery bypass grafting in Japan. Ann Thorac Surg. 2008; 86: 1866-72.

4) Tamaki N, Yonekura Y, Yamashita K, et al. Positron emission tomography using fluoro-18 deoxyglucose in evaluation of coronary bypass grafting. Am J Cardiol. 1989; 64: 860-5.

5) 佐久間 肇．心臓領域における MRI 用造影剤の実際の使用方法．日本医放会誌．2002; 62: 682-9.

6) Puskas JD, Winston AD, Wright CE, et al. Stroke after coronary artery operation: incidence, correlates, outcome, and cost. Ann Thorac Surg. 2000; 69: 1053-6.

7) Sukhija R, Aronow WS, Yalamanchili K, et al. Prevalence of coronary artery disease, lower extremity peripheral arterial disease and cerebrovascular disease in 110 men with an abdominal aortic aneurysm. Am J Cardiol. 2004; 94: 1358-9.

8) Monney P, Hayoz D, Tinguely F, et al. High prevalence of unsuspected abdominal aortic aneurysms in patients hospitalized for surgical coronary revascularization. Eur J Crdiothorac Surg. 2004; 25: 65-8.

9) 日本透析医学会統計調査委員会．我が国の慢性透析療法の現状．透析会誌．2003; 36: 1-31.

10) Tedoriya T, Kawasuji M, Ueyama K, et al. Physiologic characteristics of coronary artery bypass grafts. Ann Thorac Surg. 1993; 56: 951-6.

11) Takemura H, Kawasuji M, Sakakibara N, et al. Internal thoracic artery graft function during exercise assessed by transthoracic Doppler echography. Ann Thorac Surg. 1996; 61: 914-9.

12) Windecker S, Kolh P, Alfonso F, et al. 2014 ESC/EACTS Guidelines on myocardial revascularization. Eur Heart J. 2014; 35: 2541-619.

13) Cable DG, Caccitolo JA, Pearson PJ, et al. New approaches to prevention and treatment of radial artery graft vasospasm. Circulation. 1998; 98(19 Suppl): II15-21.

14) 萩原章嘉，行岡哲男．SvO$_2$カテーテル．特集 カテーテル検査とカテーテル治療．救急医学．1997; 21: 1552-3.

〈竹村博文〉

Ch 2 ● 成人心臓外科— A 虚血性心疾患

1-d 冠血行再建
— 冠動脈バイパス術の早期成績と遠隔成績

1967 年に冠動脈バイパス術が施行されて半世紀が過ぎようとしている．この間，冠血行再建法は，手術治療のみならず，バルーンカテーテルに始まる各種カテーテル治療が出現し，デバイスの発達，技術の進歩に伴い治療体系，治療ガイドラインが年々変化している．

現在，冠動脈バイパス術(以下 CABG)とカテーテル治療(以下 PCI)のそれぞれの治療数の比率は 1：3〜10 と PCI が格段に多い．

早期成績においては，治療の確実性の他に合併症の発生，特に脳合併症と死亡率が重要である．この観点では PCI は CABG と比較して周術期の侵襲が低く，比較的「楽」に治療を受けることができ，初期成功率も良好である．治療の初期段階から患者に関わる循環器内科医によって施行される状況もあることから，選択される症例数が多い．

冠動脈バイパス術も，上記を踏まえ周術期および早期治療成績を向上させるために，従来人工心肺を使用し心停止下にバイパスを作成する術式の他に，人工心肺を使用しない，心拍動下冠動脈バイパス術(OPCAB)を開発した．周術期の合併症発生率は着実に低下している．

一方，長期成績においては心関連合併症，長期生存が重要である．PCI が病的部位に操作を加える治療であるため，再狭窄率，再治療率，心事故発生率は高率であり長期生存率は CABG と比較した場合に劣ると一般的に総括されている．

しかし，近年両治療間の差は短縮される傾向にある．また治療される患者のリスクによってもその両治療法の優劣が明らかにされつつある．これらを踏まえて，冠動脈バイパス術の早期および長期成績について述べることにする．

1 冠動脈バイパス術の早期成績

早期成績で重要なのはやはり病院死亡，周術期合併症(特に脳合併症)の発生と思われる．特に脳合併症は SYNTAX トライアルの初年度成績でも PCI と比較して CABG での発生が多かった．外科医の様々な工夫(aorta non-touch 法，動脈グラフト in-situ 法，大動脈吻合デバイスの使用，術中大動脈エコーの使用，周術期心房細動予防対策など)でその発生は低下してきている．

現在，わが国全体として利用できる最新のデータは日本胸部外科学会，および日本冠動脈外科学会からの年次報告がある．

日本胸部外科学会の最新データは 2013 年末までのものである．2013 年の単独冠動脈バイパス術総数は 15,333 例であった．2003 年との比較では総数で 27.1％減少していた．off-pump CABG(以下 off-pump)の割合は 63.7％であり 2003 年の 55.2％と比較してその割合は増加している．初回待機単独症例の手術死亡は 1.0％および入院死亡は 1.7％であった．この成績は 2003 年の 1.0％および 1.5％とほぼ同程度であり安定していた．一方，緊急症例では 2013 年手術死亡 5.5％，2003 年 9.7％と改善はしているものの依然として高率である．off-pump では

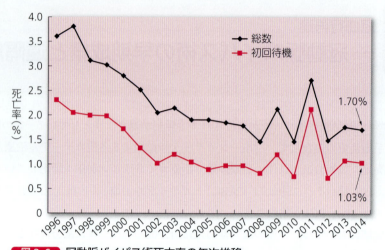

図 2-6 冠動脈バイパス術死亡率の年次推移
すべての単独冠動脈バイパス術と単独初回待機手術の死亡率
(日本冠動脈外科学会全国アンケート調査結果．2014年より引用)

on-pump CABG(on-pump)への移行での成績が不良であるが，移行例の死亡率は2003年8.5%，2013年6.4%と改善しているものの引き続き高値であった[1]．

日本冠動脈外科学会は毎年アンケート調査を国内施設に対して行っており2014年までのデータが提供されている(図2-6)．これによると単独冠動脈全体の症例数8,165例の総死亡率は1.70%，off-pump率は67.7%，初回待機症例の死亡率は1.03%であった．周術期脳合併症のデータも提供され，全症例中1.09%の発生率であった．off-pumpからon-pumpへの移行症例は2.5%．移行症例の死亡率は2.87%であった．

周術期合併症では，特に脳血管関連合併症が問題になる．したがって，脳合併症特に脳梗塞の発生の低い操作，グラフト選択が必要である．また，術後の心房細動にする合併症予防も重要であり，これらの対策を施すことで早期成績を向上させうるとの報告がある．

冠動脈バイパスでは胸骨の栄養血管である内胸動脈の両側の使用頻度が上昇している．縦隔洞炎発生については後の両側内胸動脈グラフト使用の項目で言及する．

2 冠動脈バイパス術の遠隔成績

近年報告されたCABG(主に心停止下冠動脈バイパス術)とPCI(バルーン，ベアメタルステント，薬剤溶出性ステント)治療間の遠隔成績の概要を表2-4に示す．長期間の観察ができた研究では，CABGが全死亡では低率である．また心筋梗塞の発生，再治療率でもPCIと比較して低い．脳血管障害については，早期ではCABGにおいて発生率が高いが，長期にはほぼ同等なる結果が多い[2-10]．しかしながらPCIに使用するデバイスが改良されるに従って各治療間の差は縮小し，特に再治療率ではその差が縮まっている．一方で以下に述べるリスクを階層化した分析では，複雑病変，両側内胸動脈使用などでCABGの優位性が明確になりつつある．治療選択の判断基準は常に変動しており，その動向に常に注目してゆく必要がある．

日本人を対象とした大規模なCABGとPCIの長期観察研究にCREDO-Kyoto研究がある．

表2-4 CABGと各PCI治療の比較（無作為試験）

Year of publication	Study	Baseline characteristics						Primary endpoint			Max clinical Follow-up				
		N	Age (y)	Women (%)	Diabetes (%)	MVD (%)	EF (%)	Definition	y	Results	y	Death	MI	Revasc	Stroke
BMS															
2001	AWESOME[2]	454	67	—	31	82	45	Death	3	20% vs 21%	3	20% vs 21%	—	—	—
2001	ERACI II[3]	450	62	21	17	100	—	Death, MI, stroke, or repeat revascularization	0.1	3.6% vs 12.3%[a]	5	7.1% vs 11.5%	2.8% vs 6.2%	28.4% vs 7.2%[a]	0% vs 0.9% (at 30 d)
2001	ARTS[4]	1205	61	23	17	99	61	Death, MI, stroke, or repeat revascularization	1	26.2% vs 12.2%[a]	5	8.0% vs 7.6%	6.7% vs 5.6%	30.3% vs 8.8%[a]	3.8% vs 3.5%
2002	SoS[5]	988	61	21	14	100	57	Repeat revascularization	2	21% vs 6%[a]	6	10.9% vs 6.8%[a]	5% vs 8% (at 2 y)	21% vs 6%[a] (at 2 y)	—
2003	OCTOSTENT[6]	280	60	29	11	29	—	Death, MI, stroke, or repeat revascularization	1	14.5% vs 8.5%	1	0% vs 2.8%	4.4% vs 4.9%	15.2% vs 4.2%[a]	0% vs 0%
2005	Thiele[7]	220	62	25	30	0	63	Cardiac death, MI, or TVR	0.5	31% vs 15%[a]	5.6	10% vs 12%	5% vs 7%	32% vs 10%[a] (TVR)	—
PES															
2009	SYNTAX[8]	1800	65	22	25	100	—	Death, MI, stroke, or repeat revascularization	1	17.8% vs 12.4%[ac]	5	13.9% vs 11.4%	9.7% vs 3.8%[a]	25.9% vs 13.7%[a]	2.4% vs 3.7%
SES															
2011	Boudriot[9]	201	68	25	36	72	65	Death, MI, or repeat revascularization	1	13.9% vs 19%[c]	1	2% vs 5%	3% vs 3%	14% vs 5.9%	—
2011	PRECOMBAT[10]	600	62	24	32	90	61	Death, MI, stroke, or TVR	1	8.7% vs 6.7%[b]	2	2.4% vs 3.4%	1.7% vs 1.0%	9.0% vs 4.2%[a]	0.4% vs 0.7%

BMS: ベアメタルステント, CABG: 冠動脈バイパス手術, CV: 心血管, DES: 薬剤溶出性ステント, EF: 駆出率, MI: 心筋梗塞, MT: 薬物治療, MV: 多枝病変, PCI: 経皮的冠動脈形成術, PES: パクリタキセル溶出ステント, Revasc: 再血管の再血行再治療, SES: シロリムス溶出ステント, TVR: 目的血管の再血行再建治療, y: 年
a) P＜0.05
b) 各治療の非劣勢性が証明された.
c) 試験中各治療 100 人当たりでは非劣性が証明されなかった.
年齢と駆出率は平均値で表記

Ch 2 ●成人心臓外科— A 虚血性心疾患

主要エンドポイントは死亡. 主要心血管事故〔心血管死, 心筋梗塞, 脳卒中, 再血行再建術(PCI, CABG)〕. 左主幹部病変, 1枝病変を除いた多枝病変を有した症例に対するベアメタルでのPCIとCABG(off-pump 43%)の比較研究であった. 3年での結果では75歳未満の多枝病変におけるPCIとCABGに生存率では差がなかった. また, 糖尿病罹患による治療間の差も認めなかった. 75歳以上では糖尿病多枝病変でCABGが有利. また75歳以上EF 40%以下の例でもCABGで有利であった[11].

③ リスク階層化した症例群での手術成績

1) 糖尿病

冠動脈多枝病変を伴った糖尿病患者への治療法別の無作為臨床試験は表 2-5 のように報告されている. PCIで用いられているデバイスは時代変遷があるものの治療後数年でCABGが死亡率, 心臓血管関連死, 再治療率においていずれも低値である. 一方新規心筋梗塞の発生はばらつきがある. 脳卒中はほとんど差が認められない. また, SYNTAXスコア(病変の複雑性)で検討すると, 複雑性が増すほど, CABGがPCIに対して有効になる傾向が認められる. したがって, CABG治療は糖尿病かつ病変がSYNTAXスコアで中等度以上の場合には選択すべき治療方法であるが, SYNTAXスコア低値の症例群はPCIが選択される割合が多くなるであろう[12-15].

糖尿病患者に対するCABGの際のグラフト選択, 特に両側IMAの使用については, 有益な無作為試験はない. 糖尿病患者における両側IMAの使用においては胸骨感染が懸念されるがそれについてもいまだに議論されている.

2) 腎機能低下症例

腎機能低下合併多枝病変症例に対しては, 何らかの血行再建治療は薬物治療に比較して長期生存を改善すると報告されている[16, 17]. しかしながら多くの前向き無作為研究では腎機能障害症例は除外されている.

中等度腎機能障害症例: 観察研究のみになるが, CABGは術後合併症発生リスクや術後12カ月以内の致死的事故発生が増加するものの, 造影剤に起因する長期生存ではPCIよりも優れていた[18, 19]. ARTトライアルでは生存率, 心臓関連事故などでは差がなかったが, やはり再治療率はPCI治療で多かった[20]. off-pumpがこれらのリスクを下げるという報告もある[21].

末期透析患者の5年生存はもともと不良である. この患者群における無作為試験はないが, 大規模観察研究では透析が十分行われている多枝病変患者に適応を十分検討した上でPCIとCABGを比較すると, 全死亡, 心関連死亡, 心筋梗塞発生率においてCABGは良好であった[22].

3) 低左心機能症例

STICH Trialは LMT病変がない2枝, あるいは3枝病変かつLVEF 35%以下の狭心症を有した慢性心不全患者(HYHA class Ⅱ or Ⅰ)を対象にしている. CABGは全死亡のリスクを, 薬物治療だけの治療群と比較して改善はしなかったが, サブ解析では心臓関連死, 心不全死亡, 心不全による再治療率を低下させた. しかも薬物のみの治療群からその後17%がCABGに, 6%がPCIに移行せざるを得なかった[23]. また10年以上の同様の検討ではCABGが薬物治療

表2-5 糖尿病患者におけるCABGと各PCI治療の比較（無作為試験）

Year of publication	Study	Baseline characteristics					Primary endpoint			Max clinical Follow-up					
		N	Age (y)	Women (%)	MVD (%)	EF (%)	Definition	y	Results	y	Death	CV Death	MI	Revasc	Stroke
2009	SYNTAX[12]	452	65	29	100	—	Death, MI, stroke, or repeat revascularization	1	26.0% vs 14.2%* Sx-Score 0-22: 20.3% vs 18.3%; Sx-Score 23-32: 26.0% vs 12.9%; Sx-Score≥33: 32.4% vs 12.2%[a]	5	19.5% vs 12.9%	12.7% vs 6.5%[a]	9.0% vs 5.4%	35.3% vs 14.6%[a]	3.0 vs 4.7%
2010	CARDia[13] (DES/BMS vs CABG)	510	64	26	93	—	Death, MI, or stroke	1	13.0% vs 10.5%	1	3.2% vs 3.2%	—	9.8% vs 5.7%	11.8% vs 2.0%[a]	0.4% vs 2.8%
2012	FREEDOM[14] (DES vs CABG)	1900	63	29	100	66	Death, MI, or stroke	3.8	26.6% vs 18.7%[a] Sx-Score 0-22: 23% vs 17%; Sx-Score 23-32: 27% vs 18%[a]; Sx-Score ≥33: 31% vs 23%	3.8	16.3% vs 10.9%[a]	10.9% vs 6.8%	13.9% vs 6.0%[a]	12.6% vs 4.8%[a] (at 1 y)	2.4% vs 5.2%[a]
2013	VA-CARDS[15] (DES vs CABG)	207	62	1%	—	—	Death or MI	2	18.4% vs 25.3%	2	21% vs 5.0%[a]	10.8% vs 5.0%	6.2% vs 15.0%	18.9% vs 19.5%	1.0% vs 1.2%

BMS: ベアメタルステント，CABG: 冠動脈バイパス手術，CV: 心血管，DES: 薬剤溶出性ステント，EF: 駆出率，MI: 心筋梗塞，MT: 薬物治療，MV or MVD: 多枝病変，PCI: 経皮的冠動脈形成術，PES: パクリタキセル溶出ステント，Revasc: 再血行，SES: シロリマス溶出ステント，Sx-Score: SYNTAX スコア，y: 年

a) $P < 0.05$
b) 治療方法による無作為化試験
c) 三枝病変
d) サブグループ分析
年齢と駆出率は平均値で表記

Ch 2 ● 成人心臓外科— A 虚血性心疾患

に対して全死亡を改善したという報告もある[24]．これら慢性心不全患者に関して CABG と PCI の血行再建術の選択についはエビデンスレベルの高い研究はなく，「ハートチーム」で併存疾患，病変の複雑性，臨床的な全身状態などを検討して選択すべきであろう．

4) 高齢者

無作為試験はない．大規模な観察研究に米国からの報告がある．CABG：86,244 例，PCI（ベアメタル）：103,549 例の比較によると，死亡率は 1 年後までには両治療群間で差がなかったが 4 年後には CABG で低値であった（16.4% vs 20.8%：0.79；0.76-0.82）．平均年齢 74 歳高齢，多枝病変においては CABG の生存率がよいという報告であった[25,26]．

④ On-pump か Off-pump か？

冠動脈バイパス術の技術や経験は蓄積され改善されてきてはいるが，体外循環を使用することは冠動脈バイパス術後合併症発症に部分的に関係している．そのため，off-pump 手術方法が導入された．近年，2 つの国際的な大規模無作為試験が報告され，経験のある術者が施行すれば術後 30 日，1 年では on-pump も off-pump にも差は認められなかった[27-29]．そのほか，on-pump が off-pump と比較しても早期，長期成績においても同等あるいは優れているとする報告もある[30-32]．off-pump はグラフト開存が on-pump と比較して劣り，その結果長期成績が懸念されるという報告もあるが，完全な off-pump 手技は早期成績（死亡，脳梗塞，創感染，呼吸器感染など）を改善し，早期退院，輸血頻度の減少も認められる[33-36]．終末期腎機能低下症例に対しては off-pump が病院死亡や新規透析への移行が on-pump に比較して低いとする報告もある[21]．

⑤ グラフト選択と長期成績

少なくとも 1 本の内胸動脈（IMA）を使用することは長期成績において重要であり，極めて稀な症例を除いて全例に使用すべきである[37-39]．

両側内胸動脈（BIMA）の使用が長期成績を改善するかどうかの無作為試験による結果はない．しかしながら多くの非無作為試験では長期成績の改善や心関連事故の回避など BIMA の有効性が報告されている[40-46]．この傾向は糖尿病患者でも同様に報告されている．一方で BIMA の使用は胸骨関連の事故を軽度上昇させ，肥満患者や糖尿病患者ではそのリスクが大きくなる[41,42,47-51]．ヨーロッパ心臓病学会からのガイドラインでは，BIMA の使用を 5 年以上の生存が見込まれ，大動脈の使用を避けるべき場合には使用を推奨している．

橈骨動脈の使用は，2 本目のグラフト選択において伏在静脈グラフトより優れているものの，IMA より劣るとする報告がある[52-54]．しかし，目標とする吻合血管の性状，狭窄度によりその成績は一定せず，今後も検討する余地がある．

おわりに

虚血性心疾患に対する血行再建治療成績は，複雑病変になればなるほど CABG の優位性が高くなるコンセンサスは確立されてきている．一方，患者重症度からの治療法選択には長期成績からまだ確立された事実はないように思われる．したがって，複数合併症，複雑病変，高齢

冠血行再建―d 冠動脈バイパス術の早期成績と遠隔成績

など患者の条件が悪い症例は，治療法の適応を長期成績から方向づけることは難しい．一方で，このような複雑な症例でも確実なバイパス治療の結果を残さなければならないことも事実である．カテーテル治療がデバイスの改良で治療成績を向上させているように，CABG はより高度かつ確実な技術で治療成績を向上させなければならないことを自覚しなければならない．10年以上の安全・安心を提供できる CABG 治療の長期成績が今後も求められるであろう．

文献

1) Committee for Scientific Affairs TJAfTS, Masuda M, Kuwano H, Okumura M, et al. Thoracic and cardiovascular surgery in Japan during 2013: Annual report by The Japanese Association for Thoracic Surgery. Gen Thorac Cardiovasc Surg. 2015; 63: 670-701.

2) Morrison DA, Sethi G, Sacks J, et al. Percutaneous coronary intervention versus coronary artery bypass graft surgery for patients with medically refractory myocardial ischemia and risk factors for adverse outcomes with bypass: a multicenter, randomized trial. Investigators of the Department of Veterans Affairs Cooperative Study #385, the Angina With Extremely Serious Operative Mortality Evaluation(AWESOME). J Am Coll Cardiol. 2001; 38: 143-9.

3) Rodriguez A, Bernardi V, Navia J, et al. Argentine Randomized Study: Coronary Angioplasty with Stenting versus Coronary Bypass Surgery in patients with Multiple-Vessel Disease(ERACI Ⅱ): 30-day and one-year follow-up results. ERACI Ⅱ Investigators. J Am Coll Cardiol. 2001; 37: 51-8.

4) Serruys PW, Unger F, Sousa JE, et al. Comparison of coronary-artery bypass surgery and stenting for the treatment of multivessel disease. N Engl J Med. 2001; 344: 1117-24.

5) Stables RH for the SoS investigators. Coronary artery bypass surgery versus percutaneous coronary intervention with stent implantation in patients with multivessel coronary artery disease(the stent or surgery trial); a randomised controlled trial. Lancet. 2002; 360: 965-70.

6) Eefting F, Nathoe H, van Dijk D, et al. Randomized comparison between stenting and off-pump bypass surgery in patients referred for angioplasty. Circulation. 2003; 108: 2870-6.

7) Thiele H, Oettel S, Jacobs S, et al. Comparison of bare-metal stenting with minimally invasive bypass surgery for stenosis of the left anterior descending coronary artery: a 5-year follow-up. Circulation. 2005; 112: 3445-50.

8) Serruys PW, Morice MC, Kappetein AP, et al. Percutaneous coronary intervention versus coronary-artery bypass grafting for severe coronary artery disease. N Engl J Med. 2009; 360: 961-72.

9) Boudriot E, Thiele H, Walther T, et al. Randomized comparison of percutaneous coronary intervention with sirolimus-eluting stents versus coronary artery bypass grafting in unprotected left main stem stenosis. J Am Coll Cardiol. 2011; 57: 538-45.

10) Park SJ, Kim YH, Park DW, et al. Randomized trial of stents versus bypass surgery for left main coronary artery disease. N Engl J Med. 2011; 364: 1718-27.

11) Furukawa Y, Taniguchi R, Ehara N, et al. Better survival with statin administration after revascularization therapy in Japanese patients with coronary artery disease: perspectives from the CREDO-Kyoto registry. Circ J. 2008; 72: 1937-45.

12) Kappetein AP, Head SJ, Morice MC, et al. Treatment of complex coronary artery disease in patients with diabetes: 5-year results comparing outcomes of bypass surgery and percutaneous coronary intervention in the SYNTAX trial. Eur J Cardiothorac Surg. 2013; 43: 1006-13.

13) Kapur A, Hall RJ, Malik IS, et al. Randomized comparison of percutaneous coronary intervention with coronary artery bypass grafting in diabetic patients. 1-year results of the CARDia (Coronary Artery Revascularization in Diabetes) trial. J Am Coll Cardiol. 2010; 55: 432-40.

14) Farkouh ME, Domanski M, Sleeper LA, et al. Strategies for multivessel revascularization in patients with diabetes. N Engl J Med. 2012; 367: 2375-84.

15) Kamalesh M, Sharp TG, Tang XC, et al. Percutaneous coronary intervention versus coronary bypass surgery

in United States veterans with diabetes. J Am Coll Cardiol. 2013; 61: 808-16.

16) Hemmelgarn BR, Southern D, Culleton BF, et al. Survival after coronary revascularization among patients with kidney disease. Circulation. 2004; 110: 1890-5.

17) Reddan DN, Szczech LA, Tuttle RH, et al. Chronic kidney disease, mortality, and treatment strategies among patients with clinically significant coronary artery disease. J Am Soc Nephrol. 2003; 14: 2373-80.

18) Ashrith G, Lee VV, Elayda MA, et al. Short- and long-term outcomes of coronary artery bypass grafting or drug-eluting stent implantation for multivessel coronary artery disease in patients with chronic kidney disease. Am J Cardiol. 2010; 106: 348-53.

19) Charytan DM, Li S, Liu J, et al. Risks of death and end-stage renal disease after surgical compared with percutaneous coronary revascularization in elderly patients with chronic kidney disease. Circulation. 2012; 126(11 Suppl 1): S164-9.

20) Ix JH, Mercado N, Shlipak MG, et al. Association of chronic kidney disease with clinical outcomes after coronary revascularization: the Arterial Revascularization Therapies Study (ARTS). Am Heart J. 2005; 149: 512-9.

21) Chawla LS, Zhao Y, Lough FC, et al. Off-pump versus on-pump coronary artery bypass grafting outcomes stratified by preoperative renal function. J Am Soc Nephrol. 2012; 23: 1389-97.

22) Chang TI, Shilane D, Kazi DS, et al. Multivessel coronary artery bypass grafting versus percutaneous coronary intervention in ESRD. J Am Soc Nephrol. 2012; 23: 2042-9.

23) Velazquez EJ, Lee KL, Deja MA, et al. Coronary-artery bypass surgery in patients with left ventricular dysfunction. N Engl J Med. 2011; 364: 1607-16.

24) Velazquez EJ, Williams JB, Yow E, et al. Long-term survival of patients with ischemic cardiomyopathy treated by coronary artery bypass grafting versus medical therapy. Ann Thorac Surg. 2012; 93: 523-30.

25) Weintraub WS, Grau-Sepulveda MV, Weiss JM, et al. Comparative effectiveness of revascularization strategies. N Engl J Med. 2012; 366: 1467-76.

26) Shahian DM, O'Brien SM, Sheng S, et al. Predictors of long-term survival after coronary artery bypass grafting surgery: results from the Society of Thoracic Surgeons Adult Cardiac Surgery Database (the ASCERT study). Circulation. 2012; 125: 1491-500.

27) Lamy A, Devereaux PJ, Prabhakaran D, et al. Off-pump or on-pump coronary-artery bypass grafting at 30 days. N Engl J Med. 2012; 366: 1489-97.

28) Lamy A, Devereaux PJ, Prabhakaran D, et al. Effects of off-pump and on-pump coronary-artery bypass grafting at 1 year. N Engl J Med. 2013; 368: 1179-88.

29) Diegeler A, Reents W, Zacher M. Off-pump or on-pump coronary-artery bypass grafting. N Engl J Med. 2013; 369: 196-7.

30) Shroyer AL, Grover FL, Hattler B, et al. On-pump versus off-pump coronary-artery bypass surgery. N Engl J Med. 2009; 361: 1827-37.

31) Houlind K, Kjeldsen BJ, Madsen SN, et al. On-pump versus off-pump coronary artery bypass surgery in elderly patients: results from the Danish on-pump versus off-pump randomization study. Circulation. 2012; 125: 2431-9.

32) Hattler B, Messenger JC, Shroyer AL, et al. Off-Pump coronary artery bypass surgery is associated with worse arterial and saphenous vein graft patency and less effective revascularization: Results from the Veterans Affairs Randomized On/Off Bypass (ROOBY) trial. Circulation. 2012; 125: 2827-35.

33) Sedrakyan A, Wu AW, Parashar A, et al. Off-pump surgery is associated with reduced occurrence of stroke and other morbidity as compared with traditional coronary artery bypass grafting: a meta-analysis of systematically reviewed trials. Stroke. 2006; 37: 2759-69.

34) Keeling WB, Kilgo PD, Puskas JD, et al. Off-pump coronary artery bypass grafting attenuates morbidity and mortality for patients with low and high body mass index. J Thorac Cardiovasc Surg. 2013; 146: 1442-8.

35) Puskas JD, Williams WH, O'Donnell R, et al. Off-pump and on-pump coronary artery bypass grafting are associated with similar graft patency, myocardial ischemia, and freedom from reintervention: long-term follow-up of a randomized trial. Ann Thorac Surg. 2011; 91: 1836-42; discussion 42-3.

1 冠血行再建— d 冠動脈バイパス術の早期成績と遠隔成績

36) Puskas JD, Thourani VH, Kilgo P, et al. Off-pump coronary artery bypass disproportionately benefits high-risk patients. Ann Thorac Surg. 2009; 88: 1142-7.

37) Boylan MJ, Lytle BW, Loop FD, et al. Surgical treatment of isolated left anterior descending coronary stenosis. Comparison of left internal mammary artery and venous autograft at 18 to 20 years of follow-up. J Thorac Cardiovasc Surg. 1994; 107: 657-62.

38) Sabik JF 3rd, Blackstone EH, Gillinov AM, et al. Influence of patient characteristics and arterial grafts on freedom from coronary reoperation. J Thorac Cardiovasc Surg. 2006; 131: 90-8.

39) Schmitto JD, Rajab TK, Cohn LH. Prevalence and variability of internal mammary graft use in contemporary multivessel coronary artery bypass graft. Curr Opin Cardiol. 2010; 25: 609-12.

40) Kurlansky PA, Traad EA, Dorman MJ, et al. Thirty-year follow-up defines survival benefit for second internal mammary artery in propensity-matched groups. Ann Thorac Surg. 2010; 90: 101-8.

41) Dorman MJ, Kurlansky PA, Traad EA, et al. Bilateral internal mammary artery grafting enhances survival in diabetic patients: a 30-year follow-up of propensity score-matched cohorts. Circulation. 2012; 126: 2935-42.

42) Taggart DP, D'Amico R, Altman DG. Effect of arterial revascularisation on survival: a systematic review of studies comparing bilateral and single internal mammary arteries. Lancet. 2001; 358: 870-5.

43) Ruttmann E, Fischler N, Sakic A, et al. Second internal thoracic artery versus radial artery in coronary artery bypass grafting: a long-term, propensity score-matched follow-up study. Circulation. 2011; 124: 1321-9.

44) Galbut DL, Kurlansky PA, Traad EA, et al. Bilateral internal thoracic artery grafting improves long-term survival in patients with reduced ejection fraction: a propensity-matched study with 30-year follow-up. J Thorac Cardiovasc Surg. 2012; 143: 844-53 e4.

45) Grau JB, Ferrari G, Mak AW, et al. Propensity matched analysis of bilateral internal mammary artery versus single left internal mammary artery grafting at 17-year follow-up: validation of a contemporary surgical experience. Eur J Cardiothorac Surg. 2012; 41: 770-5; discussion 6.

46) Lytle BW. Bilateral internal thoracic artery grafting. Ann Cardiothorac Surg. 2013; 2: 485-92.

47) Deo SV, Shah IK, Dunlay SM, et al. Bilateral internal thoracic artery harvest and deep sternal wound infection in diabetic patients. Ann Thorac Surg. 2013; 95: 862-9.

48) Hemo E, Mohr R, Uretzky G, et al. Long-term outcomes of patients with diabetes receiving bilateral internal thoracic artery grafts. J Thorac Cardiovasc Surg. 2013; 146: 586-92.

49) Taggart DP, Lees B, Gray A, et al. Protocol for the Arterial Revascularisation Trial (ART). A randomised trial to compare survival following bilateral versus single internal mammary grafting in coronary revascularisation [ISRCTN46552265]. Trials. 2006; 7: 7.

50) Elmistekawy EM, Gawad N, Bourke M, et al. Is bilateral internal thoracic artery use safe in the elderly? J Card Surg. 2012; 27: 1-5.

51) Toumpoulis IK, Theakos N, Dunning J. Does bilateral internal thoracic artery harvest increase the risk of mediastinitis? Interact Cardiovasc Thorac Surg. 2007; 6: 787-91.

52) Tranbaugh RF, Dimitrova KR, Friedmann P, et al. Radial artery conduits improve long-term survival after coronary artery bypass grafting. Ann Thorac Surg. 2010; 90: 1165-72.

53) Tranbaugh RF, Dimitrova KR, Friedmann P, et al. Coronary artery bypass grafting using the radial artery: clinical outcomes, patency, and need for reintervention. Circulation. 2012; 126(11 Suppl 1): S170-5.

54) Schwann TA, Engoren M, Bonnell M, et al. Comparison of late coronary artery bypass graft survival effects of radial artery versus saphenous vein grafting in male and female patients. Ann Thorac Surg. 2012; 94: 1485-91.

〈高瀬信弥，横山　斉〉

Ch 2 ● 成人心臓外科— **A** 虚血性心疾患

1-e 冠血行再建 — 心拍動下冠動脈バイパス術（OPCAB）は優れた術式か？

　冠動脈バイパス術（CABG）が1960年代に始まり，体外循環心停止下での吻合が標準術式となっていたが，1990年代後半にはハイリスク症例に対する低侵襲心拍動下手術（MIDCAB）が急速に普及した．さらに，1998年以降は多枝病変・左冠動脈主幹部（LMT）病変を有する症例に対しても人工心肺を使用しない心拍動下冠動脈バイパス術（off-pump coronary artery bypass: OPCAB）を施行する施設が多くなった．日本冠動脈外科学会のアンケート結果では，2014年に本邦で施行された待機的初回単独冠動脈バイパス術8,165例のうちOPCABは5,532例（67.7%）と半数を超えるまでに拡大している．

　この数字は，米国のOPCAB施行率20〜30%と比較し大きな隔たりがあるが，今までの報告は，OPCABは心停止下CABG（CCABG）と比べ遠隔成績が劣ると結論づける論文が多く，米国を中心とした欧米諸国でOPCABが浸透しない理由づけとなっている．

　この項では，報告された論文から見えてきたOPCABの問題点を挙げながら，当施設でのOPCABの手術・技術的な工夫を紹介しOPCABの正当性と適正利用について言及する．

1 OPCABの問題点

　体外循環を用いた心停止下のCCABGにはいくつかの問題点がある．CCABGでは，脳神経系障害や腎機能障害などの術後合併症が多く，特に高齢者の手術成績では入院期間の延長や早期再入院率など問題点も多い．これに対し，OPCABは人工心肺後の炎症反応と組織侵襲の程度・侵襲からの回復に関して低侵襲性であると多くの論文で記述され，入院死亡率，輸血率，在院日数，術後重症合併症の減少など良好な術後早期成績が示され，OPCABの有用性が報告された[1-4]．

　しかし，手術の難易度や術者の熟練度で差がでてしまうOPCABには，反対意見も多く報告された．2009年に欧米で行われたROOBY trialでは，術後30日以内死亡（1.8% vs 1.1%）や術後合併症など早期の成績は同等であるが，術後1年での死亡・心事故発生率（9.9% vs 7.4%），グラフト開存率（82.6% vs 87.8%）に関してはOPCABが劣ると報告された[5]．

　この報告に関して，症例の問題や術者の熟達度などに問題があると解釈され論じられてきたが，術者の問題（resident vs attending surgeon）はそれほど問題ではなくほぼ同じ結果であったと追加報告されている[6]．

　また，2014年に解析（meta-analysis）され報告された多くの報告も同様な論調でOPCABの優位性は実証できないと考えられるようになった[7]．

1) OPCABのどこが問題なのか？

　Calafiore AMらが，2005年に報告したOPCABの成績は素晴らしく，CCABGと比べ手術早期成績は良好であり，遠隔成績もほぼ同等であった．本邦でも，2007年にFukuiらがOPCAB

1 冠血行再建─ **e** 心拍動下冠動脈バイパス術（OPCAB）は優れた術式か？

表2-6 順天堂大学での CABG 成績: 1990〜2001 年 CCABG と 2002〜2013 年 OPCAB

	CCABG	OPCAB
	1990〜2001 1,473 cases	2002〜2013 1,875 cases
Age（yrs）	62±8.9	67±9.8
DM	639（43.4%）	971（51.8%）
DM（med）	283（19.2%）	473（25.2%）
DM（INS）	122（8.3%）	294（15.7%）
Renal insufficiency（s-Cr＞2.0 mL/min）	21（1.4%）	54（2.9%）
HD	47（3.2%）	125（6.7%）
CVA	139（9.4%）	260（13.9%）
COPD	79（5.4%）	147（7.8%）
Malignancy	54（3.7%）	177（9.4%）
Emergency（24Hr）	43（2.9%）	147（7.8%）
No. of anastomosis	2.6±0.8	3.6±1.3
graft Only SVG	98	17
graft arterial Graft 1	1169	319
2	205	559
3	1	492
＞4	0	488
Postop. IABP	15（1.0%）	32（1.2%）
PMI	24（1.6%）	6（0.3%）
Arrythmia（POAF/VT）	430（29.2%）	425（22.7%）
CVA	49（3.3%）	20（1.1%）
Respiratory disorder	30（2.0%）	67（3.6%）
Renal insufficiency	92（6.2%）	71（3.8%）
Infection	23（1.6%）	22（1.2%）
No BTF	720（48.9%）	1,457（77.7%）
Hospital stay	22±13.7	11±10.5
Hospital Mortality	23（1.6%）	9（0.5%）

（Kuroda K, et al. Ann Thorac Cardiovasc Surg. 2016; 22: 98-107）[9]

602 例の良好な成績（30 日死亡 0.5%，吻合枝数 3.6，5 年全死亡回避率 87.9%，心臓死亡回避率 97.7%）を報告している[8].

　当施設では，黒田らが 2006〜2013 年の間の OPCAB の短期成績をまとめて報告しているが，OPCAB は 2002 年から本格的に導入し，2013 年までに施行した単独冠動脈バイパス術のうち OPCAB は 1,875 例（97%）であり，平均吻合枝数は 3.6±1.3 カ所，術後 30 日以内死亡率 0.5% と極めて良好であった．単純には比較できないが，2001 年までの当施設での CCABG と比較し，術後成績は改善され術後入院日数も半減した（表 2-6）．問題となる遠隔成績も 10 年全死亡回避率 89%，10 年心臓死亡回避率 95% と良好で CCABG とほぼ同等な成績であった[9].

　今までに報告された OPCAB の良好な成績は，OPCAB を標準術式とし全症例の 95% 以上を off-pump で施行している単一施設の成績がほとんどである．しかし，現在の医学論文では単独施設の偏った strategy の臨床成績は掲載されにくいため，これらの施設の OPCAB の良好な成

Ch 2 ● 成人心臓外科 — A 虚血性心疾患

績は meta-analysis や CCBAG との比較に反映されないことが，OPCAB の成績が劣るという結果につながっていると思われた．

　最近，OPCAB に対する考え方は，ヨーロッパ諸国で見直されるようになり，2015 年にはようやく OPCAB の短期成績と遠隔期成績も死亡率に関しては CCABG とほぼ同等であるという meta-analysis の報告がヨーロッパを中心に散見されるようになってきた．Barili らの報告は，observational prospective cohort study で対象は 11,201 名（OPCAB 27.2%），術後 30 日以内早期死亡（OPCAB 2.2% vs CCABG 2.0%），術後 8 年の遠隔期死亡（OPCAB 23.5% vs CCABG 20.2%）という結果で成績はほぼ同等であった．また，術後 8 年の PCI 施行率（OPCAB 14.3% vs CCABG 12.0%）では，OPCAB の方が増加し再入院率が上昇したが，その結果が遠隔期死亡には反映されなかった[10]．Deppe らは，51 論文，16,904 名に及ぶ meta-analysis を行い報告した．術後 30 日以内早期死亡（OPCAB 1.8% vs CCABG 2.1%）はほぼ同等であり，脳梗塞や再挿管による人工呼吸管理，腎機能障害や感染症，輸血率においては OPCAB が有利な結果となった．遠隔期に，OPCAB ではグラフト開存率が低く再血行再建（PCI）率が高くなったが，このことが遠隔死亡や心筋梗塞の発症率の増加とは関連がなくほぼ同等な結果と結論づけている[11]．これらの長期予後も同等で良好であったと解析する論文のなかで，OPCAB の問題点が浮き上がってきた．この問題の解決が長期成績を改善し OPCAB の有用性を証明する重要なポイントであると推測されるが，このポイントがグラフト開存率であった．OPCAB のグラフト開存率が劣ることは以前から報告されているが，これらの論文では，冠動脈吻合部，グラフトの選択で成績が大きく異なることが証明された．もちろん左内胸動脈の良好な成績は OPCAB でも確立されており，問題点は，2 番目，3 番目のグラフト開存率と考えられた．

2) 吻合部位による開存率の差

　左内胸動脈（LITA）を左前下行枝（LAD）へ吻合するバイパス術は，CABG の手技のなかで PCI よりも勝る遠隔期成績がこれまでも証明されている．この成績は，手術手技や術者の技量の差異も少なく，開存率 95% 前後と良好であり，今回挙げた論文でも OPCAB は CCABG とほぼ同等であった．しかし，回旋枝（LCX），右冠動脈（RCA）末梢は LAD に比べ長期開存率が低下することが報告され，今回の論文では OPCAB の劣性を証明する具体的な数字が明らかになった．LCX，RCA 末梢への吻合では，OPCAB ではともに開存率 70〜78% 程度で，CCABG では開存率 80〜86% と報告された[12, 13]．

3) グラフトの選択による開存率の差

　グラフト別の開存率も同様に，meta-analysis（12 論文，3,894 症例・4,137 グラフト，OPCAB vs CCABG）が行われ報告された．LITA の開存率は，95% と手術術式にかかわらず良好であり，橈骨動脈（RA）も開存率 90〜94% と良好であった．これらの数字には，OPCAB と CCBAG との間に差異は認めなかった．また，Calafiore らは，2005 年に両側内胸動脈（BITA）を用い OPCAB で吻合を行った中期成績を報告し，OPCAB と CCABG では遠隔成績に差はなく良好な結果であった．OPCAB と CCABG を比較する論文で，BITA の遠隔期開存率を術式別に詳細に検討した論文が少なく確実に断言はできないが，術式にかかわらず臨床的に良好な遠隔成績であることは meta-analysis で報告されている[14]．これに対し，大伏在静脈（SVG）は，OPCAB

が開存率 70〜75％，CCABG が開存率 80〜85％と OPCAB で不良であることが報告された[15]．SVG の開存率が早期から不良であることの原因として，採取方法(open vs endoscopic)，凝固・血小板機能に関わる問題，吻合箇所の性状，吻合方法(OPCAB vs CCABG)，近位側吻合(手縫 vs 自動吻合)など多くの問題が挙げられている．しかし，原因の詳細解明にはつながらず，今後の生理学的・解剖学的・血行力学的などいろいろな研究解明が必要である．

これまでの多くの報告から，回旋枝領域や右冠動脈末梢へのバイパスグラフト選択の重要性と採取方法ならびに吻合技術の改善が極めて重要なポイントであることが再確認された．以上の点を踏まえ，当科で施行している OPCAB(特に LCX，RCA 領域への対応)に関して，グラフト選択と手術の要点を述べる．

2 当科における OPCAB

基本的に血行動態の悪化による全身的な循環不全をきたさない限りは全例 OPCAB を行う方針としており，前述のごとく OPCAB 施行率は 97％前後である(図 2-7)．

1) 左前下行枝

ほとんどの症例で LITA が使用されるが，LITA はハーモニックスカルペルを用いた skeletonize 法で採取され，吻合は，深部心膜牽引により心尖部挙上を行い，スタビライザーで LAD を固定して，シャントチューブなどを使用した血流制御の下に 8-0 モノフィラメント糸による端側吻合を行っている．

2) 回旋枝

視野の確保は深部心膜牽引により心臓後面を露出することによる．グラフト候補として，右内胸動脈(RITA)，橈骨動脈(RA)，大伏在静脈(SVG)が挙げられるが，第一選択として RITA が多く用いられている．問題点は，吻合部位が OM あるいは PL となった場合には in-situ で余裕をもって吻合場所まで届くかということが挙げられる．skeletonize 法で採取した場合は，2〜5 cm 程度より長い距離が獲得でき，このことが開存率の向上につながっている．RA は，同じく skeletonize 法で採取することで十分な長さが確保でき，奥深い PL でも十分に到達することができる．吻合方法は，視野の確保と操作部位の確保が大切であるが，複数の吻合を 1 本のグラフトで施行する sequential 吻合では特に十分な経験と卓越した技量が必要となる．RITA と RA のどちらを選択するかは，冠動脈病変の狭窄の程度や吻合部の性状，吻合部位までの距離などを十分に検討し選択する必要がある．

LCX の形態や吻合部位の径から判断すると口径差の少ない動脈グラフトが望ましいのは明らかであり，SVG の使用は，ITA や RA が使用できない場合や病変の狭窄が厳しくない場合など限られた局面のみである．

3) 右冠動脈末梢

視野の展開は左回旋枝と同様である．冠動脈病変の狭窄が 90％以上と高度な時は，GEA が一番に選択される．左冠動脈優位の事例が多い欧米諸国では，右冠動脈は追加補助的な意味合いから SVG の選択が多く，GEA はほとんど使用されていない．日本人の GEA 使用率は高率

Ch 2 ● 成人心臓外科 — A 虚血性心疾患

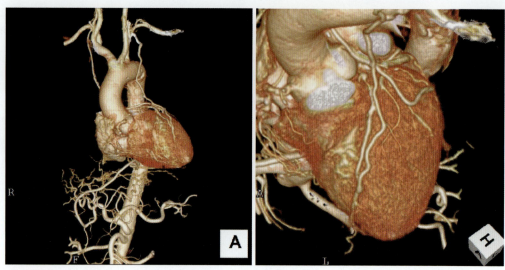

図 2-7　術後冠動脈・グラフト造影 CT（OPCAB＊6）
LITA-D-LAD, RITA-OM-PL, GEA-4PD-AV

で，右冠動脈の病変と GEA の評価を間違えなければ LITA に匹敵する良好なグラフトとなりうる．GEA の特徴として，術後グラフト spasm を誘発しやすく，薬剤や血管壁の除神経により spasm を回避することも重要である．

　GEA が使用できない場合には RA あるいは SVG が選択されるが，RA の長さが不十分な場合には，SVG が使用される．右冠動脈への SVG の使用は，近位側吻合部の吻合形態も重要なポイントとなる．閉胸時に過度に屈曲しないような形態を作成しなければならない．

4) 閉胸時の工夫

　胸腺組織の遺残脂肪組織や心嚢前面や臓側胸膜の脂肪組織が炎症を惹起しグラフトへの炎症の波及などの悪影響を及ぼす可能性を考慮し，脂肪組織は可及的に除去している．また，これによりグラフトの走行がより自然な形となる．

③ 新たな展開

　術後の頻発する合併症として術後心房細動（POAF）が挙げられるが，入院期間の延長だけではなく，重大な合併症や遠隔成績を悪化させることが報告されるようになった．今回，OPCAB と CCABG を比較した ROOBY trial における調査では，術後の新規心房細動（POAF）は OPCAB で 27%，CCABG で 25%に発症していた．そのうち POAF となった症例では術後 30 日死亡率が 2.2%（no POAF 0.8%）と高く，1 年後の総死亡率（5.1% vs 2.2%），心臓関連死亡率（3.6% vs 1.2%）と POAF の予後の悪さが証明された[16]．

　冠動脈バイパス術を OPCAB にて施行することで POAF を予防することは可能であるが，20〜30%前後の発症率は依然残存する．この心房細動による左心耳内血栓の遊離で生じる脳梗塞を中心とした塞栓症を予防するために，我々の施設では全例で左心耳縫合結紮（切除）術を追加施行している．現時点では，POAF の発症予防や洞調律症例で脳梗塞予防に関して明らかな

効果は認められないが，一部の術後心房細動発生例で遠隔期までの脳梗塞予防効果が期待されており，今後の研究結果に期待が寄せられている．

おわりに

　OPCAB に関する手術手技，器具は，2000〜2005 年の間にめざましく改良，開発されたが，この間に PCI も急速に進歩した．人工心肺を使用せず新たな手術器具の開発などが少ない OPCAB の領域では，ほかの医療分野に比べ近年進歩が停滞している傾向が見受けられる．高度な技術と経験を要するグラフトの skeletonization や OPCAB で拍動下に多枝の血管吻合を行うことは相当な経験を要し，研修対象の技術とは見なされないため，外科医の関心が停滞し他の領域に回避しているように感じられる．

　しかし，OPCAB を安全に施行し納得できる形にするためには，生理学・解剖学・循環器内科学・一般内科学などまだまだ解明しなければならない基礎的な問題もたくさんあり，CABG の進歩は，手術手技を取り巻く医療機器や医療工学の進歩だけでなく，外科医としての外科臨床学の進歩が重要である．

　OPCAB が優れた術式として確立するために必要なことはとりもなおさず，良好な遠隔成績であり，それを裏づけるエビデンスに支えられた手術構成要素を的確に駆使することであろう．

文献

1）Amano A, Hirose H, Takahashi A, et al. Off-pump coronary artery bypass. Mid-term results. Jpn J Thorac Cardiovasc Surg. 2001；49：67-78.

2）Calafiore AM, Giammarco DG, Teodori G, et al. Bilateral internal thoracic artery grafting with and without cardiopulmonary bypass: Six-year clinical outcome. J Thorac Cardiovasc Surg. 2005；130：340-5.

3）天野 篤. 冠動脈外科—on-pump から off-pump への変遷. 順天堂医学. 2003；48：458-65.

4）天野 篤. 早期回復を目的とした冠動脈バイパス術—心停止から心拍動への移行—. 順天堂医学. 2003；49：157-62.

5）Shroyer AL, Grover FL, Hattler B, et al. On-pmp versus off-pump coronary artery bypass surgery. N Engl J Med. 2009；361：1827-37.

6）Almassi GH, Carr BM, Bishawi M, et al. Resident versus attending surgeon graft patency and clinical outcomes in on- versus off-pump coronary artery bypass surgery. J Thorac Cardiovasc Surg. 2015；150：1428-35, 1437. e1；discussion 1435-7.

7）Kim JB, Yun SC, Lim JW, et al. Long-term survival following coronary artery bypass grafting. Off-pump versus On-pump Strategies. J Am Coll Cardiol. 2014；63：2280-8.

8）Fukui T, Takahashi H, Hosoda Y, et al. Early and midterm results of off-pump coronary artery bypass grafting. Ann Thorac Surg. 2007；83：115-9.

9）Kuroda K, Kato TS, Kuwaki K, et al. Early postoperative outcome of off-pump coronary artery bypass grafting: a report from the highest-volume center in Japan. Ann Thorac Cardiovasc Surg. 2016；22：98-107.

10）Barili F, Rosato S, D`Errigo P, et al. Impact of off-pump coronary artery bypass grafting on long-term percutaneous coronary interventions. J Thorac Cardiovasc Surg. 2015；150：902-9.

11）Deppe AC, Arbash W, Kuhn EW, et al. Current evidence of coronary artery bypass grafting off pump versus on-pump: a systematic review with meta-analysis of over 16900 patients investigated in randomized controlled trials. Eur J Cardo-Thorac Surg. 2016; 49: 1031-41.

12) Hattler B, Messenger JC, Shroyer L, et al. Off-pump coronary artery bypass surgery is associated with worse arterial saphenous vein graft patency and less effective revascularization. Results from the Veterans Affairs Randomized On/Off Bypass (ROOBY) trial. Circulation. 2012; 125: 2827-35.

13) Houlind K, Fenger-Gron M, Holme SJ, et al. Graft patency after off-pump coronary artery bypass surgery is inferior even with identical heparinization protocols: results from the Danish On-pump Versus Off-pump Randomization Study (Doors). J Thorac Cardiovasc Surg. 2014; 148: 1812-9. e2

14) Kajimoto K, Yamamoto T, Amano A. Coronary artery bypass revascularization using bilateral internal thoracic arteries in diabetic patients: a systematic review and meta-analysis. Ann Thorac Surg. 2015; 99: 1097-104.

15) Zhang B, Zhou J, Li H, et al. Comparison of graft patency between off-pump and on-pump coronary artery bypass grafting: an updated meta-analysis. Ann Thorac Surg. 2014; 97: 1335-41.

16) Almassi GH, Wagner TH, Carr B, et al. Postoperative atrial fibrillation impacts on costs and one year clinical outcomes: the Veterans Affairs Randomized On/Off Bypass Trial. Ann Thorac Surg. 2015; 99: 109-14.

〈天野　篤，山本　平，梶本　完〉

Ch 2 ● 成人心臓外科— **A** 虚血性心疾患

2-a 機械的合併症に対する外科手術 — 左室自由壁破裂

1 左室自由壁破裂とは

　左室自由壁破裂(left ventricular free wall rupture: LVFWR)は急性心筋梗塞(AMI)後の機械的合併症の中でも予後不良の合併症であり，かつては AMI の1〜3％に発症し心筋梗塞の死亡原因の約10％を占めるといわれていたが，経皮的冠動脈インターベンション(PCI)の進歩や血圧コントロールの改善により頻度は減少しているとされる[1]．厚生省班研究による5年間の全国アンケート調査によれば32,537例の AMI において LVFWR の発症は433例，1.3％と報告されている[2]．血栓溶解療法は必ずしも LVFWR を減少させなかったが PCI は血栓溶解療法に比べ LVFWR の頻度を有意に低下させ，再灌流療法が遅れると LVFWR のリスクが高まる[3, 4]．

　LVFWR の発症時期は AMI 発症後24時間以内が最も多く，ほとんどが1週間以内に発症する．早期に発症する例では AMI 発症後数時間以内に起こり，特に血栓溶解療法施行後に多い．早期発症例では破裂は貫壁性梗塞部心筋に生じ，それ以降の例では梗塞領域と正常心筋領域の境界部に生じる．破裂部は限局した裂隙を呈するか血腫を形成して心筋解離を生じている．

　疫学的には高血圧の既往を有する70歳以上の高齢女性に多いとされ[5]，そのほかに初回心筋梗塞，前壁梗塞，1枝病変，ステロイド剤の長期使用などが危険因子とされる．

　Lewis らは病理学的な破裂形式によって LVFWR を3つに分類しており，slit-like tear 型(Type Ⅰ)，hemorrhagic dissection 型(Type Ⅱ)とその混合型(Type Ⅲ)である[6]．臨床的には梗塞部に大きな slit-like tear が入り急激に進行して循環動態の虚脱に陥る"blow-out"型，それより緩徐に進行し梗塞部心筋からの出血によって心タンポナーデをきたす亜急性の"oozing(slow rupture)"型，急性期を克服し慢性期に仮性心室瘤を形成する"false aneurysm"型に分類される[7]．"blow-out"型では突然の胸痛，意識障害から electromechanical dissociation(EMD)となり多くの症例は突然死し救命は極めて困難である．"oozing(slow rupture)"型は，本来は心外膜あるいは心筋内に血腫を生じその部分から徐々に心嚢内に血液がしみ出てくる，いわゆる Lewis 分類の Type Ⅱにあたると考えられるが，実際の臨床現場では"blow-out"型よりも小さい裂孔が血圧低下に伴い一時的に止血され，やや緩徐に心タンポナーデ症状を呈する状態であることが多い(図 2-8)．進行は"blow-out"型よりも緩徐とはいえ心タンポナーデからショックに至る場合や血圧上昇に伴って再出血を起こす場合が多く，緊急処置を要する．慢性型の仮性心室瘤は破裂部が自然に止血して周囲の心外膜と癒着して生じる．真性心室瘤と同様に慢性心不全，不整脈，血栓症などを呈することが多いが，無症状で経過することもある．仮性瘤の外壁は心嚢と血栓であるため真性瘤よりも破裂の危険性は高く，診断が確定すれば早期に手術介入を行う．

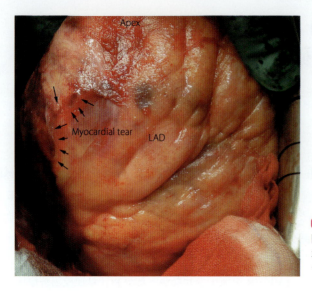

図 2-8　Oozing 型左室前側壁破裂
開胸時には出血は概ね止まっており，シート状フィブリン接着剤の貼付・圧迫で止血修復できた．

2 左室自由壁破裂の診断

　怒責，咳嗽などの後に突然の胸痛，血圧低下や不穏，意識障害が出現した場合 LVFWR を疑う．身体所見では心タンポナーデを示唆する頸静脈怒張，奇脈，心膜摩擦音などが認められ，心電図検査では持続性 ST 上昇，接合部調律，前胸部誘導での T 波増高などを認める．そのような場合に心エコー検査が非常に有用である．心囊液もしくは血腫の貯留，右心系の虚脱，下大静脈の拡張などを認めれば確定診断となる．初期では心囊液は必ずしも多量ではないこともあり，経時的に心囊液増加の有無を確認する必要がある．また，診断のための試験心囊穿刺は心臓損傷や再出血の危険性もあり一般的には推奨されない．
　"false aneurysm" 型では仮性瘤を通過する血流により収縮期雑音，拡張期雑音，to-and-fro 雑音などを聴取することもある．心電図では下に凸の ST 上昇が持続する．心エコーでは心室瘤部分には心筋を認めず，瘤の入口部が瘤部分に比べて狭い点（瘤入口部の径が瘤基底部の径の 50％以下）が真性心室瘤との鑑別で重要である．また真性心室瘤と異なり後壁が好発部位である．

3 左室自由壁破裂の治療

　"blow-out" 型では発症後急速に心肺停止に至り，心臓マッサージは効果が少なくさらに破裂孔を拡大する危険性を有する．PCPS が直ちに開始できればよいが現実的には困難であり，外科手術まで到達しても多臓器不全や低酸素脳症などで予後不良であることが多い．
　"oozing（slow rupture）" 型の場合は直ちに外科的手術を考慮すべきである．進行が非常に緩徐で止血が得られていると判断できるような症例では内科的なエコーガイド下経皮的心囊ドレナージで血行動態の改善が得られる可能性もあるが，その判断は難しく比較的慢性的な症例に限られる．前述の厚生省班研究による 5 年間の全国アンケート調査によれば，LVFWR 急性期

に侵襲的治療が行われた318例のうち38.1％に心嚢ドレナージが実施され53.7％の救命率が得られたのに対しPCPS補助は17.9％に施行され救命率は29.8％であったとされる[2]が，これらはいわゆる左室自由壁破裂でなかった可能性もある．一般的に"oozing（slow rupture）"型では緩徐でも出血が持続していることが多く，心嚢ドレナージを実施しても血性排液が収束しない場合が多い．そういう症例では，内科的には輸血や補液，カテコラミン投与などによる血行動態の維持，IABP留置による圧負荷軽減などに努め，早急に外科にコンサルトする必要がある．外科的には，血行動態が安定していれば，まず剣状突起下からのアプローチで心嚢ドレナージを試みてもよい．その際に重要な点は急速にドレナージしないことと，あらかじめPCPSもしくは胸骨正中切開の準備をしておくことである．心嚢液を急速に排液すると急にタンポナーデが解除されて一時的に血圧が上昇し，いったん止血されかけていた場所からの再出血や裂孔が広がりoozingがblow-outとなる危険性を孕んでいる．心嚢に小さな孔を開け，血圧は80 mmHg程度を維持するくらいにとどめてゆっくり排液する．ドレナージしても血液性排液が持続する場合や血行動態が改善しない場合は止血手技が必要であり，躊躇せず胸骨正中切開を行う．そのためにも初めから広く消毒しドレーピングしておいて開胸用機材も準備しておくことが大事である．また，大腿動静脈を確保しておき，血行動態破綻時のPCPS導入に備えておくとよい．

　外科的止血法にはいろいろあるがoozing様の出血であればシート状フィブリン接着剤を貼り付けることで止血が得られることもある．その際は体外循環を用いないで行えることが多い．小さな裂孔から拍動性に出血している場合はパッチ縫着法が勧められる．自己心膜，ウシ心膜，ゴアテックスシートなどを梗塞巣より大きく切り，梗塞領域との境界部の正常心筋に縫着して出血を抑え込む方法である（図2-9）．パッチ縫着に加え，パッチの下に何らかの接着剤を注入する方法も報告されており，材料としてはGRF（gelatin resorcin formaldehyde）glue，fibrin glueなどが使用される．梗塞部切除パッチ再建法や直接縫合閉鎖法は対象組織の脆弱性から現在ではあまり一般的ではないが，パッチ縫着法の際にフェルトプレジェット付きモノフィラメント

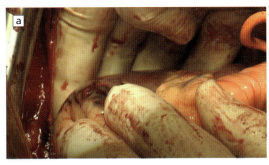
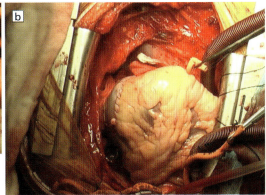

図2-9 Oozing ruptureにウシ心膜パッチを縫着
a）左室後側壁にoozing ruptureを認める．
b）oozing rupture部を被覆するようにウシ心膜パッチを縫着した．

Ch 2 ● 成人心臓外科 — A 虚血性心疾患

糸を何針か出血部に先にかけて締めすぎないように結紮し，出血をある程度減らしてからパッチで被覆する場合もある．パッチ縫着法では左室側面や後面の梗塞部近くの正常心筋に慎重に運針する必要がある場合が多く，基本的には体外循環下に心停止で行う．

ほかに，心囊ドレナージを行いそこから経皮的に心囊内に fibrin glue を注入する方法も報告されている[8]．循環器内科でも迅速に施行可能な有効な手段ではあるが適応はほぼ止血しているような緩徐な "oozing(slow rupture)" 型に限られると考えられ，また止血しえた修復部が仮性瘤を形成する可能性が高いともいわれている．

"false aneurysm" 型は無症状でも突然破裂するリスクがあり基本的には発見されれば全例が手術適応である．仮性瘤切除，左室形成術を行う．

📖 文献

1) Figueras J, Alcalde O, Barrabés JA, et al. Changes in hospital mortality rates in 425 patients with acute ST-elevation myocardial infarction and cardiac rupture over a 30-year period. Circulation. 2008；118：2783-9.

2) 許 俊鋭，野乃木 宏．急性心筋梗塞後の左室自由壁破裂に対する治療成績の検討：過去 5 年間の全国アンケート調査．循環器科．2001；50：517-20.

3) Moreno R, Lopez-Sendon J, Garcia E, et al. Primary angioplasty reduces the risk of left ventricular free wall rupture compared with thrombolysis in patients with acute myocardial infarction. J Am Coll Cardiol. 2002；39：598-603.

4) Honan MB, Harrell FE Jr, Reimer KA, et al. Cardiac rupture, mortality and the timing of thrombolytic therapy: a meta-analysis. J Am Coll Cardiol. 1990；16：359-67.

5) Honda S, Asaumi Y, Yamane T, et al. Trends in the clinical and pathological characteristics of cardiac rupture in patients with acute myocardial infarction over 35 years. J Am Heart Assoc. 2014；3：e000984.

6) Lewis AJ, Burchell HB, Titus JL. Clinical and pathologic features of postinfarction cardiac rupture. Am J Cardiol. 1969；23：43-53.

7) Bashour T, Kabbani SS, Ellertson DG, et al. Surgical salvage of heart rupture: report of two cases and review of the literature. Ann Thorac Surg. 1983；36：209-13.

8) 荻原正規．左室自由壁破裂に対する心囊内フィブリン糊充填療法の実験的検討．日心外会誌．1995；24：18-23.

〈秦 広樹，小林順二郎〉

Ch 2 ● 成人心臓外科 — A 虚血性心疾患

2-b 機械的合併症に対する外科手術 — 心室中隔穿孔

　心筋梗塞に続発する急性期心室中隔穿孔（ventricular septal perforation：VSP）の手術成績は現在あらゆる心臓手術の中で最も不良である．この疾患に対し幾多の手術法が試みられてきたものの，特定の術式の有用性を証明した強固なエビデンスは未だない．しかしこの治療困難な疾患に対しても，構造力学的原理に則り手術を行うことにより改善の余地はあると考えている．

1 急性期 VSP の手術成績のベンチマーク

　単独施設における特定期間の成績の報告では，入院死亡 20％ 前後の報告も散見される．しかしこれらは多分に報告バイアスの典型と考えることもでき，再現性は必ずしも担保されていない．国内成績のベンチマークとして，2001～2013 年の日本胸部外科学会年次アンケート結果を集計した．3,020 例の急性期手術が行われ入院死亡率は 34.3％ であった．年次別死亡率グラフ（図 2-10）は明らかな経時的傾向を示していない．年間症例数は平均 232 例（211～252）に過ぎずこれも特に増減傾向はなかった．Arnaoutakis らは 1999～2010 年の 12 年間の STS データベース内の成績を報告した[1]．慢性期を含んだ全 2,876 例中手術死亡（30 日死亡＋全入院死亡）は 42.9％，心筋梗塞発症 7 日以内の急性期手術に限ると 54.1％ であった．1 施設あたりの症例数は 0.09～3.7 例/年であった．これらの集計から，VSP 手術が個々の外科医にとって経験を重ねて習熟するのが困難であり，年次的改善傾向もない実態がわかる．

　David ら[2]により 1995 年に報告された infarct exclusion 法の成績は慢性期 2 例を含んだ 44 例中入院死亡 6 例（13.6％）であった．しかし後に上記 Arnaoutakis らの報告[1]に対する discussion の中で，David は 1990～2010 年のトロント総合病院（TGH）での VSP 手術総数は慢性期

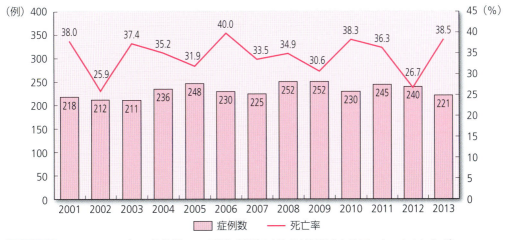

図 2-10　2001～2013 年　急性期 VSP 手術成績（日本胸部外科学会年次アンケートより作成）

Ch 2 ● 成人心臓外科— A 虚血性心疾患

も含め 91 例，入院死亡は 40％であったと発言している．彼自身を含めた 2 名の外科医による成績は 20％強の入院死亡であったが，他の外科医では 50％を超えたと述べた．TGH においてすら David の初期成績を継承することは困難であり，最終的に STS データベースと同等の結果になった．

　残念ながら infarct exclusion 法も術者の技量に大きく依存する方法であり，VSP 手術の成績全般を今以上に改善するためにはさらに再現性の高い方法が望まれる．

❷ 術式の分類

　VSP に対してはいくつもの術式の工夫が報告されており，本稿ですべてに触れることはできない．しかし単純化すれは穿孔部閉鎖法によりまず 2 種類に分けられる．穿孔部を直接パッチ閉鎖する Daggett らの方法と，左室心内膜を広範に心膜パッチで覆い間接的に穿孔部を塞ぐ infarct exclusion 法である．心室切開は右室切開，左室切開に分けられるが infarct exclusion 法は必然的に左室切開と組み合わされる．右室切開から穿孔部直接閉鎖する方法として Isoda ら[3] の sandwich 法がある．

　当然，これらをさらに組み合わせて 2 重に堰を作る方法も考えられるが，得られる効果と，術式の複雑化，侵襲度，再現性のバランスが大切である．

❸ 各術式における留意点

1）左室心内膜パッチ法

　infarct exclusion では梗塞部位全体を覆う大きな心膜パッチを左室心内膜面に内貼りする．概念上非梗塞部位にパッチが縫着されるため,パッチ縫合線の離開が生じにくいことになっているが,実際には VSP 症例では非梗塞部位であっても左室心内膜は脆弱であり,縫着は容易ではない．

①心筋梗塞急性期には色調により梗塞部位と非梗塞部位を判断するのは困難である．体外循環拍動下に左室切開を行い，触診により梗塞範囲を確認しパッチ縫着ラインを想定してから大動脈遮断心停止とする．前壁梗塞の場合，前下行枝から 2 cm 左側を切開する．

②パッチ縫着には適宜マットレス縫合を追加し,可能な部位では貫壁性マットレス縫合を行う．

③パッチのサイズは余裕を持たせ,パッチと左室心内膜の間に死腔ができないようにする．パッチサイズが小さく突っ張る形となると，finite element analysis（FEA）モデルでの計算上，パッチが心内膜に沿っている場合の数倍の張力が縫合線にかかる[4]．縫合線を左室自由壁側に回り込ませず中隔面に限定すると術式は単純化される（entire septal patch 法[4]，図 2-11）．当院と関連施設における中隔パッチ法 1999〜2015 年の連続 34 例（前壁 24 例，下壁 10 例）の急性期 VSP 手術成績は 30 日死亡 2，入院死亡 4 例であった．

④VSP 部分にさらにフェルトパッチを縫着するかあるいは，心膜パッチ裏側に非縫合フェルトパッチを置くのは FEA モデル上有効であった．

⑤下壁梗塞の場合の心室切開線

　4PD に伴走する middle cardiac vein が中隔面の目印となり，この 1 cm ほど左側が下壁自由壁となりここを切開する．さらに左側には後乳頭筋付着部があり，切り込まないよう注意する．

114

2 機械的合併症に対する外科手術—b 心室中隔穿孔

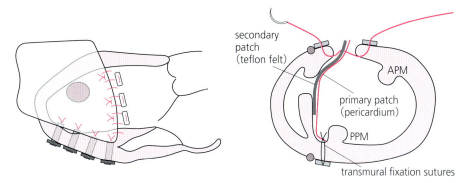

図 2-11 Entire septal patch 法模式図
中隔面に限局した心内膜パッチ法．心膜パッチは下壁の貫壁性マットレス縫合と左室縫合線により綱引き状に強固に固定される．心膜パッチをテフロンフェルト二次パッチで裏打ちし硬度を上げ圧による変形を防ぐ．

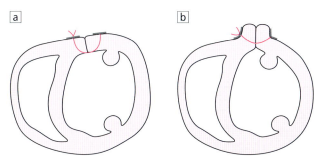

図 2-12 左室縫合閉鎖時の注意点
a のように心内膜側のバイトを小さくし左室心筋が外反しないようにする．b のように心内膜側のバイトを大きく取ると左室壁が外反し縫合線に過剰な力がかかる．心筋が裂けやすくなり，左室腔も縮小されてしまう．大きなバイト＝丈夫な縫合ではない．

切開した後，後乳頭筋は切開線の左側に位置し，右側の中隔面に穿孔部が認められる．下壁 VSP はしばしば心基部寄りにありパッチ縫着には P3〜P2 付近の僧帽弁輪も利用することになる．
⑥左室切開の閉鎖

切開部出血の回避．infarct exclusion 法では心内膜パッチが左室縫合線を内面から覆うため左室切開縫合ラインが破綻しにくいといわれる．しかし FEA モデルで simulation すると心内膜に密着した軟らかいパッチは張力をほとんど受け持たないため左室切開縫合線における張力は減弱しなかった．パッチが心内膜から浮いた条件では左室切開線にかかる張力は著明に減弱したが，この状態はパッチ離開を誘発しやすい．左室切開線の出血防止には以下の方法が有効と思われる．

- フェルトストリップをバイオグルーで心外膜に接着する．
- 左室縫合マットレス糸は心外膜側を大きく，心内膜側を浅く取り左室壁が外反して縫縮されるのを防ぐ（図 2-12）．

2）穿孔部直接閉鎖法

穿孔部直接パッチ閉鎖法では心筋梗塞部位，またはせいぜい非梗塞部位との境界部にパッチを縫着するため縫合線を何らかの方法で強化する必要がある．このためには，穿孔部位を右室側，左室側 2 枚のパッチで挟み，間隙を化学糊（GRF，バイオグルー）で充填し栓子とするのは

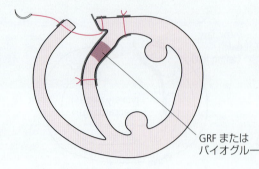

図 2-13 Sandwich 法模式図
片側の心室切開（図では右室）から穿孔越しに対側心室内腔でパッチを展開する．2 枚のパッチで中隔を挟み込む．GRF 糊またはバイオグルーを間に充填し，パッチと一体となった鼓型の栓子を形成する．

理にかなった方法である．Isoda ら[3]は右室切開から VSP 越しの運針により左室側でフェルトパッチを展開し右室側のパッチとともに中隔をサンドイッチする方法を提唱した．同様の方法で Hosoba ら[5]も良好な成績を報告している（図 2-13）．穿孔部位が中隔の自由壁寄りの場合は，手技上必然的に一部の糸は自由壁に出される．

逆に左室切開アプローチから右室側でパッチ展開することも可能である[6]．穿孔部が心基部に近い下壁 VSP ではパッチが僧帽弁，腱索を巻き込まないために左室切開の方が有利かもしれない．中隔をサンドイッチする 2 枚パッチ法自体は 1970 年代からすでに報告があり，現代における化学糊との組み合わせにこそ本法の有効性の真髄があると思われる．パッチ材質については，化学糊と一体化して硬化するものが望ましい．ウシ心膜，ウマ心膜はバイオグルーによって接着されにくいため，少なくとも左室側にはダクロンパッチなどを用いるとよい．

おわりに

VSP に対する手術はその症例数の少なさから単に経験を重ねて上達することは難しい．しかし，脆弱組織にできるだけストレスをかけない手術デザイン，化学糊による組織補強と力の分散を利用すれば，少ない症例でも成績改善は可能と思われる．

文献

1) Arnaoutakis GJ, Zhao Y, George TJ, et al. Surgical repair of ventricular septal defect after myocardial infarction: outcomes from the society of thoracic surgeons national database. Ann Thorac Surg. 2012; 94: 436-44.
2) David TE, Dale L, Sun Z. Postinfarction ventricular septal rupture: repair by endocardial patch with infarct exclusion. J Thorac Cardiovasc Surg. 1995; 110: 1315-22.
3) Isoda S, Imoto K, Uchida K, et al. "Sandwich Technique" via right ventricle incision to repair postinfarction ventricular septal defect. J Cardiac Surg. 2004; 19: 149-50.
4) Ito T, Hagiwara H, Maekawa A, et al. Finite element analysis regarding patch size, stiffness, and contact condition to the endocardium in surgery for post infarction ventricular septal rupture. Gen Thorac Cardiovasc Surg. 2013; 61: 632-39.
5) Hosoba S, Asai T, Suzuki T, et al. Mid-term results for the use of the extended sandwich patch technique through right ventriculotomy for postinfarction ventricular septal defects. Eur J Cardiothorac Circ. 2013; 43: e116-20.
6) Caimmi PP, Grossini E, Kapetanakis EI, et al. Double patch repair through a single ventriculotomy for ischemic ventricular septal defects. Ann Thorac Surg. 2010; 89: 1679-81.

〈伊藤敏明〉

Ch 2 ● 成人心臓外科— A 虚血性心疾患

2-c 機械的合併症に対する外科手術 — 虚血性僧帽弁閉鎖不全

　虚血性僧帽弁閉鎖不全（ischemic mitral regurgitation：IMR）に対する治療法には，僧帽弁手術などの外科的治療法の他に，カテーテル治療（MitraClip®）や心臓再同期療法（cardiac resynchronization therapy：CRT）など様々な種類がある．しかしながら，いずれの治療法についても，その効果や適応に関する学術的根拠は弱く議論の余地のあるものが多い．実際ガイドラインの中の IMR 治療に関する推奨項目をみてみても，そのエビデンスレベルはほとんどが C である．本稿では現在臨床で行われている様々な治療法の中で，特に外科的治療法の内容とその治療効果について文献的な考察を交えて述べる．

1 病態と予後

　IMR は虚血性心筋症の一病態である．冠動脈疾患に起因する心筋梗塞の遠隔期に左心室のリモデリングが進行すると，乳頭筋が側方あるいは心尖部方向に変位する．その結果として僧帽弁弁尖が引っぱられ（tethering），弁尖同士の接合が悪くなることが IMR の主要なメカニズムであると考えられている[1]．したがって IMR は，僧帽弁弁尖に逆流の原因がある器質的僧帽弁閉鎖不全ではなく，左心室に原因がある機能的僧帽弁閉鎖不全に分類される．

　一般的に IMR の存在は，心筋梗塞後遠隔期の予後を悪化させる[2]．また逆流が軽度の場合でも，逆流がない場合に比較すると予後は悪い．さらに IMR は，左室駆出率や左室容積と独立した遠隔予後規定因子である．

2 診断

　IMR の重症度診断は基本的に経胸壁心エコーにて行うが，その重症度診断は器質的僧帽弁閉鎖不全症の場合と比較して一般的に難しい．その理由として，①IMR では逆流口が幅広くなっていることが多いため，2D 心エコーで計測すると有効逆流口面積（ERO）を過小評価してしまう，②左室の駆出力（LVEF）が低下すると逆流ジェットの到達距離は小さくなるため重症度を過小評価してしまう，③機能的僧帽弁閉鎖不全症であるため心負荷量によって逆流量も変化する，④虚血性心筋症は進行性の病態であり経時的に逆流量が増加することが多い，などが挙げられる．ERO の重症度別に IMR の予後を検討した Grigioni らの報告に基づき[2]，実際のガイドライン上の高度 IMR の基準（ERO$\geqq$0.2 cm^2，逆流量$\geqq$30 mL）も器質的僧帽弁閉鎖不全症の場合（ERO$\geqq$0.4 cm^2，逆流量$\geqq$60 mL）よりかなり厳しくなっている[3]．

3 外科的治療法

　先に述べたごとく IMR は虚血性心筋症の一病態に過ぎず，その本態は心室の異常である．したがって僧帽弁に対する手技のみで IMR を治療することは難しい．また，IMR を制御する

Ch 2 ●成人心臓外科— A 虚血性心疾患

だけでは患者を治療することはできないという点が，この疾患の特徴である．

1) 冠動脈バイパス術(CABG)

　IMR の本態が心筋虚血である以上，冠動脈血行再建によって IMR も改善することが期待できる．心筋シンチグラフィーなどによって広範囲の心筋のバイアビリティーが残っている場合には CABG のみで 93% の IMR が改善したという報告もあるが[4]，IMR 全体では 30〜40% 程度しか改善を期待できない[5]．したがって欧州のガイドラインでは，CABG を行う際に高度の IMR を伴っており LVEF が 30% より大きい場合には，僧帽弁形成術あるいは置換術を考慮するべきであると記されている(推奨度 class Ⅰ，エビデンスレベル C)[6]．しかしながら僧帽弁形成術と置換術のどちらを選択すべきかについては触れられていない．また，中等度以下の IMR については，経験のある術者であれば考慮してもよいと記されており(推奨度 class Ⅱa，エビデンスレベル C)，やはり明確さに欠ける．

2) 僧帽弁輪縫縮術

　先に述べたごとく，IMR は僧帽弁弁尖の異常ではなく，弁尖の tethering が逆流の主因である．それにもかかわらず，小さめの人工弁輪を用いて僧帽弁輪を縫縮し，弁尖の接合を増すことで逆流を減少させる術式(restrictive mitral annuloplasty: RMAP)がこれまで一般的に用いられてきた．しかしながら RMAP では遠隔期に 3 度以上の IMR の再発を 30% の症例に認めると報告されている[7]．そして術前エコー計測値からみた IMR 再発のリスクファクターとしては表 2-7 のような因子が挙げられている[8]．

表2-7	僧帽弁弁輪縫縮術後の逆流再発の術前危険因子
術前心エコー計測値	カットオフ値
tenting area	≧2.5 cm^2
tenting height	≧10 mm
後尖 tethering 角	≧45°
前尖 techering 角	≧39.5°
前後乳頭筋間距離	>20 mm
左室拡張末期径	>65 mm
左室収縮末期径	>50 mm
左室収縮末期容積	≧145mL

(Bouma W. et al. Eur J Cardiothorac Surg. 2010; 37: 170-85 より改変)[8]

　また後乳頭筋の変位による IMR では，僧帽弁後尖の後交連側(P3)に tethering を生じていることが多いため，P3 を意図的に持ち上げる目的で作成された人工弁輪(ETlogix®, Edwards Lifesciences, Irvine, CA, USA)も報告されている[9]．

3) 僧帽弁弁下部手技

　IMR の主因が乳頭筋の変位による弁尖の tethering であることから，乳頭筋の位置を修正する様々な術式(僧帽弁弁下部手技)がこれまで報告されてきた．乳頭筋の変位の方向は大きく分けて側方への変位(前後乳頭筋間距離の拡大)と心尖方向への変位があり，IMR では基本的にこの両方向への変位を合併している．

　側方への変位を修正する手技として，左房内側から僧帽弁越しに，あるいは左室形術の際に左室切開口から前後乳頭筋同士を結紮縫合する「乳頭筋接合術」が報告されている[10]．そして心尖方向への変位を修正する手技として，乳頭筋先端に固定した糸を弁輪方向へ引っ張り上げる「乳頭筋つり上げ術」が報告されている[11]．

　これらの弁下部手技を僧帽弁弁輪縫縮術と組み合わせることにより，IMR の逆流再発を長期にわたって制御できたという報告は散見するため，ある程度の効果を期待できるのは間違い

118

ない．しかしながらこれらの報告はいずれも単一施設における小規模な研究に留まる．したがって弁下部手技の効果と適応を明確にするために，先に述べた IMR 再発のリスクファクターを背景因子として考慮した大規模前向き研究が必要と考えられる．

4）僧帽弁置換術（MVR）

先に述べた RMAP では約 30％の症例で術後に中等度以上の IMR が再発し，IMR が再発した症例は再発しなかった症例と比べるとその予後は不良である．したがって僧帽弁を温存する術式よりもむしろ僧帽弁置換術を行う方がよいのではないかという議論は古くからなされており，実際に RMAP と MVR を比較した研究も多数報告されている．古い研究では MVR の方が周術期・遠隔期ともに悪い傾向にあったが，弁下組織温存 MVR が行われるようになって改善してきた．そして最近の propensity score matched 比較試験[12]や無作為化前向き試験[13]では，手術死亡率や遠隔死亡率において RMAP と MVR の間に有意差を認めていない．しかしながらいずれの研究においても IMR の再発率は RMAP を施行した場合に有意に高かった．ただしこれら研究は，IMR の重症度の定義が必ずしもガイドラインに沿っているわけではなく，先に述べた IMR 再発のリスクファクターを背景因子として考慮したわけでもないため，その結果の解釈には慎重を要する．

5）その他の治療法

外から装着することによって左心室のリモデリングを改善し，その結果として IMR を軽減することを目的とした装具が開発されている．CorCap Cardiac Support Device®（Acorn Cardiovascular Inc., St Paul, MN, USA）は，紡錘形のネットで左心室を覆いリモデリングの進行を抑制する[14]．また，Coapsys annuloplasty system®（Myocor, Inc., Maple Grove, MN, USA）は，両端にパッドの付いた紐で左心室を串刺しにし，左心室側壁を心室中隔に近づけることで僧帽弁の tethering を改善する[15]．いずれの装具も人工心肺の補助なしに使用することが可能であり，CABG や RMAP と併用することで長期予後を改善したと報告されている．

おわりに

先に述べたごとく IMR は虚血性心筋症の一病態である．そして IMR を伴う虚血性心筋症の問題点は，手術によって虚血と IMR を治療した場合でも，その遠隔予後はかなり悪いことである．実際 Kron らの報告では，CABG＋RMAP を行った患者グループの約 20％が術後 2 年以内に死亡しており，死亡症例の半分には IMR の再発を認めていない[16]．すなわち IMR の治療においては，MR の制御だけでなく，致死性不整脈や左室リモデリングの進行の予防なども重要となる．その観点から，僧帽弁手術手技だけでなく左室形成術や心筋再生治療などの左室に対する付加的手術の発展が望まれる．

Ch 2 ● 成人心臓外科― **A** 虚血性心疾患

📖 文献

1) Otsuji Y, Handschumacfier MD, Liel-Cohen N, et al. Mechanism of ischemic mitral regurgitation with segmental left ventricular dysfunction: three-dimensional echocardiographic studies in model of acute and chronic progressive regurgitation. J Am Coll Cardiol. 2001; 37: 641-8.

2) Grigioni F, Enriquez-Sarano M, Zehr KJ, et al. Ischemic mitral regurgitation: long-term outcome and prognostic implicaitons with quantitative Doppler assessment. Circulation. 2001; 103: 1759-64.

3) Nishimura RA, Otto CM, Bonow RO, et al. 2014 AHA/ACC guideline for the management of patients with valvular heart disease: a report of the American College of Cardiology/American heart Association task force on practice guidelines. Circulation. 2014; 129: e129-643.

4) Penicka M, Linkova H, Lang O, et al. Predictors of improvement of unpaired moderate ischemic mitral regurgitation in patients undergoing elective isolated coronary artery bypass graft surgery. Circulation. 2009; 120: 1474-81.

5) Mihaljevic T, Gillinov AM, Savik JF Ⅲ, et al. Functional ischemic mitral regurgitation: myocardial viability as apredictor of postoperative outcome after isolated coronary artery bypass grafting. Circulaiton. 2009; 120: 1459-61.

6) Kolh P, Wijns W, Danchin N, et al. Guidelines on myocardial revascularization the task force on myocardial revascularization of the European Society of Cardiology (ESC) and the European Association for Cardio-Thoracic Surgery (EACTS). Eur J Cardiothorac Surg. 2010; 38: S1-52.

7) McGee EC, Gillinov AM, Blackstone EH, et al. Recurrent mitral regurgitation after annuloplasty for functional ischemic mitral regurgitation. J Thorac Cardiovasc Surg. 2004; 128: 916-24.

8) Bouma W, Van der Horst ICC, Wijdh-den Hammer IJ, et al. Chronic ischaemic mitral regurgitation. Current treatment results and new mechanism-based surgical approaches. Eur J Cardiothorac Surg. 2010; 37: 170-85.

9) Gatti G, Angela LD, Pinamonti B, et al. Asymmetric ring annuloplasty for ischemic mitral regurgitation: early and mid-term outcomes. J Heart Valve Dis. 2014; 23: 695-706.

10) Hvass U, Joudinaud T. The papillary muscle sling for ischemic mitral regurgitation. J Thorac Cardioasc Surg. 2010; 139: 418-23.

11) Kron IL, Green GR, Cope JT. Surgical relocation of the posterior papillary muscle in chronic ischemic mitral regurgitation. Ann Thorac Surg. 2002; 74: 600-1.

12) Lorusso R, Gelsomino S, Vizzardi E, et al. Mitral valve repair or replacement for ischemic mitral regurgitation? The Italian Study on the Treatment of Ischemic Mitral Regurgitation (ISTIMIR). J Thorac Cardiovasc Surg. 2013; 145: 128-39.

13) Acker MA, Parides MK, Perrault LP, et al. Mitral-valve repair versus replacement for severe ischemic mitral regurgitation. N Engl J Med. 2014; 370: 23-32.

14) Starling RC, Jessup M, O JK, et al. Sustained benefits of the CorCap cardiac support device on left ventricular remodeling: three year follow-up results from the Acorn clinical trial. Ann Thorac Surg. 2007; 84: 1236-42.

15) Grossi EA, Patel N, Woo J, et al. Outcomes of the RESTOR-MV trial (Randomized Evaluation of a Surgical Treatment for Off-pump Repair of the Mitral Valve). J Am Coll Cardiol. 2010; 56: 1984-93.

16) Kron IL, Hung J, Overbey JR, et al. Predicting recurrent mitral regurgitation after mitral valve repair for severe ischemic mitral regurgitation. J Thorac Cardiovasc Surg. 2015; 149: 752-61.

〈土井 潔, 夜久 均, 山崎祥子〉

Ch 2 ● 成人心臓外科— A 虚血性心疾患

3 他臓器血管病変を合併した虚血性心疾患の治療戦略

　冠動脈バイパス術(CABG)の適応となる症例は動脈硬化を原因とする疾患を併存する頻度が高い．診療にあたっては常に他の血管病変の合併を念頭において治療計画を立てる必要がある．病歴の聴取，全身の診療を行い，スクリーニング検査の結果に応じて術前検査を追加する．新たに発見された血管病変によっては治療計画全体を見直す必要に迫られることもある．

1 病歴聴取上重要な点

　頸部や四肢の血管に病変を疑わせる症状がないか確実に聴取する．特に脳梗塞の既往や一過性脳虚血発作(TIA)の有無は重要である．

　内胸動脈使用のためには，血圧の左右差，上肢を挙上した時の冷感，しびれなど arm claudication がないか確認が必要である．

　間欠性跛行の有無も必ず聴取する．狭心症のため運動を制限し，CABG 待機中には下肢の症状が出現しないことも多い．心臓の症状が現れる以前に歩行時，特に階段を昇る時などに下肢の痛みがなかったかどうかを具体的に質問する．

2 理学的所見の注意点

　上下肢，鼠径部の動脈拍動を触診で確認し，両手，両足の血圧も測定する．

　頸部および腹部，鼠径部の血管雑音も聴取する習慣をつける．完全閉塞病変では血管雑音を聴取しないので注意が必要である．

　腹部大動脈瘤(AAA)を看過しないように腹部触診も必ず行う．血液透析を行っている症例では内シャントの部位を確認する．

3 合併疾患ごとの治療方針

1) 脳血管病変

　頭蓋外頸動脈狭窄病変は周術期脳神経合併症(stroke)の重要な原因の一つである[1]．

a) スクリーニング検査

　頸部血管超音波検査が有用である．

　頸部雑音や TIA，脳梗塞の既往のある症例では必須であり，65 歳以上の高齢者，左主幹部病変，末梢血管病変，喫煙の既往を有する症例は術前スクリーニングの適応となる．

　内頸動脈起始部で収縮期最高血流速度(PSV)が 200 cm/sec 以上に上昇していれば，70% 以上の狭窄病変を示すといわれている．

b) 追加して行う検査

　MRA(magnetic resonance angiography)で頭部血管全体の病変を評価する．MRA にて血管病

Ch 2 ● 成人心臓外科— A 虚血性心疾患

変の存在が確認された場合は脳 SPECT（single photon emission computed tomography）で虚血の程度を評価する．

脳 SPECT により安静時の局所脳血流の低下，および脳血管の反応性を検討し，脳血流を保つ予備能を評価する．予備能の低下が広い範囲で認められる場合を高度の脳血流低下と判定する．

この状況は術中の血圧低下に耐えられず，周術期脳梗塞の原因となる危険性がある．

神経内科医，脳神経外科医と連携をとり，治療方針を検討する．

c) 治療方針

①スクリーニング検査で頸動脈病変が認められても，血流の低下が軽度で，脳 SPECT による安静時局所脳血流が基準値の 80% 以上であれば，通常の手術操作を行う．

②脳 SPECT による脳血流の低下が中等度以下であれば，OPCAB または on-pump beating CABG で手術を行う．術中の血圧低下に注意し，IABP の予防的使用を行う．

③高度の脳血流低下が認められる下記の頸動脈病変には，一連の治療を検討する．

　1）TIA または脳梗塞の既往のある，片側病変で 70% 以上の高度狭窄．脳 SPECT による血流低下が高度であれば，50〜69% の狭窄も同様に対処する．

　2）無症候性頸動脈狭窄でも重症（80% 以上）の狭窄病変があり，脳 SPECT で高度の虚血が認められる症例．

　3）対側頸動脈閉塞を伴う，高度頸動脈狭窄

d) 対策

術中の脳灌流維持のため，OPCAB で拍動流下の手術を行う．OPCAB であっても術中の血圧低下は極力避け，循環動態を維持するために IABP を予防的に使用する．

末梢血管病変の合併で IABP の使用が困難な時や OPCAB 完遂に不安のある時は人工心肺の使用を躊躇せず，on-pump beating CABG で安定した循環動態の確保を目指す．中等度までの脳血流低下はこれらの手技で対処可能と思われる．

高度の脳血流低下を認めながら，やむなく on-pump beating CABG を行った症例も経験したが，自験例では幸い脳合併症は認めなかった．

心拍動を残し，脳灌流を可及的に維持した CABG でどの程度の頸動脈病変に対応が可能かエビデンスはなく，研究も困難であるため，今後も残る課題となろう．

弁置換などの複合手技のために心停止が必要でかつ TIA などの症状が強い場合は，頸動脈病変の治療を優先したいところである[2]．

心臓の症状が安定している時は CEA（carotid endarterectomy）など頸動脈病変に対する治療を行った後，二期的に心臓手術を行う．この際，周術期における心筋梗塞の発症が問題となる．

また，不安定狭心症に頻回の TIA を伴う高度の頸動脈病変が合併する場合は CEA との同時手術も検討する．さらに脳虚血が極めて高度の場合は，まず PCI で最低限の冠血行再建を行い，CAS（carotid artery stenting）による頸動脈狭窄病変の治療，次いで CABG に移るなど，臨機応変の戦略が必要である．

3 他臓器血管病変を合併した虚血性心疾患の治療戦略

e) CABG と CEA/CAS：治療の順序

　CABG と頸動脈狭窄病変の一連の治療を検討する際，CEA を先行させると心筋梗塞の発症頻度が，CABG を先行させると脳梗塞の発症頻度が高くなることが問題である．

　近年脳血管領域でも低侵襲な CAS が普及してきた．現時点でも頸動脈狭窄病変に対する治療の第一選択は CEA であるが，心疾患を合併する症例はハイリスク群で，ガイドライン上 CAS の対象ともなる．このため心臓手術の術前に CEA に代わり CAS を行う二期的な治療が報告されるようになった．不安定狭心症でなければ，CABG を行う前に頸動脈病変に対する治療を考慮するが，CEA と比較してより低侵襲である CAS を選択することは合理的である．近年の報告では CAS の方が CEA と比較して CABG までの心筋梗塞の発症頻度を減少させる[3]．

　しかしながら，CAS 実施時には頸動脈洞反射による高度の除脈や血圧低下があり，CABG 術前の症例が耐術可能かという問題がある．必ずしも CAS が無条件に低侵襲で，先行治療が可能となるわけではない．さらに CAS 実施直後に CABG を行う場合は，2 種類の抗血小板薬を 3〜4 週間は継続投与する必要があるため，術中の出血傾向が問題となる．

　いずれにせよ双方の手技に習熟したチームの連携が必要となる．

f) 頭蓋内血管病変を合併する症例

　脳血流低下の責任病変が頭蓋内血管にある症例も同様に脳 SPECT で虚血の程度を評価する．虚血が高度でなければ，単独 CABG の場合は心停止を避け，OPCAB または on-pump beating CABG で循環動態を安定させて手術を行う．弁膜症などの複合手術で心停止が避けられず，心疾患の症状が安定している時は，あらかじめ脳血行再建を考慮する．

　頸動脈病変のように血管内治療の適応とはなりにくいため，脳 SPECT で高度の虚血が認められる場合は浅側頭動脈-中大脳動脈バイパス術の適応となる．頭部の血行再建後その効果を確認して心臓の手術を行う．

2) 末梢血管病変

　末梢血管病変(PVD)を有する症例では，脳血管病変などの併存も多く，予後が不良である．これら症例に対しても OPCAB は有効で，術後脳梗塞の発症率が低いとの報告がある[4]．

　CABG 実施に際して留意するべきことは，術中の IABP 使用の可否と術後における下肢虚血症状の増悪である．

a) スクリーニング検査

　ABI(ankle-brachial pressure index)の測定を行う．0.9 以下は異常値で精査の対象となる．左右の上肢は 20 mmHg の血圧差で精査を考慮する．

b) 追加して行う検査

　MDCT による血管造影で狭窄病変の評価を行う．腎機能に問題のある症例では下肢血管超音波検査も有用である．

　MDCT による血管造影では以下の評価を行う．

①内胸動脈が下肢への側副血行路となっていないか？

　腸骨動脈に高度の病変が認められる時，内胸動脈は同側の上・下腹壁動脈を経由して外腸骨動脈に至る側副血行路を形成することが知られている．このため内胸動脈をグラフトに使用す

ることによって，下肢の虚血が急速に進行することが危惧される．

②IABP の挿入に支障がないか？

IABP は有用な循環補助手段であるが，腸骨動脈に高度の狭窄病変があると挿入が困難である．また，挿入が可能であっても遠位側の血流が阻害され，下肢の虚血の原因となる．

c) 対策

可能であれば術前に腸骨動脈領域の狭窄部位に対する PTA（経皮的血管形成術）を行う．

これにより IABP の挿入は可能となり，内胸動脈からの側副血行路が消失しても下肢の虚血が増悪することはない．

狭窄病変を残したまま，同側の内胸動脈を使用せざるを得ない場合は，手術中も下肢を継続して観察し，虚血症状が増悪した場合は直ちに血行再建を行う．

大腿動脈以下に病変のある閉塞性動脈硬化症でも IABP 挿入により末梢側の灌流が低下し，虚血症状が増悪することがある．外腸骨動脈に人工血管を端側に吻合し，人工血管を通して IABP を挿入するなど，下肢の血流を維持する配慮が必要である．

d) 鎖骨下動脈に狭窄病変を有する症例

鎖骨下動脈起始部の狭窄病変は，内胸動脈の使用に障害となる．上肢の血圧に 20 mmHg 以上の左右差があれば，MDCT などにより精査を行い，狭窄病変がある側の内胸動脈は使用を控える．術前に時間的余裕があれば，PTA やバイパス術を行って鎖骨下動脈の狭窄を解除した後に内胸動脈をグラフトとして使用することも可能である．

e) 内胸動脈グラフトと透析用内シャント

血液透析用の内シャントと同側の内胸動脈の使用は，透析実施時に内胸動脈グラフトの steal 現象が生じると指摘されている[5]．

前腕にて動静脈吻合を行い，作成された通常の内シャントでは稀であるが，人工血管を用いて作成された上腕の内シャントは高流量であるために発生する危険性が指摘されている．上腕に人工血管で作成された，高流量の内シャントを有する症例では同側内胸動脈の使用は慎重に検討する必要がある．また，透析症例では将来新たに反対側に内シャントが作成される可能性があるので，片側の内胸動脈にグラフトの中枢側を集中させないという配慮が必要である．

3）大動脈瘤

胸部大動脈瘤は同時手術の対象となる．一方，腹部大動脈瘤は治療の順序を検討する．

a) スクリーニング検査

胸部大動脈瘤は CABG 術前検査として行われる CT で容易に評価が可能である．腹部大動脈瘤も CT の撮像範囲を尾側に延長させれば診断は容易である．AAA は腹部超音波検査でも診断は容易である．

b) 追加して行う検査

スクリーニングの CT 検査に MDCT を追加する．

c) 対策と治療方針

①胸部大動脈瘤

胸骨正中切開で手術を行う上行，弓部大動脈瘤は CABG との同時手術の適応となる．

動脈瘤の手術を循環停止下に行う症例では冷却時間中に CABG を実施することができるので，体外循環時間の延長なく同時手術が可能である．

この際注意すべき点は，鎖骨下動脈再建を行った場合の内胸動脈の使用である．再建した鎖骨下動脈を経由して，十分な内胸動脈の血流が得られることが必要である．

少しでもグラフト流量に不安があれば静脈グラフトによる大動脈-冠動脈バイパスを追加することを検討する．

左開胸で行う下行大動脈瘤に対する手術では，左内胸動脈（LITA）を用いた左冠動脈領域の血行再建は同時に可能であるが，右冠動脈本幹への吻合は困難である．このため多枝バイパスの症例では CABG を先に行う，二期的手術が原則となる．

近年では下行大動脈瘤はステントグラフト内挿術のよい適応であり，正中切開による CABG と同一の全身麻酔で行うことが可能である．この際にグラフトに LITA を使用する場合は，ステントグラフト内挿術によって左鎖骨下動脈の血流が阻害されないように留意することが必要である．

②腹部大動脈瘤

CABG に合併する AAA は OPCAB とステントグラフト内挿術（EVAR）の普及により，大多数の症例が二期的により低侵襲で治療可能となった．瘤の大きさが 4 cm 程度で無症状であれば，原則として CABG を先に行い，二期的に AAA の手術を行う．AAA が大きく，腰痛などの症状や，慢性の DIC 状態となっている症例では CABG 周術期の破裂が不安であり，同時手術を考慮する．

CABG を行った後に引き続き AAA に対する処置を行うが，全身状態や解剖学的条件により，開腹手術または EVAR を選択する．

OPCAB を実施する際の問題点は，AAA があると IABP の挿入が困難となることである．術中に循環補助が必要となる可能性がある時は，OPCAB にこだわらず，on-pump beating CABG とすることも選択肢に入れるべきである．

文献

1) Naylora AR, Mehtaa Z, Rothwell PM, et al. Carotid artery disease and stroke during coronary artery bypass: a critical review of the literature. Eur J Vasc Endovasc Surg. 2001; 23: 283-94.

2) Ricotta JJ, AbuRahma A, Ascher E, et al. Updated Society for Vascular Surgery guidelines for management of extracranial carotid disease: executive summary. J Vasc Surg. 2011; 54: 832-6.

3) Shishehbor MH, Venkatachalam S, Sun Z, et al. A direct comparison of early and late outcomes with three approaches to carotid revascularization and open heart surgery. JACC. 2013; 62: 1948-56.

4) Karthik S, Musleh G, Grayson AD, et al. Coronary surgery in patients with peripheral vascular disease: effect of avoiding cardiopulmonary bypass. Ann Thorac Surg. 2004; 77: 1245-9.

5) Gaudino M, Serricchio M, Luciani N, et al. Risks of using internal thoracic artery grafts in patients in chronic hemodialysis via upper extremity arteriovenous fistula. Circulation. 2003; 107: 2653-5.

〈成瀬好洋〉

Ch 2 ● 成人心臓外科— **B** 弁膜疾患・不整脈疾患

1-a 弁膜症外科 — 代用弁の種類とその選択

　人工臓器の中で，人工弁はエネルギー源を必要とせず圧格差だけで開閉する単純なものである．しかし，1日に10万回以上の開閉を繰り返す耐久性と，血液に接しているため，抗血栓性や血液成分を破壊しないなど多くの点が要求される．人工弁以外でも同種大動脈弁や自己肺動脈弁も使用されることがあり，これらも代用弁といえる．

　代用弁は機械弁と生体弁に大別される．人工弁の歴史はまず機械弁から始まり55年を刻むに至った．生体弁の歴史は1962年の同種大動脈弁の植え込みより始まり，1967年には自己肺動脈弁によるRossの手術が行われた．1968年にグルタルアルデヒドによって処理されたステント付きブタ大動脈弁が登場した．その後現在に至るまで機械弁，生体弁それぞれにおいて変遷を遂げてきた．

　現在市販されている人工弁だけでなく，歴史的な変遷を知ることは，人工弁の理論とテクノロジーを理解するために重要である．また，今なお古いタイプの人工弁が植え込まれている患者さんが多くおり，臨床の現場で遭遇した時に適切な対応できることが求められる．

　使用する代用弁の選択は，それぞれの弁の長所と短所をよく理解した上で行う必要がある．論理的根拠からだけではなく，臨床評価に基づくことも重要である．

❶ 機械弁の分類，変遷と特徴

　機械弁は次のように分類できる（赤色の弁は現在も販売されている）（図2-14a〜c）．
①ボール弁，ディスク弁: Starr-Edwards, Smeloff-cutter, Kay-Shiley, SAMなど
②傾斜型ディスク弁 一葉弁: Wada-cutter, Björk-Shiley（Derlin, Spherical, Convex-Concave, Monstrut）, Lillehei-Kaster, Omniscience, Biserval, Omnicarbon, Medtronic-Hallなど
③傾斜型ディスク弁 二葉弁: St. Jude Medical, Carbo Medics, TEKNA, ATS, Sorin Bicarbon, Edwards MIRA, Jyros, OnXなど

　人工心肺を使用した現在のような手術の歴史は1960年に始まり，ボール弁が使用された．1967年にはBjörk-Shiley弁で代表される一葉の傾斜型ディスク弁が登場し，さらに材質がpyrolitic carbonに変わり耐久性と抗血栓性が著しく向上した．1977年には二葉の傾斜型ディスク弁であるSt. Jude Medical弁（SJM弁）が臨床使用された．中心流が得られ，low profileで挿入しやすいため，現在本邦では二葉弁だけが販売されている．

　現在（2015年11月）市販されている二葉弁は5種類である．弁葉の材質はすべてpyrolitic carbonであり，形状に大きな違いはないが，弁葉と弁座（housing）との接合方法，ロータビリティ，左室への弁葉の突出，最大開放角，逆流量，カフなどが，それぞれ異なる．

　Sorin Bicarbon弁は弁葉が湾曲している特徴がある．大動脈弁位ではSJM弁を除き他の二葉弁は左室側へ弁葉が突出しないが，SJM弁は開放時左室側へ弁葉が突出するため，Supraan-

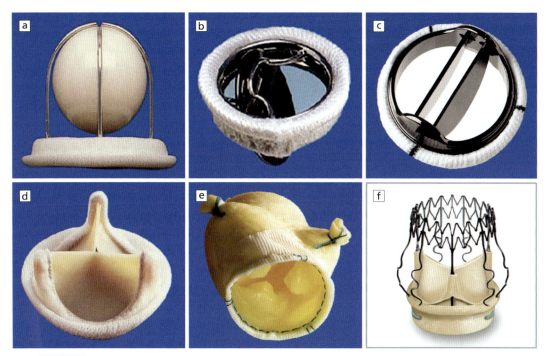

図 2-14 各種人工弁
a) ボール弁，b) 傾斜型ディスク弁・一葉弁，c) 傾斜型ディスク弁・二葉弁，d) ステント付生体弁(ウシ心膜弁)，
e) ステントレスブタ大動脈弁，f) Suture less 弁

nular に縫着する場合は注意が必要である．一方僧帽弁位では左室側への張り出しが少ないため弁尖温存術式では有利とされている．どの弁も少量の逆流があるように設計されており，SJM 弁では 10〜15％の逆流を有する．この逆流は血栓予防のための wash out の効果があると考えられる．

いずれの弁もワルファリンを飲むことが絶対条件であるが，新しい世代の機械弁に関しては，米国 FDA においてワルファリン以外の薬剤による抗凝固療法の有効性，安全性に対する無作為試験も行われている．一方，耐久性に関しては保障されている．

縫合輪の素材に関してはポリエステル(ダクロン)と PTFE(テフロン)がある．ポリエステルの方が組織親和性に優れていると考えられているが，PTFE の方が万が一弁周囲逆流を起こした場合の溶血の程度が軽いとも考えられている．また，CarboMedics 弁ではバイオライトカーボンのコーティングがなされており，Sorin Bicarbon 弁はカーボンコーティングの PTFE が使用されている．

❷ 生体弁の分類，変遷と特徴

生体弁は次のように分類される(赤色の弁は現在も販売されている)(図 2-14d〜f)．

①ブタ大動脈弁：Hancock, Carpentier-Edwards, Angel-Shiley, Hancock II, Supraannular(S. A. V.), Mosaic, Epic など

Ch 2 ● 成人心臓外科─ B 弁膜疾患・不整脈疾患

②ウシ心膜弁：Ionescu-Shiley，Carpentier-Edwards PERIMOUNT（MAGNA），Mitroflow（CROWN PRT），Trifecta など

③ステントレス異種大動脈弁：TorontSPV，Freestyle，Prima plus など

④sutureless 人工弁（TAVR 用人工弁を含む）

　生体弁は 1968 年にグルタルアルデヒドによって処理されたブタ大動脈弁が開発され，1971年より商業ベースでの生産が始まった．Hancock 弁，Carpentier-Edwards 弁，Angel-Shiley 弁などが第一世代の生体弁にあたる．優れた抗血栓性が期待され，1970 年代には多くの施設で使用された．しかし，5～7 年ぐらいで弁尖の石灰化や，亀裂を生じる例が多く耐久性の限界が指摘された．次に登場したのが，牛の心膜によって作られた Ionescu-Shiley 弁である．術後 2～3 年の早期から弁尖が裂開する例がみられ，ステントポストへの心膜の縫着方法に問題点が認められた．その後，より長期の耐久性を得ようと，処理方法やデザインに改良を加えた第二世代の生体弁が登場した．Carpentier-Edwards PERIMOUNT ウシ心膜弁，ブタ大動脈である S. A. 弁，Hancock II 弁などがそれにあたる．1991 年には，ステントハウジングがないステントレスブタ大動脈弁であるトロント SPV 弁が登場したが，本邦では治験のみで終了した．1992 年には Medtronic Freestyle 弁の臨床治験が米国で始まり，1997 年より本邦でも臨床使用された．ブタ大動脈弁を上行大動脈の一部ごと採取し処理したものでサブコロナリーにも挿入でき，大動脈基部置換も可能である．Valsalva 洞が温存されており血流は生理的で弁による圧較差が少ないことが証明されている．

　その後第三世代の生体弁としてブタ大動脈弁では Mosaic や Epic が，ウシ心嚢膜弁では Magna，Magna EASE，また，心膜のマウント方法が違う Trifecta，Mitroflow が登場した．これら 2 つの弁はステントに対して外まきにウシ心膜をハウジングすることでより大きな有効弁口面積が得られるという特徴がある．Epic は一度 3 枚に分解されたブタ弁尖から筋性組織のある右冠尖を取り除き，各弁尖の接合が最大限になり，かつストレスを軽減するように再マウントしている．また，流出側のエッジ部にウシ心嚢膜で作られたシールドを被覆して，弁尖の磨耗リスクを抑える構造になっている．

　生体弁ではグルタルアルデヒドによるコラーゲンの架橋，および石灰化予防処理が施されている．抗石灰化処理が行われた生体弁の再手術摘出標本では弁の石灰化などの変性は少なく，むしろ仮性内膜による弁尖の可動性の低下が弁機能不全の原因となっている例が多い．

　近年，低侵襲性を考慮した経カテーテル大動脈弁置換術（TAVR，詳細は他項）ならびに sutureless 弁が開発され，TAVR は 2014 年より本邦でも行われるようになった．sutureless 弁は欧米では使用されているが本邦では現在申請中である．sutureless 弁は体外循環，心停止下に自己弁を切除した後に移植が行われ，大動脈遮断時間の短縮や左室流出路の形状との一体化が得られることが利点である，一方，通常の弁置換に比べ，弁周囲逆流や完全房室ブロックなどの合併症の頻度は多いことが指摘されている．

❸ 狭小弁輪に対する人工弁

　狭小大動脈弁輪に対して従来の弁よりさらに圧較差を減らした，SJM 弁の HP シリーズ，

CarboMedics 弁の Top Hat，ATS 弁 AP シリーズ，Bicarbon Slimline などが販売されるように
なり 10 年以上が経過した．これらは外側のリングの部分とカフの部分を薄くし，さらに弁輪
の上に載せるように縫着するため，従来の弁に比べ 1 サイズ大きな弁を挿入したのとほぼ同様
の血行動態が得られる．さらにカフの形状を改良した SJMRegent，ATS 弁 AP360 シリーズが
登場し，弁の縫着がやりやすくなった．一方，ステント付き生体弁でも同様の試みがなされて
いる．Carpentier-Edwards PERIMOUNT MAGNA（MAGNA EASE）や Mosaic Ultra がそれにあ
たる．これは従来の Crapentier-Edwards ウシ心囊膜弁や Mosaic 弁のカフの部分をスリムにし
たものである．今まで 19 mm の最小サイズの弁では通過しなかった狭小の ST-junction が通
過できる．

4 臨床データの読み方

　臨床データを正しく理解することは弁の選択の上でも，インフォームドコンセントを行う上
でも重要である．術後の人工弁関連合併症に関しては 1988 年（2008 年が最新版）に米国で弁膜
症の術後の成績報告に関するガイドライン（AATS，STS ガイドライン）が作成され，定義やそ
のまとめ方が画一化された[1]．これにより，弁種間，施設間の比較が同じ土俵で論ぜられるよう
になった．

　人工弁置換術後の合併症は AATS，STS ガイドラインでは，次のように分類される．

①structural valve deterioration（SVD）（人工弁の構造上の破壊）

②nonstructural dysfunction（人工弁の構造とは関係ない弁機能不全：弁下部組織，糸，肉芽，
　内膜組織などの異物の嵌入，弁周囲逆流，溶血）

③valve thrombosis（血栓弁）

④embolism（塞栓症）

⑤bleeding event（出血：抗凝固療法の有無にかかわらない）

　major：死亡，入院，永久障害，輸血（大きな外傷．手術例を除く）

　major 以外のすべての出血も抗凝固療法の有無別に報告する．

⑥operated valve endocarditis（人工弁感染）

⑦reintervension（再手術あるいはカテーテル　インターベンション）

　合併症の頻度は linearized rate（％/patient-year）と actuarial method で表現される．術後どの期
間でも一定の頻度で合併症が起こるのであれば linearized rate で表現すればよいが，術後早期
に多い合併症や，生体弁の SVD などのように遠隔期に多く起こってくる場合は実測率（actua-
rial method）で表現する必要がある．また，患者の追跡率や，ワルファリンのコントロール域も
みておく必要がある．

5 人工弁の選択

　本邦では 1990 年には機械弁の使用が 95％で生体弁の使用は 5％ぐらいであったが，2013
年には生体弁の使用は AVR 78％，MVR 59％，TVR 88％にまで増加した．

　人工弁の選択に関しては本邦，米国，欧州のガイドラインがある．本邦のガイドライン[2]で

は，高齢者に対する生体弁の適応はAVRでは65歳以上（Class Ⅰ），MVRでは70歳以上（Ⅱb）で生体弁が推奨されている．一方，最新のACC/AHAガイドラインではAVR，MVRの差はなく70歳以上では生体弁が60歳未満では機械弁が，60〜70歳では生体弁，機械弁どちらも妥当とされている（Ⅱa）[3]．

生体弁の選択を余命と生体弁の耐久性との関係で決定するのであれば，日本人の期待される平均寿命は男女とも米国に比べ5歳長いことも考慮されるべきである．なぜならば，弁の人工弁構造的劣化（SVD）に対する遠隔成績は日本人に関しては大きな母集団のものがなく，多くは欧米のエビデンスに基づいているからである．一方，若年者への生体弁の使用に関しては，本邦のガイドラインでは「65歳未満であっても抗凝固療法のリスクと将来再手術が必要となるリスクについて詳細に話し合った結果，生体弁を選択した洞調律患者の場合」Ⅱbとして記載されている．また，2014年AHA/ACCガイドラインでも年齢にかかわらず「意思決定プロセスを共有すべき」とクラスⅠに挙げられている．この場合，生体弁の患者年齢でのSVDならびに再手術に対する非発生率の実測イベントフリーカーブ，血栓塞栓症と抗凝固療法による出血性合併症の頻度，再手術のリスクなどをデータで示し説明する必要がある．

1）生体弁の耐久性

本邦で多く使用され20年の年齢別遠隔成績が示されているCarpentierEdwards PERIMOUNT（CEP）ウシ心囊膜弁（図2-15）[4]と，HancockⅡブタ大動脈弁の成績を示す（図2-16）[5]．Mosaic弁の13年での構造的劣化（SVD）非発生率は84.8％であるが，おそらくこれより長期の遠隔成績はHancockⅡに類似すると推測できる．

2）弁関連合併症

血栓塞栓症，出血性合併症の頻度に関しては本邦と欧米では多少の違いがあった．特に出血性合併症に関しては日本では0.1〜0.4％/patient-yearと極めて少ないが，米国では1〜2％/

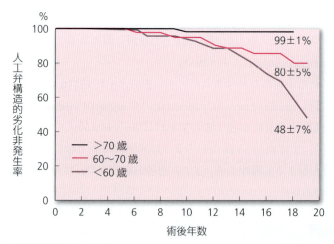

図2-15 第二世代Carpentier-Edwardsウシ心囊膜弁のStructural valve deteriorationに対する年齢別の非発生率

（Yankah CA, et al. Aortic root surgery. Springer; 2010. p.441-51 より改変）[4]

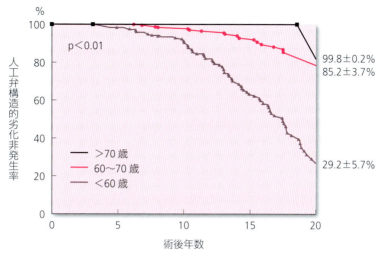

図 2-16 第二世代 Hancock Ⅱ ブタ大動脈弁の Structural valve deterioration に対する年齢別の非発生率

(David TE, et al. Ann Thorac Surg. 2010; 90: 775-81 より改変)[5]

表 2-8 St. Jude Medical 弁による弁置換術後の弁関連合併症の頻度

	AVR 文献6	AVR 文献7	MVR 文献6	MVR 文献7	DVR 文献6	DVR 文献7
患者数	425	178	636	577	223	153
内因性弁機能不全	0	0	0	0	0	0
外因性弁機能不全	0.16	0.4	0.3	0.4	0.2	0.2
血栓弁	0.05	0.14	0.09	0.08	0	0
血栓塞栓	1.35	0.85	1.63	1	0.79	1.34
抗凝固療法による出血	0.1	0.4	0.18	0.3	0.1	0.5
人工弁感染	0.21	0.4	0.06	0.03	0.2	0.3

本邦における母集団の大きい 2 つの報告における成績 (Nakano K, et al. Ann Thorac Surg. 1994; 57: 697-703[6] および Aoyagi S, et al. J Thorac Cardiovasc Surg. 1994; 108: 1021-9[7])．
表の数字は %/patient-year で表されている．
AVR：大動脈弁置換，MVR：僧帽弁置換，DVR：大動弁と僧帽弁の二弁置換

patient-year とやや頻度が高い[2]．本邦での大きな母集団での報告としては SJM 弁に関して Nakano ら[6]，Aoyagi ら[7] のものがあるが (表 2-8) いずれも 1994 年の報告であり，現状と少し離れている可能性がある．特に手術時年齢が若いこととワルファリンの凝固療法のコントロール域がやや現在より INR として低値であることが挙げられる．この点は認識しておくべき点である．INR が欧米に比べ低値である理由は，かつて本邦では多くの施設でトロンボテスト値 10〜25 ぐらいでコントロールされていたためである．これは INR で 2.8〜1.6 ぐらいに相当する．最近の AVR に関する Minakata らの報告では，血栓塞栓症と mjor bleeding，すべての bleeding の頻度はそれぞれ，1.1，1.0，2.2%/patient-year であった[8]．

Ch 2 ● 成人心臓外科— B 弁膜疾患・不整脈疾患

3) 再手術のリスク

　AVR 後の在院死亡率は，2013 年の胸部外科学会のレジストリーでは全体として 2.9％であるのに対し再手術は 8.6％と高い．再手術例では人工弁感染などに対する緊急手術なども含まれており，これらが死亡率を高くしている一因と考えられる．AVR に対する再手術では予定手術として生体弁を交換する場合，初回手術とリスクは変わらないとの報告もある[9]．Davierwala らは全体では初回 2.3％，再手術 4.6％であるが，予定手術ではそれぞれ 1.6％，1.7％であったと報告している[9]．

おわりに

　現在，人工弁の完成度は非常に高いが，いまだに自己弁には及ばない．機械弁の耐久性は保障されているが，ワルファリンによる抗凝固療法が必要である．一方，生体弁の耐久性にはいまだ限界がある．今後さらに抗血栓性に優れた機械弁の開発と，生体弁におけるさらなる耐久性の向上が期待される．それと同時に，より実用的な組織細胞工学代用弁の開発も望まれる．また，経カテーテル大動脈弁置換術の導入により，高リスク症例への適応が拡大されていく中で，手術の低侵襲化という面においてもさらに進歩していくものと期待される．

文献

1) Akins CW, Miller C, Turina M, et al. Guidelines for reporting morbididty and mortality after cardiac valvular interventions. J Thorac Cardiovasc Surg. 2008；135：732-38.

2) 循環器病の診断と治療に関するガイドライン．弁膜疾患の非薬物治療に関するガイドライン（2012 年改訂版）．www.j-circ.or.jp/guideline/pdf/JCS2012_ookita_h.pdf

3) Nishimura RA, Otto CM, Bonow RO, et al. 2014 AHA/ACC guideline for the management of patients with valvular heart disease: a report of the ACC/AHA Task Force on Practice Gidelines. Circulation. 2014；129：e521-643.

4) Bergoend E, Aupart MR, Mirza A, et al. 20 years' durability of Carpentier-Edwards perimount atented pericardial aortic valve. In: Yankah CA, Weng YG, Hetzer R. Aortic root surgery. Springer；2010. p.441-51.

5) David TE, Armstrong S, Maganri M. Hancock Ⅱ bioprosthesis for aortic valve replacement: The gold standard of bioprosthetic valves durability. Ann Thorac Surg. 2010；90：775-81.

6) Nakano K, Koyanagi H, Hashimoto A, et al. Twelve years' experience with the St. Jude Medical valve prosthesis. Ann Thorac Surg. 1994；57：697-703.

7) Aoyagi S, Oryoji A, Nishi Y, et al. Long-term results of valve replacement with the St. Jude Medical valve. J Thorac Cardiovasc Surg. 1994；108：1021-9.

8) Minakata K, Tanaka S, Okawa Y, et al. Twenty-year outcome of aortic valve replacement with St. Jude Medical mechanical valves in Japanese patients. Circ J. 2015；79：2380-8.

9) Davierwala PM, Borger MA, David TE, et al. Reoperatonis not an independent predictor of mortality during aortic valve surgery. J Thorac Cardiovasc Surg. 2006；131：329-35.

〈中野清治〉

Ch 2 ● 成人心臓外科— B 弁膜疾患・不整脈疾患

1-b 弁膜症外科 — 弁置換術と弁形成術

　弁膜症の外科治療に際しては，弁置換術と弁形成術のいずれかを選択することになる．その決定においては，それぞれの術式の短期，長期における成績，合併症および患者側の要素を勘案する必要がある．まず概論として，弁形成術および弁置換術を含む弁膜症手術術後に起こりうる合併症，問題点について述べる．続いて各論として各々の弁膜症におけるそれぞれの術式の特徴，問題点，勘案すべき患者側要素について述べる．

❶ 弁膜症手術術後合併症の定義

　弁置換術，弁形成術において手術後死亡率，合併症発生率を比較した上で，術式の選択を行うことになるが，比較の上で統一した基準が必要となる．弁手術後の合併症(morbidity)については以下のような統一された定義が提唱されている[1]．

a. **構造的弁劣化(structural valve deterioration)**：感染，血栓によらない弁の構造異常，機能不全をさす．人工弁置換術後の場合，生体弁の弁尖石灰化，裂開など，機械弁では弁葉の摩耗，破砕など，弁形成術後の場合新たな腱索断裂，弁尖離開，弁尖硬化による開放不全などがある．

b. **非構造的弁劣化(nonstructural dysfunction)**：人工弁や形成術後の弁自体の構造的劣化や，感染，血栓によるものを除いた原因により弁の狭窄や逆流を生じることを示す．人工弁置換術後のパンヌス，組織や縫合糸による弁の開放制限，弁周囲逆流や有意の溶血などをさす．

c. **血栓弁(valve thrombosis)**：弁構造物に付着する非感染性の血栓により弁機能不全を生じたり，治療を要したりする場合をさす．

d. **塞栓症(embolism)**：感染によらない塞栓症を指し，神経性イベントと非神経性イベントに分けられる．

e. **出血性合併症(bleeding event)**：輸血を要するもの以上の出血を指す．手術や高度外傷などによる出血はこれに含まないが，軽度外傷に伴い通常以上の出血をきたした場合はこれに含まれる．

f. **抗凝固療法(antithrombotic management)**：機械弁では抗凝固療法は必須であるが，生体弁，弁形成術後にもワルファリン，抗血小板薬などによる抗凝固療法を要する場合がある．

g. **血栓，塞栓，出血の複合イベント(composite thrombosis, embolism, and bleeding)**：血栓，塞栓，出血はいずれも人工弁の血栓性やそれに対する抗凝固療法などに起因するものであり，それらを複合イベントとして統合して解析することが有用な場合も多い．

h. **感染性心内膜炎(operated valve endocarditis)**：手術を施行した弁に発生する感染であり，膿瘍，疣贅，弁周囲逆流などを生じた場合をさす．これに伴う，塞栓症や出血性合併症，

JCOPY 498-03914

133

Ch 2 ●成人心臓外科— B 弁膜疾患・不整脈疾患

弁機能不全はこのカテゴリーに含まれる.

i. **再インターベンション(reintervention)**：手術を施行した弁に対して行われる再手術やカテーテルインターベンションを示す．再手術による再弁形成，再弁置換術のほか，カテーテルによるバルーン開大術などがこれにあたる．

これら合併症の発症率からみた弁形成術の長所として，①血栓弁，塞栓症のリスクが低い，②抗凝固療法が不要の場合が多く，出血性合併症のリスクが低い，③感染性心内膜炎のリスクが低い，という点が挙げられる．ただし他の抗凝固療法を必要とする病態（心房細動，凝固能異常，深部静脈血栓，肺塞栓の既往など）を合併している場合，いずれの術式をとっても抗凝固療法は必要となるので②の利点は小さくなる．さらに弁機能の面からは一般的に弁形成術の方が人工弁に比して弁口面積がより広く保たれるので，より良好な血行動態が得られる．また心室機能に与える影響として，僧帽弁置換術では弁形成術に比してより左室機能低下をきたす可能性が高いことが示されている．弁下組織を弁尖と一緒に切除してしまうことにより左室壁と弁輪の連続性が失われることが大きな原因と考えられている．

一方で弁形成術の短所として構造的および非構造的弁劣化による再インターベンションの可能性が挙げられる．種々の原因で逆流や狭窄が再発する場合があり，弁置換術に比べて再手術をより早期に必要とする場合がある．弁膜疾患の種類や手術術式により再インターベンション回避率は当然変わってくるし，同じ疾患でも弁尖や弁下組織の変性の程度によって弁形成術の耐用性は変わってくる．また，年齢や併存疾患などによって生命予後自体が変わってくるので，手術後何年間の予後を考慮すればよいかも術式決定の上で重要な要素となる．最終的にこれらの要素を総合的に判断して弁形成術か弁置換術かを決定することになる．

❷ 各疾患における弁形成術と弁置換術の選択

1) 僧帽弁閉鎖不全症(MR)

変性性の MR（弁尖逸脱症）においては，1995 年 Mayo Clinic からの報告[2]をはじめとして，弁形成術の優位性が多くの研究により支持されている．その理由としてまず弁置換術に比し手術死亡率が低率であることが挙げられる．これは僧帽弁形成術の方が左室機能にをに悪影響を与えることが少ないことに起因すると理解されている．さらに人工弁に起因する血栓塞栓性合併症，出血や感染性心内膜炎が少なく長期生存率，合併症発症率のいずれにおいても弁形成術の成績が勝っている．また，これは年齢，左室機能など患者側因子によらず観察される[3]．したがって形成が可能な弁については可能な限りこれを第一選択とするべきである．また，近年無症状で正常左室機能であっても高度 MR に対しては弁形成術を施行すべきとされているが，これは 90％以上の形成成功率のある外科チームでのみ考慮されるべきとされている．

一方，リウマチ性の MR では逆流が主体の病変において限られた施設で弁形成術が行われるが，これまでの遠隔成績の報告では再インターベンションや弁劣化の頻度は比較的高く，一般的には弁置換術が選択される．新たな手術手技を加えた手術が報告されつつあり，その遠隔成績の報告が待たれる．

僧帽弁位感染性心内膜炎においては，弁置換術と弁形成術を比較したメタ解析において形成

術の方が手術死亡率が低く，遠隔生存率も良好であること，感染の再発や再手術，脳合併症の頻度が低いことが報告されている．しかし，リスク補正がなされた報告ではなく，より感染が高度に進行した重症例に弁置換術が選択されるはずで，術式の選択にバイアスがある可能性が高い[4]．しかし，修復可能と考えられる症例においては弁形成術を積極的に試みることは正当化される．

左室の変形，拡大に伴う tethering により生じる虚血性僧帽弁逆流においては，中等度以下の虚血性 MR 合併も予後不良因子であるという報告が多いが，それを修復することが明らかに生命予後を改善するというエビデンスに乏しい．一方で高度虚血性 MR に対しては手術介入を行わなければ予後が不良であると考えられ外科的介入が推奨されているが，弁形成術と弁置換術の優劣については現在でも多くの議論がある．

最近，高度虚血性 MR に対する弁形成術（全周性リングによる undersized mitral annuloplasty: MAP）と弁下組織温存弁置換術との比較を行う prospective randomized study の結果が発表された．2 年間の経過観察で生存率に差がなく，左室収縮末期容積指数にも差がなく逆リモデリングの程度は同等であった．中等度以上の MR は弁形成群で 58.8％と高率に認められ，心不全の発症や再入院を多く認めた[5]．

これまでにも虚血性 MR に対する MAP では比較的高率に MR が再発し，観察期間が伸びると再発率も上がっていくことが報告されてきた．その原因として，MAP は tethering 自体を改善しないことが大きな要因と考えられている．左室拡大とそれに伴う僧帽弁 tethering の程度が術前高度なものほど再発が起こりやすいことが多くの論文で示されている．具体的な指標としては tenting height＞10 mm，左室拡張末期径＞65 mm，乳頭筋間距離＞40 mm，後壁 basal aneurysm といった因子が報告されている．

MAP 後の再発の問題は，そもそもの機能性 MR の原因である弁下組織や左室自体への修復の必要性を示唆している．実際，左室側に外科的処置を加えることで MR を制御しようとする試みがいくつか報告されている．両乳頭筋間の後壁に縫縮を加える，テープを左室内で両乳頭筋間にかけ縫縮する，乳頭筋を前尖弁輪方向に釣り上げるといった手法が報告され，それぞれ tethering の改善効果が示されているが，長期的に MR の再発をどの程度防止できるかは不明である．

したがって現時点では，先に述べたような MR 再発の高リスク群と考えられる虚血性 MR には弁下組織温存弁置換術か経験の深い施設では弁下組織修復を加えた MAP を選択し，それ以外には MAP を選択するというのが治療選択と考えられる．

2）僧帽弁狭窄症

経皮経静脈的僧帽弁交連切開術（PTMC）が多くの施設で施行可能になって以来，その適応がほぼ重なる，すなわち弁尖の石灰化や弁化組織の変化が軽度のものが対象となる開放式僧帽弁交連切開術（OMC）の実施例は極めて限られたものとなっている．左房内血栓を伴う症例，他の有意の弁膜症（高度 AS や TR など）を伴う例で，上記のような条件を満たす場合に OMC が適応となりうるが，近年は多くの症例で弁置換術が選択されている．

Ch 2 ● 成人心臓外科— B 弁膜疾患・不整脈疾患

3）大動脈弁狭窄症

　大動脈弁狭窄症（AS）に対してはほぼ例外なく，弁置換術が適応になる．AS に対する弁形成術は弁尖石灰化を CUSA により切除する方法などが報告されているが，一般にはほとんど行われていない．特に TAVR の出現によりこの術式の意義はさらに乏しくなったといえる．

4）大動脈弁閉鎖不全症

　弁置換術が一般的な術式であり，弁形成術は一般的な手術とまではいえない．しかしながら，Valsalva 洞や上行大動脈の拡大や変形に伴って生じる AR に対する自己弁温存基部置換術はわが国では多くの施設で行われており，弁尖の逸脱や二尖弁に対する形成を同時に行う方法も広まってきている．基部拡大を伴わない AR に対しての形成術も弁輪縫縮術や弁尖の effective height を維持する手法などが発表され中期遠隔成績が示されつつあるが，弁置換術との比較ができうるレベルのエビデンスはまだ得られていないといってよいと思われる．したがって現時点では AR に対する弁形成術は比較的若年で弁尖変性や石灰化がほとんどない症例に限定された術式と考えられる．

5）三尖弁閉鎖不全症

　適応の大多数を占める二次性（機能性）TR は左心系病変による静脈性肺高血圧や心房細動に合併し，弁輪拡大や右室拡大による弁尖の tethering により生じる．これに対しては大多数の症例で弁輪縫縮術が行われる．DeVega 法などの suture annuloplasty は再発率が高く，近年は ring annuloplasty が行われることが多い．問題は高度の右室拡大や弁尖の tethering を伴う症例で TR の再発が多いという点である[6]．こういった症例ではうっ血肝などの他臓器障害を伴うことが多く，再手術のリスクも高いため弁置換術が施行される場合もある．近年，このような症例に対し ring annuloplasty に加えて leaflet augmentation や乳頭筋縫縮などの付加手技を加えることで再発を制御しようという試みが発表されているが，症例数が少なく一般的な手法とはいえない．リウマチ性の弁尖硬化，外傷や感染により大きく弁が破壊された症例などには弁置換術が適応となる．

6）連合弁膜症

　個々の弁膜症の術式選択基準を踏襲する．大動脈弁疾患と僧帽弁疾患の合併が認められる時，多くの場合，大動脈弁は人工弁置換術となるが，僧帽弁に対して弁形成術と人工弁置換術のいずれを選択するかについては議論がある．特に大動脈弁を機械弁によって置換した場合，抗凝固療法が必要であり僧帽弁病変に対し同じ機械弁で置換することは大きなデメリットにはならないという考えもある．特にリウマチ性連合弁膜症の場合，僧帽弁形成術後の再手術の可能性を十分検討して術式を選択する必要があり，現時点では置換術がほとんどの場合選択される．

　一方で変性性あるいは機能的 MR が大動脈弁疾患に合併する場合，僧帽弁をどのように処置するかは議論がある．二弁置換と大動脈弁置換に僧帽弁形成術を併施した場合の成績を比較した論文では，僧帽弁を形成した方が手術リスクが低く，遠隔成績も良好であるという報告が多い[7]．したがって形成可能な MR に対してはやはり形成術を選択するべきである．

文献

1) Akins CW, Miller DC, Turina MI, et al. Guidelines for reporting mortality and morbidity after cardiac valve interventions. J Thorac Cardiovasc Surg. 2008; 135: 732-8.

2) Enriquez-Sarano M, Schaff HV, Orszulak TA, et al. Valve repair improves the outcome of surgery for mitral regurgitation: A multivariate analysis. Circulation. 1995; 91: 1022-8.

3) Daneshmand MA, Milano CA, Rankin JS, et al. Mitral valve repair for degenerative disease: A 20-year experience. Ann Thorac Surg. 2009; 88: 1828-37.

4) Feringa HH, Shaw LJ, Poldermans D, et al. Mitral valve repair and replacement in endocarditis: a systematic review of literature. Ann Thorac Surg. 2007; 83: 564-70.

5) Goldstein D, Moskowitz AJ, Gelijns AC, et al. Two-year outcomes of surgical treatment of severe ischemic mitral regurgitation. N Engl J Med. 2016; 374: 344-53.

6) Kabasawa M, Kohno H, Ishizaka T, et al. Assessment of functional tricuspid regurgitation using 320-detector-row multislice computed tomography: risk factor analysis for recurrent regurgitation after tricuspid annuloplasty. J Thorac Cardiovasc Surg. 2014; 147: 312-20.

7) Coutinho GF, Correia PM, Antunes MJ. Concomitant aortic and mitral surgery: to replace or repair the mitral valve? J Thorac Cardiovasc Surg. 2014; 148: 1386-92. e1381.

〈松宮護郎〉

Ch 2 ● 成人心臓外科— **B** 弁膜疾患・不整脈疾患

1-c 弁膜症外科 — 弁置換術後管理

高齢化社会となり，古典的ともいえる弁膜症が一般診療上重要な位置を占めるようになってきている．外科治療の飛躍的進歩や，手術手技の低侵襲化などが進行した背景をもとに，弁膜症の外科治療で新たな展開が多くみられ，弁膜疾患患者管理に関する重要な情報が蓄積している．

このため 2012 年，ESC EACTS から Guidelines on the management of valvular heart disease[1]が改訂され，また 2014 年には AHA/ACC から Guideline for the Management of Patients With Valvular Heart Disease[2]が改訂された．同様に本邦においても 2012 年弁膜疾患の非薬物治療に関するガイドライン[3]が出版され，弁膜疾患患者管理に関する重要な情報が改訂されている．

本稿においては上記のガイドラインを参考に弁膜症手術後の一般的な管理について記述した．本稿に含むことのできなかった項目もあり，詳細については上記ガイドラインを参考にされたい．

これら最新のガイドラインの中で特に強調されているのは循環器内科医，心臓血管外科医，麻酔科医，看護師，ME 技師等によって形成される "Heart Team" の重要性と治療方針の患者への開示についてである．これらについては弁膜疾患のみにとどまらず，循環器診療のすべての領域で推奨されている事項であり，現在の循環器医療における重要かつ必須な概念である．

❶ 術後早期の管理

弁置換術後急性期管理については，心臓外科手術の周術期管理の基本とも考えられ，十分な理解と実践が必要である．心臓弁置換術は人工心肺装置を用いた体外循環が必要である．そのため術後患者の管理は体外循環からの回復，全身麻酔と手術侵襲からの回復という複雑な病態からの回復を良好に補助するということが要点となる．

多くの場合，弁置換後患者は全身麻酔から覚醒させずに気管挿管されたまま集中治療室（ICU）に入室する．麻酔からの覚醒，低体温から復温，人工呼吸管理，循環管理，術後出血への対応等々，きめ細かい管理が求められることが多い．

術中の TEE 所見，Swan-Ganz カテーテルからのデータに基づき，カテコラミンや血管拡張薬を投与して血行動態の安定に努めることが必要である．原疾患，各症例に応じたきめ細かな輸液管理も重要である．Preload の指標を見極め，低心拍出量症候群の発症に注意しながら管理することが肝要である．また不整脈，肺高血圧症への対応が必要な場合もあり，適切な薬剤選択，一時的ペースメーカの使用などが求められる．

術後出血に対しては術中の止血が十分に行われたことを前提に，ICU にてドレーン出血量や血液性状，各種血行動態指標を参考に管理する．出血量が多く心タンポナーデの徴候を認める場合には再開胸止血術の施行を考慮する．早急な判断が必要となることもある．

血栓塞栓症については，術直後は血液凝固能が低下していることもあり発症する可能性は低いが，出血のコントロールができ次第へパリンの投与を考慮する．

弁膜症患者においても高齢者や生活習慣病合併症例が増加している．これらの患者では，長期間のうっ血性心不全や血栓塞栓症による臓器障害に加えて，慢性閉塞性肺疾患，輸血後肝炎，糖尿病などにより肺・肝・腎などの主要臓器機能の低下をきたしている場合もある．さらに全身の動脈硬化性病変，脳・末梢血管の閉塞性動脈硬化を伴っている症例も多く，術中・術後管理に際してしばしば問題となる．このような脳血管病変や多臓器障害を伴う弁膜症患者においては，術前における評価，手術適応の可否，手術術式の選択および周術期の管理に特別な配慮が必要となる．

❷ 術後遠隔期の管理

1）人工弁に伴う合併症

人工弁を移植された患者を管理するためには，人工弁に伴う合併症を十分に知っておく必要がある．人工弁に伴う治療成績，合併症の報告については米国 AATS と ST，欧州 EACTS 合同の人工弁合併症定義標準化特別連携委員会が提唱し，2008 年に改訂されたガイドラインに従って報告することが標準化されている[4]．

人工弁関連合併症の定義

- **構造的弁劣化(structural valve deterioration)**：狭窄や閉鎖不全の原因となる人工弁そのものに起因する人工弁不全を意味する．ただし，感染および血栓弁によるものは除外する．生体弁の劣化はこれに相当する．
- **非構造的弁劣化(nonstructural dysfunction)**：人工弁そのものには由来しない人工弁の狭窄や閉鎖不全の原因となる異常を意味する．パンヌス形成よる弁葉可動不全，人工弁周囲逆流，狭小人工弁や溶血性貧血などが含まれる．
- **血栓弁(valve thrombosis)**：感染症がない状態で，人工弁もしくは人工弁周囲の血栓形成により人工弁の血流経路の一部が閉塞したり人工弁の機能が損なわれる状態を意味する．
- **血栓塞栓症(thromboembolism)**：感染症がない状態で，術後麻酔から覚醒した後に起こったすべての塞栓症を意味する．一過性および永続性の神経症状と末梢性の塞栓症が含まれる．
- **出血性合併症(bleeding event)**：永久的な障害の原因となったり，輸血を必要とする大量出血を意味する．抗凝固療法や抗血小板療法の有無には関わる．
- **人工弁心内膜炎(prosthetic valve endocarditis)**：植込まれた弁への感染症を意味する．血液培養，臨床症状および手術もしくは解剖時の組織学的検査により診断される．

2）人工弁植え込み患者の管理

上記の弁関連合併症の発生をいかに少なく管理するかが，人工弁置換術後管理の重要なポイントであり，これを達成するには注意深い外来管理と，適切な時期での検査の施行が必要である．心臓超音波検査は症状が認められなくても弁置換術後最初の 10 年間は 1 年に 1 度程度施行することがガイドラインで推奨されている．

抗凝固療法に関しては，「循環器疾患における抗凝固・抗血小板療法に関するガイドライン

(2009年改訂版)」が刊行されており，基本的にこの内容に沿った管理が必要である．抗凝固療法を行う場合に考慮すべき点として，人工弁位，人工弁種，および血栓塞栓の危険因子の有無（心房細動，左室機能不全：EF＜35%，血栓塞栓の既往，左房内血栓，拡大した左房)がある．抗凝固療法のモニタリングとしてはわが国では従来はトロンボテストを使用していたが，現在ではプロトロンビン時間を標準化したPT-INR(international normalized ratio；患者のプロトロンビン時間を正常血漿のプロトロンビン時間で除した値を international sensitivity index で乗した値)が用いられ INR と表記する．

a) 機械弁

　機械弁植込み患者では，全例にワルファリン投与による抗凝固療法が基本的には生涯にわたって必要となる．またすべての報告でワルファリン投与下においても年間1～3%程度に血栓塞栓症の合併が認められ，ワルファリン関連合併症の発生を皆無にすることは不可能であり，どの治療域の INR 値でコントロールするかが重要である．

　至適な治療域の PT-INR 値として，ESC EACTS guideline では現在主に使用されている Bileaflet 機械弁では大動脈弁位で 2.5～3.0，僧帽弁位で 3.0 を推奨している．2014 年 AHA/ACC ガイドラインでは血栓塞栓症の危険因子がない大動脈弁位の機械弁であれば 2.5，危険因子がある大動脈弁位の機械弁と僧帽弁位の機械弁で 3.0 を推奨している．

　わが国では PT-INR 値を欧米に比し低いレベルで管理した場合の遠隔期成績が報告されている．INR 値が 2.0～3.0 の範囲であれば血栓塞栓症の発生は低率であり，出血の合併症も低いことが明らかになってきており，日本人における至適 INR 値を決定する場合，人種差を考慮する必要があると考えられる．本邦のガイドライン〔弁膜疾患の非薬物治療に関するガイドライン（2012 年改訂版)〕では人工弁置換術後(3 カ月未満)の症例に対する INR 値 2.0～3.0 でのワルファリン療法，術後 3 カ月以降のワルファリン療法は AVR＋低リスク二葉弁または Medtronic Hall 弁で INR 値 2.0～2.5，他のディスク弁または Starr-Edwards 弁 INR 値 2.0～3.0，AVR＋高リスク INR 値 2.0～3.0，MVR で INR 値 2.0～3.0 を推奨している．

　また抗凝固療法に抗血小板療法を併用することについて，少量のアスピリンまたはジピリダモールの併用は有用との報告が多く，ACC/AHA のガイドラインでもワルファリン療法に 75～100 mg/日のアスピリンを追加することが推奨されている．

b) 生体弁

　生体弁植込み後の 3 カ月以内は血栓塞栓症の危険性が高いとされているため，本邦のガイドラインではワルファリンによる抗凝固療法(PT-INR 値 2.0～3.0)が推奨されている．また 3 カ月以降血栓塞栓症の危険因子を合併する場合には抗凝固療法を継続することが推奨され，この場合わが国では PT-INR 値 2.0～2.5 を推奨している．

c) 歯科的処置を実施する患者に対する抗凝固療法

　抜歯などの出血を伴う歯科的処置を行う場合にワルファリンを休薬すると血栓性・塞栓性疾患発症のリスクが上昇し，ワルファリン継続下でも重篤な出血性合併症を伴わずに抜歯できることが前向き研究で示されており，ワルファリン内服継続下での抜歯を歯科医に要請することが基本である．

1 弁膜症外科— c 弁置換術後管理

d) 非心臓手術を実施する患者に対する抗凝固療法

　大きな外科手術を実施する場合にはいわゆる heparin bridge が必要である．ワルファリンを手術の 72 時間前までには中止し，INR 値が 1.5 以下になったことを確認する必要がある．術後活動性の出血がないことを確認してからワルファリンを再開する．抗血小板療法は手術の 1 週間前に中止する．基本的には，周術期で INR 値が 2.0 未満の期間にヘパリンの持続投与が推奨される．ヘパリンの投与量は aPTT が 55〜70 秒に維持されるように調節し，術前 4〜6 時間前に中止する．術後は活動性の出血がないことを確認の後，可及的早期にヘパリン投与を再開する．

　なお，緊急で外科的処置が必要な場合にはワルファリン投与例に対するビタミン K の投与または新鮮凍結血漿の投与が行われるが，一般的には前者では凝固亢進状態を誘発することがあるため，後者が好ましいと考えられている．しかしながら緊急を要する場合にはこの限りではない．

3) 弁置換術後患者の妊娠管理について

　上記ガイドラインには妊娠管理についても記載されているので，詳細は参照されたい．簡潔に記述するならば妊娠前，妊娠中および分娩計画については十分に，患者，家族，循環器医，産科医の間で議論が尽くされるべきである．妊娠前にきちんと弁膜症の状態について評価されるべきである．そして状況によっては妊娠自体が禁忌であることもありうることも周知されるべきである．

　一般に人工弁患者の妊娠，出産の死亡率は 1〜4％と報告されている．ワルファリンの妊娠早期の服用は，母体および胎児の生命に関わる合併症の発生に関与することは患者にきちんと知らされるべきであろう．

③ まとめと今後の課題

1) 低侵襲化する弁置換手術とカテーテル治療に伴う弁膜症管理の今後について

　近年，機械弁の使用が減少し生体弁の使用が増加していることは世界的現象である．背景には生体弁の耐久性の向上と抗凝固療法のないライフスタイルを好む傾向があると考えられる．また最近導入された生体弁を使用するカテーテル弁置換術の導入も影響を与えていると考えられる．

　弁置換術後患者の管理については，現在までの evidence の蓄積をもとに作成されたガイドラインを参考にしている．しかしながら，カテーテル弁置換術（TAVI）等の発展は急速であり，弁疾患の外科治療体系を取り巻く状況も日々変化しているのが現状である．数年後にはガイドラインが改訂され管理指針も変化してゆく可能性も否定できない．一方で，今後は材質やデザインのさらなる改良によって抗凝固療法が不要となる機械弁が開発されることも期待したい．

2) ワルファリンに変わりうる抗凝固薬の登場と臨床応用，および INR コントロールについて

　抗凝固療法の中心となるワルファリンは，すでに 60 年もの歴史をもつ古い薬剤である．近年いわゆる新規経口抗凝固薬（novel oral anticoagulants: NOAC）の臨床使用が開始され，心房細動に対する有効性に関する evidence が蓄積されている．しかし現時点では人工弁置換患者と

リウマチ性僧帽弁膜症を有さない心房細動にのみ適応があり，人工弁置換術後は未だにワルファリン投与が原則である．

　ワルファリン内服量のコントロールに関する検査法の簡便化については，最近，家庭でも簡単に使用できる PT-INR 値の簡易測定用キットが欧米ではすでに臨床応用されている．このキットの普及によってワルファリン自己管理が可能になる．すでに欧米では，このキットを使用して患者自身が自宅や職場で抗凝固療法の管理を行っており，わが国での普及が望まれる．

文献

1) Joint Task Force on the Management of Valvular Heart Disease of the European Society of Cardiology（ESC）；European Association for Cardio-Thoracic Surgery（EACTS），Vahanian A, Alfieri O, Antunes MJ, et al. Guidelines on the management of valvular heartdisease（version 2012）. Eur Heart J. 2012；33：2451-96.

2) Nishimura RA, Otto CM, Bonow RO, et al. ACC/AHA2014 guidelines for the management of patients with valvular heart disease: a report of the American College of Cardiology/American Heart Association Task Force on Practice Guidelines. Circulation. 2014；129：e521-643.

3) 循環器病の診断と治療に関するガイドライン（2011 年度合同研究班報告）．弁膜疾患の非薬物治療に関するガイドライン（2012 年改訂版）．www.j-circ.or.jp/guideline/pdf/JCS2012_ookita_d.pdf

4) Akins CW, Miller DC, Turina MI, et al. Guidelines for reporting mortality and morbidity after cardiac valve interventions. Ann Thorac Surg. 2008；85：1490-5.

〈齋藤　聡〉

Ch 2 ● 成人心臓外科— **B** 弁膜疾患・不整脈疾患

2-a 大動脈弁疾患 — 大動脈弁狭窄症

1 病因と頻度

　大動脈弁狭窄症(aortic stenosis：AS)の病因は主に動脈硬化，先天性二尖弁，リウマチ熱による慢性炎症であるが，高齢化に伴い動脈硬化性のものが増加している．日本国内の大規模データはないが，文献的には75歳以上の2〜3%がASを有する[1, 2]．日本胸部外科学会のレポートによると2013年に国内で行われた大動脈弁置換術(AVR)は約13,000件で[3]，年々増加しているが，2015年の国内の75歳以上人口が1,600万人余りであることを考えると，ASに対する治療は今後さらに増加することか予想される．

2 症状と診断

　ASの古典的な三徴は労作時呼吸苦，胸痛，失神であり，古くから突然死をすることで悪名高い疾患である．症状や心雑音を契機に，または他疾患の治療前検査の一環として経胸壁心エコー検査が施行され確定診断に至ることが多い．

　最も簡便な重症度評価は経胸壁エコー検査における大動脈弁通過血流速度を用いたものである．最大流速4 m/s以上，平均圧較差40 mmHg以上のものが重症とされる．ただし左室駆出率の低下した症例や，左室の求心性肥大により内腔が縮小した症例では，弁口面積が小さくても大動脈弁通過血流速度が上昇しない症例がある．したがって重症度評価は大動脈弁の流速に加えて心拍出量や弁口面積を測定し総合的に判断する必要がある．

3 自然経過

　重症ASは古典的には症状出現後数年で死亡するといわれている．1968年のRoss，Braunwaldの論文[4]の図(図2-17)は，未だに多くの論文に引用されている．

4 手術適応

　もともと有症状の重症ASが手術適応とされていたが，ACC/AHAのガイドラインが2006年に改訂され，無症状でも左室駆出率が50%未満のものは手術適応となった．さらに近年AVRの手術成績向上に伴い，無症状でも大動脈弁通過血流速度が5 m/sを超える超重症ASや，運動耐用能の低下した重症ASも手術が妥当であるとされている．

5 手術

(この項では大動脈弁尖のnadirを結ぶ円周ではなく弁尖付着部を便宜上「弁輪」と表現している部分がある．また，"leaflet"は「弁葉」でなく「弁尖」で統一している)

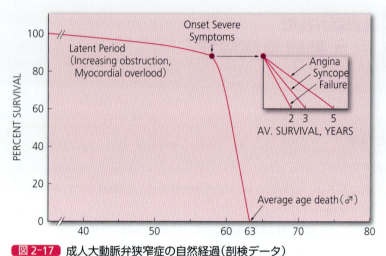

図 2-17 成人大動脈弁狭窄症の自然経過（剖検データ）
〔Ross J Jr. et al. Circulation. 1968; 38(Suppl V): 61〕

　体外循環は通常通り上行大動脈送血, 右房脱血により行われる. 逆行性冠灌流カニュレーションを右房切開下に行う場合は上下大静脈脱血が必要である. 心筋保護法にもよるが予想遮断時間が 60 分程度であれば軽度低体温とすることが多い. 右上肺静脈からの左室ベントは大動脈弁操作を行う上で無血野を得, 遮断解除後に左室内のエア抜きを行うのに有用である.

　順行性, 逆行性, 選択的心筋保護のいずれを用いるかは症例や施設, 外科医によって異なるが, 初回の心筋保護液注入に関しては, 大動脈弁閉鎖不全合併症例でも, 左室ベントを止めることで大動脈基部圧を保ち, 通常通り順行性の心筋保護液注入で心停止を得られることが多い. 大動脈弁狭窄症では左室壁の厚い症例が多く, 遮断後心室細動となった後でも左室壁の過伸展が問題になることはほとんどない.

　大動脈遮断後, 特に右室流出路の脂肪組織の厚い症例では, 大動脈と肺動脈の間, 大動脈と右室流出路の間を剝離しておく.

　冠動脈起始異常のない症例では上行大動脈の fat pad の中枢側で, 右冠動脈起始部の約 2 cm 遠位に大動脈切開をおく. 11 番メスで大動脈前壁を約 1 cm 横切開した後, 内腔を観察しながら, 左側は左-右交連の 1 cm 遠位を目指し, 右側は左-無交連を目指しながら（"Hockey stick"）メッツェンバウム剪刀で大動脈切開を延長する. transverse incision を好む外科医も多い. 大動脈壁の石灰化を伴う症例では石灰化を避けられる場合は避けて切開する. この際閉鎖時の縫い代を考慮する必要がある.

　弁尖の切除は右-無交連から始める. 弁尖の交連端を把持し, 右冠尖, 無冠尖の両者を付着させたまま交連を大動脈壁からそぎ落とすようにメッツェンバウム剪刀で切除を始める（図 2-18）. 剪刀の先端が左室流出路内腔に入ったら右冠尖のみを nadir まで弁輪から切除していく（図 2-19）. 弁尖付着部の石灰化は大動脈壁を進展することはあるが, 左室流出路に向かって進展することは aortomitral fibrous body を除いては稀である. したがって弁尖を切除する際に, 剪刀を寝かせることで, 左室流出路に切り込むことを避けながら, 弁尖付着部の石灰化を弁尖に付けたま

2 大動脈弁疾患—a 大動脈弁狭窄症

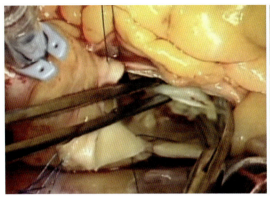
図 2-18 右-無交連の切離

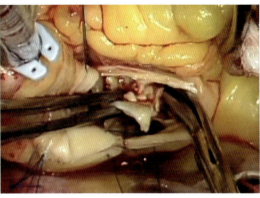
図 2-19 右冠尖の切離

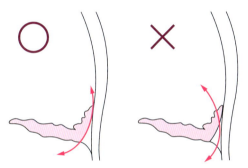
図 2-20 弁尖付着部石灰化の切除ライン

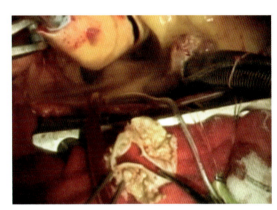
図 2-21 大動脈弁の一塊切除

ま切除することが可能である（図 2-20）．次いで，右-左交連を同様に大動脈壁からそぎ落とすように切除し，同様に交連から右冠尖のみを nadir まで切除し右冠尖を弁輪から完全に外す．同様にして左冠尖，無冠尖の順に切除すると大動脈弁は 3 尖が互いに付着したまま切除することができ，弁尖付着部の石灰化も大部分がすでに切除された状態となる（図 2-21）．弁尖切除と弁尖付着部の脱灰は AVR における大動脈遮断時間の大きな部分を占めるが，弁尖切除時にいかに弁尖付着部の石灰を切除できるかが大動脈遮断時間の短縮につながる．ただし弁輪に切り込まぬよう細心の注意が必要である．

　弁尖を切除した後に弁尖付着部の石灰化を丹念に完全に脱灰する．Rongeur 鉗子や CUSA が有効なことが多い．AVR が TAVI に最も勝る点は術後の人工弁周囲逆流がないことであるが，弁尖付着部の脱灰が不完全な場合に術後の弁周囲逆流により溶血性貧血をきたすことがあるので脱灰は時間をかけて丹念に完全に行う．この際小さな石灰片を左室腔内に落とさぬよう注意する．

　人工弁のサイジングは糸かけの方法にもよるが，多くの場合ジャストフィットするサイズを選択する．この際メーカーによってはシリンダー，レプリカのサイズと実際の人工弁の開口部，外径が異なることがあるので注意が必要である．1 サイズ小さな人工弁を縫着した場合，人工弁

145

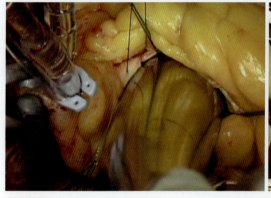

図2-22 大動脈弁輪のブジー

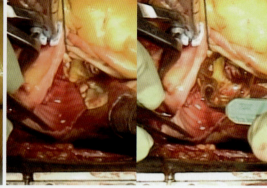

図2-23 大動脈弁輪拡大（Manouguian）

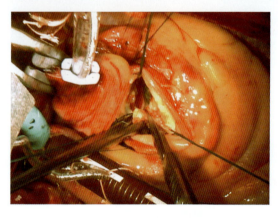

図2-24 Sinotubular junction に付着した石灰のスライシング

　周囲逆流のリスクは増加する．シリンダーの通過がタイトで不安のある場合は左室流出路に向かってブジーを行うことでスムーズに通過するようになり，人工弁の縫着も容易となる（図2-22）．
　高齢の他科手術前の患者などの場合で，明らかに生体弁が有利であるにもかかわらず，狭小弁輪のため19 mmサイズの生体弁が入らない場合は，積極的に弁輪拡大を行うべきである．Manouguianのライン，すなわち左-無交連に切り込めば，左房を開けなくても1サイズ大きな弁を入れることができ，多くの場合少なくとも19 mmサイズの生体弁での置換が可能となる（図2-23）．大動脈遮断時間は通常15分程度の延長で済み，切開線の性状が良ければ出血することもほとんどない．高齢患者の場合，moderate patient-prosthesis mismatchは予後を悪化させる因子とはならず[5]，日本人の体格を考慮するとほとんどの症例で19 mmサイズの生体弁が許容される．
　特に高齢者の症例において狭小で石灰化したSinotubular junctionが人工弁のサイズを規定してしまい，至適サイズの人工弁が大動脈弁位まで落とせないことがある．このような場合は11番，15番メスを用いて石灰をそぎ落としたり（図2-24），CUSAを用いて脱灰したりすることで可塑性ができ，弁輪のサイズに見合った人工弁の縫着が可能になる．生体弁置換の場合はフレームがflexibleなモデルを使用することも考慮する．

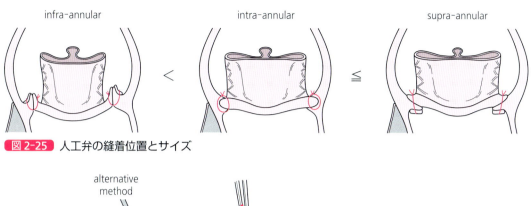

図 2-25 人工弁の縫着位置とサイズ

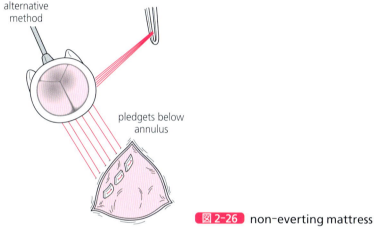

図 2-26 non-everting mattress

　サイジングが終了した時点で左室腔内，大動脈壁をよく洗浄，吸引する．

　人工弁の縫着位置には supra-annular position, intra-annular position, infra (para)-annular position の 3 通りがあるが，弁輪のサイズが同じ場合，縫着可能な人工弁のサイズは supra-annular position が最も大きく，次いで intra-annular, infra-annular の順となる（図 2-25）．

　弁輪の糸かけには non-everting mattress 法（図 2-26），everting mattress 法（図 2-27），単結節法（図 2-28），連続縫合法（図 2-29）がある．non-everting mattress 法は最も一般的な方法であり，supra-annular position での縫着となる．everting mattress 法は para-annular position での縫着となり，術後の人工弁周囲逆流が少ないとされるが人工弁サイズが小さくなるデメリットがある．これら 2 つの mattress 法には通常プレジェット付きの 2-0 polyester braided suture が使用される．各弁尖付着部に何針ずつの糸かけをするかはプレジェットの大きさにもよるが，通常 21 mm 以下のサイズの人工弁で各弁尖 4 本程度，それ以上で 5 本程度の糸かけが一般的である．交連部の糸かけは同じ糸の両端で交連を挟んで縫合する場合と，交連の両側で別々の糸を用いる場合がある（図 2-30）．交連を挟んで縫合する場合は同部で弁輪を縫縮することで人工弁のサイズを小さくしてしまうことがないよう注意が必要である．mattress 法では bite を大きく取りすぎると弁下・弁上の狭窄をきたすことがある．特に non-everting mattress 法では冠動脈入口部直下では糸の刺出を冠動脈から十分離すことで冠動脈閉塞を予防するよう注意が必要である．単結節法には 2-0 polyester braided suture の他 polypropylene suture が用いられること

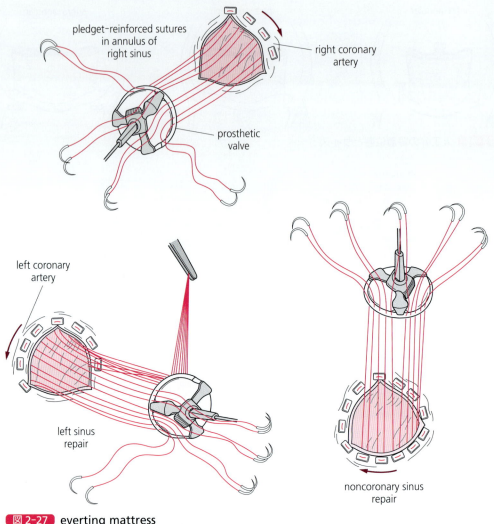

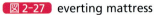

図 2-27 everting mattress

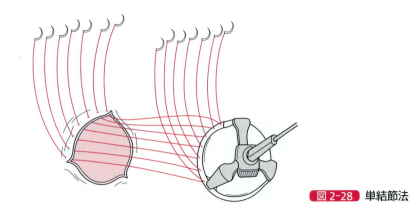

図 2-28 単結節法

2 大動脈弁疾患—a 大動脈弁狭窄症

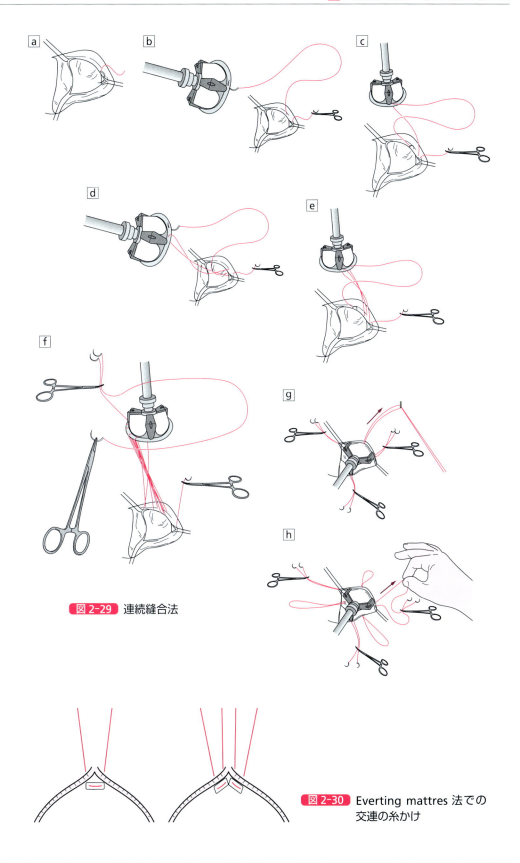

図 2-29 連続縫合法

図 2-30 Everting mattres 法での交連の糸かけ

149

Ch 2 ● 成人心臓外科─ **B** 弁膜疾患・不整脈疾患

もある．supra-annular position にも intra-annular position にも対応し，左室流出路にプレジェットがないというメリットがあるが，糸数が多くなり遮断時間が若干延長する．連続縫合法には2-0 polypropylene suture が用いられる．単結節法と同様 supra-annular position にも intra-annular position にも対応し遮断時間が短いというメリットがあるが，弁輪が脆弱な症例では糸によるカッティングの危惧がある．いずれの縫合法でも人工弁と弁輪の運針の歩みを同じくかつ一定に保つことが肝要である．また，右-無交連直下から右冠尖 Nadir の糸かけでは左室流出路側を深くとりすぎると伝導路を損傷することがあるので注意が必要である．人工弁縫着後に弁下で糸の絡まりがないこと，冠動脈入口部が十分開いていることを確認する．

大動脈切開の閉鎖は，大動脈壁が健常な場合は 4-0 polypropylene 糸 1 層の連続縫合で，壁の性状に不安のある場合はマットレス縫合と連続縫合の 2 層で行う．切開部の石灰により針が刺入できない場合は CUSA による壁の脱灰やメスによる石灰のスライシングを行ってから縫合閉鎖する．

AS 術後のブロックや徐脈性不整脈は時に致死的となり，また左室内腔の小さな症例では胸骨圧迫も有効でないことが多いため，収縮能の良好な症例でも手術終了前に一時的ペーシングリードを留置することは有用である．

⑥ トラブルシューティング

比較的大きな石灰片などの組織が左室内に落下し，直視下に見えない場合は，やみくもに洗浄するのではなく，内視鏡を左室内に挿入すると容易に見つかり摘除できることが多い．内視鏡手術を行っている手術室であれば 15〜20 分程度でセッティングが可能である．周術期の塞栓症は時に致命的になることを忘れてはならない．

弁輪石灰化の著しい症例では脱灰により弁輪組織が破壊されることがある．特に aortomitral fibrous body の石灰化が著明な症例では，脱灰により大動脈壁と僧帽弁前尖の内膜面が断裂することがある．このような場合には弁輪の糸をかける前に 4-0 polypropylene 糸のプレジェット付マットレス縫合を 1〜2 針かけることで大動脈と左室流出路の連続性を回復，補強し，術後の人工弁周囲逆流を予防する．僧帽弁前尖に糸がかかると僧帽弁逆流を生じることがあるので，欠損が大きい場合には僧帽弁前尖の 2 次腱索切離や欠損部のパッチを考慮する．

人工弁縫着の糸を結紮中に切ってしまった場合は，まずプレジェットを回収する．2 葉機械弁の中央の開口に不用意に器械を挿入すると抜き去る際に弁葉が閉鎖し損傷することがあるので，器械は必ず外側の開口から挿入する（図 2-31）．弁を回転しながら除去しやすいところで除去する．機械弁の場合追加針を non-everting でかけるのは困難なので，同部だけは sewing cuff をなるべく持ち上げた状態で everting mattress 縫合を行う（図 2-32）．生体弁であれば弁口から持針器を挿入し，左室流出路から刺入し sewing cuff に刺出することで non-everting mattress 縫合が可能である（図 2-33）．この際生体弁の弁尖を損傷せぬよう細心の注意が必要である．

エアノットにより結紮が緩んだ場合は，上記のごとく追加針をかける．困難な場合は同部に1 針単結節をかけ結紮し，その糸の片端とエアノットの糸 2 本一緒に結紮して締める（図 2-34）．隣同士の糸が結紮後絡まっている場合は，遠隔期に同部が緩んで人工弁周囲逆流を生じる可

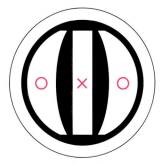

図 2-31　2葉機械弁の開口からの左室流出路へのアプローチ

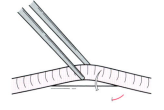

図 2-32　機械弁での弁輪の追加針（everting mattress）

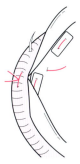

図 2-33　生体弁での弁輪の追加針（non-everting mattress）

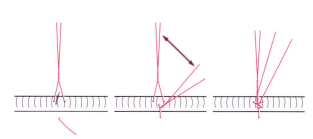

図 2-34　エアノットの対処法

能性があるので追加針をかける．

　冠動脈口の閉塞が明らかな場合は，冠動脈バイパスを追加するよりは弁を外してもう一度正しくサイジングし正しく縫着し直すことを躊躇すべきではない．

7 術後管理

　一般的な弁膜症術後の管理については別項を参照されたい．

　AS 患者の左室は径の小さな求心性肥大の左室であることが多く，拡張能が低いため，術後の hypovolemia は時として致命的になる．多くの患者が収縮能は良好であるため，腎機能に問題がなければ volume overload になるリスクは少ないので，輸液量はやや多めを心がけた方が安全である．

8 外来管理

　通常の内科的管理についてはここでは省略する．

　AVR 後は長期にわたり半年から 1 年おきにエコーを行う．機械弁症例で圧較差が急に上昇した場合は弁透視により解放制限の有無を調べる．生体弁症例では，structural valve deteriora-

Ch 2 ● 成人心臓外科— B 弁膜疾患・不整脈疾患

tion（SVD）の有無を定期的にチェックする必要がある．SVD が出現し有症状となった場合は全身評価を行い，再手術を検討する．予後が 15 年以上期待できる症例では，再手術の際に 21 mm 以上の生体弁の使用が可能かどうか検討する．初回手術が 19 mm でも，ブジーや弁輪拡大，あるいは基部置換にすることで 21 mm の生体弁が使用可能である．19 mm の生体弁よりは SVD 再発のリスクが軽減し[6]，将来的にカテーテル治療が可能となった場合にも有利である．

　手術時に上行大動脈拡大を認めた症例では遠隔期に上行大動脈の瘤化や，不顕性の解離を生じることがあるので，エコーのみならず胸部単純写真で上行大動脈陰影をチェックし，疑わしい場合は CT を撮影すべきである．

　透析症例では二次性副甲状腺機能亢進症により生体弁の石灰化が進み，また，副甲状腺機能亢進症そのものが弁置換後の予後決定因子となることがいわれている[7]ため，特に生体弁置換後の症例では副甲状腺機能亢進症に対する治療を積極的に行うべきである．

📖 文献

1) Rashedi N, Otto CM. Aortic stenosis: changing disease concepts. J Cardiovasc Ultrasound. 2015; 23: 59-69.
2) Carabello BA, Paulus WJ. Aortic stenosis. Lancet. 2009; 373: 956-66.
3) Committee for Scientific Affairs, The Japanese Association for Thoracic Surgery. Thoracic and cardiovascular surgery in Japan during 2013: annual report by The Japanese Association for Thoracic Surgery. Gen Thorac Cardiovasc Surg. 2015; 63: 670-701.
4) Ross J Jr, Braunwald E. Aortic stenosis. Circulation. 1968; 38: V-61-7.
5) Kitamura T, Torii S, Hanayama N, et al. Moderate prosthesis-patient mismatch may be negligible in elderly patients undergoing conventional aortic valve replacement for aortic stenosis. Int Heart J. 2013; 54: 11-4.
6) Flameng W, Herregods MC, Vercalsteren M, et al. Prosthesis-patient mismatch predicts structural valve degeneration in bioprosthetic heart valves. Circulation. 2010; 121: 2123-9.
7) Yan H, Sharma J, Weber CJ, et al. Elevated parathyroid hormone predicts mortality in dialysis patients undergoing valve surgery. Surgery. 2011; 150: 1095-101.

〈北村　律〉

Ch 2 ● 成人心臓外科— B 弁膜疾患・不整脈疾患

2-b 大動脈弁疾患 — 狭小弁輪症例に対する術式と選択

1 狭小弁輪と patient-prosthesis mismatch について

　1960 年 Harken が大動脈弁狭窄症に対する人工弁置換術をボール型人工弁で初めて成功させ同所性に人工弁を移植する臨床応用が本格的に始まった[1]．当時の人工弁は 21 mm が最小で狭小弁輪といえば 21 mm 以下をさすことが一般的であった．人工弁からみると最小なものが挿入できなければそれが狭小弁輪ということになる．Vriz[2] らは健常イタリア人の年齢，男女別の正常弁輪径を心臓超音波検査で測定し体表面積で除して指数化し概ね 10～12 mm/m^2 であったことを報告した．狭小弁輪を厳密に定義するためには，性別，年齢，体格などで標準化した正常弁輪径と比較する必要がある．このような絶対的狭小弁輪ではなく人工弁と患者の相対的な関係のうちに生じる狭小弁輪について，1978 年 Rahimtoola は患者-人工弁不均衡(patient-prosthesis mismatch：PPM)の概念を提唱し適切なサイズ選択の指標を示した[3]．正常な大動脈弁口面積は 3～4 cm^2 で人工弁置換術によりこの弁口面積を確保することは困難であり PPM となるのは必然である．しかし人工弁置換術で圧較差を減少させ左心室の圧負荷を軽減することにより左室心筋重量や心機能を回復し予後を改善することができる．2000 年に Dumesnil と Pibarot は人工弁の有効弁口面積(effective orifice area：EOA)を体表面積で除した indexed EOA が 0.85 cm^2/m^2 以下となると負荷時に指数関数的に圧較差が増加し予後に影響を及ぼすことを示した．さらに圧較差が負荷時に上昇しないためには術後の残存平均圧較差を 10 mmHg 以下にすることが必要で十分な弁口面積を有する人工弁を選択し PPM を回避しなければならないことを報告した[4]．この報告から indexed EOA が 0.85 cm^2/m^2 以上を確保できるような人工弁サイズの選択は術前の具体的な基準の一つとなった．

　近年，世界的な高齢化社会を迎え高齢者の大動脈弁狭窄症患者は増加の一途をたどり小柄な患者の狭小弁輪も増加している．人工弁開発もこのような変化に対応し，小口径人工弁の開発が急速に進んだ．そのため狭小弁輪患者においてもより適切な人工弁選択の範囲が広がり PPM も減少していると考えられる．

2 狭小弁輪に対する術式

　ボール弁では 22 mm 以上と比較すると 21 mm の予後が極端に悪かったが，ケージ内のボールそのものによる上行大動脈の閉塞が原因で構造上，避けがたい問題であった[5]．Najafi は先天性大動脈弁上狭窄に対して MacGoon が施行した上行大動脈のパッチ拡大術[6] にヒントを得て，1969 年にこのパッチ拡大を大動脈弁輪付近まで延長しボールによる閉塞を予防する方法を報告した[7]．同時期に 1970 年 Nicks 法[8]，1979 年 Manouguian 法[9] などパッチで弁輪部分を後方に拡大する方法が相次いで報告された．人工弁開発では 1971 年にはボール弁やディスク弁に

JCOPY 498-03914

153

Ch 2 ● 成人心臓外科 — B 弁膜疾患・不整脈疾患

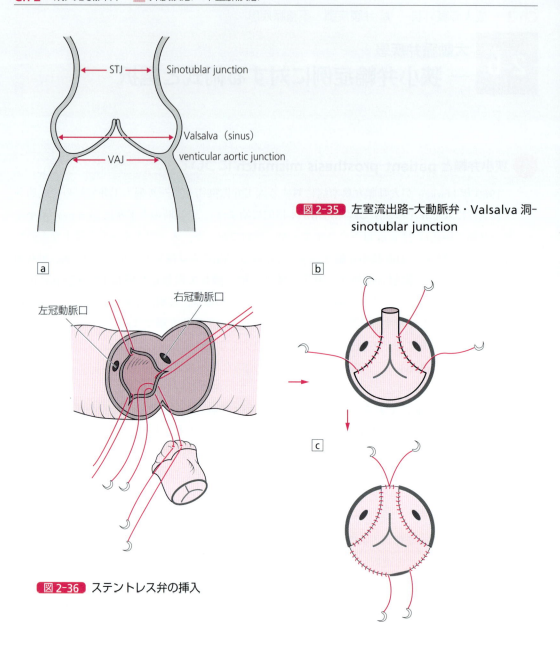

図 2-35 左室流出路-大動脈弁・Valsalva 洞-sinotublar junction

図 2-36 ステントレス弁の挿入

代わり Björk-Shiley 弁に代表される傾斜ディスク弁(tilting-disk valve)が登場したが，最小サイズは 21 mm であったため弁輪拡大術は大きな威力を発揮した．このような後方拡大術は主に成人症例に対する術式として発展した．一方，乳幼児・小児期の絶対的狭小弁輪に対して，1975 年に今野草二教授が日本人の名前がついた数少ない手術法として前方拡大術の Konno 法を発表した[10]．この方法は 1960 年代に発表された Ross 手術と組み合わせた Ross-Konno 手術として 1990 年代以降さらに発展した[11]．

　欧米人に比較すると小柄な日本人の場合，21 mm 以上の人工弁が挿入できればほとんどの場合 PPM は回避できる．さらに近年の high performance 弁を選択すれば 19 mm でも PPM を

回避できる可能性が高くなった．代表的な機械弁として St. Jude の HP シリーズ，Regend シリーズ，Carbo Medics の top hat シリーズ，ATS の AP360 シリーズなどが有効であり，生体弁では Medtronic の Mosaic 弁，Carpentier-Edwards 社の Perimount 弁，Perimount Magna EASE 弁などがある．生体弁では EOA をより大きく保つステントレス弁も脚光を浴びた．短期・中期成績はまずまずであるが，今後の長期成績を注視する必要がある．挿入方法には Subcoronary 法，full root 法が用いられている．Subcoronary 法での挿入は図 2-35 に示す VAJ に全周性に約 30 針の単結紮縫合で行う．挿入後，弁を冠動脈開口部にあわせてトリミングし，ステントレス弁の大動脈壁と患者大動脈壁との縫合を行う（図 2-36a〜c）．

③ 弁輪拡大術

1）大動脈弁と僧帽弁の関係

大動脈弁と僧帽弁の連続性は左右の線維三角（right fibrous trigone: RFT，left fibrous trigone: LFT）と弁間線維三角（intervalvular fibrous trigone: IVFT）による．大動脈弁側は無冠尖と左冠尖の交連を中心にそれぞれの冠尖洞の約半分が僧帽弁との線維性連続に関与する（aortic-mitral continuity）．右線維三角から右前線維三角への移行部は膜様中隔となっている．

2）弁輪拡大法

a）後方拡大法

Nicks 法

上行大動脈斜切開を無冠尖中央部分に進め，その切開を弁尖基部内にとどめる方法である（図 2-37, 2-38a）．楕円形パッチを弁輪基部では IVFT の組織を利用して大動脈弁輪上まで両側を 4-0 ポリプロピレン糸で縫合し人工弁置換術を行う．左右冠尖部は弁輪に人工弁用糸をかけ，無冠尖-パッチ拡大部分は外側から人工弁用糸を内側に刺入し人工弁輪を縫合する．弁置換終了後に大動脈切開部分はパッチ残存部分を用いて閉鎖する．この方法では通常 1 サイズ大きな人工弁の挿入が可能になる（図 2-38a）．

Manouguian 法

大動脈斜切開を無冠尖，左冠尖交連部より IVFT から僧帽弁前尖に約 1 cm 程度延長する．さらに左心房上壁方向にも切開を伸ばし，左房切開部分と僧帽弁前尖切開部分にパッチを縫着し大動脈弁輪を拡大する（図 2-37, 2-38b）．弁輪拡大率は Manouguian 法の方が大きくなり通

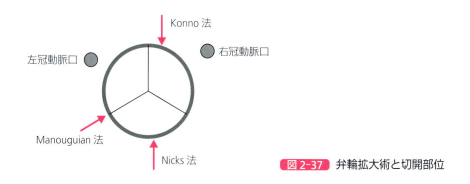

図 2-37 弁輪拡大術と切開部位

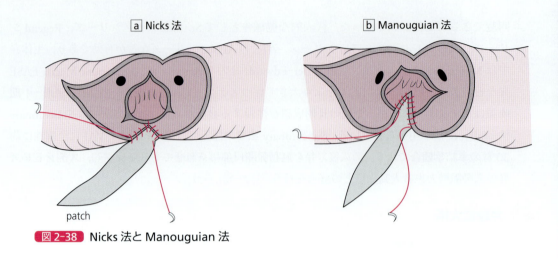

図2-38 Nicks法とManouguian法

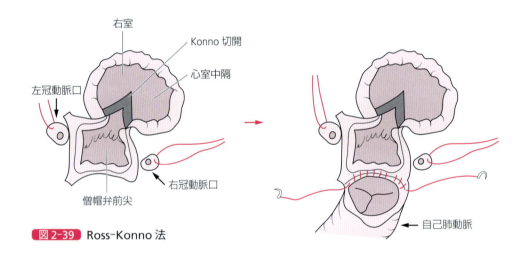

図2-39 Ross-Konno法

常2サイズ大きな人工弁の挿入が可能となる．このような後方拡大法では心筋に切開は及ばない．

b）前方拡大法

Konno法

　大動脈基部前壁を縦切開し左冠尖・右冠尖の交連部のやや右側で，右冠動脈口より十分に離れた場所に延長する．さらに肺動脈弁下右室流出路の斜切開とつなげ右室流出路の心室中隔に切り込む（Konno incision）．中隔切開部分にパッチをしっかりと縫着し左室流出路を前方に拡大して大動脈弁置換術を施行する．右室流出路も別のパッチで拡大する．このKonno法は1991年に安定した成績が示されたRoss手術[12]と組み合わされ先天性大動脈弁狭窄症に多くみられる狭小大動脈弁輪に対し，Konno法で弁論を前方拡大してから自己肺動脈弁を縫着するRoss-Konno法（図2-39）で用いられるようになった．Konno法はRoss手術が行われるようになってからは第一選択ではなくなりRoss手術ができないような，完全大血管転位症，総動脈

幹症，Fallot 四徴症などで肺動脈弁が使用できない場合に行う[13]．

3）Manouguian 法―二弁置換術式

　大動脈および僧帽弁輪を，パッチを用いて同時に拡大する方法で十分な大動脈弁輪径が得られ，至適サイズの僧帽弁人工弁の挿入も可能となることが特徴である．僧帽弁の PPM については議論のあるところであるが，indexed EOA が 1.2 cm^2/m^{2}以上を確保できる人工弁を選択することが望ましいと Mingzhou らは報告している[14]．

　大動脈を斜切開して大動脈弁を切除，無冠尖左冠尖の交連部のやや無冠尖側に切開を進め弁輪から僧帽弁前尖に延長，左房上壁にも約 3 cm ほど切開を加える（図 2-40b の①-②）．次に僧帽弁を慎重に切除しパッチのサイズと人工弁を決定する．僧帽弁置換のため縫合糸を左心房側から左心室側にかけてゆくが，後尖中央部分にまず縫合糸をかけこれを牽引すると後交連付近もかけやすくなる．弁輪拡大部分は前尖中央部分，術者からみると 11 時から 1 時の間の部分になる．図 2-40a で示す①の針糸（4-0 ポリプロピレン糸）を左房と僧帽弁輪移行部に刺入し，パッチの左室側から左房側に刺出する．②のプレジェット付き人工弁置換術用の糸を同じく左房と僧帽弁輪移行部より左室側に刺入し，前にかけた最後の人工弁用糸（まだ，結紮していない）のすぐ近くで人工弁輪に左室側より左房側に刺出する．②の対側の針糸は①と同じ位置でパッチに通す．③は AM（大動脈-僧帽弁）continuity，大動脈再建に用いる糸（4-0 ポリプロピレン糸）で AM continuity と僧帽弁輪移行部に外側より刺入し，その後パッチの内から外に刺出する．同様の手技を拡大部対側にも行う．パッチによる弁輪拡大部の手技が術後合併症（leak，hemorrhage，valve malfunction）を予防する上で極めて重要となる．人工弁置換術用の糸は，僧帽弁輪拡大部分ではパッチ外側より刺入し，人工弁輪の左室側から左房側へ刺出し順に結紮する．人工弁は解剖学的位置に固定する．①の糸で左房をパッチ閉鎖後，③の糸でパッチによる AM continuity の再建を行う．次に大動脈弁の置換に移る．右冠尖，左・無冠尖残存部弁輪には通常通り，大動脈側から左室側にプレジェット付人工弁用糸をかける（everting mattress suture）．自己弁輪からパッチへの移行部は両方にプレジェットがまたがるようにかける．パッチ部分はプレジェットなしの人工弁用糸を用いる．人工弁縫着後，残りのパッチの部分を trimming しながら大動脈壁を再建する（図 2-40a，b）．

❹ 術式の選択

　狭小大動脈弁輪に対する多彩な弁輪拡大術は小口径人工弁の登場によりその適応頻度が減少しているとはいえ，乳幼児から高齢者まで幅広く応用できる優れた術式といえる．大動脈基部から左室流出路に介入する弁輪拡大手術は，心臓血管外科の手術としても解剖を十分に理解し的確な技術を要する重要な手技の一つである．その適応に関しては様々な議論があるところであるが，狭小弁輪で PPM を予防するため大きな人工弁を挿入する必要がある場合には弁輪拡大術が必要となる．特に若・中年層で活動性の高い患者には積極的に考慮すべき術式である．現在の一般的な適応を表 2-9 に示す．

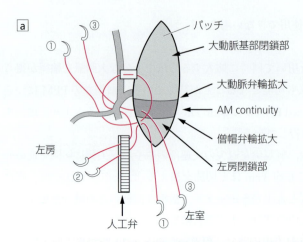

図 2-40 Manouguian's double valve replacement

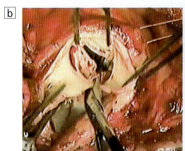
①左・無冠尖の交連部のやや無冠尖よりを切り込む

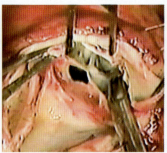
②僧帽弁前尖方向にさらに切り込み，左房も切開する

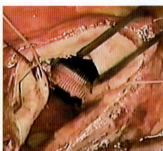
③僧帽弁を切除し人工弁置換術を施行

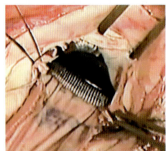
④僧帽弁輪をパッチで拡大

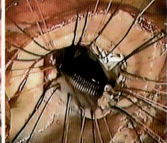
⑤大動脈弁置換術用の糸をeverting mattress suture，パッチ部分は外側からかける

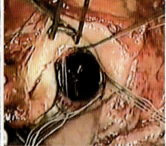
⑥大動脈弁置換術を行い，残りのパッチで大動脈壁を閉創する

表 2-9 術式の選択

Infants	Ross/Konno, Konno
Children	Ross/Konno, Konno＞AVR Manouguian, Nicks
Adults（young）	AVR＞Manouguian, Nicks Ross/Konno
Adults（aged）	AVR＞＞Manouguian, Nicks

文献

1）Harken DE, Soroff HS, Taylor WJ, et al. Partial and complete prostheses in aortic insufficiency. J Thorac Cardiovasc Surg. 1960; 40: 744-62.

2）Vriz O, Aboyans V, D'Andrea A, et al. Normal values of aortic root dimensions in healthy adults. Am J Cardiol. 2014; 114: 921-7.

3）Rahimtoola SH. The problem of valve prosthesis-patient mismatch. Circulation. 1978; 58: 20-4.

4）Pibarot P, Dumesnil JG. Hemodynamic and clinical impact of prosthesis-patient mismatch in the aortic valve position and its prevention. J Am Coll Cardiol. 2000; 36: 1131-41.

5）Najafi H, DeWall RA. Fatal obstruction of the aortic root by Starr-Edwards aortic ball-valve prosthesis. J Thorac Cardiovasc Surg. 1966; 51: 180-4.

6）McGoon DC, Mankin HT, Vlad P, et al. The surgical treatment of supravalvular aortic stenosis. J Thorac Cardiovasc Surg. 1961; 41: 125-33.

7）Najafi H, Ostermiller JR WE, Javid H, et al. Narrow aortic root complicating aortic valve replacement. Arch Surg. 1969; 99: 690-4.

8）Nicks R, Cartmill T, Bernstein L. Hypoplasia of the aortic root. The problem of aortic valve replacement. Thorax. 1970; 25: 339-46.

9）Manouguian S, Seybold-Epting W. Patch enlargement of the aortic valve ring by extending the aortic incision into the anterior mitral leaflet. New operative technique. J Thorac Cardiovasc Surg. 1979; 78: 402-12.

10）Konno S, Irnai Y, Iida Y, et al. A new method for prosthetic valve replacement in congenital aortic stenosis associated with hypoplasia of the aortic valve ring. J Thorac Cardiovasc Surg. 1975: 70: 909-17.

11）Reddy VM, Rajasinghe HA, Teitel DF, et al. Aortoventriculoplasty with the pulmonary autograft the "Ross-Konno" procedure. J Thorac Cardiovase Surg. 1996; 111: 158-65.

12）Ross DN. Surgical reconstruction. Lancet. 1963; 1: 571-4.

13）黒澤博身. Ross 手術と Konno 手術. 心臓. 2005; 37: 559-64.

14）Mingzhou Li, Dumesnil JG, Mathieu P, et al. Impact of valve prosthesis-patient mismatch on pulmonary arterial pressure after mitral valve replacement. J Am Coll Cardiol. 2005; 45: 1034-40.

〈坂本吉正，橋本和弘〉

Ch 2 ● 成人心臓外科— B 弁膜疾患・不整脈疾患

2-c 大動脈弁疾患 ― 大動脈弁閉鎖不全症

1 病因

　大動脈弁閉鎖不全症（aortic regurgitation: AR）は弁尖の逸脱・破壊・肥厚などの器質的異常や大動脈基部の異常により，大動脈から左心室に血液が逆流する疾患である．前者の成因としては，従来よりリウマチ性や梅毒が多かったが，最近は変性疾患や動脈硬化性変化，先天性二尖弁によるものが増加している．後者の成因は，大動脈弁輪拡張症（annulo-aortic ectasia: AAE）や大動脈解離などである．いずれも急性あるいは慢性 AR の原因となる（表 2-10）．

2 病態生理

　慢性 AR では，逆流による容量負荷のために左室拡大と肥大が進行する．大動脈弁狭窄（AS）における求心性肥大（concentric hypertrophy）に対して遠心性肥大（eccentric hypertrophy）と呼ばれる．拡張末期容積の増加に伴い，一回心拍出量が増加する（Frank-Starling の機序）ので，脈圧は増大し拡張期血圧は低下するが，逆流量を差し引いた有効心拍出量（forward stroke volume）は正常に保たれる．左室収縮機能が保たれている間は，左室拡張末期圧（LVEDP）は上昇せず，自覚症状が出現しにくい（代償期）．やがて代償機転が破綻すると，心筋の線維化による非可逆的な左室機能低下のために，収縮期壁張力（後負荷）が増大し，左室収縮末期容積が増加してくる（非代償期）．

　急性 AR の場合は，容量負荷に対して左室拡大により代償する猶予がないため，わずかな逆流量でも LVEDP が著しく増大する．逆流量が多い場合には，急速な心拍出量の低下と肺うっ血から心原性ショックを呈する．

3 臨床症状

　慢性 AR では緩徐な経過で長期間症状が出ないが，次第に動悸，労作時の息切れや易疲労感などの左心不全症状が出現する．さらに進行すると夜間発作性呼吸困難，起座呼吸や狭心痛な

表 2-10 大動脈弁閉鎖不全症（AR）の原因

弁自体の異常	急性 AR	感染性心内膜炎，外傷，医原性など
	慢性 AR	動脈硬化性，粘液腫様変性，リウマチ性，先天性二尖弁，心室中隔欠損（肺動脈弁下型），自己免疫疾患，Behçet 病など
大動脈壁の異常	急性 AR	急性大動脈解離，Valsalva 洞動脈瘤破裂など
	慢性 AR	大動脈弁輪拡張症，上行大動脈拡大，大動脈炎症候群，慢性解離性大動脈解離，Marfan 症候群など

160

どの増悪症状を呈する．狭心痛は，左室の肥大・拡大や心拍出量増加による心筋酸素需要の増大とともに拡張期血圧低下による冠血流量の低下によって生じる．典型的な労作時胸痛であることは少なく，夜間・安静時の持続的な胸部不快感であることが多い．

4 診断

1) 視診・聴診

一回心拍出量の増加に伴って頸動脈拍動が著明になり，重症例では頭部が心拍動に同期して前後に揺れ動く（de Musset 徴候）．脈の性状は，立ち上がりが急峻な速脈かつ脈圧が大きい大脈である（Corrigan 脈）．爪床を指で軽く押さえると，心拍動に伴い紅潮と消退を繰り返す毛細管拍動がみられる（Quincke 徴候）．

聴診では，胸骨左縁第3〜4肋間を中心に大動脈弁口を通過する逆流血流による漸減型の高調な拡張期雑音を聴取し，灌水様あるいは吹鳴様と形容される．患者の上体を起こして前傾させると心雑音を聴取しやすい．一回拍出量の増加による相対的大動脈弁狭窄で収縮期駆出性雑音も聴取される（to and fro murmur）．大動脈弁逆流により僧帽弁前尖が振動し，機能的僧帽弁狭窄状態をきたすため，心尖部で低調な拡張期ランブル様雑音が聴取される（Austin-Flint 雑音）．また，心音ではⅢ音が聴取される．

急性 AR では，左心不全症状が明らかでも拡張期雑音がほとんど聴取されないか，拡張期圧上昇のため逆流時間が短縮し，持続の短い拡張期雑音が聴取される．

2) 検査所見

a) 心電図

容量負荷優位の左室肥大により，左軸偏位と左側胸部誘導の高電位を示す．初期には左側胸部誘導で増高した陽性 T 波を示すが，進行すると ST 低下や陰性 T 波を伴う．

b) 胸部 X 線（図 2-41）

左室拡大のため正面像で左第4弓が左下方に突出し，心胸郭比が増大する．上行大動脈も拡大し，右第1弓の拡大を認める．急性 AR では，心拡大は軽度にとどまるが，高度の肺うっ血を呈する．

c) 心エコー検査（図 2-42）

大動脈弁の観察では，弁尖の形状（二尖か三尖かなど），逸脱の程度，石灰化や交連の癒合などをチェックする．感染性心内膜炎では，弁尖に付着する疣贅の有無や大きさを観察する．僧帽弁前尖の fluttering，僧帽弁の早期閉鎖などの所見にも注意する．

大動脈弁逆流度は逆流ジェットの到達距離で半定量的に評価できる．逆流ジェットが僧帽弁先端までであれば mild，僧帽弁〜乳頭筋であれば moderate，乳頭筋を越えれば severe と評価する．

定量的評価にはパルスドプラ法が有用で，連続波ドプラから血流速度積分値を計算し，弁逆流量や逆流弁口面積などを算定する（表 2-11）．

左室機能も重症度の判定には重要であり，左室拡張末期径（LVDd），左室収縮末期径（LVDs），左室駆出率（EF）などを用いて評価する．

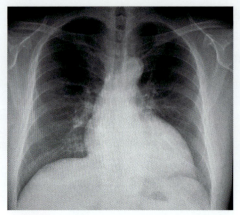

図 2-41 大動脈弁閉鎖不全症(AR)の胸部 X 線写真

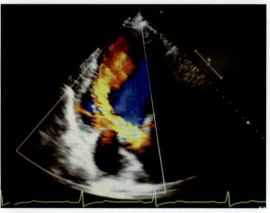

図 2-42 大動脈弁閉鎖不全症(AR)のカラードプラ心エコー図

表 2-11 心エコーによる大動脈弁閉鎖不全症(AR)の重症度

評価項目	軽症	中等症	重症
カラードプラのジェット幅	<LVOT×25%	25〜64%	LVOT×65%≦
逆流量(mL/心拍)	<30	30〜59	60≦
逆流率(%)	<30	30〜49	50≦
逆流弁口面積(cm^2)	<0.10	0.10〜0.29	0.30≦
逆流度(血管造影)	1 度	2 度	3〜4 度

(ACC/AHA ガイドラインより改変)[2]

d) 心臓カテーテル検査

かつては AR の重症度の評価法として大動脈造影による逆流度の判定(Sellors 分類)が重要であったが，心エコー検査の発展により，現在単独で施行されることは少なくなり，術前検査として冠動脈造影と同時に行われる．

5 手術適応

ACC/AHA のガイドラインに基づく慢性 AR の手術適応を表 2-12 に示す．高度の AR があり，

表 2-12 大動脈弁閉鎖不全症(AR)における大動脈弁置換術の手術適応

class I	1	左室収縮能にかかわらず有症状の高度 AR 患者	level B
	2	無症状でも低左室機能(LVEF<0.50)の慢性高度 AR 患者	level B
	3	他の心臓手術を行う高度 AR 患者	level C
class IIa	1	無症状で左室収縮能は正常(LVEF>0.50)でも，高度の左室拡大(LVDs>50 mm)を有する高度 AR 患者	level B
	2	他の心臓手術を行う中等度 AR 患者	level C
class IIb	1	無症状で左室収縮能は正常(LVEF>0.50)でも LVDd>65 mm の進行性の左室拡大を有し，手術リスクが低い重症 AR 患者	level C

(ACC/AHA ガイドラインより改変)[2]

狭心痛や心不全などの症状がある場合は，心機能が正常であっても手術適応である．逆に無症状でも，左心機能低下例（LVEF＜50）や左室の高度拡大例（LVDs＞50）は手術適応とされる．この左室径の基準は欧米人が対象となっているので，日本人では体格に応じてより低い基準を適用する必要がある．

一方，高度の左心機能低下例や左室拡大例は，手術のリスクが高く，術後遠隔期の予後が不良であることが知られている．したがって，慢性 AR をフォローする場合には，適切な手術時期を見逃さないことが大事である．特に自覚症状に頼りすぎず，心エコー検査での心機能や心拡大の推移に十分に注意すべきである．

急性 AR では，通常内科的治療に抵抗性で，高度の肺水腫，重症不整脈から循環ショックに陥るため，左室径にかかわらず手術適応となる．術前の大動脈バルーンポンプは禁忌である．

6 手術術式

1）大動脈弁置換術

体外循環使用下に通常の大動脈弁置換術を行う．高度 AR では cardioplegia 液は通常の大動脈基部からの注入は無効であるため，大動脈を切開して左右冠動脈口から直接注入するか，逆行性冠灌流法を行う．弁輪石灰化などが少ないため，大動脈弁狭窄症に比べて人工弁の縫着は容易である．大動脈炎症候群や Behçet 病では，人工弁周囲逆流が起きやすいため，種々の工夫が報告されている．

2）大動脈弁形成術

従来から AR に対しては弁置換術が基本術式であり，大動脈弁形成術は限られた症例に対してのみ行われてきた．これは大動脈弁が僧帽弁に比べて，弁尖組織が脆弱で面積も狭いこと，弁尖の接合面も小さいこと，逆流試験が難しいこと，などが理由と考えられる．大動脈弁閉鎖不全症に対して積極的に形成術を施行する施設は未だ限られているが，これまでに，余剰弁尖に対する弁尖切除や cusp plication，弁尖の不足に対する自己心膜による augmentation，弁輪拡大に対する弁輪縫縮術や交連部弁輪形成術，などが報告されている．大動脈弁形成術の臨床例が多い Schaefers らのグループからは，大動脈弁形成術 640 例（二尖弁 205 例，大動脈基部置換術併施 208 例）の遠隔成績が報告されており，10 年の再手術回避率が二尖弁で 81％，三尖弁で 93％と良好な結果である．

文献

1) Kirklin JW, Barratt-Boyes BG. Aortic Valve Disease. In: Cardiac Surgery. 4th ed. Elsevier Science; 2012. p.541.
2) Nishimura RA, Otto CM, Bonow RO, et al. 2014 AHA/ACC guideline for the management of patients with valvular heart disease. J Am Coll Cardiol. 2014; 63: 2438-88.
3) Aicher D, Fries R, Rodionycheva S, et al. Aortic valve repair leads to a low incidence of valve-related complications. Eur J Cardiothorac Surg. 2010; 37: 127-32.

〈宮入　剛〉

Ch 2 ● 成人心臓外科— **B** 弁膜疾患・不整脈疾患

2-d 大動脈弁疾患 — カテーテル弁置換術

経カテーテル的大動脈弁植込み術（transcatheter aortic valve implantation: TAVI）はフランスの循環器内科 Cribier 医師がハイリスク大動脈弁狭窄症患者に対して施行して以降[1]，大動脈弁狭窄症における新たな治療法（低侵襲治療）として重要な役割を担っている．本邦でも 2013 年10 月に Edwards 社 SAPIEN XT が保険償還されるに至り，これまでの弁膜症治療を大きく変化させることとなった．本治療法は従来の大動脈弁置換術（aortic valve replacement: AVR）と比し，その適応，術前評価が大きく異なっており，安全，有効な治療のためにはこれらを理解することが重要である．

1）一般的適応評価

その適応は重症大動脈弁狭窄症の診断に準じて行われるのに加え，「ハイリスク」もしくは「手術不可能」の評価，つまり通常の AVR を行った際の手術リスク（EuroSCORE，STS score など）や予後，QOL などの評価が必要となる．特に非心臓疾患を有する患者（担癌患者など）については，その予後が 1 年以上見込まれること，また，TAVI により ADL の改善が見込まれることなどについても評価される．最後にこれらについてはいまだ確立された評価法はないものの，循環器内科医，心臓血管外科医，麻酔科医およびコメディカルからなるハートチーム（Multi-disciplinary team）によって評価される．

2）解剖学的適応評価

本手術では開胸を要しないため，心電図同期 multi-slice CT などの modality を用いた術前の大動脈基部およびアクセスの解剖学的適応評価が非常に重要となってくる．特に予後と関係する弁周囲逆流（paravalvular leak: PVL）（図 2-43）[2]や弁輪部破裂，冠動脈閉塞などに注意を要するほか，体格の差から本邦の患者は欧米と比較して大動脈基部の構造が小さいのは明らかであり，より慎重な術前評価が必要である．

1 SAPIEN XT

2015 年末現在，本邦で承認されているカテーテル弁は SAPIEN XT（Edwards Lifesiences 社）のみである．本デバイスはコバルトクロムのフレームを有するウシ心膜弁であり，本邦初のTAVI デバイスとして，また唯一の balloon expandable type 弁として 2010 年より治験[3]が開始され 2013 年 10 月に保険償還された．アプローチ法としては経大腿動脈アプローチ（図 2-44a）と経心尖部アプローチ（図 2-44b）を基本とし，償還以降，本邦にて極めて急速に普及し，これまで 2,000 例以上施行されてきた．本邦におけるその初期成績は 30 日，1 年生存率がそれぞれ98.8％，88.7％と欧米の成績と比べ驚くべき成績が得られており，さらに弁機能に関しても観察期間内で問題となる事象はなかったと報告された（TAVR 関連学会協議会報告）．

2 大動脈弁疾患—d カテーテル弁置換術

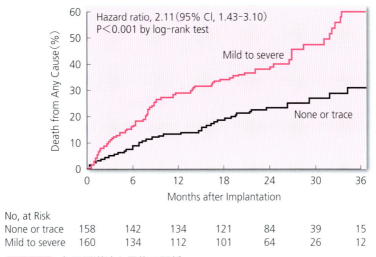

図 2-43 弁周囲逆流と予後の関係
mild 以上の弁周囲逆流を有する患者は trace 以下の患者と比し予後不良とされる.
(Kodali SK, et al. N Engl J Med. 2012; 366: 1685-95 より)[2]

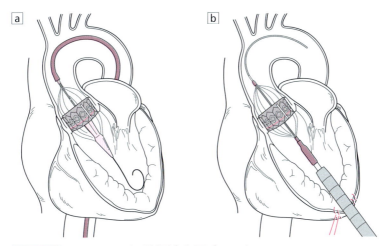

図 2-44 SAPIEN XT における主なアプローチ
a) 経大腿動脈アプローチ, b) 経心尖アプローチ

2 SAPIEN 3

　一方で, SAPIEN 3(図 2-45)は SAPIEN XT の次世代デバイスであり, デリバリーカテーテル(Commander)はさらに low profile 化(23 mm, 26 mm 弁: 14 Fr, 29 mm 弁: 16 Fr)し, さらに弁下部のカフにより弁周囲逆流は有意に減少されたと報告されている. さらにカテーテル自体の改良により植込み時の位置の微調整が可能となっており, 結果 SAPIEN XT と比較し, 極めて良好な成績が報告されている[4,5].

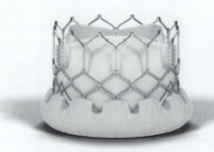

図 2-45　SAPIEN 3
（Binder RK, et al. JACC Cardiovasc Interv. 2013 より）

③ CoreValve

　2016 年初旬に償還予定となっている CoreValve（Medtronic 社）は 18 Fr sheath 対応自己拡張型カテーテル弁の一つであり，ナイチノール製のフレームおよびブタ心膜弁で構成されている．本邦の治験での成績は 30 日，6 カ月生存率もそれぞれ 98.2％，90.8％と極めて良好な成績を示した[6]．また欧米での study（ADVANCE study）[7]でも実証されているように本治験において弁輪部破裂は認めず，自己拡張型人工弁の advantage として患者選択の際に考慮すべき特徴と考える．さらに本デバイスはいわゆる supra-annular position に人工弁尖が存在するため，良好な弁口面積を得ることができることから外科的人工弁機能不全に対するカテーテル治療（valve-in-valve）を行う際，多く使用されているデバイスの一つである．

④ CoreValve Evolut R（国内未承認）

　世界初の自己拡張型カテーテル弁として SAPIEN シリーズと共に多く使用されてきた CoreValve も改良され，現在では resheath が可能（留置時に何度もやり直すことが可能）でかつ，カテーテルも InLine Sheath system を採用することでさらに low profile 化（外径 18 Fr）した CoreValve Evolut R（図 2-46）が欧州を中心に広く使用されている．本デバイスの最初の多施設ピボタル試験において 30 日成績おいて死亡率は 0％，脳梗塞 0％，また当初問題となっていた新規ペースメーカ留置率も 11.7％にまで改善された[8]．さらに本デバイスはいわゆる supra-annular position に人工弁尖が存在するため良好な弁口面積を得ることができ，欧米では本デバイスの次世代版である Evolut R が外科的人工弁機能不全に対するカテーテル治療（valve-in-valve）を行う際に多く用いられ良好な成績が報告されているため，本邦のような小口径外科弁使用患者への適応が期待される[9-11]．

⑤ Lotus valve（国内未承認）

　人工弁植込み後弁周囲逆流の対策として Lotus valve（Boston Scientific 社）（図 2-47）が挙げられる．Lotus valve は人工弁の周りに adaptive seal（polycarbonate を基礎としたウレタン材料からなる）を有しており，多施設共同研究では退院時弁周囲逆流 trace 以下が 8 割以上と極めて良好な成績が報告されている[12]．また，本デバイスの植込み法は従来の balloon-expandable や self-

■2 大動脈弁疾患— d カテーテル弁置換術

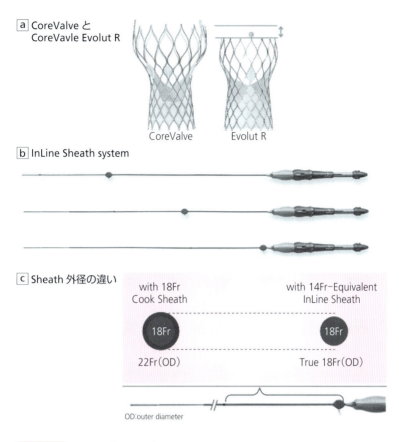

図 2-46 CoreValve Evolut R
(Manoharan G, et al. JACC Cardiovasc Interv. 2015; 8: 1359-67 より)[8]

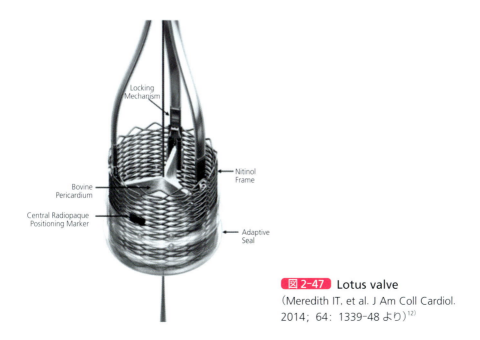

図 2-47 Lotus valve
(Meredith IT, et al. J Am Coll Cardiol. 2014; 64: 1339-48 より)[12]

Ch 2 ● 成人心臓外科 ― B 弁膜疾患・不整脈疾患

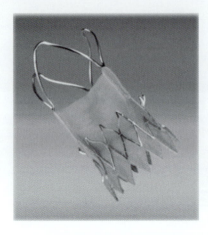

図 2-48 ACURATE neo
Upper crown により自己弁を弁輪部に圧迫することで冠動脈閉塞のリスク軽減が期待される．
（シメティス社ホームページより）

expanding と異なり，mechanical controlled expanding 法であり再収納（retrievable）や位置変え（repositionable）が可能であることも一つの特徴である．そのため CoreValve Evolut R 同様に欧米では人工弁機能不全に対する valve-in-valve でも多く使用されている[13,14]．なお本デバイスは 2015 年 12 月現在本邦治験中である．

6 ACURATE neo（国内未承認）

ACURATE neo（Symetis 社）（図 2-48）は upper crown を自己弁に押さえつけることにより，正確な植込み（術者の差異を最小限にする）を可能とした．また，その植込み法は自己弁を弁輪方向に圧迫することで自己弁による冠動脈への干渉を予防することが期待される（高度石灰化を伴う弁尖に対する効果は不明である）[15,16]．上述のように本邦の患者の体格から TAVI 時冠動脈閉塞の危険性は欧米より高いとされ，この TAVI 時冠動脈閉鎖を抑制する新しい TAVI device として期待される．さらに患者の中には sinotubular junction（STJ）が狭小な症例を認めることがある．狭小 STJ では CoreValve の場合，人工弁尖交連部の拡張不全をきたし，結果人工弁開口制限の原因となり有効な弁口面積および圧較差の減少が得られない可能性がある．また SAPIEN XT の場合，植込み時のバルーンの干渉によるスリップや大動脈損傷を考慮しないといけない．このような狭小 STJ に対応する device としても ACURATE TF/TA が有用とされる．

7 JENAVALVE（国内未承認）

JENAVALVE（JenaValve Technology）（図 2-49）はこれまでと異なった植込み法を有する．ナイチノール性のフレームがクリップの形状をしており，これにより自己弁尖を挟み込むことで固定される[17]．CE-mark study では Grade Ⅰ以下の弁周囲逆流が 86.4%（うち none が 47.4%）と極めて良好な成績を示した．さらにそのクリップの特性により，2013 年に大動脈弁閉鎖不全症にも適応（CE mark 取得）となっている[18]．

上記のように欧米を中心に様々な特徴を有する次世代デバイスが開発・使用され，その成績

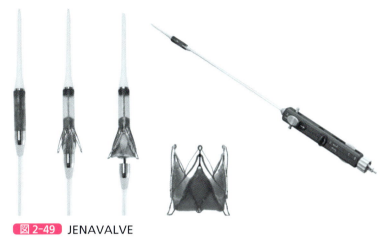

図 2-49 JENAVALVE
(Treede H, et al. Eur J Cardiothorac Surg. 2012; 41: e131-8 より)[17]

が示されつつある．より良質なデバイスが使用可能となればなるほどその適応が拡大するのは必須であり，通常の開心術を含めて TAVI においてもそれぞれのデバイス特性を考慮しながら適応を判断することが望ましい．その際，multidisciplinary team（Heart team）による適応判断が重要で，さらに心臓血管外科医がその gate keeper となるべきであることは言うまでもない．

文献

1) Cribier A, Eltchaninoff H, Bash A, et al. Percutaneous transcatheter implantation of an aortic valve prosthesis for calcific aortic stenosis: first human case description. Circulation. 2002; 106: 3006-8.
2) Kodali SK, Williams MR, Smith CR, et al; Partner Trial Investigators. Two-year outcomes after transcatheter or surgical aortic-valve replacement. N Engl J Med. 2012; 366: 1686-95.
3) Sawa Y, Takayama M, Mitsudo K, et al. Clinical efficacy of transcatheter aortic valve replacement for severe aortic stenosis in high-risk patients: The Prevail Japan Trial. Surg Today. 2015; 45: 34-43.
4) Amat-Santos IJ, Dahou A, Webb J, et al. Comparison of hemodynamic performance of the balloon-expandable SAPIEN 3 versus SAPIEN XT transcatheter valve. Am J Cardiol. 2014; 114: 1075-82.
5) Nijhoff F, Abawi M, Agostoni P, et al. Transcatheter aortic valve implantation with the new balloon-expandable SAPIEN 3 versus SAPIEN XT valve system: a propensity score-matched single-center comparison. Circ Cardiovasc Interv. 2015; 8: e002408.
6) Sawa Y, Saito S, Kobayashi J, et al; M.D.T. Japan Investigators. First clinical trial of a self-expandable transcatheter heart valve in Japan in patients with symptomatic severe aortic stenosis. Circ J. 2014; 78: 1083-90.
7) Linke A, Wenaweser P, Gerckens U, et al; Advance study Investigators. Treatment of aortic stenosis with a self-expanding transcatheter valve: The International Multi-Centre Advance Study. Eur Heart J. 2014; 35: 2672-84.
8) Manoharan G, Walton AS, Brecker SJ, et al. Treatment of symptomatic severe aortic stenosis with a novel resheathable supra-annular self-expanding transcatheter aortic valve system. JACC Cardiovasc Interv. 2015; 8: 1359-67.
9) Bruschi G, Soriano F, Musca F, et al. CoreValve evolut R implantation as valve-in-valve in an Edwards SAPIEN 3 to treat paravalvular regurgitation. EuroIntervention. 2015; 11: e1.

10）Jategaonkar SR, Scholtz W, Horstkotte D, et al. Transfemoral aortic valve-in-valve implantation with the corevalve evolut for small degenerated stented bioprosthesis. J Invasive Cardiol. 2014; 26: 291-4.

11）Ruparelia N, Colombo A, Latib A. Valve-in-valve transcatheter aortic valve implantation overcoming hostile anatomy: evolut R for the treatment of mitroflow bioprosthesis dysfunction. Cardiovasc Interv Ther. 2015 Sep 14.［Epub ahead of print］

12）Meredith Am IT, Walters DL, Dumonteil N, et al. Transcatheter aortic valve replacement for severe symptomatic aortic stenosis using a repositionable valve system: 30-day primary endpoint results from the Reprise Ii Study. J Am Coll Cardiol. 2014; 64: 1339-48.

13）Schaefer U, Conradi L, Lubos E, et al. First in human implantation of the mechanical expanding lotus（R） valve in degenerated surgical valves in mitral position. Catheter Cardiovasc Interv. 2015; 86: 1280-6.

14）Jochheim D, Theiss H, Bauer A, et al. First implantation of repositionable lotus valve in a degenerated trifecta bioprosthesis. J Interv Cardiol. 2015; 28: 264-5.

15）Maeda K, Kuratani T, Torikai K, et al. New self-expanding transcatheter aortic valve device for transfemoral implantation-early results of the first-in-Asia implantation of the ACURATE Neo/Tf（Tm）System. Circ J. 2015; 79: 1037-43.

16）Bagur R, Kiaii B, Teefy PJ, et al. Transcatheter ACURATE-TA aortic valve implantation in a patient with a previous mechanical mitral valve. Ann Thorac Surg. 2015; 100: e115-7.

17）Treede H, Mohr FW, Baldus S, et al. Transapical transcatheter aortic valve implantation using the Jenavalve System: acute and 30-day results of the Multicentre CE-mark study. Eur J Cardiothorac Surg. 2012; 41: e131-8.

18）Seiffert M, Bader R, Kappert U, et al. Initial German experience with transapical implantation of a second-generation transcatheter heart valve for the treatment of aortic regurgitation. JACC Cardiovasc Interv. 2014; 7: 1168-74.

〈澤　芳樹〉

Ch 2 ● 成人心臓外科— **B** 弁膜疾患・不整脈疾患

3-a 僧帽弁疾患 — 僧帽弁狭窄症

かつて僧帽弁狭窄症(mitral valve stenosis: MS)は心臓弁膜症の代表格であったが，その最大原因は溶連菌感染・リウマチ熱の15〜20年後に起きる後遺症であり，抗生物質の普及したわが国を含む先進諸国では激減した(途上国では未だに多いといわれている)．一方，社会の高齢化・腎障害者の増加に伴い，高度な僧帽弁輪石灰化(mitral annular calcification: MAC)を有する症例に稀ならず遭遇するようになり，MACが弁葉に進展したためのMSが徐々に増加している．他に，先天性(弁上狭窄輪，パラシュート弁，ハンモック弁など)や代謝異常に伴う変性によるMSなどがあるが，いずれも稀である．

① 病態生理・形態学

正常僧帽弁の弁口面積は4〜6 cm^{2}であるが，2 cm^{2}以上あれば通常の社会生活ではほぼ無症状である．従来，MSの重症度は弁口面積2.0〜1.6 cm^{2}が軽度，1.5〜1.0 cm^{2}が中等度，1.0 cm^{2}未満が高度と分類され[1]，簡便でもあったが，2014年のAHA/ACCガイドラインでは，自覚症状と心エコー図の左室流入血の圧半減時間(pressure half time: PHT)も含めた，やや複雑な分類が提示されている[2]（表 2-13）．とはいえ，臨床的に見て本質的な変更はない．僧帽弁の狭窄により左房圧が上昇し，さらには肺動脈圧の上昇・右心負荷を招く．臨床症状の主体は息切れ(軽症では労作時，重症では安静時にも)で，増悪時には肺水腫，極度では喀血も生じうる．浮

表 2-13 僧帽弁狭窄の AHA/ACC ガイドラインの分類

	定義	形態	弁血流動態	他の所見	臨床症状
A	MS 予備軍	拡張期ドーミング	流入速度正常	なし	なし
B	進行期 MS	拡張期ドーミング リウマチ性交連癒合 弁口面積＞1.5 cm^2	流入速度上昇 弁口面積＞1.5 cm^2 PHT＜150 ms	中等度以下の 　左房拡大 安静時肺動脈圧 　正常	なし
C	無症候性 重症 MS	拡張期ドーミング リウマチ性交連癒合 弁口面積≦1.5 cm^2 　(弁口面積≦1.0 cm^{2}は 　最重症)	弁口面積≦1.5 cm^2 　(弁口面積≦1.0 cm^{2}は 　最重症) PHT≧150 ms 　(PHT≧220 msは最重症)	高度の左房拡大 収縮期肺動脈圧 　＞30 mmHg	なし
D	症候性 重症 MS	拡張期ドーミング リウマチ性交連癒合 弁口面積≦1.5 cm^2	弁口面積≦1.5 cm^2 　(弁口面積≦1.0 cm^{2}は 　最重症) PHT≧150 ms 　(PHT≧220 msは最重症)	高度の左房拡大 収縮期肺動脈圧 　＞30 mmHg	運動耐容能低下 労作時呼吸困難

(Nishimura RA, et al. J Am Coll Cardiol. 2014; 63: 2438-88)[2]

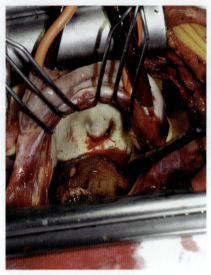

図 2-50 リウマチ性僧帽弁狭窄症例にみられた，巨大ボール状血栓（直視下交連切開術後）

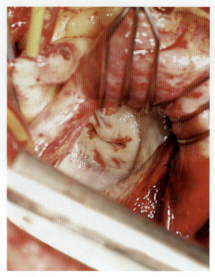

図 2-51 両交連とも癒合し，弁尖は肥厚して前交連側には潰瘍が形成されている

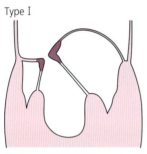
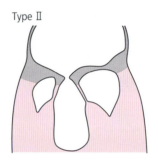
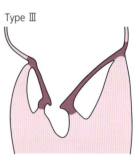

図 2-52 Sellors の分類
（Sellors TH, et al. Br Med J. 1953; 2: 1059-67）[3]

腫や肝障害といった右心不全所見が目立つわりに，通常，左室収縮能は保たれており，収縮能の著明低下症例は他病態の合併を検討すべきである．右心負荷が高度化・遷延化すると，しばしば三尖弁輪拡張による三尖弁閉鎖不全症を続発する．また，慢性的な左房負荷から心房細動が続発することが多く，左房の血流うっ滞がますます高度になって血栓が発生しやすくなる．左房内血栓は左心耳に好発するが，浮遊血栓ができることもある（図 2-50）．

リウマチ性 MS の病変の主体は弁接合部の肥厚（時に潰瘍を形成する例もある）と交連の癒合で（図 2-51），進行に伴い弁葉全体の肥厚や石灰化，腱索の短縮や癒合などが加わってくる．形態的な重症度分類としては Sellors 分類[3]（図 2-52）が頻用される．MAC 症例は弁輪のみの石灰化なら必ずしも侵襲的な加療の対象にはならないし，石灰化が弁葉に進展しても弁口面積が 2 cm^2 程度あれば（例えば後尖に限局していれば）機能的には許容範囲内だが，石灰化はさらに

a 弁輪における石灰化の範囲による分類

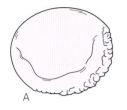
A
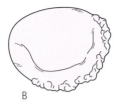
B
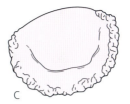
C
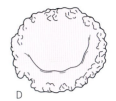
D

b 石灰化の深達度による分類

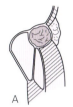
A
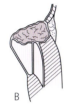
B
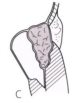
C
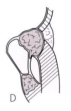
D

図 2-53 Carpentier らによる僧帽弁輪石炭化の分類
(Carpentier AF, et al. J Thorac Cardiovasc Surg. 1996; 111: 718-30)[4]

腱索や乳頭筋にまで進展することがあり，その進展範囲に応じた分類が提唱されている[4]（図 2-53）．石灰化の進展は部位によって不均一なため，開放だけでなく閉鎖も障害されて様々な程度の逆流を合併することが多い．MS を呈するような症例では石灰化が必ずしも僧帽弁にとどまらず，広範囲で複雑な外科治療を要することも多い．

2 他覚所見

聴診では心尖部に最強点を有する拡張期ランブルを聴取する．大多数は低調で Levine III／VI 以下である．僧帽弁開放音を聴取する例もある．浮腫状で頬の潮紅が目立つ僧帽弁顔貌は，全身的なうっ血と血管収縮を反映するといわれている．

胸部 X 線写真では主に心房の拡大による心胸比の増大，左房の外縁が鮮明に観察される double contour，肺うっ血を反映する所見がみられる．

心電図は，洞調律症例では僧帽 P 波や肺高血圧による肺性 P 波を認めることがあるが，目立たないことも多い．手術を考慮するような進行した MS 症例の過半数は心房細動を呈する．右軸変異など右心負荷所見も認めることがある．

心エコー図では，病因に応じて弁葉の肥厚や癒合，石灰化などの形態学的異常（図 2-54）と左房径の拡大が観察される．弁口面積や圧較差の測定にも，かつてはもっぱら心臓カテーテル検査が行われたが，近年は主に心エコー図検査が用いられる．ただし，プラニメトリーによる弁口面積は断面選択による誤差が大きいこと，ドプラ法では心拍数や左室拡張能の影響，ビーム角に伴う誤差のほか，僧帽弁閉鎖不全や大動脈弁閉鎖不全が併存する場合の大きな誤差にも注意が必要である．M モードでは前尖後退速度（diastolic descent rate: DDR）の減少を認める．

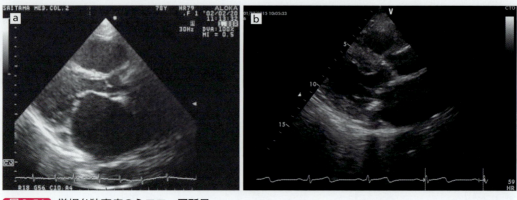

図 2-54 僧帽弁狭窄症の心エコー図所見
a）リウマチ性僧帽弁狭窄症例にみられた，前尖のドーミング．左房も拡大している．
b）弁輪石灰化が弁葉に進展し，後尖・前尖とも基部が動かず接合部のみ機能する状態で，弁狭窄となっている．この症例は石灰化が大動脈弁にも及んでいる．

3 手術

1）適応

有症候性ないし弁口面積 1.5 cm^2 以下の変性高度な MS，左房内血栓を有する症例（特に血栓の遊離が懸念される場合）が，手術の適応となる．

2）アプローチ

僧帽弁へのアプローチは右側左房切開が一般的だが，経心房中隔切開を好む術者もいる．心房中隔の切開を左房の頭側自由壁にまで延長する上方中隔切開は，僧帽弁の視野は良好だが術後に上室性の不整脈や徐脈が多いことが問題である．

3）直視下交連切開術

開心術の方法論が確立されて以降，リウマチ性 MS が大多数だった時代は，病変の主座である癒合した交連部を切開する直視下交連切開術（open mitral commissurotomy：OMC）が頻繁に行われた．OMC の適応は交連の切開で狭窄が大幅に解除しうる症例，具体的にはリウマチ性の MS であって，交連の癒合が著明だが弁葉の肥厚が軽度で可動性に富み，弁下組織の変化も軽度な Sellors 分類のⅠ型と一部のⅡ型で，かつ有意な僧帽弁逆流がない症例に限られる．OMC の良好な長期遠隔成績も少数報告されてはいるが，術後もリウマチ性の変性は引き続き進行するため，10年前後で再手術が必要になることが多かった．一方，1980年代以降，経静脈的に心房中隔を穿刺して（Brockenbrough 法）癒合した僧帽弁の交連をバルーンで裂開するカテーテル治療（percutaneous mitral balloon commissurotomy：PMBC）が普及した．OMC のよい適応となる MS 症例，特に Wilkins エコー・スコア[5]（表 2-14）で 8 点以下では，PMBC で OMC に匹敵する効果が得られることが多く[6]，9 点以上で特に弁下組織の変化の強い進行した MS 弁は，PMBC だけでなく OMC でも長期に安定した改善は期待しがたい．そのため近年の OMC の適応は，上記の条件を満たし，かつ左房内血栓など PMBC の禁忌に該当する症例にほぼ限られる．OMC の手技の要点のみを記すと，

3 僧帽弁疾患— **a** 僧帽弁狭窄症

表 2-14 Wilkins エコー・スコア

スコア	可動性	弁下組織の変化	弁の肥厚	石灰化
1	わずかな弁の可動制限を伴うがよく動く	弁膜直下のみのわずかな肥厚	弁膜の厚さは正常に近い（4〜5 mm）	わずかなエコー輝度亢進
2	弁中部，基部の動きは正常（弁尖の可動不良）	腱索の近位 2/3 まで肥厚	弁膜の中央部は正常であるが弁辺縁は肥厚（5〜8 mm）	弁辺縁に一致してエコー輝度亢進
3	弁基部のみ可動性が保たれている	腱索の遠位 1/3 以上まで肥厚	弁膜全体に及ぶ肥厚（5〜8 mm）	エコー輝度亢進が弁中央部へ及ぶ
4	ほとんど可動性なし	全腱索の肥厚および短縮があり乳頭筋まで及ぶ	弁全体に及ぶ強い肥厚（8〜10 mm）	弁膜の大部分でエコー輝度の亢進

（Ben Farhat M. et al. Circulation. 1998; 97: 245-50）[6]

①僧帽弁鉤か支持糸で前・後尖を牽引しながら，交連の癒合線を弁口から弁輪に向けて尖刃刀で少しずつ切開する．肥厚の強い部分は slicing することもある．過剰切開にならないよう注意し，確実に弁輪の手前までで切開を終える．

②腱索を本来の弁尖側に残す．癒合した腱索や乳頭筋を縦切開する場合には，切りすぎないよう，また腱索が切れないよう注意する（この操作が多数必要なら弁置換を考慮する）．

③必ず逆流テストを行い，有意の逆流があれば切開の弁輪側を縫合して制御する．

4）僧帽弁置換術

今日，MS に対する標準術式は僧帽弁置換（mitral valve replacement: MVR）である．

a）弁切除

弁の切除は人工弁縫着の糸の支持性の観点からも，弁葉を 3 mm 内外残すように，通常は前尖中央付近を尖刃刀で切開し，剪刀を用いて弁輪に沿って切開を進める．切除する部分を手前に牽引すると弁下組織が見えてくるので，腱索・乳頭筋移行部で切離しながら切除を進める．後尖側は視野が取れれば弁下組織の処理から始め，前尖同様に 3 mm 内外の弁葉を残すようにすると basal chordae は自然に温存されることになる．後尖の前交連側は弁輪の線維成分が少なく，特に確実に弁葉を残すようにする．可動性が失われた後尖などで組織が一塊となって弁別困難な時は，前尖同様に弁葉の切開から始める．こういう症例は弁輪に切り込まないよう，また乳頭筋を過度に牽引することにならないよう，注意が必要である．なお，心機能保持と後述する左室破裂防止を主眼に，弁を完全切除せず，乳頭筋-腱索-弁葉・弁輪の連続性を一部残す，弁下組織温存術式がしばしば行われる．温存範囲は後尖の一部，後尖の大半，前・後両尖など，多くの変法がある．温存の有効性は早期・遠隔期とも広く支持されている[7]が，一部には異論もあり[8]，温存範囲による差異についてはまったく見解が一致していない．MS ではそもそも弁輪径に余裕がなく，最小限の温存にとどめざるを得ないことが大半である．特に機械弁を挿入する場合，温存した弁下組織が人工弁の開閉を妨げないよう注意が必要で，弁輪にかけた糸を弁葉にも通して可動性を制限しておくなどの工夫がある．

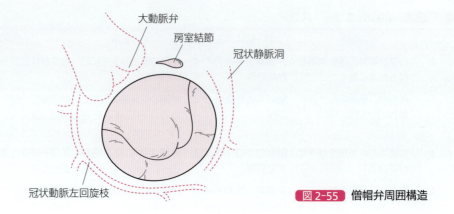

図 2-55 僧帽弁周囲構造

　昨今の MVR で問題となるのは高度の MAC で，ある程度以上石灰化を除去せねば糸がかからないが，過度の処置は弁輪を脆弱化させ，人工弁周囲逆流（paravalvular leakage：PVL）や左室破裂の原因となりうる．これらを回避するために，MAC は放置して左房壁に糸かけする方法もあるが，左房壁は人工弁縫着には脆弱であること，人工弁が斜めに挿入されて組織に当たり，弁葉の開閉が障害される可能性があることが要注意である．人工弁に予め心膜のフリンジをつけておいて，弁輪と人工弁カフ，左房壁と心膜フリンジ，と 2 重に縫合する方法は，MAC 以外でも弁輪が脆弱な症例で有用である[9]．

　再弁置換（弁輪形成後の弁置換も同様）では縫合カフを切ってまず弁本体を除去し，カフの完全切除にこだわらず，癒着の強い部分は敢えて残す方が得策であることが多い．

b）弁挿入

　確実な弁輪への糸かけ（一般的にはマットレス縫合）と結紮を心がける．生体弁置換ではステント支柱が前尖の前交連側に位置して左室流出路狭窄になったり，支柱が左室壁に刺さるような状態になったりしないよう（左室破裂や難治性不整脈の原因になりうる）注意する．なお今日の人工弁は優秀なので，大口径にあまりこだわらない方がよい．理由は大きく 2 つあり，

① 徹底的な切除を行って強度が脆弱化した弁輪に，無理に大きな人工弁を挿入すると，組織が破綻して PVL や左室破裂の原因となる．

② 組織の破綻を回避するために糸かけが大きすぎる（特に左室側）と，重要な周囲組織，すなわち後尖側では冠状動脈左回旋枝や冠状静脈洞，前尖前交連付近では大動脈弁，後交連付近では房室結節を損傷する可能性がある（図 2-55）．

　高度の MAC や再弁置換などで弁輪組織が脆弱になったりわかりにくくなったりした場合，これらは特に要注意である．

c）人工心肺離脱

　人工弁を縫着したら，ベントなどのカテーテルを左室に導いておき，空気を十分に排除してから左房まで引き抜くが，機械弁では bubble が左房と左室を往復して順調に脱気されないので，大動脈基部からのベンティングを併用するのがよい．人工心肺離脱にあたり，経食道心エコーで弁葉の開閉と逆流を確認する．生体弁では理想的には逆流はないが，機械弁では必ず経

人工弁逆流があって PVL との鑑別が問題になる．人工弁カフの外側に向かう逆流は PVL の可能性が高い．この時点で PVL があれば，ほぼ確実に増悪して大問題となるので逆流を止める必要があるが，心停止させると逆流個所はわかりづらく，糸かけも難しく，MVR のやり直しになることが多い．

4 左室破裂について

大出血をきたす稀な合併症で，小柄な高齢女性の MS に対する MVR に多いとされている．破裂個所によって左室基部(弁輪直下)のⅠ型，乳頭筋基部付近のⅡ型，その中間位置のⅢ型に分類され，Ⅰ型が多い．発症は人工心肺離脱前後が多いが，ICU 帰室後の発症もあり，特に後者の救命は極めて困難である．予防策として，弁輪の脆弱化を招く処置を控える，後尖温存術式を行う，過大な人工弁を選ばない，乳頭筋を過剰に牽引しない，弁置換後の心臓脱転を控える，周術期の高血圧を避ける，などがいわれているが，完全な策はない．発症した場合，外側からは破裂孔もわかりにくくて処置がうまくいかないことが多く，人工心肺下に再度心停止させ，人工弁を除去して内側から破裂孔を修復し，人工弁を縫着し直す方法が一般的であるが，いずれにせよ致命率は非常に高い．

📖 文献

1) 循環器病の診断と治療に関するガイドライン(2011 年度合同研究班報告)．弁膜疾患の非薬物治療に関するガイドライン(2012 年改訂版)．http://www.j-circ.or.jp/guideline/pdf/JCS2012_ookita_h.pdf

2) Nishimura RA, Otto CM, Bonow RO et al. 2014 AHA/ACC guideline for the management of patients with valvular heart disease: executive summary: a report of the American College of Cardiology/American Heart Association Task Force on Practice Guidelines. J Am Coll Cardiol. 2014; 63: 2438-88.

3) Sellors TH, Bedford DE, Somerville W. Valvotomy in the treatment of mitral stenosis. Br Med J. 1953; 2: 1059-67.

4) Carpentier AF, Pellerin M, Fuzellier JF, et al. Extensive calcification of the mitral valve anulus: pathology and surgical management. J Thorac Cardiovasc Surg. 1996; 111: 718-30.

5) Wilkins GT, Weyman AE, Abascal VM, et al. Percutaneous balloon dilatation of the mitral valve: an analysis of echocardiographic variables related to outcome and the mechanism of dilatation. Br Heart J. 1988; 60: 299-308.

6) Ben Farhat M, Ayari M, Maatouk F, et al. Percutaneous balloon versus surgical closed and open mitral commissurotomy: seven-year follow-up results of a randomized trial. Circulation. 1998; 97: 245-50.

7) Sá MP, Escobar RR, Ferraz PE, et al. Complete versus partial preservation of mitral valve apparatus during mitral valve replacement: meta-analysis and meta-regression of 1535 patients. Eur J Cardiothorac Surg. 2013; 44: 905-12.

8) Coutinho GF, Bihun V, Correia PE, et al. Preservation of the subvalvular apparatus during mitral valve replacement of rheumatic valves does not affect long-term survival. Eur J Cardiothorac Surg. 2015; 48: 861-7.

9) Okita Y, Miki S, Ueda Y, et al. Mitral valve replacement with a collar-reinforced prosthetic valve for disrupted mitral annulus. Ann Thorac Surg. 1995; 59: 187-9.

〈今中和人〉

Ch 2 ● 成人心臓外科 ― B 弁膜疾患・不整脈疾患

3-b 僧帽弁疾患 ― 僧帽弁閉鎖不全症

1 概念

僧帽弁閉鎖不全症（mitral regurgitation: MR）は弁尖の逸脱や弁輪拡大，乳頭筋断裂など様々な成因による僧帽弁逆流疾患の総称であり，心不全の原因として最も多く，他にも不整脈や感染性心内膜炎，突然死の原因ともなりうる．疾患概念としてではなく僧帽弁逆流そのものを MR と呼ぶことも多い．

本稿では，先天性を含まない成人の MR について述べる．

2 成因

成因により弁尖に異常を認める器質性（一次性）と，弁尖に異常を伴わない機能性（二次性）に分けられる．

本邦における MR の原因としてかつてはリウマチ性が多かったが，現在では公衆衛生の発達に伴いリウマチ性以外の原因が大半を占めている．結合組織の退行変性，結合組織異常〔FED（fibroelastic deficienc）や Barlow 病〕，感染性心内膜炎などの器質性 MR が増えているが，心エコーの発達に伴い左室拡大や弁輪拡大に伴う機能性 MR も多く指摘されるようになっている．治療方針は原因によって異なってくる．Carpentier によって提唱された MR の形態的分類は，治療方針の選択において有用であるため現在でも広く用いられている[1]（図 2-56）．

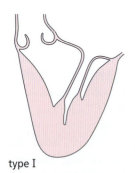 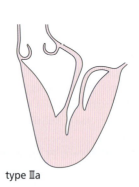 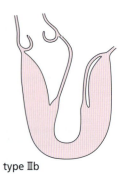

type Ⅰ　　　　type Ⅱ　　　　type Ⅲa　　　　type Ⅲb

図 2-56 Carpentier 分類
僧帽弁閉鎖不全における Carpentier 分類（文献 1 より）
type Ⅰ：正常な弁運動
type Ⅱ：過剰な弁運動（弁尖逸脱）
type Ⅲa：収縮期と拡張期の弁運動制限
type Ⅲb：収縮期の弁運動制限（tethering）

3 僧帽弁疾患— b 僧帽弁閉鎖不全症

3 病態・症状

　MR では左室から左房に血液が逆流することが一次要因となって様々な病態が発生する．逆流により左房，肺静脈，肺動脈，右心系の圧負荷が増大する．拡張期には逆流した血液が左室へ再流入するため左室の前負荷も増大する．

　急性の MR ではこれらの変化を生体が代償できず，肺うっ血と低心拍出量状態を生じ，呼吸困難や低血圧を呈し，時にはショック状態に陥る．

　慢性の MR では左房と左室が拡大し負荷を代償するためしばらく無症状であるが，代償できなくなると労作時呼吸困難，動悸，易疲労感などが出現するようになる．しかし高度の逆流があっても左心が代償しうっ血がまだ少ない段階では自覚症状がないことも多い．このような症例では自ら運動を制限することで症状が隠されている可能性があり，手術適応を決める上で運動負荷試験が有用である[2]．

4 検査

1）身体所見

　器質性の MR では聴診で心尖部中心の収縮期雑音を認める．機能性の MR では逆流範囲が広く，jet としては遅いため雑音が聴取しにくいこともある．同様に腱索断裂による大量の MR が生じた場合も低調音となり聞き取りにくいことがあるため，注意が必要である．

2）検査所見

a）X 線所見

　左室および左房の拡大による心陰影の拡大（左 4 号，3 号突出）が特徴的で，急性の場合や重症例では肺水腫像を呈する．慢性 MR では肺血管陰影の増強を認める．

b）心電図

　左房負荷による V_1 での 2 相性 P 波が特徴的で，左室肥大の所見も認める．心房細動の合併も多い．

c）心エコー

　経胸壁心エコーは MR の重症度評価や術式の決定において最も簡便かつ有用な検査法である．経食道心エコーは術式に直結するより詳細な観察を可能とする．M モードでは左房・左室の拡大の程度，左室駆出率（LVEF）の評価が可能である．B モードでは腱索，弁輪，乳頭筋など MR の原因となる解剖学的異常を正確に診断することが可能である[3]．カラードプラ法では，逆流量の評価のみならず逆流部位の同定が可能である．従来のガイドラインでは mild，moderate，severe の重症度評価が用いられていたが，最近の欧米のガイドライン[4, 5]では，心エコーによる定性・定量評価に症状や既往などの評価も加えた Grade 分類が用いられるようになってきている（表 2-15）．また，機能性 MR は器質性 MR と病態が異なるため，逆流の定量的評価が一段階厳しくなっている．

d）心臓カテーテル検査

　逆流の評価においては心エコーの方がより低侵襲に多くの情報が得られるため，近年では本

Ch 2 ● 成人心臓外科— **B** 弁膜疾患・不整脈疾患

表 2-15 僧帽弁閉鎖不全症の Grade 分類（2014 AHA/ACC 弁膜症ガイドラインを元に作成）

Grade	定義	解剖	評価	症状
器質性（一次性）				
A	At risk	軽度逸脱（接合は正常） 軽度弁尖肥厚	MR jet＜左房の 20% Vena contracta＜0.3 cm	なし
B	Progressive	重度逸脱（接合は正常） リウマチ性変化（弁尖の可動制限，中心性の接合不全） IE の既往	中心性ジェットが左房の 20～40% or 収縮後期の偏心性ジェット Vena contracta＜0.7 cm 逆流量＜60 mL 逆流率＜50% ERO＜0.40 cm^2 Angiography：1-2＋	なし
C	Asymptomatic severe	重度逸脱（接合不全，動揺弁尖） リウマチ性変化（弁尖の可動制限，中心性の接合不全） IE の既往 放射線障害による弁尖肥厚	中心性ジェット＞左房の 40% or 全収縮期の偏在性 MR ジェット Vena contracta≧0.7 cm 逆流量≧60 mL 逆流率≧50% ERO≧0.40 cm^2 Angiography：3-4＋	なし
D	Symptomatic severe	重度逸脱（接合不全 or 動揺弁尖） リウマチ性変化による弁尖の可動制限，中心性の接合不全 IE の既往 放射線障害による弁尖肥厚	中心性ジェット＞左房の 40% or 全収縮期の偏在性 MR ジェット Vena contracta≧0.7 cm 逆流量≧60 mL 逆流率≧50% ERO≧0.40 cm^2 Angiography：3-4＋	運動耐容能低下 労作時呼吸苦
機能性（二次性）				
A	At risk	弁尖，腱索，弁輪は正常	MR jet＜左房の 20% Vena contracta＜0.3 cm	
B	Progressive	局所的な壁運動異常を伴う tethering 弁輪拡大による中心性接合不全	ERO＜0.20 cm^2 逆流量＜30 mL 逆流率＜50%	虚血や心不全による症状
C	Asymptomatic severe	局所的壁運動異常 and/or 左室拡大に伴う tethering 弁輪拡大による重度の中心性接合不全	ERO≧0.20 cm^2 逆流量≧30 mL 逆流率≧50%	虚血や心不全による症状
D	Symptomatic severe	局所的壁運動異常 and/or 左室拡大に伴う tethering 弁輪拡大による重度の中心性接合不全	ERO≧0.20 cm^2 逆流量≧30 mL 逆流率≧50%	MR による心不全症状（虚血解除や適切な内服でも改善しない） 運動耐容能低下 労作時呼吸苦

疾患における心臓カテーテル検査の意義は少なくなりつつある．ただし開心術を前提とした中高年以降の術前検査では冠動脈造影が必須である．

5 手術適応

MRの治療は発症時期（急性もしくは慢性）や原因（一次性もしくは二次性）により大きく異なるため，手術適応についても分けて考えるべきである．

1）急性 MR

原因にかかわらず各種薬剤，さらに IABP による左室後負荷低減でも血行動態の改善を認めない時は緊急手術の適応となる．

2）慢性 MR

a）一次性 MR（図 2-57）

症状が出にくいこともあり，適応に悩むこともある．ガイドラインでは症状の有無が基準と

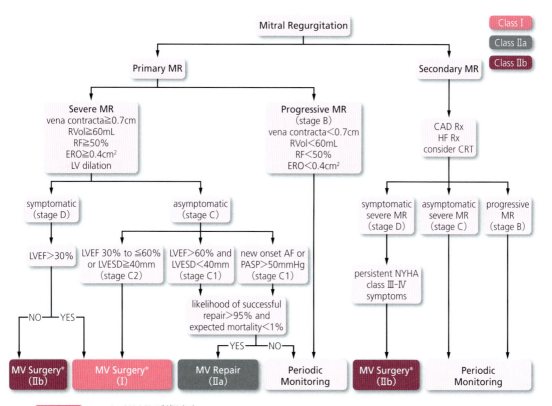

図 2-57 MR における手術適応
*僧帽弁形成術が僧帽弁置換術より望ましい．
AF: atrial fibrillation, CAD: coronary artery disease, CRT: cardiac resynchronization therapy, ERO: effective regurgitant orifice, HF: heart failure, LV: left ventricular, LVEF: left ventricular ejection fraction, LVESD: left ventricular end-systolic dimension, MR: mitral regurgitation, MV: mitral valve; MVR: mitral valve replacement, NYHA: New York Heart Association, PASP: pulmonary artery systolic pressure, RF: regurgitant fraction, RVol: regurgitant volume, Rx: therapy

Ch 2 ● 成人心臓外科— B 弁膜疾患・不整脈疾患

なり，有症状の高度 MR は推奨レベル Class Ⅰ の手術適応である．しかし有症状でも EF＜30％ で心機能の低下した症例では，手術成績に関する十分なエビデンスがないため，推奨レベルが Ⅱb に下がる．心機能が低下する前に手術を行うことが重要である．また適応検討においては 手術成績に影響を与える合併症の有無や薬物治療に対する反応性，そして耐久性のある弁形成 が可能かどうかを考慮すべきであると付言されている．耐久性の高い確実な弁形成は患者に大 きなメリットを与えるが，手術侵襲は免れない．経皮的デバイスが使用できる欧州では患者の 状態によっては経皮的デバイスの適応になる場合もあるため，このような記載がなされている と考えられる．

　無症状でも高度 MR で LVEF が 30〜60％ または左室収縮末期径（LVESD）≧40 mm と心機 能が低下してきた症例は Class Ⅰ で手術適応である．無症状の高度 MR で LVEF＞60％かつ LVESD＜40 mm で収縮力が保たれている場合は，安全に弁形成できる可能性が高ければ Class Ⅱa で手術が推奨される．

b）二次性 MR（図 2-57）

　二次性 MR は機能性 MR とも呼ばれ虚血性と非虚血性とに分けられる．二次性に関しては 術式を含め，統一的な見解を得るほど十分なデータはなく手術適応もガイドラインにより異な る．術式は弁形成，もしくは腱索温存の弁置換が一般的であるが，特に左室機能が高度に低下 した症例（EF＜30％，LVDs＞55 mm）は治療成績も不良であり，補助人工心臓や心臓移植など の可能性も検討すべきである．

⑥ MR に対する手術法

1）弁置換術

　遠隔期長期生存や人工弁関連合併症回避，心機能温存の観点などから弁形成を第一選択とす ることが望ましいが，弁形成が困難な場合は弁置換が必要となる．弁置換においても乳頭筋と 僧帽弁輪の連続性が保たれる後尖温存や腱索温存の術式が遠隔期の左室機能の維持に有効とさ れる[6]．

2）弁形成術

　弁形成の術式には多くの方法が提唱されその有用性が確認されている．病態に応じた術式が 選択される．

a）Type Ⅰ に対する術式

　拡大した弁輪を縫縮する方法は従来いくつか提唱されているが，現在ではリングの選択にお いて違いはあるものの，人工弁輪を使用することで意見は統一されている．人工弁輪は硬さに より flexible か rigid（もしくは semi-rigid）に分けられる．rigid タイプには flat タイプと，生理的 な僧帽弁輪の形態に近い saddle タイプがある．各々のリングの特性に応じた使い分けが必要で ある．flexible タイプには全周性の full リングではなく後尖弁輪のみの partial バンドもある． partial バンドは Type Ⅰ 病変ではあまり用いられないが，大動脈弁輪との干渉が少ないため大 動脈弁置換を伴う症例で使用しやすい．感染のリスクが非常に高く，人工物の使用を回避した い症例では自己心膜ロールを代用して部分的に縫縮する方法もある．

182

弁輪縫縮において最も大事な点は適切な弁輪サイズの選択である．弁輪サイズの選択は，交連間距離もしくは前尖面積（高さ）を基準とする方法が一般的である．後尖が長い症例では小さめの人工弁輪を選択すると弁の接合が心室中隔に近づいて SAM（systolic anterior motion）による MR を生じることがある．サイズ選択に迷った場合は大きめのリングを選択するべきである．

二次性 MR における弁輪拡大に対するリングの使い分けに関して，明確なエビデンスは少ないが，rigid タイプが flexible タイプよりも有効であるとされている[7]．

b）Type Ⅱに対する術式

病変の局在により用いられる術式も異なる．

前尖病変に対しては expanded polytetrafluoroethylene（ePTFE）糸を人工腱索として用いた形成が 1989 年に David により報告された[8]，長期成績も良好であり，現在最も多く用いられている方法である．人工腱索の長さ調整を簡便にするために，Mohr は loop technique を考案した[9]．あらかじめ後尖腱索長を計測しておき，これに合わせて ePTFE 糸で複数のループを作成して前尖を固定する方法である．他に，逸脱弁尖と対応する後尖弁尖とを縫合する edge-to-edge（Alfieli）法[10]も稀に行われる．

後尖病変に対しては三角切除や矩形切除，そして sliding plasty などの resection suture 法が従来より行われてきた．長期成績も保証されているが，切除範囲の決定には外科的習熟度を要し，一旦切除するとやり直しがきかないという問題点があった．大きく切除した場合，過度な弁輪縫縮が必要となり弁口面積の縮小，左回旋枝の屈曲，SAM 発生の懸念も生じる．切除法の工夫によりこれらの欠点を補う方法も数多く報告されている．

これに対し Perier は後尖弁尖を切除せずに人工腱索を用いる方法，いわゆる "Respect rather than resect" を提唱[11]した．後尖組織を温存することにより十分な接合が得られやすく，やり直しも可能で，SAM も起こり難く，手技も比較的少なく済む．このため，しばしば loop technique[9]で行われ，minimally invasive cardiac surgery（MICS）の増加とともに多く用いられている．しかし大事なことは平滑で均一な接合面を作ることであり，切除が必要な病変もあることを Perier 自身も明言している．

この他にも弁尖を切除しない方法として，弁尖を左室側に折りたたむ folding 法[12, 13]も提唱されているが，余剰組織が左室側に残るため，弁尖の可動性低下や血栓形成の可能性があることにも留意せねばならない．

交連部の病変はもともと弁尖が短く人工腱索や resection suture では逆流制御が難しいことがあり，交連近傍で edge to edge による縫合閉鎖が有効なことが多い．

このように多くのテクニックが提唱されているが，それぞれの手技の特徴を十分理解し，なおかつ病変の局在，病因，患者の状態，併施手術の有無，そして手術アプローチを考慮した手技選択・組み合わせが必要になる．また通常はこれらの手技に人工弁輪による弁輪形成を加えることにより，長期的に再発しない耐久性の高い弁形成が達成できる．

c）Type Ⅲb に対する術式

通常の弁輪形成よりさらに弁輪を小さく締め込む undersized annuloplasty は二次性の MR に

対して広く用いられてきた．しかし再発率が高いことや，機能的な狭窄を生じる得るという問題があり，これらを改善する手法として二次腱索切離，乳頭筋吊上げ，そして乳頭筋接合術などの様々な弁下手技が提唱されている．重度の虚血性 MR に対する腱索温存を伴う弁置換術の有用性も提示されているが[14]，術式選択に関する一定の見解が未だに得られておらず，徐々にエビデンスが蓄積されつつある．今後は経皮的デバイスによる弁形成も治療の選択肢となってくる可能性もあり，より確実で機能的に優れた手術が求められる．

📖 文献

1) Carpentier A. Cardiac valve surgery-"the French correction". J Thorac Cardiovasc Surg. 1983; 86: 323-37.

2) Magne J, Lancellotti P, Piérard LA. Exercise-induced changes in degenerative mitral regurgitation. J Am Coll Cardiol. 2010; 56: 300-9.

3) 循環器病の診断と治療に関するガイドライン（2011 年度合同研究班報告）．弁膜疾患の非薬物治療に関するガイドライン（2012 年改訂版）．http://www.j-circ.or.jp/guideline/pdf/JCS2012_ookita_h.pdf

4) Nishimura RA, Otto CM, Bonow RO, et al. 2014 AHA/ACC guideline for the management of patients with valvular heart disease: a report of the American College of Cardiology/American Heart Association Task Force on Practice Guidelines. J Thorac Cardiovasc Surg. 2014; 148: e1-132.

5) Vahanian A, Alfieri O, Andreotti F, et al. Guidelines on the management of valvular heart disease (version 2012): the Joint Task Force on the Management of Valvular Heart Disease of the European Society of Cardiology (ESC) and the European Association for Cardio-Thoracic Surgery (EACTS). Eur J Cardiothorac Surg. 2012; 42: S1-44.

6) Okita Y, Miki S, Ueda Y, et al. Left ventricular function after mitral valve replacement with or without chordal preservation. J Heart Valve Dis. 1995; 4 Suppl 2: S181-92.

7) Silberman S, Klutstein MW, Sabag T, et al. Repair of ischemic mitral regurgitation: comparison between flexible and rigid annuloplasty rings. Ann Thorac Surg. 2009; 87: 1721-6.

8) David TE. Replacement of chordae tendineae with expanded polytetrafluoroethylene sutures. J Card Surg. 1989; 4: 286-90.

9) von Oppell UO, Mohr FW. Chordal replacement for both minimally invasive and conventional mitral valve surgery using premeasured Gore-Tex loops. Ann Thorac Surg. 2000; 70: 2166-8.

10) Alfieri O, Maisano F. An effective technique to correct anterior mitral leaflet prolapse. J Card Surg. 1999; 14: 468-70.

11) Perier P, Hohenberger W, Lakew F, et al. Toward a new paradigm for the reconstruction of posterior leaflet prolapse: midterm results of the "respect rather than resect" approach. Ann Thorac Surg. 2008; 86: 718-25.

12) Woo YJ, MacArthur JW Jr. Simplified nonresectional leaflet remodeling mitral valve repair for degenerative mitral regurgitation. J Thorac Cardiovasc Surg. 2012; 143: 749-53.

13) Tsukui H, Umehara N, Saito H, et al. Early outcome of folding mitral valve repair technique without resection for mitral valve prolapse in 60 patients. J Thorac Cardiovasc Surg. 2013; 145: 104-8.

〈長岡英気，荒井裕国〉

Ch 2 ● 成人心臓外科— B 弁膜疾患・不整脈疾患

4 連合弁膜症の治療戦略

1 概念

連合弁膜症では，複数の血行動態障害が混在しており，各弁膜症の病態に影響する程度や，重症度は多様である．そのため，血行動態と心室機能障害に関して症例ごとに検討し，治療方針を決定する必要がある．

2 わが国の弁膜症手術の動向

1) 連合弁手術

連合弁手術は年々増加しており，2013年には6,000例を超え，弁膜症手術の29%を占めている(図2-58)[1-11]．

2) 単弁手術

単弁手術も年々増加しており，特に大動脈弁手術は10年間で倍増した(図2-59)．

3) 単弁手術，連合弁手術の内容

連合弁手術も年々増加しており，僧帽弁と三尖弁の連合手術の占める割合が多い(図2-60)．

a) 大動脈弁単弁手術(図2-61)

b) 僧帽弁単弁手術(図2-62)

症例総数は増加傾向を示す．

c) 僧帽弁，三尖弁の連合弁膜手術(図2-63)

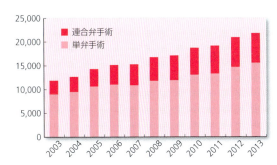

図2-58 弁膜症手術症例総数と，単弁手術，連合弁手術の内訳

後天性弁膜症手術数は2003年11,837例から2013年21,758例に増加した．
連合弁膜症手術も2003年2,931例から2013年6,229例に増加した．

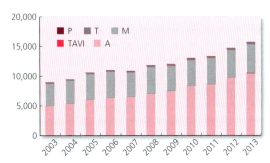

図2-59 単弁手術の内訳

P: 肺動脈弁，T: 三尖弁，M: 僧帽弁，A: 大動脈弁，TAVI: 経カテーテル的大動脈弁留置術
単弁手術は2013年に15,486例となった．
大動脈弁手術は2003年5,013例から2013年10,379例に倍増した．

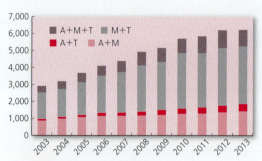

図 2-60　連合弁手術の内訳
連合弁手術は 2013 年に 6,229 例となった．
僧帽弁，三尖弁の連合手術が 54%（2013 年）を占める．

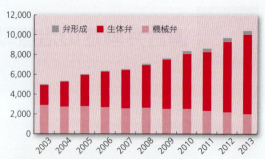

図 2-61　大動脈弁単弁手術数と内容
総数は 10 年で倍増した．
生体弁置換術の占める割合が増加している．弁形成術も占める割合は少ないものの増加している．

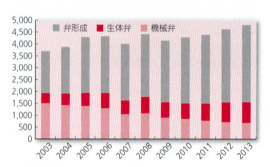

図 2-62　僧帽弁単弁手術数と内容
手術総数に増加傾向を認めるが，変化は少ない．
弁形成術が 67%（2013 年）を占める．

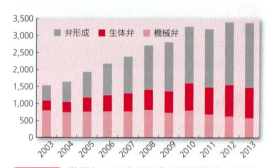

図 2-63　僧帽弁，三尖弁連合弁膜手術数と僧帽弁手術内容
総数は 10 年で倍増した．
僧帽弁形成術，生体弁置換術の占める割合が増加しているが，僧帽弁単弁手術に比べて弁置換術の占める割合が高い（33% vs 44%）．

d）まとめ

　2003〜2013 年の 10 年間で，わが国の弁手術症例数は大幅に増加したが，大動脈弁手術は単弁手術における増加が顕著で，僧帽弁手術は連合弁手術における増加が顕著である．また，いずれの弁位においてもその手術内容に一定傾向を持つ変化を認める．

3　病態生理

1）大動脈弁狭窄（AS）＋僧帽弁狭窄（MS）

　ほとんどがリウマチ性心疾患に続いて発症する．左室充満が制限された MS により，AS 単独に比べてさらに左室駆出血流量は減少するため，左室−大動脈圧較差は同じ弁口面積の単独 AS に比較して低値となる点に注意する．また，高度 AS と高度 MS の場合，左室駆出量の減少により AS の理学所見が強調されるが，むしろ自覚症状は肺高血圧などの MS によるものが多い．

2）大動脈弁狭窄（AS）＋僧帽弁閉鎖不全（MR）

両者の合併は，リウマチ性心疾患に続発して発症することが多いが，その他に高齢者の退行性変化や，稀に若年者の先天性AS＋僧帽弁逸脱がある．ASの存在は左室収縮期圧の上昇によりMRを増悪させる．また，MRにより左室駆出量が減少するため，ASの重症度の評価が困難になる．さらにMRによる左室壁運動の亢進は，AS早期の左室収縮機能不全の状態をとらえにくくする．心房細動を合併した場合には，肥大した左室の充満障害により，心拍出量はさらに減少する．

3）大動脈弁閉鎖不全（AR）＋僧帽弁狭窄（MS）

ARとMSが合併する場合は，重症MSと軽症ARの組み合わせが多い．そのような場合の病態生理は単独MSに類似する．中等度以上のARと中等度以上のMSが合併すると病態は複雑化する．MSにより左室前負荷が軽減され，高度ARの場合でも血行動態面での亢進が少なく脈圧増大などの理学所見が出現しにくい．左室内径拡大も単独ARより軽度である．AR存在下での圧半減時間（pressure half time）法を用いた僧帽弁口面積の測定は不正確となる場合があり，ドプラでのAR逆流量の測定も重症度を反映しない場合があるために注意が必要である．

4）大動脈弁閉鎖不全（AR）＋僧帽弁閉鎖不全（MR）

AR，MR共に左室の容量負荷を伴う．MRは僧帽弁の器質的異常に伴う場合とARの容量負荷に伴う弁輪拡大に伴う場合があり，病態に応じた予後の評価と治療法の選択が必要となる．各々の弁逆流量や逆流率はPISA法とドプラ法の組み合わせで求められる．僧帽弁に器質的変化がなく，弁輪拡大による弁尖接合不全からMRが生じている場合には，ARの修復によりMRの逆流量は減少する．

5）僧帽弁狭窄（MS）＋三尖弁閉鎖不全（TR）

中等度以上のMSとTRが併存する場合には，MSによる二次性肺高血圧がTRを増悪させていることが多い．この場合，MSが治療されて肺動脈圧が低下すると，TRは改善する．三尖弁輪拡大，検索断裂，リウマチ性変形などの固定した解剖学的構築異常を認める場合には，TRが残存する．

4 外科治療の適応

1）病期，年齢，症状との関係

連合弁膜症では，両弁の機能不全が相乗的に血行動態に影響するため，単弁疾患の場合に比べて，それぞれの弁機能不全の程度に比してより早期から重症の心不全が出現することが多い．日本循環器学会のガイドラインでは，連合弁膜症に対する手術の推奨において，「明らかな臨床症状（NYHA心機能分類Ⅲ〜Ⅳ度）を有する患者」がクラスⅠとして示されている[12]．この基準に合う症例でも，まず強心薬，利尿薬を中心とした内科的治療が始められ，症状の改善がみられなければ外科治療を選択するのが一般的である．一方，開心術の成績の向上，安定化が進み，臨床症状のみでなく弁機能，血行動態，左室収縮能などの指標も重視される傾向が強くなり，より良好な遠隔予後，生活の質向上や心機能の回復を目指してNYHAⅡ度でも手術適応が考慮されるようになってきている（クラスⅡa）．また，自覚症状が軽微あるいは無症状であっても，

Ch 2 ● 成人心臓外科— **B** 弁膜疾患・不整脈疾患

不可逆的な心筋障害や肺循環動態異常をきたしている場合の比較的不良な遠隔予後を考慮して，より早期の手術が勧められる場合もある（クラスⅡa）．

参考）高齢者の外科治療

わが国では，世界に例をみない速度で高齢化が進んでおり，2013年における高齢者といわれる65歳以上の人口は3,000万人を超え，全人口の24%を占めるに至った．それに伴い弁膜症患者の高齢化も進んでいる．近年手術の安全性も高まり80歳以上の超高齢者の手術も通常の手術として行われるようになってきたが，外科治療を検討する場合に高齢者特有の生理機能，弁膜症疾患の特徴，周術期の管理を理解しておくことが重要である．

まず加齢に伴う生理的変化として，大動脈壁の伸展性低下により，収縮期血圧の上昇をきたし，心血管障害のリスクは増大する．高齢者高血圧では，血行動態的に，動脈硬化と血管の弾力低下，圧受容器反射の低下，左室肥大と拡張能の低下，体液量調節障害などが進行し，主要臓器血液量や予備能が低下する．さらに圧受容器反射などの神経系の障害，レニン・アンジオテンシン系，プロスタグランジン系などの体液性血圧調整機能の低下により，標的臓器の血流自動能が障害される．一方，標的臓器に必要な血圧の閾値が上昇しているため，過度な降圧による腎機能悪化や脳血管障害に注意する必要がある．

呼吸器系の変化としては，弾性線維が減少することにより，肺は過膨脹となり，肺のコンプライアンスが低下する．また，胸壁も拡張能が低下し，末梢気道は閉塞しやすく，機能的残気量が増加し，呼気予備量，肺活量や1秒率が低下する．さらに，喫煙が加わると，慢性閉塞性肺疾患を誘発しやすくなる．

腎機能においては，動脈硬化が進行し，糸球体が硬化をきたす．高齢者では糸球体濾過率は平均60 mL/min まで低下する．加齢による低下は年間0.3 mL/min で進行し，高血圧を合併する場合，年間4〜8 mL/min となり，糖尿病性腎症の場合は，年間2〜20 mL/min まで低下するといわれている．現在全国の慢性透析患者は約30万人おり，そのうち後期高齢者は30%を超えており，今後さらに高齢透析患者の弁膜症手術も増加するものと考えられる．

内分泌機能の変化としては，初期インスリン分泌の低下，末梢組織でのインスリン感受性の低下をきたし，耐糖能が低下する．耐糖能異常の頻度は高齢になるほど増加し，70歳以上では約40%に至り，6人に1人は糖尿病を有している．

中枢神経系の変化として，動脈硬化性の脳血管狭窄，閉塞性病変の進行がみられる．術後せん妄に陥る症例も高率になってくるため，老人性認知症の有無も重要な検討課題となる[13, 14]．

2) 主病変が大動脈弁である場合の僧帽弁に対する手術適応

左室容量負荷（AR）や左室圧負荷（AS）がMRを増強させることから，Sellers分類Ⅳ度のMRを手術適応と考えることが多い．高度ASと高度MRに肺高血圧が合併する場合にも大動脈弁と僧帽弁同時手術の適応である．一方，MR Ⅲ度以下の場合には大動脈弁手術によりその程度が著しく改善される場合がある．このため，術前に超音波検査を主体とする僧帽弁の病態的・形態的機能評価が重要である．大動脈弁病変による左室負荷による，形態的異常の認められない機能的MRに対する手術は不要であることが多いが，弁尖逸脱，弁可動制限，弁輪拡大などの明らかな形態学的異常を認める場合には，僧帽弁手術が必要になる．また，軽度のMSにお

188

いては交連切開が容易であり，同時手術が考慮される．

3) 主病変が僧帽弁である場合の大動脈弁に対する手術適応

MS, MR いずれの場合でも，大動脈病変は過小評価されることが多い．特に MS の場合には，AS における圧較差や AR における逆流量が心拍出量低下に伴う大動脈弁通過血液量の減少により少なくなるため，AS においては圧較差 30 mmHg，AR においては中等度逆流（Sellers 分類 II 度）から手術適応が考慮される．

4) 主病変が僧帽弁である場合の三尖弁に対する手術適応

二次性 TR は，圧負荷によってもたらされた弁輪拡大と，左心系弁疾患によってもたらされた右室拡大により起こる．severe TR は手術適応と考える．moderate TR に対しては器質的変化を伴うもの，あるいは機能的 TR であっても肺高血圧や弁輪拡大を伴っている場合は遠隔期に TR の悪化をきたして予後に影響する可能性が高く，手術を考慮する．mild TR であっても，同様に手術を考慮する場合がある．

5 手術術式と予後（図 2-64）

日本胸部学会の 2013 年の集計では，AVR，MVR，僧帽弁形成術（MVP）各々単独手術の在院死亡率が各々 2.9%，5.4%，1.1%であるのに対して，大動脈弁手術＋僧帽弁手術±三尖弁手術の在院死亡率は 5.5%であった[11]．

一方，Society of Thoracic Surgeons（STS）データベースでは，2014 年の AVR＋MVR の 30 日死亡率は 8.0%台であった[15]．

Saurav らは，3924 例の AVR に併施した MVR と MVP の成績を比較した結果，MVP の成績が早期，遠隔期共に優れており，再手術も少ないと報告した．一方，リウマチ性病変に対する MVP の成績には優位性は認められず，逆に再手術のリスクが高くなることを指摘している[16]．

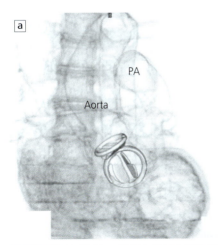 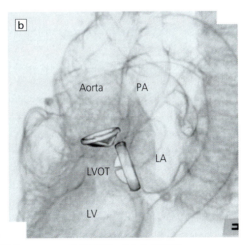

図 2-64 大動脈弁，僧帽弁機械弁置換術後の 3DCT　a）正面像，b）左側面像．
2 弁の位置関係，共通弁輪の部位をイメージする．
2 弁置換時は共通弁輪部で 2 弁が接することを考慮して，適正サイズの決定に迷った時は 1 サイズダウンの弁を縫着する．

リウマチ性病変に対しては，病変の程度や部位により遠隔期再手術のリスクを考慮して MVP と MVR の適応を慎重に選択する必要がある．

　術後の合併症としては単弁疾患術後合併症と同様に血栓症，血栓塞栓症，感染性心内膜炎，弁周囲逆流などがある．各合併症の発生率は，一般に単弁に比べて 2 弁置換手術例で高率であるとされている．

　手術手技の低侵襲化に伴い，従来の胸骨正中切開のみならず，陰圧脱血併用小切開アプローチなど様々なアプローチが行われている．また，TAVI や sutureless aortic valve もデバイスの改良と安全性の向上により，より広い適応を獲得する可能性がある．一方 Duncan らは，自施設における AVR，MVR，AVR＋MVR 術後の 2 度以上の弁周囲逆流発生率（感染性心内膜炎手術を除く）がいずれも 1％未満であったことを示し，弁周囲逆流の制御が課題である TAVI，sutureless aortic valve の適応を決定する際に従来手術の安定した成績を比較し考慮すべきであると述べている[17]．

　さらに，経カテーテル的僧帽弁置換術：TMVR の臨床応用が欧州で始まり，肺動脈弁のカテーテル的弁置換術や三尖弁のカテーテル的弁形成術の臨床応用が報告され始めている[18]．近い将来，より低侵襲な心臓手術の実現に向けて 2 弁，3 弁に対する同時カテーテル手技が議論されることは想像に難くない．

📖 文献

1) Kazui T, Wada T, Fujita H；Japanese Association for Thoracic Surgery Committee of Science. Thoracic and cardiovascular surgery in Japan during 2003: annual report by The Japanese Association for Thoracic Surgery. Jpn J Thorac Cardiovasc Surg. 2005；53：517-36.

2) Kazui T, Wada T, Fujita H；Japanese Association for Thoracic Surgery Committee of Science. Thoracic and cardiovascular surgery in Japan during 2004: annual report by The Japanese Association for Thoracic Surgery. Jpn J Thorac Cardiovasc Surg. 2006；54：363-86.

3) Ueda Y, Osada H, Osugi H；Japanese Association for Thoracic Surgery Committee for Scientific Affairs. Thoracic and cardiovascular surgery in Japan during 2005: annual report by the Japanese Association for Thoracic Surgery. Gen Thorac Cardiovasc Surg. 2007；55：377-99.

4) Ueda Y, Fujii Y, Udagawa H；Japanese Association for Thoracic Surgery Committee for Scientific Affairs. Thoracic and cardiovascular surgery in Japan during 2006: annual report by the Japanese Association for Thoracic Surgery. Gen Thorac Cardiovasc Surg. 2008；56：365-88.

5) Ueda Y, Fujii Y, Kuwano H；Japanese Association for Thoracic Surgery Committee for Scientific Affairs. Thoracic and cardiovascular surgery in Japan during 2007. Annual report by the Japanese Association for Thoracic Surgery. Gen Thorac Cardiovasc Surg. 2009；57：488-513.

6) Sakata R, Fujii Y, Kuwano H；Japanese Association for Thoracic Surgery Committee for Scientific Affairs. Thoracic and cardiovascular surgery in Japan during 2008: annual report by The Japanese Association for Thoracic Surgery. Gen Thorac Cardiovasc Surg. 2010；58：356-83.

7) Sakata R, Fujii Y, Kuwano H；Japanese Association for Thoracic Surgery Committee for Scientific Affairs. Thoracic and cardiovascular surgery in Japan during 2009: annual report by the Japanese Association for Thoracic Surgery. Gen Thorac Cardiovasc Surg. 2011；59：636-67.

8) Kuwano H, Amano J, Yokomise H；Japanese Association for Thoracic Surgery Committee for Scientific Affairs. Thoracic and cardiovascular surgery in Japan during 2010: annual report by The Japanese

Association for Thoracic Surgery. Gen Thorac Cardiovasc Surg. 2012; 60: 680-708.

9) Amano J, Kuwano H, Yokomise H; Japanese Association for Thoracic Surgery Committee for Scientific Affairs. Thoracic and cardiovascular surgery in Japan during 2011: Annual report by The Japanese Association for Thoracic Surgery. Gen Thorac Cardiovasc Surg. 2013; 61: 578-607.

10) Masuda M, Kuwano H, Okumura M, et al; Japanese Association for Thoracic Surgery Committee for Scientific Affairs. The Japanese Association for Thoracic Surgery, Thoracic and cardiovascular surgery in Japan during 2012: annual report by The Japanese Association for Thoracic Surgery. Gen Thorac Cardiovasc Surg. 2014; 62: 734-64.

11) Masuda M, Kuwano H, Okumura M, et al; Japanese Association for Thoracic Surgery Committee for Scientific Affairs. The Japanese Association for Thoracic Surgery, Thoracic and cardiovascular surgery in Japan during 2013: Annual report by The Japanese Association for Thoracic Surgery. Gen Thorac Cardiovasc Surg. 2015; 63: 670-701.

12) 循環器病の診断と治療に関するガイドライン(2011 年度合同研究班報告). 弁膜疾患の非薬物治療に関するガイドライン(2012 年改訂版). http://www.j-circ.or.jp/guideline/pdf/JCS2012_ookita_h.pdf

13) 窪田 博. TAVI(Transcatheter aortic valve implantation). 杏林医学会雑誌. 2015; 46: 95-100.

14) 吉川泰司, 澤 芳樹. 後期高齢者の心臓外科手術. 日老医誌: 2011; 48: 89-98.

15) Society for Thoracic Surgeons: Adult cardiac surgery database; executive summary 10 years; STS report period ending 3/31/2015. http://www.sts.org/sites/default/files/documents/2015Harvest2_Executive Summary.pdf

16) Saurav A, Alla VM, Kaushik M, et al. Outcomes of mitral valve repair compared with replacement in patients undergoing concomitant aortic valve surgery: a meta-analysis of observational studies. Eur J Cardiothorac Surg. 2015; 48: 347-53.

17) Duncan BF, McCarthy PM, Kruse J, et al. Paravalvular regurgitation after conventional aortic and mitral valve replacement: A benchmark for alternative approaches. J Thorac Cardiovasc Surg. 2015; 150: 860-8. e1.

18) Campelo-Parada F, Perlman G, Philippon F, et al. First-in-man experience of a novel transcatheter repair system for treating severe tricuspid regurgitation. J Am Coll Cardiol. 2015; 66: 2475-83.

〈窪田　博〉

Ch 2 ● 成人心臓外科― B 弁膜疾患・不整脈疾患

5-a 三尖弁疾患 ― 三尖弁閉鎖不全症

三尖弁は過去には"silent valve(物言わぬ弁)"とか"forgotten valve(忘れ去られた弁)"などと呼ばれ三尖弁疾患のほとんどを占める三尖弁閉鎖不全症(tricuspid regurgitation: TR)に対する治療の重要性については左心系の弁疾患に比べあまり強調されていなかった．その理由は，TRが通常左心系の弁膜症や心筋の障害などに伴って二次性に生じる病態であることが多いために適切な左心系の弁の治療がなされればTRは自然に改善するものと考えられていたことや，右心系における心室の容量負荷の悪影響は左心系のそれに比べ緩やかに進行することなどが挙げられる．しかしながら多くの心臓手術の短期的な成績が安定し，長期成績が明らかになるにつれて，たとえ左心系の弁疾患が適切に治療されその効果が長期にわたって持続していても重要なTRが手術時に適切に治療されずに放置されれば，その二次性TRは時間と共に悪化し術後のQOLやその生命予後にまで悪影響を及ぼすことが示されるようになった[1]．また，Nathらは中等度あるいは高度なTRの存在が肺高血圧症とは無関係に単独で生命予後を悪化させる因子であることも示した[2]（図2-65）．これら多くの研究の結果，近年TRに対する治療の重要性の認識が高まってきた．

1 三尖弁および三尖弁周囲の解剖（図2-66）

三尖弁複合体は前尖，後尖，中隔尖の3弁尖，それに続く腱索と乳頭筋群，線維性の弁輪組

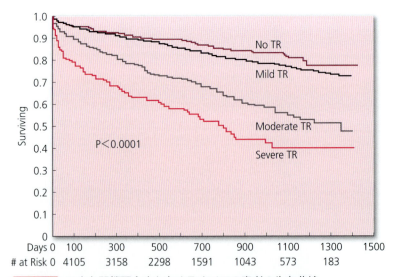

図2-65 三尖弁閉鎖不全症を有するすべての患者の生存曲線
生命予後は中等度あるいは高度三尖弁閉鎖不全症を有する患者において有意に不良である．
（Nath J, et al. J Am Coll Cardiol. 2004; 43: 405-9)[2]

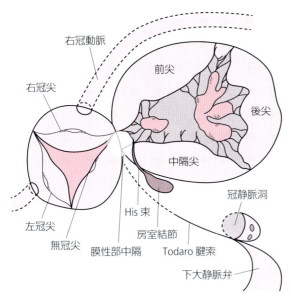

図 2-66 三尖弁および三尖弁周囲の解剖

織，右心房と右心室心筋からなる．正常な弁機能はこれらの複合体の統合と調和から得られる．前尖は最も大きく，後尖は複数に分かれた小弁尖の集合体様に見えることもある．中隔尖は心室中隔上の三尖弁輪に付着している．前乳頭筋は前尖と後尖に腱索を提供し後乳頭筋は後尖と中隔尖に腱索を分布している．前尖と中隔尖の心室中隔よりの部には心室中隔からやや細めの複数の乳頭筋から腱索が分布している．これらの乳頭筋と腱索の分布を知っておくことは，TRが進行し高度の右室，右房の拡大をきたした際の弁尖の接合の状態や弁形成の手技を考える際に有用である．中隔尖の弁輪接合部の近傍の右房壁内には房室結節，His束などの重要な刺激伝導系が存在し，また中隔尖と前尖の交連部の心室側には膜性中隔が存在する．前尖が付着している弁輪組織の術者から三尖弁を見て左側1/3の部は右房壁を介して大動脈基部に近接しており，特に大動脈弁の右冠尖と無冠尖の交連部が三尖弁輪に接している．このほか，右冠動脈の近位部が前尖弁輪部に近接した房室間溝を走行することも重要な三尖弁輪周囲の解剖であると思われる．

　2006年，福田らは3次元心エコーを用いて三尖弁輪の形態を詳細に検討し，報告した．正常の三尖弁輪は前尖-後尖で最も心尖部から離れ，中隔尖-後尖で心尖部に近づく複雑な3次元構造を持つ楕円形の形態であることを示した[3]（図 2-67）．この3次元構造は，心不全の進行と共に三尖弁輪径が拡大すると失われ，三尖弁輪は2次元的な平坦で円形な形態になることが示された（図 2-68）．この研究に基づいて三尖弁輪を正常な3次元的構造にremodelingするための3次元構造を有するリジッドリングが考案された（図 2-69）．

❷ 三尖弁閉鎖不全症のメカニズムとその解析

　一般にTRは三尖弁に器質的異常を有する一次性（器質性）TRと三尖弁に器質的異常を有さない二次性（機能性）TRに分類される．一次性TRにはリウマチ熱によるもの，Ebstein病，粘液変性，カルチノイド，心内膜炎，逸脱，外傷などがある．一次性TRの原因としてペースメー

Ch 2 ● 成人心臓外科 ― B 弁膜疾患・不整脈疾患

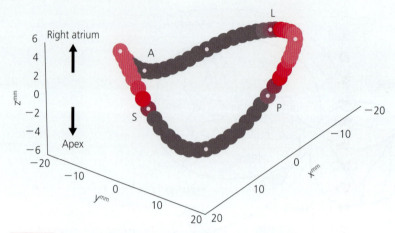

図 2-67 正常な三尖弁輪の3次元的構造
〔Fukuda S, et al. Circulation. 2006; 114(suppl I): I492-8〕[3]

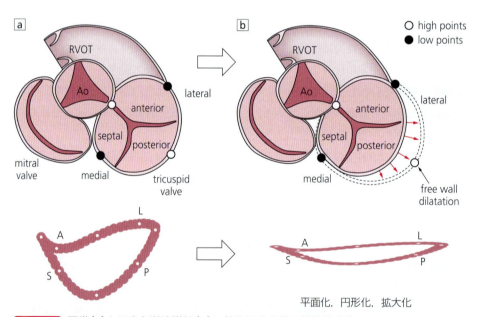

図 2-68 正常(a)と三尖弁逆流増加(b)に伴う三尖弁輪の構造的変化

カや植込み型除細動器のリードに伴うものや右室生検などによる医原性のものも報告されている．一方，二次性 TR は右室の圧負荷（原発性あるいは左心系病変に伴う二次性肺高血圧症や肺動脈弁狭窄），容量負荷（心房中隔欠損症などシャント性心疾患），右室機能低下（拡張型心筋症，右室梗塞，不整脈源性右室心筋症）あるいは心房細動に伴う右心系の拡大による三尖弁複合体の二次的な形態変化によって引き起こされる．

　一次性，二次性を問わず三尖弁形成術を行う際には TR の発症のメカニズムを僧帽弁と同様に Carpentier 分類を用いて分析することが重要である（図 2-70）．Type I：正常な弁尖の動き

5 三尖弁疾患—a 三尖弁閉鎖不全症

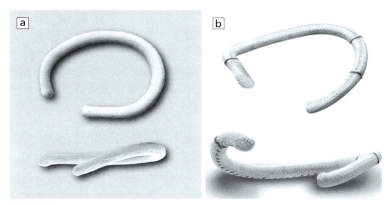

図2-69 3次元構造を持つリジッドリング
a: Edwards MC³ ring, b: Medtronic Contour 3D ring

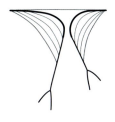 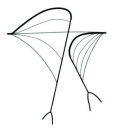 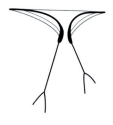 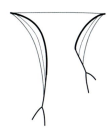

Type I
Normal leaflet motion

Type II
Leaflet prolapse
(excess leaflet motion)

Type IIIa
Restricted leaflet motion
(diastolic)

Type IIIb
Restricted leaflet motion
(systolic)

図2-70 Carpentier 分類

を有するもの(弁輪拡大によるものなど), Type II: 弁尖の逸脱によるもの, Type IIIa: 拡張期における弁尖の抑制的な動きによるもの, Type IIIb: 収縮期における弁尖の抑制的な動きによるもの(心室の拡大に伴う tethering など)である. 二次性の TR は, ほとんどがタイプ I によるものであるが, severe TR による高度な右心系の拡大を伴う症例ではタイプ IIIb の要素も重要となってくる. 従来から提唱されてきた二次性 TR に対する三尖弁形成術はほとんどがタイプ I すなわち三尖弁輪拡大に対する手技であるため, このような高度に拡大した右心系に伴う高度 TR に対しては, 単に拡大した弁輪径を縫縮する従来の方法では良好な結果を得ることができないものもあることは十分理解できる. またペースメーカリードが中隔尖に癒合しその動きを制限しているような場合は, TR のメカニズムは少なくともタイプ I+タイプ IIIa であるはずであるからこの病変に対してタイプ I を治療するリングやバンドを移植するのみでは TR の制御が不十分な症例があることも十分予想される. 三尖弁形成を行う際には弁尖のみならず三尖弁複合体をよく観察し, 逆流のメカニズムを Carpentier 分類に沿って十分に分析した上で形成のストラテジーを立てることが重要と考えている.

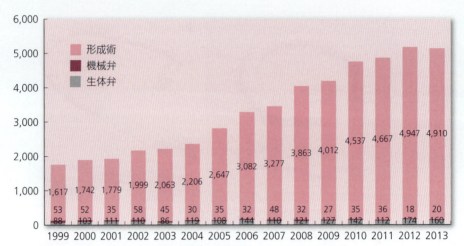

図 2-71 日本における三尖弁手術症例の推移（1999～2013 年）
（Annual report by the JATS. Gen Thorac Cardiovasc Surg. 2015; 63: 670-701）[4]

3 わが国における三尖弁手術の現況

　わが国における三尖弁手術症例の推移を図 2-71 に示す[4]．過去 10 年間に三尖弁手術数は飛躍的に増加していることがわかる．図 2-71 に示した統計によると，2013 年にはわが国で 5,090 例の三尖弁手術が行われている．4,910 例（97%）に弁形成術が行われ，160 例（3%）が生体弁による三尖弁置換術，20 例（0.4%）が機械弁による三尖弁置換術であった．三尖弁置換術は主に弁尖自体に変形・変性の強い一次性 TR に対して行われており，三尖弁が修復できない場合にのみに限定されているが三尖弁に使用する人工弁の種類は個々の症例によって選択されている．機械弁の場合は血栓症と抗凝固療法による出血のリスク，生体弁の場合は長期の耐久性が問題となるが，メタ解析では機械弁群と生体弁群の術後の全生存率に差はないことが報告されている．いずれにしても高度な右室機能不全や不可逆性の肺高血圧症が存在する場合は術後に高度な右心不全をきたすことがあるので，手術適応を慎重に決定する必要がある．

4 三尖弁形成術の手術適応

　三尖弁治療の重要性が認識されてくると共に治療方針を決定する際に指針となるガイドラインも近年大きく改定されてきた．TR に関するわが国の最も新しいガイドラインは弁膜疾患の非薬物的治療に対するガイドライン（2012 年改訂版）である[5]．TR に対する手術の推奨は同ガイドラインの「表 34　三尖弁閉鎖不全症に対する手術の推奨」に示されているので，参照されたい．

　この 2012 年のわが国のガイドラインは現時点での三尖弁治療の適応を決める上での拠り所となるが，2014 年に AHA/ACC ガイドライン（AHA/ACC Guideline for the Management of Patients With Valvular Heart Disease）（図 2-72）が改定され発表された[6]．このガイドラインには従来のものと比較し多くの最新の知見に基づいて大幅に変更されており，最新の治療指針とし

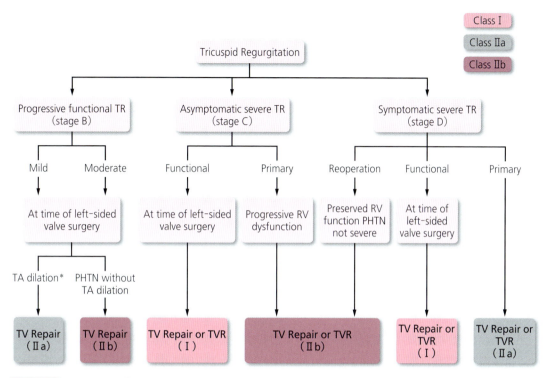

図 2-72 Indication for Surgery
(2014 AHA/ACC Guideline for the Management of Patients With Valvular Heart Disease)[6]

て大いに参考となるものとなっている．今回はこれを基に三尖弁閉鎖不全症の手術適応について再考する．

　今回のAHA/ACCガイドラインにおいては自覚症状の有無によってステージ分類がなされていることが従来のガイドラインとの大きな違いである．Stage Aとは弁膜症発症の危険因子を有する無症候性の患者，Stage Bとは弁膜症が進行し軽度から中等度の病変を有する無症候性の患者，Stage Cは高度な病変を有する無症候性の患者で，C1は右心・左心機能が代償されている状態，C2は右心・左心機能が非代償性の状態，Stage Dは自覚症状のある高度な病変を有する患者と分類されている．

1）クラスⅠ

　TRに対する手術の推奨のクラスⅠとしては"左心系の弁膜症手術の際の高度三尖弁閉鎖不全症(severe TR)は，これによる症状の有無にかかわらず(Stage C and D)三尖弁手術を行うことを推奨する"．

　適切な左心系の弁の治療がなされた後にもTRが改善するとは限らず，逆に遠隔期にTRが悪化することがあるのはよく知られており，重要なTRが残存または再発した場合は術後のQOLそして遠隔期生存率にも悪影響を及ぼすことが指摘されている．左心系の弁の治療が適切に行われた後の単独の高度TRに対する再手術は，死亡率10〜25％の非常にリスクの高い再手術となる．初回手術の際に三尖弁形成術を付加することは手術リスクを上げることにはな

Ch 2 ● 成人心臓外科— B 弁膜疾患・不整脈疾患

らないことが報告されている.

2) クラスⅡa
"左心系の弁膜症の手術を行う際に軽度以上の二次性 TR が存在する場合には，三尖弁輪の拡大もしくは右心不全の既往があれば三尖弁形成術を行うことが有益と考えられる".

　左心系の弁膜症手術の際に軽度もしくは中等度の二次性 TR を放置すると約25％の症例で TR は悪化し，長期の生存率または QOL が低下することが報告されている．2005年に Drey-fus らは，僧帽弁手術の際の三尖弁形成術の適応を決めるには，三尖弁逆流の程度よりも三尖弁輪の拡大の有無が重要であると報告した[7]．この報告以降，三尖弁輪拡大は術後早期の TR の残存および遠隔期の TR の再発の重要な因子であることが強調されるようになった．TR が悪化または継続するリスク症例は三尖弁輪の拡大（経胸壁心エコーにて最大径40 mm 以上もしくは21 mm/m²以上），右室機能不全，tethering height の高い症例，肺高血圧症，心房細動，変性によらない僧帽弁閉鎖不全症，三尖弁輪をペースメーカリードが通過する症例とされている．僧帽弁手術の際の弁輪拡大を伴う軽度から中等度の TR に対する三尖弁の同時手術の有効性には多くの報告がある．

3) クラスⅡa
"薬物治療に反応しない高度の一次性 TR があり自覚症状を有する患者に対する三尖弁手術は有益と考えられる".

　左心系の弁膜症を有さない症候性の高度の一次性 TR に対する外科的治療は高度な右心機能不全を発症する前に施行されるのが望ましい．カルチノイド，放射線障害，Ebstein 病などの病変部の変化や進行が高度な場合には弁置換術が必要となるかもしれない．三尖弁逆流量の減少や消失は全身の静脈系や肝うっ血の軽減をもたらし利尿薬の必要量を減少させる．高度な肝うっ血を有している患者は手術により不可逆的な肝硬変への進展を防げるかもしれない．これらの患者に対する手術のリスクや術後遠隔成績や日常生活の QOL は残存する右室機能に依存している．

4) クラスⅡb
"左心系の弁膜症の手術の際の中等度の二次性 TR と肺高血圧症を有する患者に対する三尖弁形成術"

　肺高血圧症が主として左心系の弁膜症によってもたらされものであって，三尖弁輪に有意な拡大（経胸壁心エコーにて最大径40 mm 以上もしくは21 mm/m²以上）がなければ，左心系の弁膜症に対する適切な治療によって右室の後負荷は低下し中等度の三尖弁逆流は改善するとする報告があるが，これらは僧帽弁手術後の早期成績である．肺高血圧症の関与の程度や軽度から中等度の三尖弁輪拡大がその遠隔期に三尖弁逆流の進行に関与するか否かはまだわかっていない．このような病変に対する三尖弁形成術を通常追加することの有用性はまだ不明で個々の症例で考慮されるべきである．

5) クラスⅡb
"無症候性もしくはごく軽度の自覚症状を有するにとどまる中等度以上の右室の拡大や右室機能低下のある高度な一次性 TR に対する三尖弁手術"

無症候性もしくはごく軽度の自覚症状を有するにとどまる高度な一次性 TR に対する適切な三尖弁手術の時期についてはまだ確立されたものはない．これらの患者に対する治療方針は，高度僧帽弁閉鎖不全症に対する治療方針に準じて定期的に右室のサイズや心機能をフォローアップし，これらに悪化傾向があり手術のリスクが容認されるものであれば手術を考慮する．外傷などによって生じた一次性高度 TR を有する合併症のない健康な患者は，右室機能不全や肺高血圧症がなければ手術のリスクは 1〜2% であると報告されている．

6）クラスⅡb

"左側の弁膜症手術後の患者における持続的な自覚症状を伴う高度 TR があり，肺高血圧症や右室機能不全が合併しない場合の単独の三尖弁形成術もしくは三尖弁置換術による再手術"

高度の TR に対する単独の三尖弁手術は歴史的に右心不全による自覚症状が出現した後に適応されることが多く，手術の時期としては極めて遅い時期に行われてきた．であるがゆえに，単独の三尖弁手術のリスクを補正しない死亡率は，単独の大動脈弁や僧帽弁手術に比較して極めて高いことが報告されてきた．左側の弁膜症手術後の患者における三尖弁再手術の場合はさらに高い死亡率となることが知られている．再手術の際には右心不全がさらに進行していることや肺高血圧症の合併，左心機能不全の存在，他の弁の異常があることなどが関連している．したがって高度で不可逆性の肺高血圧症もしくは高度な右室機能不全が存在する場合には，TR に対する再手術は禁忌と考えられる．

5 三尖弁形成術の手術術式

1）Suture annuloplasty vs. Ring annuloplasty

後尖および後尖弁輪を縫縮し三尖弁を二尖弁化する Kay 法や最も拡大する後尖および前尖の弁輪部に縫合糸をかけ三尖弁輪径を適切な大きさまで縫縮する De Vega 法などは縫合糸のみで三尖弁を形成するいわゆる suture repair である（図 2-73）．これに対して Carpentier は 1971 年から三尖弁輪部にリジッドリングを縫着する ring annuloplasty を提唱してきた．ring の代わりに軟らかな band を縫着し弁輪縫縮を行う方法や，同じ ring でも軟らかい素材を用いる方法など様々である．

suture repair は簡便で安価であるが，現在までの報告では遠隔期の再発が多いことが指摘されている．Tang らは三尖弁形成術の際に suture repair を行った群と ring annuloplasty を行った群の 15 年の遠隔成績を明らかにし三尖弁形成術を行う際には annuloplasty ring を用いることが TR 再発を減少させること，長期の生存率やイベントフリー生存率の改善につながることを示した[8]（図 2-74）．

＜自験例＞　1993 年から 2006 年 9 月までに前任地の新東京病院で施行した三尖弁形成術 297 例のうち，Kay 法，あるいは De Vega 法による，いわゆる三尖弁輪にデバイスを用いなかった症例（以下　No Ring 群）が 122 例，三尖弁輪にリングかバンドを縫着して形成した症例（以下　Ring 群）が 175 例あった．術後早期の中等度以上の三尖弁逆流の遺残は両群とも 5% であったが，遠隔期における中等度以上の TR の再発は，No Ring 群で 20%，Ring 群で 8% であった．術後の TR 再発に関する術前，術後の危険因子はリングの使用の有無がオッズ比 5.097 と

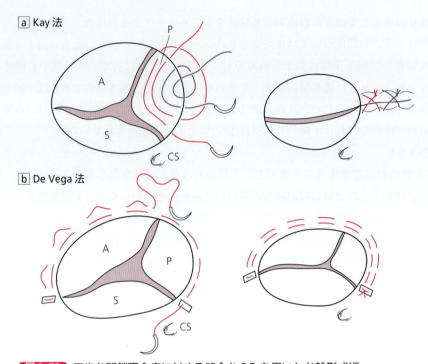

図 2-73 三尖弁閉鎖不全症に対する縫合糸のみを用いた弁輪形成術
A: anterior leaflet, CS: coronary sinus, P: posterior leaflet, S: septal leaflet.

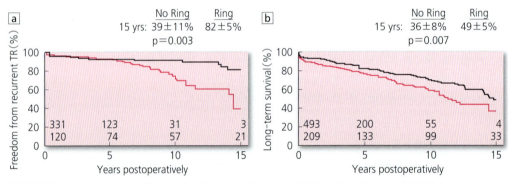

図 2-74 Suture repair 群(No Ring)とリングを用いた群(Ring)における中等度以上の TR 再発回避率(a)および生存率(b)[8]

最も強い因子であり，右心系の拡大の有無もオッズ比 3.347 と強い関与があることが判明した．このほか，術後の心房細動も強い相関があった．

これらの結果を踏まえて，我々は三尖弁形成には必ず，弁輪にリングなどのデバイスを用いること，さらには，手術直前の評価が mild の TR であっても右心系の拡大のある症例，心房細動を合併しており Maze 手術を併施する場合，さらには透析患者，肺高血圧症，低左心機能を合併する症例に対しては三尖弁形成術を追加するようにしてきた．

2）3 dimensional rigid annuloplasty ring

　1970 年代から様々な三尖弁形成の方法が提唱されてきたが，これらどの方法を用いても三尖弁形成術後早期から遺残逆流を残す症例（上記に述べたように自験例では 5％）があり，当時は弁輪縫縮の程度などが議論の中心であった．我々は福田らの報告[3]から，従来の縫合糸を用いた suture repair や flexible band を用いた三尖弁形成術では弁輪部の形態は形成後も 2 次元的な構造が持続することが遺残逆流の原因の一つであり，これが従来の方法の限界であったと考えた．そこで我々は 2006 年 9 月にから 3 次元的構造を有するリジッドリングをすべての三尖弁形成術に用いるようになり，より精度の高い三尖弁逆流の制御，遺残逆流症例を減少させること（自験例では 1.9％）が可能となった．

＜自験例＞　2006 年 9 月から 2011 年 10 月までに TR に対し，MC^3 ring を用いて 481 例の三尖弁形成術を含む様々な開心術を施行した．男：女＝266：215．平均年齢 67±12 歳．再手術は 38 例（7.9％）．同時手術は 477 例（99.2％）に行われ，その内訳は CABG 103 例，AVR 127 例，MVP 336 例，MVR 65 例，Maze 手術 152 例，Bentall 手術 5 例，上行置換術 21 例，弓部置換術 10 例であった．30 日以内の早期死亡は 9 例（1.9％），院内死亡は 16 例（3.3％）であった．死因は LOS 3 例，脳出血 3 例，MOF 3 例，敗血症 4 例，縦隔洞炎 1 例，間質性肺炎 1 例，腹膜炎 1 例であった．心エコー上の TR は，術前 1.8±0.9 度（mild＝1，moderate＝2，severe＝3）から退院前 0.2±0.5 度と有意に改善し，術後に moderate 以上の TR の残存を認めた症例は 9 例（1.9％）であった．これらの患者を平均 4.1±1.7 年（0.09〜7.22 年）follow up した．遠隔生存率は 4 年で 91.1％，6 年で 87.0％であった．最終 follow up 時に moderate 以上の TR の再発があったものを TR 再発と定義した場合の TR 再発回避率は 4 年で 95.6％，6 年で 88.8％であった．再手術は 14 例あったが，三尖弁に再度処置を要したものは 1 例のみであった．

　De Bonis らは，左心系の弁疾患に関連した二次性 TR に対して 3 次元構造を有するリジッドリング（Edwards MC^3 ring）を用いて三尖弁形成術を行った 140 例の症例の早期および中期（観察期間中央値 23 カ月）の安定した成績を報告している[9]．

⑥ 三尖弁手術手技（運針上の注意点）

　Pfannmuller らは三尖弁形成術に用いたリジッドリングである Carpentier Edwards Classic Annuloplasty ring と flexible band である Cosgrove-Edwards band を比較し，両群とも早期の TR の制御は良好であったがリジッドリング群で有意に高いリングの弁輪部からの離開を認めたと報告した．その離開はほとんどが中隔尖部弁輪における離開であったとした[10]．リングの離開は TR の遺残や再発の原因となる．この合併症を避けるためには弁尖の付着する線維性の弁輪組織を確実にとらえるような運針を行う必要がある．心房側の弁輪部より刺入した針先は一度右室側に刺入されその後再び心房側に刺出させる．このようにすれば弁輪部の線維性組織が十分にとらえられる．この際注意するべきは弁尖の心室側に存在する腱索，特に弁輪部近くに存在する basal chord（二次腱索）を巻き込まないようにすることである．このためには運針の際に鑷子やフックを用いて弁尖を十分に持ち上げ弁尖の心室側に十分なスペースを作った上で運針することが大切である（図 2-75）．

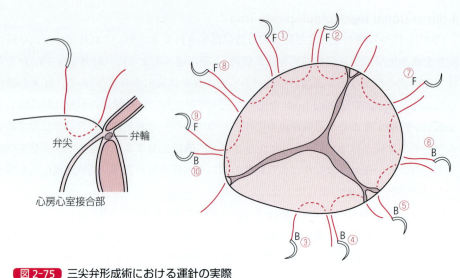

図 2-75 三尖弁形成術における運針の実際
F: フォアハンド, B: バックハンド, ①〜⑩: 運針順

　運針の手順としては図 2-75 に示すごとく，まず最初に前尖の 12 時の部位にフォアハンドで2 針運針し，三尖弁を腹側に引き上げ視野を展開する．次に中隔尖の中央部より右側よりの部にバックハンドで 2 針運針する．さらに後尖部の弁輪部に中隔尖から前尖に向かう方向にバックハンドで 2 針，フォアハンドで 1 針運針する．最後に前尖の左半分にフォアハンドで 2 針運針する．前尖と中隔尖の交連部に近い最後の 1 針はバックハンドで運針する．いずれの運針の際にも鑷子あるいはバルブフックを用いて弁尖組織を右室壁から持ち上げるように（弁尖が弁の閉鎖時に近い形に）し，縫合針の針先が弁下の腱索や弁尖組織そのものを引っ掛けないようにすることが大切である．縫合糸を結紮する際にはリングを助手に鑷子を用いて弁輪部に圧着してもらいながら結紮する．これにより結紮する際に縫合糸が弁輪組織を損傷するのを最小限にとどめることができる．形成が完成したら，助手に肺動脈を軽く圧迫してもらいながら右室内に心筋保護液を注入し，逆流テストを行う．この際に確認するべきことはわずかな逆流の有無ではなく 3 枚の弁尖が不自然な後退や変形なくバランスよく閉鎖していることである．3 枚の弁尖がきれいに接合していれば心拍動開始後に有意な三尖弁逆流が遺残することはまずない．

7 著明な右心系拡大を伴う三尖弁逆流に対する前尖拡大術

　近年，MC³ ring を用いた三尖弁形成術の良好な成績[9]が報告されているにもかかわらず，我々の施設のデータで MC³ ring による弁輪形成術（TAP）だけでは TR の制御が不十分な症例が術後早期に 2〜3％残存することが判明した．これらの症例はいずれも著明な右心系の拡大を伴う症例であった．これらの症例における TR 遺残・再発の理由は，もともと TR 発症のメカニズムが三尖弁輪拡大（タイプⅠ）単独ではなく，著明な右室の拡大に伴う前尖の tethering が合併している（タイプⅠ＋タイプⅢb）ことが原因と考えられた．Dreyfus らは弁尖の高度な tethering を伴う severe TR の症例に対してグルタルアルデヒド処理を施した自己心膜を用いて前尖を

5 三尖弁疾患 — a 三尖弁閉鎖不全症

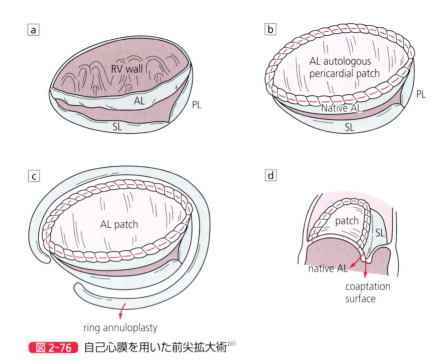

図 2-76 自己心膜を用いた前尖拡大術[10]

拡大し前尖の接合に寄与する面積を拡大する前尖の augmentation 法を報告した[11]（図 2-76）．遠隔成績は未だ報告されていないが，これらの症例は前尖の augmentation 法を用いなければ弁置換が必要な症例が多く，その長期成績が期待される．

まとめ

TR に対する三尖弁形成術に関連してその TR 治療の重要性，三尖弁およびその周囲の解剖，TR のメカニズムとその解析方法，わが国における三尖弁治療の現況，三尖弁形成術の適応に関する最新のガイドライン，推奨される三尖弁形成術の手術術式と手技上の注意点，最後に弁輪形成術のみでは治療困難と思われる著明な右心系の拡大を伴う severe TR 症例に対する前尖拡大術について述べた．

文献

1) Izumi C, Miyake M, Takahashi S, et al. Progression of isolated tricuspid regurgitation late after left-sided valve surgery—Clinical features and mechanisms. Circ J. 2011; 75: 2902-7.
2) Nath J, Foster E, Heidenreich PA. Impact of tricuspid regurgitation on long-term survival. J Am Coll Cardiol. 2004; 43: 405-9.
3) Fukuda S, Saracino G, Matsumura Y, et al. Three-dimensional geometry of the tricuspid annulus in healthy subjects and in patients with functional tricuspid regurgitation. A real-time, 3-dimensional echocardiographic study. Circulation. 2006; 114(suppl I): I492-8.
4) Thoracic and cardiovascular surgery in Japan during 2013 Annual report by The Japanese Association for thoracic Surgery. Gen Thorac Cardiovasc Surg. 2015; 63: 670-701.

5) 循環器病の診断と治療に関するガイドライン（2011 年度合同研究班報告）. 弁膜疾患の非薬物的治療に関するガイドライン（2012 年改訂版）.

6) Nishimura RA, Otto CM, Bonow RO, et al. 2014 AHA/ACC Guideline for the management of patients with valvular heart disease: A report of the American College of Cardiology/American Heart Association Task Force on Practice Guidelines. J Am Coll Cardiol. 2014; 63: e57-185.

7) Dreyfus GD, Corbi PJ, Chan J, et al. Secondary tricuspid regurgitation or dilatation: which should be the criteria for surgical repair? Ann Thorac Surg. 2005; 79: 127-32.

8) Tang GHL, David T, Singh SK, et al. Tricuspid valve repair with an Annuloplasty ring results in improved long-term outcomes Circulation. 2006; 114(suppl I): I577-81.

9) De Bonis M, Lapenna E, Taramasso M, et al. Mid-term results of tricuspid annuloplasty with a three-dimensional remodeling ring. J Card Surg. 2012; 27: 288-94.

10) Pfannmuller B, Doenst T, Eberhardt K, et al. Increased risk of dehiscence after tricuspid valve repair with rigid annuloplasty rings. J Thorac Cardiovasc Surg. 2012; 143: 1050-5.

11) Dreyfus GD, Raja SG, Chan KMJ. Tricuspid leaflet augmentation to address severe tethering in functional tricuspid regurgitation. Eur J Cardiothorac Surg. 2008; 34: 908-10.

〈山口裕己〉

Ch 2 ● 成人心臓外科― B 弁膜疾患・不整脈疾患

5-b 三尖弁疾患 ― 三尖弁置換術

1 人工弁の選択と遠隔成績

　日本胸部外科学会による 2013 年の国内施設調査[1]によれば 21,758 件の弁膜症単独手術のうち三尖弁位の弁置換手術は 180 例(0.8%)であり，そのうち機械弁は 20 例，生体弁は 160 例に使用された(図 2-77)．同時期において三尖弁形成術は 4,910 例に施行されていることから，三尖弁手術の 3.5%に対して人工弁置換術が行われていたことになる．

　図 2-78 に示すように，過去 10 年間で三尖弁形成手術の件数は 2 倍以上に増加しているが，

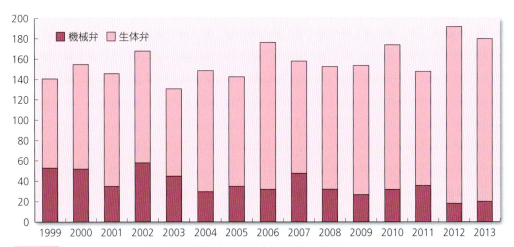

図 2-77　日本における三尖弁手術(機械弁，生体弁)症例数の推移

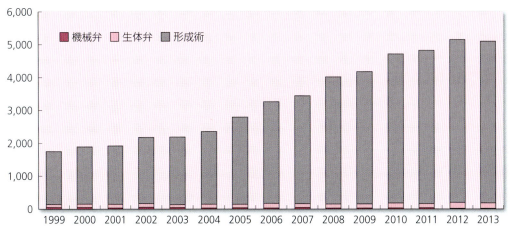

図 2-78　日本における三尖弁手術症例の推移(1999〜2012 年)

人工弁による置換手術の件数は変わっていない．機械弁を使用した置換手術件数は明らかに減少の傾向にある．この年次推移の傾向は，米国のデータベースによるものと非常に似通っている[2]．三尖弁形成術に用いられる人工弁輪の開発により，形成術後の長期成績が良好になりつつあるため，形成術の件数が著しく増加していることがうかがわれる．一方で，三尖弁置換手術は，元来予後不良の症例に対して行うことで受け入れられてきた部分があったが[3]，やはり置換手術の適応に対しては慎重な姿勢は変わっていない．

　国内の過去の報告による三尖弁位生体弁の再手術回避率は10年で75.5%である[4]．生体弁における再手術の原因は弁の石灰化・硬化による破壊，感染，パンヌス増生などである．弁機能不全は7年以降で増加するとされているが，若年者ではさらに短い期間で機能不全が起こりやすい．三尖弁位機械弁における再手術回避率は10年で83.0%であり，再手術の原因は血栓弁，パンヌス増生などであるとされている[5]．

2　弁置換手術と刺激伝導系

　弁置換手術を行う際に留意しなければならないのは刺激伝導系の存在である．三尖弁中隔尖・Todaro靱帯・冠静脈洞によって囲まれるKoch三角には房室結節とHis束があり，これらを損傷することによって術後房室ブロックが合併する（図2-79）．三尖弁置換手術後の房室ブロックの発生は，単独手術で起こることは稀であるが，僧帽弁手術との同時手術例の場合に多く，同時手術例の約8〜9%において術後ペースメーカの適応となっていたことが報告されている[6]．

　人工弁置換術後に房室ブロックが合併した場合，特に機械弁装着後では経静脈的に右室内にペースメーカリードを挿入することが不可能である．三尖弁位に人工弁を装着する場合には手術時に右室心筋などに心外膜電極を装着しておくことが望ましい．しかしながら心外膜電極は閾値が高くなることがあり，長期的な使用には問題がある．経静脈的に冠静脈洞内にリードを挿入する技術を駆使する方法もあるが，現時点では国内での施行は困難である．

3　弁置換手術の実際：三尖弁置換術（tricuspid valve replacement）

　三尖弁組織は基本的に弁輪から切除して人工弁固定用の糸を弁輪に縫い付ける．糸は2-0

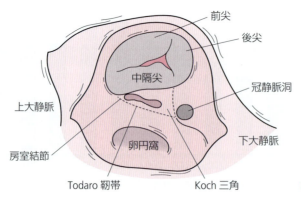

図2-79　三尖弁の解剖

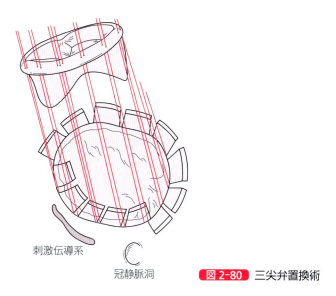

刺激伝導系
冠静脈洞
図 2-80　三尖弁置換術

Ticron 糸（7 mm スパゲッティ付き）を用い，マットレス縫合になるようにする．中隔尖における 4～5 針ほどの運針は，中隔尖の右室側から右房側に糸を抜くようにして弁輪組織をうすくかけて，刺激伝導系から少しでも距離を作るようにする（図 2-80）．前尖側の糸かけは弁輪から深くかけ過ぎないようにして右冠動脈への損傷を避ける．

文献

1) Masuda M, Kuwano H, Okumura M, et al; Committee for Scientific Affairs, The Japanese Association for Thoracic Surgery. Thoracic and cardiovascular surgery in Japan during 2013. Annual report by The Japanese Association for Thoracic Surgery. Gen Thorac Cardiovasc Surg. 2015; 63: 670-701.
2) Vassileva CM, Shabosky J, Boley T, et al. Tricuspid valve surgery: the past 10 years from the Nationwide Inpatient Sample (NIS) database. J Thorac Cardiovasc Surg. 2012; 143: 1043-9.
3) Nakano K, Ishibashi-Ueda H, Kobayashi J, et al. Tricuspid valve replacement with bioprostheses: long-term results and causes of valve dysfunction. Ann Thorac Surg. 2001; 71: 105-9.
4) Kawano H, Oda T, Fukunaga S, et al. Tricuspid valve replacement with the St. Jude Medical Valve: 19 years of experience. Eur J Cardiothorac Surg. 2000; 18: 565-9.
5) Barratt-Boyes BG, Rutherford JD, Whitlock RML, et al. A review of surgery for acquired tricuspid valve disease, including an assessment of the stented semilunar homograft valve, and the results of operation for multivalvular heart disease. Aust NZ J Surg. 1988; 58: 23.
6) Ohta T, Kigawa I, Yamashita Y, et al. Surgical strategy for severe tricuspid valve regurgitation complicated by advanced mitral valve disease: long-term outcome of tricuspid valve supra-annular implantation in eighty-eight cases. J Thorac Cardiovasc Surg. 2000; 120: 280-3.

〈山口敦司〉

Ch 2 ● 成人心臓外科— B 弁膜疾患・不整脈疾患

6 感染性心内膜炎

① 病態生理，起因菌，脳合併症

　感染性心内膜炎(infective endocarditis: IE)の発症は，心内膜病変と病的な血液の乱流，血液中への病原菌の侵入と心内膜への定着，および感染の成立に対する患者側の因子からなると考えられている．心内膜病変としては，加齢に伴う動脈硬化性，石灰化弁病変，心内シャント病変，リウマチ性弁病変，人工弁置換術や姑息的シャント造設術などの心臓手術後，逆流を伴う僧帽弁逸脱症候群が主な基盤となるが，単に血液の乱流のみではなく内皮細胞の損傷を合併することにより，当初は非感染性疣贅を形成する．これらに先行する感染，観血的医療行為，長期の静脈内・膀胱内カテーテル留置，気管内挿管，血液透析用シャントなどから病原菌が血中に侵入し，さらに患者側の要因として悪性疾患，糖尿病，肝硬変などの免疫抑制状態が危険因子となり，病原菌の定着，感染性疣贅の発生，増大を生じる．

　自然弁感染(native valve endocarditis: NVE)の起因菌として以前は緑色レンサ球菌によるものが多かったが，近年では黄色ブドウ球菌によるものが増加し全体の20〜40%程度を占める．次いで緑色レンサ球菌が15〜20%，腸球菌が5〜15%である[1]．真菌類も頻度は低いが認められる．人工弁感染(prosthetic valve endocarditis: PVE)は術後2カ月以内の早期とそれ以降の後期に大別される．起こりやすい時期は術後6カ月以内であり，その起因菌はブドウ球菌属であることが多い．特にコアグラーゼ陰性ブドウ球菌は術後1年以内に発症するPVEの原因菌として頻度が高い．再手術は，バイオフィルム形成による抗生物質の薬効不良の問題から早期の再弁置換が望ましい[1]．

　IEの臨床像は感染症状，心不全症状，塞栓症状に分けられる．抗菌薬治療が開始され発熱が一旦軽快しても，心内病変は必ずしも軽快しているわけではなく，厳重な経時的なチェックが必要である．感染症のコントロールが不良な場合は敗血症性ショックに陥り，主要臓器の血流は低下し，腎不全，呼吸不全が急速に進行する．心不全症状は初めから重篤であることは少なく，基本的な心不全管理でコントロールできる場合が多いが，弁破壊が強く肺水腫に陥っている場合もあり，緊急手術の適応となる．心不全をきたす自己弁破壊は僧帽弁よりも大動脈弁に早期かつ頻繁に発生する．また，弁輪部膿瘍を合併する頻度も大動脈弁位(25〜50%)が僧帽弁位(1〜5%)よりも高い．時に房室ブロックが出現することもある[2]．全身の諸臓器への塞栓症は20〜60%に認める[2,3]．脳塞栓が僧帽弁位IEに多いのに対し，非中枢神経系の塞栓症は大動脈弁位IEに多く合併する傾向がある．脳神経症状を呈するものはIE全体の20〜40%であるが，MRIを用いた最新の研究では無症候性のものを含めると65〜80%の頻度で急性期脳塞栓が存在することが報告されている[4-6]．わが国の脳合併症に関する多施設共同検討における脳合併症の内訳は脳梗塞65%，脳出血32%，脳膿瘍3%，髄膜炎1%であった[7]．他臓器の合併症

208

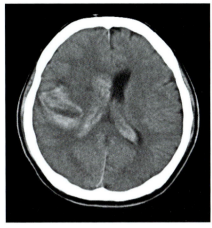
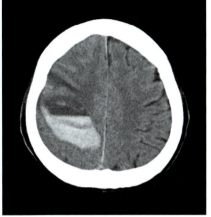

図 2-81　術後の感染性脳動脈瘤破裂症例
45 歳の男性．僧帽弁形成術後 9 日目に感染瘤破裂によりくも膜下出血を発症した．術前の頭部 MRI 検査では感染瘤を認めなかった．緊急開頭脳動脈瘤切除術と血腫除去術を行った．後遺症は左上肢の軽度筋力低下のみで，社会復帰した．起因菌 S. sangius.

は塞栓および感染の伝播による臨床像を呈する．感染性動脈瘤は脳，Valsalva 洞，冠動脈に多い．感染性脳動脈瘤は 1〜12％に合併し中大脳動脈領域に多くみられ，破裂の頻度は 0.5〜2％程度である[6]．脳合併症の評価は術前，念入りに行われるのが通例であるが，開心術後に新たに動脈瘤が形成され破裂することもあるので術後も画像評価を行った方がよい（図 2-81）[3]．Valsalva 洞瘤，冠動脈瘤は，それぞれ瘻孔形成，破裂し，心タンポナーデの危険性がある．

❷ 診断・治療指針

　感染，心不全，塞栓所見に加えて，血液培養からの病原菌の同定と心エコー検査による疣贅・新規の弁逆流・膿瘍の証明で確定診断を得る．抗菌薬の既投与などの問題から血液培養陰性例を 10％程度に認める[3]．弁輪部膿瘍や人工弁感染の診断，微小疣贅の検出には経食道心エコーが有用である．疣贅がどの程度の塞栓症の危険性があるかの判断は難しいが，その大きさによる塞栓症の危険性は 10 mm 以上では 33〜50％，10 mm 未満では 19〜42％ともいわれる．また，エコー像が比較的淡く，辺縁が不正の場合はリスクの高い疣贅の場合が多い．CT や MRI などによる心外病変のチェックも不可欠である．

　治療の基本原則は効果のある抗菌薬を大量に長期間投与することである．診療ガイドラインに投与方法・量・期間が明記されている[8]．抗菌薬は術前から投与されていることが多いが，術中の組織培養や病理所見が陽性であった場合は術後から数え直して必要な期間投与する[1]．起因菌によって組織破壊性や膿瘍形成性が異なり予後にも影響するので原因菌の同定に努めることが肝要である[1]．血液培養陰性例では経験的抗菌薬投与（empiric therapy）を行う．

　外科治療に関しては，抗菌薬にて炎症所見が軽快し，心内病変も軽度で疣贅も小さく塞栓症の原因になりそうになければ手術を必要としない．心不全，塞栓所見は認めないが心内病変に対する修復を必要とする場合は炎症鎮静後の手術が安全である．しかし，炎症所見が軽快傾向

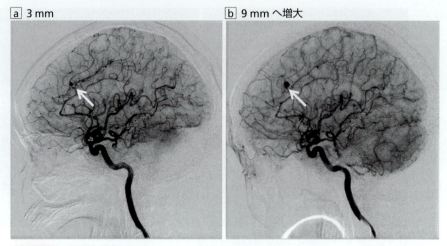

図 2-82 感染性脳動脈瘤増大のため脳外科手術を先行した症例
60 歳の男性．抗菌薬投与にて CRP 値は低下し，感染所見のコントロールは良好であった．しかし，画像上，脳動脈瘤は増大傾向にあり，脳外科手術を先行した．術後 19 日目に僧帽弁形成術を行った．起因菌は S. pasteurianus．

にあっても，心内病変は進行することがあり，そのような症例では早期に手術を行うことで治療成績は向上する．難治性心不全，抗生物質無効例，塞栓症は原則的に手術適応である．心不全合併の大動脈弁位 IE における内科的治療と外科的治療の 10 カ月生存率はそれぞれ 37％，76％，また心不全合併の僧帽弁位 IE における内科的治療と外科的治療の 10 カ月生存率はそれぞれ 48％，82％である[9]．敗血症性ショックを伴う場合は急速に多臓器不全に陥ることがあるため，手術のタイミングを逃さないことが肝要である．抗生物質投与後 72 時間以内の症状の軽快，1 週間以内の菌血症の消失を認めなければ抗生物質無効例と判断する．黄色ブドウ球菌，グラム陰性菌，真菌を病原とする場合無効例が多く，心内外の膿瘍の存在を疑い，速やかに手術治療とする．最近では早期（緊急）の手術を要するのは疣贅による塞栓症予防を目的とする場合が多くなってきている[3,10]．

脳合併症を有する症例で急性期手術の判断に苦慮するのは，非出血性脳梗塞や脳出血で発症し飛びそうな疣贅が残存している症例である．非出血性脳梗塞例では 2 週間以上待機できれば脳病変増悪のリスクを 10％以下に抑えることができるといわれているが[3,6,7]，再発性塞栓の危険性が高い症例ではより早期の手術を検討する．最近の知見では症候性であっても脳梗塞巣が 15〜20 mm 程度であれば早期の手術による脳病変増悪のリスクは低いとされている[6]．病巣の拡大や新たな脳塞栓は病態を重症化させ患者の ADL を大きく損なうので手術時期を逸しないことが肝要である．脳動脈瘤の内，破裂症例は脳外科手術を先行させて 2〜3 週間後の待機手術が安全であるといわれている．一方，非破裂例では破裂を予測する明確なデータがないこともあり，繰り返し画像検査を行って瘤の形態を評価した上で手術介入時期を考える．縮小傾向にあれば心臓手術を先行できる可能性は高まるが，拡大する症例では周術期の破裂を予防するために脳外科治療を優先させることもある（図 2-82）．脳出血の内，primary intra-cerebral hemorrhage や出血性脳梗塞症例では開心術に伴う出血の増悪を回避するために少なくとも 4 週間程度の待機手術が望ましい．

3 手術方法

　手術の目的は心臓弁膜病変の修復，感染巣郭清，および疣贅の除去であり，徹底した完全郭清後の同所性人工弁置換術を基本術式とする．代用弁の選択では感染の再燃に対する抵抗性が焦点となる．生体弁の機械弁に対する有利な点は血栓塞栓症の頻度が低いことであり，欠点は耐久性である．感染に対する抵抗性では特に優越性を認めず，生体弁は高齢者や抗凝固療法が躊躇される症例での使用に限るべきである．

　大動脈弁の感染では弁尖先端自体が破壊されていることが多い．完全郭清後，coaptation zone を含めて再建し，形成することは困難な場合が多い．しかし，稀に弁腹だけに感染，疣贅が限局している場合があり，この場合，丹念に疣贅を除去し，場合によってはパッチ閉鎖や弁輪部の縫縮を追加することにより形成が可能である．一方，僧帽弁位感染の特徴は形成術の可能な症例が多いことである[3]．以前は IE に対する弁形成術を疑問視する声が強かったが，形成術の成績と利点が明らかにされるにつれ受け入れられるようになった[3,10,11]．形成術のやりやすい例は疣贅だけが存在し，僧帽弁の破壊がない症例である．この場合，疣贅が大きくても，疣贅の切除と付着部位の郭清で済む．感染が後尖に限局している場合は比較的容易であり，全層性に感染の及んだ部分の弁尖を切除し再縫合する．弁輪径が拡大している場合には，さらに切除可能範囲が増えるが，通常後尖の 1/3 は十分切除可能と考えており，特に再建に補填物は必要としない．感染による破壊が，それ以上に及ぶ場合は自己心膜パッチによる補填などの工夫が必要となる（図 2-83）．一方，感染が前尖に及ぶ場合，形成術はやや難しくなる．特に前尖の rough zone が広範囲に破壊されている場合，切除部分に対するパッチ形成が必要となるが，成績は安定していないので，無理をせず弁置換を考慮する（図 2-84）．しかしながら，以前より

a 切除前	b 楔状切除後	c パッチ補填
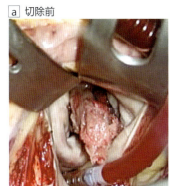	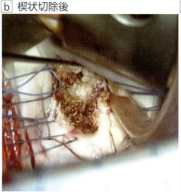	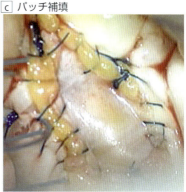

図 2-83 後尖の感染症例

後尖 P1P2 の楔状切除と自己心膜によるパッチ補填を行った症例．P1 と P2 に付着した疣贅を除去し感染巣周囲を電気メスで焼灼した．欠損部位を自己心膜パッチで補填した．術後 5 年が経過し residual MR は mild である．起因菌は *S. epidermidis*

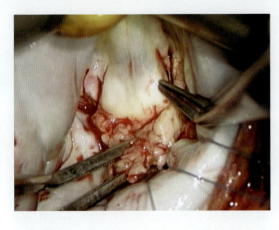

図 2-84 前尖の広範囲感染症例
感染は，A1，A2，A3 の rough zone に波及しており，coaptation zone が確保できないと判断し，形成術を断念した．

a 切除前　　　　b 3角切除後　　　　c 人工腱索再建

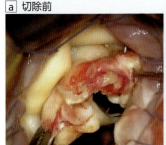
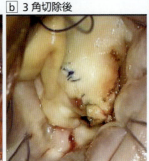
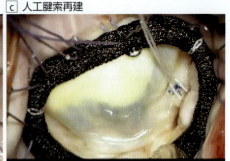

図 2-85 前尖 billowing 部位への感染例
感染の主座は A2 と A3 の billowing 部分であった．丁寧に感染巣を郭清し，3角切除した後に再縫合を行った．rough zone は保たれており，遺残した逸脱部分に人工腱索を再建した．術後 2 年が経過し，residual MR は mild である．起因菌はレンサ球菌．

存在した前尖の軽度の逸脱に感染がからんできたような症例では丹念に感染巣を切除してみるとよい．逸脱部分が適度に肥厚しており，その上に疣贅が付着し，感染所見は軽い場合が多い．付着した疣贅あるいは感染巣を切離し，郭清しても接合に十分な rough zone が残されている場合は，必要に応じて人工腱索再建を追加することで形成術が可能となる（図 2-85）．前尖の clear zone の感染が限局している症例では自己心膜パッチが有効な場合もある．弁輪形成は人工リングや後尖バンド，あるいは自己心膜ロールのいずれでもよい．形成術を念頭において手術適応を考える場合，弁尖の広範な破壊や弁輪部膿瘍を伴う前の早期の決断が肝要である．

　大動脈基部感染に対する Bentall 型手術の成績はホモグラフトに遜色ないという報告[12]があるが，感染の再燃や人工弁縫合部の脆弱性による人工弁縫合不全は皆無ではなく，ホモグラフトが適する場合もある．小児や若年者では Ross 手術も選択肢になりえる．

4　手術成績・予後

　手術成績は年齢，起因菌，敗血症性ショックの有無，弁輪部膿瘍の存在，PVE，院内感染，腎障害や脳合併症の有無などの影響を受ける．手術死亡率は感染巣が弁尖に限局した症例では

6 感染性心内膜炎

5〜20％，弁輪部膿瘍を伴った場合は19〜43％である[2]．

僧帽弁位 IE に対する弁形成術の成績は，手術死亡 2.3％，遠隔期死亡率 7.8％，早期・遠隔期再手術率 2.2％・4.7％，早期・遠隔期脳血管障害イベント発症率 4.7％・1.6％，IE 再燃率 1.8％であり，いずれも弁置換術の成績を凌駕している[11]．後ろ向き研究における両術式の成績比較は，患者背景や感染範囲などの相違から慎重な評価が必要であるが，術後心機能，遠隔期 QOL，人工弁関連合併症の回避において形成術の優位性は明白である[3]．活動期の手術においても36％から85％で形成術は可能とされ，形成術の恩恵を受けられる症例は比較的多い[2,3]．

📖 文献

1) 社団法人日本感染症学会. 感染症専門医テキスト 第 I 部解説編. 第 2 版. 東京: 南江堂; 2012. p. 564-71.
2) 江石清行, 山口博一郎, 三浦 崇. 活動期感染性心内膜炎の外科治療 胸部外科. 2009; 62: 57-69.
3) Miura T, Hamawaki M, Hazama S, et al. Outcome of surgical management for active mitral native valve infective endocarditis: a collective review of 57 patients. Gen Thorac Cardiovasc Surg. 2014; 62: 488-98.
4) Snyggg-Martin U, Gustafsson L, Rosengren L, et al. Cerebrovascular complications in patients with left-sided infective endocarditis are common: a prospective study using magnetic resonance imaging and neurochemical brain damage markers. Clin Infect Dis. 2008; 47: 23-30.
5) Cooper HA, Thompson EC, Laureno R, et al. Subclinical brain embolization in left-sided infective endocarditis: results from the evaluation by MRI of the brains of patients with left-sided intracardiac solid masses (EMBOLISM) pilot study. Circulation. 2009; 120: 585-91.
6) Miura T, Eishi K. Current treatment of active infective endocarditis with brain complications. Gen Thorac Cardiovasc Surg. 2013; 61: 551-9.
7) Eishi K, Kawazoe K, Kuriyama Y, et al. Surgical management of infective endocarditis associated with cerebral complications. J Thorac Cardiovasc Surg. 1995; 110: 1745-55.
8) Gould FK, Denning DW, Elliott TS, et al. Guidelines for the diagnosis and antibiotic treatment of endocarditis in adults: a report of the Working Party of the British Society for Antimicrobial Chemotherapy. J Antimicrob Chemother. 2012; 67: 269-89.
9) Horstkotte D, Bircks W, Loogen F. Infective endocarditis of native and prosthetic valves the case for prompt surgical intervention? A retrospective analysis of factors affecting survival. Z Kardiol. 1986; 75 (Suppl 2): 168-82.
10) Kang DH, Kim YJ, Kim SH, et al. Early surgery versus conventional treatment for infective endocarditis. N Engl J Med. 2012; 366: 2466-73.
11) Feringa HH, Shaw LJ, Poldermans D, et al. Mitral valve repair and replacement in endocarditis: a systematic review of literature. Ann Thorac Surg. 2007; 83: 564-70.
12) Leyh RG, Knobloch K, Hagl C, et al. Replacement of the aortic root for acute prosthetic valve endocarditis: prosthetic composite versus aortic allograft root replacement. J Thorac Cardiovasc Surg. 2004; 127: 1416-20.

〈三浦 崇, 江石清行, 山口博一郎〉

Ch 2 ● 成人心臓外科— **B** 弁膜疾患・不整脈疾患

7-a 心房細動に対する外科治療 — 孤立性心房細動に対する心臓内視鏡外科手術

　人口の高齢化とともに，心房細動の患者は増え続けている．心房細動による心原性脳梗塞も，脳梗塞全体のおよそ 1/4 を占める重大な問題である．孤立性心房細動に対する治療は，まず，リズム・コントロールあるいはレート・コントロールをめざした保存的治療（抗不整脈薬，電気ショックなど）が行われる[1]．さらに，脳梗塞リスクを評価して抗凝固治療（ワルファリン，NOAC など）が加えられる．頻脈発作の制御が困難ならば，観血的治療が考慮される．観血的治療は，ほとんどのケースで心内膜側からのカテーテル・アブレーションである．また，最近では，抗凝固薬の継続的服用に代わる治療として，心原性脳梗塞を起こす血栓の発生部位である左心耳をカテーテル的に閉鎖するデバイスも開発されている[2]．この趨勢の中，心臓外科領域にも新たな動きがある．

　心房細動の観血的治療は，元来，心臓外科による開心術の一術式として誕生した（Cox-Maze 法）．Cox-Maze 法はリズム・コントロールだけでなく脳梗塞予防効果のある左心耳切除も含んでいる．しかし，"開心術による確実性や脳梗塞予防効果"という優位性がありながら"侵襲性＝人工心肺や胸骨正中切開"という側面が嫌われ，孤立性心房細動の治療としてはカテーテルによるアブレーション法にその座を長く譲りわたしてきた．本邦で Maze 法による手術は，事実上，僧帽弁疾患など他の疾患に対する開心術に付随して行われている．その一方で，急速に進化している低侵襲心臓手術テクニック，さらには心外膜側からのアブレーションや左心耳処理を可能にする新しいテクノロジーの登場により，肺静脈隔離や左心耳閉鎖を安全，確実かつ低侵襲に行うことが可能になった．新しい手術法が次々に開発され[3]，孤立性心房細動の観血的治療を担う重要な選択肢として，現在注目されつつある．

　本稿では著者らが行っている内視鏡手術テクニックと新たなテクノロジーを使用した孤立性心房細動に対する新しい根治的心臓外科手術法を詳説する．また，孤立性心房細動に対する心臓外科的観血的治療について若干の私見を述べる．

❶ 手術法

- **麻酔と体位**（図 2-86）：分離肺換気用チューブにて挿管する．手術用ポートが配置される両側の腋窩から側胸壁を広く露出するように両上肢を挙上した仰臥位をとる．肥満症例や乳房が大きい症例では，仰臥位では胸壁皮下組織の厚みがポートの長さを超えてしまう場合があるため，側臥位（体位変換を行う）を選択することもある．

- **内視鏡手術用ポートの位置**（図 2-87）：約 5～10 mm 長の刺し傷を左・右側胸壁にそれぞれ 4 カ所設け，内視鏡手術用ポートを通して，内視鏡や手術器械類を胸腔内に挿入する．

- **胸腔内炭酸ガス送気**：低圧，低流量の炭酸ガスを閉鎖腔のまま胸腔内に送気する．これにより，術側肺の虚脱が促進される．肺の虚脱後は，炭酸ガス送気は必要ない．

7 心房細動に対する外科治療—a 孤立性心房細動に対する心臓内視鏡外科手術

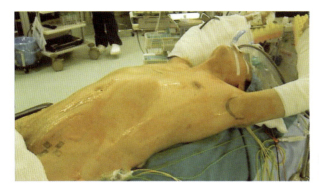

図 2-86
患者体位（両上肢を挙上した仰臥位）

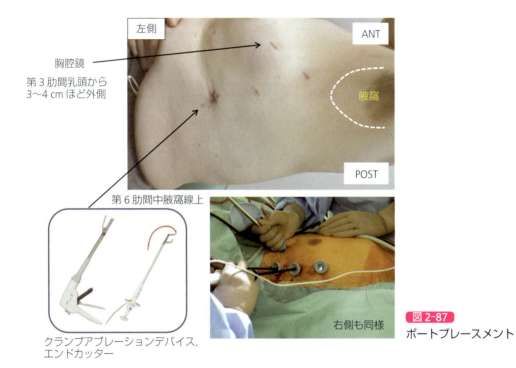

図 2-87
ポートプレースメント

- 心膜切開（図 2-88）：横隔神経の走行を確認し，心膜を神経の後方（左側），前方（右側）約 1.5 cm で神経に沿って 5 cm 程度縦切開する．左側は左肺動脈上縁から下肺静脈下縁レベルまで，右側は上大静脈基部から横隔膜直上のレベルまで切開する．
- アブレーションおよび左心耳切除：左側は，左肺動脈と左上肺静脈の間にあるマーシャル靱帯を鋭的に切離し，左房の左側天井部の結合組織を鈍的剥離して左房後方の心膜洞に至る．右側は，下大静脈と右下肺静脈の間および右上肺静脈と右肺動脈の間の結合組織を鈍的に剥離し，心膜洞に至る．続いて，肺静脈テーピング用のテープが装着された，先端が光り，手元の操作で屈曲させることができるウルフ・ダイセクターを下肺静脈下端から心膜洞に挿入し，左房背側に誘導する．ダイセクターを少しずつ手前に屈曲させながら，すでに剥離してある左房天井から，発光を確認して先端部を出す（図 2-89）．ダイセクターの先端に被せて

215

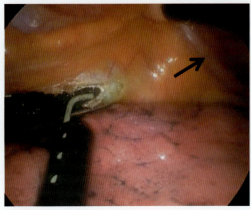

a 左側：横隔神経(→)の後方　　　b 右側：横隔神経の前方

図 2-88 心膜切開

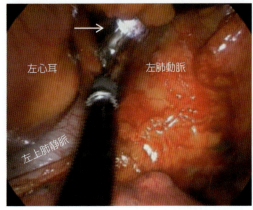

a 左側　　　b 右側

図 2-89 先端が発光(矢印)するウルフ・ダイセクター

あるテープをグラスパーなどではずし，創外に引き出し，肺静脈のテーピングが完了する．先端に発光機能のあるウルフ・ダイセクターは，術者の指先の触覚が使用できない内視鏡手術において，触覚を視覚に変換し，安全に肺静脈を確保できる優れたツールである．

アブレーションのリージョン・セットを図示した(図 2-90)．肺静脈のテーピングの後，テープに連結されたバイポーラ・ラジオ波アイソレーション・クランプ(AtriCure, USA)を使用して両側の肺静脈基部の全周性アブレーションを行う．この器械は，ウルフらが心外膜側からの肺静脈隔離を低侵襲に行うために開発したものである．左側は左心耳の内側に隔離ラインを設置することにより，左房左側の神経節叢を一緒に隔離し，右側はクランプを右房自由壁側にスライドさせて，上大静脈と下大静脈との間に右房のリニア・リージョンも描いている(図 2-91)．上大静脈の基部もクランプ(右用)を用いて隔離する(図 2-92)．ペン型のアブレーション・デバイスを用いれば，左房天井のラインおよびボックス・リージョンも描くことができる．筆者

7 心房細動に対する外科治療—a 孤立性心房細動に対する心臓内視鏡外科手術

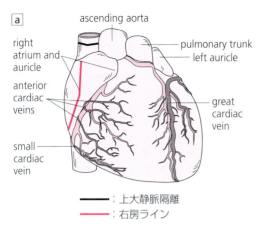
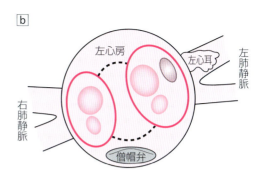

──── : 上大静脈隔離
──── : 右房ライン

──── : 左・右肺静脈隔離
- - - - : 左房天井, ボックス・ライン

図 2-90 アブレーション: リージョン・セット

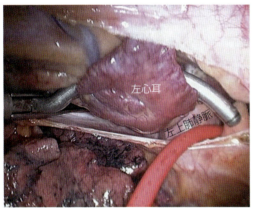
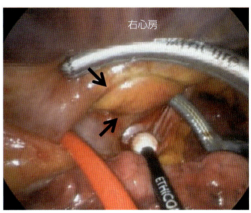

a 左側: 左心耳の内側で肺静脈を隔離

b 右側: 右隔離ライン（矢印: 下）および上大静脈と下大静脈間の右房ライン（矢印: 上）

図 2-91 肺静脈隔離

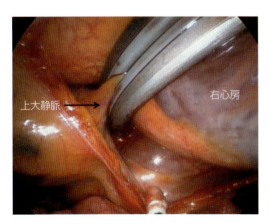

図 2-92 上大静脈隔離

217

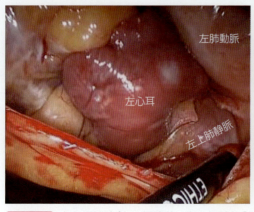 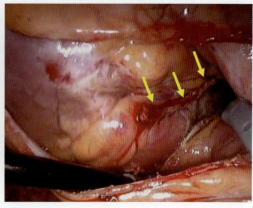

図 2-93 左心耳切除（左：切除前；右：切除後［矢印］）

らは，非発作型のケースでこのラインを引く．

　左心耳切離は左側のアブレーションが終わったタイミングで行っている．使用器械は，内視鏡手術用自動縫合器である．我々は，その形状と長さが最適であることから，エチコン社製のエンドパス（EZ-45G）を使用している．左心耳の基部で切り残しのないように切離するには，左肺動脈を鉗子で頭側に圧排して，自動縫合器の先端が肺動脈背側に位置するように誘導する必要がある．また，出血なく切り取るためには，愛護的な操作が重要である．自動縫合器挿入ポートの位置が不適切だと，左心耳組織を鉗子などで強引に牽引することになり得る．開いた自動縫合器の両アンビル間に左心耳が自然にすべりこむような適切な位置にポートを置けば，左心耳の損傷を防げる（図 2-93）．

② 孤立性心房細動治療における心臓外科の役割と将来の展望

　孤立性心房細動の患者は，人口の高齢化とともに今後も増え続けることが予想される．したがって，孤立性心房細動に対する心臓外科治療を患者にとって価値ある選択肢にできれば，冠状動脈疾患，大動脈疾患，さらには弁膜症までもがカテーテル治療に移行している現状で，心臓外科領域において新たなビジネスチャンスが生まれ，一矢報いて心臓外科の復権を期待できるかもしれない．

　心臓外科治療は，孤立性心房細動の患者に"選ばれる治療"になり得るだろうか？　ライバルとしてカテーテル・アプローチによるアブレーションや左心耳閉鎖デバイスの移植，そしてワルファリンなどによる抗凝固治療を意識する必要がある．透視下のカテーテル・アブレーション治療に比べ，心臓外科治療は，術野を直視でき（内視鏡手術では拡大視できる），食道や横隔神経のダメージを回避できるなど安全性において有利な側面が多い．内視鏡やMICSアプローチを活用すれば，短時間に終了し，キズも小さいという大きな利点をもたらす．切れ目のない隔離線を描くことができるクランプ・アブレーション・デバイスにより肺静脈・上大静脈隔離を短時間かつ確実に行える．このデバイスによる心外膜側からのアブレーションは心内膜のダメージを回避するので，術後急性期の抗凝固治療の必要性を排除することができる．そして，何

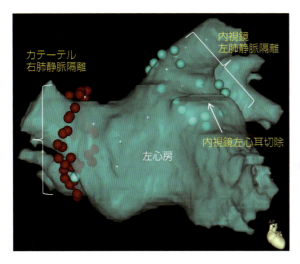

図 2-94 内視鏡手術とカテーテルアブレーションによるハイブリッド治療

左側の肺静脈隔離, 左心耳切除を内視鏡手術で行い右側の肺静脈隔離をカテーテルにて行った.

よりも，アブレーションと同時に左心耳を閉鎖し脳梗塞予防もできることは最大のセールス・ポイントである．経済性にも有利な点を見出せる．著者らが使用している左心耳切除用の自動縫合器は廉価な汎用器械であり，カテーテルで移植する左心耳閉鎖用のインプラント・デバイスあるいは新しい抗凝固薬（NOAC）の長期使用に比べ，費用対効果に優れる．以上のような安全性，低侵襲性，有効性，経済効率を最大限に引き出す術式を提供して，良好な成績を継続させていけば，心臓外科治療のポテンシャルは高く，多くの患者に選ばれる可能性は十分にある．

著者らの今後の課題は，治療クオリティーの向上および治療法のバリエーションの拡大である．クランプ・デバイスが使用できる肺静脈あるいは上大静脈隔離以外のリージョンをより確実に，かつ短時間で行うテクニックおよびテクノロジーの開発は，リズム・コントロールの成績をさらに向上させる可能性を秘める．カテーテル治療と共同で行うハイブリッド治療も，治療できる患者の範囲を拡大できるアイデアの一つであり，カテーテル・アブレーションとの共存を可能にする手法でもある（図 2-94）．

文献

1) 小松 聡, 相沢義房, 新 博次, 他. 心房細動治療（薬物）ガイドライン（2008 年改訂版）. Circ J. 2008; 72 (Suppl-IV); 1581-638.
2) Holmes DR, Reddy VY, Turi ZG, et al. Percutaneous closure of the left atrial appendage versus warfarin therapy for prevention of stroke in patients with atrial fibrillation: a randomised non-inferiority trial. Lancet. 2009; 374: 534-42.
3) Wolf RK. Minimally invasive surgical treatment of atrial fibrillation. Semin Thorac Cardiovasc Surg. 2007; 19: 311-8.

〈大塚俊哉〉

Ch 2 ● 成人心臓外科— **B** 弁膜疾患・不整脈疾患

7-b 心房細動に対する外科治療 ― 弁膜症手術と心房細動手術

　弁膜症手術症例の中でも，僧帽弁膜症には心房細動（atrial fibrillation: Af），特に慢性心房細動（chronic Af）が高頻度に合併する．本稿では，僧帽弁膜症に合併する chronic Af の発症機序，心房細動外科治療の適応，各種手術法の現況について概説し，心房細動手術の現況を述べる．

1 僧帽弁膜症に合併する慢性心房細動の発症機序

　僧帽弁膜症では，左心房に圧・容量負荷がかかり，左心房筋と肺静脈内迷入心房筋が伸展して両者の不応期が短縮する．このために肺静脈内迷入心房筋からの異所性興奮が起こりやすくなる．異所性興奮は変性した左心房筋と肺静脈内迷入心房筋間でリエントリーを形成して Af を起こすと考えられる．心房筋の変性が進むほどリエントリー回路は複雑で多数になり，chronic Af になっていく．

2 診断と手術適応

　Af の診断は，心電図にて，①V_1 および II 誘導で細動波（f 波）を認め，②QRS 間隔がまったく不規則であれば診断できる．Af 歴の長い chronic Af では，心房興奮能の低下で，細動波が消失して基線が平坦になることが多く，洞結節機能，房室結節伝導能も低下して徐脈を呈している．自覚症状としては，脈の不整を感じるとともに，頻脈，徐脈のいずれでも心不全を合併する．

　僧帽弁膜症に合併する chronic Af では弁膜症手術を行う際に心房細動手術を同時に行う（日循ガイドライン Class I）．僧帽弁以外の器質的心疾患に合併した Af も手術が推奨される（Class IIa）．しかし，Af 歴 15 年以上の症例では，術後も洞整脈への復帰が不良で，Af は治癒しても洞不全症候群になる症例が多い．以下の条件を満たす症例は Af 手術効果が高いと報告[1]されている．①頻脈性で心悸亢進などの自覚症状が強い．②左房径が 65 mm 以下．③心電図 V_1 または II 誘導の最大 f 波高が 0.2 mV 以上．④Af の持続歴が 10 年以下の症例．一方，徐脈で心電図上 f 波を認めず，左房径が 70 mm 以上ある巨大左房症例では Af 手術を行っても除細動効果が期待できない．

3 僧帽弁膜症に合併した心房細動の手術

1) 冷凍 Maze 手術

　1994 年に小坂井らは，冷凍凝固を多用した改変 Maze 手術が chronic Af の治療に有効なことを最初に報告[2]した．本術式は，Cox らが特発性 Af に対する手術として考案した Maze II 手術の改変術式で切開，再縫合の代わりに冷凍凝固を多用した簡易な Maze 手術として日本で普及した．術式を要約すると，①左房切開の視野確保のために上大静脈切断．②肺静脈口を隔離して，僧帽弁輪および左心耳には冷凍凝固．③右房側は右心耳切除後に自由壁から下大静脈に向

7 心房細動に対する外科治療—b 弁膜症手術と心房細動手術

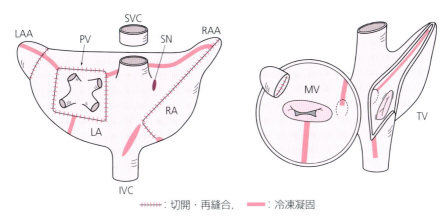

図 2-95 冷凍 Maze 手術（小坂井法）
PV: 肺静脈，LA: 左房，LAA: 左心耳，SVC: 上大静脈，IVC: 下大静脈，SN: 洞結節，RAA: 右心耳，RA: 右房，MV: 僧帽弁，TV: 三尖弁

かう切開を加え，途中，三尖弁輪に向かう切開を入れて弁輪には冷凍凝固．④右心耳切除後の切開創を後方にも延長して，心房中隔から室上稜に向けて冷凍凝固を追加．⑤それぞれの切開線を再縫合して手術を終了（図 2-95）．本術式は切開，再縫合の代わりに冷凍凝固を多用することで出血を減少させた．

2) 左房 Maze 手術または肺静脈口隔離術

僧帽弁単独疾患に合併した chronic Af では，三尖弁に病変がなければ左房のみの Maze 手術[3]で chronic Af の 70〜80% は治療できる．心房細動持続期間が短い症例では肺静脈口隔離術（PV isolation）[4]のみで根治できる Af が 70% 近くある．

左房 Maze 手術（LA Maze）の術式を示す．体外循環は Maze 手術と同様に上・下大静脈脱血，上行大動脈送血にて確立して，心停止下に以下の術式を行う．①右側左房切開を延長して，左上下肺静脈口の上下端にまで切り込む．②左側上下肺静脈口の僧帽弁側の左房後壁には切開の代わりに高周波焼灼装置（Century Medical 社，AtriCure）を用いて肺静脈 box 隔離を行う．③左心耳口を内側から閉鎖する．④左肺静脈隔離口の下端から後尖側僧帽弁輪に向かい冷凍凝固（-60℃，2 分間）または高周波焼灼（Century Medical 社，AtriCure）を加える．⑤左房切開口を縫合閉鎖する（図 2-96）．本術式は小切開僧帽弁手術で特に有用である．

3) 双極の高周波焼灼装置を用いた Maze IV 手術

手術用の双極高周波焼灼装置（Century Medical 社製，AtriCure）を用いて心房切開線を最小限にした Maze IV 手術[5]が考案され普及している．AtriCure は，焼灼クランプ部分が双極であるために貫壁性焼灼が可能と考えられている．通電効率がよく数十秒で焼灼操作が終了する．左右肺静脈を別々に心外膜側から焼灼することが可能で，左心房切開を大幅に減少できる．双極高周波焼灼クランプを用いた Maze IV 手術を図 2-97 に示す．①左右の肺静脈を左房から剥離してテーピングを行う．②テープに沿って AtriCure を挿入して，左右の肺静脈を一塊にして高周波焼灼する．③大動脈を遮断して右側左房切開を行い，切開口上下端から左側肺静脈口の高周波焼灼したラインに向けて，AtriCure で焼灼を追加して肺静脈 box 隔離を行う．④さらに同部

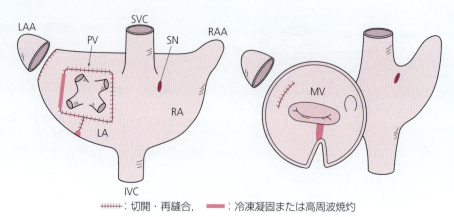

図 2-96 左房 Maze 手術（末田法）
PV: 肺静脈，LA: 左房，LAA: 左心耳，SVC: 上大静脈，IVC: 下大静脈，SN: 洞結節，RAA: 右心耳，RA: 右房，MV: 僧帽弁

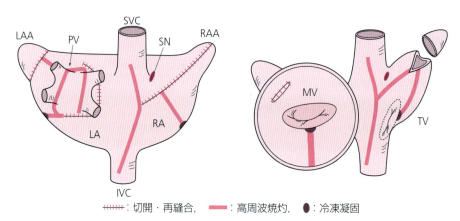

図 2-97 双極高周波焼灼装置を用いた Maze Ⅳ 手術
PV: 肺静脈，LA: 左房，LAA: 左心耳，SVC: 上大静脈，IVC: 下大静脈，SN: 洞結節，RAA: 右心耳，RA: 右房，MV: 僧帽弁，TV: 三尖弁

位から僧帽弁輪に向けて AtriCure を追加焼灼する．弁輪部には冷凍凝固（-60℃，2分間）を追加する．⑤左心耳を切除して，切除した心耳口から AtriCure を挿入して，左側肺静脈口隔離線とつなげる．⑥それぞれの切開線を縫合閉鎖する．⑦右心耳を切除して，右房自由壁に向けて切開を延長する．同部から挿入した AtriCure で三尖弁輪に向けて焼灼を加える．⑧右房自由壁に水平な切開を加えて，これを右室の房室間溝に向けて延長．室上陵に向けた切開から上大静脈，下大静脈に至る焼灼線を作成．⑨右房切開口を縫合閉鎖する．

本法は，Maze Ⅲ 手術[6]に比較して，心房切開が4箇所と少ないために，縫合閉鎖に要する時間を短縮できる．切開線が少ないことから出血が少ないメリットがある．しかし，AtriCure による焼灼で電気的切断が貫壁性に行われるか否か疑問もあり，遠隔成績を見守る必要がある．

4 心房細動の術後消失率と遠隔成績

著者らが1993〜2014年までに行ったMaze手術，左房Maze手術，肺静脈口隔離術は108例，51例，52例であった．症例の大部分は僧帽弁膜症に合併した慢性心房細動で，発作性心房細動例は18例のみであった．術前の平均心房細動持続期間は，Maze手術が7.8年，左房Maze手術が8.2年，肺静脈口隔離術が6.2年であった．手術死亡，病院死亡はMaze手術群の1例のみであった．近接期（退院時）と術後1年以上経過した遠隔期の心房細動消失率はMaze手術が87/108（81％），78/102（76％），左房Maze手術が40/51（78％），36/51（71％），肺静脈口隔離術が38/52（73％），34/50（68％）であった．3群間に心房細動除細動率の有意差はなかった．2000年に小坂井が行ったMaze手術の日本全国集計[7]によれば僧帽弁疾患に合併した心房細動消失率はMaze III手術526/686（76％），小坂井冷凍Maze手術702/949（74％），左房Maze手術220/302（73％）で，日本全国集計でも両心房を切開するMaze手術と左房Maze手術間で僧帽弁膜症の心房細動消失率には差がなかった．2015年に米国のクリーブランド・クリニックのGillinovらが報告した多施設，前向き，ランダム化した僧帽弁疾患に合併した持続性心房細動の手術成績比較試験[8]で両心房Maze手術と肺静脈隔離術の術後1年後の除細動率は，66％と61％で統計上両群間に有意差はなかった．Af手術の除細動のための本質的手技が肺静脈口隔離術であることが明らかにされた．

文献

1）Izumoto H, Kawazoe K, Kitahara H, et al. Operative results after the Cox/maze procedure combined with a miral valve operation. Ann Thorac Surg. 1998; 66: 800-4.

2）Kosakai Y, Kawaguchi AT, Isobe F, et al. Modified maze procedure for patients with atrial fibrillation undergoing simultaneous open heart surgery. Circulation. 1995; 92（suppl II）: II359-64.

3）Sueda T, Nagata H, Shikata H, et al. Simple left atrial procedure for chronic atrial fibrillation associated with mitral valve disease. Ann Thorac Surg. 1996; 62: 1796-800.

4）Sueda T, Imai K. Ishii O, et al. Efficacy of pulmonary vein isolation for the elimination of chronic atrial fibrillation in cardiac valvular surgery. Ann Thorac Surg. 2001; 71: 1189-93.

5）Gaynor SL, Diodato MD, Prasad SM, et al. A prospective, single-center clinical trial of a modified Cox maze procedure with bipolar radiofrequency ablation. J Thorac Cardiovasc Surg. 2004; 128: 535-42.

6）Cox JL, Schuessler RB, D'Agostino Hj Jr, et al. The surgical treatment of atrial fibrillation. III. Development of a definitive surgical procedure. J Thorac Cardiovasc Surg. 1991; 110: 569-83.

7）Kosakai Y. Treatment of atrial fibrillation using the Maze procedure: The Japanese experience. Semin Thorac Cardiovasc Surg. 2000; 12: 44-55.

8）Gillinov AM, Gelijns AC, Parides MK, et al. Surgical ablation of atrial fibrillation during mitral valve surgery. N Eng J Med. 2015; 372: 1399-409.

〈末田泰二郎，高橋信也〉

Ch 2 ● 成人心臓外科— B 弁膜疾患・不整脈疾患

8 低侵襲心臓手術（MICS）

　心臓外科領域において，人工心肺使用が不可欠である心内操作を伴う手術の場合，低侵襲心臓手術（minimally invasive cardiac surgery: MICS）を目指して1990年代より胸骨部分切開による様々な手術が行われてきた（図2-98）[1,2]．1997年Chitwoodらが胸骨切開を行わない右第4肋間開胸での内視鏡下僧帽弁手術を報告して以来[3]，現在では僧帽弁に関しては，右小開胸に代表される胸骨を温存した肋間からアプローチするMICSが主流となっており，それまでの直視下手術から内視鏡補助下あるいは内視鏡下での手術が可能となりより低侵襲化が進んだ．今後は，僧帽弁の手術に関していえば，施設によってはこの右小開胸でのMICSが通常の術式として普及するものと考えられ，筆者らの経験でも僧帽弁に限らず，三尖弁，心房中隔欠損症，左心房・右心房の腫瘍などもこの術式で十分可能と考えている．この章では最新の右小開胸によるMICSを中心に解説する．

1 麻酔と体位

　麻酔は全身麻酔，分離肺換気用の気管内挿管，経食道心エコー（transesophageal echocardiograph: TEE）プローブを挿入した後，右内頸静脈よりトリプルルーメンカテーテル

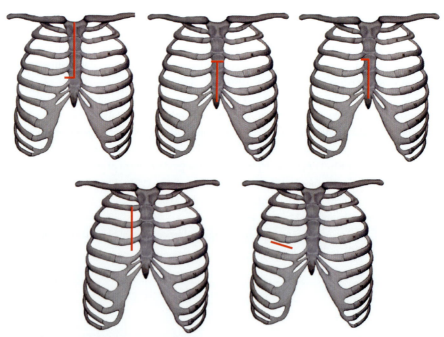

図2-98　胸骨部分切開と右小開胸の図
（Kudo M, Gen Thorac Cardiovasc Surg. 2014; 62: 342-50 より）[2]

8 低侵襲心臓手術（MICS）

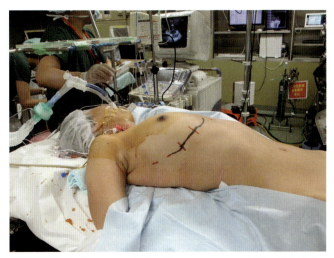

図 2-99　当院における右小開胸による MICS 手術の基本体位
右上肢を背側に展開した後に右背中にマンシェットを挿入し 15〜30 度右側上半身挙上位とする．右側 15〜30 度右頸静脈に CVP ラインの中枢側に SVC 脱血管挿入用の 4 Fr シースを挿入する．

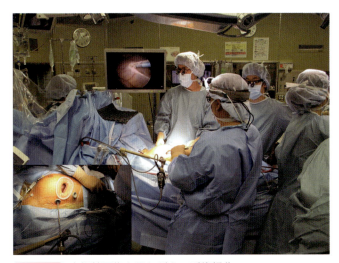

図 2-100　内視鏡画像を見ながらの手術操作

と SVC 脱血管挿入用の 4 Fr のシースを挿入する．この際，ガイドワイヤーの挿入が確実に SVC〜右房にあることを TEE にて確認する．次いで体位は右上肢を背側に展開した後に右背中にマンシェットを挿入し 15〜30 度右側上半身挙上位とする（図 2-99）．このように右上肢を下方に位置し右側を挙上することにより，右側胸部を広く空けて術野の確保と port を通して挿入する内視鏡や手術器具の操作を容易にする．皮膚切開は通常右小切開約 5〜7 cm で行うが，女性患者では術前に座位にて右乳房下縁にマーキングを行い，その外側の位置に沿って皮切を行い，乳腺組織を上方へ展開し，主に第 4 肋間で開胸し胸腔内に至る．開胸後すぐに別の肋間より内視鏡を挿入し，その後の操作を内視鏡下および内視鏡支援下で進める（図 2-100）．

2 人工心肺操作

　MICS 手術の場合，体外循環を安全に確立・開始することが最重要課題である．体外循環の確立に際しては，大腿動・静脈を約 2〜3 cm の皮膚切開で露出し，カニューラの挿入に関して Seldinger 法にて，送血は右大腿動脈（16〜20 Fr）を，脱血は右大腿静脈-右心房（22〜25 Fr）に挿入するが，右小開胸による MICS で最もトラブルが起こりやすいのは大腿動静脈からのカニュレーションであることを十分認識し，TEE にてガイドワイヤーの位置を確認し慎重に挿入することが重要である．通常は体表面積 1.5 cm^2 以下で 16 Fr，1.7 cm^2 以下で 18 Fr，それ以上では 20 Fr を用いる．大腿動脈が細く理想のカニューラが挿入困難な場合は，8〜9 mm のグラフトを端側吻合しグラフト送血を行っている（図 2-101a）．右内頸静脈（14〜17 Fr）からは，術前に挿入した 4 Fr シースから再びガイドワイヤーを挿入し，順次ダイレーターで徐々に皮膚を拡大した後に，経皮的にカニューラを挿入するが，ガイドワイヤーを用いていてもワイヤーが kinking しダイレーターやカニューラそのものが上大動脈を突き破ってしまうことがあるため，

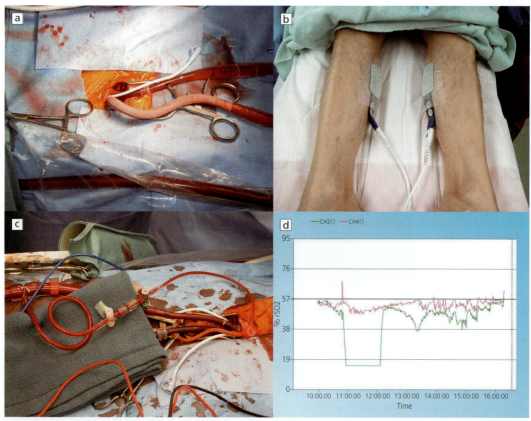

図 2-101 人工心肺中の下肢虚血の予防法
a）人工血管を用いた送血．
b）INVOS 用の下肢パッチ．
c）送血管側枝から 5F シースを用いての末梢側への灌流．
d）INVOS の波形：低下した波形が末梢灌流にて改善．

8 低侵襲心臓手術（MICS）

TEE でのガイドワイヤーの確認はもちろんのこと，内視鏡画像で上大静脈と鎖骨下静脈合流部付近を観察し，静脈損傷がないように注視することが重要である．体外循環の確立の際に脈管損傷が疑われた場合にはその時点で手術の中止も考慮すべきである．

人工心肺を開始し軽度脱血した部分体外循環下の状態にて心膜を切開する．切開された心膜を経皮的に牽引し（endoclose technique）皮膚に固定する．肥満症例などで横隔膜が上方に圧排されている症例では横隔膜の腱部分を尾側に牽引することにより視野は格段に良好となり，手術における working space の確保が可能である．脱血方法は 40〜80 mmHg の陰圧吸引補助脱血法を採用しており，右心房切開が必要な場合以外は，上下大静脈のテーピングや遮断がなしでも，左心房に肺静脈からの return が多すぎて視野展開に難渋することはなく良好な術野が得られる．

人工心肺の送血側の末梢動脈の阻血の判定もたいへん重要であり，INVOS などを使用し阻血が疑われた場合には，5 Fr シースを用いて送血管側枝から末梢動脈への灌流を行っている（図 2-101b〜d）．

3 大動脈遮断

本邦で主に使用されている大動脈遮断鉗子は MICS 用に開発された 2 種類の鉗子が使われている．現在 MICS を行っている多くの施設では，術野以外の肋間（通常は右第 2 肋間）に小孔を開け，経胸壁的に挿入する Chitwood® clamp（Scanlan International, Inc, St Paul, MN, USA）

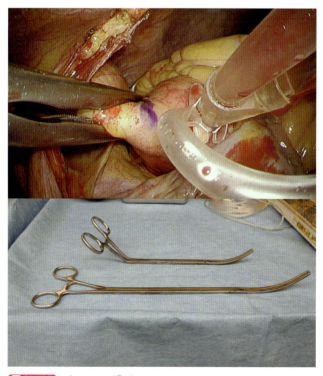

図 2-102 Chitwood® clamp

Ch 2 ● 成人心臓外科 ― B 弁膜疾患・不整脈疾患

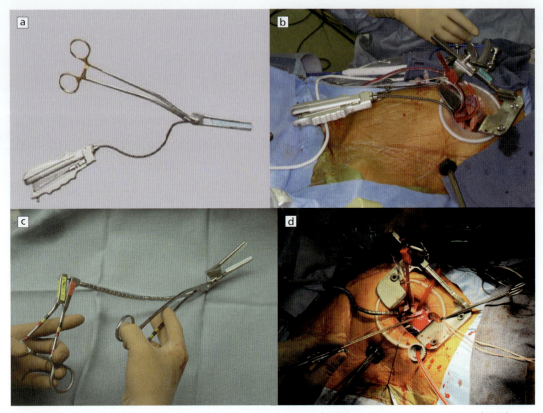

図 2-103 Adams-Yozu Cygnet® Flexible clamp N-10143（上段）と Cosgrove Flex clamp（下段）
シャフト部分に鉗子での把持が可能な部分を取り付け，狭小な術野でも操作性が向上している．

（図 2-102）を使用しているが，その他として，直接術野からの挿入が可能なシャフト部分がフレキシブルで術野の妨げにならないように，どの方向からでも遮断ができる Adams-Yozu Cygnet® Flexible clamp N-10143（Vitalitec International Inc. Plymouth MA, USA）や Cosgrove flex clamp（V. Muller）（図 2-103）などがあり，著者らは症例により使い分けている．

4 僧帽弁手術の実際

　心房間溝上の脂肪を剝離した後に僧帽弁に近い右側左房を切開し左房に達し左心房壁を牽引し僧帽弁を展開する．左心房壁を牽引するリトラクターには，胸壁を貫通して展開鈎を挿入するタイプと術野から挿入するタイプがある．各種様々な会社の物があるが，胸壁を貫通するタイプで代表的な者として The HV Heart retractor（USB Medical, Huntingdon Valley, PA, USA）があり，創内から挿入するタイプでは Adams-Yozu Mini-Valve System（Geister, Tuttingen, Germany）（図 2-104）がある．後者は開胸器への固定が可能であり，自由な角度での retractor の位置変更が可能な点が肋間を通す retractor より優れていると考え著者らは使用している．このような狭小な視野のため，術者以外は病変を直視することができない．そのため内視鏡補助下に手術の状況を TV モニターにリアルタイムで映し出すことにより，的確な助手が可能と

8 低侵襲心臓手術（MICS）

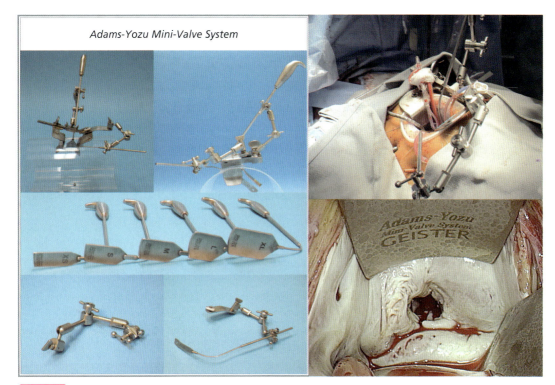

図 2-104　Adams-Yozu mini valve system
開胸器への取り付け型で自由な角度での retractor の位置変更が可能．

なっている．視野展開後の僧帽弁に対する操作は胸骨正中切開と同様に僧帽弁手術を内視鏡用の手術器具を用いて行う．大動脈遮断解除後は大動脈基部や左房・左室に挿入したベントチューブから，手術台をいろいろな向きに傾けることで体位を変換し，空気抜きを行っている．この際，経食道エコーにて心房・心室などの空気が消失していることを確認する．現在までに心房中隔欠損症（ASD），僧帽弁疾患（弁形成，弁置換），三尖弁閉鎖不全症，単純先天性心疾患（ASD，PAPVC など），粘液腫など約 800 例の症例に本法を行い良好な結果を得ている．

　小切開・狭視野で心内操作を行う MICS の場合は心臓全体の観察が不可能であり，可視範囲以外の心臓の詳細な観察や末梢血管からのガイドワイヤーや人工心肺用カテーテルの挿入を安全にするためには，TEE による詳細な観察が必要であり，JB-POT（日本周術期食道心エコー認定試験）を取得した麻酔科医か循環器内科医などが手術に参加することが望ましく，特に僧帽弁形成術の手術直後の判定などに関しても有用である．

5　大動脈弁の MICS

　現在本邦では大動脈弁手術に関しては，以前から行われている胸骨部分切開に加え，前述の右小開胸法や右腋窩切開法などによる MICS があり，施行している各々の施設で良好な結果を報告している．しかし，TAVI の開始後の本邦における普及状態をみるとこの分野で TAVR の占める割合の増加が予想される．そのためこの分野では，sutureless valve の使用に AVR 自体の

Ch 2 ● 成人心臓外科— B 弁膜疾患・不整脈疾患

時間短縮や低侵襲化を図ることが期待される.

6 MICS での合併症

　MICS における合併症の多くは，前述のごとく体外循環の確立の際に発症する脈管損傷に起因する血胸，後腹膜出血，動脈解離などのことが多い．その他の右小開胸による弁膜症手術において頻度は少ないが特異的で重篤な合併症は，右肺の再膨張性肺水腫である．この病態の正確な発生機序や原因などは明らかではないが，長い片肺換気時間，人工心肺作動時間，術前の心不全歴などが発生に関連しているとされている[5]．確実な予防法はなく，人工心肺作動時間を極力短くすることと，可能な限りまめに両肺換気の時間を作るようにすることが肝要である.

📖 文献

1) 四津良平, 申 範圭, 川田志明, 他. 低侵襲心臓手術(MICS)における基本的アプローチとその選択. 日外会誌. 1998; 99: 810-6.
2) Kudo M, Yozu R. Minimally invasive surgery of mitral valve(MIS-MV). Gen Thorac Cardiovasc Surg. 2014; 62: 342-50.
3) Chitwood WR, Elbeery JR, Moran JF, et al. Minimally invasive mitral valve repair using transthoracic occulusion. Ann Thrac Surg. 1997; 63: 1477-9.
4) Okamoto K, Yozu R. Designing innovative retractors and devices to facilitye mitral valve repair surgery. Ann Cardiovascular Surg. 2015; 44: 364-9.
5) Keyl C, Stainer K, Pingpoh C, et al. Inilateral pulmonary edema after minimally invasive cardiac surgery via right anterolateral minithoracotomy. Eur J Cardiothorac Surg. 2015; 47: 1097-102.

〈工藤樹彦〉

Ch 2 ● 成人心臓外科— C 外傷・心膜・腫瘍

1 心臓損傷

　心臓外科の歴史は今から120年以上遡ること心臓外傷に対する治療として始まる．ヒポクラテスの時代より心臓の傷は決して治らないといわれており，心臓縫合を試みようとする外科医は同僚の尊敬を失うであろうとBillrothが述べているように，心臓手術は古典的untouchableな領域であった．しかし，1896年フランクフルトの外科医Ludwig Rehnが約1.5cmの右室心臓刺創例を世界で初めて救命して以来[1]，多くの救命例が報告されることとなった．

　胸部外傷による心臓損傷は，受傷機転から鋭利な刃物，肋骨骨折端による刺創や銃創などに基づく穿通性（鋭的）損傷と，交通外傷，転落などの鈍的外傷に伴う非穿通性（鈍的）心臓損傷に大別される[2,3]．社会的背景の違いより，米国では銃創や刺創などの穿通性損傷が9割を占める一方，本邦では非穿通性損傷が圧倒的に多い．病型分類によって心臓損傷型，非全層型，全層型の3型に分類されることもあるが，救急の現場においては病型を判断することは困難であり，本稿では穿通性損傷と非穿通性心臓損傷の分類にて解説する．

1 病態

1）穿通性心臓損傷（penetrating cardiac wound）

　穿通性心臓損傷の成因は，米国では刺創54〜57％，銃創が43〜46％を占めるが，本邦では刺創が90％以上を占める．他に，骨折した肋骨や胸骨骨片により心臓損傷に至ることもある．刺創の特徴は，心膜および心筋の創縁が鋭であり，周囲の組織挫滅が少ないことである．一方，銃創では大口径のピストルほど組織破壊が強く，複数の部位が損傷されやすい．心臓の解剖学的位置において前胸壁に露出する面積は，右心室55％，左心室20％，右心房10％，大動脈10％，肺動脈10％，上下大静脈5％である（図2-105）．そのため，Karrelらの報告[4]によると右心室損傷（43％）が最も多く，次いで左心室（33％），右心房（15％），左心房（6％）の順であるといわれ

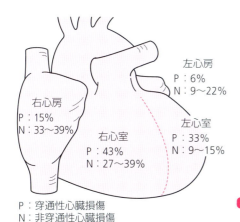

P：穿通性心臓損傷
N：非穿通性心臓損傷

図2-105 穿通性，非穿通性心臓損傷の部位別頻度（重複損傷を含む）

Ch 2 ●成人心臓外科— C 外傷・心膜・腫瘍

ている.

2) 非穿通性心臓損傷(non-penetrating cardiac wound)

非穿通性の鈍的胸部外傷の約20%になんらかの心臓損傷を合併しているといわれる.無症状なものから致命的な心破裂まで様々である.半数以上は右心系の損傷で,右心房が最も多く(33〜39%),次いで右心室(27〜39%),左心房(9〜22%),左心室(9〜15%)の順である(図1).Parmleyらは心臓損傷を引き起こす7種類の外力を提唱している[5].①胸部への直達外力,②胸郭に対する圧迫外力,③心血管内圧を急激に上昇させる介達外力,④急激な減速,⑤爆風,⑥震盪性外力,⑦それらの複合,である.ハンドル外傷に代表されるように,急速な減速により心臓が胸壁に圧迫強打されて起こることが多いが,前胸壁への直接打撃,高所からの墜落,前胸壁と椎体の直接圧迫など急激な胸腔内圧と心内圧の上昇が心破裂と心内損傷の成因に関与すると考えられる.それにより引き起こされる心臓損傷は,ⓐ心膜損傷,ⓑ心筋損傷,ⓒ心房,心自由壁,心室中隔破裂,ⓓ大動脈弁,房室弁,腱索,乳頭筋の損傷,ⓔ冠状動脈損傷の5つに大別される.

a) 心膜損傷

単独での損傷は稀であるが,裂傷が大きいと herniation を引き起こすことがある.左側心膜に多いとされているが,横隔膜面その他の部位にも生ずる.

b) 心筋損傷

心筋挫創は心外膜や心内膜の点状出血を示す軽度なものから広範囲の心筋貫通壊死を伴うものまで様々である.軽度の心筋損傷は各種の上室性・心室性不整脈,脚ブロックや房室ブロックなどの伝導障害などの種々の不整脈の原因となりうる.遅発性の心室瘤形成などの報告もある.

c) 心房,心自由壁,心室中隔の破裂

非穿通性心損傷では半数以上が右心系の損傷で,右心房が最も多く,次いで右心室,左心房,左心室の順である.また右心房損傷の好発部位は心耳部および大静脈と心房との移行部である.心室破裂は心室が充満し,すべての弁が閉鎖する拡張末期に起こりやすく,右心房損傷は収縮末期で房室弁が閉鎖し,心房が最も拡張した時に発生する.心房中隔損傷は卵円窩周辺,心室中隔では心尖部近傍の筋性部に多いとされる.左-右短絡の大きさによって症状の発症時期,程度は様々である.

d) 大動脈弁,房室弁,腱索,乳頭筋の損傷

弁尖の損傷は大動脈弁の損傷が多く,腱索,乳頭筋断裂による僧帽弁,三尖弁の房室弁閉鎖不全がこれに次ぐ.拡張期の大動脈内圧の急激な上昇により圧格差が生じ,それによって弁尖が裂けたり,交連部が離開して大動脈弁閉鎖不全が発生する.房室弁の発生機序は,心自由壁の破裂と同様に拡張末期の心室内圧の急激な上昇が房室弁の穿孔およびその弁下組織である腱索,乳頭筋断裂の原因となる.僧帽弁と三尖弁の障害部位は弁尖よりも,腱索または乳頭筋に多いとされ,前尖の腱索と比べて後尖の腱索は細く,支持力が弱いため,後尖の方が断裂しやすい.僧帽弁の損傷の多くは急激に左心不全に陥ることが多く,緊急手術が必要となることが多い.他に合併症のない孤立性三尖弁閉鎖不全の場合,心機能は比較的良好に保たれることが

232

多いため，急性期に手術が行われることはほとんどない．

e）冠動脈損傷

極めて稀ではあるが，冠動脈損傷による出血，冠動脈の解離による心筋梗塞発症，冠動静脈瘻形成などの報告がある．また，冠動脈損傷による中隔の心筋壊死に伴い遅発性心筋中隔穿孔をきたすこともある．

2 診断

穿通性心臓損傷では刺入口の観察が重要である．創の位置によって，上縁は胸骨上窩，左縁は左鎖骨中線，右縁は右鎖骨近位 1/3，左下縁は左鎖骨中線第 6 肋間，正中下縁は心窩部で囲まれた区域（Sauer's danger zone）は心大血管損傷の危険が高いとされる（図 2-106）[6]．なお，参考までに左右乳腺を結ぶ線より尾側の下位胸部に刺入口がある場合は，経横隔膜的に腹部臓器損傷の危険性があると考える．鈍的外傷では常に心臓損傷が存在する可能性を念頭において精査しない限り，診断は困難である．

1）理学所見

穿通性心臓損傷では，その多くは不穏，冷感，頻呼吸，血圧低下を伴うショック状態であり，その重症度は心タンポナーデと循環血液喪失量に基づく．教科書的な Beck の三徴（低血圧，心音減弱，頸静脈怒張）や奇脈などの身体的所見が揃うことは稀である．心膜損傷により心囊と胸腔が交通している場合は，心囊内血液が胸腔内に流出して血胸をきたし，心タンポナーデよりは循環血液量喪失による hypovolemic ショックが主たる病態となる．非穿通性でも他の臓器損傷を伴っていることが多いため，他臓器からの循環血液量喪失により静脈圧の上昇が起こりにくく，循環血液量が補正されて初めて顕在化することもある．大動脈弁や僧帽弁閉鎖不全症，心室中隔の破裂などにおいては心雑音も疾患を疑う重要な所見となる．

2）胸部単純 X 線写真

胸部外傷診断における基本であり，肋骨骨折，気胸，血胸，縦隔気腫，皮下気腫，肺挫創，横隔膜ヘルニアなどの合併所見から心臓挫創を疑うこともある．また穿通性心臓損傷においては異物の体内への深達度の推測も可能である．

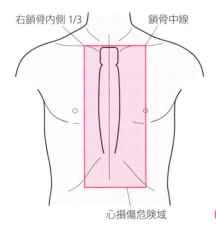

図 2-106 Sauer's danger zone

Ch 2 ● 成人心臓外科― **C** 外傷・心膜・腫瘍

3）心電図

　ST 変化や種々の不整脈などは心臓挫創を示唆する徴候であるものの，急性期における診断的な有用度は低い．

4）心エコー

　心臓損傷を疑った場合はまず行うべき検査である．心エコーにて心周囲の液体貯留に加えて心室内腔の狭小化が認められた場合，循環血液量不足と拡張障害による心タンポナーデと診断される．心内損傷の診断および評価にも有効である．経胸壁心エコーは胸骨や肋骨，前胸壁の外傷や皮下気腫などにより情報の制限を受けることがあるため，患者の状況が許すのであれば，経食道心エコー検査も行うべきである．経胸壁心エコーで得にくい左心房，僧帽弁などの詳細な情報が得られることがある．

5）CT 検査

　他臓器損傷の合併の多い非穿通性損傷において，時間的余裕があれば CT 検査により極めて有用な情報が得られる．損傷部位を特定することは困難であるが，心嚢液貯留の程度がより明らかになる．また，頭部外傷，大血管，肺，さらに腹部諸臓器などの全身性の臓器損傷の有無および腹腔内出血，骨盤腔内出血の有無の把握も可能となり，心臓損傷を含めた他臓器損傷治療の優先順位決定に有用となる．

6）心嚢穿刺（pericardiocentesis）

　心嚢穿刺による血液吸引は心タンポナーデの診断に有用とされていたが，心嚢内が凝血塊で充満している症例では false negative となることもあり，逆に false positive も多く，信頼性に欠ける．心エコー検査が一般化した現在では，心嚢穿刺は心嚢液が凝血塊化していない患者での心タンポナーデの一時的減圧治療を目的とする以外はあまり推奨されない．

7）Swan-Ganz カテーテル

　Swan-Ganz カテーテルは血行動態の把握，左→右短絡量の測定が可能であり，術後のモニターとしても有用である．ベッドサイドで挿入可能であるため，心筋挫創や心内損傷の軽症例では Swan-Ganz カテーテルを挿入して循環動態をモニターしつつ，強心薬の投与を行い，不応性であれば IABP を挿入し保存的治療を継続する．

8）心臓カテーテル検査

　ST 変化により冠動脈損傷を疑い，かつ状態が比較的安定していれば心臓カテーテル検査と心臓大血管造影検査も確定診断につながる．

③ 治療

　穿通性外傷の多くは瀕死の重傷患者であり，気道確保，太い輸液ラインの確保，輸血の準備など迅速な応急処置が必要である．ナイフなどが胸壁に刺さった状態で搬送された場合は，救急室で引き抜くのは禁忌である．

1）剣状突起下心膜開窓術（subxyphoid pericardial window）

　穿通性外傷では可及的迅速に手術室に搬送し緊急手術を行うのが原則であるが，全身状態が不安定であり急速に悪化する場合は，数分で処置が可能であるため積極的に剣状突起下心膜開

窓術もしくは救急室緊急開胸を施行する．むろん速やかに緊急開胸に移行することが前提の処置である．非穿通性外傷においても先述のように心嚢内凝血塊の存在により通常の心嚢穿刺は無効であることがあり，心タンポナーデが予想されるような場合は剣状突起下心膜開窓術を施行するのがよかろう．ただこの場合であっても，血行動態が改善されるために血圧が上昇し多量の再出血をきたすことにより出血のコントロールがつかなくなる危険性もあるため，一刻も早く手術室に搬送し緊急手術を行うことが肝要である．

2）救急室緊急開胸
（emergency department thoracotomy/emergency room thoracotomy：EDT/ERT）

　手術室まで搬送する余裕のない重症患者に対して，救急初療室で行われる ERT も選択肢の一つである．来院時心停止（CPAOA）や心停止時間が短いと推測されるならば，ERT を積極的に施行すべきである．ERT の目的としては，①心タンポナーデの解除，②心損傷からの出血のコントロール，③胸腔内出血のコントロール，④開胸心マッサージ，⑤大量空気塞栓の予防，⑥胸部下行大動脈遮断である．鈍的心臓損傷では RT 施行例の生存率は極めて低いものの，心臓損傷部位が同定しやすい心タンポナーデを伴う穿通性心臓損傷では良好な成績が示されている．

　開胸法は，仰臥位にて通常第 4〜5 肋間前側方開胸にて行う．心膜は横隔神経の前方で縦方向に全長にわたり切開する．心損傷に対するコントロールとして，心室からの出血は用指的圧迫やバルーンカテーテルの心腔内挿入・牽引，スキンステープラなどによる一時的止血を行う．心房に対しては，複数本の Allis 鉗子や Babcock 鉗子による損傷部の把持，Satinsky 鉗子による側壁遮断により一時的コントロールを行う．これにより血行動態が安定したならば，手術室での損傷部位の完全修復を改めて行う．

3）外科修復術

　心臓への到達法は左右の前方あるいは前側方開胸，胸骨横断を加えた両側開胸（clamshell thoracotomy），胸骨正中切開が受傷状況に応じて選択される．緊急外科治療により救命される可能性の高い穿通性心臓損傷では，手術アプローチは血胸型を除き胸骨正中切開が通常選択される．胸骨正中切開は両心房，心室へのアプローチに最も融通性があり，体外循環を併用する際も容易である．また，孤立性の穿通性心臓損傷では体外循環下に確実に創部を縫合閉鎖するのが安全である．一方，非穿通性心臓損傷においても，右心系の損傷が多いことから胸骨正中切開が第一選択となる．しかしながら，体外循環を使用する際にヘパリンの使用による他の損傷部位からの出血が問題となる．体外循環は常に使用できるように準備しておく必要があるが，非使用でも対処できる場合が比較的多いとの報告もあり，損傷部位を的確に把握することが必要であろう．また，非ヘパリン使用下でヘパリンコーティングの PCPS を使用することで救命できたとの報告もある．

a）心房損傷，上下大静脈損傷に対する治療

　小さな損傷は Satinsky 鉗子で創部を含めてクランプして連続縫合またはマットレス縫合を行う．大きい損傷や，右心房下大静脈接合部損傷の場合は，部分遮断や用手的止血が困難な場合が多く，体外循環下で縫合閉鎖する．

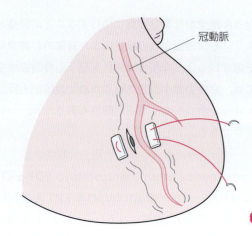

図 2-107 冠動脈近傍での心筋損傷に対する修復

b) 心室自由壁損傷に対する治療

刺創などの損傷周囲の心筋組織の欠損や挫滅が少ない場合は，テフロンプレジェット付き prolene によるマットレス縫合にて直接縫合を行う．銃創や非穿通性の心室損傷では周囲の心筋挫滅も高度な場合は，体外循環下に 2 枚のテフロンプレジェット短冊を用いて大きな MH 針などにてマットレス縫合を行う．冠動脈近傍の修復では，縫合に際して冠動脈の閉塞や狭窄をきたさないよう，縫合糸を冠動脈の下方を通過させるように水平マットレス縫合にて修復する（図 2-107）．欠損部が大きい場合にはウマ心膜，ゴアテックスシートなどによるパッチ閉鎖を行う．

c) 弁損傷に対する治療

大動脈弁損傷では，弁輪部の離開，弁尖逸脱が多く，形成術も一部試みられるが，人工弁置換術が一般的である．僧帽弁損傷においては，弁尖穿孔では直接閉鎖かパッチ閉鎖，腱索断裂は可及的に形成術を試みるが，乳頭筋断裂などの弁形成術が困難な例では人工弁置換術を施行する．三尖弁損傷は前尖の腱索断裂が最も多く，次いで乳頭筋断裂が多い．他に合併症のない孤立性三尖弁閉鎖不全の場合，急性期に血行動態が崩れることは少なく，慢性期がほとんどである．弁尖変性の強い例では弁置換を要する例もあるが，弁輪縫縮術や腱索形成が可能である場合が多い．edge to edge technique を応用した形成術の報告もある[7]．

d) 中隔損傷に対する治療

大量の左右短絡が存在する場合，急性期にパッチ閉鎖が必要になる．しかし，慢性期では欠損辺縁は線維化し，直接縫合も可能となる．

e) 冠動脈損傷に対する治療

冠動脈損傷は末梢であれば結紮しても構わないが，中枢側で受傷から時間が経過していなければ可及的に冠動脈バイパス手術による血行再建を行う．

4 術後管理の問題点

術前の出血性ショック，多臓器損傷の合併，肺障害，術後凝固障害などにより術後管理は難渋することが多い．また，心肺蘇生術を要した例では虚血性脳障害も問題となるであろう．厳

密な呼吸循環管理を行うと同時に，潜在性もしくは遅発性の多臓器出血，腸管壊死，感染症などの早期発見が重要である．

⑤ 治療成績と予後

1）穿通性心臓損傷

穿通性心臓損傷では 30 分以内に搬送され，心肺停止に陥ることのない例では 60％以上が救命されている．また，銃創と刺創で比較すると，銃創は高度の心筋挫滅を伴うため救命率は 17〜40％と低いものの，心膜損傷が軽度で心タンポナーデに留まり，循環血液喪失をきたしにくい刺創は 40〜78％が救命されている．穿通性心臓損傷で心タンポナーデはあらゆる手段を尽くして救命を試みるべきであるといえる．

2）非穿通性心臓損傷

心破裂は穿通性心臓損傷に比し病院にまで搬送されることは稀であり，しかも，頭部外傷や腹腔内臓器損傷を合併する率が高く，予後不良である．非穿通性心臓損傷の多い本邦では，CPAOA も含めると救命率は 11〜25％であり，救命例のほとんどは右心房あるいは右心室の単独損傷である．

心損傷治療後，高度な合併症がなく生存した例であっても，長期的な経過観察は必須である．遠隔期に銃創では 37％，刺創では 19％に心内シャント，弁不全，心室瘤などが報告されている．

📖 文献

1）Rehn L. Veber Penetriren den Herzwunden und Hertnacht. Arch Clin Chir. 1897; 55: 315-29.
2）川田忠典．心臓損傷．In: 龍野勝彦，他編．心臓血管外科テキスト．2 版．東京: 中外医学社; 2011. p.571-8.
3）伊藤 翼，堺 正仁．鋭的心外傷・鈍的心外傷．In: 川島康生．心臓血管外科．1 版．東京: 朝倉書店; 2000. p.640-6.
4）Karrel R, Shaffer MA, Franaszek JB. Emergency diagnosis, resuscitation, and treatment of acute penetrating cardiac trauma. Ann Emerg Med. 1982; 11: 504-17.
5）Parmley LF, Manion WC, Mattingly TW. Nonpenetrating traumatic injury of the heart. Circulation. 1958; 18: 371-96.
6）Sauer PE, Murdock CE. Immediate surgery for cardiac and great vessel wounds. Arch Surg. 1967; 95: 7-11.
7）Alfieri O, De Bonis M, Lapenna E, et al. The "clover technique" as a novel approach for correction of post-traumatic tricuspid regurgitation. J Thorac Cardiovasc Surg. 2003; 126: 75-9.

〈末松義弘〉

Ch 2 ● 成人心臓外科— **C** 外傷・心膜・腫瘍

2 心臓腫瘍

① 心臓腫瘍の疫学と概念

　原発性，転移性を含めて心臓腫瘍の発生頻度は低く，その頻度は剖検例の 0.003〜0.17％と報告されている．良性腫瘍がその 60％を占め，悪性腫瘍は転移性腫瘍も含め 40％程度である．原発性心臓悪性腫瘍の好発年齢は全体では 50 代前後との報告が多いが，奇形腫，横紋筋腫は乳幼児期に多い傾向がある．一方で最も頻度の高い心臓粘液腫の好発年齢は 40〜60 歳と報告されており，腫瘍の組織型によって好発年齢が異なる[1]．

　良性腫瘍の中では心臓粘液腫の頻度が最も高く，良性腫瘍の約 40〜50％を占め，発生部位では左房が 80〜90％で右房発生が約 10％，右室・左室発生がそれぞれ 1％前後と報告されている．心臓粘液腫が最も多い．次に乳頭状線維弾性腫（11.4〜17.7％）が多く，そのほか，横紋筋腫，心臓線維腫，血管腫が散見される．近年では画像診断の進歩により CT，心エコーにて偶発的に発見される症例も多い．治療の原則は切除であり，切除可能な症例が多く予後も良好である．

　悪性原発性腫瘍は血管肉腫（8.2〜9.59％），悪性線維性組織球腫（3.3〜4.3％）と続き，その他横紋筋肉腫，骨肉腫，平滑筋肉腫などが報告されている．診断時に心臓内を占拠浸潤している症例が多く，完全切除が原則であるものの根治切除が可能な症例は少なく，切除後の再発も多く予後不良である．また，根治手術ではなくとも心腔内の閉塞解除などの目的で姑息的手術が行われる場合もある．化学療法，放射線療法も選択されるが，その効果は限定的である．

　転移性腫瘍は全剖検例の約 2.3％に認められ，悪性腫瘍の認められた症例の 7.1％に転移が認められたと報告されており，原発性腫瘍より頻度が高く，肺癌，乳癌，悪性中皮腫などの転移が多い．発症形式は直接浸潤，遠隔転移，血管内進展（腎癌，肝癌など），心膜転移，大血管転移など多岐にわたる．実際の臨床では，腎細胞癌，肝細胞癌の右房内までの血管内進展に対し，体外循環下に切除が行われることがある．また，心膜内転移による癌性心膜炎の治療として心膜開窓が行われることがある．

　家族性に発症する心臓腫瘍としては，Carney 症候群として心臓粘液腫もしくは心臓外の粘液腫，皮膚斑状色素沈着および内分泌異常を伴う疾患が，1985 年，Mayo クリニックの Carney らによって報告された．通常の粘液腫に比し，比較的若年に発症する傾向があり，心臓以外にも全身（眼瞼，耳介，乳頭）に多発する粘液腫が特徴で，内分泌異常では非定型的 Cushing 症候群や原発性色素沈着性結節性副腎皮質病変（primary pigmented nodular adrenocortical disease: PPNAD）の合併が多い．Carney 症候群に合併した心臓粘液腫は再発の頻度が高く，初回手術時の完全な切除，注意深い経過観察が必要である（図 2-108）[2]．

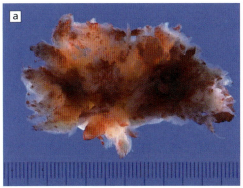
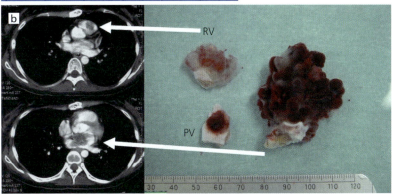

図 2-108 左房粘液腫（Carney 症候群の 1 例）
a) 初回手術時の摘出標本.
b) 初回手術 3 年後の再発時の CT 所見（左），摘出標本（右）．再発は左房内，肺静脈入口部，右室流出路の 3 カ所に認めた．
（伊藤聡彦，他．胸部外科．2006; 59: 1159 より）[2]

2 症状と病態生理

　臨床症状は腫瘍の部位，組織型，大きさなどによって様々である．多くの良性腫瘍は無症状であることも稀ではない．症例によっては体重減少，易疲労感，貧血などの非特異的症状のほか，腫瘍が心内の弁や，右室，左室の流出路を閉塞するために生ずる心症状，腫瘍塞栓による塞栓症状が主訴となることが多い．粘液腫に次いで頻度の高い乳頭状線維弾性腫は大動脈弁，僧帽弁に発生することが多く，かつ軟らかく，可動性に富んでいるため塞栓症発生の頻度が高く，一過性脳虚血発作，脳梗塞，心筋梗塞，失明（網膜動脈閉塞），末梢閉塞（腸管虚血，腎梗塞，四肢虚血）などがみられることがある．

　悪性腫瘍や転移性腫瘍では心腔内狭窄による症状や，不整脈，また心囊水の貯留による心タンポナーデ症状が発生することがある．

心臓粘液腫

　無症状で心エコー，造影 CT 検査などで偶然発見される症例も増加しつつあるが，多くの症例は心臓粘液腫の三徴候ともいわれる，①心腔内狭窄，②constitutional sign（または systemic sign），③塞栓症に起因する症状を有することが多い．①心腔内狭窄症状は左房粘液腫の場合は腫瘍が僧帽弁を機械的に閉塞することによる症状，目眩，失神，肺水腫，息切れ，呼吸困難などが認められる．右房粘液種は浮腫，肝うっ血などの右心不全症状が発症する．粘液腫は体位によって心腔内の位置が変動するために，体位による症状の変化，あるいは聴診所見の相違が

生じることが特徴的である．②constitutional sign とは全身の不定愁訴のことで，微熱，体重減少，筋肉痛，関節痛といった多彩な症状を呈する．粘液腫の血液検査では血沈の亢進，CRP 高値，高γ-グロブリン血症，血小板増加，IL-6 高値を呈することがあり，粘液腫から分泌されるIL-6 などの炎症性サイトカインに起因する症状であると考えられている．③塞栓症状は粘液腫の 30％前後に認められ，心臓粘液腫の表面の脆弱な部分が腫瘍塞栓となったり，表面への血栓の付着が塞栓症の原因となったりすることがあり，左房粘液腫の場合は脳梗塞の発症がその初発症状であることがある[2]．

3 診断と手術適応

　心臓腫瘍の診断は，上記の症状に加え，心臓超音波検査（経胸壁，経食道）が最も有用である．心エコーが描出しにくい体型の患者や，腫瘍の部位が肺動脈，右房・右室などエコーで描出しづらい症例では，特に，造影 CT，MRI などの画像診断が有用である．これらの画像検査によって腫瘍の占拠部位，進展の程度が診断されると同時に，腫瘍内の信号の均一性，強度などで腫瘍の組織型の鑑別診断の参考となることが報告されている．心臓カテーテル検査は必ずしも必要ではなく，むしろカテーテル操作による塞栓の発生を留意しながらその適応を決めればよいと思われる．高齢者などで術前の冠動脈の精査が必要な場合は，冠動脈 CT，冠動脈造影を行う（図 2-109）．

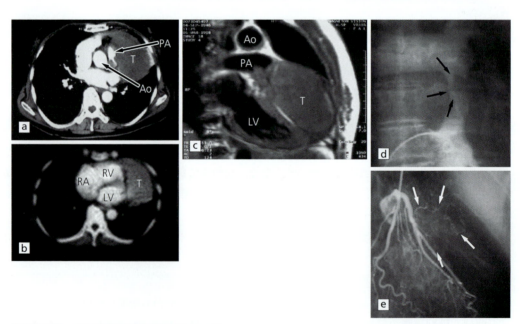

図 2-109　肺動脈原発平滑筋肉腫の 1 例
a，b）造影 CT，c）MRI，d）右室造影，e）冠動脈造影
心室の左側に巨大な腫瘍を認め，肺動脈内にも振り子状に動く腫瘍を認める（d）．冠動脈造影では LAD を圧排し，LAD よりの栄養血管が認められる（e の矢印内が腫瘍）．
T: timor, PA: pulmonaru artery, Ao: aorta, RA: right atrium, RV: right ventricle, LV: left ventricle
(Tanaka H, et al. J Thorac Cardiovasc Surg. 2001; 122: 1039-40 より)[4]

基本的に，心臓腫瘍は切除可能であれば切除することが原則である．根治切除不能症例に対しては特に心内の狭窄解除のための救命目的の姑息手術が選択されることがあるが，原疾患の悪性度，予後，手術のリスクなど総合的に患者，家族との相談のもと個々の症例に応じて手術適応を決定するのが現状である．

心臓粘液腫(図1)

血液検査所見として，溶血性貧血，血沈の上昇，C反応性蛋白(CRP)陽性，γ-グロブリンの上昇，IL-6高値，心エコー検査でほぼ診断される．心エコー検査では，腫瘍の大きさ，形状，付着部，茎，可動性，占拠部位を評価する．CT検査では腫瘍の部分の不均一な低吸収域，MRI検査では不均一な信号強度と共に，T2強調画像で著しい高信号などの所見が特徴的で，他の良性腫瘍である線維弾性腫，線維腫，脂肪腫や心内の血栓との鑑別診断に有用である．

粘液腫の手術適応についても，発見次第比較的早期に外科治療を選択することが勧められてきたが，放置した場合の予後に関する報告はない．特に症状のない，腫瘍の小さい，高齢者ハイリスクの患者で手術を見合わせて経過を観察するとした指針を示した報告もある．一方で，心臓の血流障害，塞栓症で，手術待機中に8%の患者が死亡したとの報告もあり，心エコー上，粘液腫が左心系内にあり，その形状にポリープ状の部分が認められる時には塞栓症を起こす可能性が高いことも報告されている．手術自体のリスクも低いことから，診断後可及的早期の手術を行うことを原則にすることが妥当であろう．

4 手術

1) 良性腫瘍

体外循環下に腫瘍を完全に切除するのが原則である．比較的頻度の高い心臓粘液腫，乳頭状線維弾性腫は付着部より完全切除が可能であることがほとんどである．一方，良性腫瘍であっても線維腫，横紋筋腫などの心筋内より発生するものはその占拠部位によって完全に切除できない場合も多く，これらの症例では完全切除にこだわる必要はない．

手術の原則は，①腫瘍塞栓を惹起するような粗雑な術中操作を行わないこと，②可及的に完全切除を心がけること，③切除後の周囲組織，弁の機能を評価し，必要なら弁形成など必要な手技を行う可能性に常に留意すること，である．

a) 左房粘液腫(図2-110)

心房中隔から発生した左房粘液腫では右房・右側左房切開を併用し(biatrial approach)，確実に付着部周囲5mm程度の心房中隔壁を切除し，心房中隔欠損部をパッチにて修復閉鎖する術式が一般的で確実である．腫瘍の大きさ，付着部位によって，右房切開のみ，右側左房切開のみでも切除可能であるが，時に，大きな腫瘍をen blocに切除するために，右房切開superior septal approachアプローチ，Dubost法アプローチが有用な場合もある[3]．粘液腫は症例によって腫瘍が脆弱で表面の組織がボロボロと落ちやすいことがあり，腫瘍切除までの操作に関しては，その腫瘍片を左房内，肺静脈内などに残さないような注意深い手技を行うことが重要であり，切除後は心腔内を十分に洗浄することが重要である．また，左房の自由壁や僧帽弁輪近くの中隔壁から発生した場合には，周囲組織の損傷に留意しながら左房壁をくり抜くように茎部

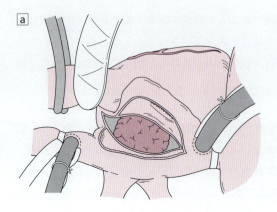

図 2-110 左房粘液腫切除のアプローチ法
a) superior septal approach.
b) 右房・左房・心房中隔切開によるアプローチ
（橋本和弘, 他. 胸部外科. 2009; 62: 1127）[3]

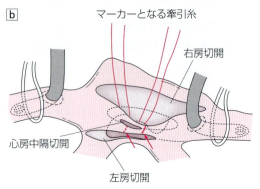 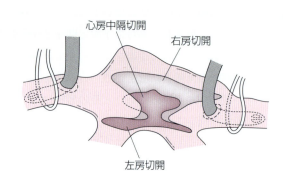

と共に切除し，その部位をパッチで修復する．茎部周囲を十分に切除できなかった場合には，その断端周辺部の電気メスによる凝固が再発予防に寄与する可能性もあるので考慮する必要がある．

　左房粘液腫が大きく僧帽弁に陥頓しているような症例では，術前の心臓エコーで本来あった僧帽弁逆流がマスクされている場合がある．腫瘍切除後に僧帽弁をチェックし，必要ならば弁形成，弁輪形成などの手技を追加することが重要である．

b）右房粘液腫

　腫瘍の占拠部位によっては，大腿静脈，内頸静脈よりのカニュレーションが有用である症例がある．

c）乳頭状線維弾性腫

　有症候性でも無症候性でも左心系に，有茎性・高度の可動性を有する腫瘍は，塞栓症予防のため手術が勧められる．腫瘍の茎部の心内膜を含め外科的切除を行う．Gowda らの報告では，325 例の切除例のうち切除のみが 83％，弁形成を 9％に，弁置換を 6％に必要だったとされており，少数例の症例によっては，弁手術を要することに留意する必要がある．

2）悪性腫瘍（図 2-111）

　原発性悪性心臓腫瘍については，腫瘍の完全摘出のみが根治に至る唯一の方法であるが，診断時進行している症例も多く，腫瘍の浸潤が広範囲に及んでいるため全摘が困難であったり，その修復に難渋することも少なくない．また，術前に悪性腫瘍であるという診断がついておら

2 心臓腫瘍

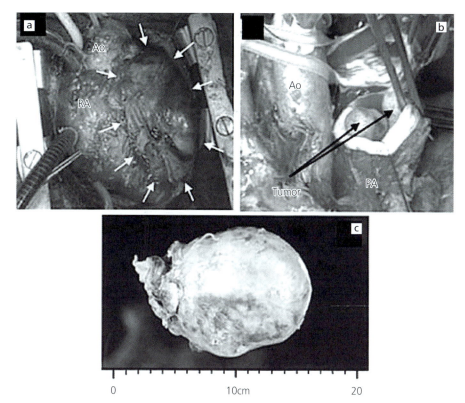

図 2-111 肺動脈原発平滑筋肉腫の手術所見と摘出標本
図 2-109 で示した症例の手術所見．a) 前室間溝を中心に右室・左室前面を圧排する巨大な腫瘍．
b) 心停止下に主肺動脈切開した際に肺動脈内の腫瘍．腫瘍を右室流出路・主肺動脈を含めて切除し，
右室流出路より肺動脈分岐部までを弁付進行血管で再建した．c) 切除標本
この症例は 5 年の遠隔生存の後再発で死亡した．
(Tanaka H. et al. J Thorac Cardiovasc Surg. 2001; 122: 1039-40 より)[4]

ず，術中所見と迅速病理診断により悪性腫瘍と知って対処せねばならないことも少なくない．
図 2-109 に示す自験例のように腫瘍摘出後長期の生存が得られる症例もあり，可及的に全摘を目指すことが重要であると考えている．

また切除手技において，腫瘍を一塊に摘出することができず，腫瘍を分断しながら摘出せざるを得なかったり，腫瘍片がこぼれ落ちたりするような脆弱な腫瘍の場合には，腫瘍細胞が人工心肺の吸引よりレザーバーに入り全身に送られ，術後血行性遠隔転移を引き起こす可能性があり，かかる場合には人工心肺吸引管を使用しないなど，十分な注意が必要である．

腫瘍による血流障害が主症状であり，かつ完全切除が困難な場合には，開心術で腫瘍の大半を mass reduction することで一旦生命危機を脱し，残存病変に対して放射線治療，陽子線治療を行い，全身転移対策として化学療法を追加する方針で臨むこともできるが，多発遠隔転移や局所再発などにより予後は極めて不良である．

悪性腫瘍の術前診断がついていれば，より確実な摘出と修復を可能にするために，一旦自己心を取り出してベンチサージェリーで腫瘍摘出を行ったり，左房後壁発症の悪性腫瘍に左房後

Ch 2 ● 成人心臓外科— C 外傷・心膜・腫瘍

壁を全摘しパッチにて左房後壁を再建した後に摘出した心臓を再移植するなど，autotransplant するといった術式も報告されている．欧米では，悪性腫瘍に占拠された心臓を摘出し，完全置換型の人工心臓を移植する，または心臓移植による治療法が報告されているが，その適応には，腫瘍の進展範囲，遠隔転移の有無，腫瘍の種類など多くの点を考慮する必要がある．

転移性悪性腫瘍に関しては，診断確定と症状軽減を目指して外科的処置がとられることもあるが，根治的な手術の適応にはならない．癌性心膜炎による心囊水貯留が心タンポナーデを引き起こすことがあり，かかる症例においては，左小開胸で心膜を開窓し，胸腔に心囊水を逃し心タンポナーデの発症を予防する手技を行うことがある．

⑤ 術後管理

周術期の術後管理は通常の開心術の術後管理と大差はないが，腫瘍摘出にあたって心房壁にできた欠損部分を補填した人工材料がある時には，数カ月間の抗凝固療法を血栓・塞栓予防のために行う．

また稀ではあるが，Carney 症候群のように良性腫瘍であっても再発の可能性が高いものもあるので，定期的に心エコー検査を外来で行うことも重要である．

おわりに

心臓腫瘍は稀な疾患であり，かつその種類も多岐にわたり，特に悪性腫瘍に関しては化学療法，放射線療法を含めた集学的治療もガイドライン的に確立されていないのが現状である．特に稀な悪性腫瘍が疑われる症例を目の前にした場合，文献を検索しながら治療方針に苦慮するのが実情である．近年，天野らにより，心臓腫瘍を網羅した『心臓腫瘍学』[1] という本が刊行され，それぞれの腫瘍に対して細かに解説されており，かかる場合には是非この書を開いて戴き，参考にされることをお勧めしたい．

📖 文 献

1) 天野 純，総編．心臓腫瘍学．東京：南山堂；2011.
2) 伊藤聡彦，田中啓之，大井啓司，他．初回手術 4 年後に多発性の再発を認めた Carney 症候群．胸部外科．2006；59：1159.
3) 橋本和弘，榊原 謙．左房粘液腫摘徐術のアプローチ法．胸部外科．2009；62：1127.
4) Tanaka H, Hasegawa S, Egi K, et al. Successful radical resection of a leiomyosarcoma of the pulmonary trunk. J Thorac Cardiovasc Surg. 2001；122：1039-40.

〈田中啓之〉

Ch 2 ● 成人心臓外科― C 外傷・心膜・腫瘍

3 収縮性心膜炎の外科治療

1 発生頻度と分類

　収縮性心膜炎は心膜の炎症後の肥厚，瘢痕化した心外膜が心室の拡張を障害するために起こる疾患である．日本胸部外科学会年次統計では年間120〜200例程度の手術が行われている．病因として従来多かった結核性収縮性心膜炎に代わって特発性，放射線治療，心臓手術後の症例が増加している．最近の報告では，病因として特発性あるいはウイルス42〜49％，心臓手術後11〜37％，放射線治療後9〜31％，膠原病3〜7％とされている[1,2]．従来多かった結核または化膿性心膜炎後は3〜6％にすぎないとしている．一方，開発途上国においては，結核性はいまだに主要な原因で，HIV患者においては，結核性心外膜炎は増加傾向にある[2]．心臓手術後の収縮性心膜炎は重要な原因の一つとなってきており，術後患者の0.1〜0.3％にみられる．

2 心膜の外科的解剖

　心膜は臓側心膜（心外膜）と壁側心膜から構成される．壁側心膜は固い線維性心膜とその内側を覆う漿膜性心膜で構成される．心囊膜は上下胸骨心膜靭帯により胸骨背面に付着し，前面は胸骨背面に疎な結合織で接し，横隔膜面では横隔膜と腱中心で強固に癒合しているが，その他の部分は胸膜に覆われている．頭側では線維性心膜と大血管の外膜は癒合している．前面は左第5〜7肋軟骨に接している．心臓表面は漿膜性の臓側心膜が覆っており，その間に心囊液が循環している．心囊液は血漿からの滲出成分が主体で，その量は30〜50 mL程度である．収縮性心膜炎に対する手術時に注意しなければならない組織としては，横隔神経がある．右横隔神経は，右腕頭動脈と上大静脈に沿って下行し，右肺門部の腹側を通り，右心房の右側を経て横隔膜に到達する．左横隔神経は，左鎖骨下静脈の背面で胸郭内に入り，左内胸動脈の背側でこれと交差し，大動脈と肺動脈の前面を通って心膜左縁の表面を走り左横隔膜に達している．左室側の心膜切除に際しては，胸腔側からその走行を確認し損傷を避ける必要がある．心膜は1層の中皮細胞から形成される漿膜層と壁側心膜を形成する線維層からなる．臓側心膜では漿膜層の下は心臓の脂肪組織または心筋であり，手術の際には臓側心膜を切除することが必要となる．MRIでの検討による正常心膜の厚さは，平均1.7 mm（1.5〜2.0）とされる[3]．

3 病理・病態生理

　炎症などを契機として壁側および臓側心膜の肥厚と硬化が起こり，心室の拡張を障害する．Ohらの収縮性心膜炎の手術検体の検討では，96％に心膜の線維化を認めたが，石灰化を認めたものは35％にすぎなかった．また，収縮性心膜炎症例の心膜の厚さは1.0〜1.7 cmであり，心膜の肥厚を認めない症例もある[4]．心膜の厚さが2 mm以下であった収縮性心膜炎の原因は，

心臓手術後，放射線治療後，心筋梗塞後などである．
　心嚢内容量が制限されるために，左室充満期に右室および右房の拡張が制限される．心膜のcomplianceが低下しているために，急速な拡張早期の心室充満が起こる．これが心臓カテーテル検査における拡張期の右心室内圧のdipとして現れる．その後，硬くなった心膜によって拡張が制限されるため，拡張期末期圧が上昇し，"plateau"として現れる．右室の拡張末期圧の上昇により，静脈圧が上昇し，慢性右心不全症状を呈する．症状としては下肢の浮腫，肝腫大，腹水貯留などがみられ，高度になると低心拍出量症候群により腎機能障害を合併する．血液検査所見では，重症例では慢性うっ血肝による肝機能障害や黄疸，血小板減少などが認められる．

4 診断と手術適応

1）画像診断

　単純X線像，特に側面像で心膜に一致して石灰化がみられる場合がある．心エコー検査では拡張障害の所見として拡張期の心室中隔の左室側への突出（septal bounce），心嚢腔内の液体貯留の検出，下大静脈の拡張所見などがみられ，ドプラでは三尖弁流入速度の減少，呼期時に増強する肝静脈血流の逆流などが特徴である．CT・MRIは心膜の厚さの評価に有効であり，

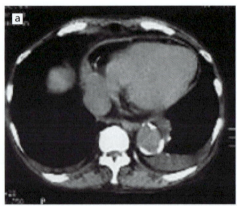
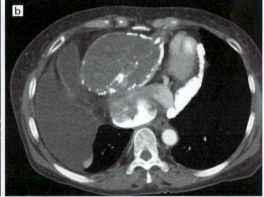
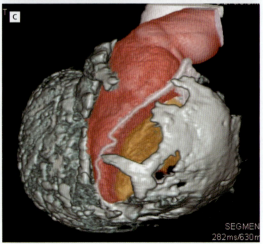

図 2-112　収縮性心膜炎症例のCT像
a) 維持透析例の大動脈弁狭窄兼閉鎖不全症＋収縮性心膜炎（尿毒症性心膜炎後）．心膜剝皮術，大動脈弁置換，上行大動脈人工血管置換を行った．壁側心膜（心嚢膜）の軽度肥厚を認める．
b) 石灰化と腫瘤形成を伴う収縮性心膜炎．右室は腫瘤により圧迫されている．腫瘤の内容物は古い血栓であった．
c) 同一症例の3次元構築像．いわゆる装甲心となっている．

4 mm 以上であれば収縮性心膜炎と判断してよい[5]．シネ MRI で右室の拡張障害が観察される場合もある．主な CT 所見は，心膜石灰化，肥厚，腫瘤形成である（図 2-112）．心膜肥厚がみられない収縮性心膜炎もあるので，放射線治療や心臓手術の既往があり，症状から収縮性心膜炎が疑われる症例では，心臓カテーテル検査が必要である．

2）心臓カテーテル検査

右心室圧測定における dip and plateau pattern が特徴的である．左室後壁まで肥厚石灰化が及ぶ例では肺高血圧と左室拡張末期圧の上昇を反映して肺動脈楔入圧の上昇がみられ，左室拡張末期圧と右室拡張末期圧が等しい．心膜の肥厚が軽度の症例や，restrictive cardiomyopathy（RCM）との鑑別に有用である[2]．RCM では右室収縮気圧の上昇（＞50 mmHg）を認め，安静時の LVEDP は RVEDP よりも高いなどの所見がみられる[2]．

3）手術適応と禁忌

右室拡張末期圧＜10 mmHg であれば経過観察可能である．心膜の肥厚がみられ，症状を有する例では心膜剝皮術により症状の改善が得られるため手術適応である．問題は高度黄疸や血小板減少を合併するような重症例に対する手術適応であるが，これらの症例では手術を行わない限り改善は得られない．ICG 試験はうっ血肝のため手術適応の参考にはならない．うっ血肝による肝性昏睡と血小板減少が術後著明に改善した症例の報告もあるが，病悩期間が長いと術後の症状の改善が不十分である．Child-Pugh 分類 B 以上の肝硬変合併例では手術成績は不良である．放射線治療後の心膜剝皮術の適応については，合併する心筋障害のため症状の改善が得られないことがあり，手術適応については意見が分かれている．手術死亡の予測因子は，Child-Pugh score 7 点以上，放射線治療後，腎機能障害とされている[2]．

5 術前管理と手術手技

1）術前管理

中心静脈圧の低下は，心拍出量の低下につながる可能性があるので，術前の利尿薬の投与は慎重に行うべきである．うっ血肝を呈している重症例では低アルブミン血症も合併しており，これによる浮腫の増強がみられる．栄養状態を改善しておくことが望ましいが，蛋白漏出性胃腸症を合併していることもあり，術前に補正をすることは困難である．

2）手術手技

手術は通常胸骨正中切開で行う．左側まで十分に心膜を切除したい場合には左開胸を追加する例もある．心臓手術後の収縮性心膜炎では胸骨と心膜の癒着を慎重に剝離し心筋の損傷を最小限にする．壁側心膜と臓側心膜の間に，液体あるいは壊死状物質が貯留し，心膜の二重構造が保たれている場合がある．この場合，壁側心膜のみの切除では拡張傷害を改善することができない．切除範囲としては，両側の横隔神経の間の心膜を完全に切除することが重要で，これにより血行動態の著明な改善が得られる．左室の拡張障害を伴う場合には，左横隔神経部分の心膜を温存し，この背側の心膜を切除する必要がある．上下大静脈周囲も十分に切除する必要があり，このため横隔膜側の切除も重要である．開存する冠動脈バイパスグラフト，特に正中線を横切る右内胸動脈グラフトが存在する場合には，胸骨正中切開に両側前方開胸を加えるこ

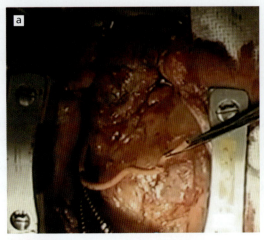
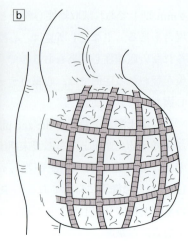

図 2-113 Waffle 法
a）収縮性心膜炎に急性 A 型大動脈解離を合併した症例で，waffle 法による心膜切開術と大動脈基部置換および弓部大動脈置換術を行った．
b）waffle 法の模式図．

表 2-16 収縮性心膜炎に対する手術成績

年	CPB＋	30 日死亡	在院死亡	CPB－	30 日死亡	在院死亡
2007〜2012	423	38（9.0％）	62（14.7％）	472	19（4.0％）	32（6.8％）

CPB：体外循環
（2007〜2012 年の日本胸部外科学会年次統計から作成）

とでバイパスグラフトの損傷を避けることができる．両側開胸となってもよいので，横隔神経の走行を確認し，これを損傷しないように十分注意することが重要である．症例によっては線維化した心膜が心筋に食い込んでいる場合があり，心臓を損傷する危険性が高い場合には臓側心膜に多数の切開を加えることにより，心筋の拡張障害を改善する waffle 法を行う場合もある（図 2-113）．超音波メス（ハーモニックスカルペル）を使用して臓側心膜を切除すると心筋の損傷と出血が少なく十分な心膜の切除が安全に可能である．電気メスを使用した臓側心膜切除は不整脈，特に心室細動を誘発する危険性があり，原則として禁忌である．塊状になった石灰化病変はリュエル鉗子などで除去する．

　体外循環の併用は，右室穿孔などの術中大量出血に対して対応可能だが，肝機能障害例や血小板減少合併例では術後の肝機能の悪化などの危惧がある．体外循環非使用でも，OPCAB 用のハートポジショナーを使用することで，心臓後面まで十分な切除が可能である．急性心タンポナーデと異なり，血行動態の指標は必ずしも手術中および手術直後には改善が得られない場合があるので，術中に経食道エコーで拡張障害が十分解除されたことを確認する．

3）手術死亡率および手術合併症

　日本胸部外科学会の年次統計から 2007〜2012 年までのデータを集計すると，体外循環使用 423 例で 30 日以内の手術死亡率/在院死亡率は 9.0％/14.7％，体外循環非使用 472 例で 4.0％/

6.8%と体外循環非使用例で良好であった（表 2-16）．最も危険で生命予後に関わる術中合併症は，臓側心膜の剥離の際の右室壁の損傷で大出血をきたす．三尖弁閉鎖不全を伴う場合には，三尖弁形成術を併施した方が予後がよいとされている[6,7]．

⑥ 術後管理と遠隔成績

　術後急性期には低心拍出量症候群，肝機能障害，血小板減少など術前からの並存合併症の管理が重要である．腎機能障害に対しては CHDF により対応する．手術直後には大きな改善が得られなくても，2～3 週間でうっ血症状の劇的な改善が得られる場合が多い．術後 30 日，5年，10 年の生存率はそれぞれ 94％，78％，57％とされている．予後不良の予測因子は，高齢，NYHA 心不全分類 Ⅲ・Ⅳ度以上，放射線治療後の収縮性心膜炎である[2]．

📖 文献

1) Busch C, Penov K, Amorim PA, et al. Risk factors for mortality after pericardiectomy for chronic constrictive pericarditis in a large single-centre cohort. Eur J Cardiothorac Surg. 2015; 48: e110-6.
2) The Task Force for the Diagnosis and Management of Pericardial Diseases of the European Society of Cardiology (ESC). 2015 ESC Guidelines for the diagnosis and management of pericardial diseases. Eur Heart J. 2015; 36: 2921-64.
3) Shabetai R. The pericardium. Boston: Kluwer Academic Publishers; 2003.
4) White CS. MR evaluation of the pericardium. Top Magn Reson Imaging. 1995; 7: 258-66.
5) Talreja DR, Edwards WD, et al. Constrictive pericarditis in 26 patients with histologically normal pericardial thickness. Circulation. 2003; 108: 1852-7.
6) DeVeleria PA, Baumgartner WA, Casale AS, et al. Current indications, risks, and outcome after pericardiectomy. Ann Thorac Surg. 1991; 52: 219-24.
7) Ling LH, Oh JK, Schaff HV, et al. Constrictive pericarditis in the modern era: evolving clinical spectrum and impact on outcome after pericardiectomy. Circulation. 1999; 100: 1380-6.

〈福田幾夫〉

Ch 2 ● 成人心臓外科— D 重症心不全に対する治療

1 IABP/PCPS

A IABP

1 概念

　IABP（intra aortic baloon pumping）は下行大動脈に挿入した容量 20〜40 mL のバルーンを心拍に同期させて拡張，収縮させることにより血行動態を改善することを目的にした循環補助法である．心電図，動脈圧波形に同期させて心臓拡張期に拡張させることによる diastolic augmentation 効果，心臓収縮期直前に収縮させることによる systolic unloading 効果が循環補助のメカニズムである．diastolic augmentation では，冠血流が増加するとともに，拡張期圧が上昇することにより高い平均動脈圧を維持が可能である．また，systolic unloading は，収縮期血圧が低下することで左室の後負荷を低減し，左室仕事量，心筋酸素消費量を減少させる効果がある（図 2-114）．

　IABP による心拍出量の補助能力は 10〜20％といわれ[1]，これによる腎機能の改善など二次的な効果も期待できる．強心薬，血管拡張薬などの薬物療法を併用により，この効果は影響を受ける．

2 適応と禁忌

　IABP の適応は，急性心筋梗塞や不安定狭心症などの急性冠症候群に冠血流維持を目的に主

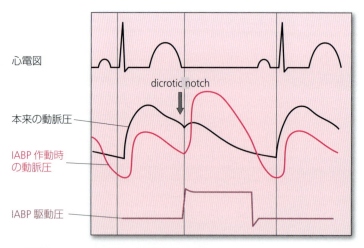

図 2-114 IABP 作動による動脈圧の変化
（見目恭一，他．補助循環と人工臓器 大動脈バルーンパンピング．In: 臨床工学講座 生体機能代行装置学 体外循環装置．第 8 版．東京: 医歯薬出版; 2015. p.213-26)[2]

に用いられているが，急性心筋梗塞の機械的合併症としての心室中隔穿孔や乳頭筋不全症による僧帽弁閉鎖不全症，または難治性不整脈症例の心原性ショック症例の循環維持や，心臓血管外科領域でも，開心術後の体外循環離脱困難症例，低拍出症候群での循環維持にも用いられる．特に近年では，人工心肺非使用の冠動脈バイパス術（off pump CABG）において，心臓を脱転して吻合する際の循環維持に非常に有用である[3]．

IABP の禁忌としては，中等度以上の大動脈弁閉鎖不全症，胸部・腹部大動脈瘤，解離性大動脈瘤，閉塞性動脈硬化症によるアクセス不能例，高度の大動脈粥状硬化症例（shaggy aorta syndrome），凝固異常などがある．合併症予防のため，術前に CT を撮影して大腿動脈，腸骨動脈，大動脈におけるアクセスルートを確認しておくことが望ましい．

3 方法

通常，大腿動脈から経皮的にシース経由で挿入する．挿入は blind でも可能であるが，透視下にガイドワイヤーやカニューレの位置を確認しながら行うことが望ましい．挿入後は胸部 X 線写真でカテーテル先端の位置が大動脈弓部の 3 cm ほど下方にあることを確認する．IABP の補助効果はバルーンのサイズに依存するが，大きすぎるバルーンを用いると下行大動脈を損傷したり，塞栓症を発生するリスクが高くなるので，適切なサイズを選択する．

IABP の駆動には適切な同期をすることが重要で，タイミングとしては大動脈弁閉鎖直後にバルーンを拡張させ，大動脈弁の解放に合わせて収縮させることが一般的で，モニター波形をみながら微調整する．徐脈の場合はペーシングを併用すると効果の増大が期待できる．また正確に同期がとれないと後負荷の増加を招き，逆効果になる可能性がある．

抗凝固療法としては通常，ヘパリンの持続投与を行い，ACT を 150〜200 秒程度に維持するようにする．

心機能が改善し，IABP から離脱する際には，血行動態を監視しながら場合により強心薬の増量などが必要である．抜去の際には末梢側への血栓塞栓症を防止するようにシースごと抜去し 20〜30 分の圧迫にて止血する．皮膚切開して血管を露出し，直視下に抜去し挿入口を閉鎖する方法もある．

4 合併症

合併症として，挿入時の動脈損傷（大腿動脈，腸骨動脈，腹部〜胸部大動脈）および刺入部や後腹膜への出血，血栓塞栓症（アテロームの飛散やバルーンに付着した血栓による塞栓症）や動脈閉塞による臓器虚血（下肢，腸管）・末梢循環障害，バルーン破裂，刺入部からの感染・敗血症，血小板減少などの凝固異常などがある．

B PCPS

1 概念

PCPS（percutaneous cardiopulmonary support：経皮的心肺補助）は，経皮的に挿入可能なカ

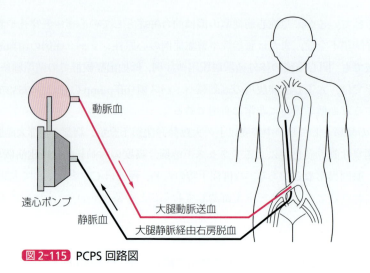

図 2-115 PCPS 回路図

テーテルを使用して，大腿静脈経由で右房から脱血し，膜型人工肺で酸素化した血液を遠心ポンプで大腿動脈から送血する循環補助法である（図 2-115）．cardiac ECMO（extra-corporeal membrane oxygenation），ECLS（extra-corporeal life support）も同義に用いられている．リザーバーのない閉鎖回路で，血液損傷の少ない遠心ポンプを用い，ヘパリンコーティングの回路を使用しているため，比較的長時間の循環補助が可能となっている．

2 適応と禁忌

内科的疾患の適応としては，心原性ショックに陥った急性心筋梗塞，急性心筋梗塞に伴う機械的合併症（左室自由壁破裂，心室中隔穿孔，乳頭筋断裂）の周術期，劇症型心筋炎，肺塞栓症による循環不全，重症心不全の補助人工心臓装着までのブリッジ，重症 PCI 施行症例（supported PCI），重症呼吸不全，重症不整脈などがある．最近では救命救急の現場での心原性ショックへの使用が増加している．

外科的適応では，開心術後の体外循環離脱困難，低心拍出症候群，心拍動下冠動脈バイパス術時の循環補助（on pump beating CABG），大血管手術・呼吸器外科手術の循環補助，肺移植後の呼吸循環不全などがある[4]．

また禁忌としては，経皮的カニューレの挿入困難，逆行性送血による合併症が危惧される高度の末梢動脈硬化症例，急性大動脈解離，最近の脳血管障害，血液凝固障害，著しい出血傾向などがある．PCPS の効果が期待できない末期患者，常温での詳細不明の心停止，遷延性の心停止，脳死，外傷性心障害，中等度以上の大動脈弁閉鎖不全症なども禁忌と考えられる．

3 方法

大腿動静脈から経皮的に送脱血管を挿入し回路と接続する．通常，送血管 15 Fr，脱血管 21 Fr を使用しているが，体格に応じた太さが望ましい．穿刺によってカニューレが挿入困難な症例や，心停止症例など動脈拍動が触知できない症例は外科的にカットダウンして動脈を露出し，

直接挿入する方が迅速な場合がある．blind でも挿入可能であるが，透視下にガイドワイヤーや送脱血管の位置を確認しながら行うことが望ましい．セットアップの際，回路内にエアが混入しないように注意が必要である．緊急時に急いで挿入しなければならないことが多いため，スムーズな準備・設置ができるように普段から回路のプライミングなどスタッフトレーニングされていることが望ましい．ヘパリンの持続投与を行い，ACT 150〜180 秒を目安に管理する．送血管挿入側の末梢動脈に血流障害が発生する可能性があり，その場合は大腿動脈に末梢向きにシースカテーテルを挿入し，送血管側鎖から分岐したルートで末梢循環を確保する．

混合静脈血酸素飽和度を 70％ を維持するように循環流量を維持する．Swan-Ganz カテーテルの挿入が困難な場合は，上大静脈血酸素飽和度や PCPS 脱血回路酸素飽和度が指標になる．ほかに乳酸値なども組織の酸素代謝の指標になる．

脱血不良による補助流量低下を防止するには十分な循環血液量が必要で，必要に応じて補液や輸血が必要である．心機能が低下した症例では，PCPS による後負荷の増大により，心筋ダメージを悪化させる危険性があるため，IABP を併用して後負荷の低減を図ることが多い．併用の場合は通常 PCPS の離脱が優先される．

管理には呼吸管理や鎮静，感染制御や，血液浄化療法など集学的治療が必要になる[5]．

心機能の改善を図りながら，できるだけ早期の離脱を心がけるようにするが，長期間離脱できない症例や，循環不全の遷延により多臓器不全に陥る徴候があれば補助人工心臓（VAD）の導入を考慮する．

4 合併症

合併症として，挿入時の血管損傷（大腿動静脈，腸骨動静脈，大静脈，右房・右室），刺入部や後腹膜への出血，血栓塞栓症・脳梗塞（アテロームの飛散やカテーテルに付着した血栓の塞栓症）や，下肢（送血管挿入側の末梢動脈）の循環障害，刺入部からの感染・敗血症，血小板減少などの凝固異常などがあり，注意深い観察が必要で，合併症発生の際には早急な対処が必要である．

文献

1) Scheidt S, Wilner G, Mueller H, et al. Inta-aortic balloon counterpulsation in cardiogenic shock: report of a cooperative clinical trial. N Eng J Med. 1973; 288: 979-84.
2) 見目恭一, 福長一義. 補助循環と人工臓器 大動脈内バルーンパンピング. In: 臨床工学講座 生体機能代行装置学 体外循環装置. 第 8 版. 東京: 医歯薬出版; 2015. p.213-26.
3) Shi M, Huang J, Pang L, et al. Preoperative insertion of an intra-aortic balloon pump improved the prognosis of high-risk patients undergoing off-pump coronary artery bypass grafting. J Int Med Res. 2011; 39: 1163-8.
4) 澤 芳樹. PCPS の現状と展望. Clin Eng. 2011; 22: 523-9.
5) 四津良平, 平林則之. 経皮的心肺補助（PCPS, ECMO）. In: CE シリーズ 人工心肺. 東京: 南江堂; 2015. p.178-88.

〈安達晃一〉

Ch 2 ● 成人心臓外科— D 重症心不全に対する治療

2 体外設置型補助人工心臓

　薬剤抵抗性の重症心不全に対する治療として，前項に詳述された大動脈内バルーンポンプ（IABP），経皮的心肺補助装置（PCPS）などの機械的補助が選択されるが，それらの補助力には一定の限界がある．そのような場合に，自己心を温存して心臓のポンプ機能の一部を補う人工臓器が補助人工心臓（ventricular assist device: VAD）である．補助する心室により，左心を補助する左心補助人工心臓（left ventricular assist device: LVAD）と右心を補助する右心補助人工心臓（right ventricular assist device: RVAD），そして両心補助人工心臓（biventricular assist device: BiVAD）に分類される．また，ポンプ本体の設置部位により，体外設置型（体外式）と植込型に分類される．さらに，ポンプの種類により，拍動流型と連続流型に分類される．連続流型体外式LVADとして欧米ではCentriMag®などの磁気浮上遠心ポンプが利用されているが，本邦では同様の人工心臓で保険償還されているものは未だない．本章では拍動流型体外設置型補助人工心臓について記述する．

1 基本構成要素（図2-116）

　左室または左房に挿入された脱血管と上行大動脈に接続された送血管，体外に設置したポンプ本体，そしてポンプ駆動装置から構成される．送脱血管は上腹部で皮膚を貫通させポンプ本体と連結される．なお，左房脱血の場合の左室内血栓形成のリスクと，左室脱血の効率のよさを勘案して，脱血管は左室心尖部から挿入固定される場合が多い．また，RVADの場合には，脱血管は右室または右房に挿入され，送血管は肺動脈に接続される．

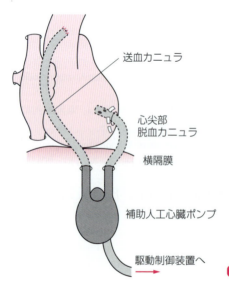

図2-116 体外設置型補助人工心臓回路の概要図

2 体外設置型補助人工心臓

表 2-17 NIPRO VAD と AB5000 の特性比較

	NIPRO VAD	ABIOMED AB5000
血液ポンプ材質	ポリウレタン ヘパリンコーティング	ポリウレタン Angioflex®
血液拍出方式	ダイアフラムタイプ	サックタイプ
流入出口の弁	一葉機械弁	三尖ポリウレタン弁
一回拍出量	約 70 mL	約 95 mL
駆出流量	VCT-50χ では非表示，モバートで表示	表示
両心補助	コンソール 2 台使用で可能	コンソール 1 台で可能
駆出条件の設定	拍動数，% systole，駆出圧，吸引圧	吸引圧以外は自動設定
離脱操作	上記 4 項目の手動操作	流量上限設定式ウィーニングモード

② 種類（図 2-117）

　現在，国産の NIPRO VAD（旧 Toyobo-LVAS）と AbioMed 社の AB5000 が保険償還を得られた体外設置型 VAD として広く臨床上使用されている．表 2-17 に両者の特性比較を要約した．また，2015 年 8 月から小児用補助人工心臓として Berlin Heart 社の EXCOR が保険償還されている．

③ 適応と禁忌

　開心術後の人工心肺離脱困難例，開心術後の低心拍出症候群，その他の心原性循環不全を呈する症例に使用される．具体的な適応疾患としては，虚血性心疾患，弁膜症，拡張型心筋症，拡張相肥大型心筋症，産褥性心筋症，拘束型心筋症，心筋炎，先天性心疾患，二次性心筋症（薬剤性心筋症や心サルコイドーシスなど），致死性重症不整脈による心不全など，幅広い適応症がある．LVAD として導入されることが多いが，RVAD としても使用可能である．適応除外条件として，重症感染症，不可逆的臓器障害が挙げられる．また，心機能上，離脱が期待できない症例においては，移植の選択肢をとれない場合，または，植込型への conversion が選択肢とならない場合には，体外設置型 VAD の適応は慎重にならざるを得ない．

④ 装着方法

　全身麻酔下に胸骨正中切開からアプローチする．正中線に対して線対称に送脱血カニュラ挿入孔を作成する．この 2 つの皮膚貫通部をやや左側に位置させる場合もある．皮膚から腹膜前まで切開し，両カニュラの経路を作成する．次に心膜と横隔膜間を心尖部まで切開し，横隔膜の肋骨弓付着部も出血がないよう慎重に切離する．上行大動脈または弓部大動脈送血，上下大静脈 2 本脱血で体外循環を確立した後，大動脈基部に空気抜き用のベントカニュラを挿入する．心停止下での手術操作が必要な症例では，このカニュラを用いて適宜心筋保護液を投与する．左房ベントに関しては，挿入・非挿入の両方の選択肢がある．rapid pacing 下，または，心

Ch 2 ● 成人心臓外科— D 重症心不全に対する治療

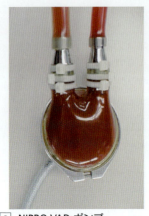
ⓐ NIPRO VAD ポンプ

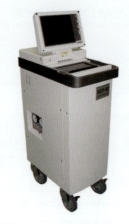
ⓑ NIPRO VAD 駆動装置

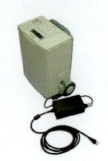
ⓒ モバート NCVC

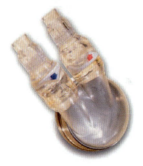
ⓓ AB5000 ポンプ

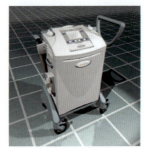
ⓔ AB5000 コンソール

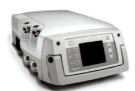
ⓕ ポータブルコンソール

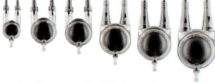

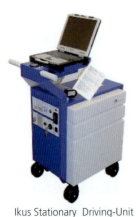
Ikus Stationary Driving-Unit　EXCOR mobile
ⓖ EXCOR 駆動制御装置

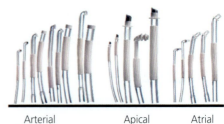
ⓗ Berlin Heart EXCORのポンプと送脱血管の各サイズのラインアップ

図 2-117 体外設置型補助人工心臓の種類

停止下に右房を切開して卵円孔開存の有無を確認し，開存している場合には縫合閉鎖する．LVAD 駆動後に左房圧が低下することで顕在化する右左短絡とそれに続く空気塞栓症のリスクを回避するためである．次に専用のパンチャーを用いて心尖部やや前方に約 10 mm 径の円形の切開孔を作成する．脱血用カフの縫着はフェルト・プレジェット付きの 2-0 ブレイディド・スーチャー 8 針，または，12 針の U 字結節縫合にて行う．脱血カニュラの方向決定が最も重要であり，先端は僧帽弁を向くように挿入し，脱血用カフに固定する．そのカニュラを腹壁外へ導出する．引き続いて送血管を上行大動脈の前側壁に吻合する．同部位でパーシャル・クランプをかけ，長軸方向に大動脈を切開し，4-0 または 5-0 モノフィラメント糸で人工血管を端側吻合する．送血管を体外に導出し，ポンプ本体に接続する．LVAD の駆動は体外循環からの weaning 途中または離脱後に開始する．その過程で，右心不全徴候の有無，左室容量に留意しながら，徐々に LVAD の駆動条件を変化させ設定を最適化する．

⑤ 術後急性期管理

　術中および術後早期には右心不全徴候に留意する．LVAD の装着により静脈還流が増加し右室が前負荷に耐えられなくなることと，左室からの陰圧脱血による心室中隔の左室側偏位による右室収縮障害が関与しているといわれる．十分な循環血液量の補充と強心薬の投与，さらには肺血管抵抗低下のために一酸化窒素の吸入や PDE Ⅲ 阻害薬の投与を行う．必要に応じ一時的な RVAD を併用する．術後抗凝固療法は，ドレーン排液量と性状を観察しながらある程度の止血状態を確認し得た際に開始する．早期に経口摂取が可能な症例においてはワルファリンの内服から開始できるが，そうでない症例においてはヘパリンの持続投与を行う．安定期における PT-INR の目標は 2.5〜3.5 の範囲とすることが一般的で，抗血小板療法としてアスピリン製剤を併用する．術後 1〜2 週間目に後出血による心タンポナーデを発症することがあるが，心エコー検査では血腫を同定しづらいこともあるため，LVAD の流量低下という徴候を呈した場合には血腫による右室圧排を想定し，遅滞なく心囊ドレナージ，または再開胸止血術を行う．

⑥ 合併症

　最も治療に難渋する合併症は脳梗塞と脳出血である．術後脳梗塞の主因は血栓塞栓症であり，その血栓は血液ポンプ内血栓，左室内脱血管周囲の wedge thrombus として形成される場合が多い．体外設置型拍動型 VAD では逆流防止弁を必要とするため，その部位での血栓形成を長期間にわたり完全に回避することは難しい．また，ポンプ内での渦流形成も流体力学的に必然的に生じる．さらに，感染を合併した際に凝固能が亢進し血栓形成傾向となるリスクもあるため，抗凝固療法と抗血小板療法はきめ細かな調整が必要とされる．過凝固状態の場合に脳出血を併発することもあるが，脳出血は梗塞後出血として発症することが多い．出血性脳病変がみられた場合には，抗凝固療法を一定時間中止し，新鮮凍結血漿，ビタミン K 製剤，血小板製剤の投与などを行って，止血に注力する．血腫が急速に増大している場合には，脳ヘルニアをきたす前に開頭血腫除去術も検討する．

Ch 2 ● 成人心臓外科— **D** 重症心不全に対する治療

7 長期管理

　体外設置型 VAD の管理で重要なことは，できるだけ早期に VAD からの離脱，または，conversion による植込型 VAD への移行を達成させることである．そのためには，β 遮断薬，アンジオテンシン変換酵素阻害薬，アルドステロン拮抗薬を十分量投与して内科的治療を最適化することと，リハビリテーションによる心不全治療を併用する必要がある．離脱試験は，左室収縮能の改善が得られ大動脈弁の開閉も確認できる状態で，スワンガンツカテーテル挿入下に一定の容量負荷を行い，中心静脈圧，肺動脈楔入圧，心拍出量，左室収縮率，僧帽弁逆流量などを測定しながら実施する．離脱が困難と判定された場合には，心臓移植適応判定のために必要なすべての検査を施行後に，移植申請を経て植込型 VAD に conversion し，長期管理体制に持ち込む．

〈齋木佳克〉

Ch 2 ● 成人心臓外科— D 重症心不全に対する治療

3 植込型補助人工心臓

1 総論

　ACC/AHA ガイドライン 2009 に定義される「ステージ D 心不全」[1]は，最大限の薬物投与を
もってしても安静時に著明な症状を有する「特別な治療を要する難治性心不全」を指す．この病
態に対し，エビデンスをもって明らかに予後を改善する外科治療は，現時点では補助人工心臓
（ventricular assist device: VAD）と心臓移植のみである．植込型 VAD（implantable VAD）は VAD
の中でも長期（数カ月～数年）の使用を想定して開発が進められたデバイスで，ポンプ本体を体
内（胸腔内/腹腔内/腹壁下）に設置する．

　本邦では植込型 VAD は 2011 年（平成 23 年）4 月に初めて保険収載された．さらに翌 2012
年（平成 24 年）の診療報酬改定時，植込型 VAD の保険適用に関して拍動流型（K604）と非拍動
流型（K604-2）が区別された．そして 2015 年 10 月現在わが国で保険償還されている植込型
VAD の 4 機種はすべて非拍動流型であり，現状を説明するのは K604-2 である．「K604-2 植
込型補助人工心臓（非拍動流型）は，心臓移植適応の重症心不全患者で，薬物療法や体外式補助
人工心臓等などの他の補助循環法によっても継続した代償不全に陥っており，かつ，心臓移植
以外には救命が困難と考えられる症例に対して，心臓移植までの循環改善を目的とした場合に
算定する」と記載されており，心臓移植までの橋渡し治療（bridge to transplantation: BTT）の位
置づけである．非拍動流型植込型 VAD を外来で定期的に管理している場合には，在宅植込型
補助人工心臓（非拍動流型）指導管理料（C116）が算定されるが，植込み実施施設のみの算定で
あり，植込み実施施設以外で救急対応等を行った場合には適用されない．2013 年に心臓移植の
適応年齢が「60 歳未満」から「65 歳未満」に引き上げられたため，植込型 VAD の適応年齢もこ
れに準じて「65 歳未満」ということになる．

植込型 VAD の種類

第一世代植込型 VAD: 拍動流型

- Novacor LVAD（World Heart 社: 一時的に保険償還されるも市場から撤退）
- HeartMate XVE LVAD（Thoratec 社: 保険償還申請されず）

第二世代植込型 VAD: 軸流ポンプ（非拍動流型）

- Jarvik 2000（Jarvik Heart 社）（図 2-118e）
- HeartMate II（St Jude Medical/Thoratec 社）（図 2-118d）

第三世代植込型 VAD: 浮上型遠心ポンプ（非拍動流型）

- EVAHEART（サンメディカル社）（図 2-118a）
- DuraHeart（Terumo 社）（図 2-118b）
- HVAD（Medtronic HeartWare 社）（図 2-118c）

Ch 2 ● 成人心臓外科― D 重症心不全に対する治療

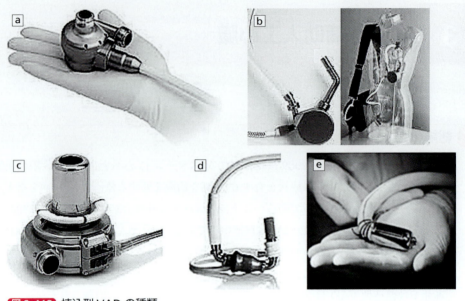

図 2-118 植込型 VAD の種類

　植込型 VAD の装着手術は，一般には胸骨正中切開アプローチで行う．全身をヘパリン化する前に左季肋下にポンプポケットを，またドライブラインのためのトンネルを作成する．ポンプ本体が腹腔内へ落ち込むのを回避するため，当施設では，腹直筋後鞘の腹側で筋膜を腹直筋束背側面から剥離する層にポンプポケットを作成している．遠位上行大動脈送血，上下大静脈2本脱血で人工心肺を確立し，心拍動下に心尖部のカフ装着予定部にメスで切開をおき，ベントカニュラを挿入して左室内を十分に脱血する．その後，脱血管を挿入するのに十分な大きさの孔（小指が通過する程度）を心尖部に開け，10×15 mm 程度の大きめのプレジェットをつけた非吸収性糸 8（〜12）針をもって心尖部カフを装着する．カフ装着部位は，形態的心尖部より約 15 mm 心基部寄り，左前下行枝の 10〜15 mm 程度左側の左室壁心筋に固定される "dimple（くぼみ）" の箇所である．心尖部カフとポンプとを接続しポケット内にポンプを収納してしまうとポンプポケット内の観察や操作が困難となり，時に止血に難渋する．ポケットを作成した時点で丁寧に止血しておくことが手術時間の短縮に有効であり，また周術期管理を容易にする．ポンプをポケットに収納したら，上行大動脈近位部のやや右側寄りに，サイドクランプ下に outflow graft を端側吻合する．動脈圧がかかることよる人工血管長の伸びを想定しつつ，人工血管が右室を圧迫しないような長さに設定する必要がある．サイドクランプ鉗子を外し，空気を抜いた後にポンプ本体と outflow graft とを接続，人工心肺の流量を半分程度に下げつつ，最低回転数でポンプの駆動を開始し，人工心肺を離脱する．右心系が伸展して左室の大きさが保てない時は，遅滞なく一酸化窒素の投与を開始する．

② 各論

　現在市販されている4機種(EVAHEART, DuraHeart, HeartMate Ⅱ, Jarvik 2000)と，2014年に国内で臨床治験が行われ現在評価中のHVADについて紹介する．

1) EVAHEART

　サンメディカル社製のEVAHEARTはDuraHeartと並んでわが国で最初に保険適用を受けた(2011年4月)植込型VADで，遠心ポンプを用いた非拍動流型のデバイスである．回転軸の血液シールに滅菌水を循環させる「クールシールシステム」を採用するが，これは回転による熱発生を抑制しながら潤滑の役割を果たす．ポンプは1,500〜1,800 rpmの回転数で駆動させることが多い．

　当施設でのEVAHEART装着患者の慢性期目標PT-INRは，3.0±0.2と高めとしている．左室心尖部のinflow cannula外側周囲に血栓(いわゆるwedge thrombus)が観察された報告がみられるが，このinflow cannulaのデザインはこれまでに改良が加えられている．すなわち，外側面を鏡面加工からチタンメッシュ加工に，また断端を斜め切りから直角切りに変更していて，wedge thrombusの形成抑制効果が期待されている．送血人工血管は直径18 mmのリング付きゴアテックスである．EVAHEARTのドライブラインは硬く太めで，右側腹部で体外に導出した後に特製のアタッチメントを用い，腹部背側を半周して体の左側に導くことが多い．

2) DuraHeart

　Terumo社製のDuraHeartは磁気浮上型の遠心ポンプを有する非拍動流型VADである．機械的軸受けを持たず摩擦が生じないことから血液の損傷が少なく，長期の耐久性が期待される．磁気浮上に異常が生じた場合のバックアップ機構として動圧浮上システムも有し，安全性を担保する．inflow cannulaは心尖部に縫着する内径16 mmの心尖部カフを通して固定する．DuraHeartのドライブラインは短めで右側腹部から体外に導くことが多いが，当施設では体内癒着促進用のベロア部分全長を体内に埋没するべく左側腹部に導いて皮膚を貫通させることもある．outflow graftは外径12 mmのGelweave®人工血管である．ニプロVADからのデバイス変更(bridge to bridge: BTB)時には，ニプロVADと心尖部カフの内径がほぼ同サイズであり，またoutflow graftも同外径であるため，人工心肺を使用せずにニプロVADからの交換手技が可能という利点がある．慢性期目標PT-INR値は2.5±0.2である．市販後にドライブラインの断線の報告が複数みられ，2011年12月より販売停止の時期を挟み，ポンプ本体とドライブラインの接続部のベンドリリーフを長く変更したデザインで2013年夏より販売が再開された．残念ながら，2017年3月をもって新規製造販売を終了することが発表されている．

3) HeartMate Ⅱ

　現在までに世界で最も数多く植え込まれている米国Thoratec社(先だってSt Jude Medical社に買収された)製の植込型VAD(軸流ポンプ)である[2]．ポンプポケットはEVAHEARTやDuraHeartに比べて小さくてすむが，腹壁内(腹直筋後鞘の腹側)に作成する必要があるのは同じである．ドライブラインは直径8 mmと，EVAHEARTやDuraHeartに比して細くしなやかで長い．体内癒着促進用のベロア部分は細菌感染すると除菌が極めて難しく，当施設ではベロア

Ch 2 ● 成人心臓外科— D 重症心不全に対する治療

部分をすべて皮下に埋没させるべく，一旦右腹直筋外側縁に導出した後，左方向に向きを変えて臍上または臍下の皮下ないし筋層を通し，左側腹部から体外に導出している．inflow cannula（外径 20 mm）および心尖部カフ，outflow graft（14 mm）はどれもニプロ VAD よりも径が大きいため，ニプロ VAD の BTB の際には心尖部カフを流用することはできず，人工心肺使用のもと，ニプロ VAD のカフを切除した後に新たな HeartMate II 用のカフを縫着する．outflow graft は斜め切りで径を合わせたニプロ VAD の outflow graft と端々吻合する．von Willebrand 因子欠乏および消化管出血合併症との関連が示唆されており，当施設では繰り返す消化管出血の既往のある患者には HeartMate II の使用を避けている．2011 年 3 月以降に急激にポンプ内血栓の発生率が上昇したとの New England Journal of Medicine での報告があった[3]が，その後の米国内の検討で，植込み手技と術後管理方法を標準化することでポンプ内血栓発症率が改善する，すなわちデバイス本体の製造過程等の問題ではなかったことが示されている．当施設では慢性期の目標 PT-INR を 2.5±0.2 としている．ポンプ回転速度は 8,000〜9,400 rpm であるが，プログラム上，9,000 rpm での管理は避けるべきとされている．

4）Jarvik 2000

米国 Jarvik Heart 社製で，2014 年 1 月に保険収載された．直径 2.6 cm，重量 90 g と小型軽量の軸流ポンプで，inflow cannula を有さず，本体が心尖部カフおよび左室の中に埋め込まれる形で，ポンプポケットを作成する必要がない．体表面積は 1.2 m^2 程度から植込み可能で，左開胸下に下行大動脈に outflow graft を吻合してもよい．また，ドライブラインを耳介後部まで皮下を通して導くオプションがあり，この場合には入浴や水泳も可能で，ドライブライン感染も頻度が少ないとの報告がある．ポンプ回転数は 8,000〜12,000 rpm で設定し，64 秒中 8 秒間，自動的に回転数を下げて自己大動脈弁を通過する血流を増加させる設定（intermittent low speed: ILS）が装備されている．左室内や大動脈基部の血栓形成を抑制し，塞栓症を予防する目的である．慢性期の目標 PT-INR は 2.5±0.2 である．

5）HVAD

HVAD は HeartWare 社の第三世代非拍動流型 VAD で，磁気浮上と動圧浮上システムを組み合わせた遠心ポンプである．小さなポンプで，outflow graft は 10 mm と細い．Jarvik 2000 と同様にポンプポケットを作成する必要がなく，心尖部に装着するのみである．ドライブラインはベロアを有さず，他の 4 機種と比較して細くしなやかである．メーカー推奨の目標 PT-INR は 2.0〜3.0 である．2014 年に国内で臨床治験が行われ，現在，承認申請中である．

❸ 植込型 VAD の合併症と成績

植込型 VAD 装着後の問題点としては，周術期には出血・創痛・創感染といった外科手術共通のものに加え，術前の循環不全による低栄養，肝・腎機能障害からの回復遅延が問題となり得る．術直後から慢性期においては，デバイスの感染と，厳格に遵守する必要のある抗凝固療法に関連した合併症が 2 大合併症である．脳出血や脳梗塞，軸流ポンプで特に関与が指摘される von Willebrand 因子欠乏症，消化管出血などが抗凝固関連合併症として知られる[4]．また特異な合併症として，ポンプ内血栓や溶血，補助されていない右心の機能不全からくる右心不全

262

3 植込型補助人工心臓

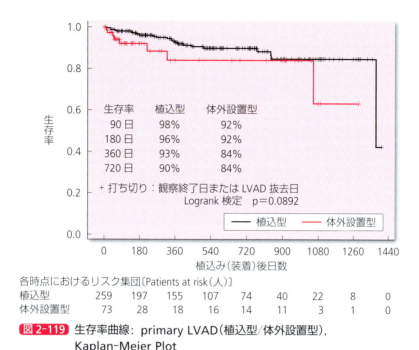

図 2-119 生存率曲線：primary LVAD（植込型/体外設置型），Kaplan-Meier Plot

症状，自己大動脈弁が変性し閉鎖不全をきたして循環の損失が起き，VADを装着しているにもかかわらず左心不全症状をきたす病態も生じうる．

日本の補助人工心臓レジストリであるJ-MACS（Japanese registry for Mechanically Assisted Circulatory Support）によると，2011年4月の市販以降2015年8月時点で日本全国で415台の植込型VADの装着があった[5]．そして，このJ-MACSによる本邦の植込型VADの1年生存率は93％，2年生存率は90％であった（図2-119，Kaplan-Meier曲線による．以下同様）．国際心肺移植学会（International Heart and Lung Transplantation：ISHLT）から報告された2006～2010年の非拍動流型VADの生存率は1年で83％，2年で75％であり[6]，日本の成績はこれに劣らない成績といえる．VADの管理上の大きな問題の一つであるドライブラインないしポンプ感染に関してであるが，J-MACSによる主要感染回避率は1年で53％，2年で35％であり，2/3の症例で2年以内に感染症を発症していることになる．また，抗凝固関連合併症としての神経機能障害（脳血管障害による）回避率は1年で66％，2年で56％であり，程度の差こそあれ2年間に約半数が何らかの脳血管障害を起こしている計算で，これら感染と脳血管障害の回避が，植込型VADの成績改善の鍵となる．

4 Destination therapy

2001年にNew England Journal of Medicineに報告されたREMATCH studyはepoch makingな研究であった．すなわち，最大限の薬物治療よりもVAD装着の方が有意に難治性重症心不全患者の生命予後を改善することを示したもので[7]，VADが"市民権"を得るのに大きく貢献した．さらに，拍動流型VADに比して非拍動流（定常流）型VADの方がさらに予後を改善す

ることも示された[8].

　米国では年間 2,300 件程度の心臓移植が行われるが，その米国においてすら，潜在的にその数倍は存在するとされる重症心不全患者の受け皿として心臓移植だけでは不十分と考えられている．この現状を考慮すれば，重症心不全治療における VAD の重要性に疑いの余地はない．植込型 VAD の生命予後は心臓移植の生命予後と同等レベルとの報告もあり[9]，心臓移植を最終形とするのではなく植込型 VAD を最終形とする考え方〔destination therapy（DT）としての植込型 VAD〕が米国では大きな流れとなっていて，現在の米国では，VAD 装着患者の 40％以上が DT としての症例である[10].

　日本の現状では心臓移植が植込型 VAD の前提であるが，2010 年の臓器移植法改正後に増加したとはいえ心臓移植数が 40 例程度/年にすぎず，米国よりも状況は深刻である．逆に心臓移植治療の認知度が上がったためか心臓移植待機登録は増加の一途で，2015 年 11 月末時点での心臓移植待機患者数は 449 人にのぼる[11]．今後は 5 年を超える超長期間の待機期間を余儀なくされることが想定され，これは欧米における DT と同様の管理が要求されていることになる．

　他方で，厳格な基準が設けられている心臓移植の適応からはいくつかの点で外れるが，植込型 VAD の装着によって生活の質（QOL）の改善と社会復帰が見込まれる患者に対して，日本でも DT としての VAD 治療の導入を望む声もあり，現在治験に向けて準備が進められている．DT の大前提は自宅での生活であり，社会復帰である．心臓移植というゴールを持たない DT の患者は合併症入院が長引いたり NYHA Ⅲ度で自宅療養を続けたりしているようではその治療の意義は薄いといわざるを得ない．しかしながら，確実に退院できて社会復帰可能と思われる患者を事前に見極めることは現時点では簡単ではなく，種々のスコアリングが考案されてはいるが決定打と言えるものは存在しない．

　現行の植込型 VAD の保険償還価格は 1,800 万円余と極めて高額であり，医療費高騰の昨今，適応を適切に設定することが社会的にも重要なのは間違いない．患者のみならず介護者の QOL，また持続性のある外来診療態勢の構築にも目を配りながら適応を定め，周辺環境の整備を進める必要がある．そして，生命予後改善効果がはっきり示されているこのデバイスは，普及によって償還価格が下がれば医療経済の観点からも十分にペイするものとなり，社会の理解を得られる治療に育つことが期待される．

📖 文献

1）Jessup M, Abraham WT, Casey DE, et al. 2009 focused update: ACCF/AHA Guidelines for the Diagnosis and Management of Heart Failure in Adults: a report of the American College of Cardiology Foundation/American Heart Association Task Force on Practice Guidelines: developed in collaboration with the International Society for Heart and Lung Transplantation. Circulation. 2009; 119: 1977-2016.

2）Garbade J, Bittner HB, Barten MJ, et al. Current trends in implantable left ventricular assist devices. Cardiol Res Pract. 2011; 2011: 290561.

3）Starling RC, Moazami N, Silvestry SC, et al. Unexpected abrupt increase in left ventricular assist device thrombosis. N Engl J Med. 2014; 370: 33-40.

4）Toda K, Sawa Y. Clinical management for complications related to implantable LVAD use. Gen Thorac

Cardiovasc Surg. 2015; 63: 1-7.
5) 独立行政法人 医薬品医療機器総合機構サイト．http://www.pmda.go.jp/safety/surveillance-analysis/0009.html
6) Kirklin JK, Naftel DC, Kormos RL, et al. Third INTERMACS Annual Report: the evolution of destination therapy in the United States. J Heart Lung Transplant. 2011; 30: 115-23.
7) Rose EA, Gelijns AC, Moskowitz AJ, et al. Long-term use of a left ventricular assist device for end-stage heart failure. N Engl J Med. 2001; 345: 1435-43.
8) Slaughter MS, Rogers JG, Milano CA, et al. Advanced heart failure treated with continuous-flow left ventricular assist device. N Engl J Med. 2009; 361: 2241-51.
9) Ammirati E, Oliva E, Cannata A, et al. Current indications for heart transplantation and left ventricular assist device: a practical point of view. Eur J Intern Med. 2014; 25: 422-9.
10) Lietz K, Miller LW. Destination therapy: current results and future promise. Semin Thorac Cardiovasc Surg. 2008; 20: 225-33.
11) 日本臓器移植ネットワークサイト．http://www.jotnw.or.jp/datafile/index.html

〈縄田　寛〉

Ch 2 ● 成人心臓外科— D 重症心不全に対する治療

4 左室形成術

　拡張型心筋症は大きく心筋梗塞後の虚血性心筋症と非虚血性心筋症の2つに分類される．僧帽弁手術や左室形成術は，心筋障害による一回心拍出量低下，補填的に心室が拡大，ストレス増大，僧帽弁逆流という悪循環を止め，可及的に reverse remodeling を目指すものである．合併する機能性僧帽弁逆流(functional mitral regurgitation: FMR)は心筋障害の結果であり，それに対する手術の予後改善効果については結論が出ていない．また左室形成術は，主に虚血性心筋症において，人工心臓や心臓移植の前段階，あるいはその非適応症例などで適応が検討されるが，個々の症例に応じた手術適応や術式の検討が重要である．当然ながら手術成績は健常心筋の残存の程度に依存し，その効果にはおのずから限界はあるが，術後著明な改善を長期に示す例も多くみられる．非虚血性心筋症においては心筋障害の病態・程度が複雑で左室形成術の効果は不定であり，本邦では年間40例弱に行われているに過ぎない．

❶ 機能性僧帽弁逆流（FMR）に対する手術

　合併する FMR に対する手術は左室形成術の一部である．本邦では虚血性僧帽弁閉鎖不全症(ischemic mitral regurgitation: IMR)に対する手術は年間約300例施行されているが，その有効性については結論が出ていない．

　一般に通常の MR では EROA≧40 mm^2 または R Vol≧60 mL が重症 MR とされるが，FMR では運動負荷で容易に悪化が認められ，IMR では EROA≧20 mm^2 or RVol≧30 mL が心事故発生率悪化の基準とされる．2014年の AHA ガイドラインから FMR の治療が一次性僧帽弁逆流から独立して記述されるようになり，重症の FMR に対する僧帽弁手術は CABG と同時であれば class Ⅱa だが，中等度の FMR に対する僧帽弁手術は class Ⅱb 止まりである[1]．中等度のFMR に対する僧帽弁形成術は1年の短期では臨床的意義がないとする報告と，心機能改善，左室リモデリング，脳性ナトリウム利尿ペプチド値で効果があるとする報告があり一定の結論が出ていない．したがって，現時点では重症 FMR であれば CABG の際に僧帽弁手術を追加し，中等度 FMR であれば症例ごとに治療方針を決める方針となる．

　FMR に対する手術は，Bolling らによる弁輪過縫縮(restrictive mitral annuloplasty: RMAP)が標準術式であるが，一般に冠動脈バイパス(CABG)単独と CABG＋RMAP に生命予後の差はないとする報告も多い[2]．RMAP が IMR の原因である tethering をむしろ悪化させることによる IMR 再発率の高さが報告され，予後に関係されるとされているが[3]，予後も MR 再発も当然心筋そのものの残存 viability の程度に強く関係する．また RMAP では術後機能的僧帽弁狭窄が起こり，運動機能や予後に関係するとする報告もある．そのことからこのような病態ではRMAP よりも弁置換術(MVR)を選択すべきとする意見もある[4]．しかし弁下組織を含めたいわゆる僧帽弁複合体形成(乳頭筋接合術，乳頭筋吊り上げ術など)を行うことにより，これらの弱

266

点が克服される可能性もあり[5]，特に本邦では積極的介入が行われているが，その有効性はまだ結論は出ていない．

一方欧米では最近，経カテーテル的 edge-to-edge 手術（Mitral Clip®）が FMR に応用され短期的には良好な結果を得ている．理論的には否定的な報告もあり遠隔成績が待たれる．

❷ FMR に対する僧帽弁複合体形成

左室拡大により前後乳頭筋は側方に偏位し乳頭筋付着部間の距離が広がり，さらに後壁の拡張により後方かつ心尖方向に牽引される．その結果，弁尖の tethering が生じ心尖側へ偏位するのが FMR の主な成因である．すなわち弁下構造に対するアプローチを行わなければ FMR の根本治療にはなりえず様々な付加手術が報告されている（図 2-120）．虚血性心筋症において LVDd が 65 mm 以上では FMR に対する手術単独では予後が悪く，左室に対するアプローチが必要と考えられる[6]．FMR の主因である tethering に対する方策として我々は短軸前後乳頭

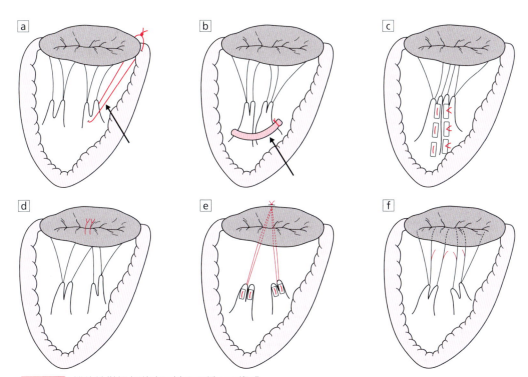

図 2-120 機能性僧帽弁逆流に対する種々の術式
a) 後乳頭筋 relocation 法：後乳頭筋頭を P3 の弁輪に EPTFE 糸で吊り上げる（Kron ら，2002）．
b) papillary muscle sling：広がっている両側乳頭筋基部を EPTFE tube で収束する（Hvass ら，2003）．
c) papillary muscles approximation（乳頭筋接合術）：前後乳頭筋をマットレス縫合で接合する（Matsui ら，2004）．
d) edge-to-edge technique：FMR への応用．前後弁尖を縫着する．Mitral Clip の原法（Alfieri ら，2005）
e) papillary heads "optimization"：前後乳頭筋頭を束ねて EPTFE 糸で前尖弁輪方向に吊り上げる（Komeda ら，2012）
f) chordal cutting 法：tethering を生じている前尖の strud chordae を切断する（Messas ら，2003）．

Ch 2 ● 成人心臓外科— **D** 重症心不全に対する治療

筋間距離 30 mm 以上で乳頭筋接合術（papillary muscle approximation：PMA）を施行してきたが，PMA は開大した後壁心尖部を切開せず縫縮することで後述する楕円型左室形成術としての一面もある[5]（図 2-120）．

3 左室形成術のコンセプト

　左室形成術は左室容積縮小だけでなく，残存する心筋への血行再建，梗塞部の exclusion（排除），左室形態改善や，合併する僧帽弁逆流に対する手術を，症例に合わせて行うオーダーメイドの手術であり，そのコンセプトを理解することが重要である．

1）左室容積縮小

　Laplace の定理によると壁応力は内径に比例し，壁厚に反比例することから，心筋切除による内径縮小による壁応力低下により心筋酸素消費量が低下する．左室が一定以上拡大した例では CABG 単独での成績も不良で，左室形成後の成績も不良になることから，LVESVI が 60〜100 mL/m² 以上では心不全の悪循環を停止させるため手術適応とすることが多い．

2）心筋線維走行のらせん構造

　一定の心筋収縮において心室は楕円形状がこの駆出流入の効率を最も高める形であり，リモデリングにより球体に近づくと効率は低下する．この考えに基づけば左室形成においては左室容積の減少だけでなく，同時に形体を可能な限り楕円体にすることが収縮機能，拡張機能改善に重要であり，左室容積減少よりも臨床成績に関係があるとする報告もある[7]．

4 虚血性心筋症に対する左室形成術

　虚血性心筋症は左室瘤と異なり，虚血により広範囲にわたる無収縮領域を有し拡張型心筋症様所見を呈する症例をさすが，左室瘤との境界は明確ではない．後壁の梗塞では同部位の切除を行う Batista 型手術を行うが，頻度が多い前壁中隔梗塞病変を持つ症例に中隔の exclusion をいかに行うかが重要である．Dor 手術は虚血瘢痕部と健常部境界に巾着縫合をおき瘢痕部位を心内腔から排除する優れた術式であるが[8]，術後心形態が球型を呈しやすく，心筋の収縮効率の低下や，遠隔期での僧帽弁逆流増悪がみられるとされる．このことから心室形態を保つため楕円形のパッチを縦方向に用いる septal anterior ventricular exclusion（SAVE）手術[9]や，パッチを用いず心室サイザーを用い心室形態が楕円となるように直接閉鎖する overlapping 法などが本邦では比較的多く施行されている[5]（図 2-121）．

　最近では心筋切開を加えない左室形成術（Revivent-TC™ procedure）も試みられており，より低侵襲治療による適応拡大も期待されている．

5 現時点での虚血性心筋症に対する左室形成術の適応と成績

　左室形成術の手術適応としては，現時点では LVESVI 80〜100 mL/m² 以上あるいは LVDd 65 mm 以上で左室形成を考慮している施設が多い．ただし左室容量は左室造影，シンチ，超音波など測定法により絶対値が異なり，現時点では MRI が最も正確であるとされている．全体の心機能が低下していることから，過剰な容積減少は一回拍出量を低下させ，低心拍出症候群

4 左室形成術

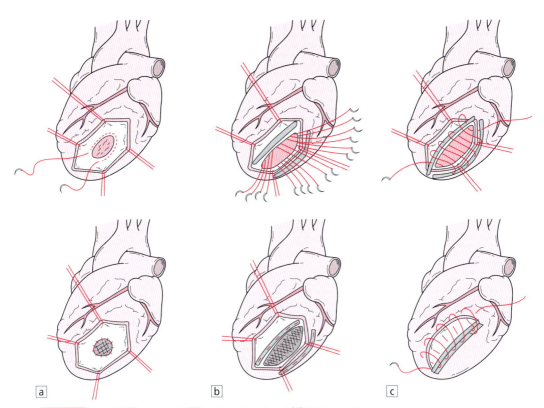

図 2-121 Dor 手術，SAVE 手術，Overlapping 手術のシェーマ
a) Dor 手術：健常心筋と梗塞の境界部で巾着縫合後，パッチにより梗塞部の exclusion を行う
b) SAVE 手術：細長いパッチで梗塞部の exclusion を行い，心形態を楕円球に保つ．
c) Overlapping 手術：パッチを用いず梗塞巣を exclusion する．原則乳頭筋間距離 3 cm 以上の症例では前後乳頭筋接合術も併施する．

(LOS) の誘因となり，拡張能も低下することが考えられ注意が必要である．至適術後左室容量について明確な報告はなく，僧帽弁手術による前負荷減少，PMA による左室容積減少，予測 EF などを考慮し術後左室容積を推測し，症例に応じ術式を選択する．

重症心不全に対する心臓移植前の左室形成術は，2009 年の虚血性心筋症に対する多施設共同 prospective randomized study である STICH trial[10] 以来否定的な意見が多い．この報告では，全症例のわずか 33％しか左室容積を測定せず，心筋梗塞の既往がない例が 13％を占めていること，その左室容積が平均 83 mL/m^2 と比較的小さく，平均 19％しか容積が減少していないこと，左室形成術に慣れていない施設が多いことなど様々な批判があるが，本邦でも影響は大きく報告以来手術数は減少し現在年間約 350 例程度の症例数である．

2010 年，我々を含む本邦 11 施設で本邦における虚血性心筋症に対する左室形成術の遠隔期成績集計を行った．計 596 例の検討で遠隔死亡の独立規定因子は INTERMACS 機能分類，僧帽弁逆流程度，左室駆出率，年齢が抽出された．この 4 つの危険因子で scoring すると low-risk 317 例，intermediate-risk 156 例，high-risk 95 例と分類され，3 年生存率は順に 93％，81％，44％と前 2 群の大半の症例で良好であった[11]．high-risk 症例では左室縮小形成術のよい適応と

Ch 2 ● 成人心臓外科─ D 重症心不全に対する治療

はいえず，緩和療法や人工心臓を考慮すべきと考えられる．現在著者らを中心として「重症心不全外科研究会」を立ち上げ，左室形成や僧帽弁手術の効果に全国約20施設のレジストリー登録を開始しており，これら外科治療法の有効性をさらに本邦から発信する予定である．

おわりに

　左室形成術，僧帽弁手術は，適応，様々な術式の比較評価，長期予後など未だ検討の余地が多く残されているが，特に虚血性心筋症では著明な低心機能例でも術後症状が改善することが多く経験され，心拡大，特に球形の左室拡張を伴った僧帽弁逆流を呈する虚血性心筋症に対して，左室の容積減少，機能・形態の改善が得られることから，少なくとも人工心臓，心臓移植の前段階の重症心不全に対する有効な外科的アプローチと考えている．

文献

1) Nishimura RA, Otto CM, Bonow RO, et al. 2014 AHA/ACC guideline for the management of patients with valvular heart disease: a report of the American College of Cardiology/American Heart Association Task Force on Practice Guidelines. J Am Coll Cardiol. 2014; 63: e57-185

2) Wu AH, Aaronson KD, Bolling S, et al. Impact of mitral valve annuloplasty on mortality risk in patients with mitral regurgitation and left ventricular systolic dysfunction. J Am Coll Cardiol. 2005; 45: 381-7.

3) Magne J, Sénéchal M, Dumesnil JG, et al. Ischemic mitral regurgitation: a complex multifaceted disease. Cardiology. 2009; 112: 244-59.

4) Acker MA, Parides MK, Perrault LP, et al. Mitral-valve repair versus replacement for severe ischemic mitral regurgitation. N Engl J Med. 2014; 370: 23-32.

5) Matsui Y, Fukada Y, Naito Y, et al. Integrated overlapping ventriculoplasty combined with papillary muscle plication for severely dilated heart failure. J Thorac Cardiovasc Surg. 2004; 127: 1221-3.

6) Braun J, van de Veire NR, Klautz RJ, et al. Restrictive mitral annuloplasty cures ischemic mitral regurgitation and heart failure. Ann Thorac Surg. 2008; 85: 430-7.

7) Calafiore AM, Iacò AL, Amata D, et al. Left ventricular surgical restoration for anteroseptal scars: volume versus shape. J Thorac Cardiovasc Surg. 2010; 139: 1123-30.

8) Dor V, Sabatier M, Di Donato M, et al. Efficacy of endoventricular patch plasty in large postinfarction akinetic scar and severe left ventricular dysfunction: comparison with a series of large dyskinetic scars. J Thorac Cardiovasc Surg. 1998; 116: 50-9.

9) Isomura T, Horii T, Suma H, et al. Septal anterior ventricular exclusion operation (Pacopexy) for ischemic dilated cardiomyopathy: treat form not disease. Eur J Cardiothorac Surg. 2006; Suppl 1: S245-50.

10) Jones RH, Velazquez EJ, Michler RE, et al. Coronary bypass surgery with or without surgical ventricular reconstruction. N Engl J Med. 2009; 360: 1705-17.

11) Wakasa S, Matsui Y, Isomura T, et al. Risk scores for predicting mortality after surgical ventricular reconstruction for ischemic cardiomyopathy: results of a Japanese multicenter study. J Thorac Cardiovasc Surg. 2014; 147: 1868-74.

〈松居喜郎〉

Ch 2 ● 成人心臓外科— **D** 重症心不全に対する治療

5 心臓移植

1967 年 12 月に南アフリカの Christiaan Barnard が第 1 例目を行って以来, 心臓移植は重症心不全の外科治療として世界で広く行われてきた. 1982 年に開始された国際心肺移植学会 (ISHLT) の登録データ報告によると, 2013 年 6 月までに 11 万例以上の心臓移植が登録されてきた[1]. わが国では, 1968 年 8 月に当時札幌医科大学教授であった和田寿郎が世界 30 例目の心臓移植を施行したが 83 日目に死亡した. その後, 1997 年 10 月に臓器移植法が施行されるまでは, 脳死臓器移植はわが国では実施できなかった. 1999 年 2 月 28 日に大阪大学で法施行後心臓移植第 1 例目が行われた. この臓器移植法では意思表示カードの漏れない記入が必要で, かつ 15 歳未満の小児は臓器提供ができない規程となっていたために, 2010 年 7 月に臓器移植法が改正されるまでは心臓移植数はわずか 69 例であった. 法改正後に家族承諾による脳死臓器提供や小児からの提供が可能となり, 心臓移植数は飛躍的に増えた. 最近では年間 40 例前後, 法改正後は 2015 年 12 月までに 197 例の心臓移植が実施された.

① 心臓移植の適応病態

2015 年までに施行された 266 例の心臓移植の原疾患は, 拡張型心筋症が 182 例と最も多く, 次いで拡張肥大型心筋症 31 例, 虚血性心疾患 21 例, 心筋炎後心筋症 10 例などであった[2]. ISHLT 年次報告では, 心筋症 56%, 虚血性心疾患 35%であり, わが国では虚血性心疾患が非常に少ないことがわかる. 他に適応となる疾患には, 拘束型心筋症, 先天性心疾患, 弁膜症などがある. わが国ではまだ施行されていないが, ISHLT 報告では再移植が 3%を占めている[1].

表 2-18 にわが国の心臓移植適応疾患と適応条件を示す. 内科的および外科的治療を可能な限り行っても予後不良の重症の心不全を対象としている. 移植登録年齢の上限は従来 60 歳未

表 2-18 心臓移植の適応疾患と適応条件

- 従来の治療法では救命ないし延命の期待がもてない重症心疾患
  1) 拡張型心筋症および拡張相の肥大型心筋症
  2) 虚血性心筋疾患
  3) その他, 日本循環器学会心臓移植適応検討委員会で承認する心臓疾患

- 不治の末期的状態にあり, 以下を参考にして最長余命 1 年以内と予想される場合
  1) 左室駆出率が 20%以下
  2) 長期間または繰り返し入院治療を必要とする心不全
  3) β 遮断薬および ACE 阻害薬を含む治療法では NYHA Ⅲ〜Ⅳ度から改善しないもの
  4) 現存するいかなる治療法でも無効な致死性不整脈を有する症例

- 65 歳未満が望ましい

- 他臓器障害を合併していないこと

Ch 2 ● 成人心臓外科— D 重症心不全に対する治療

表 2-19　心臓移植の除外条件

（ⅰ）肝，腎臓の不可逆的機能障害
（ⅱ）活動性感染症（サイトメガロウイルス感染をむ）
（ⅲ）肺高血圧症（肺血管抵抗＞4-6 Wood 単位）
（ⅳ）薬物中毒（アルコール性心筋疾患を含む）
（ⅴ）悪性腫瘍
（ⅵ）HIV（human immunodeficiency virus）抗体陽性

表 2-20　心臓移植の待機状態

Status Ⅰ
　1）補助人工心臓を必要とする状態
　2）大動脈内バルンパンプ（IABP）を必要とする状態
　3）人工呼吸を必要とする状態
　4）カテコラミン等の強心薬の持続点滴投与が必要
　　な状態．成人では ICU などの重症室に収容され
　　ている場合に限る

Status Ⅱ
　待機中の患者で，上記の状態Ⅰに該当しないもの

Status Ⅲ
　Status Ⅰまたは Status Ⅱで待機中に，除外条件（感
　染症など）を有する状態で移植が受けられない．回
　復すれば，再待機が可能

満が適当とされていたが，2013 年 2 月からは国際標準である 65 歳未満まで引き上げられた．
表 2-19 に除外条件を示す．わが国では心肺同時移植は認められているが，心腎同時あるいは
心肝同時移植は認められていない．

② 心臓移植登録

　心臓移植は 2015 年現在 9 施設で実施されている．移植登録申請は，日本循環器学会心臓移
植委員会で書面審査を行って適応判定が得られてから，いずれかの移植施設から日本臓器移植
ネットワークに登録して完了する．申請は移植施設以外からも可能である．移植待機は重症度
によって 2 グループに分けられる（表 2-20）．2015 年 12 月まで行われた心臓移植のうち小児
の 1 例のみが Status 2 で，265 例は Status 1 であった．

③ 心臓移植待機期間

　わが国では移植希望登録者数（2016 年 2 月 1 日現在で 461 名[3]）からみて臓器提供者が著し
く少ないために移植待機期間は極めて長期となっている．図 2-122 に年別の待機期間を折線
で示している．2005 年以降，900 日前後の待機期間が続いていたが，2015 年は約 3 年となっ
た．このような長期の待機となるために，棒グラフで示すようにほぼ全例が補助人工心臓を装
着して移植に到達している．

④ 心臓移植の手技

1）Biatrial 法と Bicaval 法

　現在主に行われている移植手技には，biatrial 法（Lower-Shumway 法）と bicaval 法がある．前
者は 1960 年に Lower と Shumway が報告した方法で，2005 年頃まで全世界のスタンダードな
手技であった．左右の心房レベルで吻合を行い，肺動脈と大動脈を吻合して完了する．手技的
には容易であるが，洞機能不全が少なくない，遠隔期の三尖弁閉鎖不全症が多いなどの合併症

272

5 心臓移植

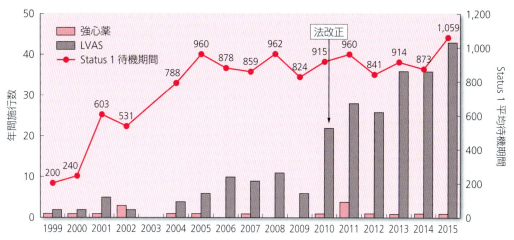

図 2-122 わが国の心臓移植待機状態と平均待機期間（2015 年 12 月 31 日現在）
日本心臓移植研究会レジストリーデータによる．

が報告されてきた．これに対して，後者は左房レベルの吻合は前者と同様だが，右房レベルは上下大静脈で吻合を行う手技で，1990 年頃から行われるようになった．移植後のペースメーカー装着が bicaval 法で有意に減少した（biatrial: 16.7％，bicaval: 1.8％）ことが報告され，最近では国際的に bicaval 法が主流となりつつある．わが国では，Kitamura らが上下大静脈を独立に吻合するのではなく，右房後壁の連続性を維持して，それぞれ心房・大静脈レベルで吻合する modified bicaval 法を報告した[4]．この方法では，ドナー・レシピエント間でしばしば遭遇する大静脈の口径差を調節して吻合しやすいという利点があり，最近のわが国の移植手技の 90％以上を占めている．

2）ドナー心摘出

わが国では欧米と比べて肺摘出を同時に行う場合が多いのでそれに準じた方法を述べる．胸骨正中切開を行い，心膜を縦切開する．心臓を視診と触診で十分に確認する．特に高齢者では冠状動脈の石灰化に注意する．SVC を奇静脈まで剥離し，IVC を横隔膜から剥離し，それぞれにテーピングする．大動脈は右腕頭動脈レベルまで剥離し，大動脈・肺動脈間を可及的に剥離しておく．この後に肺チームが両側開胸して肺の確認や剥離を行う．腹部の剥離操作が終了してから Methylprednisolone 1 g と 5 mg/kg を目安にヘパリンを投与する．大動脈基部に心筋保護薬投与カニューレを，肺動脈幹遠位に肺灌流液用カニューレを留置する．

上下大静脈をスネアして大動脈遮断する．右房・IVC 接合部を小切開して，左心耳を小切開する．心筋保護液としてはわが国では Celsior 液が最も多く使用されている（4℃，20〜30 mL/kg）．同時に，肺動脈からプロスタグランジンおよび肺灌流液の投与が開始される．左右心房からの灌流液を 2 本の吸引管でドレナージする．同時に心嚢内にアイス・スラッシュを満たして局所冷却する．灌流終了後に摘出を開始する．右房・IVC 接合部を切断し，SVC を奇静脈流入部で切断する．右心房間溝を剥離して右側左房切開をおいて，左肺静脈に切り込まないように，反時計回りに左心耳付け根付近まで左房切開を行う．上行大動脈を遠位で切離し，左右主肺動

Ch 2 ● 成人心臓外科— **D** 重症心不全に対する治療

脈分岐の手前で肺動脈幹を切離し，それぞれ後面の結合組織を切離する．最後に左房切開の残りを時計回りに切離する．最後に 3 重に滅菌パッキングを行って搬送する．

3) レシピエント心摘出

わが国で最も多い VAD が装着されている場合について述べる．通常は，ドナー心の術中最終評価で移植可能との報告を受けてからレシピエントの胸骨再正中切開を慎重に始める．Gore-Tex シートなどで心臓前面が保護されていない場合には大腿動静脈を事前に露出しておく．癒着は高度であり，確実な止血を得るために電気メスで剥離を行うことを推奨する．ポンプポケットの開放，カニューレ体内部分の剥離，右房右側・心嚢横隔膜面，左室側壁，大動脈周囲を剥離する．心尖部周辺は脱血カニューレが障害となるが，可能であればカニューレにテーピングをしておく．

上行大動脈遠位または弓部から送血する．上下大静脈に直接脱血カニューレを挿入して，人工心肺を開始する．half flow になったところで VAD 駆動を停止して，送血人工血管を遮断・切離する．full flow として，右上肺静脈からベントチューブを挿入する．上下大静脈をスネアする．ここで追加の剥離を十分に行う．深部体温で 28℃ まで冷却する．

VAD 送血人工血管吻合部から 2 cm 以上遠位で大動脈を遮断する．VAD 脱血カニューレを切離して心尖部の剥離を心後面へ進める．心尖部の脱転が困難な場合（特に DuraHeart や Jarvik2000）には，左室心尖部をメスで切断してからの方が剥離を進めやすいことが多い．次に，上下大静脈の手前約 2 cm まで右房を縦切開する．心房中隔を切開して，冠静脈洞・僧帽弁後尖弁輪に沿うように左房切開を反時計方向に進める．transseptal superior approach の要領で左房の天井に切開を進めるが，VAD 送血人工血管の癒着のために大動脈基部の同定が難しいことがある．

VAD 送血人工血管吻合部レベルで上行大動脈を切断し，肺動脈弁レベルで肺動脈を切離する．大血管後面の結合組織を電気メスで切離する．最後に左房切開線を頭側から左心耳を切離するように進めて心摘出が完了する．

4) 移植（modified bicaval 法）（図 2-123）

レシピエント心摘出を開始すると同時に，バックテーブルでドナー心の準備を開始する．PFO の有無を確認し，ある場合には縫合閉鎖する．左心耳が切開されている場合には，2 重に縫合閉鎖する．肺の摘出がなく左房が肺静脈レベルで切離されている場合には，左房後壁を開いてカフを作成しておく．

レシピエントの右房側壁は切離して後壁のみ連続性を持たせる．Thebesian vein を縫合閉鎖する．左房足側の冠静脈洞部分を連続縫合で縫い上げて小静脈を止血する．

吻合はドナー左心耳とレシピエント左下肺静脈から開始して，心房中隔中部まで時計方向へ進める．ベントチューブを左室内に入れて，左房の残りを反時計方向へ吻合する．ドナー IVC はレシピエント右房カフに吻合するが，後壁は inclusion 法となる．ドナー SVC を適切な長さに切離して吻合する．後壁は inclusion 法となる．肺動脈は屈曲しやすいので十分に切離した後に吻合を行うが，周囲結合脂肪織を拾うようにするとその後の止血が容易である．最後に大動脈を吻合するが，吻合部の確認を容易にするためにやや長めにしておくとよい．また，サイズ

274

JCOPY 498-03914

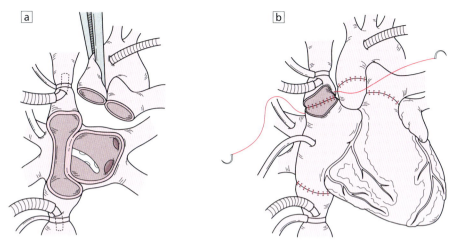

図 2-123　Modified bicaval 法の時の自己心摘出後の状態(a)と移植完了直前の状態(b)

ミスマッチが大きいことが少なからずあるので，丁寧にバイトを大きく取って吻合する．これらの一連の吻合中にはアイス・スラッシュを心表面にのせて，心筋温が上昇しないように心がける．

十分に加温しながら再灌流を行い，経食道心エコーで左室の収縮の状態を観察する．人工心肺からの離脱に際しては，カテコラミンやPDE Ⅲ阻害薬に加えて，必要時には一酸化窒素の吸入が必ずできるようにしておく．

5　移植後早期管理

集中治療室では日和見感染防止のために個室管理を行う．移植心は自律神経支配のない除神経心であるために，通常は心拍数100前後以上の頻脈となる．移植心は長時間保存後再灌流のために早期には拡張障害を呈する．徐脈の場合には心房ペーシングで心拍数を毎分90〜100となるようにする．循環管理は通常の開心術に準じて行う．免疫抑制剤はカルシニューリン阻害薬，核酸合成阻害薬，ステロイドの3剤併用療法を行う．投与法の詳細については成書を参照されたい[5]．急性細胞性拒絶反応のモニタリングのために，移植後早期は頻回に心筋生検を行う．通常は成人の場合，6カ月間で10回程度行うことが多い．日和見感染予防のために，細菌，ウイルス，真菌に対する予防的抗菌薬投与を行う．サイトメガロウイルス感染については，antigenemia（ウイルス同定）やRNA測定を定期的に実施して早期発見に努める．

6　移植後遠隔期管理

免疫抑制剤は移植後3〜6カ月以降から減量可能なことが多い．ステロイドは1年前後に中止できる場合が多いが，成人では2種類，小児では1〜2種類の免疫抑制剤は生涯内服が必要である．心筋生検は6カ月〜1年に1回の頻度となる．日和見感染の頻度も減少するが，健常人よりは感染を受けやすい．移植後5年以降，特に10年以降では健常人の2.5〜3倍程度と悪性腫瘍の発生が多くなる．皮膚癌が最も多く，次いでリンパ腫が多い．固形臓器の悪性腫瘍の

発生率も高くなるために，適切なスクリーニング検査を行う．慢性拒絶反応である移植心冠動脈病変（CAV）は5年以降からしばしば観察される．定期検査時の冠状動脈造影に加え，IVUSによる内膜肥厚の評価が病変の検出・評価に有効である．CAVが進行して冠状動脈の完全閉塞に至る場合があるが，移植心は除神経心であるために狭心痛を自覚しないことが一般的であるために要注意である．また，長期の免疫抑制剤の使用に伴って，腎不全，高血圧，高脂血症，糖尿病を発症しやすいために，食生活や運動量の管理とともに，適切な治療薬剤投与が必要になることが多い．

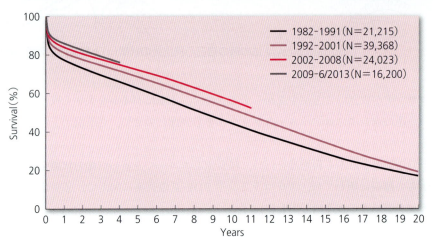

図2-124 国際心肺移植学会登録データによる年次別成人心臓移植遠隔成績

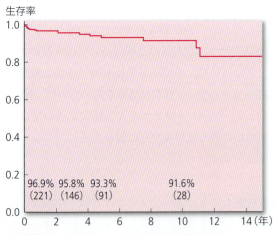

図2-125 わが国における心臓移植遠隔成績
　　　　（2015年12月末現在）
生存率（N at risk）は1，3，5，10年を示す．
（日本心臓移植研究会レジストリーデータによる）

表2-21 わが国266例の心臓移植症例の移植前状態

年　齢	37.8+/−13.6歳（1～66） （うち，小児：18歳未満18例）
性　別	男性195名，女性71名
原疾患	拡張型心筋症　　　　　182 拡張相肥大型心筋症　　 31 虚血性心疾患　　　　　 21 心筋炎後心筋症　　　　 10 その他　　　　　　　　 22
待機期間	Status 1 で898日
補助状態	補助人工心臓（VAD）　246 強心薬　　　　　　　　 19 補助なし　　　　　　　　1
VAD補助	920日（21～1738）

276

5 心臓移植

❼ 心臓移植後遠隔成績

　図 2-124 に ISHLT の 11 万例に及ぶ登録データから得られた年次別遠隔成績を示す[1]．時代とともに成績が向上していることが明らかにみて取れる．この報告による 1 年，5 年，10 年生存率はそれぞれ，85.7%，72.1%，56.1% である．図 2-125 にわが国で 2015 年 12 月末までに行われた 266 例（表 2-21）の心臓移植の遠隔成績を示す[2]．1 年，5 年および 10 年生存率はそれぞれ 96.9%，93.3% および 91.6% で，ISHLT データよりも著しく優れている．これまでに 17 例が死亡しているが，死因として最も多いのが感染症の 7 例で，明らかな拒絶反応による死亡は 1 例のみである．

📖 文献

1）Lund LH, Meise B, Yusen RD, et al. The Registry of the International Society for Heart and Lung Transplantation: Thirty-second Official Adult Heart Transplantation Report-2015. J Heart Lung Transplant. 2015; 34: 1244-54.

2）日本心臓移植研究会ホームページ．http://www.jsht.jp/registry/japan/index.html（accessed March 1, 2016）

3）日本臓器移植ネットワークホームページ．http://www.jotnw.or.jp/datafile/index.html（accessed March 1, 2016）

4）Kitamura S, Nakatani T, Bando K, et al. Modification of bicaval anastomosis technique for orthotopic heart transplantation. Ann Thorac Surg. 2001; 72: 1405-6.

5）布田伸一，福嶌教偉．免疫抑制薬各論．In: 松田 暉，他編．心臓移植．東京: Springer; 2011. p.201-19.

〈小野　稔〉

Ch.3
小児心臓外科

坂本喜三郎 編

TEXTBOOK OF
CARDIOVASCULAR SURGERY

Ch 3 ● 小児心臓外科— A 総論

1 先天性心疾患外科治療概論

1 先天性心疾患とは？—後天性心疾患との違い—

先天性心疾患の外科治療戦略は，後天性心疾患とどのように異なるのか？

図 3-1 にヒトの正常循環模式図を示す．生物学では様々な生物の循環を一元的に説明するためにヒト循環も心臓を中心とした肺循環と体循環の並列循環と表現されるが，肺循環と体循環の間の短絡がなくなったヒト循環は"効率のよい 2 心房 2 心室直列循環（チアノーゼも左→右短絡もない！）"になっている．後天性心疾患の病態は，"何らかの理由で，それまで成立していた 2 心房 2 心室直列循環を維持するのに不可欠な構成要素の能力が低下した状態"で，外科治療戦略は"病気になって能力の落ちた部分の機能を復活させるための形成術・置換術"（弁機能不全に対しての弁形成や弁置換など）が基本である．

先天性心疾患は，ヒト正常循環：短絡のない 2 心房 2 心室直列循環が確立できなかった状態である．このため，各構成要素がそれぞれ直列循環を維持する能力があるかどうかも確認されておらず，実際に能力の低い場合が少なくない．例えば，単心房，単心室を持って生まれた子供に，2 心房 2 心室直列循環型治療を適用するのが困難なのは理解しやすいと思う．先天性心疾患に対する外科治療は，各個人の構造異常と各構成要素の持っている能力に合わせて"症状の改善・軽減につながる新たな循環を作る外科治療"である．もとの状態に戻す治療ではない．

2 発生頻度と治療件数の推移

先天性心疾患の発生頻度は，一般的に約 1％といわれている．わが国唯一の全国調査（新生児の心疾患発生頻度を調査）によれば[1]，心臓血管形態異常（先天性心疾患）は生産児の 1.06％で，不整脈を含む循環異常は 0.18％と報告されている（表 3-1）．

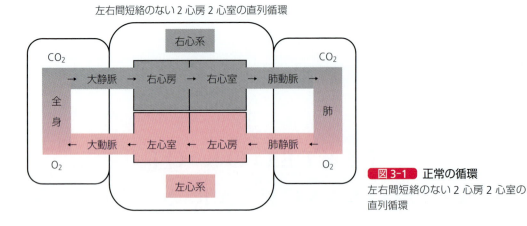

図 3-1 正常の循環
左右間短絡のない 2 心房 2 心室の直列循環

1 先天性心疾患外科治療概論

表3-1 新生児心疾患の発見頻度

母集団となった生産児	72,745 名
先天性心疾患	773 名(1.06%)
不整脈	76 名(0.10%)
①上室性期外収縮	32 名
②心室性期外収縮	25 名
③上室性頻拍	11 名
WPW症候群	3 名
④房室ブロック(Ⅱ度以上)	5 名
⑤心房細動	3 名
その他	60 名(0.08%)
①未熟児動脈管開存	46 名
②胎児循環遺残	8 名
③糖尿病母胎からの出生児	5 名
④一過性三尖弁閉鎖不全	1 名
計	909 名(1.25%)

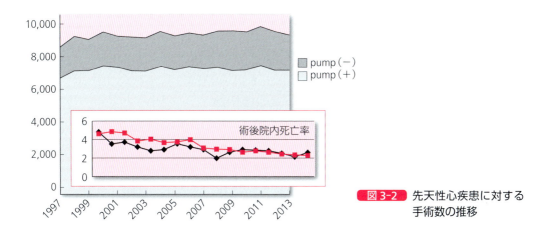

図3-2　先天性心疾患に対する手術数の推移

　この調査での病型別頻度は，心室中隔欠損が過半数を占め，心房中隔欠損は 5.3% となっている(表3-2)が，実際にこの 2 疾患が年間手術件数に占める割合は各々 20% 前後(図3-2および図3-5 参照)で大きく乖離している．この背景には，新生児期に診断される心室中隔欠損の 3 割程度は自然閉鎖(追跡期間 2 年間で 25% が自然閉鎖)すること，心房中隔欠損の多くは新生児・乳児期に発症しないため診断されないこと，などが関与していると考えられる．生産児全体で，先天性心疾患に対する積極的医療(内科・外科治療など)を要する頻度は，乳幼児期で 0.3% 前後，小児期を通じて 0.4〜0.5%，成人発症例や心内膜炎予防などの要管理を含めると 0.7〜0.8%(先天性心疾患全体の 60〜70%)となる．

　また，欧米とのデータとの比較では，大動脈弁狭窄，左心低形成，大動脈縮窄などの左心系疾患がわが国で少ない(表3-3)．

　ところで，人類が初めて経験する少子高齢化に踏み込んでいる日本，その日本の先天性心疾

Ch 3 ● 小児心臓外科— **A** 総論

表 3-2 心疾患病型別頻度

疾患	症例数	%
心室中隔欠損	433	56.1
心室中隔欠損＋他の左右短絡	31	4.0
肺動脈弁狭窄	74	9.6
心房中隔欠損	41	5.3
Fallot 四徴症	35	4.5
心室中隔欠損＋肺動脈弁狭窄	6	0.8
動脈管開存	28	3.6
大動脈縮窄・離断	21	2.7
完全大血管転換	17	2.2
心内膜床欠損	14	1.8
両大血管右室起始	10	1.3
総肺静脈還流異常	9	1.2
脾形成不全	7	0.9
右室低形成	6	0.8
単心室	5	0.6
左室低形成	5	0.6
三尖弁閉鎖，Ebstein 奇形，総動脈幹遺残，大動脈狭窄，修正大血管転位，末梢性肺動脈狭窄	各 3	各 0.4
僧帽弁閉鎖不全	2	0.3
心筋症，三心房心	1	0.1
僧帽弁狭窄・閉鎖不全	1	0.1
病名不詳	8	1.0

脾形成不全: 無脾症または多脾症，右室低形成: 純型肺動脈閉鎖

表 3-3 病型別頻度: 諸外国のデータ

疾患	Mitchell ら	Bound ら	Feldt ら	Carlgren ら	Kenna ら	Rose ら	Hoffman ら	Laursen
心室中隔欠損	32.1*	28.1	34.6	27.1	30.1	31.0	31.3	24.0
動脈管開存	8.3	6.5	10.6	9.5	9.8	7.1	5.5	12.6
心房中隔欠損	7.4	8.3	7.3	4.3	6.4	11.2	6.1	12.0
心内膜床欠損	3.6	7.4	4.5	3.0	1.4		3.7	
肺動脈弁狭窄	8.6	2.7	5.0§	3.8	7.7	10.8	13.5	5.9
大動脈狭窄	3.8	4.1	6.1	5.4	4.8	8.4	3.7	4.7
大動脈縮窄	6.7**	5.6	5.6	9.8	5.0	3.4	5.5	7.0
完全大血管転位	2.6	5.6	7.8	6.0	5.5	2.6	3.7	4.8
Fallot 四徴症	3.8	8.6	5.0	4.1	3.9	8.0	3.7	5.8
総動脈幹遺残	1.7	1.2	0.0	1.4	0.8	0.0	2.5	1.4
左心低形成	3.1	3.3	4.5	0.8	0.0	0.0	0.6	3.0
右心低形成	2.4	1.5	3.4	2.4	2.8	1.1	0.6	1.5
単心室	0.7	1.5	0.0	0.0	0.0	0.0	0.6	1.5
両大血管右室起始	1.0	0.0	0.0	0.0	0.0	0.0	0.6	—
総肺静脈還流異常	0.0	2.1	2.8	0.8	1.5	0.0	0.6	0.8
その他	13.8	13.6	2.8	21.7	20.4	16.4	17.8	12.4
症例数	420	338	179	369	1,081	464	163	2,541

§: 肺動脈閉鎖を含む．*: 7 例で心室中隔欠損または心房中隔欠損を伴う．**: 11 例で肺動脈狭窄を伴う．
注 1）Feldt らのデータには未熟児の動脈管は含まれない．注 2）Kenna のデータには 35 例の流産例も含まれている．
各報告の出典は文献 1 を参照のこと．

1 先天性心疾患外科治療概論

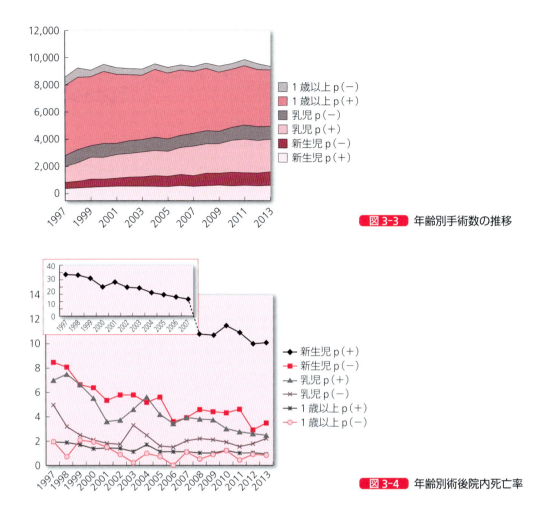

図 3-3　年齢別手術数の推移

図 3-4　年齢別術後院内死亡率

患に対する外科治療の現況について日本胸部外科学会学術調査(1997～2013 年)[2)]から考察する．1 年間に実施されている外科治療件数は，1997 年以降 9,000 件から 9,500 件に微増(人工心肺使用手術は 7,000 件前後)と大きな変化はなく，術後院内死亡率は 5％から 2％台へ確実に改善している(図 3-2)．ただし，治療対象については大きく変化を続けている．年齢別にみると，新生児，乳児の手術数が着実に増加(1997 年度は全体の 1/3 であったのが，最近は半分以上)しており，特に"新生児期の人工心肺非使用例"と"乳児期の人工心肺使用例"の増加が著しい(図 3-3)．年齢別術後院内死亡率では，"新生児期人工心肺使用例"，"新生児期人工心肺非使用例"と"乳児期の人工心肺使用例"の改善が顕著(それぞれ 1/3)である(図 3-4)．代表的疾患で推移をみると，単純先天性心疾患に対する 2 心室修復術群では"ASD が 3 割減(カテーテルによる治療が増加)，PDA が 3 割増(新生児，特に未熟児に対する治療が増加していると思われる)，VSD は著変なし"，複雑心疾患に対する 2 心室修復術群では"TOF は軽度減，TGA，TAPVR は著変なし"，1 心室修復術群では"HLHS は 3 倍以上，SV も 2 倍弱と著増"となっている(図 3-5～3-7)．

　まとめると，「少子化が問題となっているなかで，日本の先天性心疾患に対する外科治療件数

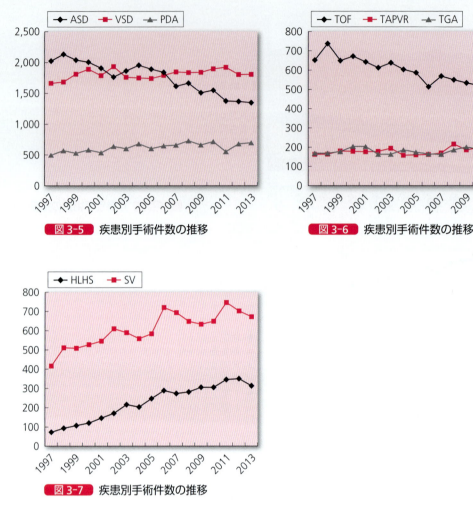

図 3-5　疾患別手術件数の推移

図 3-6　疾患別手術件数の推移

図 3-7　疾患別手術件数の推移

はここ十数年間大きく変わっていない．しかし内容をみると，周産期・新生児医療と小児循環器・心臓血管外科医療の進歩を背景に，手術対象の低年齢化，重症化(特に機能的修復術対象群)が急速に進んでいる」ことがわかる．この背景を踏まえた今後の成人先天性心疾患治療の変化が気になるところであるが，これは次項に譲る．

3 基本分類と治療計画

　外科治療の対象となる先天性心疾患は，心臓発生過程で何らかの問題があり，その多くが構造異常を持っている．構造異常は大雑把に，①接続の異常，②中隔形成の異常，③各構成要素の異常(心室，心房，大血管，弁など各部分の欠損を含む低形成，異形成等)の3つに分類でき，その組み合わせでほとんどの疾患が説明できる．外科治療戦略は，各個人の持っている条件に合わせて，一期的または段階的に，修復術(左右短絡のない直列循環)を目標に構築されている．修復術としては，解剖学的(2心室)修復術と機能的(1心室)修復術が中心とあるが，この2つ

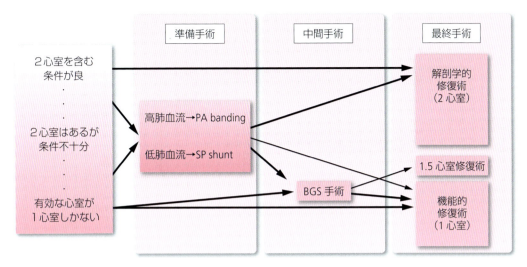

図 3-8 先天性心疾患外科治療基本体系

の中間に位置する 1.5 心室修復術〔上半身の循環は機能的（1 心室）修復術と同様で，下半身側は解剖学的（2 心室）修復術の循環．詳述は疾患別領域に譲る〕がある（図 3-8）．

1）解剖学的修復術

　左右短絡のない 2 心房 2 心室直列循環（図 3-1 の正常循環と同じ）にする手術で，先天性心疾患の第一目標である．従来は根治手術といわれていたが，解剖学的修復術を終えて再手術を含む再治療介入が必要になることが少なくないため，最近は解剖学的修復術と呼ばれる．左右短絡のない直列循環を作る手術であることから，2 心房，2 心室，4 つの弁，大動脈，肺動脈・肺静脈などすべての構成要素がそれぞれ循環を維持できる能力がなければ，成立しない．このため，それぞれの構成要素の能力評価を含めた術前評価が非常に重要である．例えば，心室中隔壁欠損症に対する欠損孔閉鎖術は安全な手術の一つであるが，高度肺高血圧になってしまった Eisenmenger 症候群例や僧帽弁や左心室が小さい例に実施してしまうと循環が成立しない．各構成要素のサイズ・機能はもちろん，欠損孔閉鎖や心内通路作成に伴う容積・通路径の変化にも考慮に入れて，正確な診断に基づいた適切な判断が必要である．条件が整っていると判断できれば，新生児・乳児期の一期的修復術も選択肢に入り，その頻度は確実に上がっている．解剖学的修復術の可能性を有していても，一部の構成要素の条件が整っていないと判断した場合は，後述する準備手術を選択し，不十分な要素の成長・改善を待って再評価の上，段階的に解剖学的修復術を行う．各疾患の詳細については疾患別領域に譲る．

2）機能的修復術または Fontan 型手術

　全身から戻ってきた体静脈血を，右心室を経由させずに肺循環を通過・ガス交換させて体心房に導き，体心室の駆動力で大動脈から全身に供給させる"左右短絡のない 1 心室直列循環"を作る手術で，従来は機能的根治手術といわれていた（図 3-9, 3-10）．この循環は心室が 1 つでも成立することから，単心室群はもちろん，形態学的に 2 心室が存在していても実際に機能

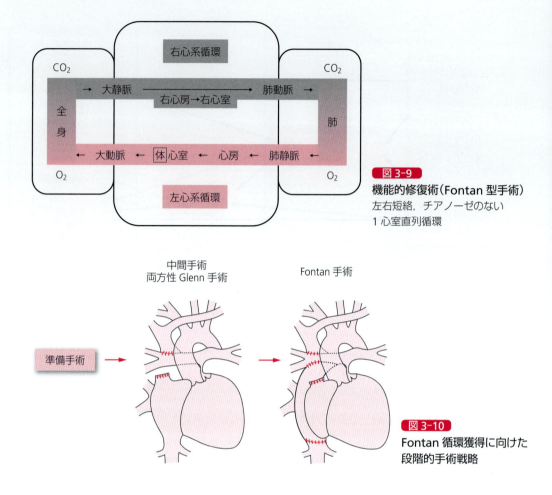

図 3-9
機能的修復術（Fontan 型手術）
左右短絡，チアノーゼのない
1 心室直列循環

図 3-10
Fontan 循環獲得に向けた
段階的手術戦略

を維持できる心室が 1 つである左心低形成症候群や三尖弁閉鎖症など，さらに 2 心室は存在していても解剖学的修復術を実施することが困難な条件を持つ例（房室弁腱索の極端な跨乗や閉鎖困難な多発性心室中隔欠損症など）に実施可能で，21 世紀に入って急速に増加している．

ただし，これも左右短絡のない直列循環を作ることから，直列循環を構成するすべての構成要素が循環を維持できる能力がなければ成立しない．

特に肺循環担当心室のないこの循環では，体が耐えられる 15 mmHg 程度の静脈圧（＝肺動脈圧）で循環を成立させるために，肺循環担当心室のある解剖学的修復術よりも厳密な"**低い血管抵抗を持つ肺循環**と**良好な体心室機能（特に拡張能）**"が必須となる．この点が，多少高めの肺動脈圧でも循環を維持できる解剖学的修復術の治療戦略と異なるところで，より慎重な対応が必要である[3,4]．術式についてはこの項の最後に追記する．

3）先天性心疾患治療と肺循環

左右間の短絡がある先天性心疾患では，"肺循環の条件で変化する並列循環"の管理が治療構築の特徴かつ鍵である．例えば，心室中隔欠損があり肺血管抵抗が低い時には，心室内の血液は肺へ大量に流れ込む結果，高肺血流＋肺高血圧±体循環低心拍出につながる．しかし，同じ大きさの心室中隔欠損があっても肺血管抵抗が高いと，肺高血圧の影響で肺に流れ込む血液は

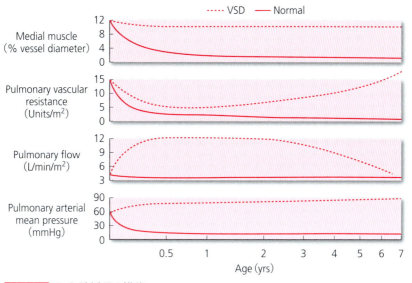

図 3-11 ヒト肺循環の推移
正常例と心室中隔欠損例の比較

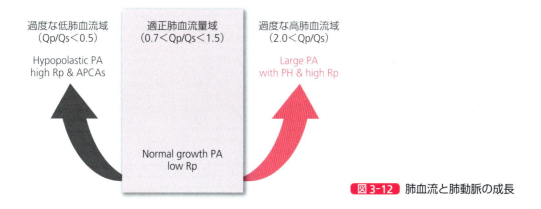

図 3-12 肺血流と肺動脈の成長

減少し，体循環心拍出は維持される．並列循環では2つの循環抵抗バランスを変えることによって血流分布・循環条件が変わるので，準備手術等ではこれを利用して患者の状態はもちろん，循環に関わる各構成要素の成長の管理を目指している．

また，図 3-11 にヒト肺循環の出生後の推移を示すが，新生児は肺高血圧（肺血管抵抗が高い）で，成長とともに肺動脈圧が下がり（肺血管抵抗が低下），2歳頃までに成人と同程度の肺動脈（低い肺血管抵抗．平均圧 10～15 mmHg）に成熟する．肺動脈は，正常肺血流下では適切な成長が期待できるが，過度な高肺血流でも，過度な低肺血流でも悪影響を受け正常に成長・成熟できない．例えば，高肺血流は心室中隔欠損や動脈管の左→右短絡などで起こり，肺動脈末梢血管の閉塞性変化による肺血管抵抗の上昇を招く．反対に，低肺血流は Fallot 四徴症や肺動脈閉鎖を伴う疾患群での右→左短絡に伴って起こり，チアノーゼはもちろん，肺動脈低形成による肺血管抵抗の上昇と異常体肺動脈側副血管の増生を引き起こしうる（図 3-12）．

また，心室や房室弁も通過する血流が適正な時に適当な成長が得られ，過度の低血流は心室や房室弁の低形成を引き起こしうると考えている．逆に，過度の高肺血流に起因する心室への過度の容量負荷は，心室機能の低下や房室弁の逆流につながりうる．並列循環の調節・管理は，正に先天性心疾患治療の鍵なのである．

4）準備手術

準備手術は数多くあるが，肺血流を制御する姑息手術として始められた体肺動脈短絡手術（SP shunt）と肺動脈絞扼手術（PA banding）が経験と期間を積み重ねて検証され，現在に至っている最も汎用されている準備手術である．

①SP shunt（図3-13）は，低肺血流が主因と考えられる低形成肺動脈や低形成心室を持つ症例に，体動脈系から肺動脈に短絡通路を造って肺血流を増加させ，チアノーゼを軽減しつつ低形成構成要素の成長を待てるようにする手術で，人工血管を介在させて血流量を規定しやすい Blalock-Taussig 手術変法が現在の主流である．

②PA banding（図3-14）は，左右短絡・高肺血流に起因する肺高血圧・肺うっ血と心室容量負荷・それに伴う続発症（心拡大，房室弁逆流）を是正または予防しつつ構成要素の成長・状態改善を促す手術．従来から行われてきた主肺動脈への banding に加えて，最近は左右肺動脈それ

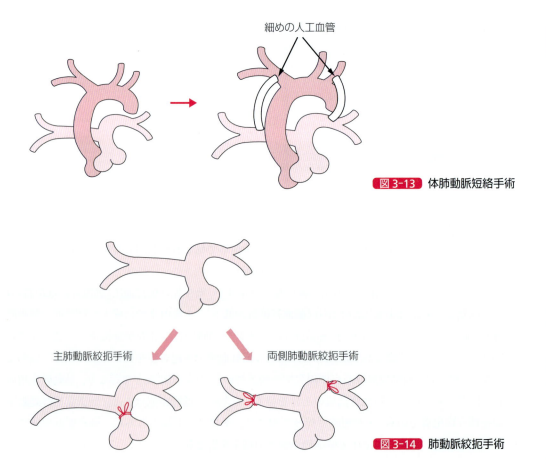

図3-13 体肺動脈短絡手術

図3-14 肺動脈絞扼手術

1 先天性心疾患外科治療概論

それに banding をする両側 PA banding が増えている.

③肺血流調整系以外の準備手術または追加手術としては，修復術に備えて各種循環構成要素の条件を整えるまたは循環維持のために，流出路に対する手術(弁切開・形成術や DKS 手術など)，房室弁に対する手術(狭窄や逆流に対する弁形成術や弁置換術など)，肺動脈形成術，肺静脈形成術，心房中隔切開術など多数あるが，各論に譲る．

準備手術は手技的には比較的単純なものが多いが，体循環と肺循環の血流バランスを繊細に設定することが要求され，しかもそれぞれの循環を構成する要素そのものが術後経過中に変化することから術後管理が難しい．特に，新生児期の肺血管抵抗などは時間単位で変化することから，左心低形成症候群や総肺静脈還流異常や房室弁逆流を伴う単心室群等に実施される人工心肺・心停止下に行われる新生児開心準備手術は，心機能と全身状態の条件が低下している中での繊細な血流バランス設定と不安定な術後管理を乗り切らないと救命できないため，現在でも心臓外科領域で最も困難な治療の一つである．

5) 中間手術

ここで重要な役割を担っているのが両方向性 Glenn 手術(以下，BGS 手術: 図 3-10)[5]である．上半身からの体静脈血を還流する上大静脈のみを直接肺動脈につなぐ BGS 手術は，チアノーゼを軽減しながら，"過大な肺血流量による肺高血圧と不適切な低肺血流による肺動脈低形成"と"心室容量負荷に起因する心室筋肥厚 → 拡張機能低下"の回避を可能にする，良好な Fontan 循環を成立させるための治療戦略上の鍵の一つである．ただし，BGS 手術そのものも肺血管抵抗がある程度低下していないと成立しない．このため新生児(生理的肺高血圧)を含む肺高血圧例や中等度以上の低形成肺動脈を持つ例では，BGS 手術につなげるための適切な準備手術が求められることになる．中間手術として Hemi-Fontan 手術(SVC を切断せずに SVC→PA 通路と心房内隔壁を作成し上大静脈血を肺循環に流す手術)を選択する施設もある[6]．

6) Fontan 型手術(機能的修復術)

すべての体静脈血を心室を経由させずに肺循環に導くため，右心バイパス手術ともいわれる．初期の頃は，Glenn(上大静脈-右心動脈)吻合や右心房-肺動脈間に人工弁を挿入するなどの方法で肺への血液通路を再建していたが，その後"心房収縮による拍動流は Fontan 循環では理がない"こと，右心房-肺動脈吻合(APC 法)等の高い静脈圧系に置かれた心房は不整脈や血栓等の問題が起こること，さらに BGS 手術が心室機能の維持・改善と肺循環の安定等に有効であることなどが示され，現在の「中間手術を経て，心房を経由させずに上下大静脈を直接肺動脈に導く total cacopulmonary connection(TCPC)法を行う段階的治療戦略」につながってきた[7]．

現在行われている BGS 手術後に下大静脈血を肺動脈へ導く方法としては，心外導管法(下大静脈と肺動脈を，心外で EPTFE 人工血管等でつなぐ)，lateral tunnel 法(心房内に EPTFE 人工血管パッチ等で下大静脈と肺動脈をつなぐトンネルを作製．Hemi-Fontan 手術後には，この術式を選択するのが一般的)，心内導管法(下大静脈と肺動脈を，EPTFE 人工血管等で心房を通してつなぐ)，心内-心外導管法(下大静脈の血液を，EPTFE 人工血管等で心房内から中間で心房外に出して肺動脈に導く)(図 3-15)などが中心である[8,9]．近年は，より複雑な解剖学的条件を持つ患者にも Fontan 型手術が適応され，上記の混合型の手術や fenestration(Fontan 体静脈通

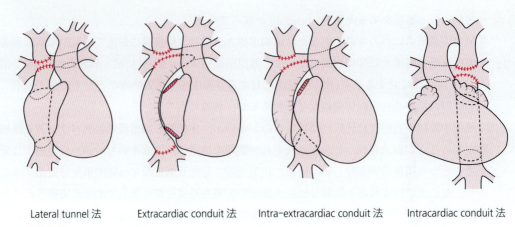

Lateral tunnel 法　　Extracardiac conduit 法　　Intra-extracardiac conduit 法　　Intracardiac conduit 法

図 3-15　Fontan 型手術

路と心房の間に小さな連絡）追加などの応用型の手術が増えているが，詳細は各項目に譲る．

文献

1) 中澤 誠, 他．わが国における新生児心疾患の発生状況．日児誌．1986; 90: 2587
2) 日本胸部外科学会学術調査 "Thoracic and Cardiovascular Surgery in Japan" http://www.jpats.org/modules/member/index.php?content_id=11（2016 年 3 月）
3) Fontan F, Baudet E. Surgical repair of tricuspid atresia. Thorax. 1971; 26: 240.
4) Kreutzer GO, Vargas FJ, Schlichter AJ, et al. Atriopulmonary anastomosis. J Thorac Cardiovasc Surg. 1982; 83: 427-36.
5) Hopkins RA, Armstrong BE, Serwer GA, et al. Physiological rationale for a bidirectional cavopulmonary shunt. A versatile complement to Fontan principle. J Thorac Cardiovasc Surg. 1985; 90: 391-8.
6) Bove EL, de Leval MR, Migliavacca F, et al. Computational fluid dynamics in the evaluation of hemodynamic performance of cavopulmonary connections after the Norwood procedure for hypoplastic left heart syndrome. J Thorac Cardiovasc Surg. 2003; 126: 1040-7.
7) de Leval MR, Kilner P, Gewilling M, et al. Total cavopulmonary connection: A logical alternative to atriopulmonary connection for complex Fontan operations. Experimental studies and early clinical experience. J Thorac Cardiovasc Surg. 1988; 96: 682-95.
8) Marcelletti C, Corno A, Giannico S, et al. Inferior vena cava-pulmonary artery extracardiac conduit. A new form of right heart bypass. J Thorac Cardiovasc Surg. 1990; 100: 228-32.
9) Lardo AC, Webber SA, Friehs I, et al. Fluid dynamic comparison of intra-atrial and extracardiac cavopulmonary connections. J Thorac Cardiovasc Surg. 1999; 117: 697-704.

〈坂本喜三郎〉

Ch 3 ● 小児心臓外科— **A** 総論

2　成人先天性心疾患の現状

1 概要・特徴

1）概要

　先天性心疾患の手術成績向上によりほとんどの患者が長期生存し老年期にまで至る．過去には"根治"と呼ばれていた複雑先天性心疾患で実は新たな併発症や遺残病変による心負荷が数十年をかけて発現するため完全にケアフリーな"完治"となることはなく，新たに内科的，あるいは外科的治療の対象となることがある．

　また先天性心疾患術後の成人の数は毎年確実に増えるので，もはや 18 歳以上の先天性心疾患患者数は 18 歳未満のそれを凌駕しており，限られた数の小児循環器専門医だけでは診療しきれないので成人の循環器内科医を含んだ診療体制の構築が望まれているが，現状ではまったく不十分な状態であり成人先天性心疾患専門部門を持った病院の増加が望まれる．

2）特徴

　先天性心疾患遠隔期の問題[1]とその治療のターゲットの特徴は右心系の異常，機能障害が多くを占めることである．一般の循環器内科で扱う心疾患の 95％以上が冠状動脈疾患と左心系の疾患であるのと違い，右心系の疾患については循環器専門病院であっても適切に対応できないことが多い．右心系の機能障害は症状が緩徐に現れるという特徴がある．食指不振，浮腫，腹水，subclinical な肝機能障害，腎機能障害などの患者の病識に乏しい現象から始まる．しかし臓器障害はしかも元疾患がチアノーゼ性であった場合はその修復術前から存在し，いったん具現化するとその時点ですでに進行していることも少なくない．生来健康であった患者が突然心筋梗塞や狭心症の発症や，後天性の弁膜症で患者が異常に気付くのとは大きく異なる．肝機能障害に関しては本邦においてはおよそ 1990 年以前に輸血歴のある患者では C 型肝炎に罹患している頻度が高く，慢性的に障害されている可能性も高く術前の精査（肝予備能の精査）で術後の肝機能障害を予測することも重要である．

　先天性心疾患術後の成人において割合は少ないが左心系の異常もあり，そのなかでは大動脈弁疾患が最も多い．Fallot 四徴症などの conotruncal anomaly（Fallot 四徴症，肺動脈閉鎖心室中隔欠損，総動脈幹症など）ではもともと上行大動脈が太く，大動脈弁輪が拡大しているため大動脈弁閉鎖不全が起こりやすく，成人期まで放置した PDA などの容量負荷の多い疾患でも大動脈弁閉鎖不全が起こりやすい．反対に大動脈縮窄症（coarctation of aorta）や大動脈離断症（interrupted aortic arch）では潜在的左室流出路狭窄があり，二尖弁，大動脈弁狭窄症が多く左室流出路狭窄に対する手術介入の頻度が増える．

　本稿では成人先天性心疾患で最も多い心房中隔欠損の手術については扱わず，初回手術では成人期でも先天性心疾患に特化した手技を必要とする Ebstein に対する弁形成術，再手術では

Ch 3 ● 小児心臓外科— A 総論

Fallot 四徴症およびその類縁疾患に対する右室流出路形成術(肺動脈弁置換術含む)，Fallot 四徴症およびそれ以外の疾患(大血管転位スイッチ術後の大動脈弁閉鎖不全，大動脈縮窄術後大動脈弁狭窄)に対する大動脈弁置換術，ならびに単心室 Fontan 手術後の TCPC 変換術について解説する.

2 代表的疾患

1) Ebstein's anomaly

　三尖弁の付着異常と弁腹の右室壁への Plastering による高度三尖弁閉鎖不全をきたす疾患である. かつては三尖弁置換術や Hardy 手術，Carpentier 手術などが行われたが 2007 年に da Silva らが発表した Cone reconstruction[2]の成績がよく，多くの施設で行われるようになった. 最近はさらに幼児，さらには新生児にまで応用されつつある. 大胆な弁の切離と Ebstein の様々なヴァリエーションに精通せねばならないということはあるものの，慣れれば安定した成績が得られる.

2) Conotruncal anomaly 修復術後遠隔期

a) 病態生理

　Conotruncal anomaly の代表である Fallot 四徴症はその四徴(大動脈騎乗，心室中隔欠損，肺動脈狭窄，右室肥大)で有名であるが，その本体は大動脈騎乗による心室-大血管接合異常である. 両大血管右室起始，大血管転位，総動脈幹症なども Conotruncal anomaly であり修復後の遠隔期に多くの共通の問題点を持つ.

b) 再手術が必要となる理由および適応

　再手術の適応となる遺残あるいは遠隔期には発生するのは右室流出路の狭窄や肺動脈弁閉鎖不全で，右心不全を引き起こす. 右室流出路狭窄は比較的高度でも無症状のこともあるが，不整脈，突然死などの予防のため右心室と肺動脈の圧差が 40〜50 mmHg 以上であれば手術適応とする. 肺動脈弁閉鎖不全は右室圧は低いものの容量負荷により右室心筋の線維化に伴う右房の拡大は心房性不整脈の原因となり，遠隔期の心事故，死亡のリスクとなることはすでにエビデンスがあるが，初期には自覚症状を感じにくいが数十年単位で不可逆性の変化引き起こすので適切な時期に手術介入が必要である. その適応にはいまだに議論があるが，MRI による右室拡張末期容積の測定，QRS 幅，不整脈の有無などを定期的に長期観察し適切な時期を逃さないことが重要である. また本疾患では遠隔期に大動脈弁閉鎖不全の発生が多いがこれは根治前に肺動脈弁の小さい症例，Conotruncal type の VSD を持った症例で頻度が高く，胎生期より大動脈弁を通る血流が多いこと，ならびにもともとの形態的な異常の両方が原因と考えられている.

c) RVOTR, PVR

　右室流出路再建術(right ventricular outflow tract reconstruction)は狭窄，閉鎖不全のいずれの場合にも使われる用語である. 初回根治術で形成された右室流出路に対する再建術である. 心室中隔欠損に遺残短絡がなければ心停止なしに beating のまま体外循環下に手術を行うことができる. また肺動脈弁閉鎖不全による症状が強い場合には生体弁による肺動脈弁置換術が行われるが，生体弁の耐久性にも問題があり生涯に複数回の再手術が必要になる可能性があり，年

292　　JCOPY 498-03914

齢，患者のアクティビティ，症状などより検討が必要である．しかし近い将来，経カテーテル的肺動脈弁置換術が国内で認められれば，手術時期を早くしてもその後生体弁の劣化に対し2回は径カテーテルで治療が可能といわれている．

d）AVR

AVRの適応は成人患者と同じであり，右室拡張末期容積，症状の有無で判断する．ARによる症状があれば絶対適応と考えてまず間違いない．通常弁輪が大きいので手術は容易であるが，術前に前回の手術所見を熟読してcoronaryの走行異常や肺動脈の再建術式などを頭に入れておくことで予期せぬ合併症を予防することも重要である．逆に大動脈弁の狭窄や閉鎖不全のない上行大動脈拡大は本疾患群では破裂のリスクが低く通常の大動脈瘤手術の適応とは異なることは知っておくべきである[3]．

3）単心室および類縁疾患に対するFontan手術遠隔期

a）病態生理

体心室が1つしかなく肺動脈への血流を静脈圧に依存する形の修復（Fontan型手術）では体静脈圧が正常よりも上昇した血行動態が生涯にわたり持続する．過去に行われたAPC型手術（右房-肺動脈吻合によるFontan手術）では長年の静脈圧負荷により右心房の拡大をきたす．

b）再手術が必要となる理由および適応

上記の理由によりAPC型手術では右心房の拡大による不整脈および心房の通路の拡大による乱流が血流通過の際のエネルギー効率が低下し，もとよりある低心拍出量がさらに悪化し，放置すると不整脈死や蛋白漏出性胃腸症をきたすためTCPC型変換術（TCPC conversion）の適応となる．

③ 手術の実際

Fallot四徴症などでは大動脈は正常より前方に偏移しており，また右心の拡大もあるため再手術にあたっては心，大血管の胸骨への癒着が高度であると考えて再開胸にあたる．大腿動静脈を胸骨切開にあたって，露出しておくことは急な出血時に人工心肺を速やかに開始するために重要である．あらかじめ造影CTで胸骨下の構造物を確認しておくことが肝要である．

1）Ebsteinに対するCone手術

弁を一旦ほとんど弁輪から外してしまい，円錐状の弁を作成して縫縮した弁輪に縫着することがこの手術の基本である（p. 451，図3-121参照）．前尖を弁輪部から術者からみて2/3を弁輪から外し，その切離線をplasteringした右側に延長，右房壁の筋肉と一体となった弁組織を慎重に鋭的に切離していく．弁組織がなくなるところまで最大限に採取できた弁組織で弁輪径が目標弁輪径よりやや大きめの内径の円錐（cone）を作成する．ついで右房化右室を弁輪に垂直方向に縫縮するが，この際右房化右室の外側に冠状動脈が走行しているのでこれらを損傷しないように注意することが必要である．目標弁輪径まで縫縮したら作成したconeを房室結節の損傷に気を付けながら新しい弁輪に縫縮する．弁組織は通常心尖部に至るにつれ網状になっていて穴が開いているが，症例によっては布状になっていることもあり，その場合は血流路を確保するために弁輪よりやや心尖側にfenestrationを作成することが必要になる．

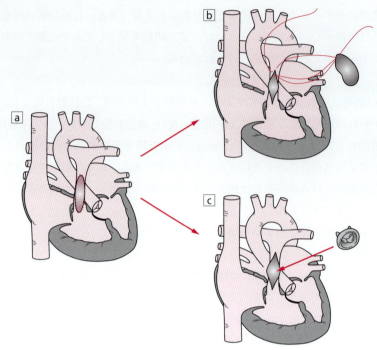

図 3-16 Fallot 四徴症修復術後症例に対する右室流出路再建術ならびに肺動脈弁置換術
a）術前．b）術後右室流出路狭窄に対する手術．
c）肺動脈弁閉鎖不全に対する肺動脈弁置換術．

2）Fallot 四徴症遠隔期再手術

a）肺動脈弁置換術（図 3-16）

　　肺動脈弁置換術は肺動脈弁閉鎖不全により右心室に容量負荷が高度で逆流を止めることが必須である場合に適応となる．容量負荷による右心不全のみならず右房への容量負荷が心房性不整脈を引き起こしている場合は適応となる．右室拡張末期容積では 170 mL/m^2 とされている[4]が，症状，不整脈の有無などにより適応を決定すべきである．遅くなると不可逆性となり右室のEFが改善しなくなるため適応は早めがよいものの生体弁の耐久性にはまだまだ問題があり，患者の年齢を考慮した適応の決定が必要である．あまり若年者では再々手術が早くなるので慎重にすべきであるが，50歳以上であれば生体弁の耐久性を考えて右室心筋の可逆性がなくなってしまわないように躊躇すべきではない．手術は生体弁で弁置換を行うわけであるが，多くは修復後の肺動脈・右室流出路に対する手術介入であるので肺動脈弁輪そのものに移植できないケースも多い．弁輪またはそのやや上方に後面を縫着して，前面はパッチでカバーする術式を採用する外科医が多い．またこの場合再々手術が容易になるというメリットもある．また右室機能改善の目的で三尖弁に対する手術介入の適応については議論の分かれるところであるが[5]，悪影響を与えなければ問題ないと考え筆者らは積極的に行っている．

b）大動脈弁置換術

　　通常の再開胸の大動脈弁置換術と同様である．前述した conotruncal anomaly 系の疾患にお

2 成人先天性心疾患の現状

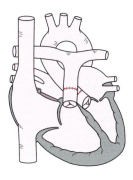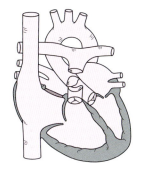

図 3-17 大血管転位スイッチ手術術後の大動脈弁置換術
大動脈スイッチ術後の AVR には肺動脈を離断することが必要となる．

いては大動脈が前方にあり，上行大動脈は拡大しておりかつ前方偏移しているので再胸骨正中切開に際しては注意を要し，大腿動静脈よりの人工心肺確立がいつでもできる準備をしておかなくてはならない．一方，完全大血管転位の動脈スイッチ手術後の大動脈弁置換術の場合（図 3-17），ほとんどの場合 LeCompte 法で再建がなされているので上行大動脈の前面に肺動脈が位置し，肺動脈も同時に再建が必要となる．大動脈縮窄症術後の大動脈弁置換術はほとんど成人の大動脈弁置換術と同様の手術手技で行うことができる．違いは前述したように全身の血管の反応性が高いことによる高血圧の管理が必要であることである．

3）TCPC conversion 手術（図 3-18）

両方向性 Glenn 手術および下大静脈より肺動脈下面への人工血管吻合および心房中隔欠損

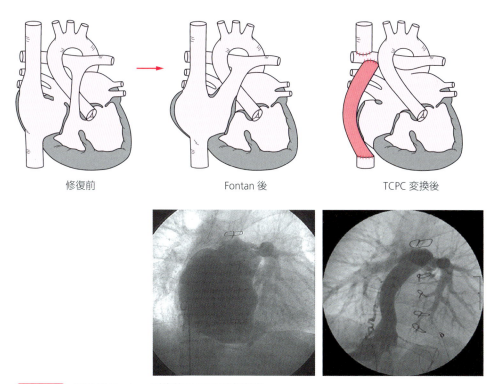

図 3-18 APC 型 Fontan 手術後の TCPC 変換術

Ch 3 ● 小児心臓外科— A 総論

作成術である．心房中隔欠損作成の部分のみ心停止が必要である．また不整脈に対する処置（Maze 手術）は予防的であっても必ず行うことが望ましく，将来の洞機能不全や不整脈の治療的な意味でも心房心室に心筋電極を縫着しておくことが必要である[6]．

④ 術後合併症の注意点と予防

1）中枢神経

チアノーゼ性心疾患，特に現在成人期に達しているような症例では根治術時の年齢は近年より高く，右左シャント，チアノーゼの期間が長いため脳梗塞，脳膿瘍の既往や痙攣の既往があることも多く，たとえ現在無症状であっても人工心肺など大きな手術侵襲による浮腫が術後急性期の痙攣を誘発することがあり，注意を要する．

2）血行動態

術前の心機能により大きく左右されるが，病悩期間が長い右心不全症例では術後の CVP が高値であることが多く，必要に応じて NO の吸入療法を開始することで EF の低い右室の補助をすることが可能である．また 1 回目の再手術であれば手技的には単純であるので多くの場合無輸血で経過することもあるが，癒着が高度の症例では術後の出血に留意し，適切な輸血処置もためらってはならない．

Fallot 四徴症以外の疾患で，以前に大動脈縮窄の修復をなされているような患者においては術後に異常な高血圧をきたすことがあり注意を要する．短時間作動性 β ブロッカーが有用である．

Fontan の TCPC conversion 症例においては術後の適正な CVP を保つことが肝要であるが，低すぎず高すぎずを維持することが必要である．

3）臓器機能

根治術前のチアノーゼの期間が長かったような症例ではすでに腎機能，肝機能などが障害されているケースがあり，右心不全によりそれらはさらに修飾されている可能性がある．たとえ術前に AST，ALT やクレアチニンの異常値を示していない場合でも予備能が著しく低下している症例が存在する．また単心室系疾患では Fontan 術後の LOS がすべての臓器機能を低下させている可能性があり，たとえ若年者（ここでは 20〜30 代を指す）であっても高齢者と同様の臓器障害を起こす可能性があるので注意を要する．C 型慢性肝炎の合併は思わぬ術後の肝機能異常をきたすことがあり，血行動態が安定していても肝機能障害の進行が止まらなくなるケースもある．

4）その他

根治術時，あるいは姑息手術時に反回神経麻痺，横隔神経麻痺などをきたして，再手術時には代償的に機能が保たれていても，気管内挿管や人工呼吸をきっかけに再発するケースもあり注意を要する．

文献

1) DiBardino DJ, Jacobs JP. Current readings: long-term management of patients undergoing successful pediatric cardiac surgery. Semin Thorac Cardiovasc Surg. 2014; 26: 132-44.

2) da Silva JP, Baumgratz JF, da Fonseca L, et al. The cone reconstruction of the tricuspid valve in Ebstein's anomaly. The operation: early and midterm results. J Thorac Cardiovasc Surg. 2007; 133: 215-23.

3) Stulak JM, Dearani JA, Burkhart HM, et al. Does the dilated ascending aorta in an adult with congenital heart disease require intervention? J Thorac Cardiovasc Surg. 2010; 140: S52-7; discussion S86-91.

4) Therrien J, Provost Y, Merchant N, et al. Optimal timing for pulmonary valve replacement in adults after tetralogy of Fallot repair. Am J cardiol. 2005; 95: 779-82.

5) Kurkluoglu M, John AS, Cross R, et al. Should tricuspid annuloplasty be performed with pulmonary valve replacement for pulmonary regurgitation in repaired tetralogy of Fallot? Semin Thorac Cardiovasc Surg. 2015; 27: 159-65.

6) Deal BJ, Costello JM, Webster G, et al. Intermediate-term outcome of 140 consecutive Fontan conversions with arrhythmia operations. An Thorac Surg. 2016; 101: 717-24.

〈市川　肇〉

Ch 3 ● 小児心臓外科— B 周術期管理

1 術前管理

1 術前管理の目的

　先天性心疾患に対する手術治療は手術侵襲が高く合併症の可能性も多岐にわたるために，手術に臨むにあたり，不安定な全身状態をできる限り回避することが術前管理に際して重要である．時には不安定な血行動態を安定するために，極めて重篤な状態で手術に臨む場合もあるが，手術で解決できる要素以外の問題点を極力減らすことが，安定した術後管理・予後改善につながる．術前管理は血行動態のみならず，呼吸・中枢神経・感染・栄養管理などの全身的要素も含み，その役目を担うのは多くは小児循環器医である．重篤であればあるほど，手術時期や手技の決定・術前の状態把握に際し，小児循環器医と心臓血管外科医の情報連携がよりいっそう重要となる．

2 術前管理の基本

1) 手術時期の判断について

　術前管理には大きく分類して，「安定した血行動態に対する手術治療の場合（予定待機手術）」と「不安定な血行動態の安定化を目的とした手術治療（緊急・準緊急手術）の場合」に分けて考えられる．予定待機手術は手術待機期間が長期間にならないように留意する．緊急・準緊急手術は血行動態が破綻する前，もしくは破綻した後においては時期を逸することなく，手術を行うタイミングを判断することが重要である．

2) 術前の血行動態把握のための基本的要素について

　先天性心疾患術前に安定した血行動態を管理するためには，「心形態の把握」「心臓生理学の理解」「年齢における生理学的特徴」を理解する必要がある．

a) 心形態の把握

　先天性心疾患の血行動態を理解するためには心形態の把握が鍵であり，そのためには経胸壁心エコー検査による診断が必須である．多くの先天性心疾患はエコーにて診断可能であるが，形態の空間的把握には 3DCT が，成人先天性心疾患の形態把握には MRI や経食道エコー検査が診断に加えられることも多い．

b) 心臓生理学の理解と血管特性に基づいた体肺循環の把握

　心臓生理学に基づいた血行動態の規定要素の把握なしに血行動態の管理は困難である．心拍出量を効率よく保つために，適正な前負荷，エコーによる心収縮力の推定，VA coupling の評価と適正な後負荷の維持，心拍数の適正化を行う．心拍出量（total cardiac output）を保ち，心形態の理解と体肺血管特性を把握することで，血行動態を管理することができる．

　Frank-Starling 曲線の上行脚内の前負荷増加は心拍出量を増加する．後負荷が増加した場合

は血圧上昇は得ることができるが，心拍出量は減少し内因性エネルギー（elastic potential energy）は増加することから，組織還流量は低下する．前負荷は臨床所見（肝腫大・浮腫など）やCVP，心エコーにて，心収縮力は心エコーにて，後負荷は臨床所見（末梢循環所見，capillary refill など）や動脈圧ラインにて一般的に推定できる．

　一般的に体血管抵抗は肺血管抵抗の5〜10倍である．短絡血流は心形態により規定されるが，一般的に心内短絡は収縮期に左→右短絡（心室中隔欠損症など）もしくは右→左短絡（Fallot四徴症など）が生じるが，心外短絡（動脈管開存症や左心低形成症候群など）は収縮期および拡張期の両方に左→右短絡が生じ，肺血流量増加による体血流量低下が生じる場合もある．

　心形態と生理学的心血管特性により血行動態が把握された上で，「臨床的浮腫が許容範囲であること，心収縮力が心エコー上保たれていること，末梢循環が良好な臨床所見を呈していること，生理的血圧維持と酸素化維持ができていること」が具体的に目指す体肺循環管理と考えられる．

c）手術時年齢における生理学的特徴および時間的変化の把握

　手術時期によっては，時間経過とともに生理学的組織特性が変化することに注意する必要がある．特に新生児期は出生後から臓器成熟が進み，時間の経過とともに刻々と変化してゆく．特に肺血管は，出生直後は体血管と同等の血管抵抗を有するが，日齢の増加に伴い時間経過とともに低下してゆく．体肺シャントを有する場合には，肺血流量増加による体血流量低下が生じ，重症な場合にはショックとなり得る．時間的変化を見越して，代償性ショックを鋭敏に検知しながら，非代償性ショックとなる前に手術時期を提案することが重要である．

❸ 予定手術の術前管理

1）基本

　血行動態は比較的安定している場合が多い．注意すべき点は，社会的事情で手術待機期間が長くなることがあり，待機中に血行動態が変化または感染により全身状態が悪化する可能性が上がる場合がある．手術待機期間が長期となってきた患者に対しては小児循環器医および心臓血管外科医の双方から状況を確認し，場合によっては予定を再調整することが望ましい．

2）感染対策

　術前の感染は術後の全身状態を悪化させ手術のリスクを上昇させるため，感染下の手術は極力避ける．予防可能なものは手術時期に影響ない範囲で対応し，事前に予防接種を済ませておくことが望ましい．一方で，予防接種から時間経過が短いと，施設によっては麻酔を含めた予定手術の可否に影響する場合があるため，予防接種を計画する際には，主治医に連絡・確認することを指導する．手術予定が決まった際には流行性感染症への接触への留意等を指導する．先天性心疾患を有する患者の感染は，全身状態を悪化させる可能性が一般より高いため，歯科治療に際する感染性心内膜炎の抗生物質予防投与や感染症状に対する早期医療機関受診を指導する．

3）術前薬剤の確認

　術前に中止する内服薬の確認は重要である．特に抗血小板薬・抗凝固薬は手術時の出血を助

長する可能性があり，事前の中止が必要となりうる．施設により幅はあるが，抗血小板薬(アスピリン等)は術前7〜14日前に，抗凝固薬(ワルファリンなど)は3〜5日前に中止する．ワルファリンは必要に応じてヘパリン持続投与に変更する場合もある．プロトロンビン時間(PT)および活性型部分トロンボプラスチン時間(APTT)の延長が疑われる場合は必要によってはビタミンKや硫酸プロタミンを投与することもありえる．

4) その他の注意点

気管切開を行っている患者の正中切開による手術は，気管切開孔と縦隔が近接または交通するために，術後縦隔炎のリスクが上昇する．術創と気切孔の距離を短くしないこと，術後の抗生物質の使用を強化する場合もある．施設によっては術前数日前から経口または経鼻挿管管理に変更して気切孔を事前に閉鎖する場合もある．

4 準緊急・緊急手術の術前管理

1) 基本

緊急・準緊急手術は，血行動態の安定化と合併症の管理・予防が主目標となる．重要なことは手術介入の時期を経時的に見極めながら，全身状態の悪化を最小限にして手術に臨む状態を整えること，すなわち「全身状態が悪くなる前に手術介入すること」である．

2) 血行動態の安定化

「体循環を維持することで心原性ショックを予防しながら，許容範囲の酸素化を保つこと」が，安定した血行動態には欠かせない．新生児期に遭遇する心原性ショックとしては，動脈管依存性体循環血行動態における動脈管性ショック(いわゆる ductal shock)，肺血流増加型血行動態における肺血流増加型ショック(いわゆる high pulmonary flow shock)，総肺静脈還流異常症等の肺うっ血や心房間交通狭小化に起因するショックなどが挙げられる．ductal shock であればプロスタグランジン製剤を直ちに投与し，心房間狭小化が問題であればカテーテルインターベンションもしくは外科的開窓などの可能性を検討する．いずれの心形態においても，「まず心形態に基づいた心血行動態の改善」を第一の治療方針として考える．

ショック時には体血流現象が多臓器不全を惹起するために，前負荷増加・心収縮力増強により total output を増加させ，体循環の維持を目標とする．適度な後負荷は血圧維持に有効であるが，代償性ショック時には後負荷は一般的に過度に上昇していることから，末梢抵抗を過度増加させる薬剤の使用は好ましくない．肺血流増加型ショックの血行動態に対しては，窒素を使用した低濃度酸素吸入による選択的肺血管抵抗増加を利用した血流シフトと体血流増加を目指す．低濃度酸素の吸入方法は人工呼吸管理，鼻カヌラ，high flow nasal カヌラ，ヘッドボックスなどの様々な方法があるが，使用法の選択は施設により大きく異なる．

血行動態が不安定な場合には，臓器血流が低下することで多臓器不全に陥る可能性が上昇する．脳血管合併症は手術の可否に関わる合併症であり，新生児期には特に生じやすい．また新生児期は腎機能も未熟であり，循環動態の増悪による腎機能低下をきたしやすい．臓器保護の観点からも，必要最小限の体循環を維持することが術前管理に極めて重要であることがわかる．

1 術前管理

3）呼吸合併症の予防・管理

　準緊急手術・緊急手術の術前管理で重要なのは呼吸合併症の予防である．術前管理として体循環を増加させるためには前負荷増加（輸液量増加）・心収縮力増強（強心薬投与）などの対応が一般的であるが，体肺うっ血の増強は組織循環を悪化させるため，過度の輸液は慎むのが望ましい．特に輸液増加による肺うっ血の増悪は，肺胞酸素拡散能を低下させ，肺胞末梢血管の酸素化を低下させる一方で，気道分泌物を増加させることで無気肺形成・呼吸器感染症を助長する．これらの病態は換気不全・肺換気血流不均衡の増悪をきたすことから結果として肺循環動態を不安定にする要因となり，より一層循環管理を困難にする．適切な人工呼吸器管理，吸引やドレナージなどの呼吸ケアが循環管理に極めて重要である．

4）術前ライン確保の注意点

　準緊急・緊急手術の際は術前にCVラインやAラインを確保することも稀ではない．術式によりラインの必要な場所が異なる場合があるために，術前管理する医師（多くは小児循環器医）は術式を考慮したライン確保を念頭におく必要がある．また感染は全身状態を悪化させる大きな合併症であることから，デバイス留置の日数および血液培養・気管内培養・尿培養の定期的確認を怠らないようにし，必要であればデバイスを交換する．

5）その他の注意点

　合併奇形は周術期管理をより難しいものとする．心疾患は気管狭窄病変（気管気管支軟化症など）を合併する頻度が多いため，術前に気道狭窄がある場合には必ず気管支ファイバーで状態を確認することが重要である．また多発奇形症候群を伴う場合は臨床遺伝専門医とともに疾患予後を確認した上で手術を計画することが重要である．

〈松井彦郎〉

Ch 3 ● 小児心臓外科— B 周術期管理

2 術野構築の基本

1 開胸

1）胸骨正中切開（図 3-19a）

先天性心疾患の多くの術式をカバーするアプローチである．旧来は再開胸に伴う癒着剝離のリスクから，体肺動脈短絡術や肺動脈絞扼術など初回姑息術は側開胸で行い，心内修復時に初めて胸骨正中切開を行う場合もあったが，今日では再開胸のリスク低減に伴い，より精度の高い手術のために姑息術でも用いられている．

a）皮膚切開

頸部は軽く伸展し，術式に応じた視野が得られるように胸枕の位置と高さを調節する．通常は胸骨切痕付近から剣状突起下端までの正中線で切開する．

b）胸骨切開

胸骨正中前面を剝離する．小児では側副血管が発達している場合があるため，この時点で胸骨切痕上部は深く剝離しない方がよい．鉗子で胸骨背側の肺，胸腺，心嚢を可及的に剝離したのち，電動あるいは気動式の骨鋸で胸骨を切開する．この際，換気を一時的に停止し肺を虚脱することで肺損傷を予防する．骨鋸は初回手術例では刃が上下するレシプロ式も使用できるが，再手術例では胸骨背面が癒着しているため，扇形の歯のオシレート式が用いられる．骨鋸による切開が不十分な場合は直鋏で補う．新生児・低体重例では直鋏による全長切開も可能である．骨膜・骨髄からの出血は電気凝固で止血する．骨髄からの出血には骨蠟も使用できるが，感染予防の観点から最小限の使用にとどめる．

c）心膜切開

大きな胸腺組織を剝離・切除して術野を改善するが，術後の感染防御の観点から，全摘せず

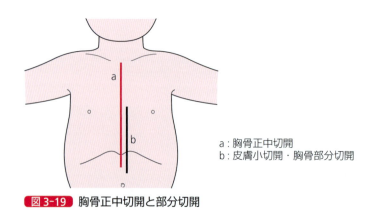

a：胸骨正中切開
b：皮膚小切開・胸骨部分切開

図 3-19 胸骨正中切開と部分切開

部分的に温存するのがよいとされる．リンパ漏予防のため，電気メス以外に結紮も併用される．電気メスあるいはメッツェン鋏で心膜を正中で切開する．自己心膜を用いる手術の場合は，胸膜も心膜から剝離し，左右どちらかで心膜を切開する．自己心膜パッチは辺縁が固化しないようにメッツェン鋏で採取する．

d）皮膚小切開と胸骨部分切開（図 3-19b）

　皮膚切開を小さくする低侵襲手術も行われる．皮膚切開の上縁を乳頭の高さ，下縁を剣状突起下端までに限定すると適応が限られるが，乳頭の高さは個人差が大きいため，そのやや頭側から切開し，切開を延長（筆者の施設では身長の7％を目安としている）すると安全である．切開上縁をKent鉤などで頭側に低く牽引できると視野角を広くとれる．鉤で胸骨角まで露出させるが，この際に皮膚の可動性を得るため，周辺の皮下を必要な分だけ剝離しておく．

　小児では胸骨や胸骨角が柔軟であるため，体重20 kg程度までは胸骨体のみの縦切開で対応できる．胸骨柄を温存することで，術後の胸骨の固定も安定する．切開が左右に偏ったり胸骨柄に切開が及んだりすると，開胸器を拡げる際に骨折や胸骨角の離開を生じることもあるため，むしろ残りの胸骨柄も切開した方がよい．頭側の鉤の引きと開胸器の開き具合をトレードしながら，術野の形態を決定する．この際，開胸器のブレードによる皮膚の挫滅に注意する．胸骨の止血を行い，胸腺を心膜から剝離しておく．胸骨の骨化の進んだ年長児では，胸骨体の縦切開上端から右方へ横切開を追加することで，胸骨の開放を容易にする方法もある．

　心膜を尾側から切開し，胸腺の損傷を避けながら頭側へ心膜翻転部まで延長する．翻転部付近の心膜を尾側に牽引するように吊り上げると，上行大動脈の視野がよくなる．右心耳にタバコ縫合をかけて尾側に牽引することで，大動脈基部の視野が良好になる．冠動脈の起始や走行の異常がないことは術前に確認しておく．送血管のタバコ縫合や挿入に際しては，大動脈基部を鉗子で牽引することにより，操作が容易となる．上大静脈への脱血管の挿入は困難を伴うことが多く，右心耳より行う方が安全で容易である．送血管挿入より先に，視野のよい右房に脱血管を挿入しておくと（気泡の残存に注意する），送血管挿入に手間取った場合に出血を回収して脱血管から返血できる．大動脈遮断鉗子の挿入角度が悪くなることがあり，送血管や心筋保護液注入用カニューレの変形に注意する．これらの操作が困難な場合には皮膚切開や胸骨切開を延長して視野を拡大する．

2）側開胸（図 3-20）

　動脈管開存症や大動脈縮窄症，低侵襲手術としてASD閉鎖術などで用いられる．術創の目立ちにくさが利点であり，術後疼痛と側弯発症のリスクが欠点である．

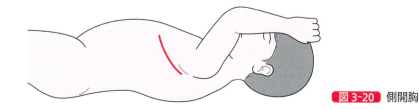

図 3-20　側開胸

Ch 3 ● 小児心臓外科 ― **B** 周術期管理

a) 皮膚切開

　軽く前傾した側臥位とし，術野側の上肢は頭側に挙上しておくが，新生児・低体重時の場合は頬に乗せる程度でよい．術野となる目標肋間が広がるように胸枕の位置と高さを調節する．肩甲骨下縁のやや下方で，前腋窩線付近までの皮膚切開を行う．大動脈弓や上行大動脈を剝離する場合は，切開をさらに前方に延長する．聴診三角を中心に，必要に応じて広背筋・前鋸筋・僧帽筋・大菱形筋の切開を一部追加する．未熟児 PDA のクリッピングでは筋肉を温存して行う場合もある．

b) 肋間切開

　肩甲骨を鉤で挙上して目標の肋間を確認する．第3肋間以下に比べて広い第2肋間や，後斜角筋が付着する第2肋骨などを指標として目標肋間を同定できる．肩甲骨に覆われない肋間の同定にはエコーである．肋骨上縁に沿って，外肋間筋・内肋間筋を電気メスで切開する．壁側胸膜の切開に際しては，肺損傷を避けるため一時的に肺を虚脱させるか，薄く削ぐようにメスで切開する．側胸用の開胸器をかけ，目的の視野が得られるまで電気メスで肋間の切開を追加する．この際，腹側では内胸動静脈に，背側では交感神経幹やリンパ管の損傷に注意する．骨折をきたさないように開胸器は徐々に広げる．さらに大きな視野を要する場合は，上下の肋骨を切断する方法もある．この場合，肋間神経や動静脈に注意しながら肋骨骨膜を剝離し，肋骨剪刀で切断する．胸腔内の癒着が高度な場合にも，同様の手技で肋骨の一部を切断あるいは切除して肋骨床で開胸することにより，大きな視野で手術を継続できる．

② 閉胸

1) 胸骨正中切開の閉鎖

　一般的に新生児・低体重時では縫合糸を用いて閉鎖し，乳児以上ではステンレスやチタニウム鋼線を用いて閉鎖する．組織の断裂や鋼線の切断から，胸骨接合面の段差や離開をきたさないよう注意する．心不全による成長障害や度重なる再開胸により胸骨が脆弱であったり変形が強い場合は，縫合糸やポリエステルテープ，胸骨固定プレートなども検討する．次回再開胸時に備えて，胸骨背面に ePTFE シートを留置したり，縦隔の癒着軽減目的にヒアルロン酸製剤を残置する方法もある．

2) 側開胸の閉鎖

　一般的に開胸肋間の上下の肋間に縫合糸を通して(肋骨には刺入せずに)閉鎖するが，強く締めすぎると胸郭の変形をきたすので注意する．下側の肋間神経や動静脈が絞扼され，術後疼痛の原因となることもあるため，上側は肋間筋に，下側は肋骨に縫合糸を通す方法もある．術後疼痛は肋間神経ブロックにより効果が期待できる．閉胸前に，肺組織や肋間動静脈の損傷，虚脱肺，肺の捻転などがないことを確認する．

3) 二期的胸骨閉鎖

　新生児・乳児例での開心術後に，胸骨を閉鎖することで血行動態・呼吸状態の悪化が予想される場合は，開胸したままで ICU に帰室し，状態の改善を待って(通常3〜4日程度)，胸骨を閉鎖する．心臓の圧迫を避けるため胸骨の開放幅を広く確保したい場合には人工心肺回路

チューブやシリンジの外筒などを適当な長さに切ってブリッジとして用いる．シリコンシートやePTFEシートなどで皮膚を補填する．閉胸時には，ブリッジや凝血塊，フィブリン塊を除去し，心室周囲の癒着をいったん解除しておく．縦隔，心嚢内を十分に洗浄した後に閉胸する．

③ 送・脱血管挿入

1）送血管挿入

a）送血管挿入部位の決定（図 3-21）

　送血管挿入部位は，術式，大動脈遮断部位や方法，心筋保護注入カニューレ挿入部位などに応じて決定する．一般的な手術では，上行大動脈中央から上部にかけてを送血管挿入部位とする（図 3-21a）．腕頭動脈起始部は脆弱で送血管挿入には適さないとされるが，狭窄をきたしにくい利点もある．大動脈基部の手術（Jatene 手術や Ross 手術，Damus-Kaye-Stansel 吻合，大動脈弁手術など）では，高位上行大動脈や近位弓部に挿入する（図 3-21b）．上行・弓部大動脈の手術〔拡大大動脈弓吻合（EAAA），Norwood 手術など〕では，腕頭動脈に挿入する（図 3-21c）．腕頭動脈が狭小な場合や，BT シャント術を併施する場合は，人工血管を介して送血する．弓部大動脈再建に際して，横隔膜直上から下行大動脈送血を行うことで下肢の循環を維持する方法もある（図 3-21d）．

b）上行大動脈送血

　右冠動脈起始部を確認する．上行大動脈・主肺動脈・右肺動脈の間の結合組織を電気メスで剝離し，上行大動脈をテーピングする．一般的に小児では，鈍的剝離や剪刀を用いた鋭的剝離よりも，電気メスによる焼灼・切離の方が安全とされる．電気メス先端のプローブはシリコンで絶縁して露出長を小さくしておく．

　大動脈のタバコ縫合は一般的に 5-0 モノフィラメント糸が有用である．1 周 4〜5 針程度，

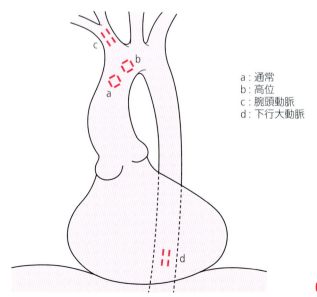

a：通常
b：高位
c：腕頭動脈
d：下行大動脈

図 3-21　送血管挿入部位

内・外二重で，送血管と同程度の径とする．成人では大動脈のタバコ縫合は中内膜にもかけることが推奨されるが，小児の血管壁は柔軟なため，弱い外膜のみにかけたタバコ縫合で固定や止血に問題がなく，さらに結紮後の狭窄をきたしにくい利点がある．深く刺入することで出血を生じると，弱い外膜下に血腫が広がり，正確な深さの送血管挿入に支障をきたすことがあるので注意する．タバコ縫合糸はターニケットに通しておく（筆者の施設では 6 Fr 多用途チューブを使用）．タバコ縫合開始時に 300 単位/kg のヘパリンを中心静脈カテーテルから投与し，ACT 400 秒以上の延長を確認する．人工心肺回路は高回転で気泡除去を行った後，切断する．空気塞栓軽減のため二酸化炭素を術野に吹送しておく（筆者の施設では 1 L/min）．

　上行大動脈外膜を鉗子で把持して挿入部の動揺を軽減する．切開部位の両側（上下あるいは左右）を鑷子で把持し，11 番尖刃刀で切開（横あるいは縦切開）する．この際，タバコ縫合糸や大動脈後壁を損傷しないように注意する．把持した鑷子で出血を抑えながら，切開と同じ角度で送血管を挿入する．送血管の挿入が深いと，内腔への突出部分が自己心拍出を妨げて体外循環離脱が困難となったり，後壁損傷による大動脈解離，弓部血管の選択的環流による脳障害や送血不良をきたす危険があるので注意する．送血管の挿入が浅いと，壁内送血による動脈解離，送血管の偶発的抜去の危険がある．大動脈壁が柔軟であるために挿入が浅く不確実な場合は，いったん深く進めて確実な挿入を確認した後，引き戻して固定する．体外循環開始後に異常な血圧低下や送血圧上昇を認めた場合は，流量を落とすか体外循環をいったん離脱し，経食道エコーで送血管や大動脈を確認しながら上述の原因検索を行う．

　ターニケットと送血管の結紮固定は，挿入部直上におき（少なくとも挿入長以下とする），遊びをなくして偶発的抜去を防止する．生理食塩水で満たしながら送血管と人工心肺回路を接続し，回路内に気泡を認めた場合は側枝からシリンジで除去する．

2) 脱血管挿入（図 3-22）

a) 心房脱血・上大静脈脱血

　術式や吸引・落差脱血の違いなどによって脱血管の種類やサイズ，挿入部位を決定する．上大静脈直接挿入は心房壁の自由度は上がるが，抜去後の狭窄に注意する（図 3-22a）．この場合は無名静脈へ挿入し，脱血管先端を上大静脈との合流点に留置するという選択肢もある（図 3-22b）．心房脱血（あるいは心房から挿入し上大静脈へ導入する）の場合は，心房切開線や洞結節に影響しないように注意する（図 3-22c）．脱血管のタバコ縫合は 5-0 モノフィラメント糸を用いる．タバコ縫合の両側を鑷子で把持して切開し，鉗子で二方向に拡大した後，脱血管を挿入する．把持した鑷子で出血を抑えながら，この際に心腔内に空気を吸い込まないよう切開面を低く維持することも心掛ける．閉鎖回路でなければ回路接続の際の少量の気泡混入は問題ないが，大量の空気による airlock（脱血不良）には注意する．固定結紮は遊びを少なくして偶発的抜去を防止する．上大静脈内・外側と右肺動脈・心膜横洞間の結合組織を剝離して，上大静脈完全脱血のためのテーピングを行う．上・下大静脈周囲の剝離の際には，電気メスの使用による右横隔神経麻痺に注意する．

b) 下大静脈脱血

　横隔膜を筋鉤で圧排して視野を展開し，下大静脈-心房接合部・背側心間膜を剝離するが，剝

2 術野構築の基本

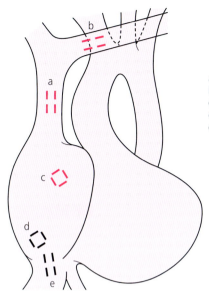

a: 上大静脈
b: 無名静脈
c: 心耳
d: 心房下部
e: 下大静脈

図 3-22　脱血管挿入部位

離量は術式によって異なる．心房下部の視野が不要な場合は，下大静脈接合部の心房側やや右側（房室間溝から離れて）から脱血管を挿入することにより，抜去後の狭窄を予防できる（図 3-22d）．後下縁欠損型の ASD や部分肺静脈還流異常など心房下部の視野が必要な場合は，より下位でのテーピングや脱血管挿入が必要になるが，選択的挿入による下大静脈や肝静脈の脱血不良に注意する（図 3-22e）．タバコ縫合は長軸に沿い，その幅も狭いものとする（静脈壁は柔軟である）．視野が得られない場合はターニケットを開放し，吸引脱血で心内操作を行うことも可能である．挿入時に下大静脈弁が障害になることがあり，挿入の向きを変えるなどして対応する．

3) 左心ベント挿入（図 3-23）

a) 左心ベントの役割

左心ベントは左心系を減圧して心筋保護効果を高める．またチアノーゼ性心疾患では気管支動脈系が側副血管として発達しており，心停止後も体外循環による左房還流血が持続するため，ベンティングによる心内の無血視野の確保が重要である．大動脈遮断解除前後の左心系の脱気にも用いられる．総肺静脈還流異常の修復では主肺動脈にベントを留置して術中の肺静脈還流を軽減する方法もある．

b) 左心ベントの挿入

右上肺静脈・左房接合部に 5-0 モノフィラメント糸でタバコ縫合をかける．心房間溝に近い右側左房は結合組織（あるいは脂肪組織）が厚く，ベントが迷入しないようにタバコ縫合を深めにかけるとよいが，抜去後の肺静脈狭窄はきたしにくい（図 3-23a）．右上肺静脈に直接挿入する場合，内腔への挿入は確実になるが，抜去後の狭窄をきたさないよう接合部にかけて幅の狭いタバコ縫合とする（図 3-23b）．高肺血流の非チアノーゼ疾患では肺静脈は拡張しており，やや余裕がある．心腔内に空気を吸い込まないよう脱血を絞って左房圧を上げた後，タバコ縫合

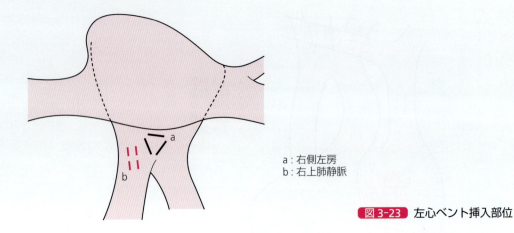

a：右側左房
b：右上肺静脈

図 3-23　左心ベント挿入部位

の両側を鑷子で把持し，後壁を損傷しないように切開する．鉗子で切開を広げた後，手早く確実にベントを挿入する．僧帽弁を損傷しないよう愛護的に行う．空気塞栓を予防する観点から，心停止後に左心ベントを挿入する場合もある．

〈村田眞哉，坂本喜三郎〉

Ch 3 ● 小児心臓外科— B 周術期管理

3 先天性心疾患術後管理

先天性心疾患は疾患のバリエーションが多岐にわたり，同一疾患名であっても患者ごとの血行動態に差異がある．そのため疾患ごとのルーチン対応では不十分であり，症例に応じた個別の治療が求められる．また成人と比較して，極めて密接に循環と呼吸が関係しており，循環生理・呼吸生理の両者を理解した上で対応する必要がある．栄養管理や感染対策なども術後管理の中で大きなウエイトを占めるが，本稿では心臓外科医として最低限知っておくべき循環呼吸管理について述べる．

❶ 急性期循環管理の考え方・総論

生命活動の維持には組織の酸素需要に見合った酸素供給が必要である．急性期循環管理では酸素供給を最大化して酸素需要を最小化するのが原則であり，この原則に沿って考えると整理しやすい．

1）酸素供給

酸素供給量は心拍出量×酸素含有量であり，心拍出量は一回拍出量×心拍数で規定される．一回拍出量を規定するものは拡張末期容量と収縮末期容量である．一回拍出量を最大化するためには拡張末期容量を最大化し収縮末期容量を最小化すればよい．そのために，①前負荷をかける（必要十分な輸液），②後負荷を下げる（血管拡張薬），③心収縮力の増加（強心薬）といった介入を行う．至適心拍数は心室容量や狭窄・逆流の有無など血行動態により異なるため，解剖・残存病変を理解した上で，個々の患児に合わせて最適化する．シャント系の血行動態では肺体血流比を調整することにより，心拍出量は同じであっても体血流を増加させることができる．酸素含有量も酸素供給量の重要な規定因子であり，2心室循環では PaO_2，SaO_2とも高めの維持を心がける．単心室循環では体血流と酸素含有量の積が最大化する点を目指してコントロールする．ヘモグロビン濃度と予後の関係に関しては諸説あるが，当院では少なくとも単心室循環ではヘモグロビン濃度を高めに保つよう心がけている[1]．

2）酸素需要

酸素需要は基礎代謝により大きく規定されるため体温コントロール，適切な鎮痛・鎮静が重要となる．必要であれば筋弛緩も追加し可能な限り酸素需要を抑える．また人工呼吸は呼吸筋を補助して酸素需要を低下させるのみでなく，胸腔内圧上昇による心室補助効果もあるため非常に大切である．

❷ Mechanical support（補助循環），ECMO

補液や血管拡張薬，強心薬などを十分使用し，鎮静や人工呼吸管理を行っても酸素需要を満たす酸素供給が行えない場合には，機械的循環補助（体外補助循環）を考える．長期の補助が必

JCOPY 498-03914

309

Ch 3 ●小児心臓外科― **B** 周術期管理

要な場合は VAD への移行も考慮する．適応の絶対的基準はなく各施設や医師の経験に依存するところが大きい．大切なのは臓器障害が進行する前に時期を逸さず補助を開始することである．

3 主要疾患の術後管理ポイント

1) Blalock-Taussig シャント術後

parallel circulation といわれる循環動態であり，心拍出量を体循環と肺循環で分け合う効率の悪い循環である．心拍出量は一定であっても肺体血流比を変えれば体循環の血液量が変化するため，体血管抵抗と肺血管抵抗のコントロールが非常に大切となる．手術直後に安定したバランスであっても，術後は肺血管抵抗が時間単位で大きく変化するため肺血流過多，過少のどちらにも傾きうる．当院ではどちらに傾いた時にも多少の安全域を確保するため SaO_2 80 台前半での管理を行っている．SaO_2 高値はもちろん要注意だが，混合静脈血や肺静脈血の酸素飽和度が低値の場合（重度 LOS や肺静脈狭窄解除術後など）には SaO_2 が低くても実際には肺血流過多ということもあり，一つの指標にとらわれず総合的に判断する必要がある[2]．収縮期圧と拡張期圧の比率も肺血流量の変化を推定する大きな手がかりとなる．

2) PAB（pulmonary artery banding）術後

低侵襲と見なされがちだが急激に後負荷が増加する手術であり，特に新生児心筋は後負荷増加に弱いため一時的な心機能低下を認めることが多い．そのため体血管抵抗を下げる治療が大切となる．また心室の容量負荷が急激に低下するため弁下狭窄が進行したり，特に単心室疾患での PAB では心室内腔の狭小化に伴う流出路狭窄が進行することがある[3]．dynamic な狭窄が認められたら積極的に強心薬は中止し，場合によっては β ブロッカーの使用も考慮する．房室弁逆流を伴った児では容量負荷減少による弁逆流軽減と後負荷増加による弁逆流増加，どちらも生じうるのでこれらも術後早期の評価が必要である．

3) 総肺静脈還流異常術後

術前に肺静脈狭窄のある症例では肺血管抵抗の反応生が高く，必要に応じて NO 投与，深鎮静，アルカローシスでの呼吸管理など PH クライシスに留意した管理を行う．また肺実質障害により酸素化も障害されることが多い．術前から左室が小さくコンプライアンスが悪く，PH による左室への前負荷不足と相まって LOS を生じやすい．一回拍出量が小さいので心拍出量を稼ぐためには高レートのペーシングが有効なことが多い．わずかな前負荷の変化が左室拡張末期圧（LVEDP）を大きく変えるため，肺の条件まで考慮に入れた厳密な volume 管理，呼吸管理が必要である．

4) 大血管転位術後

左心室に対する後負荷が急激に増大する手術である．生後 2～3 週間以内であれば左室機能は保てられていることが多いが，術後は常に左室機能不全に注意し積極的に後負荷軽減を行う．循環不全時には冠動脈の確認が必須であるが，不整脈が冠動脈異常の初発症状のこともあり経時的な心電図変化に十分注意する．

3 先天性心疾患術後管理

5) TOF 術後

　術前左室が小さめの症例では術後 LVEDP 上昇から肺うっ血や LOS をきたしやすい．また VSD リークや残存流出路狭窄などが血行動態に与える影響が大きい．状態が悪い時には残存病変の有無を早期に確認する．右室のコンプライアンスが悪いため拡張末期容量を保つために高めの CVP が必要となることが多い．特にコンプライアンスが悪い症例では restrictive physiology（拡張障害のため右室が肺動脈への導管としてしか働かない Fontan 循環に類似の状態）を呈し，高めの CVP を保ちながら可能な限り PVR を下げる管理が必要となる[4]．心拍出量増加が右室不全を増悪させることもあるため強心薬や血管拡張薬の使用には注意を要する．房室ブロックや JET（junctional ectopic tachycardia）などの不整脈の出現頻度も高い．

6) Glenn，Fontan 術後

　SVC 圧，静脈圧により肺血流が維持されるため可能な限り胸腔内圧を下げる，つまり自発呼吸を出す＆早期抜管が大原則である．人工呼吸管理中も PEEP ＆平均気道内圧を低めに保つのが基本だが，無気肺や肺が過膨張だと肺血管抵抗は逆に上昇するため適切な PEEP をかけて肺容量を保つことも必要であり，このバランスを考慮した呼吸管理が求められる．静脈圧が高い場合，Glenn 術後では IVC との圧較差，Fontan 術後では fenestration での圧較差が得られれば肺血管抵抗の問題なのか心室機能の問題なのか鑑別できる．NO 投与の有効性に関しては議論が分かれるが，術前の肺血管抵抗が高い症例などではよく反応するケースも経験する[5]．Glenn 手術では術前術後で容量負荷が大きく変化するため心室内腔が狭小化したり，弁逆流の変化をしばしば認める．酸素化不良時には CO_2 を意図的に高めに保ち脳血管抵抗を下げることで肺血流量の増加が期待できることもある[6]．

　Fontan 術後は胸腹水の漏出が多く初期に多量の輸液を必要とすることが多い．軽度の脱水でも，直ちに LOS につながるため水分管理には十分注意する．JET，AT などの頻脈性不整脈も多く，これら頻脈性不整脈は血行動態に大きな影響を及ぼすため体温，電解質のコントロールも重要である．また手技的に横隔神経麻痺を生じやすいため，呼吸器 weaning 時には確認すべきポイントである．

おわりに

　先天性心疾患はバリエーションが非常に大きく，術後残存病変なども考えると同一の血行動態はほとんどないといっても過言ではない．各疾患についての基本的事項は理解した上で，目の前の患児の循環動態をリアルタイムに評価し，それに沿って対応することが求められる．先天性心疾患の周術期管理には各論的なアプローチと病態生理的なアプローチの両者が必要であることを強調しておきたい．

Ch 3 ● 小児心臓外科— B 周術期管理

📖 文献

1) Amine M, Soha R, Thierry D, et al. Blood transfusions after pediatric cardiac operations: A North American Multicenter Prospective Study. Ann Thorac Surg. 2015; 100: 671-7.

2) Barnea O, Austin EH, Richman B, et al. Balancing the circulation: theoretical optimization of pulmonary/ systemic flow ration in hypoplastic left heart syndrome. J Am Coll Cardiol. 1994; 24: 1376-81.

3) Freedom RM, Benson LN, Smallhorn JF, et al. Subaortic stenosis, the univentricular heart, and banding of the pulmonary artery: an analysis of the courses of 43 patients with univentricular heart palliated by pulmonary artery banding. Circulation. 1986; 73: 758-64.

4) Cullen S, Shore D, Redington A. Characterization of right ventricular diastolic performance after complete repair of tetralogy of Fallot. Restrictive physiology predicts slow postoperative recovery. Circulation. 1995; 91: 1782-9.

5) Agarwal HS, Churchwell KB, Doyle TP, et al. Inhaled nitric oxide use in bidirectional Glenn anastomosis for elevated Glenn pressures. Ann Thorac Surg. 2006; 81: 1429-35.

6) Hoskote A, Li J, Hickey C, et al. The effects of carbon dioxide on oxygenation and systemic, cerebral, and pulmonary vascular hemodynamics after the bidirectional superior cavopulmonary anastomosis. J Am Coll Cardiol. 2004; 44: 1501-9.

〈大﨑真樹〉

Ch 3 ● 小児心臓外科― C 2 心室修復術が目標となる非チアノーゼ性心疾患

1 動脈管開存症

1 解剖，胎児循環

　動脈管は下行大動脈と肺動脈を結ぶ胎生期の主幹動脈である．正期産児では，下行大動脈側は左鎖骨下動脈の起始部から 5〜10 mm 遠位，肺動脈側は左肺動脈の起始部に接合する．右大動脈弓の場合，動脈管は右側に位置し，大動脈側は右鎖骨下動脈の起始遠位部，肺動脈側は右肺動脈の起始部に接合する[1]．胎児生期，両心室からの拍出の 2/3 が右室から拍出されるが，高い肺血管抵抗により肺血流は全拍出のわずか 6〜8％に過ぎず，55〜60％の拍出が動脈管を通過して下行大動脈へと流入する．

2 発生頻度と基本分類

　正期産児において，孤発性の PDA の発症頻度は出生 2,000 あたり 1 人とされ，全先天性心疾患の 5〜10％を占める．未熟児では，出生 1,000 あたり 8 人と高く，出生体重 1,750 g 以下では有病率 45％，出生体重 1,200 g 以下では有病率 80％との報告がある[2]．

3 病態生理

1) 動脈管の閉鎖

　動脈管は胎生期に開存していなければならないが，生直後の肺呼吸の開始とともに直ちに血管収縮が起こり，出生後 10〜15 時間までに機能的に閉鎖し 2〜3 週間で線維性に閉鎖する．通常は生後 8 週間までに 88％が完全に閉鎖するとされる（出生体重が 1,500 g 未満の未熟児では 15〜30％が閉鎖遅延するとされる）．閉鎖は肺動脈側から起こり，大動脈側は動脈管索により線維性閉鎖する．その機転として，①酸素分圧の上昇，②プロスタグランジン（PGE: PGE_1，PGE_2，PGI_2）の分泌低下，③PGE_2受容体の減少，④動脈管内の血圧低下などが主な要因と考えられる．詳細な分子機構については専門書に委ねるが，その後急速に血管組織の構築の変化-血管リモデリングが生じて血管内腔面が縮小し，血流が遮断され，最終的に索状の線維性組織へと変化し閉鎖する（解剖学的閉鎖）[3]．胎生期には低い酸素分圧と胎盤から産生される高い PGE 濃度により開存が維持されるが，出生後は逆の機序により閉鎖することになる[4]．

2) PDA の発症機序

　未熟児と成熟児以降の発症機序は異なる．胎生期，動脈管は主に PGE_2 により開存が維持される．PGE_2 は出生後，肺で主に代謝されるが，未熟児ではこの機能が弱く PGE_2 の血中濃度が高く維持される．また，成熟に伴い動脈管平滑筋の PGE_2 への感受性は徐々に弱まり，出生とともに急速に消失するが，未熟児では感受性が高く，出生とともに起こる感受性の低下も起こりづらく，高濃度の PGE_2 と感受性の低下により PDA を発症する．一方，成熟児，小児，成人の

JCOPY 498-03914

313

Ch 3 ● 小児心臓外科― C 2 心室修復術が目標となる非チアノーゼ性心疾患

PDA の発症機序はその構造異常に起因したり家族歴を有したりすることもあるため，遺伝因子の関与も推測されている[1]．

3）血行動態

本項では孤発性の PDA の病態について述べる．PDA の基本病態は動脈管を通した左右短絡シャント血流である．出生直後は，胎生期からの肺血管収縮による肺高血圧の状態が残存するため，体血圧と肺血圧の差が少なく，動脈管を通過するシャント血流量は少ない．出生後，呼吸開始により徐々に肺血管が拡張し，肺血圧も徐々に低下する．肺血圧の低下に伴い動脈管を通した左右シャント（大動脈から動脈管を通じた肺動脈への血流）が増加する．シャント血流量は，PDA の太さと長さにも依存する．左右シャントにより動脈管→肺動脈→肺静脈→左房→左室→大動脈→動脈管の循環血流が増加し，肺高血圧，左心系負荷（左心系拡大）をもたらす．

4 診断

以下のような所見を認める場合，PDA と診断する．

- **身体所見**：連続性雑音（聴取しない場合もある），反跳脈（bounding pulse）を触れる．
- **胸部 X 線写真**：肺うっ血，心拡大を認める．
- **心臓超音波**：ドプラエコーにて左右シャントを認める．肺高血圧が重度であれば右左シャント優位となる場合もある．シャント量が多い時は，左心系の拡大，左房/大動脈比増大を認める．

5 手術適応

未熟児では，一般的に左右シャントを有する症候性 PDA は閉鎖の治療適応となる．シクロオキシゲナーゼ阻害薬（COX 阻害薬：インドメタシン）により閉鎖が期待できる．内科的治療（COX 阻害薬，水分制限など）で閉鎖が得られず，高肺血流性心不全のコントロールが不良の場合は手術を検討する[5]．

成熟児〜成人では，無症候性でも左心系の拡大を伴う左右シャントの PDA では閉鎖の治療適応となる．生後 6 カ月以下では自然閉鎖する可能性は低いため，無症候性であれば 9 カ月過ぎまでは経過観察することが望ましい．治療として COX 阻害薬は効果的ではなく使用されるべきでない．治療の選択肢としては，カテーテル治療（コイル閉鎖もしくはデバイス閉鎖）と手術治療が挙げられる．カテーテル治療は，その合併症の少なさと回復の速さなどのメリットから多くの患者で選択されるようになってきている．2.5 mm 以下の細い PDA ではコイル閉鎖，12 mm 以下の PDA では Amplatzer 閉鎖栓などが選択され，それ以上の径の PDA では手術が適応となるが，治療の選択においては，各々の治療の利点，欠点を説明した上で決定する必要がある[2,3]．

左心系拡大を伴わない，心雑音も小さい無症候性 PDA に関しては議論が分かれるところである．血管内膜炎が合併症として報告されており，全例を治療適応とする施設もあるが，血管内膜炎の頻度は少なく，治療適応としない考えもある．

6 手術（基本手術のコツを含む）

1）Amplatzer 閉鎖栓を用いた PDA 閉鎖（図 3-24）

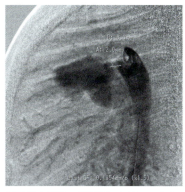

図 3-24　①下行大動脈～動脈管にかけての左右シャント血流を確認　　②Amplatzer PDA 閉鎖栓にて PDA を閉鎖

2）外科的結紮術

群馬県立小児医療センターで実施している左後側方皮膚小切開，第3肋間開胸よる低侵襲的クリッピング術は図 3-25 の手順で行っている．

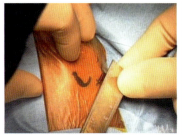

①肩甲骨下角のやや背側面で聴診三角部分付近を皮膚切開（1.5～2 cm）して，大胸筋と広背筋の切開を極力回避

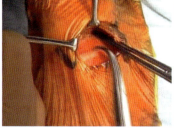

②第3肋間の肋間筋をその中央部分で切開して開胸

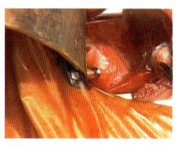

③動脈管周囲を剥離して下行大動脈側をチタン製クリップにて絞扼して動脈管を完全閉鎖（二重クリップにて完全閉鎖する場合もある）

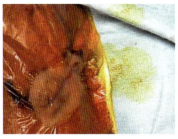

④皮膚を合成皮膚表面接着剤にて接合して手術終了．持続ドレナージは留置せず，肺を過膨張し脱気させた後に閉創する

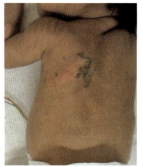

図 3-25

Ch 3 ● 小児心臓外科 — **C** 2 心室修復術が目標となる非チアノーゼ性心疾患

3）胸腔鏡下動脈管閉鎖術〔video-assisted thoracoscopic surgery（VATS）PDA ligation〕

　　VATS-PDA は北里大学心臓血管外科（宮地　鑑教授）グループを中心に国内数カ所で実施されている（詳細は小児の低侵襲手術の項で解説する）．群馬県立小児医療センターでも 2007 年より導入し，体重 2,000 g 以上の症例に対して実施し良好な手術成績を収めている．

⑦ 術後と予後

　　2007 年 9 月から 2015 年 8 月までの体重 2,500 g 未満の未熟児 PDA 手術の成績は表 3-4 の通りである．

表 3-4　体重 2,500 g 未満の未熟児 PDA 手術の成績（2007 年 9 月から 2015 年 8 月）

症例数: 35 例（男児 23，女児 12）	術後合併症
平均在胎週数（w）: 25.5±2.7 平均出生体重（g）: 780±282 平均手術時年齢（d）: 23.1±11.9（2-51） 平均手術時体重（g）: 821±352 平均 PDA 径（mm）: 2.8±0.7（2-4） 平均手術時間（min）: 44±14（18-78） 平均麻酔時間（min）: 96±29（60-210）	術中心臓マッサージ: 1 例 術後気胸: 1 例 術後気管支狭窄: 1 例 術後乳糜胸: 0 例 平均人工呼吸器装着期間: 22.1±19.7 日（1-51 日） 在院死亡: 0 例

　　術前に肺出血や腎機能障害を認め，80％の症例で人工呼吸器管理を必要としたが，良好な未熟児 PDA の手術成績が得られた．一般的に外科的治療の利点として下記の点が列挙されるが，重篤な合併症を引き起こす前に早めの外科的手術が推奨される．

①インドメタシンによる合併症の防止：急性腎不全，腸管穿孔，壊死性腸炎，脳血流低下などの回避

②循環動態の早期安定化：肺血流増加に伴う肺高血圧症や下半身血流減少に伴う壊死性腸炎などの回避

③人工呼吸器からの早期離脱：呼吸器感染症，呼吸不全などの回避

📖 文献

1) Rudolph AM, Heymann MA, Spitznas U. Hemodynamic considerations in the development of narrowing of the aorta. Am J Cardiol. 1972; 30: 514-25.

2) Moore P, Brook MM. Patent ductus arteriosus and aortopulmonary window. In: Allen HD, et al. Moss & Adams' heart disease in infants, children, and adolescents. 8th ed. Philadelphia: Lippincott Williams and Wilkins; 2012. p.722-40.

3) Kouchoukos NT, Blackstone EH, Hanley FL, et al. Patent ductus arteriosus. In: Kouchoukos NT, et al. Kirklin/Barratt-Boyes cardiac surgery. 4th ed. Philadelphia: Elsevier/Saunders; 2012. p.1342-58.

4) 門間和夫．胎児期の血行動態とその出生時変化．In: 高尾篤良，編．臨床発達心臓病学．第 3 版．東京: 中外医学社；2001．p.59-65.

5) 日本未熟児新生児学会・標準化検討委員会，J-PreP ガイドライン作成チーム．根拠と総意に基づく未熟児動脈管開存症治療ガイドライン．日未熟児新生児会誌．2010; 22: 77-89.

〈宮本隆司，浅見雄司〉

2 心房中隔欠損，部分肺静脈還流異常

A 心房中隔欠損/unroofed coronary sinus

1 発生頻度と基本分類

　心房中隔欠損症(atrial septal defect: ASD)は小児期先天性心疾患の8～10%を占める[1]．男女比は1：2と女性に多い．5 mm以下の欠損は乳児期までは自然閉鎖を認める場合がある[1]．乳児期に症状を呈することは稀で(1～2%)，多くは無症状のまま経過し学校検診などにおいて初めて診断されることもある．小児期後期，思春期より易疲労感，息切れなどの症状がみられるようになり，年齢とともに悪化する．成人期以降には肺高血圧，右心不全，心房性不整脈などを認めるようになる．

　基本分類は主に欠損孔の部位によって，二次孔欠損型(ostium secondun defect)，一次孔欠損型(ostium primum defect)，静脈洞欠損型(sinus venosus defect)，冠静脈洞型(coronary sinus defect)に分類される(図3-26)．本稿では二次孔欠損型，静脈洞欠損型，冠静脈洞型(unroofed coronary sinusと同一範疇の疾患として)について述べる．

1) 二次孔欠損型

　卵円窩の欠損．主に一次中隔の欠損である．一次中隔がほとんど欠損している場合は欠損孔下縁が下大静脈(IVC)後壁に連続することになり閉鎖の際に注意を要する．

2) 静脈洞欠損型

　静脈洞のright horn遺残部位〔上大静脈(SVC)流入部からIVC流入部にかけての右房後壁〕に起こりうる．SVCと心房の接合部が好発部位であり，90%以上に部分肺静脈還流異常

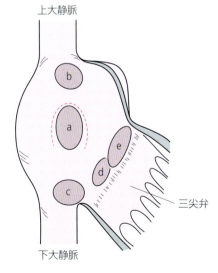

図3-26　心房中隔欠損症の各型
a) 二次孔欠損型, b) 上位静脈洞欠損型, c) 下位静脈洞欠損型,
d) 冠静脈洞欠損型, e) 一次孔欠損型
(高尾篤良，他編．臨床発達心臓病学．改訂3版．中外医学社；2001．p.380)

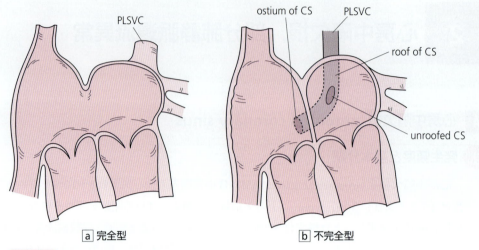

図 3-27　Unroofed coronary sinus
（小柳 仁，他編．心臓血管外科手術のための解剖学．メジカルビュー社; 1998. p.26）

（PAPVC）を合併する．上位静脈洞欠損型ではSVCが心房中隔に騎乗することによって静脈血が左房に流入し軽度のチアノーゼを呈する場合がある[2]．

3）冠静脈洞型

　unroofed coronary sinus は静脈洞 left horn 遺残部位の欠損で，冠静脈洞全走行にわたって起こり，冠静脈洞と左房間の隔壁が部分的に欠損するものから完全欠損までさまざまである（図 3-27）．左上大静脈遺残を伴う場合は左無名静脈欠損を 80〜90％に認める．

2　病態生理

　欠損口を通しての短絡量，短絡方向は欠損口面積，左右心房間圧較差，両心室コンプライアンスによって決定される[1]．左房圧が右房圧を上回る心室収縮後期と拡張期は左-右短絡となり，心房圧がほぼ等しい収縮早期のみ右-左短絡となる．新生児期，乳児期早期は右室のコンプライアンスが低く左-右短絡量は少ないが，成長に伴い右室のコンプライアンスが低下すると短絡量は増加する．また，加齢に伴う左室コンプライアンスの低下（高血圧に伴う左室心筋肥厚など）は左-右短絡量の増加を助長する．短絡血流により右室容量負荷，右室拡大，肺動脈圧の上昇をきたす．時に肺高血圧を伴い右心不全を引き起こす．また，左心系容量の低下に伴い心拍出は低下傾向となる．放置すれば Eisenmenger 症候群となる場合（5％程度）もある．左上大静脈遺残を合併した unroofed coronary sinus では左房での右-左短絡のため最初からチアノーゼを認める．

3　診断と手術適応

　左-右短絡に伴う右室容量負荷，肺血流増加による症状を呈する場合は絶対的な手術適応となる．無症状であっても心エコーで肺体血流比（Qp/Qs）が 1.5 以上の場合は手術適応と考えられるが，無輸血手術の可能性などを考慮し時期を決定する．

4 手術

1）二次孔欠損型

　外科的閉鎖法とカテーテル治療が行われており，早期成績はどちらも安定している．カテーテル治療は入院期間が短く，手術創がない，人工心肺のリスクがないなどの利点はあるが，長期成績が明らかでないという問題もある．外科的閉鎖法として正中切開法と右開胸法がある．右乳房下の前側方アプローチは美容上の観点から若年女性に行われることがあるが，乳房発育に何らかの影響を及ぼす可能性がある．また，左心系の空気抜きが不十分になる可能性があること，正中小切開での手術が可能であることから行われる機会は減少している．正中小切開は，皮膚切開を乳頭のレベルから剣状突起までとし，胸骨は体部のみ切開を置く．切開した心膜を胸骨または皮膚に固定し，心膜ごと頭側やや下方に牽引すると上行大動脈の視野は良好となる．上行大動脈を剝離受動することで full sternotomy とさほど変わらない大動脈の視野が確保でき，送血管挿入，上大静脈のテーピングが容易となる．IVC 周囲の操作は頭側への牽引を緩めることで良好となる．右房切開は crista terminalis に切り込まずに，房室間溝に平行に切開を置く．欠損孔閉鎖は一次膜が十分残っており，組織への tension をかけずに閉鎖可能な場合は直接閉鎖とする．パッチ閉鎖の場合は自己心膜（多くは fresh），0.4 mm EPTFE パッチを使用する．一次膜の下縁が完全に欠損している場合は eustachian valve を卵円窩の下縁と間違わないように，パッチ縫合ラインに注意する．欠損孔前縁を運針する際は房室結節に注意し不必要に大きな bite は避ける．最後に肺を加圧して頭側前縁より空気抜きを行う．欠損口閉鎖中も空気塞栓予防のため必要以上の左房内吸引は控える．

2）冠静脈洞型

　冠静脈洞を有し，その開口部付近に欠損を認める型の術中写真を示す（図 3-28）．パッチにて欠損孔の閉鎖を行うが，房室結節に注意する（図 3-29）．

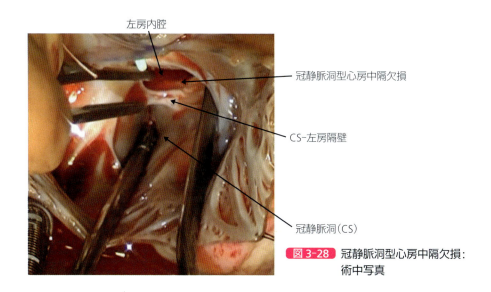

図 3-28　冠静脈洞型心房中隔欠損：術中写真

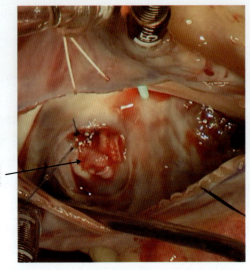

ASD閉鎖
自己心膜

図 3-29 冠静脈洞型心房中隔欠損：
術中写真
自己心膜によるパッチ閉鎖

3) Unroofed cocorary sinus

不完全型では欠損部のパッチ閉鎖を行う．左上大静脈遺残を伴う完全型では大きな心房中隔欠損を作成した後，左上大静脈開口部から右房側までの通路を左房後壁に作成し，心房中隔欠損の閉鎖を行う．

静脈洞型はPAPVCの項で後述する．

❺ 術後と予後

小児期手術の術後経過は非常に良好であるが，成人期の手術では，術後に肺高血圧，不整脈，心不全などの問題が残る場合がある．40歳以前に手術を受けた場合の心房細動，心房粗動の発生率は1％以下であるが，40歳以上で15％，60歳以上で61％と上昇する[3]．

B 部分肺静脈還流異常症（PAPVC）

❶ 発生頻度と基本分類

部分肺静脈還流異常症（partial anomalous pulmonary venous connection: PAPVC）はすべてではない1本以上の肺静脈（PV）が右房または主要な体静脈に還流する疾患である[4]．ASDの9％に本症は合併し，本症の95％にASDを合併する[2]．主な形態は以下のとおりである．
　①静脈洞型：最も一般的なタイプで，多くは右PVがSVCから右房接合部近傍に流入している．95％に上位静脈洞型心房中隔欠損を合併する．SVCは心房中隔に対して様々な程度の騎乗を認め，SVC血が左房に流入することによってチアノーゼを呈する場合もある[5]．
　②右肺静脈上大静脈還流型：右PVがSVCに還流する．ASDは存在しないか，二次孔型が合併する．
　③右肺静脈右房還流型：右PVが直接右房へ還流する．

④右肺動脈下大静脈還流型（scimitar 症候群）：右 PV 全部または中・下葉枝が右房-IVC 接合部近傍に流入する．ASD は存在しないか，二次孔型が合併する．また右肺低形成，気管や肺動脈の形成異常を伴うことが多い．

⑤左肺静脈無名静脈還流型：左下または左上下 PV が無名静脈に還流する．心房中隔欠損または他の還流異常を合併することが多い．

⑥両側部分肺静脈還流異常：稀な形態ではあるが，その中でも最も多いものは左上 PV が無名静脈へ，右上 PV が SVC-右房接合部に還流する型である[2]．

2 病態生理

静脈洞型の一部を除いて左-右短絡であり，右心系への容量負荷である．1 本の肺静脈還流異常での血流量は肺血流全体の 20%，2 本で 66%，3 本では 80% となる[6]．異常還流する静脈の本数，ASD の有無により無症状のものから総肺静脈還流異常に近いものまであり，短絡量に応じた対応が必要となる．

3 診断と手術適応

多くは ASD と類似した理学所見を認めるが，心エコー検査による右心系への負荷の程度，ASD の大きさ，位置などから本症を疑う必要がある．頻度の高い SVC への還流異常はエコーでの描出が困難なことがあり 3D-CT，MRI 検査が立体的位置関係の把握や術式の選択に対して有用となる．心臓カテーテル検査は肺高血圧の合併を認めなければ必須ではない．

4 手術

1）静脈洞型，右肺静脈上大静脈還流型

ポイントは，①狭窄のない肺静脈血流路と体静脈血流路を作成すること，②洞結節機能を温存することである．SVC への脱血管は PV 還流部位より高位または無名静脈に留置する．ASD が PV 血流路として十分な大きさがなければ拡大する．最上部の PV 還流部と右房の距離により術式を決定する．PV 還流部が右房近位（奇静脈または右肺動脈の高さより近位）であり，かつ PV 還流部から右房までの SVC 径が十分太いものは，SVC 内でパッチ（自己心膜またはePTFE）による PV 血流の rerouting が可能である．rerouting のアプローチは右房切開と SVC切開（trans caval repair）[7]がある．ASD の位置が卵円窩に近い場合は右房切開または右房＋SVC切開で rerouting を行う．パッチ幅は ASD 径の 1.5 倍，長さは PV の最遠位部から ASD 下縁までの距離の 1.25 倍を目安とする[2]．ASD が静脈洞型で心房の高位にある場合は trans caval repair の方が PV 血流の rerouting のイメージがつきやすい．平面的なパッチにて rerouting というよりは septation のイメージとなる（図 3-30）．SVC 径が細い場合または還流が高位の場合はcaval division technique といわれる Williams 法[8]や Warden 法[9]，2-path 法がある〔caval divisiontechnique；最上 PV 流入部の遠位側で SVC を切断し中枢側を縫合閉鎖（直接またはパッチ補填）する〕．2-path 法は，trans caval repair の SVC 切開ラインを洞結節の外背側を超えて高位右房へ延長し PV 血流の rerouting を行った後，SVC から右房への切開を別のパッチまたは右房

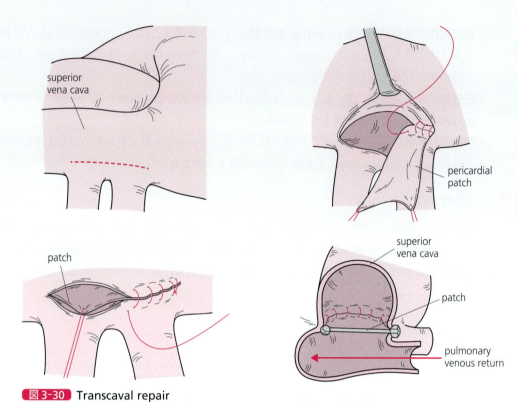

図 3-30 Transcaval repair
(Nicholson IA, et al. J Thorac Cardiovasc Surg. 2000; 119: 742-3)

壁で拡大することによって PV と SVC の十分な血流路を確保する術式である．この術式は SVC-右房接合部に切開が及ぶため洞結節を直接または洞結節への動脈を損傷することによって二次的に洞機能不全を起こす可能性が報告されている[10-12]ため，我々は caval division technique を第一選択とし，modify された術式も報告されている．SVC の中枢側は PV 血流路となる．右房切開より SVC 血流が ASD を通して左房に流入するように，心膜または右房壁にて re-routing を行う．SVC 開口部周囲に心膜を縫着する際は洞結節に注意する．遠位側 SVC は奇静脈を切断し無名静脈まで十分に剥離受動する．右心耳先端の稜線前方を縦切開し心耳内の肉柱を十分に切除した後，遠位側 SVC と吻合する（図 3-31）．患者の年齢，体重に合わせて連続，結節縫合を適宜使い分けている．直接吻合が困難な場合は右房壁 flap を後壁として使用することによって自己組織の連続性を確保し前面に自己心膜などを補填する（図 3-32, 3-33）．成人例では人工血管を interpose することもある．

　その他の術式として最上 PV 流入部の遠位側で SVC の前方半周を切開し，心臓側を SVC 後壁に縫合閉鎖することで PV 血流路を作成する．SVC 血流路は大きく切開した右心耳稜線部（SVC-右房接合部は切開しない）を SVC 中枢側（PV 血流路）から SVC 切開部まで上に覆い被せるように吻合することによって作成する[13]．

2) 右肺静脈右房還流型

　通常の右房切開をおき，ASD と PV 開口部を確認した後，その間の心房中隔後壁を可及的に

2 心房中隔欠損，部分肺静脈還流異常

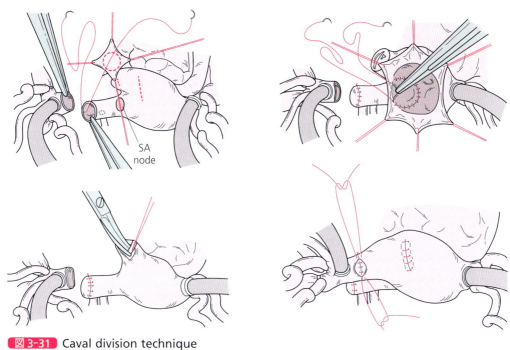

図 3-31 Caval division technique
（Stewart RD, et al. Ann Thorac Surg. 2007; 84: 1652）

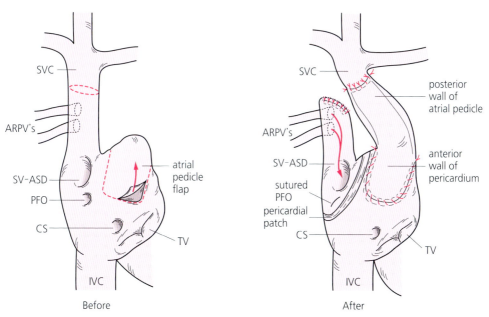

図 3-32 Caval division technique：右房 flap を使用した SVC 血流路再建
（Williams WH, et al. Ann Thorac Surg. 1984; 38: 348）

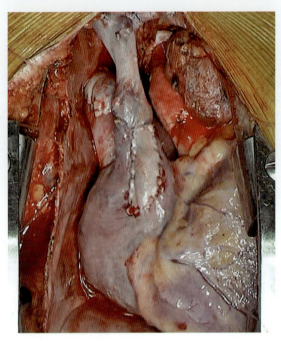

図 3-33　Caval division technique: 右房 flap を使用した SVC 血流路再建，術中写真

切除する．PV 開口部が左房側となるようにパッチを逢着する．パッチの代わりに右房壁を用いた方法もある[14]．

3）右肺静脈下大静脈還流型

一般的には IVC 方向に延長した右房切開をおき，PV 開口部より ASD にかけてパッチ（自己心膜または ePTFE）による rerouting を行う．ASD は必要に応じ拡大する．PV 流入部より末梢の IVC に脱血管を挿入した状態で PV 周囲の手術が可能であるか，鼠径静脈脱血が行える場合は通常の心停止での手術が可能であるが，十分な術野が確保できなければ，循環停止とし脱血管を抜去して rerouting を行わなくてはならない．IVC 血流路の狭窄が懸念される場合は右房切開部をパッチ拡大する必要がある．その他の術式として還流異常 PV を右房に移植した後，ASD と rerouting する方法，直接左房に移植する方法がある[15]．

4）左肺静脈無名静脈還流型

無名静脈流入部で肺静脈（垂直静脈）を離断する．左横隔膜神経の背側で心膜を通し左心耳と吻合する．肺静脈を心嚢内に誘導する際に"ねじれ"に注意する．心膜切開は十分大きくとる．距離的に余裕があれば肺静脈前面に先端から縦切開を加えコブラヘッド様の大きな吻合面を作成する．左心耳の肉柱は十分に切除する．吻合は心耳基部と肺静脈先端のポイントから連続で開始し最後の心耳先端部分は結節縫合を行う．低圧系であり purse-string effect 予防のため必要以上に連続縫合部分の糸を強く締める必要はない．しかし，術後吻合部狭窄が懸念されるため，還流領域が少ない場合は，乳児期は回避し年長児以降の手術介入も検討される．

📖 文献

1) Sachdeva F. Atrial septal defect. In: Moss and Adams Heart disease in infants, children, and adolescents including the fetus and young adults. Vol 1. 8th ed. Philadelphia: Lippincott Wiliams and Wilkins; 2012. p.672-89.

2) Kouchoukos NT, Blackstone EH, Hanley FL, Kirklin JK. Atrial septal defect and partial anomalous pulmonary venous connection. In: Kirklin/Barratt-Boyes Cardiac surgery. Vol 2. 4th ed. Philadelphia: WB Saunders; 2012. p.1149-80.

3) Berger F, Vogel M. Kramer A, et al. Incidence of Atrial flutter/fibrillation in adults with atrial septal defect before nd after surgery. Ann Thorac Surg. 1999; 68: 75-8.

4) Brown DW, Geva T. Anomalies of the pulmonary veinst. In: Moss and Adams Heart disease in infants, children, and adolescents including the fetus and young adults. Vol 2. 8th ed. Philadelphia; Lippincott Wiliams and Wilkins; 2012. p.809-22

5) Van Praagh S, Geva T, Lock JE, et al. Bilateral or left atrial drainage of the right superior vena cava: anatomic, morphogenetic, and surgical considerations-report of three new cases and literature review. Pediatr Cardiol. 2003; 24: 350-63.

6) MacCormack RJ, Marquis RM, Julian DG, et al. Partial anomalous pulmonary venous drainage and its surgical correction. Scott Med J. 1961; 5: 357-81.

7) Nicholson IA, Chard RB, Nunn GR, et al. Transcaval repair of the sinus venosus syndrome. J Thorac Cardiovasc Surg. 2000; 119: 741-4.

8) Williams WH, Zorn-Chelton S, Raviele AA, et al. Extracardiacatrial pedicle conduit repair of partial anomalous pulmonaryvenous connection to the superior vena cava in children. Ann Thorac Surg. 1984; 38: 345-55.

9) Warden HE, Gustafson RA, Tarnay TJ, et al. An alternativemethod for repair of partial anomalous pulmonaryvenous connection to the superior vena cava. Ann Thorac Surg. 1984; 38: 601-5.

10) Iyer AP, Somanrema K, Pathak S, et al. Comparativestudy of single- and double-patch techniques for sinus venosus atrialseptal defect with partial anomalous pulmonary venous connection. J Thorac Cardiovasc Surg. 2007; 133: 656-9.

11) Stewart RD, Bailliard F, Kelle AM, et al. Evolving surgical strategy for sinus venosus atrial septal defect: effect on sinus node function and late venous obstruction. Ann Thorac Surg. 2007; 84: 1651-5.

12) Said SM, Burkhart HM, Schaff HV, et al. Single-patch, 2-patch, and caval division techniques for repair of partial anomalous pulmonary venous connections: does it matter? J Thorac Cardiovasc Surg. 2012; 143: 896-903.

13) Yamagishi M, Fujiwara K, Yaku H, et al. Repair of partial anomalous pulmonary venous connection with a minimal atriotomy. JJTCVS. 2000; 48: 370-2.

14) 安井久喬, 編. 先天性心疾患手術書. 東京: メジカルビュー社; 2003.

15) Brown JW, Ruzmetov M, Minnich DJ, et al. Surgical management of scimitar syndrome: an alternative approach. J Thorac Cardiovasc Surg. 2003; 125: 238-45.

〈西岡雅彦〉

3 心室中隔欠損

1 発生頻度と基本分類

　先天性心疾患は，出生児の約100人に1人の割合で認められるが，心室中隔欠損症（ventricular septal defect：VSD）はその中で最も多く，約50〜60％を占める[1]．男女比2：3．また，Down症候群には約50％に先天性心疾患が合併するが，心室中隔欠損は最も多い．

　形態形成：単純穿孔型と不整配列型がある．不整配列型には漏斗部中隔の前方偏位によるFallot四徴症型と大動脈縮窄・離断複合に合併しやすい後方偏位型がある．基本分類はSoto分類（図3-34, 3-35）がわかりやすく，以下のようである[2,3]．

① subarterial defect	② perimembranous defect	③ muscular defect
	inlet extension	infundibular defect
	trabecular extension	trabecular defect
	outlet extension	anterior
		midventricular
		apical
		posterior defect

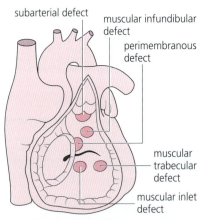

図 3-34 心室中隔欠損の Soto B らの基本分類
（Soto B, et al. Br Heart J. 1980; 43: 332-43）[2]

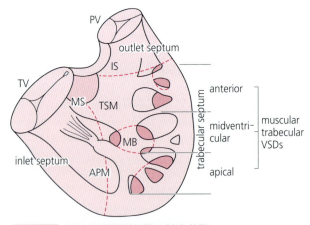

図 3-35 筋性部肉柱型欠損の基本分類
（Soto B, et al. J Am Coll Cardiol. 1989; 14: 1291-7[3] および Kitagawa T, et al. Gen Thorac Cardiovasc Surg. 2013; 61: 367-75[6]）

subarterial defect は 28％にみられ，19％は肺動脈弁下に接しており，東洋人に多い．経年的に大動脈弁尖がベンチュリー効果により VSD に落ち込んで逸脱，変形し，大動脈弁閉鎖不全 28％と Valsalva 洞動脈瘤 24％を高頻度に合併する．自然歴では 20 歳までの 87％に生じる．短絡量が少なくても大動脈弁の変形が進行する前に手術する．手術法については文献 4 を参照いただきたい[4]．

小児心臓外科医を目指すものにとって，左右短絡を有する膜性部辺縁欠損(perimembranous defect)の閉鎖を行う頻度は極めて高く，刺激伝導障害，遺残短絡，かつ，三尖弁，肺動脈弁機能障害を最小限とする確実な心室中隔欠損閉鎖に熟達することが極めて重要である．本稿では，自立した小児心臓外科医への重要な関門である perimembranous defect の閉鎖術について詳述する．

muscular defect に関しては文献 5，6 を参照いただきたい[5, 6]．

② 病態生理

基本的病態は，欠損孔を介する左右短絡による肺血流量増多に伴う左室容量負荷である．短絡量と血行動態は，欠損孔の大きさと肺血管抵抗に依存する．中欠損では，短絡量増加により肺体血流量比は 2〜3 に増大し，大欠損になると心不全，肺高血圧を合併する．

代表的症候・徴候は，心雑音，多呼吸，陥没呼吸，肝腫大，頻脈，発汗，乏尿，哺乳力の低下と体重増加不良である．新生児期の生理的な肺高血圧が改善した生後 2 カ月頃になって初めて心雑音を指摘され，大欠損では 1〜3 カ月の乳児期早期より心不全をきたすことも本症に特有で，鑑別診断を進める上で重要である．重症例では喘鳴，呼吸器感染症，無気肺，肺気腫などの肺合併症が加わって症状が増悪する．心雑音は，粗な逆流性汎収縮期雑音，拡張期に心尖部のランブル雑音と亢進したII音を聴取する．大欠損における肺血管抵抗は，生後 2〜3 カ月で最も低くなり，その後，通常 1 歳以後に器質的な肺血管閉塞性病変が進行するとともに増大する．肺血管抵抗が体血管抵抗より高くなると短絡は両側性または右左短絡となり Eisenmenger 症候群となる．

③ 診断と手術適応

心電図は，中欠損では左室肥大を，大欠損では両心室圧が等しくなることを反映して両室肥大所見を呈する．胸部 X 線写真では，小欠損の心室中隔欠損ではほぼ正常だが，中欠損以上では肺血管陰影増強，心陰影の拡大を示す．

心エコー検査によって診断確定できる．欠損孔を直接描出して，型分類，欠損孔の大きさ，周囲構造物との位置関係，大動脈弁閉鎖不全や右室流出路狭窄などの合併病変を把握する．欠損孔を介する短絡血流の方向と，おおよその右室圧を推定できる．

心臓カテーテル検査では，欠損孔の位置，個数ならびに左右短絡量と肺血管抵抗などの血行動態評価と合併奇形の有無についての正確な評価が可能で，治療方針と手術適応を最終的に明らかにする．手術適応は以下のようである．

①肺高血圧がなく，肺体血流比が 1.5 以下の軽症例は手術適応なし．小さな欠損孔では自然閉

鎖が期待できる.

②肺高血圧が軽度，肺体血流比が 1.5〜2.0 の場合は，就学前まで経過観察を行い，再検査の上で適応を検討する．このような軽症例では，欠損孔が縮小ないし閉鎖する可能性があるため手術を急ぐべきではない.

③多呼吸，肝腫大，哺乳力の低下と体重増加不良などの心不全症状を伴う，あるいは呼吸器感染を反復する乳児では手術を考慮する.

④心不全が内科的にコントロールできていても，高度の肺高血圧(大動脈圧と等圧)と肺体血流比が 2.0 以上ある場合は，肺血管の閉塞性病変をきたさないうちに，2 歳までに手術を行う．手術のタイミングを逸しないようにすることが重要である.

⑤肺血管閉塞性病変が中等度に進行した場合(肺血管抵抗が高値となった状態)の手術適否の判断は容易ではなく，卓越した診断者による肺生検病理結果を参考とすべきであるが，一般的には，肺血管抵抗 8〜10 単位・m^2 以下，肺体血管抵抗比(Rp/Rs)0.6 以下，肺/体血流量比(Qp/Qs)1.5〜2.0 以上ならば手術可能とされ，Rp/Rs 0.75 以上は，手術禁忌とされる.

4 手術

1) 正常房室間刺激伝導路と重要な解剖

VSD の刺激伝導系は基本的には正常刺激伝導系の形態形成と同様であるが，位置と心室にかかる圧容量負荷の程度により多少の minor variation がある．特に右房，右室側からの理解を深めるべきである[7, 8].

a) 房室間刺激伝導路

tendon of Todaro，三尖弁の中隔尖弁輪部，冠静脈洞の三者により囲まれた Koch 三角内で房室筋性中隔の上の房室結節に始まり，中心線維体の右後側を貫く penetrating bundle となり，この直後に左脚を心室中隔左室側心内膜下に後枝，前枝の順に分枝する branching bundle となり，左脚を分枝し終わった後，心室中隔頂上部の心室間膜性中隔直下にて右脚に移行し，心室中隔右室側心内膜下面を薄い中隔縁柱(trabecula septomarginalis: TSM)に覆われながら調節帯(moderator band: MB)に向かい，三尖弁前乳頭筋起始部付近にて複数の分枝に分かれる．MB までは分枝を出さない.

b) 右室側心室中隔の解剖

右室は MB により流入路と流出路に分けられ，TSM は心基部で Y 字型を呈しており，前脚(anterior limb)と後脚(posterior limb)に分かれて，その間に右室自由壁から室上稜(crista supraventricularis)が入り込む．膜性中隔は心房中隔と TSM 後脚と室上稜に挟まれた線維性組織で，左室と右房を隔てる房室間部と左右心室を隔てる心室間部に分けられる．TSM 後脚は膜性中隔につながる．流出路中隔は TSM 前脚と室上稜で構成され，室上稜が三尖弁と肺動脈弁を隔てる．流出路中隔と右室自由壁の筋肉組織で囲まれた肺動脈弁下部が円錐部(漏斗部)である．TSM 前脚は肺動脈弁を支える漏斗部中隔となる.

c) 三尖弁

三尖弁の前尖，中隔尖間の交連を支える内側乳頭筋(medial papillary muscle)は通常，心室中

3 心室中隔欠損

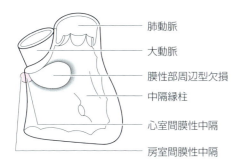

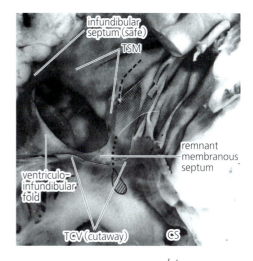

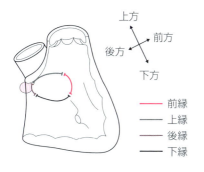

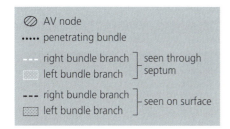

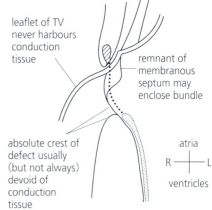

図 3-36 膜性部辺縁心室中隔欠損と房室間刺激伝導路
(Stark J, et al. Surgery for Congenital Heart Defects. 2nd ed. WB Saunders; 1994[7])および黒澤博身, 他. 刺激伝導系―先天性心疾患の外科アトラス. 東京: シュプリンガー・フェアラーク東京; 1987[8])

隔の TSM から起始する．MB がつながり前尖の体部を支える大きな前乳頭筋は通常，心尖部手前の自由壁の肉柱から起始する．2 つの大きな前乳頭筋と後乳頭筋がいずれも自由壁から起始する僧帽弁とは異なる形態をとる．

2) 膜性部辺縁心室中隔欠損と房室間刺激伝導路

a) 膜性部辺縁欠損 (perimembranous VSD) (図 3-36)

　膜性中隔に接して欠損孔を生じるが，VSD が右室流入部中隔に伸展する inlet 型，肉柱部中隔に伸展する trabecular 型，流出路中隔に伸展する outlet 型のそれぞれで，房室間刺激伝導路の位置と走行に少し変化がみられる (図 3-37)．perimembranous VSD の型は，VSD の伸展方向，Koch 三角の頂点と VSD 後下縁，三尖弁中隔尖，内側乳頭筋の位置関係等からみて判別する．

① perimembranous inlet VSD (図 3-38)

　VSD が流入部中隔側に伸展している．後下縁は三尖弁前尖と中隔尖の交連部よりかなり下

Ch 3 ● 小児心臓外科 — C 2 心室修復術が目標となる非チアノーゼ性心疾患

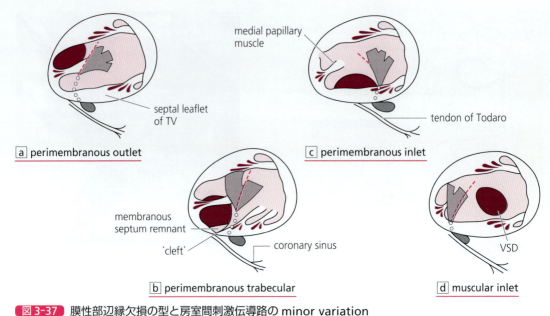

図 3-37 膜性部辺縁欠損の型と房室間刺激伝導路の minor variation
（Stark J, et al. Surgery for Congenital Heart Defects. 2nd ed. WB Saunders; 1994）[7]

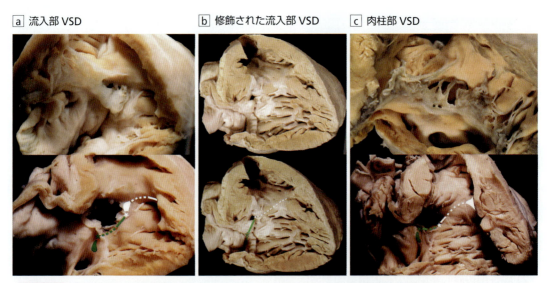

図 3-38 膜性部辺縁欠損の型 inlet and trabecular extension と房室間刺激伝導路の minor variation
（黒澤博身, 他. 刺激伝導系 — 先天性心疾患の外科アトラス. 東京: シュプリンガー・フェアラーク東京; 1987）[8]

方にあり，VSD の大半は中隔尖に覆われ，内側乳頭筋は VSD 前上縁にあり，後下縁には多数の副乳頭筋が存在する．本型では TSM 後脚の後方伸展が乏しく，branching bundle の左側偏位は軽度で，penetrating bundle は三尖弁中隔尖弁輪あるいは小さな膜性翼片 membranous flap の中を走行することがあるので，VSD 下縁やこれらの部分を縫合線とできない．右脚は VSD 前

330

a 流出部 VSD

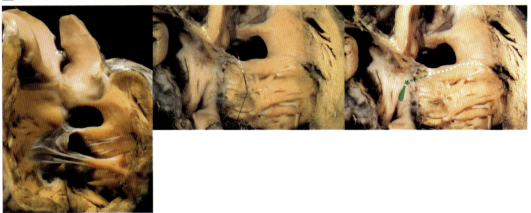

b 流出部 VSD

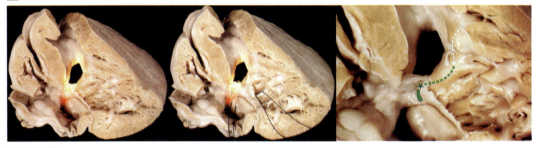

図 3-39 膜性部辺縁欠損の型 outlet extension と房室間刺激伝導路の minor variation
(黒澤博身, 他. 刺激伝導系―先天性心疾患の外科アトラス. 東京: シュプリンガー・フェアラーク東京; 1987)[8]

下縁の TSM と流入部中隔の接合部付近にあり，TSM につながる副乳頭筋の前上方の心内膜下を走行する．

②perimembranous trabecular VSD

VSD が肉柱部中隔側に伸展している．三尖弁中隔尖弁輪に沿って上方に swing up する TSM の後方伸展が特徴であり，VSD 後縁は三尖弁中隔尖弁輪と鈍角に交わる．TSM 後脚の肥厚は乏しく，penetrating and branching bundle の左側偏位は軽度で VSD 後下縁に沿って走行するので，VSD 後下縁の閉鎖には inlet VSD と同様の注意が必要である．内側乳頭筋は VSD のより前縁中程に位置し，右脚は前下縁の副乳頭筋下を通って，心内膜下に出てくる．

③perimembranous outlet VSD（図 3-39）

VSD が流出路中隔側に伸展している．VSD 後下縁は三尖弁中隔尖ではなく前尖弁輪につながり，上縁は大動脈弁に近接する．発達した TSM 後脚は膜性中隔に接して，VSD 下縁は肥厚した筋肉に覆われる．このため branching bundle は VSD 辺縁より後方に離れ，左室側を走行する．内側乳頭筋は VSD 前下縁に位置し，右脚はこの下から心内膜下を走行する．三尖弁前尖との接合部に膜性翼片を認めることがあり，VSD 閉鎖の縫合線として利用できる．流出路中隔は右室側または左室側に偏位する（前方または後方偏位）場合があり，前者は Eisenmenger 型や Fallot 四徴症の VSD に相当し，後者は大動脈縮窄や大動脈弓離断に伴うことが多い．

5 手術術式

> ■ 基本手術のコツ！
> 心超音波検査でVSDの位置と大きさ，三尖弁，大動脈弁，肺動脈弁との位置関係を把握し，適切なアプローチ法と閉鎖法をイメージし，計画する（図3-40〜3-42）．経三尖弁経路がtotal conus defectを含めた膜性部辺縁欠損の閉鎖には適している．

1) 膜性部辺縁欠損（perimembranous VSD）

VSD閉鎖には各型の房室間刺激伝導路の位置と走行の特徴を基本にする．しかし，VSD周辺構造物は個々の症例ごとに異なり，また，各型の複合型や移行型が多く，手術時の年齢によっても，右室側から見ると，線維組織で三尖弁下の内側乳頭筋と副乳頭筋と腱索が癒合したり，膜性瘤を形成したりと多種多様な顔を呈する．

> ■ 基本手術のコツ！
> 修飾される前の本来のVSD型（左室側）を認識した上で，実際の術野形態から判断して，遺残短絡のない，刺激伝導系や三尖弁機能に障害を与えない閉鎖法を個々にとるべきである．

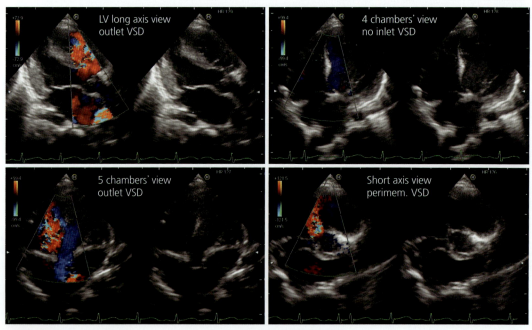

図3-40 膜性部辺縁欠損 outlet extension の心臓超音波検査所見

3 心室中隔欠損

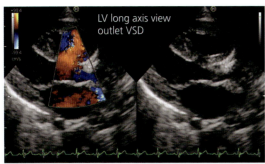
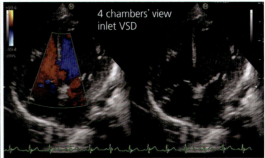
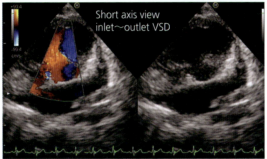

図 3-41 inlet から outlet septum に及ぶ膜性部辺縁欠損の心臓超音波検査所見

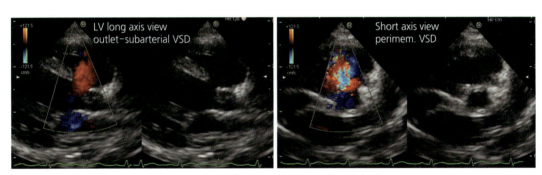

図 3-42 total conus defect を伴う膜性部辺縁欠損の心臓超音波検査所見

a）プレジェット付きマットレス結節縫合

　第1縫合糸は VSD 後下縁よりさらに下方の三尖弁中隔尖弁輪近くの弁尖へ視野展開を兼ねた stitch を置く．その右針は後で流入部中隔に置く刺出点を想定しながら，後下縁よりさらに3～4 mm 下方の三尖弁中隔尖にかける．三尖弁尖よりの最前方からの縫合糸は ventriculo-infundibular fold（VIF）にかける縫合糸の刺出点を想定し，かつ，大動脈弁と離れていることを確認する．房室間伝導障害予防のため，流入部中隔後下縁の縫合糸は明らかに outlet 型と判別され，膜性翼片を縫合線と使ってもよいと思われる場合以外は，三尖弁輪から 1 mm 離れて，VSD 辺縁より 6～7 mm 離れて刺入し，浅く，長く流入部中隔筋層に潜り，VSD 辺縁から 2～3 mm の部に刺出する．

基本手術のコツ！
隣り合う縫合糸をVSD辺縁に直行するようにかけながら，右脚走行ラインは2mmほど空けた刺出点間に位置するように意図し，その空いた部分はパッチ縫合点を近接させることで遺残短絡を防ぐ[9]．

PTFEパッチサイズは次に述べる連続縫合よりも大きめがよい．

b) monofilament糸による連続縫合（図3-43）

三尖弁の前尖と中隔尖間交連部近傍の前尖と中隔尖に6-0 monofilament sutureによるtraction sutureをおいて，VSDの形態と周囲構造をよく観察し，どのように縫合線をとるかイメージする．PTFEパッチの大きさはその仮想縫合線がぴったり当たるようにトリミングする．新生児から学童に至るまで経右房的にBV1-6-0 monofilament sutureを用いて連続縫合する．第1針はパッチ側の前下縁やや上に相応する部のout-inで始め，そのままVSD前下縁の右脚走行線から少し離れたTSM前脚の右室側を逆針でin-outにしっかりととらえる（図3-44a）．次いで反時計回りにover and overにTSM前脚を3-4針パラシュート法で運針し，パッチをおろす．必要であればフックを用いて適切な糸締めを行う．

基本手術のコツ！
・流出路中隔への運針は，パラシュート法でかけた糸に均等に力がかかるようにパッチを牽引しながら，大動脈弁を確認し，大動脈弁の変形をきたさないように，弁輪から少し離れた心筋から漏斗部側へと向かう方向に同じ歩みでしっかりと放射線状に運針する．
・新生児期のoutlet VSDで，心室腔内で針を回すことが難しい場合には，適切なサイズの鉤などで右室前壁と流出路を浮かせる方向（絶対に三尖弁の腱索や弁尖を損傷しないよう）に軽く牽引し，支出した方向に針を抜きさってから手元に返し，改めてパッチのout-inに縫合することを数針繰り返す．

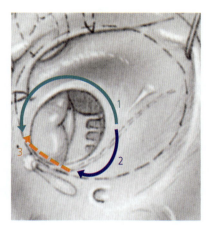

図3-43 膜性部辺縁流出路型欠損に対する連続縫合によるパッチ閉鎖術手順

3 心室中隔欠損

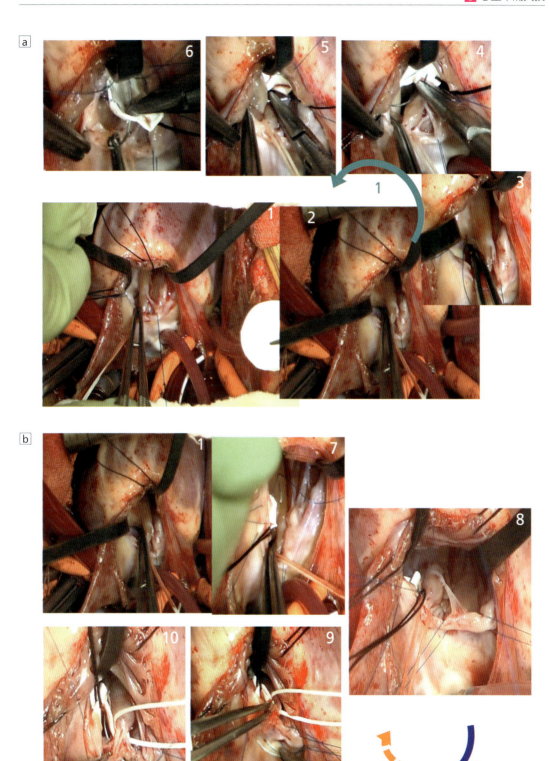

図 3-44 膜性部辺縁欠損の閉鎖術
a）1〜6：前下縁から反時計回りに前縁，上縁と三尖弁に至るまでの術中写真．
b）7〜10：前下縁から時計回りに下縁，三尖弁を縫合線とする術中写真．

Ch 3 ● 小児心臓外科— C 2 心室修復術が目標となる非チアノーゼ性心疾患

そのようにすると，Eisenmenger 型や Fallot 四徴症のような異常整列型 VSD の場合にも TSM 前脚と漏斗部中隔から VIF にかかる視野展開の悪い部分の運針が心筋断裂をきたさずに行いやすい．そのまま三尖弁輪下まで運針し，素直に三尖弁輪近くの弁尖に刺出して止める．続いて対側針にて前下縁から後下縁へは，縫合線はマットレス結節縫合と同様で，順針にて over and over に運針する（図 3-44b）．漏れが生じないように中隔の右室側で支出点をスムーズなラインに揃えながら，内側乳頭筋，副乳頭筋を越えてゆく．縫合によって，右脚ブロックが生じないよう，内側乳頭筋，副乳頭筋の虚血を生じないようにも留意する．その後，内側乳頭筋，副乳頭筋の腱索の下で VSD 辺縁から流入部中隔の後部に一旦針の尾部からくぐらせておき，VSD 辺縁より 6〜7 mm 離れて刺入し，浅く，長く流入部中隔筋層に潜らせ，2〜3 mm の部に刺出し，パッチへ通す縫合操作を三尖弁輪まで数回行い，中隔尖弁輪近くの弁尖に上がる．最後に，できるだけ三尖弁輪近くの三尖弁尖をパッチとともに水平マットレス縫合にて対側針まで歩み，三尖弁中隔尖の心房側で新鮮自己心膜を補強片として結紮する．

> ■■ **基本手術のコツ！**
> ・中隔尖縫合部の強度が心配な場合には新鮮自己心膜補強片を複数使用する．固いプレジェットなどを三尖弁尖上に使用しないことで弁機能を温存しやすい．
> ・新生児期 VSD では，術野の深い部分に指先が届きにくく，心筋の断裂を起こさずにマットレス縫合を結紮するのは容易ではなく，この結紮を回避できるのが連続縫合の大きなメリットである．
> ・VSD 閉鎖終了後に三尖弁逆流の有無を水試験で精査し，必要なら弁形成を追加する．

⑥ 手術治療後の経過と予後

手術が肺血管閉塞性病変の軽いうちに大きな合併症なく終了すれば，まったく普通のこどもと同等の成長が期待でき，運動制限もない．しかし，手術時期が遅れて術後に肺高血圧が残る場合には，その程度に応じて運動制限が生じる．

以上，先天性心疾患と刺激伝導系について，特に心室中隔欠損の閉鎖に関連する解剖の要点と手術法を述べた．重要なことは，絶対に完全房室ブロックをきたさないこと，大動脈弁および三尖弁機能障害を作らないことを優先させた上で，確実に VSD 閉鎖を行うことである．

📖 文献

1) 高尾篤良，門間和夫，中澤 誠，他．臨床発達心臓病学．改訂 2 版．東京: 中外医学社; 1997.
2) Soto B, Becker AE, Moulaert AJ, et al. Classification of ventricular septal defects. Br Heart J. 1980; 43: 332-43.
3) Soto B, Ceballos R, Kirklin JW. Ventricular septal defects: a surgical viewpoint. J Am Coll Cardiol. 1989; 14: 1291-7.

3 心室中隔欠損

4) Kawashima Y, Fujita T, Mori T, et al. Trans-pulmonary arterial closure of ventricular septal defect. J Thorac Cardiovasc Surg. 1977; 74: 191-4.

5) Kitagawa T, Durham LA 3rd, Mosca RS, et al. Techniques and results in the management of multiple ventricular septal defects. J Thorac Cardiovasc Surg. 1998; 115: 848-56.

6) Kitagawa T, Kitaichi T, Sugano M, et al. Techniques and results in the management of multiple muscular trabecular ventricular septal defects. Gen Thorac Cardiovasc Surg. 2013; 61: 367-75.

7) Stark J, de Leval M. Surgery for congenital heart defects. 2nd ed. Philadelphia: WB Saunders; 1994.

8) 黒澤博身, アントン E. ベッカー. 刺激伝導系―先天性心疾患の外科アトラス. 東京: シュプリンガー・フェアラーク東京; 1987.

9) 磯部文隆. VSD 閉鎖時の外科的右脚ブロック RBBB の予防法について―右脚走行様式の発生形態学的考察―. 胸部外科. 1979; 32: 841-4.

〈北川哲也〉

Ch 3 ● 小児心臓外科— **C** 2 心室修復術が目標となる非チアノーゼ性心疾患

4 両大血管右室起始

両大血管右室起始（double outlet right ventricle: DORV）は，大動脈と肺動脈の両方が右室から起始する心臓すべてをさすのが現在主流の考えである．心室中隔欠損（ventricular septal defect: VSD）の上にまたがる大血管においては，その半月弁輪の50%以上が右室から起始することとされる．僧帽弁と両半月弁に繊維性連続がないことはDORV典型例の特長ではあるが，診断に必須ではない[1]．

本稿では，2心室修復の対象となるDORVの内concordant atrioventricular connectionを有するものを解説する．

① 発生頻度と基本分類

日本の出生数は年間約100万人，アジア人の先天性心疾患の発生頻度は9.3/1,000，わが国では17歳以下のDORVを有する患者に対する人工心肺下手術は年間220件である[2]．人工心肺手術を受けない例や17歳までに人工心肺下の再手術を要する例は同程度に少ないと考えると，わが国のDORV患者の出生数は220例程度であり，先天性心疾患患者の約2.4%を占めると推測される．

DORVの分類はLev分類が有名である．心室間交通と半月弁の位置関係で下記の4つに分類する[1]．

1) DORV with subaortic VSD

手術例での頻度は約50%である．VSDは大動脈弁直下に位置する．大動脈弁はsubaortic conusを隔てて，または直接僧帽弁に接する．大動脈弁と肺動脈弁は右室内の流出路中隔で隔てられる．大動脈弁は肺動脈弁の右側に位置し両大血管はらせん状に位置することが多いが，稀に大動脈弁が肺動脈弁の左前方に位置し（L-malposition）両大血管が並行することがある．しばしば心室から肺動脈へ向かう経路の狭窄または閉塞（pulmonary outflow tract obstruction: POTO）を伴う．

2) DORV with doubly-committed VSD

手術例での頻度は約10%である．大動脈弁と肺動脈弁の間の流出路中隔は欠如し，単一の円錐部から両大血管が起始する．しばしばPOTOを伴う．

3) DORV with subpulmonary VSD

手術例での頻度は約30%である．VSDは肺動脈弁の直下に位置し，肺動脈弁は円錐部を隔てて，または直接僧帽弁に接する．大動脈弁と肺動脈弁は右室内の流出路中隔で隔てられる．大動脈弁は肺動脈弁の右側，右前方，前方にあることがほとんどで，両大血管は並行することがほとんどである．しばしば心室から大動脈へ向かう経路の狭窄または閉塞を伴う．POTOは稀である．

338

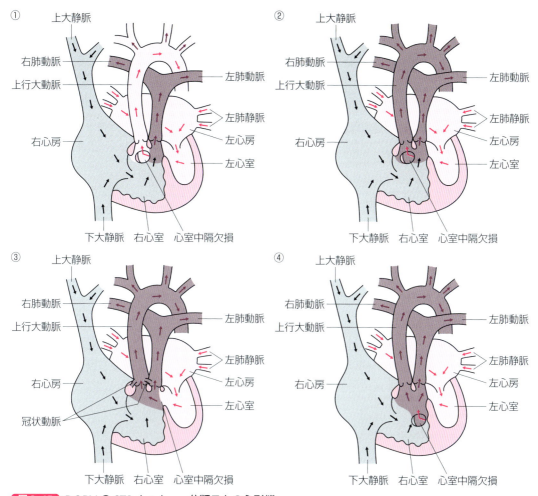

図 3-45 DORV の STS database 分類ごとの心形態
① DORV, VSD type, ② DORV, TOF type, ③ DORV, TGA type, ④ DORV, Remote VSD type

4) DORV with remote VSD

　手術例での頻度は約 10％である．VSD は両半月弁から離れている．心室間交通は trabecular muscular VSD や atrioventricular septal defect であることも多い．1), 3) との境界は明瞭でない．別に，STS database の分類がある（図 3-45）[1]．Lev 分類とは下記のように対応している．
　①DORV, VSD type（subaortic and doubly-committed VSDs without POTO）
　②DORV, TOF type（subaortic and doubly-committed VSDs with POTO）
　③DORV, TGA type（subpulmonary VSD）
　④DORV, Remote VSD type（remote VSD）

　本分類は，症状や手術方針と対応しているので，以下この分類を用いて解説する．

2 病態生理

①は VSD と同様の血行動態を示し，肺血流増加，心不全，体血流減少を生じる．②は Fallot 四徴と同様の血行動態を示し，POTO の程度の応じた肺血流減少とチアノーゼを生じる．③は大血管転位 II 型と同様の血行動態を示し，肺血流増加，動静脈血の混合の程度に応じたチアノーゼ，心不全を生じる．④は POTO の程度に応じて①または②と同様の血行動態，症状を示す．

3 診断と手術適応

臨床症状と自然予後は，①は VSD 同様，②は Fallot 四徴同様，③は大動脈転位 II 型と同様，④は POTO の程度に応じて①または②と同様であるが，動脈血酸素飽和度はやや低い．臨床症状，胸部 X 線所見，心電図所見に DORV 特有のものはなく，上記の疾患との鑑別は不可能である．心エコーで DORV の確定診断と分類が可能であり，心臓カテーテル検査や心血管造影検査は，冠状動脈形態が心エコー検査で確定できない，肺血管抵抗の上昇程度が手術適応を左右する，などの場合に限って必要である．

本症は全例手術適応である．手術時期は，①では，心不全症状があれば早期に，なければ待機的に乳児期に行う．②では，チアノーゼが強ければ早期に，そうでなければ待機的に乳児期に行う．③では，POTO がなければ生後 1 カ月程度で行い，POTO があり右室-肺動脈導管を要する場合には，1〜3 歳まで手術を遅らせることもある．④では，肺血流量を姑息手術で調整し，Fontan 手術に向かうか，1〜3 歳に心内修復を行うかの選択肢がある．

4 手術

①に対しては，VSD から大動脈弁にかけてかまぼこ型のパッチを当て左室の血液を大動脈に導く．合併症などにより一期的心内修復が望ましくない場合には肺動脈絞扼を先行させる．

②に対しては，Fallot 四徴の手術と同様の手技で POTO を解除し，VSD から大動脈弁にかけてかまぼこ型のパッチを当て左室の血液を大動脈に導く．シャント手術を先行させることもある．

③に対しては，大別して 3 つの手術法がある．第 1 は，動脈スイッチを行い，VSD から新大動脈弁にかけてかまぼこ型のパッチを当てる術式で，最も広く行われている．③は大動脈縮窄や大動脈弓離断を伴っていることが多く，しばしば大血管が side-by-side であるため，新大動脈，大動脈弓，新肺動脈の再建に工夫を要することがある．第 2 の手術法は，POTO を伴う例に対して行われる手術で Nikaidoh 法，REV 法などがあるが，詳細は成書に譲る[3]．第 3 の手術法は，POTO を伴わない例に行われる心室内トンネル法で，Kawashima 法，Patrick-McGoon 法がある．手術の低年齢化と，ほとんどすべての冠状動脈形態と大動脈位置関係で動脈スイッチ手術が行われるようになったことから，この手術法は行われなくなってきている．

④では，流出路側に向けて VSD を拡大して，心室中隔から大動脈弁輪に向け長いかまぼこ型のパッチを当てる．multiple VSD で閉鎖が困難な場合，VSD 拡大が困難な場合，三尖弁弁下組織があるためにパッチの経路が作成困難な場合には，Fontan 手術に向かう．

4 両大血管右室起始

■ 基本手術のコツ！

　①でVSDから大動脈弁にかけてかまぼこ型のパッチを当てる操作は，なるべくなら三尖弁越しに行い右室切開は避けたい．しかし，大動脈弁輪の前側は三尖弁前尖の裏に位置するので視野が悪い．この際に，三尖弁前尖を牽引したまま，大動脈弁輪の前方の右室壁を外側から押し下げると三尖弁越しの大動脈弁輪周囲の視野が改善する．②では，同様の操作に加え，流出路中隔と右室自由壁の境界部を切開することでPOTOを解除するとともに大動脈弁輪の視野が改善する．③においても同様の操作でパッチの縫着が可能だが，流出路中隔が低形成あるいは欠如する場合には，動脈スイッチのために冠状動脈ボタンを切り抜いた後の大動脈弁越しにパッチを当てることも選択肢の一つである．

❺ 術後と予後

　術後管理は，VSD術後，Fallot四徴術後，完全大血管転位Ⅱ型術後，Fontan手術術後に準じる．生命予後は，上記疾患よりやや不良であり，5%前後の手術死亡がある．遠隔期の再手術は①では稀，②では肺動脈弁逆流に対する手術，③では動脈スイッチ後であれば，肺動脈狭窄に対する手術，心内トンネル術後であれば，トンネル内の狭窄や遺残短絡に対する手術を要することがある．

📖 文献

1) Walters HL 3rd, Mavroudis C, Tchervenkov CI, et al. Congenital Heart Surgery Nomenclature and Database Project: double outlet right ventricle. Ann Thorac Surg. 2000; 69(4 Suppl): S249-63.
2) Committee for Scientific Affairs, The Japanese Association for Thoracic Surgery, Masuda M, Kuwano H, Okumura M, et al. Thoracic and cardiovascular surgery in Japan during 2013: annual report by The Japanese Association for Thoracic Surgery. Gen Thorac Cardiovasc Surg. 2015; 63: 670-701.
3) Kouchoukos NT, Blackstone EH, Hanley FL, Kirklin JK. Kirklin/Barrat-Byes Cardiac Surgery. 4th ed. Philadelphia: Saunders; 2013.

〈金子幸裕〉

Ch 3 ● 小児心臓外科— C 2 心室修復術が目標となる非チアノーゼ性心疾患

5 房室中隔欠損

1 発生頻度と基本分類

出生児の 0.02％，先天性心疾患の約 5％を占める．21-trisomy 患児の 15〜20％に合併する[1]．日本胸部外科学会の 2014 年集計では，全分類を含め延べ 301 の開心術（病院死亡 2.0％）と 139 の肺動脈バンディング（病院死亡 2.2％）がわが国で施行されている[2]．

心房中隔一次孔欠損のみで心室間交通のないものを"不完全型"，心房中隔一次孔欠損に流入部の膜様部および筋性心室中隔欠損が合併し共通房室弁となっているものが"完全型"である．後者は共通前尖の分割状況と腱索の付着部位で Rastelli 分類 A, B, C に分けられる[3]（図 3-46）．

2 病態生理

"完全型"では高度の左右短絡による高肺血流を生じ，容量負荷心不全のみならず比較的早期に肺血管閉塞病変（肺高血圧）を呈する．特に後者は 21-trisomy に顕著であり，乳児期早期に手術介入を必要とする．"不完全型"では一般的に症状は軽度である．

弁尖低形成，乳頭筋異常，および左側二重弁口により共通房室弁閉鎖不全をきたす場合は，心室容量負荷がさらに増加する．

また正常心における大動脈弁の両房室弁への後方嵌入が前方へ偏位していること（左室流出

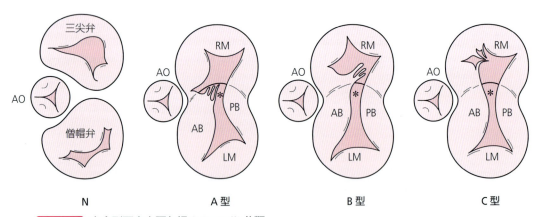

図 3-46 完全型房室中隔欠損の Rastelli 分類
N）正常心
A 型）共通前尖が心室中隔上で分割され，その弁尖間交連の腱索が心室中隔に付着
B 型）共通前尖が心室中隔上で分割され，左側弁尖の腱索が右室の異常乳頭筋に付着
C 型）共通前尖が分割せずに心室中隔をまたがり，腱索が右室前乳頭筋に付着（free floating）
AB：共通前尖，PB：共通後尖，LM：左側壁尖，RM：右側壁尖，AO：大動脈弁，＊：心室中隔欠損孔
(Rastelli GC, et al. J Thorac Cardiovasc Surg. 1968; 55: 299-308)[3]

5 房室中隔欠損

路が流入部から遠ざかる），および心室中隔流入部の scooping により左室流出路が伸展し狭小化を示す場合がある[5]．

3 診断と手術適応

心エコー検査による基本的な解剖把握と，手術成績を左右する共通房室弁の形態と機能評価は重要である．また心室サイズの計測は 2 心室修復可能性の是非を決定する．心臓カテーテル検査で肺循環評価を，そして必要に応じて左心室造影による左室流出路狭窄の評価を行う．

"完全型"では，高度な肺血流増加（肺/体血流比 2.0 以上）かつ中等度までの肺小血管抵抗の上昇（＜6.0 Wood 単位・m^2）の場合，または軽度の肺血流増加に高度肺小血管抵抗上昇症例では酸素負荷により血管抵抗値が改善した場合，そして高度な共通房室弁逆流を伴う場合は乳児早期に修復術を行う．低体重および Fontan track 症例では，肺動脈バンディングにより肺血流制御を行う．

"不完全型"では，一般的な心房中隔欠損症に準じて手術時期を決定するが，房室弁逆流が高度の例ではこの限りではない．

4 手術

"不完全型"では，心房中隔一次孔の閉鎖と弁形成を行う．

"完全型"では，3 つの修復術式があり，現段階で多く採用されている順に「two-patch 法」，「modified single-patch 法（Nunn 法）」，「single-patch 法」である（図 3-47）．

1）two-patch 法

国の内外を問わず広く採用され，良好な成績が報告されている方法である．前後共通弁尖を収縮期の接合状態に維持するように心室中隔欠損孔閉鎖パッチと心房中隔欠損孔閉鎖パッチで挟み込んで修復する．左側の前後共通前尖接合裂隙，いわゆる"cleft"は縫合閉鎖される．心房中隔一次孔欠損閉鎖パッチでは，房室結節の位置する冠静脈洞～心室中隔-弁輪交点から縫合線を外して完全房室ブロックを回避すること必要であり，時に冠静脈洞を左側とすることもある．ポイントは，前後共通弁尖の左右分割部位の決定と VSD パッチのサイズとデザインである．前者には，術前心エコーによる観察（特に逆流部位の確認），術中心室充満水テスト所見，および心室中隔と腱索の位置から分割ラインを決定する．後者では，共通房室弁側が水平フラットなパッチデザインでは前後共通弁尖の接合面を消失させ，かつ心室中隔から前後共通弁尖の接合までの距離を本来の位置から遠ざけてしまう（prolapse の位置）などの問題が内在しており，この解消のため"cleft"の縫合閉鎖やパッチ前後径の短縮などの工夫が必要となる[4, 5]．我々は共通弁尖に面するパッチ上縁を接合部に向かって緩やかな谷状とし，さらに小さな垂直切開に前後共通弁尖接合面を挟み込む工夫をしている[6]．

2）modified single-patch 法（Nunn 法）

前後共通弁尖の左右分割線を心室中隔稜線に直接縫合して心室間交通を閉鎖することで"不完全型"房室中隔欠損とし，心房中隔一次孔欠損をパッチ閉鎖する単純化された術式である[7]．圧倒的に短縮された大動脈遮断時間と「two-patch 法」と遜色ない成績の報告から，「two-patch

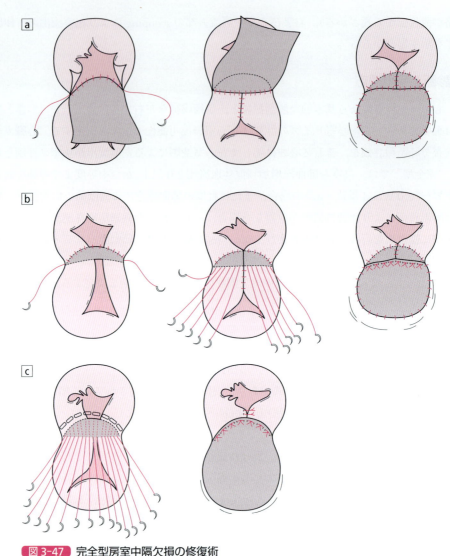

図 3-47 完全型房室中隔欠損の修復術
a) single-patch 法,b) two-patch 法,c) modified single-patch 法

法」から切り替える施設が増加している．術式の特徴から心室中隔欠損の scooping や前方伸展が大きい症例での弁尖変形からの閉鎖不全と左室流出路狭窄が懸念され，事実術中に「two-patch 法」へ変更した例や術後中期に左室流出路狭窄が発生した例の報告があり[8]，適切な症例選択が必要である．

3) single-patch 法

米国を中心に行われている方法であるが，その報告は多くない．前後共通弁尖を左右分割ラインで切開し，心室と心房中隔欠損孔を閉鎖する 1 枚のパッチに前後共通弁尖の 4 つのパーツをパッチに縫合して弁接合を再現する方法である．調節性と再現性の実現が困難で，弁尖の変形やパッチとの縫合離開による遠隔期左側房室弁逆流の報告が前二者に比し多い．

5 房室中隔欠損

いずれの修復方法であっても弁尖異常や低形成および乳頭筋異常例では各種形成手技を駆使しても弁尖接合の再建が困難な場合があり，やむなく弁置換を選択する場合がある．

⑤ 術後と予後

上述のごとく，術式にかかわらず初回修復手術成績は良好である．遠隔期の再手術(8〜24%)の原因は，房室弁逆流(左心系，最多)，遺残短絡，左室流出路狭窄，および完全房室ブロックなどである[9, 10]．

主として 21-trisomy 症例における術後急性期の肺高血圧クライシス，そして残存遷延性肺高血圧が予後を決定する因子とかつては報告されていたが，一酸化窒素や 5 型ホスホジエステラーゼ阻害薬をはじめとした選択的肺高血圧治療薬の進歩と応用が今日の手術後成績の向上に寄与している[11]．

📖 文献

1) 循環器病の診断と治療に関するガイドライン(2007-2008 年度合同研究班報告)．Circ J. 2009; 73 (Suppl. Ⅲ)：1138-40.
2) 日本胸部外科学会学術調査報告．2013.
3) Rastelli GC, Ongly PA, Kirklin JW, et al. Surgical repair of the complete form of persistent common atrioventricular canal. J Thorac Cardiovac Surg. 1968; 55: 299-308.
4) 坂本喜三郎．完全型房室中隔欠損症に対する 2 心室修復術式に対する私見．第 68 回日本胸部外科学会定期学術集会 Postgraduate Course．Advanced コース(2015 年 10 月 20 日)テキストブック．p.74-9.
5) 山内早苗，川田博昭，磐井成光，他．心室中隔欠損閉鎖に用いるパッチ幅を基準化した完全房室中隔欠損修復術．日小循誌．2015; 31: 119-23.
6) 根本慎太郎，佐々木智康，小澤英樹，他．いわゆる"cleft"を中隔交連として温存した完全型房室中隔欠損症 two-patch 修復術．日小循誌．2009; 25: 133-8.
7) Nicholson IA, Nunn GR, Sholler GF, et al. Simplified single patch technique for repair atrioventricular septal defect. J Thorac Cardiovasc Surg. 1999: 118; 642-6.
8) 石丸和彦，西垣恭一，金谷知潤，他．遠隔期成績からみた完全房室中隔欠損症に対する術式選択の検討．日小循誌．2015; 31: 184-9.
9) Vohra HA, Chia AX, Yuen HM, et al. Primary biventricular repair of atrioventricular septal defect: An analysis of reoperations. Ann Thorac Surg. 2010; 90: 830-7.
10) 野村耕司．完全型房室中隔欠損症に対する心内修復術．Editorial Comment．日小循誌．2015; 31: 124-5.
11) Nemoto S, Sasaki T, Ozawa H, et al. Oral sildenafil for persistent pulmonary hypertension early after congenital cardiac surgery in children. Eur Cardiothorac Surg. 2010; 38: 71-7.

〈根本慎太郎〉

Ch 3 ● 小児心臓外科— C 2 心室修復術が目標となる非チアノーゼ性心疾患

6 先天性僧帽弁疾患

① 発生頻度と基本分類

　先天性の僧帽弁疾患の頻度は全先天性心疾患の 0.2〜0.4% を占める[1]. 弁上, 弁輪, 腱索, 乳頭筋に及ぶ弁を構築する各部位に発生した形態異常に起因する.

　僧帽弁狭窄, 僧帽弁閉鎖不全のどちらかあるいは両方の病態を小児期から呈する場合がある. 房室中隔欠損症, 大動脈縮窄, Fallot 四徴症などの他の先天性心疾患と合併する場合もみられる.

　僧帽弁狭窄症の要因としては, 弁尖の肥厚, 副僧帽弁, 乳頭筋交連部癒合, 僧帽弁上狭窄, パラシュート弁, ハンモック弁, 乳頭筋欠損などがある. また, パラシュート弁に僧帽弁上狭窄, 大動脈弁狭窄および大動脈縮窄を合併する場合は Shone complex という.

　僧帽弁閉鎖不全症の要因としては弁の可動性に異常がない弁輪拡大, 弁尖列隙, 弁欠損と腱索や乳頭筋の伸長や欠損による弁尖逸脱がある. また近年, 本邦では, 腱索断裂を主因とする乳児早期に発症し重篤な急性心不全症状に陥り急性期に高率に外科的治療を要する乳児特発性僧帽弁腱索断裂症の存在が注目されており, 2011 年厚生労働省難病情報センターの研究班報告以降, 病因研究, 診断治療法の確立が進められている[2].

　先天性僧帽弁疾患は個々の症例のおいて多様性に満ち, その解剖学的特徴, 重症度を含めた病態を理解するためには心臓エコー, MRI 等により把握することが求められるが, Carpentier らは外科的再建治療を念頭におき機能的分類を提唱しているので以下に示す(図 3-48)[3].

Type 1: 弁の可動性に異常がない
　　1)単独弁輪拡大　　　2)弁尖列隙　　　3)弁欠損

Type 2: 弁尖逸脱
　　1)腱索伸長　　　2)乳頭筋伸長　　　3)腱索欠損

Type 3: 弁の可動制限あり, かつ正常乳頭筋構造
　　1)乳頭筋交連部癒合　　　2)腱索の短縮　　　3)過剰弁組織: 重複僧帽弁, 僧帽弁上狭窄

Type 4: 弁の可動制限あり, かつ異常乳頭筋構造あり
　　1)パラシュート僧帽弁(図 3-49)　　　2)ハンモック僧帽弁(図 3-49)　　　3)乳頭筋欠損

② 病態生理と症状

　僧帽弁狭窄症ではその重症度により臨床症状は左房負荷から肺静脈圧が上昇して肺うっ血となり, 努力性呼吸, 多呼吸などの症状が出現しやすくなる. 体重増加不良, 心不全症状が重症化すれば乳児早期から手術を考慮しなければならない.

　僧帽弁閉鎖不全症が軽度の場合は, 無症状で経過するか, 肺うっ血, 心拡大の進行は比較的

6 先天性僧帽弁疾患

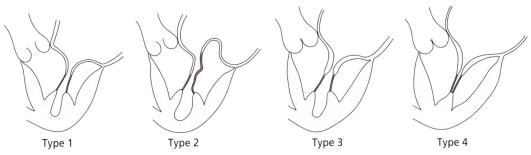

図 3-48 Carpentier 分類

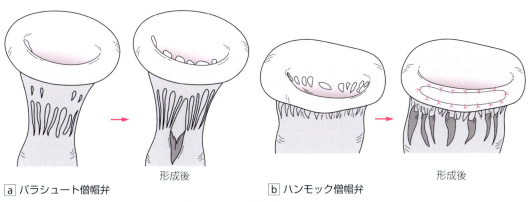

ⓐ パラシュート僧帽弁　　　ⓑ ハンモック僧帽弁
図 3-49 パラシュート僧帽弁およびハンモック僧帽弁

抑えられ内科的治療で対応できる場合が多いが，重症の場合は，左室容量負荷，左房圧上昇からうっ血性心不全が出現，進行し多呼吸，体重増加不良がみられ，手術を選択することが必要となってくる．

❸ 診断

上記症状や臨床所見は基本的に成人の僧帽弁疾患と同様である．
- 聴診では僧帽弁狭窄では心尖部拡張期雑音，Ⅰ音の亢進，前収縮期雑音が聴取されるが，僧帽弁開放音(opening snap)は解剖学的特徴による弁尖の可動制限により成人例に比して聴取されにくい．僧帽弁閉鎖不全症の場合は心尖部に汎収縮期雑音が聴取され得る．
- 胸部X線では左心房や左心室の拡大による心陰影の拡大，肺高血圧，肺うっ血を反映した肺血管陰影の増強がみられる．
- 心電図では左房負荷所見(僧帽性P)，肺高血圧症の進行により右室肥大また僧帽弁閉鎖不全や左室流出路狭窄合併例では左室肥大所見を伴う．心房細動は稀である．
- 心エコーはいうまでもなく，解剖学的特徴，重症度を把握するために重要かつ必須である．しかしながら弁上狭窄(リング)や重複僧帽弁は時に見逃すことがあり，注意が必要である．
- 心臓カテーテル検査は潜在的合併所見や肺血管抵抗の重症度の評価に役立つ．

Ch 3 ● 小児心臓外科— **C** 2 心室修復術が目標となる非チアノーゼ性心疾患

- MRI 検査は心エコー検査ではとらえにくい解剖学的所見の診断を補えることや，弁逆流量の定量的評価が可能になるなど，その有用性が注目されている．

4 手術適応

外科的治療を検討する時には，弁の重症度だけでなく僧帽弁疾患によって二次的に引き起こされた左室機能障害[4]，肺血管障害の程度も考慮しなければならない．

それらの状態が悪化進行しないようまず僧帽弁狭窄症には利尿薬による前負荷軽減，僧帽弁閉鎖不全症には血管拡張薬による後負荷軽減を目的とした内科的治療が優先される．急性心不全管理ではカテコラミン投与，調節呼吸から離脱し得ない場合，また集学的慢性重症心不全管理が奏効しない場合は外科的治療の対象となる．

5 手術

初回の外科治療については，弁形成術，弁置換術がある．僧帽弁形成術は，先天性僧帽弁疾患手術の 50〜80％が施行され近年では形成術が可能な限り選択されるようになっている．ただし，弁下組織病変を伴う場合や乳児早期以下の狭小な弁輪の場合は十分な視野が得られにくく形成術は困難なことも多い．手技としては多くの成人に対する形成術が適応し得るが，弁上リング切除術や乳頭筋切開，腱索間の開窓術など特有の手技も必要とされる．

手術は基本的に胸骨正中切開でアプローチし，上行大動脈送血，上下大静脈脱血で人工心肺を確立し中等度低体温下に順行性に心筋保護液を注入し心停止させる．大きな ASD がある場合などを除いて基本的に右側左房切開で僧帽弁に到達し診断分類の応じたそれぞれの形成，弁置換手技を行う．

a) 僧帽弁狭窄

- 弁性では交連部切開を行い，弁下組織病変の乳頭筋癒合や腱索の短縮あるいは過剰（type 3）に対しては乳頭筋分離や乳頭筋または過剰腱索の開窓術や余剰腱索の切除を行うことで弁尖の可動性を増し，弁下組織の狭窄を解除する．
- 僧帽弁上狭窄（type 3）の場合は弁尖や弁上部にリング状に接しているフィブリノイド様組織を摘除することで可動性が得られる．
- パラシュート僧帽弁（type 4）の場合は機能的に問題のないケースが多くあり，外科的手技を必要としないが狭窄が疑われる場合は，腱索の開窓術，乳頭筋 splitting が必要となる（図 3-49）．
- ハンモック僧帽弁（type 4）の場合はパラシュート僧帽弁同様に狭窄解除が必要となり，前後の乳頭筋を分離しさらに過剰に弁尖に癒着する乳頭筋や腱索組織を splitting，切除することで流入制限を解除するが，後尖を切開すると良好な視野が得られやすく，切開部はグルタルアルデヒド処理した自己心膜パッチで extension すると coaptation 改善にもなる（図 3-49）．時に困難な場合は弁置換を施行せざるを得ない．
- また，僧帽弁狭窄症に対するバルーン拡大術は，多様な解剖学的特質を有する先天性の病変からも勧められない．

6 先天性僧帽弁疾患

b）僧帽弁閉鎖不全

　MR に対する形成術は主要な合併心疾患のない僧帽弁閉鎖不全では，95％以上に形成術が施行されている[5]．

- 単独弁輪拡大（type 1）に対してはリングを用いた弁輪形成，5 歳未満であれば Kay-Reed 法などの弁輪縫縮術を施行する．またグルタルアルデヒド処理した自己心膜を用いた leaflet extension も併用されることがある．
- 裂隙の修復（type 1）は弁尖列隙を直接縫合閉鎖または弁尖の欠損が大きい場合はグルタルアルデヒド処理した自己心膜パッチを使用する．
- 弁尖逸脱（type 2）に対しては腱索や乳頭筋の短縮を行う手技や弁輪縫縮術と併用した弁尖の矩形または楔状切除などが挙げられる．最近では人工腱索を用いた腱索再建の有効性も報告されている[6, 7]．

c）弁置換術

- 乳児例においては弁輪が狭小であるために，通常の機械弁（現時点で僧帽弁用としては 16 mm が最小）が弁輪位には挿入困難となる可能性がある．その場合は translocation 法を用いて supraanular position に縫着することで対応するが，深い運針による房室ブロックや冠動脈の損傷，bileaflet valve の開放制限には注意が必要であり，術中心エコーによる leaflet motion の確認や左房圧のモニターは肝要である．
- 術後は抗凝固療法が必要となるが成人に比し血栓塞栓症や抗凝固療法による合併症発生率は同等である．一般的に小児に対する生体弁の使用は変性の進行や大きさから勧められない．

6　術後と予後

　弁形成術後の管理においては，術前からの心機能低下や肺高血圧に対する内科的治療の継続と，遺残狭窄または続発性/遺残性閉鎖不全の治療がポイントとなる．現在までに再手術の適応に関する検討は，十分されていない．

　最近の報告では小児僧帽弁疾患に対する僧帽弁形成術および弁置換術の病院死亡率は 0〜10％となっている．また，それらに対する 5, 10 年生存率も諸家の報告によれば 80〜100％と向上している[3]．

1）手術成績とリスク因子

　弁形成術と弁置換術後の比較では，10 年生存率は前者が 86％に対して後者が 51％であったとするものや，まったく差がなく良好であったとする報告もあり，結果にばらつきが大きい．このことはこれら 2 つの方法を randomize していないことや，本来，特に若年の小児例においては成長の観点から弁形成術が望ましいとされ弁置換術は避けられる傾向にあることは否めず，強い selection bias が存在するためと考えられる．以下，比較的最近の報告をもとに術式別，再手術について述べる．

a）僧帽弁形成術術後

- 最近の単独の術式別の報告では僧帽弁閉鎖不全症に対する弁形成術の場合は 5 年生存率が 89〜94％と良好な結果を示されている[8, 9]．

349

- 合併心疾患のない僧帽弁狭窄においても形成術の予後は良好で，15年生存率は93％と遜色はないが大動脈弁狭窄を合併する場合には形成術の成功率は低いとされる[10, 11]．
- 死亡に対するリスク因子としては特に有意なものはないとする報告がある一方，弁形成術後では合併心奇形を有する方が再手術や死亡率が高いとされる．
- パラシュート僧帽弁では弁形成術時の手術早期死亡のリスクとなることや，さらに合併心疾患を有する場合は弁以外の手術でも死亡リスクが高くなるとされる．
- 年齢に関しては弁形成では1歳から2歳以下では死亡に対するリスク因子となる．

b）僧帽弁置換術後

- 弁置換術は0〜10％に施行されている[10, 12]．弁置換術後の合併症として左室流出路狭窄，完全房室ブロックが挙げられる．
- 小児弁置換術の5年生存率は75％であったが，房室中隔欠損やShone complexなど他の合併心疾患が存在する場合はそのリスクは高くなるとされる．弁上狭窄，低体重もリスク因子とされ，特に患者体重に対する人工弁サイズ比が大きいものが生存率を下げる原因として挙げられている[13]．
- 弁置換術の場合は早期死亡が11〜36％で2歳未満の場合は52％と高くなるとされる．また別の報告では弁置換の10年生存率は2歳以下では33％，それ以上では81％であったものや全体で早期死亡3.6％，10年生存率では86％との報告もみられる[14]．

c）再手術

- 再手術に関しては弁形成術後の再手術回避率は比較的高く2年で97％，8年で83％とするもの[14]や10年で80％，15年で67％との報告もある[5]．
- 弁置換術後では初回弁置換術を6歳以下で行った場合，再弁置換回避率5年で70〜80％，10年で25〜60％であった[15]．また，別の報告では23mm以上の人工弁が挿入可能であった症例では15年で83％であったとされる[16]．
- また別の多施設研究でも5歳未満の弁置換症例の再弁置換術回避率は低いと指摘される．これはやはり成長に伴う相対的弁の狭小化原因として考えられる．
- 僧帽弁狭窄症で形成術を行った患者は何らかの残存病変を有する場合が多いが重症なものは少ないとされ，特に弁上リングによる狭窄症例においては完全回避が期待され得る．
- 人工腱索を用いた弁形成術においては100％近い回避率が報告され，弁尖や乳頭筋部分の身体発育に合わせた成長が指摘されており今後が期待される[6, 17]．
- 再手術に関する治療適応基準は，小児期僧帽弁疾患自体の発生頻度が低いことから十分検討されておらず明確でないが，僧帽弁置換術後の再手術時期予測因子として手術時期からの経過時間，体重増加率，心エコーでの弁通過流速が参考になるとガイドラインで挙げられているので参考にされたい[18]．

2）機能的予後

　　僧帽弁閉鎖不全症を含めた弁形成術後15年で85〜100％がNYHA機能分類I度であったとされる．弁置換患者においても概ね循環，弁機能は良好とされる．ただし，15〜17mmの小さいサイズの人工弁をsupraannular positionに装着した乳児例は例外とされ，血行動態の変化

には注意が必要であろう.

文献

1) Collins-Nakai RL, Rosenthal A, Castaneda AR, et al. Congenital mitral stenosis. A review of 20 years' experience. Circulation. 1977; 56: 1039.

2) Shiraishi I, Nishimura K, Sakaguchi H, et al. Acute rupture of chordae tendineae of the mitral valve in infants: a nationwide survey in Japan exploring a new syndrome. Circulation. 2014; 130: 1053-61.

3) Fletcher J. Valve analysis to valve reconstruction. In: Carpentier A, Adams DH, Filsoufi F. Carpentier's reconstructive valve surgery. Philadelphia: Saunders Elsevier; 2010. p.229-46.

4) 循環器病の診断と治療に関するガイドライン. 弁膜疾患の非薬物治療に関するガイドライン(2012年改訂版). p.3-19.

5) Chauvaud S, Fuz ellier JF, Carpentier A, et al. Reconstructive surgery in congenital mitral valve insufficiency (Carpentier's techniques). Long-term results. J Thorac Cardiovasc Surg. 1998; 115: 84-92.

6) Minami K, Kado H, Sai S, et al. Midterm results of mitral valve repair with artificial chordae in children. J Thorac Cardiovasc Surg. 2005; 129: 336-42.

7) Murashita T, Hoashi T, Kagisaki K, et al. Long-term results of mitral valve repair for severe mitral regurgitation in infants: fate of artificial chordae. Ann Thorac Surg. 2012; 94: 581-6.

8) Oppido G, Davies B, McMullan DM, et al. Surgical treatment of congenital mitral valve disease: midterm results of a repair-oriented policy. J Thorac Cardiovasc Surg. 2008; 135: 1313-21.

9) Prifti E, Vanini V, Bonacchi M, et al. Repair of congenital malformations of the mitral valve: early and midterm results. Ann Thorac Surg. 2002; 73: 614-21.

10) McElhinney DB, Sherwood MC, Lock JE, et al. Current management of severe congenital mitral stenosis: outcomes of transcatheter and surgical therapy in 108 infants and children. Circulation. 2005; 112: 707-14.

11) Hoashi T, Bove EL, Devaney EJ, et al. Mitral valve repair for congenital mitral valve stenosis in the pediatric population. Ann Thorac Surg. 2010; 90: 36-41.

12) Wood AE, Healy DG, Walsh K, et al. Mitral valve reconstruction in a pediatric population. Late clinical results and predictors of long-term outcome. J Thorac Cardiovasc Surg. 2005; 130: 66-73.

13) Caldarone CA, Raghuveer G, Hills CB, et al. Long-term survival after mitral valve replacement in children aged<5 years: a multi-institutional study. Circulation. 2001; 104: I143-7.

14) Aharon AS, Laks H, Drinkwater DC, et al. Early and late results of mitral valve repair in children. J Thorac Cardiovasc Surg. 1994; 107: 1262.

15) Kouchoukos NT, Blackstone EH, Hanley FL, et al. Kirklin/Barratt-Boyes Cardiac Surgery. 4th ed. Philadelphia: Saunders; 2013. p.1813-31.

16) Beierlein W, Becker V, Yates R, et al. Long-term follow-up after mitral valve replacement in childhood: poor event-free survival in the young child. Eur J Cardiothorac Surg. 2007; 31: 860-5.

17) Sai S, Konishi A, Sato M, et al. Efficacy of artificial chordal reconstruction for idiopathic severe mitral regurgitation due to chordal rupture in infancy. Semin Thorac Cardiovasc Surg. 2015; 27: 321-5.

18) 先天性心疾患術後遠隔期の管理・侵襲的治療に関するガイドライン(2012年改訂版). p.48-9.

〈崔　禎浩〉

Ch 3 ● 小児心臓外科― C 2 心室修復術が目標となる非チアノーゼ性心疾患

7 先天性大動脈弁疾患

A 先天性大動脈弁狭窄症

1 発生頻度と基本分類

　大動脈弁狭窄症は先天性心疾患の3～6%を占めるが，小児期に重症化するのはその一部で，多くは加齢とともに徐々に狭窄が進行する．大動脈弁はその1～2%が2尖弁であるが，欧米に比して日本人ではその頻度はやや低い．新生児期から小児期にかけて手術を要する先天性大動脈弁狭窄症の場合，70%弱は2尖弁で，30%は3尖弁，残りわずかが1尖弁である．2尖弁の場合，左右の弁尖に分かれていることが多く，左方の弁尖はしばしばraphe（痕跡的な交連）を有し右方の弁尖よりやや大きい．弁尖が前後に配置されることもあり，この際は前方の弁尖がrapheを有して大きい場合と，前後の弁尖が均等でrapheがない場合とがある（図3-50）．通常片側または両側交連部の癒合があるが，新生児や乳児では癒合がなくても弁尖の肥厚，異形性や粘液腫様変性により高度の狭窄をきたすことがある．時に大動脈弁輪自体が狭小であり，大動脈縮窄症，離断症，動脈管開存症，心室中隔欠損症や心内膜線維弾性症を合併することも少なくない．

2 病態生理

　新生児期の重症大動脈弁狭窄症（critical AS）では，動脈管の閉鎖とともに後負荷，左室心筋ストレスおよび心筋酸素需要が増大し低心拍出に陥る．左室は肥大せずむしろ拡大し，駆出が低下すれば大動脈弁圧較差は小さくなる．小児期に至ると左室圧は上昇し，左室心筋は求心性肥大を呈する．駆出率が低下することは少ないが，心筋肥大のために冠血流は正常でも心内膜下虚血をきたすことがある．

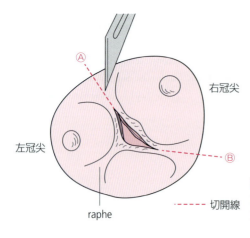

図 3-50 左右に分かれた2尖弁
左方の弁尖はrapheを有し，右方の弁尖よりやや大きい．
交連切開は大動脈内壁の1 mm手前でとどめる．

7 先天性大動脈弁疾患

3 診断と手術適応

新生児や乳児の critical AS では重篤な低心拍出症状を呈する．無症状のまま小児期に達する症例も多いが，胸痛や失神を生じ，突然死に至ることもある．エコーでみる弁の性状やドーミング，ドプラによる圧較差が診断の主体となり，年長児では心電図で左室肥大や左室ストレインが認められ，進行すると負荷心電図陽性となる．大動脈弁最大圧較差が 25 mmHg を超えるとスリルを触れ，最大圧較差 50 mmHg（平均圧較差 40 mmHg 以上），最大弁通過血流速度 4.0 m/秒が手術適応の目安である．ただし，駆出低下の場合圧較差は小さくなるので形態診断を優先し，有症状例は原則的に手術適応とする．弁上狭窄やこれに伴う冠動脈狭窄，冠動脈の位置異常，あるいは弁下狭窄の併存をみるには CT や心カテーテル検査も有用であるが，critical AS ではしばしばエコーのみでの診断を余儀なくされる．乳児期を過ぎて体重がおよそ 15 kg 以上になれば，弁輪拡大を併用した人工弁置換術が可能となってくる．交連切開も有効でなく人工弁置換も困難な狭小弁輪の先天性大動脈弁狭窄あるいは左室流出路狭窄の症例には，Ross 手術または Ross-Konno 手術が適用される．

4 手術

直視下交連切開においては癒合した交連を大動脈内壁から 1 mm 程度残して切開する．交連の癒合が強く切開ラインの見極めが難しいこともあるが，できるだけ交連中央からずれないように 2 枚の弁尖に攝子で均等にテンションをかけながら正確にメスを当てる（図 3-51）．交連部を損傷すると弁尖の吊り下げ機能（tethering）を損なうので注意する．1 mm 以下のわずかな切開でも劇的な狭窄解除効果が得られることがある．raphe には通常切り込まず，切り込んで 3 尖化する場合は三角形の心膜片で新たな交連を形成するなどして prolapse を防止する．弁尖の心室側に粘液腫様の結節が張り出している時はこれを丁寧にメスで削ぎ落す．弁輪拡大には種々の術式があるが，最も簡便な Nicks 法では無冠尖の無冠尖-左冠尖交連寄りで，Manou-

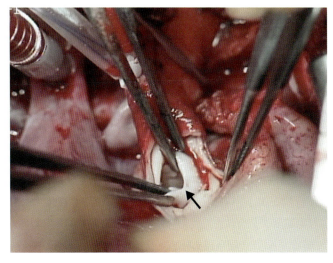

図 3-51 2 尖弁の AS
癒合した交連部（→）．

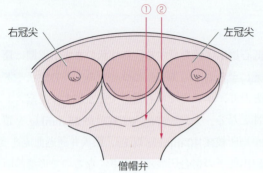

右冠尖　左冠尖
僧帽弁

図 3-52 後方弁輪拡大の切開線
①Nicks 法では無冠尖の無冠尖-左冠尖交連寄りで後方大動脈弁輪を切開し，左房を開口させない程度まで aorto-mitral カーテンの線維性組織に切開を進める．
②Manouguian 法では無冠尖-左冠尖交連部で後方弁輪を切開し，aorto-mitral カーテンを越えて僧帽弁前尖まで切開を進める．

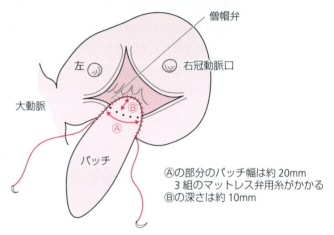

図 3-53 Nicks 法による大動脈弁輪拡大術
無冠尖の無冠尖-左冠尖交連寄りで弁輪を切開し，ここに幅 20 mm，深さ 10 mm ほどのパッチを当てる．3 対の弁用マットレス縫合糸をパッチの外側からかけて人工弁のカフに抜く．

Ⓐの部分のパッチ幅は約 20mm
3 組のマットレス弁用糸がかかる
Ⓑの深さは約 10mm

guian 法では無冠尖-左冠尖交連部で，それぞれ後方弁輪を拡大する（図 3-52, 3-53）．人工弁は supra-annular ポジションに挿入する．前方弁輪を拡大する Konno 法は弁下狭窄解除にも有効で，右冠尖の左側交連寄りの切開をそのまま心室中隔に伸ばすが，その際肺動脈弁輪と内側乳頭筋との中間で肺動脈弁輪と平行に中隔を切開する．中隔切開長は大動脈弁輪の拡大幅と同程度とし，中隔，弁輪および上行大動脈を 1 枚のパッチで拡大する．中隔形成による術後の左室機能低下に注意を要する．Nicks 法に Konno 法に準じた前方弁輪部の小切開を付加する Yamaguchi 法もあるが，前方切開は心室中隔に移行する手前の線維組織までにとどまるので，後方弁輪の拡大が主体となる．Nicks 法では弁輪の長さにして 15 mm ほどパッチ拡大されるが，1 サイズ大きな人工弁（通常 18 mm か 19 mm の機械弁）が入る程度である．Manouguian 法では 2 サイズ，Konno 法では 3 サイズ大きな弁まで挿入可能といわれるが，現在の機械弁の性能を考えれば，23 mm 以上の人工弁を入れる必要性はほとんどない．Konno 法では弁輪が右室流出路に向かって張り出すので，右室パッチを当てる際に流出路狭窄をきたさないよう注意する．Ross 手術では，左前下行枝と第 1 中隔枝の損傷に注意しながら心停止下に自己肺動脈（autograft）を採取し，左右冠動脈ボタンをはずしたのち，Valsalva 洞壁を切除した大動脈弁輪部に結節ないしは連続縫合で縫着する．この際自己心膜ストリップを挟み込みながら縫合すると止

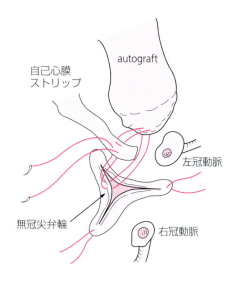

図 3-54 Ross 手術
Ross 手術で autograft を大動脈弁輪に縫着する際は，新鮮自己心膜ストリップを縫合線に挟み込むように全周結節マットレス縫合すると，出血が少なく口径差を合わせやすい．

血効果が高い（図 3-54）．大動脈弁輪と autograft に口径差があるか左室流出路狭窄が高度の場合は Ross-Konno 手術とするが，この場合の中隔切開は autograft を採取して内膜が欠損した部分に切り込むので，通常の Konno 手術の時よりも切開は頭側にとどまり伝導系からも離れる．autograft の縫着にあたっては，採取前の向きから autograft を大動脈-肺動脈線維性結合部を支点に回転させ，右方に向いた右室前壁スカート部分が新大動脈の生理的な彎曲を形作るようにすることが多い．対して Ross-Konno 手術では，autograft 前方の右室壁スカートを中隔切開に合わせる．中隔切開部への autograft 縫着はプレジェット付きマットレス縫合で行い，中隔右室側内膜，左室側内膜の少なくとも片方は縫合に含めるようにする．homograft の入手が困難な本邦では，Ross 手術での右室流出路再建には 3 弁付きの ePTFE または異種心膜導管や，自己心膜と 1 弁付き ePTFE パッチの組み合わせなどが用いられる．

5 術後と予後

新生児および乳児では長くバルーン大動脈弁形成術と直視下交連切開術の優劣が議論され，かつてバルーン大動脈弁形成術の優位性が謳われた時期があった．近年，直視下交連切開術の安全性と優位性が見直され，手術死亡率は 3％以下，10 年後の再介入回避率は直視下手術で 65％，バルーン形成術で 27％という報告がある[1]．小児の場合，成長によって人工弁と体格のミスマッチが生じ得るとしても，人工弁置換術の遠隔予後は比較的良好である．ただし，左室肥大の顕著な症例などでは激しい運動時に致死性不整脈や心内膜下虚血を生じて突然死に至る危険性もあり，出血や血栓に配慮した適切な抗凝固管理とともに，状況に応じた運動制限，生活指導が肝要である．Ross 手術の早期成績は概ね良好で，手術死亡はほぼ乳児期以前の手術例に限られる．autograft に関する 10 年後の再手術回避率は約 75％，再建した右室流出路に関しては 50〜60％といわれているが，右室流出路に homograft を用いることの少ない本邦での成績はさらに劣る可能性がある[2,3]．1 弁疾患を 2 弁疾患にするともいわれる本術式では複数回の再手術を念頭におく必要があり，弁置換が可能な青年期以降の症例への本法の適応には疑問が

Ch 3 ● 小児心臓外科— C 2 心室修復術が目標となる非チアノーゼ性心疾患

持たれている[4]．本邦での近年の Ross 手術実施数は年間 20 例弱で，対象のほとんどは 1 歳以降 18 歳未満の狭小弁輪例である．

B 大動脈弁上狭窄症

1 発生頻度と基本分類

大動脈弁性狭窄，弁下狭窄に比べ頻度はかなり少ない．sinotubular junction（STJ）付近の線維性壁肥厚や内膜肥厚（intimal shelf）により砂時計型の限局性狭窄を呈する病型が約 75％を占め，上行大動脈がびまん性に細い低形成型や膜性狭窄タイプは稀である．非家族性の Williams 症候群の一症候としてみられることが多いが，家族性に発症する場合もある．Williams 症候群は染色体 7q11.23 領域のエラスチン（大動脈壁の弾性線維を構成する蛋白）を含む複数の遺伝子の欠失により発症し，発生頻度はおよそ 20,000 人に 1 人とされている．特徴的な小妖精様顔貌，精神発達遅滞，乳児期高カルシウム血症を認めるほかに，末梢肺動脈の多発性狭窄や主肺動脈狭窄を高頻度に合併する．肺動脈弁狭窄，大動脈弓分枝の狭窄，僧帽弁閉鎖不全や腎動脈狭窄も合併し得るが稀である．STJ の線維性肥厚や内膜肥厚が左冠動脈入口部に伸展して左冠動脈入口部または主幹部の狭窄をきたすことや，弁尖と STJ の癒合が左冠動脈入口部を閉塞することがあり，稀に左冠動脈のびまん性狭窄もみられる．狭窄病変は右冠動脈にも生じ得るが稀である．入口部狭窄がないまま冠動脈が高圧にさらされると，拡張，蛇行や中膜肥厚から早期の動脈硬化性変化を生じる．大動脈弁上狭窄症のおよそ 1/3 の症例では大動脈弁尖にも肥厚が認められるが，2 尖弁の際のような交連の癒合による弁性狭窄の頻度は少ない．

2 病態生理

弁性狭窄と同様に後負荷による左室肥大とそれに伴う心拍出の低下や心内膜下虚血をきたし，左冠動脈に病変が及べば心筋虚血は顕著となる．大動脈弁狭窄症よりも狭窄病変の進行は早く，重症化しやすいとされている．しかしながら，乳児期以前に有症状となることは少なく，心雑音で気づかれ，経過観察する中で幼児期以降に手術適応となることが多い．

3 診断と手術適応

心エコー，心電図，上行大動脈造影や CT の所見を総合して診断する．症候群としてとらえ，末梢肺動脈，大動脈分枝，腎動脈の狭窄や他の心内病変の有無を確認する．50 mmHg 以上の狭窄部最大圧較差（平均圧較差 40 mmHg 以上）に心電図所見や症状を加味して手術適応を決定するが，その際弁性あるいは弁下狭窄の関与を見極める．バルーンによる拡大はほぼ無効である．多発性末梢肺動脈狭窄に対する外科的介入は多くの場合非効果的で，バルーン拡大術の有効性や経年的に狭窄が改善し得る点を考慮すれば，高度の末梢性肺動脈狭窄があったとしても大動脈弁上狭窄解除術の禁忌とはならない．

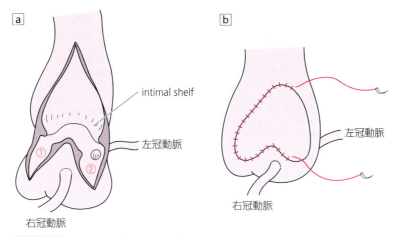

図 3-55 McGoon 法と Doty 法
a) ①無冠動脈洞に向かう McGoon 法の切開ライン．Doty 法では①と②の切開ラインを組み合わせる
b) Doty 法では intimal shelf を切除したのち，逆ハート型のパッチを右冠動脈入口部をはさむように縫着する．

4 手術

　STJ の線維性狭窄部をパッチ拡大するというコンセプトは共通であるが，Valsalva 洞への切り込み方や再建法の異なる複数の術式がある．McGoon 法は無冠動脈洞に向かって切開を入れシングルパッチで拡大する簡便な術式である．Doty 法は比較的よく用いられる術式で，右冠動脈入口部を挟んで無冠動脈洞と右冠動脈洞に切り込みを入れ，大動脈内壁の線維性隆起や intimal shelf を切除した後に逆ハート型のパッチで狭窄解除する（図 3-55a, b）．パッチは単体でもよいが，各々の冠動脈洞に独立して当てた 2 つの涙滴状パッチを大動脈や冠動脈入口部のゆがみに注意しながら中央でトリミングしてもよい．Brom 法では狭窄部やや頭側で大動脈を一旦離断した後，3 つの Valsalva 洞に向かって切り込みを入れ，独立した 3 つのグルタルアルデヒド処理自己心膜パッチを当てて狭窄部を拡大する．Meyers 法では Brom 法と同様の切開を 3 つの Valsalva 洞に加えるが，離断した遠位側の上行大動脈にも 3 カ所に切り込みを入れ，これらを組み木のように合わせて狭窄部を拡大する．パッチを用いない利点はあるが，全周性のやや複雑な縫合線となるので，ねじれや変形が冠動脈や弁に悪影響しないよう注意が必要である．左冠動脈入口部に限局性の線維性狭窄がある場合は，大動脈に入れた斜切開を STJ 狭窄部を越えてそのまま左冠動脈入口部から主幹部へ延長し，シングルパッチで冠動脈と大動脈とを一括形成する（図 3-56a〜d）．左冠動脈の繊細な形成にはグルタルアルデヒド処理自己心膜が特に有用である．

5 術後と予後

　術後遠隔期の吻合部狭窄，大動脈の変形や冠動脈狭窄の出現に加え，STJ の拡大による基部拡張や大動脈弁閉鎖不全の発生にも生涯にわたって注意を払う．Williams 症候群では遠隔期の

Ch 3 ● 小児心臓外科— C 2 心室修復術が目標となる非チアノーゼ性心疾患

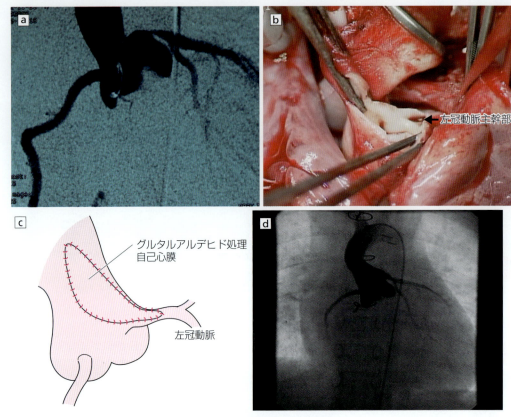

図3-56 大動脈弁上狭窄と左冠動脈入口部線維性狭窄の同時解除
a) 術前の上行大動脈造影所見
b) 大動脈斜切開を STJ 狭窄部を越えて左冠動脈主幹部へ延長する.
c) 上行大動脈と左冠動脈主幹部をシングルパッチで拡大する.
d) 術後造影. 狭窄は解除されている.

死亡率が20％を超えるという報告もある[5]. Doty 法の術後10年の再手術回避率は約70〜80％といわれ，Brom 法と比べて同等かやや劣る[5,6]. 乳児期以前に手術を要した例は再狭窄率が高い.

C 大動脈弁下狭窄症

1 発生頻度と基本分類

弁上狭窄よりも発生頻度は高く，全先天性心疾患の1〜2％，大動脈狭窄症（弁・弁上・弁下）全体の8〜20％を占める[7]. discrete 型と呼ばれる膜様狭窄と fibromuscular 型と呼ばれる線維筋性狭窄に分けられ，半数以上は合併病変のない孤立性発症であるが，弁性狭窄や大動脈弓の低形成を伴うことも少なくない. 線維筋性狭窄にはトンネル状狭窄と呼ばれる非限局性の強い狭窄も含まれる. 大動脈縮窄複合症や離断複合症では漏斗部心室中隔の後方偏位に伴って狭窄が顕著となることがあり，両大血管右室起始症や房室中隔欠損症などの修復術後に出現する狭窄

もある．房室中隔欠損症では，"scooped out"した心室中隔への superior bridging leaflet の付着，時にみられる左側房室弁乳頭筋の高位付着や異常腱索，anterolateral muscle band と呼ばれる筋束の左冠尖直下への張り出しなどの解剖学的特性が，一定頻度（0.5〜4.5％）の術後遠隔期の左室流出路への手術再介入を招いているといわれる[8]．パラシュート僧帽弁などを合併する Shone complex の解説は別項に譲る．

2 病態生理

乳児期以前に発症することは稀であるが，重症例では弁性・弁上狭窄と同様に後負荷による左室肥大，心拍出量低下や心内膜下虚血をきたし得る．新生児期や乳児期早期で大動脈弓低形成と動脈管開存を伴う症例などでは，狭窄部の通過血流が減少しているために見かけ上圧較差は少なく，重症度を過小評価しがちである．

3 診断と手術適応

心エコーでの圧較差，モザイク血流検出や流出路形態評価が最も重要で，左室造影や CT の所見を総合して診断する．50 mmHg 以上の狭窄部最大圧較差（平均圧較差 40 mmHg 以上）や形態評価に心電図所見や症状を加味して手術適応を決定する．トンネル状狭窄では心エコーでの圧較差は過大評価になりがちなので注意する．狭窄部の圧較差が見かけ上少ない新生児，乳児では，エコーや左室造影による形態評価をよりどころとする．通常大動脈弁輪径は体重（kg）＋2 mm 必要とされており，体重 3 kg で流出路径 3 mm 未満であれば流出路拡大術ないしは Damus-Kaye-Stansel（DKS）手術を考慮する．弁上狭窄と同様，バルーン拡大の効果は期待できない．

4 手術

discrete 型狭窄においては，大動脈弁輪直下の心室中隔や大動脈弁-僧帽弁線維性連続部から棚状に張り出す白色の線維組織を膜性中隔の刺激伝導路から距離を保ちつつ慎重に切除する．左室心内膜の一部を切除して弁下の線維性連続を断ち，筋肥厚があれば同時に切除ないし切開する．流出路中隔に限局した線維筋性肥厚に対しては，主に左右冠尖の交連部直下で中隔心筋を楔状に切除する．広範囲の線維筋性狭窄やトンネル状狭窄に対しては，Konno 手術の手技を応用した modified Konno 法を用いる．経大動脈，経右室流出路アプローチを併用して，左右冠尖交連部直下（大動脈弁輪の 1〜2 mm 尾側）の心室中隔を内側乳頭筋より前方で肺動脈弁輪に沿って数 cm 切開し，左室流出路の肥厚筋を切除する．プレジェット付きマットレス縫合糸を中隔左室側から右室側に抜いてパッチ拡大し，さらに中隔右室側のパッチ辺縁を連続縫合で補強する（図 3-57）．新生児や乳児で高度の大動脈弁下狭窄や弁性狭窄に漏斗部心室中隔欠損と大動脈弓低形成を合併した場合，DKS 手術と Rastelli 手術とを組み合わせた Yasui 手術によって 2 心室修復が可能であるが，心室容積や心室中隔欠損の大きさ・位置に懸念（膜性部に近いリモート VSD など）があれば Rastelli 手術は避け，2 心室修復の可能性を残しながら DKS 手術＋シャントにとどめる．Yasui 手術の右室-肺動脈導管には径 10〜12 mm の弁付き ePTFE 導管を

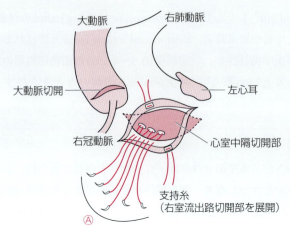

図 3-57 Modified Konno 手術
左右冠尖交連部直下の心室中隔を肺動脈弁輪に沿って切開し，プレジェット付マットレス縫合糸（Ⓐ）を中隔左室側から右室側に抜いてパッチ拡大する．さらに中隔右室側のパッチ辺縁を連続縫合で補強する．

用いる．

5 術後と予後

Discrete 型狭窄や限局した線維筋性狭窄は手術により解除されやすいが，少なからず再発し，10 年以内に約 20％の症例に再手術を要したという報告もある[7,9]．トンネル状狭窄など非限局性の狭窄では効果的な筋切除が困難で再発率はさらに高い．modified Konno 法や Yasui 手術などの術後は，心室中隔への侵襲による不整脈や心室機能低下，両心室流出路の再狭窄の出現などに注意が必要である．

D 先天性大動脈弁閉鎖不全症

1 発生頻度と基本分類

新生児，乳児期に外科的介入を要する先天性大動脈弁疾患は"狭窄疾患"がほとんどで，逆流疾患に難渋することは少ない．小児期に顕性化してくる単独の大動脈弁閉鎖不全症は先天性 2 尖弁に伴うものがほとんどである．漏斗部や筋性部流出路の心室中隔欠損が大動脈弁右冠尖の逸脱による閉鎖不全を招くことはよく経験され（稀に膜性部流出路欠損が無冠尖逸脱を伴う），ファロー四徴症に合併するものや，完全大血管転位症や総動脈幹症の術後遠隔期に進行してくる閉鎖不全もある．Marfan 症候群や Loeys-Dietz 症候群などの遺伝性結合組織疾患では，大動脈基部の拡張と弁輪拡大によって大動脈弁閉鎖不全を生じる．

2 病態生理

拡張期血圧が低下するが，左室駆出量増加によって収縮期血圧は上昇し脈圧は増大する．閉鎖不全の進行とともに左室容量負荷が徐々に高じて心拡大が目立ってくるが，左室の代償機転が破綻して左室拡張末期圧が上昇し始めるまで心不全症状は呈さないことが多い．幼児期までにこの代償機転が破綻して明らかな手術適応となることは稀である．

3 診断と手術適応

　有意な閉鎖不全があれば拡張期雑音を聴取する．エコーで逆流のメカニズムや程度，左室拡大の評価を行い，高度の閉鎖不全では腹部大動脈で拡張期の逆流波を検知する．冠動脈，大動脈基部あるいは逸脱弁尖の形態評価にはCTや大動脈造影が有用である．小児では弁輪径や左室径・容量に一定の手術適応基準はないので，体表面積から導かれる標準値に照らして重症度を判定する．Sellers分類3度以上の高度の逆流に明らかな心不全症状を伴えば手術適応であるが，無症状でも進行性の左室拡大がみられる場合は手術を考慮する．心室中隔欠損に伴う軽度以下の閉鎖不全の場合は，欠損孔に当てたパッチにより弁尖が裏打ちされて弁逆流の進行は止まるか改善する．

4 手術

　心室中隔欠損に伴う弁尖の逸脱はほとんどの場合右冠尖に生じ，弁尖が血流ジェットに吸い込まれて伸長され接合不良をきたす．Trusler法はこの伸長された余剰弁尖組織を交連部にたぐり寄せて逸脱を矯正する形成法である．まずFrater stitchと呼ばれるマーキング糸で3つの弁尖の中心接合点を定め，逸脱弁尖の余剰具合を見極める．3つの弁尖の接合ラインがちょう

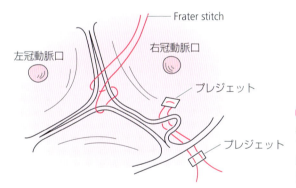

図3-58 Trusler法による逸脱弁尖の形成
心室中隔欠損に伴って逸脱した右冠尖に対して，まずFrater stitchによって中心接合点を定め，交連部近傍で余剰弁組織をプレジェット糸によってたくし上げる．

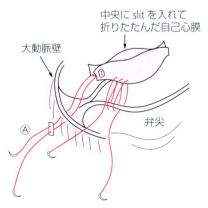

図3-59 Cusp extension法による大動脈2尖弁の形成法
中央にslitを入れた自己心膜を折りたたんで自己弁尖の上に縫着する．自己心膜片の耳の部分は本来の交連より高い位置で大動脈壁外に抜いて固定する(Ⓐ)．

ど合うようにプレジェットを用いて交連部近傍で逸脱弁尖をたくし上げ，大動脈壁外に固定する（図 3-58）．必要に応じてこの操作を両交連部で行った上，さらに隣接する弁尖の接合を強化して高さをそろえるためにフード状のダクロン小片などを交連部にあてがう．他に余剰弁尖組織を弁尖中央部に水平マットレス縫合をかけてたたみ込む方法や，余剰組織を楔状切除して再縫合する方法もあるが，乳幼児の弁尖組織は非常に薄く脆いので，縫合による弁尖のカッティングに注意が必要である．逸脱した弁尖をグルタルアルデヒド処理した自己心膜で延長して弁尖接合面を拡大するとともに交連を高く吊り上げる cusp extension 法も，小児期の大動脈弁閉鎖不全症にはしばしば用いられる（図 3-59）．欧米のデータでは 10 年の弁置換回避率は 70% 程度と比較的良好であるが[10]，小児では石灰化や粘液腫様変性の進行による自己心膜の劣化は軽視できず，本邦の経験に基けば，cusp extension 法は弁置換を 8 年程度先送りする"つなぎ"の手術と位置づけられる．人工弁置換術，弁輪拡大術，Bentall 手術，David 手術などの手術手技については，Ch. 2 成人心臓外科の「大動脈弁閉鎖不全症」の項（p. 160）などを参照されたい．

❺ 術後と予後

　左室の代償機転が破綻する前に閉鎖不全を止められれば，左室径も縮小に向かい予後はよい．小児期に cusp extension などの踏みこんだ形成を行った場合には遠隔期の弁尖の石灰化や変性は避けられず，いずれは弁置換を含めた再手術が必要となる．

📖 文献

1) Siddiqui J, Brizard CP, Galati JC, et al. Surgical valvotomy and repair for neonatal and infant congenital aortic stenosis achieves better results than interventional catheterization. J Am Coll Cardiol. 2013; 62: 2134-40.

2) Bansal N, Kumar SR, Baker CJ, et al. Age-related outcomes of the Ross procedure over 20 years. Ann Thorac Surg. 2015; 99: 2077-85.

3) Nelson JS, Pasquali SK, Pratt CN, et al. Long-term survival and reintervention after the Ross procedure across the pediatric age spectrum. Ann Thorac Surg. 2015; 99: 2086-95.

4) Brancaccio G, Polito A, Hoxha S, et al. The Ross procedure in patients aged less than 18 years: the midterm results. J Thorac Cardiovasc Surg. 2014; 147: 383-8.

5) Fricke TA, d'Udekem Y, Brizard CP, et al. Surgical repair of supravalvular aortic stenosis in children with Williams syndrome: a 30-year experience. Ann Thorac Surg. 2015; 99: 1335-41.

6) Kramer P, Absi D, Hetzer R, et al. Outcome of surgical correction of congenital supravalvular aortic stenosis with two- and three-sinus reconstruction techniques. Ann Thorac Surg. 2014; 97: 634-40.

7) Uysal F, Bostan OM, Signak IS, et al. Evaluation of subvalvular aortic stenosis in children: a 16-year single-center experience. Pediatr Cardiol. 2013; 34: 1409-14.

8) Overman DM. Reoperation for left ventricular outflow tract obstruction after repair of atrioventricular septal defect. Semin Thorac Cardiovasc Surg Pediatr Card Surg Ann. 2014; 17: 43-7.

9) Pickard SS, Geva A, Gauvreau K, et al. Long-term outcomes and risk factors for aortic regurgitation after discrete subvalvular aortic stenosis resection in children. Heart. 2015; 101: 1547-53.

10) Polimenakos A, Sathanandam S, Elzein C, et al. Aortic cusp extension valvuloplasty with or without tricuspidization in children and adolescents: long-term results and freedom from aortic valve replacement. J Thorac Cardiovasc Surg. 2010; 139: 933-41.

〈平松祐司〉

Ch 3 ● 小児心臓外科— **C** 2 心室修復術が目標となる非チアノーゼ性心疾患

8 先天性冠動脈異常

1 発生頻度と診断

　先天性の冠動脈異常は比較的多く，調査方法にもよるが人口の 0.2〜5％程度にみられる[1,2]．冠動脈の肺動脈起始，大動脈起始部の異常(壁内走行，冠動脈口閉鎖など)，走行異常(心筋内走行による心筋ブリッジング[3]を含む)，単冠動脈，冠動脈瘻などが含まれる．血行動態にまったく影響しないものもあるが，心筋虚血や心不全をきたした場合には外科治療の適応となる．こうした冠動脈異常は，完全大血管転位症，純型肺動脈閉鎖症，Fallot 四徴症などに合併しやすいことが知られており，個々の疾患の治療戦略を立てる上で十分に考慮しなければならないが，それらは本章では扱わない．また，小児期にみられる後天性の冠動脈疾患として，川崎病に伴う冠動脈瘤と続発する冠動脈狭窄が重要である．

　冠動脈疾患の診断には心エコー(カラードプラ)，冠動脈造影が有用である．さらに，近年では小児においても多重検出器列 CT を用いた冠動脈 CT 血管造影[4]や MRI が行われるようになった．しかし，心拍数の速い小児では心拍同期が困難な場合もあり，また被曝線量が多くなるなどの問題もある．したがって，個々の症例の重症度や治療計画をふまえて検査法を選択することが望ましい．

2 左冠動脈肺動脈起始症

　左右の冠動脈ともに肺動脈から起始しうるが，右は極めて稀である．一方，左冠動脈肺動脈起始症(anomalous left coronary artery originating from the pulmonary artery: ALCAPA)は小児期の心筋虚血，心機能低下の原因として重要である．1933 年に Bland，White，Garland が本症の病態を報告したことから，BWG 症候群という別称がある．左冠動脈起始部は肺動脈基部の左後方にあることが多い．

　本症の臨床像は，左右の冠動脈の支配領域，肺血管抵抗や冠動脈間の側副血行の発達の程度により異なる．出生後の動脈管の閉鎖と生理的な肺血管抵抗の低下により左冠動脈血流は減少する．その結果，乳児期早期から著明な左心機能低下，僧帽弁閉鎖不全をきたすことが多い．自然予後は不良であり，約 80％は 1 歳までに死亡するとの報告がある[5]．一方，稀に右冠動脈支配領域からの側副血行が発達して無症状で成人期に達する症例がみられる．しかし，成人例でもシャントによる盗血があり，突然死の一因となりうることから外科治療を考慮すべきである．

　本症に対する有効な内科治療はなく，診断確定後すみやかに外科治療を行って左右 2 本の冠動脈による血行を確立する必要がある．以下に本症の手術における注意点を述べる．まず，人工心肺確立後は左右の冠動脈血流が変化することに留意する．左右肺動脈にまわしたテープを

363

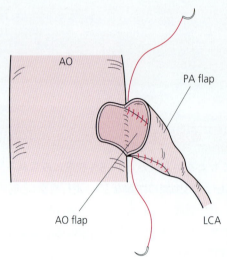

図 3-60 肺動脈・大動脈フラップによる左冠動脈延長法
左冠動脈を吻合する部位の大動脈壁をドア状に切開して大動脈壁フラップを作り，主肺動脈から切り出した左冠動脈側の肺動脈壁フラップとともに冠動脈の延長に用いる．
AO：上行大動脈，LCA：左冠動脈，AO flap：大動脈壁フラップ，PA flap：肺動脈壁フラップ

ターニケットで絞めることにより左冠動脈血流を維持する方法が推奨されているが，上行大動脈に加えて主肺動脈への送血を行う施設もある．また，左心機能が低下している症例では，左心系の過伸展を避けるためのベントが重要である．心筋保護液を投与する際にも工夫を要する．肺動脈のターニケットを絞めて左右冠動脈に心筋保護液を入れることもあるが，初回は右冠動脈のみとする場合もある．心停止後，左冠動脈を肺動脈からボタン状にくり抜き，大動脈に直接吻合する．大動脈から距離がある場合には，肺動脈壁と大動脈壁をフラップとして用いる[6]（図3-60）．また，切り出した肺動脈壁を用いて左冠動脈を円筒状やらせん状に延長する方法もある[7]．肺動脈の修復にあたっては，Jatene手術と同様に動脈管を切離して肺動脈を授動することが推奨されている．

一方，1979年に竹内らは肺動脈基部内に肺動脈壁でトンネルを作り，大動脈血を左冠動脈口へ導く方法を報告した．この術式には肺動脈弁上狭窄などの遠隔期合併症のリスクがあり，選択されることは少なくなっている[8]．しかし，左冠動脈の移植が困難な場合の選択肢となることから術者が知っておくべき手術である[9]．

左心機能が著しく不良な重症例では，術後の一時的な補助循環装置の使用を検討しておくことが望ましい．なお，本症に伴う僧帽弁閉鎖不全の原因は二次的な左室拡大などにあり，弁の構造的異常を伴うことは少ない．したがって，虚血の改善による軽快が期待できるとして僧帽弁への同時手術介入は行わない施設が多い[10]．

左右の冠動脈による血行が確立された後の遠隔期の成績は良好で，左心機能の回復が期待できる[10]．しかし，局所の心筋灌流障害が残存する症例もあることから，MRIなどによる長期の経過観察が推奨されている[11]．なお，成人例では冠動脈バイパス術も適応となる[12]．また，診断が遅れてすでに虚血性心筋症に陥った最重症例では心臓移植が必要である．

３ 冠動脈の大動脈起始部および冠動脈走行の異常

左冠動脈の右冠尖起始，右冠動脈の左冠尖起始など，様々な冠動脈の起始異常や走行異常が

8 先天性冠動脈異常

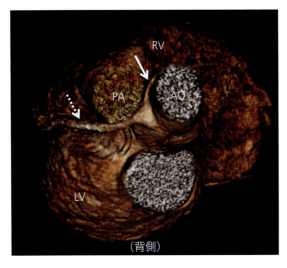

図3-61 14歳，男児の320列冠動脈CT血管造影
右冠動脈は左冠尖から斜めに起始し，両大血管の間を走行している．心筋シンチグラム他の検査では心筋虚血がとらえられていないため，経過観察中である．RV：右心室，LV：左心室，PA：主肺動脈，AO：上行大動脈，実線矢印：右冠動脈，点線矢印：左冠動脈前下行枝

明らかになっている[13]．これらは心エコーやCTなどで偶然に発見されることも多い．冠動脈造影のみでは走行異常を見落とすことがあるので注意を要する．無症状で経過する症例が多いが，冠動脈起始部の大動脈壁内走行や冠動脈の大動脈-肺動脈間走行が突然死の原因になることが明らかとなってきた．特に運動時における心拍出量の増加が心筋虚血をきたすことが示唆されている[14]．突然死の危険が高い典型例として，左冠尖-右冠尖間の交連部に近い高位にスリット状の左冠動脈口があり，斜めに起始した左冠動脈主幹部が大動脈と肺動脈の間を前方に向かうものがある．

外科治療では，狭小化した冠動脈口の拡大[15]，ボタン状にくり抜いた冠動脈口の移植，冠動脈の圧迫を解除するための主肺動脈の左方への移植，冠動脈バイパス術などが選択肢となる．冠動脈バイパス術においては，安静時は冠動脈狭窄が軽度でありグラフト血流が競合しやすい点に注意を要する．

時に冠動脈走行異常が認められても運動負荷や薬剤負荷シンチグラムなどで明らかな心筋虚血がとらえられない無症状の小児もみられる．このような場合の手術適応の判断は難しく，特に右冠動脈の走行異常では競技スポーツを禁止して注意深く経過観察することも選択肢とせざるを得ない（図3-61）．

4 冠動脈瘻

孤立性の冠動脈瘻は稀な疾患である．左右の冠動脈にほぼ同頻度にみられるが，開口部の約90％は右心系（肺動脈を含む）にある．瘻孔は約90％の症例で1カ所であるが，複数存在することもある[16]．本症は冠動脈造影によって成人期に診断されることが多く，小児例は少ない．血行動態は，右心系に開口する病型では左右シャントとなり，心不全や盗血による心筋虚血をきたしうる．一方，左心系に開口する症例では大動脈弁閉鎖不全と同様に左室容量負荷が問題となる．また，冠動脈瘻は感染性心内膜炎の危険因子となることが知られている．

治療として，近年ではカテーテル治療が行われることが多い．しかし，大きな瘻孔やコイル

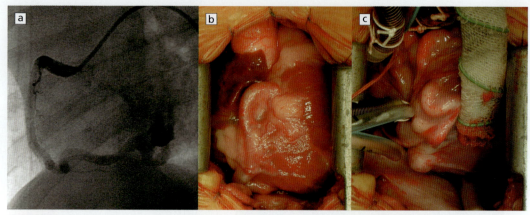

図 3-62 6 カ月，女児の右冠動脈造影
右冠動脈左室瘻が認められ，右冠動脈の内径は最大 4 mm に拡張している（a）．術中の心前面（b）および心尖部挙上による心下面（c）の観察では，著明な冠動脈の拡張所見がみられる．なお，本症例の術後 42 カ月時の冠動脈造影では冠動脈の拡張は軽快しており，内径は 2.1 mm であった．

塞栓が解剖学的に困難な場合には外科治療の適応となる．冠動脈の遠位部の瘻孔は，人工心肺を用いずにプレジェットを用いた U 字縫合などで閉鎖することが可能である．しかし，近位部の大きな瘻孔に対しては人工心肺下に拡張した冠動脈を縦切開して内腔から閉鎖するのが一般的である．心筋保護液を入れる際には，瘻孔部位を指で圧迫するなどして，可及的に遠位側の心筋保護に努める．

なお，本症における冠動脈は著しく拡張していることが多いが破裂は極めて稀である．成人例で冠動脈瘤となった場合には壁を縫縮することもあるが，乳児例では冠動脈径が数ミリメートルまで拡張していても術後数カ月から数年で正常化することが多い．瘻孔を閉鎖した後の遠隔予後は良好であることから，小児例では早期の治療介入が推奨されている[17]（図 3-62）．

5 冠動脈瘤

冠動脈瘤は，動脈硬化に関連した後天性のものが多く，結合組織異常を伴う症候群などに合併する先天性の瘤は極めて少ない．しかし，本邦では川崎病に併発する冠動脈瘤に注意する必要がある．

川崎病は全身の系統的血管炎で，冠動脈炎に伴う冠動脈拡張や心筋炎をきたすことがある．近年，遺伝的背景や免疫学的な研究が進んでいるが，その原因は依然として不明である．免疫グロブリン投与などの薬物療法に加えて，血液浄化療法などの非薬物療法も行われている．これらの治療により心臓血管後遺症の発生頻度は約 3％にまで低下したが，心臓血管後遺症の既往のある成人は国内に 1 万人以上いると推定されている[18]．

川崎病に伴う冠動脈瘤の破裂は非常に稀で，瘤は 1〜2 年で自然退縮することが多い．外科治療の対象となるのは瘤の石灰化や血栓閉塞によって虚血性心疾患に移行した症例である．特に小児では成人に比べて無症状で心筋虚血が進行することがあるので注意を要する．

本症の小児例に対する内胸動脈グラフトを用いた冠動脈バイパス術の報告は限られている．

8 先天性冠動脈異常

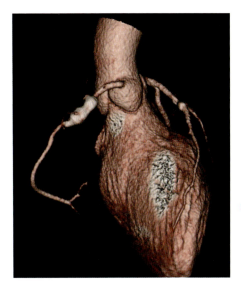

図 3-63 22 歳，女性の 320 列冠動脈 CT 血管造影
7 歳時に川崎病に罹患し，右冠動脈瘤を併発した既往がある．その後，冠動脈瘤はやや退縮したが，高度石灰化を伴う径 5 mm 大の瘤が残存している．冠動脈造影検査では，右冠動脈の 50％狭窄が認められている．

近年は術後の経皮的冠動脈形成術も行われるようになり，12 歳未満の小児例においてもグラフト開存率は向上した[19]．冠動脈バイパス術後の 25 年生存率は 95％との報告があり，生命予後は改善している[20]（図 3-63）．

文献

1) Mavroudis C, Dodge-Khatami A, Backer CL, et al. Coronary artery anomalies. In: Mavroudis C, Backer C, Idriss RF, et al, eds. Pediatric cardiac surgery. 4th ed. Wiley-Blackwell; 2013. p.715.
2) Kouchoukos NT, Blackstone EH, Hanley FL, et al. Congenital anomalies of the coronary arteries. In: Kouchoukos NT, et al, eds. Kirklin/Barratt-Boyes cardiac surgery. 4th ed. Elsevier Saunders; 2013. p.1644
3) Corban MT, Hung OY, Eshtehardi P, et al. Myocardial bridging. Contemporary understanding of pathophysiology with implications for diagnostic and therapeutic strategies. J Am Coll Cardiol. 2014; 63: 2346-55.
4) Juan CC, Hwang B, Lee PC, et al. Diagnostic application of multidetector-row computed tomographic coronary angiography to assess coronary abnormalities in pediatric patients: comparison with invasive coronary angiography. Pediatr Neonatol. 2011; 52: 208-13.
5) Wesselhoeft H, Fawcett JS, Johnson AL. Anomalous origin of the left coronary artery from the pulmonary trunk. Its clinical spectrum, pathology, and pathophysiology, based on a review of 140 cases with seven further cases. Circulation. 1968; 38: 403-25.
6) Sese A, Imoto Y. New technique in the transfer of an anomalously originated left coronary artery to the aorta. Ann Thorac Surg. 1992; 53: 527-9.
7) Turley K, Szarnicki RJ, Flachsbart KD, et al. Aortic implantation is possible in all cases of anomalous origin of the left coronary artery from the pulmonary artery. Ann Thorac Surg. 1995; 60: 84-9.
8) Ginde S, Earing MG, Bartz PJ, et al. Late complications after Takeuchi repair of anomalous left coronary artery from the pulmonary artery: case series and review of literature. Pediatr Cardiol. 2012; 33: 1115-23.
9) Hoashi T, Kagisaki K, Okuda N, et al. Indication of Takeuchi technique for patients with anomalous origin of the left coronary artery from the pulmonary artery. Circ J. 2013; 77: 1202-7.

Ch 3 ● 小児心臓外科— C 2 心室修復術が目標となる非チアノーゼ性心疾患

10) Kudumula V, Mehta C, Stumper O, et al. Twenty-year outcome of anomalous origin of left coronary artery from pulmonary artery: Management of mitral regurgitation. Ann Thorac Surg. 2014; 97: 938-44.

11) Alexi-Meskishvili V, Nasseri BA, Nordmeyer S, et al. Repair of anomalous origin of the left coronary artery from the pulmonary artery in infants and children. J Thorac Cardiovasc Surg. 2011; 142: 868-74.

12) Rajbanshi BG, Burkhart HM, Schaff HV, et al. Surgical strategies for anomalous origin of coronary artery from pulmonary artery in adults. J Thorac Cardiovasc Surg. 2014; 148: 220-4.

13) Lim DS, Matherne GP. Congenital anomalies of the coronary vessels and the aortic root. In: Allen HD, Driscoll DJ, Shaddy RE, et al, eds. Moss and Adams' heart disease in infants, children, and adolescents including the fetus and young adult. 8th ed. Lippincott Williams & Wilkins; 2013. p.746-57.

14) Basso C, Maron BJ, Corrado D, et al. Clinical profile of congenital coronary artery anomalies with origin from the wrong aortic sinus leading to sudden death in young competitive athletes. J Am Coll Cardiol. 2000; 35: 1493-501.

15) Rinaldi RG, Carballido J, Giles R, et al. Right coronary artery with anomalous origin and slit ostium. Ann Thorac Surg. 1994; 58: 828-32.

16) Fernandes ED, Kadivar H, Hallman GL, et al. Congenital Malformations of the coronary arteries: the Texas Heart Institute experience. Ann Thorac Surg. 1992; 54: 732-40.

17) Yim D, Yong MS, d'Udekem Y, et al. Early surgical repair of the coronary artery fistulae in children: 30 years of experience. Ann Thorac Surg. 2015; 100: 188-94.

18) 小川俊一, 鮎沢 衛, 石井正浩, 他. 川崎病心臓血管後遺症の診断と治療に関するガイドライン（2013年改訂版）. 日本循環器学会ほか6学会2012年度合同研究班.

19) Tsuda E, Kitamura S, Kimura K, et al. Long-term patency of internal thoracic artery grafts for coronary artery stenosis due to Kawasaki disease: comparison of early with recent results in small children. Am Heart J. 2007; 153: 995-1000.

20) Kitamura S, Tsuda E, Kobayashi J, et al. Twenty-five-year outcome of pediatric coronary artery bypass surgery for Kawasaki disease. Circulation. 2009; 120: 60-8.

〈鈴木章司〉

9 大動脈縮窄・離断

1 発生頻度と基本分類

1) 大動脈縮窄

大動脈峡部と下行大動脈の移行部の，大動脈の動脈管接続部に生じる限局性の狭窄，または，大動脈弓から大動脈峡部の低形成により，先天性に大動脈が細くなる疾患である．

主病変としての大動脈縮窄はわが国の先天性心疾患剖検例の4％を占め，縮窄単独の単純型だけでなく，本症の70％は重い心奇形に合併して大動脈縮窄複合となり，乳児期に発症する先天性心疾患の10％を占める．

図3-64 に大動脈縮窄の分類を示す[1]．縮窄部の形態は，①大動脈弓遠位部の動脈管付着部前後での限局性の狭窄，②左鎖骨下動脈分枝部からその部分までの間(峡部；isthmus)の狭窄，③大動脈弓から峡部までの全体的狭窄がある．限局性の狭窄は峡部下端の後壁の棚状の突出による．この部分の大動脈壁の内膜は肥厚し，中膜も厚い．複合型の合併心内奇形は様々である．正常大血管関係では漏斗部中隔の後方偏位，大血管転位の場合は漏斗部中隔の前方偏位により，大動脈弁下狭窄を合併する．心室中隔欠損孔は，漏斗部中隔の偏位により不整合型心室中隔欠損(malaligned VSD)となる．また，鎖骨下動脈起始異常の合併も多い．

2) 大動脈離断

大動脈弓の一部が欠損・離断し，心臓からの血流は離断部よりも近位の上行大動脈およびそ

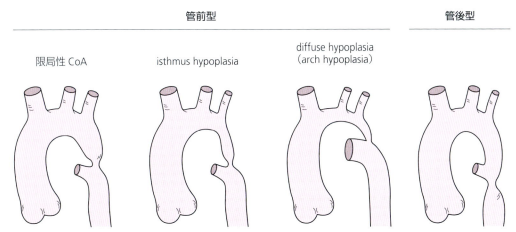

図3-64 大動脈縮窄の分類
(井本 浩．大動脈縮窄・大動脈離断複合 1．外科解剖と手術適応，手術成績と遠隔成績．In：角 秀秋，編．小児心臓外科の要点と盲点．東京：文光堂；2006 から改変)[1]

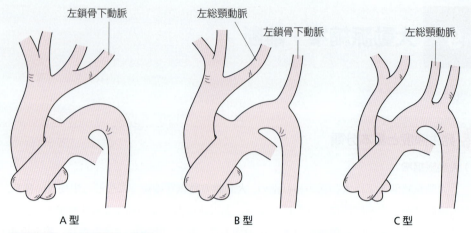

図 3-65　大動脈離断の分類
（井本 浩．大動脈縮窄・大動脈離断複合　1．外科解剖と手術適応，手術成績と遠隔成績．In: 角 秀秋，編．小児心臓外科の要点と盲点．東京：文光堂；2006から改変）[1]

の分枝にだけ供給され，離断部より遠位の大動脈の血流は，肺動脈から動脈管を介して供給される．したがって，生存には胎児期の血行路である PDDT（pulmonary-ductus-descending aorta-trunk）の開存が必須である．単独例は極めて稀であり，ほぼ全例に malaligned VSD，心房中隔欠損，両大血管右室起始，三尖弁閉鎖などの多くの心内奇形を合併する．日本人先天性心疾患剖検例の 1.7%を占める．

図 3-65 に大動脈離断の分類を示す[1]．離断の部位により，A 型（左鎖骨下動脈の末梢で離断），B 型（左総頸動脈と左鎖骨下動脈の間で離断），C 型（無名動脈と左総頸動脈の間で離断）に分類される．Van Praagh らの集積によると A 型：42%，B 型：53%，C 型：4%であるが，わが国では A 型：72%，B 型：28%，C 型：0%と欧米とは分布が異なる．

2　病態生理

1) 大動脈縮窄

狭窄による下行大動脈以下の血流低下によりレニン・アンジオテンシン系が亢進し，血管収縮により下半身の血圧を保持する働きから，上半身は高血圧となる．血管狭窄による後負荷増大と血管収縮による高血圧によって，左室収縮力は増大し心筋肥厚が生じる．上半身の高血圧・血圧の上下肢差・下半身の脈拍触知不良が典型的な所見である．狭窄が強度の場合でも内胸動脈や肋間動脈からの側副血管の発達により血圧差が生じない場合もある．後負荷が極度に増大し心収縮力増加に対する preload reserve 応答が低下した場合に afterload mismatch 状態となり，心収縮力が低下し，心拡大・心不全症状を呈する．動脈管の閉塞は縮窄を顕在化させ，下行大動脈血流が減少する．心室中隔欠損を伴うと肺血流増加による心肺容量負荷が急速に増加し，肺高血圧を呈する．動脈管での肺動脈から下行大動脈方向への短絡によって，下半身の酸素飽和度が下がる．下半身の血圧低下と心不全による静脈圧上昇のため下半身臓器への灌流圧が低

くなり，腎不全，代謝性アシドーシス，肝不全を起こす．急激な動脈管閉塞から乏尿，強い代謝性アシドーシスを伴って全身状態が著しく悪化する状態を ductal shock と呼ぶ．

2）大動脈離断

下行大動脈の血流は肺動脈から動脈管へのつながりが唯一の血流路（PDDT）で，動脈管の閉鎖によって下行大動脈への血流は途絶する．合併する心室中隔欠損を通して肺血流が著しく増えることから，肺高血圧は必発で，容量負荷が大きい．臨床症状および所見は，前述した大動脈縮窄より著明かつ早期に現れる．動脈管の閉鎖とともに循環不全が急速に進み，高 K 血症，代謝性アシドーシス，さらに，腎機能障害，肝機能障害が出て（ductal shock），そのまま死に至る例も少なくない．無治療例の生存日数中間値は 4〜10 日で，75％は 1 カ月以内に死亡する．

3 診断と手術適応

1）大動脈縮窄

- **単純型**：左心不全がある場合は緊急手術の適応となる．無症状症例では，高血圧がある場合または縮窄部前後での収縮期圧較差が 20 mmHg 以上の場合に 3〜5 歳で手術（大動脈形成術）を行う．左開胸での subclavian flap aortoplasty や end-to-end 吻合が用いられる．
- **複合型**：動脈管の閉鎖に伴い，新生児期に心不全，ductal shock に陥る場合がある．PGE₁を投与し，体血流を維持する．多くは新生児期に一期的心内修復術を行うが，低体重児や全身状態の悪い症例では，まず大動脈形成術と肺動脈絞扼術を行い，二期的に心内修復術を考慮する．

2）大動脈離断

新生児早期，動脈管の閉鎖と同時に多呼吸，呼吸困難などの心不全症状で発症し急速に悪化する．PDDT の開存が生命維持に必須であるため，生後すぐに PGE₁製剤の持続静注を行う．大動脈縮窄と同様に，一期的もしくは二期的心内修復術を考慮する．左心室・上行大動脈の低形成を伴う場合には，両側肺動脈絞扼術もしくは Norwood 型手術を行うこともある．

4 一期的心内修復術

腕頭動脈からの選択的脳灌流下に，①下半身循環停止下で大動脈再建，もしくは，②下行大動脈送血を加えて大動脈再建を行うことが多い[2]．全身循環停止に比して，精神運動発達遅延や高次機能障害の解決が期待される．高度低体温を避けることも低体重児には利点があると考える．

出血しない確実な吻合と吻合部の狭窄予防，また，術後の気管狭窄防止のためには，動脈管組織を完全に除去し，また，下行大動脈と弓部分枝の剥離を十分に行うことが肝要である．下行大動脈は，上行大動脈右側からの剥離を併用して行うとより視野が良好であるが，反回神経損傷には十分注意する．下行大動脈を遮断する鉗子は第 2 助手が持つ．吻合部に緊張がかからないように注意させる．

大動脈弓が比較的大きい場合には，遠位大動脈弓小弯側の切開で下行大動脈の端々吻合を行う．一方，大動脈弓が低形成の場合では，腕頭動脈と左内頸動脈の間で狭窄を生じることがあ

Ch 3 ● 小児心臓外科 ― C 2 心室修復術が目標となる非チアノーゼ性心疾患

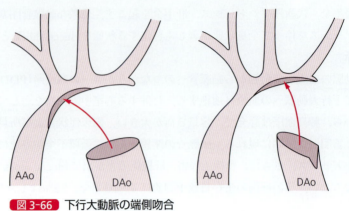

図 3-66 下行大動脈の端側吻合
(Yamashiro M. Jpn J Thorac Cardiovasc Surg. 2006; 54: 273-7)[3]

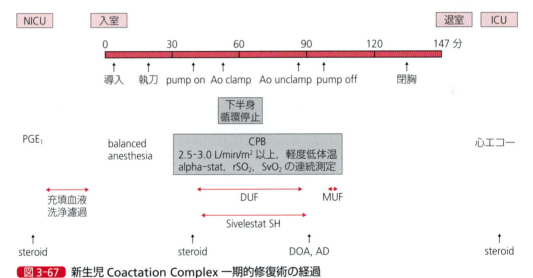

図 3-67 新生児 Coactation Complex 一期的修復術の経過
体重 3.4 kg. 生後 12 日男児. CPB 57 分, 手術 119 分, 麻酔 147 分.

る．この場合，峡部を結紮切離し，近位大動脈弓小弯側の切開(腕頭動脈対側)で端側吻合を行うこともある(図 3-66)[3]．吻合には 7-0 もしくは 6-0 吸収糸を用いている．大動脈再建後は，上行大動脈を下行大動脈吻合部近位側で遮断鉗子をかけ直し，下半身への血流を再開し，心内の操作に移る．図 3-67 および図 3-68 に大動脈縮窄複合一期的心内修復術の経過を示す．大動脈縮窄および離断複合手術の多くは，大動脈再建に加えて心室中隔欠損孔(VSD)の閉鎖術を行う．VSD の形態を十分に理解し，その閉鎖術に精通することがまず必要である[4]．

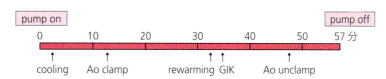

手技					下行動脈再建	VSD 閉鎖	
膀胱温(℃)		36.0	34.3	30.9	33.8	35.7	
動脈血	Na(mEq/L)	138	139		135	133	135
	K(mEq/L)	3.6	3.2		5.1	4.4	3.6
	B.E.	4.5	2.1		0	2.1	0.6
	Hct(%)	41	27		32	34	37
	T.P.(g/dL)	5	4		5.3	5	5.2
補正液	MAP(mL)		60	30	30		
	25% albumin(mL)		10				
	10% NaCl(mL)						
	KCl(mEq)			1			
	D-mannitol(mL)		3	3			
	NaHCO₃(mL)			5	5		
	Subblood-BD(mL)			60×3mL			
	C.H.(mg)				2		
	CaCl₂(mL)					2	

図 3-68 新生児 Coactation Complex 一期的修復術の体外循環

人工心肺初期充塡量 150 mL．腕頭動脈送血による選択的脳灌流と下半身循環停止下に大動脈を再建，以後，subarterial 型 VSD と PFO を閉鎖．下半身循環停止 16 分，大動脈遮断 36 分．ドパミン 5γ/kg/min，アドレナリン 0.05γ/kg/min を投与．液量バランス＋34 mL．DUF 濾過量 450 mL，MUF 濾過量 40 mL/2 分．

文献

1) 井本 浩．大動脈縮窄・大動脈離断複合 1. 外科解剖と手術適応，手術成績と遠隔成績．In: 角 秀秋，編．小児心臓外科の要点と盲点．東京: 文光堂; 2006.
2) 井本 浩．大動脈縮窄・大動脈離断複合 1. 大動脈再建法と根治術式．In: 角 秀秋，編．小児心臓外科の要点と盲点．東京: 文光堂; 2006. p.167-72.
3) Yamashiro M. End-to-side anastomosis for coarctation of the aorta and type A aortic arch interruption with hypoplastic aortic arch. Jpn J Thorac Cardiovasc Surg. 2006; 54: 273-7.
4) 高橋幸宏．2 心室中隔欠損閉鎖法(結節縫合を中心に)．In: 角 秀秋，編．小児心臓外科の要点と盲点．東京: 文光堂; 2006. p.112-5.

〈高橋幸宏，加部東直広〉

Ch 3 ● 小児心臓外科— C 2 心室修復術が目標となる非チアノーゼ性心疾患

10 血管輪，肺動脈スリング（気管形成を含む）

　　大動脈ならびにその頸部分枝，肺動脈などの大血管の解剖学的先天異常に伴い，気管や食道が大血管に全周性に取り囲まれてしまうことによって気道圧迫症状を呈する疾患群を指す．表 3-5 に小児における気道圧迫を生じる先天性血管輪の分類を示す[1]．本稿では血管輪と肺動脈スリングを分けて解説する．

① 血管輪（図 3-69，3-70）

1）概念・定義

　　大動脈弓やその分枝が気管，食道の周りを取り囲み，それらを圧迫する先天性奇形をさす．実際に臨床で治療を要する疾患として外科医が遭遇することが多いのは以下の 3 つの形態である．
- 両側大動脈弓に起因するもの（最も頻度が高く約 30〜40％）
- 右大動脈弓に左鎖骨下動脈起始異常，左動脈管を合併したもの（12〜25％）
- 右大動脈弓に鏡像分枝と，Kommerell 憩室から延びる左動脈管を合併したもの

上記 3 形態で手術適応となる血管輪のほとんどを占める．

　　また，呼吸症状を呈することは比較的少なく手術介入を要することは少ないが，左大動脈弓に右鎖骨下動脈起始異常を合併した例は不完全型血管輪の典型としてしばしば遭遇する．

2）頻度

　　先天性心疾患の 1〜2％程度とされている．心室中隔欠損症や Fallot 四徴症を合併することがある．

3）症状・治療適応

　　大血管によって気管と食道が圧迫されると生じる呼吸症状と消化器症状が主体である．他の心臓疾患を合併する場合はその血行動態にも依存する（肺血流過多で肺動脈が過剰に太くなっ

表 3-5 小児の気道圧迫を生じる先天性血管輪の成因

1. 大動脈の奇形
　①両側大動脈弓（図 3-69）
　②右大動脈弓
　　・左鎖骨下動脈起始異常を合併するもの（図 3-70）
　　・鏡像分枝に左動脈管を合併するもの
　③左大動脈弓
　　・右鎖骨下動脈起始異常と右動脈管を合併するもの
　　・右下行大動脈に右動脈管を合併するもの
　④Cervical Aortic Arch
2. 肺動脈の奇形
　・肺動脈スリング（図 3-71）

374

10 血管輪，肺動脈スリング（気管形成を含む）

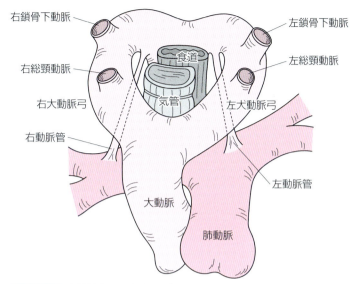

図 3-69　血管輪（両側大動脈弓）

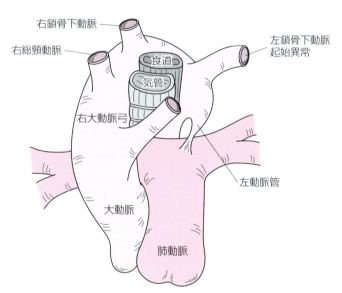

図 3-70　血管輪（右大動脈弓に左鎖骨下動脈起始異常，左動脈管合併）

たり，心臓の位置が偏位している場合など）．一般的に呼吸症状を呈することが多い．

呼吸症状：労作時呼吸困難，慢性の咳嗽，stridor，wheeze などを認めることが多い．圧迫の程度が強いと季肋部の陥没や多呼吸を呈する．ただし，実際には新生児期早期から明白な呼吸器症状を呈することはそう多くはない．

上部消化管狭窄症状：嚥下困難，胃食道逆流，乳児期にミルクの嚥下が困難なことがある．また固形物の嚥下困難を認める．

生直後から生後半年以内に有意な呼吸，嚥下症状を呈する場合は重症例で，形態を精査して

早期に手術介入を要することが多いが，乳児期後期から幼児期，学童期に治療介入することが多い．生後半年以降に初めて症状を呈する場合は症状が進行しないこともあるが，成人期に有症状となる例も散見される[2]．先天性の形態異常であるので手術治療以外の方法は存在しない．いかなる形態の血管輪であっても危険な閉塞性呼吸器症状を呈する場合は速やかに手術を計画すべきである．症状がないもしくは軽度であれば経過観察する場合もある．

4）診断

臨床上の呼吸器症状が気管支喘息のそれと似ているため，臨床症状のみでの診断は重症例以外では難しく画像診断が必須である．胸部X線検査で異常を指摘されることもあるが，最も有用な画像診断は胸部造影CTもしくはMRIである．高性能MDCT，MRIが普及している現在では，形態診断，手術適応ならびに術式を決める際の必須の検査といえる．ただし，CTやMRIの限界は，動脈管靭帯や退縮した大動脈弓などのような血流がない遺残組織を可視化できないことにある．また小児におけるMRI検査は，検査に要する時間と鎮静の問題から決して非侵襲的検査ではないので，やはりCTが優先される．心エコー検査については合併心疾患の診断に関しては有用で必ず行うべき検査ではあるが血管輪の診断としては単独では難しい．小児においては，診断ならびに術前に気管支鏡検査を行うのは検査の侵襲度から考えても勧めないが，全身麻酔がかかった術中においては，血管輪の解除後に気管狭窄症状がないかどうかの確認を行う補助手段として，また気管軟化，気管軟骨輪の有無などの精査においては有用である．術前の食道造影検査は現在では必須とはいえない．

5）手術治療

基本的には血管輪の外科的手術は，患部を含めて周囲の構造物の位置関係を大きく変更するまたは再形成する手術ではない．また術前後で血行動態が大きく変化する手術ではない．原因構造物をきちんと切断処理して気道・食道の圧迫を解除する「大血管の手術」であると認識することが大切である．したがって，きちんとした視野確保の技術，血管遮断・血管縫合の基本手技が習得できていれば確実に行える手術である．

胸骨正中切開で行うか側開胸で行うかについては議論の余地があるが，筆者は胸骨正中切開で行うのを基本としている．ただし体重が30kgを超えるような患者の場合は，胸骨正中切開から大動脈背側にアプローチする際には，視野が深く術野の確保が難しい場合もあるので，そのような場合は形態や術式，人工心肺使用の有無などを判断して側開胸手術を選択することもあり得る．

合併心内疾患の修復を同時に行う場合や，気管形成を併施する場合には，胸骨正中切開下で人工心肺を使用して行うことになる．

両側大動脈弓の場合：大動脈弓の径，分枝形態，血流形態などを判断して，不要な一側大動脈弓を切断して断端閉鎖を行う．切断した大動脈弓側に動脈管靭帯が存在する場合は，必ず動脈管靭帯も切断する必要がある．いずれも結紮ではなく完全に切断することが求められる．手術を行う上で大切なのは上行大動脈を十分に剥離しておくことで，加えて大動脈頸部分枝，大動脈弓も十分に剥離して可動性を確保して，迷走神経や反回神経，頭部血流を阻害しないような術野を構築すること，人工心肺の使用をためらわないことである．きちんと血管輪が解除で

きれば予後は非常に良好であり，質の高い血管処理を行うためにも筆者は人工心肺の使用を厭わない手術構築を心がけている．

　右大動脈弓と左鎖骨下動脈起始異常，左動脈管が血管輪の成因となっている場合：多くは左動脈管靭帯を切断するのみで問題ないと思われるが，状況によっては鎖骨下動脈の起始異常を修復する（移植）ことも考慮することが必要である．この場合も，十分な周囲の剥離と視野確保を行うことが大切である．Kommerell 憩室の瘤化や，動脈管靭帯の切断と周囲の剥離のみでは術後に症状が遺残する例も認められ，近年動脈管靭帯の切断と鎖骨下動脈の移植に加えて，Kommerell 憩室の切除を併施する拡大術式が提唱されている[3]．

　大動脈の吊り上げや固定などを行う報告もあるが，有効性に関しての一定の評価はなく，症例の状況と術者の判断によるところが多い．

　また近年，胸腔鏡にて血管輪の解除術を行う報告もされているが，術者に依存する術式であり，現段階では標準的術式とは言えない[4]．

■ 基本手術のコツ！

①上行大動脈を十分剥離して可動性を確保すること

②反回神経，横隔神経に注意すること

③人工心肺の使用を躊躇しないこと

④食道エコープローベが邪魔な場合は迷わず引き抜くこと

⑤鎖骨下動脈の移植を予定している場合は，左右脳血流もしくは左右上肢の血圧のモニタリングができるようにしておくこと

⑥血管の遮断は必ず2本の血管鉗子を使用して遮断すること

6）術後と予後

　手術手技上の問題として，術後の乳び胸，横隔神経・反回神経麻痺に注意が必要であるが一時的であることがほとんどである．気道圧迫の程度が強い症例，気管軟化を併発した症例では術後の呼吸器管理が長期に及ぶ場合が稀にあるが，後述の肺動脈スリングの方がその頻度は高い．

　手術成績は安定しており早期死亡は極めて限られている．また生存者の術後機能も良好である．気道，食道症状が残存する症例は比較的少ない．

---

❷ 肺動脈スリング（図 3-71）

1）概念・定義

　左肺動脈が右肺動脈の背面から起始して，下部気管の背側，食道との間を通過して左肺門部へと走行する先天性肺動脈形態異常をさす．広義の血管輪に含まれ，気管分岐部直上の気管や，右主気管支周辺のより低位の気道に影響することが多く，呼吸器症状もより強いのが一般的である．また，半数〜80％程度に complete tracheal cartilage rings を合併し[5,6]，広範囲の先天性気管狭窄と密接な関わりがある．

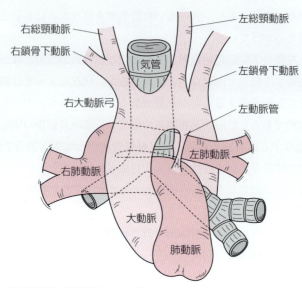

図 3-71 肺動脈スリング

2）頻度

先天性心疾患の 0.1〜0.5％程度と稀な疾患である．左上大静脈，心房中隔欠損症，心室中隔欠損症や Fallot 四徴症を合併することがある．

3）症状・治療適応

出生直後から何らかのまたは重度の気道圧迫症状，所見を呈することが多い．全例気道圧迫症状を呈していたという報告もある[5,6]．咳嗽，stridor，wheeze などを認めることが多く，症状が激しい場合はチアノーゼの出現や dying spell を呈することもある．さらに症状が激しい場合は意識消失や痙攣を呈することもあり，高炭酸ガス血症や呼吸困難で人工呼吸器管理を要する例も存在する．消化器症状は乏しいのが一般的である．原則肺動脈スリングは全例手術適応であるが，気道狭窄などの臨床症状がある場合は可及的速やかに手術介入すべきである．新生児期に介入が必要な最重症例を除いても，乳児期早期には治療介入を要することが多い[5,6]．

4）診断

画像診断が必須である．胸部 X 線写真では気管支圧迫症状が著明であれば肺の過膨張，肺気腫様所見，無気肺所見などが認められる．右主気管支の圧迫所見が多いため右肺の所見が一般的である．心エコー検査では，左肺動脈の起始異常が確認される．近年，心臓カテーテル検査の重要性は低下してきており，本疾患においては必須の検査ではない．最も有用な画像診断は胸部造影 CT で，形態診断，手術術式を決める際に必須となる検査である．また，気管支鏡検査は complete tracheal cartilage rings の有無，広範囲気管狭窄，気管分岐部狭窄の有無，左右主気管支の狭窄の有無など，術式の決定における重要な情報を得られ，必ず術前に施行すべき検査である．

5) 手術治療

　基本的には胸骨正中切開でアプローチして，人工心肺を使用して手術を行う．上行大動脈を十分に剝離して可動性を確保しておくことと，左肺動脈も上葉枝，下葉枝分岐部以遠まで十分に剝離しておくことが重要である．左肺動脈を気管の背面も含めて完全に剝離して，右肺動脈からの分岐直後で離断し，前方へ転移させて主肺動脈遠位部に移植する．動脈管が存在する場合は切断処理する．血流が確認できなくても遺残動脈管靱帯組織は切離しておく．左肺動脈移植の際には，ねじれによる狭窄を防止するために，主肺動脈の切開面，左肺動脈切断端ともに，7-0 程度の細い糸で左右，前面の 3 点に支持糸をかけてねじれを生じない正確な吻合を行うことが重要である．

> #### ■■ 基本手術のコツ！
> ①上行大動脈を十分剝離して可動性を確保すること
> ②左右肺動脈を可能な限り遠位まで剝離すること
> ③左肺動脈と気管背面の剝離の際に細心の注意を払うこと
> ④左反回神経，横隔神経に注意すること
> ⑤剝離前は経食道エコープローベを食道の目印とするが，剝離開始後は一旦咽頭あたりまで引き抜いておくとよい
> ⑥気管の左右で左肺動脈にテーピングして，左右引っ張りながら気管と左肺動脈との間にスペースを作りながら剝離を進めるとよい
> ⑦左肺動脈移植の際に前方から気管を圧迫しない吻合位置を確認すること
> ⑧吻合時には，主肺動脈，左肺動脈切断端ともに細い糸で左右，前面の 3 点に支持糸をかけてねじれを生じない正確な吻合を行うのがよい

　胸骨正中切開や左側開胸で人工心肺を使用しないで再建する術式もあるが，以下の点で筆者は積極的には勧めない．

- 心停止を要しない手術である．
- 出血を懸念する手術ではない．
- 左肺動脈の移植が十分な視野で確実に行える．
- 気管形成を行う場合にオンポンプ下でそのまま施行可能である．
- 心臓，肺動脈を減圧しながら手術が可能である．

　左肺動脈移植後に気管支鏡で気管狭窄の有無を確認して，広範囲の気管狭窄があれば人工心肺使用下に気管形成術を行う必要性がある．半数以上の症例で気管への手術介入が必要であったという報告もあり[5,6]，術前に気管狭窄の有無を確認して，手術介入が必要かどうかの判断をしておくことが重要である．気管形成術に関しては，切除端々吻合，心膜パッチ形成，slide tracheoplasty[7]など様々な術式があるが，近年 slide tracheoplasty の良好な成績が報告され[6,8]，筆者も第一選択と考えている．

Ch 3 ● 小児心臓外科─ C 2 心室修復術が目標となる非チアノーゼ性心疾患

6）術後と予後

　　近年の手術成績は良好で左肺動脈への再手術介入は稀である[5,6]．一方で乳児期に介入した症例では成績が悪いとの報告もある[9]．気管への手術介入の有無が生命予後を決定しているため[5]，左肺動脈の移植手技だけでなく，広範囲の気管狭窄，complete tracheal cartilage rings，主気管支の狭窄病変に対する治療戦略，手術手技が求められる．

③ 気管形成術

①血管輪，肺動脈スリングともに先天性血管異常であるが，いずれも気管を全周性に囲んでしまうために気道（気管，気管分岐部，主気管支）圧迫所見，症状を呈することが多い．特に肺動脈スリングは前述のごとく半数以上に complete tracheal cartilage rings に起因する気管狭窄を合併する．このような症例では，血管輪や肺動脈スリングの修復だけでなく，気管狭窄に対して気管形成術を要する[5,6]．

②気管形成の術式としては，時代の推移もあり，狭窄部切除・再建，心膜パッチ形成，内外ステント，tracheal autograft など様々な術式が報告されてきた．しかし，1989 年に Tsang らによる 2 例の slide tracheoplasty の報告以降，その早期，遠隔期の良好な成績が数多く報告され，気管形成術して本術式が主流となりつつある[6,8]．

③slide tracheoplasty

　　1〜2 気管輪程度の短い距離の気管狭窄の場合は，狭窄部を切除してその両側を直接縫合再建する方法でも問題ないが，5〜6 気管輪以上にわたる広範囲の気管狭窄に対しては本術式が有用である．Tsang らは，気管狭窄部の中央部分で気管を切断した後に，頭側気管断端の前面，ならびに尾側気管断端の後面に切開を加えて，これら 2 つの気管開口部をスライドさせて縫合することで狭窄解除を行う術式を報告している．その後 1994 年に Grillo らが気管切開方向を逆（頭側気管断端の後面，ならびに尾側気管断端の前面に切開を加える）にした変法を報告した[10]．6-0 吸収糸の連続縫合で縫合しているが連続縫合がよいのか結節縫合がよいのかは議論が分かれるが，やはり連続縫合の方が早く，縫合面を内反させることなく縫合可能であり有用である．エアリークの懸念がある場合は肺切除などで使用するエアリーク防止シートを使用して密閉する．また，術中に気管内チューブを入れ替えて縫合部の遠位までチューブを導き，気管分岐部直上で固定して縫合部の「内ステント」代わりとしている．縫合終了後は人工心肺から離脱し，十分に縦隔を洗浄して手術を終了する．

■ 基本手術のコツ！

①上行大動脈をしっかりと左側へ引っ張って視野展開すること
②頚部分枝を可能な限り遠位まで剝離すること
③気管形成は人工心肺使用中にやるべき手術操作の最後に行うこと
④気管形成前に食道エコープローベを引き抜いておくこと
⑤酸素使用中の気管周囲操作の際は電気メスの出力に注意すること
⑥吸収性モノフィラメント糸を使用すること

⑦Grillo らの方法の場合，スライドさせてかぶせた頭側断端から吻合を開始して尾側へ縫い降りる運針で縫うこと

⑧エアリークテストと洗浄を忘れないこと

⑨気管内チューブを内ステントとして術中にガイドして固定しておく

⑩術後 24 時間は筋弛緩，麻薬使用して深鎮静を図ること

📖 文献

1) McLaren CA, Elliott MJ, Roebuck DJ. Vascular compression of the airway in children. Pediatr Respir Rev. 2008; 9: 85-94

2) Samas J, Manetta F, Meyer DB. Repair of vascular ring with resection of kommerell diverticulum and transposition of aberrant left subclavian artery. Int J Angiol. 2013; 22: 243-4.

3) Luciano D, Mitchell J, Fraisse A, et al. Kommerell diverticulum should be removed in children with vascular ring and aberrant left subclavian artery. Ann Thorac Surg. 2015; 100: 2293-7.

4) Lee HJ, Yang JH, Jun TG. Video-assisted thoracscopic division of vascular rings. Korean J Thorac cardiovasc Surg. 2015; 48: 78-81.

5) Yong MS, d'Udekem Y, Brizard CP, et al. Surgical management of pulmonary artery sling in children. J Thorac Cardiovasc Surg. 2013; 145: 1033-9.

6) Backer CL, Russell HM, Kaushal S, et al. Pulmonary artery sling: current results with cardiopulmonary bypass. J Thorac cardiovasc Surg. 2012; 143: 144-51.

7) Tsang V, Murday A, Gillbe C, et al. Slide tracheoplasty for congenital funnel-shaped tracheal stenosis. Ann Thorac Surg. 1989; 48: 632-5.

8) Manning PB, Rutter MJ, Lisec A, et al. One slide fits all: the versatility of slide tracheoplasty with cardiopulmonary bypass support for airway reconstruction in children. J Thorac cardiovasc Surg. 2011; 141: 155-61.

9) Fiore AC, Brown JW, Weber TR, et al. Surgical treatment of pulmonary artery sling and tracheal stenosis. Ann Thorac Surg. 2005; 79: 38-46.

10) Grillo HC. Slide tracheoplasty for long-segment congenital tracheal stenosis. Ann Thorac Surg. 1994; 58: 613-21.

〈藤本欣史〉

Ch 3 ● 小児心臓外科— C 2 心室修復術が目標となる非チアノーゼ性心疾患

11 大動脈肺動脈窓，右肺動脈大動脈起始

　　大動脈肺動脈窓と右肺動脈大動脈起始を，両大血管発生の際の左右の conotruncal ridge の後方偏位の程度の差の結果として，一連のスペクトラムととらえて分類する Richardson らの考え方[1]もあるが，両疾患は手術手技的には異なることから，ここでは多くの成書にあるように分けて述べる.

1 大動脈肺動脈窓（aortopulmonary window）

　　大動脈肺動脈中隔欠損（aortopulmonary septal defect）などとも呼ばれる. 上行大動脈と肺動脈が通常接している動脈壁間に円形〜楕円形の交通孔がある先天性の疾患で，大動脈と肺動脈の半月弁は形態的に完全に分離しており conus septum も存在し総動脈幹症とは異なる.

1）発生頻度と基本分類

　　発生頻度は全先天性心疾患のおよそ 0.1〜1.5 ％程度とされる. 約 50〜80 ％に他の合併心疾患を伴い，大動脈弓離断や縮窄が最も多く，動脈管開存，心室中隔欠損，心房中隔欠損，Fallot 四徴，冠動脈起始異常，大動脈弁下狭窄，大血管転位，部分肺静脈還流異常などの合併もみられる.

　　Mori らの分類[2]がよく用いられ，type Ⅰ（proximal defect）：上行大動脈左側壁と主肺動脈半月弁上部との間の欠損，type Ⅱ（distal defect）：上行大動脈の左後壁と右肺動脈基部との間の欠損，type Ⅲ（total defect）：type Ⅰ とⅡを合わせた大きな欠損の 3 つに分類される（図 3-72）. さらに STS Congenital Heart Surgery Database Committee では，intermediate defect を加え 4 つに分類している[3]. 約 50〜90 ％が type Ⅰ で，次いで type Ⅱ で，type Ⅲ は稀である.

2）病態生理

　　欠損孔の大きさや合併する心奇形，肺高血圧の程度により病態は異なるが，通常左右短絡量は多く，新生児期や乳児期早期から，体重増加不良，哺乳困難，乏尿，多呼吸などの重篤な心不全や呼吸不全症状を呈する. 肺血管病変の進行も早く，高度な肺高血圧を伴っていることも多い.

3）診断と手術適応

　　左右短絡の多い同様な疾患と臨床所見が似ているため，右肺動脈大動脈起始，総動脈幹症，中等度以上の動脈管開存や心室中隔欠損症などとの鑑別が必要だが，通常心エコー検査で診断可能である. むしろ動脈管開存や心室中隔欠損症などと合併し，それらの診断が先についている場合に大動脈肺動脈窓を見落としやすいため，臨床症状が強い場合は念頭においておく必要がある.

　　心エコー検査では，特に type Ⅰ やⅢの場合に欠損孔と半月弁との距離，左右冠動脈口の位置を確認しておくと手術の際に有用である. 冠動脈起始異常の懸念がある場合には，状態が許せ

382

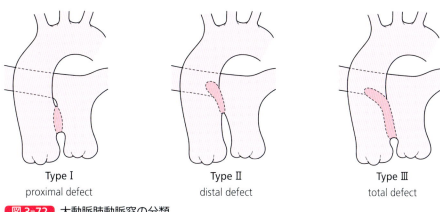

図 3-72 大動脈肺動脈窓の分類

ば追加の心カテーテル検査も考慮する．乳児期後半以降，高度な肺血管抵抗の上昇が疑われる場合には，他の疾患と同様に心カテーテル検査が手術適応を決める上で必要となる．最近では3D-CT検査で精細な画像が得られ，孔の空間的な位置の把握や，自己血管壁で孔を閉じる際の切開線の想定など，術前の術式のイメージを得るのに非常に有用である．

一般的に症状が早期に重症化しやすく，閉塞性肺血管病変の進行も早く経時的に進行するため，診断がつき次第手術適応となる．年長児で高度な肺高血圧を伴う場合には，心カテーテル検査で酸素負荷試験，薬物負荷試験，肺生検を行って適応を判断する必要がある．

4) 手術（図 3-73）

歴史的には体外循環を使用せず，単純な結紮や，離断および縫合の報告もあるが，出血，短絡の遺残や再発，仮性動脈瘤が発生することがあり，新生児でも体外循環の安全性がほぼ確立された現在では，小さい交通孔で，かつ，未熟児や何らかの理由で体外循環が使用できない場合に限られると思われる．

体外循環使用時の注意点としては，上行大動脈での手術操作の妨げにならないように，送血管の挿入部位を腕頭動脈基部の上行大動脈あるいは弓部に挿入しておくこと，大動脈遮断もできるだけ末梢の上行大動脈で行うことである．また体外循環開始とともに，肺へ血液が流れすぎないように，なるべくすみやかにテープないしは血管用のクリップで左右肺動脈の遮断を行う．順行性心筋保護液を注入し終えるまでは左右肺動脈を遮断したままにしておく．通常は1回のみの心筋保護液の注入で大動脈側の手術操作を終了することができる．

体外循環下での欠損孔の閉鎖方法としては，両大血管を切離せずに欠損孔のみパッチ閉鎖する方法と，切離した後に別々に孔を閉じる方法がある．切離せずに欠損孔を閉じる場合のアプローチ法としては，経大動脈，経肺動脈，経連結部の切開がある．視野としては経大動脈が優れ，特にtype IIやIIIでは欠損孔の上縁が大動脈の後壁となるため他のアプローチでは視野確保が困難である．両大血管を切離した後に別々に孔を閉じる方法では，両大血管とも自己血管壁で直接縫合閉鎖できるのが理想的であるが，欠損孔が大きい場合には困難で，両方あるいは少なくとも一方はパッチを必要とすることが多い．両大血管とも直接閉じるだけの壁の余裕がないと予想される場合には，あらかじめ連結部の肺動脈側よりで切開，切離し，肺動脈壁を

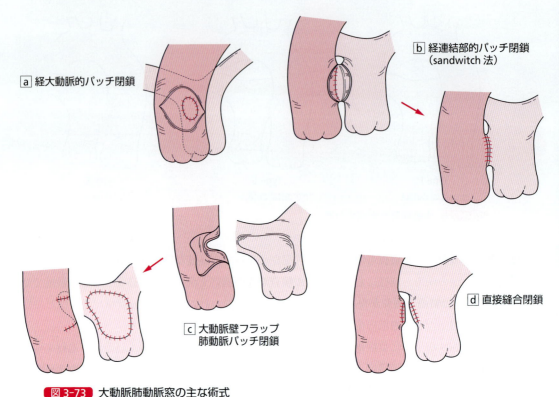

図 3-73 大動脈肺動脈窓の主な術式

flap として大動脈側の孔の閉鎖に用い，肺動脈側の孔はパッチで閉鎖することも行われる[4,5]．いずれにせよ両大血管とも狭窄のないように再建する．

　欠損孔の下縁では両半月弁や左右の冠動脈口が非常に近い場合があり，いずれの方法で切開や縫合をしていく際にもこれらを損傷しないよう確認しながら進めることが肝要である．稀には冠動脈が肺動脈側から起始する場合や[6]，欠損孔の壁すなわち連結部から起始する場合もあり注意が必要である[7]．また，大動脈を縫合閉鎖する場合には，弁の逆流をきたさないよう，ST junction から中枢側の形態をくずさないようにすることも必要である．

　大動脈弓離断合併例では，大動脈弓部の再建のみ先に行い二期的に大動脈肺動脈窓の閉鎖を行ったという報告もあるが，現在では一期的に行うのが一般的である．一期的な大動脈修復の際，大動脈肺動脈窓の閉鎖前に弓部と下行大動脈の吻合のみ先に行っておく方法や，1 枚のパッチで弓部から欠損孔まで修復する方法もある[8]．他の合併心疾患を合併する例では 2.5 kg 以下が手術死亡の危険因子という報告もあり[5]，そのような high risk 症例では両側肺動脈絞扼術を先行させる二期的手術の選択はありうる．

5）術後と予後

　術後急性期には，肺高血圧発作予防のための一般的な術後管理が必要である．

　比較的稀な疾患のためまとまった数の手術成績の報告が少なく報告による差が大きいが，孤立性の大動脈肺動脈窓の場合は 1990 年代でも手術死亡率は 0〜数％以下という報告が多くみられ，大動脈弓離断などを伴うと 10〜20％程度の死亡率という報告が多い[5]．しかし，最近で

は大動脈弓離断など合併心疾患があっても0％という報告もみられる[8]．

遠隔期の生命予後は良好で，乳児期まで，特に生後半年頃までに手術を行えば肺高血圧もほとんどの症例で正常化が期待できる．時に術後遠隔期に，大動脈肺動脈窓修復部の肺動脈狭窄あるいは大動脈狭窄，また同時修復した大動脈弓修復部の狭窄などのため，再手術やカテーテルによる治療再介入が必要なことがある．

2 右肺動脈大動脈起始（origin of right pulmonary artery from ascending aorta）

総動脈幹症とは異なって大動脈と肺動脈の半月弁は形態的に完全に分離しており，右肺動脈のみ上行大動脈から起始し，左肺動脈は肺動脈幹からそのまま移行する．大動脈弓部内彎側から動脈管を介して起始する場合や，Fallot四徴症にみられるような下行大動脈からの側副血管は含まない．

1）発生頻度と基本分類

先天性心疾患剖検例の0.1～0.2％程度の頻度と稀な疾患である．

通常右肺動脈は，大動脈弁から1～3cm以内の上行大動脈の右または後面，時に左後面から起始する（proximal type）．稀に腕頭動脈起始部のすぐ中枢側から起始することがある（distal type）[9]（図3-74）．

孤立性のものは約20％で，約半数に動脈管開存を伴う．Fallot四徴，心室中隔欠損，大動脈肺動脈窓，大動脈弓離断や縮窄などの合併もみられる．

左肺動脈大動脈起始も稀にみられ通常右側大動脈弓を伴っており，右の場合と異なりFallot四徴の合併が最も多い．

2）病態生理

右肺動脈へ大量の左−右短絡を生じるのは当然だが，動脈管開存を合併する場合も閉鎖している場合も，右室からの血液がすべて左肺動脈に流れるため，両側で高度な肺高血圧を生じる．このため乳児期早期から重篤な心不全や呼吸不全症状を呈する．動脈管開存を伴う場合は，肺血管閉塞病変が進行に従い右−左短絡が生じる．

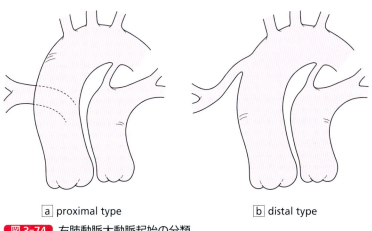

ⓐ proximal type　　　ⓑ distal type

図3-74 右肺動脈大動脈起始の分類

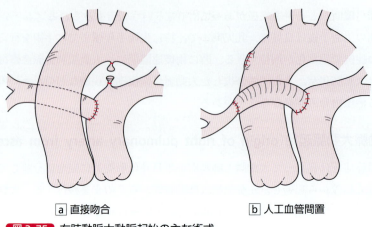

a 直接吻合　　　　　　　b 人工血管間置

図 3-75　右肺動脈大動脈起始の主な術式

3）診断と手術適応

　通常心エコー検査で診断は可能だが，肺高血圧の強い年長児例では心カテーテル検査で適応を判断する必要が出てくる．また，状態が許せば3D-CT検査を行うことで主肺動脈と離れている空間的な距離の把握や，再建ルートの確認などの，術前の術式のイメージを得るのに非常に有用である．

　進行性の重篤な心不全を生じるため，高度な肺高血圧を伴う一部の年長児例を除き，すべて手術適応である．乳児期に，特に生後半年頃までに手術を行えば肺高血圧もほとんどの症例で正常化が期待できるため，診断がつき次第手術が望ましい．

4）手術（図 3-75）

　体外循環は，理論的には使用せずに再建することが可能だが，禁忌でない限り使用した方が，吻合口が大きくとれ，狭窄のない質の高い吻合が可能となるため用いられることが多い．体外循環使用時の注意点は，大動脈肺動脈窓の場合と同様である．

　上行大動脈から肺動脈を切り離して主肺動脈に直接吻合できる場合もあるが，伸展されて狭窄を生じそうな場合は後壁のみ自己血管壁で合わせて前壁はパッチを補填する場合もある．通常大動脈は直接縫合閉鎖が可能だが，狭窄が危惧される場合はパッチを補填する．閉鎖した動脈管あるいは動脈管索は，主肺動脈の授動性を増すために離断した方がよく，左肺門部も剥離することでさらに授動性が増す．

　distal type ではもともと起始部に狭窄があったりするため，主肺動脈までの距離も遠くなることから直接吻合はより難しくなる．

　いずれの type でも血管壁同士がまったく届かない場合には人工血管を間置することになる．十分な太さの人工血管を選択すると，大動脈弓下にはもともとあまりスペースがないため，上行大動脈の頭側よりの前面を通す方が狭窄のないルートが作成できることが多い．

5）術後と予後

　術後急性期の肺高血圧発作に対する注意は必要だが，手術成績，長期予後とも良好である．術後右肺動脈吻合部の狭窄や，大動脈縫合部の狭窄がありえ，再手術やカテーテルによる治療

再介入が必要なことがある.

📖 文献

1) Richardson JV, Doty DB, Rossi NP, et al. The spectrum of anomalies of aortopulmonary septation. J Thorac Cadiovasc Surg. 1979; 78: 21-7.
2) Mori K, Ando M, Takao A, et al. Distal type of aortopulmonary window. Report of 4 cases. Br Heart J. 1978; 40: 681-9.
3) Jacobs JP, Quintessenza JA, Gynor JW, et al. Congenital heart surgery nomenclature and database project: aortopulmonary window. Ann Thorac Surg. 2000; 69: S44-9.
4) Matsuki O, Yagihara T, Yamamoto F, et al. New surgical technique for total-defect aortopulmonary window. Ann Thorac Surg. 1992; 54: 991-2.
5) Naimo PS, Yong MS, d'Udekem Y, et al. Outcomes of aortopulmonary window repair in children: 33 years of experience. Ann Thorac Surg. 2014; 98: 1674-9.
6) Léobon B, Le Bret E, Roussin R, et al. Technical options for the treatment of anomalous origins of right or left coronary arteries associated with aortopulmonary windows. J Thorac Cardiovasc Surg. 2009; 138: 777-8.
7) D'Souza VJ, Chen MY. Anomalous origin of coronary artery in association with aorticopulmonary window. Pediatr Cardiol. 1996; 17: 316-8.
8) Roubertie F, Kalfa D, Vergnat M, et al. Aortopulmonary window and the interrupted aortic arch: midterm results with use of the single-patch technique. Ann Thorac Surg. 2015; 99: 186-91.
9) 深江宏治. 右肺動脈上行大動脈起始症. In: 安井久喬, 監修. 角 秀秋, 他編. 先天性心疾患手術書. 東京: メジカルビュー社; 2003. p.144-5.

〈櫻井　一〉

Ch 3 ● 小児心臓外科― C 2 心室修復術が目標となる非チアノーゼ性心疾患

12 修正大血管転位

1 発生頻度

先天性心疾患のうちの 0.5〜1％ を占める．つまり，全出産の 0.005〜0.01％ の発生頻度と考えられる．

2 基本分類

使用頻度の高い解剖学的分類はない．心室中隔欠損（ventricular septal defect：VSD）の有無，肺動脈狭窄（pulmonary stenosis：PS）の有無で，病態，外科治療が異なる．

3 病態生理

修正大血管転位症は，心房心室のつながりが正常とは異なり，右房に左室が，左房に右室がつながっている．さらに，心室と大血管のつながりも正常とは異なっており，右室から大動脈が，左室から肺動脈が起始している．このような心房心室の異常なつながりを房室逆位（atrioventricular discordance）といい，また，心室大血管の異常なつながりを心室大血管逆位（ventriculoarterial discordance）ないし大血管転位という（図 3-76）．修正大血管転位症は，房室逆位と心室大血管逆位（大血管転位）が同時に伴った先天性心疾患といえる．この疾患は，心臓の位置異常を伴うことが多く，心尖が左を向く levocardia，心尖が中心を向く mesocardia，心尖が右を

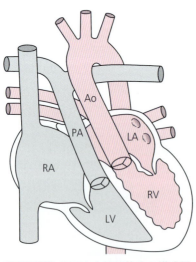

図 3-76 修正大血管転位症の模式図

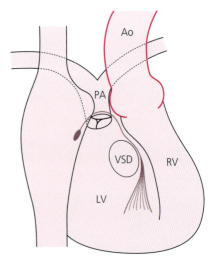

図 3-77 修正大血管転位症の刺激伝導路模式図

388

向く dextrocardia とがある．刺激伝導系も正常とは異なり，内臓心房正位（situs solitas）の場合には，通常後方に位置する房室結節ではなく，前方に位置する房室結節が心室につながることが多い．そのため，肺動脈弁輪の前方を走行し，VSD 合併症例ではその VSD の前方を走行するといわれている（図 3-77）．先天的にあるいは，年齢とともに，房室ブロックを呈してくる症例も多い．内臓心房逆位（situs inversus）の場合には，心房中隔と心室中隔の alignment が症例により異なるため心室につながる房室結節は前方のことも後方のこともあるといわれている．両方の結節が心室中隔へとつながると sling を形成し，頻拍性不整脈の原因となることがある．合併奇形がなく，右室機能不全がなければ，正常の血行動態となる．しかしながら，解剖学的右室が体心室を担う本疾患では，年齢とともに，右室機能不全が進行することが多い．それに伴い，三尖弁逆流が起こり，さらなる体心室不全に陥りやすい．また，解剖学的三尖弁は弁尖異形成や Ebstein 様奇形（正常の房室弁輪よりも中隔尖弁輪が心尖部側に付着する奇形）などの弁異常を伴うことが多く，そのために三尖弁逆流を呈する症例も多い．一般的には，VSD と PS，ないし肺動脈閉鎖を伴うことが多い．新生児期に重篤な症状を呈する症例は少ない．VSD の有無，PS の程度により血行動態が異なってくる．

4 診断

心エコー検査で，上記の房室逆位と心室大血管逆位とが同時に発症していれば，本疾患の診断となる．

5 手術適応

合併奇形がない場合は，通常の血行動態となるため，手術適応とはならず，70〜80 歳まで生存した症例も報告されている[1]．心室中隔欠損症例においては，解剖学的左室を体循環を維持する心室として用いる手術である double switch 手術（解剖学的修復術）が，第一選択と考えられている．重度の僧帽弁逆流がないことも大事である．狭義の double switch 手術は心房内血流転換術＋大血管転換手術を指す．広義の double switch 手術は心房内血流転換術＋大血管転換手術だけではなく，PS や肺動脈閉鎖症合併例に行う心房内血流転換術＋Rastelli 手術を含む．解剖学的右室を体循環を維持する心室として用いる生理学的修復術（conventional Rastelli 手術）より double switch 術の優位性が期待されたが，遠隔期の成績は，明らかに優れているとはいえない状況になってきており，本当の意味での手術適応は混沌としてきたというのが現状であると言わざるを得ない[2]．右室機能不全に伴う三尖弁逆流に対しては，肺動脈絞扼術を行い，左室をトレーニングしてから double switch 手術を行える場合があるが，年少期に左室トレーニングがされていないものは手術成績はよくない[3]．他の心奇形がなく，三尖弁逆流を呈し，青年期に達したものでは，三尖弁置換術を行う．術前の解剖学的右室駆出率で 40％以上のものの成績がよいと報告されている[4]．本症例の半数以上が VSD と PS ないし肺動脈閉鎖を合併している．左室圧が十分高く，機能がよければ，double switch 術のよい適応となる．一方，左室機能が悪い場合は，conventional Rastelli 手術（VSD 閉鎖術＋左室−肺動脈心外導管逢着術）の適応となる．この場合，解剖学的右室が体心室となり，遠隔期の右室機能不全が問題となる症例がある．

6 手術

1) Conventional Rastelli 手術（生理学的修復術）

解剖学的右室を体循環を維持する心室として用いる手術．

- **よい適応**：解剖学的右室機能不全がないこと，三尖弁逆流がない，あるいは軽度であること．
- **術式**：胸骨正中切開，上行大動脈送血，上下大静脈脱血で人工心肺を開始．多くの症例では先行手術として，Blalock-Taussig shunt が置かれていることが多いので，結紮，離断する．心停止下に右房を開ける．心室中隔欠損をパッチ閉鎖する．この際，刺激伝導系が VSD の前方を通るので，運針に関しては，VSD の前方部分では，右室内から刺入し，右室側 VSD 辺縁で刺出する必要がある(de Leval 法)．僧帽弁越しに解剖学的左室内腔を観察し，2 つの乳頭筋の機能を損なわない部分の左室自由壁を切開し，(多くの場合は，左室心尖部になることが多い) 流出路の孔を作製する．人工血管で作製された三弁付き心外導管を解剖学的左室から主肺動脈ないし，中心肺動脈に縫合する(図 3-78)．

2) VSD＋PS ないし肺動脈閉鎖症例に対する double switch 手術

以下の 3 つの手技が必要となる．

①心房内血流転換術（Senning 手術あるいは Mustard 手術）
②心室内血流転換ないし，心室内 re-routing
③右室-肺動脈心外導管縫着術

心房内血流転換手術は，一般に，右房の大きい症例には Senning 手術を，心尖部が右を向くなど，右房が小さい症例には Mustard 手術が行われることが多い(図 3-79)．どちらを選択するかは，施設や術者の好みによるところも大きい．次に，左室の血流が大動脈に流れるように

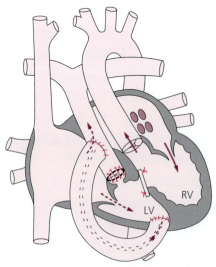

図 3-78 Conventional Rastelli 手術：模式図

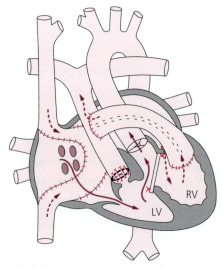

図 3-79 Double switch 手術（心房内血流転換＋Rastelli）：模式図

心室内に道を作成する(心室内血流転換，ないし，心室内 re-routing)．最後に，右室と肺動脈との間に，心外導管を逢着する．心外導管を大動脈の左を回すか，右に回すかの議論がある．①と②の手技は心停止下に行われることが多いが，大動脈遮断時間を短縮するために，心房内血流転換を心室細動下に行われることもある．

• 例：

Senning 手術＋Rastelli 手術を例に挙げる．

心停止までは，Conventional Rastelli 手術と同様．右房を横切開する．

右房と左房の間の溝を十分剝離し，左房側に切開を入れ，将来の肺静脈からの血流の出口を作製する．心房中隔フラップを作製し，4 つの肺静脈の天井となるように，この心房中隔フラップをドーム状になるように左房後壁に縫い付けていき，新たな左房の天井とする．右房壁後方フラップを上下大静脈よりの血流が三尖弁に入り込むように縫い付けていく．右房壁前方フラップを最初に作製した左房開口部を覆うようにかつ，肺静脈よりの血流が僧帽弁に流れ込むように縫い付けていく．その後の心室内血流転換ないし，心室内 re-routing，および，右室-肺動脈心外導管逢着を行う．

3）VSD のみで PS のない症例に対する double switch 手術

乳児期に肺動脈絞扼術を受ける症例が多い．成長を待って，心房内血流転換，VSD 閉鎖，冠動脈移植を伴う大血管転換手術(arterial switch)を行う．

4）解剖学的三尖弁逆流に対する三尖弁置換

手術は通常の僧帽弁置換に準じて可能であるが，心臓の位置，心尖部の向きなどから，三尖弁への到達方法として，経中隔，右側左房(situs solitus の場合)で十分可能なことが多い．状況によっては，左側左房(situs solitus の場合)からアプローチで三尖弁の視野は良好だったという報告も散見している．

7 術後と予後

遠隔成績も，施設間での差は大きく，conventional Rastelli では，20 年生存が 60〜85％と報告されている[5]．心房内血流転換術＋大動脈スイッチでは，10〜20 年生存率 75〜90％，心房内血流転換術＋Rastelli 手術では，10〜20 年生存率 75〜90％と報告されている[2, 6, 7]．現時点で，double switch 手術と conventional Rastelli の遠隔成績のどちらがよいかは，prospective randomized study は皆無といってよく，evidence はない．

解剖学的三尖弁逆流に対する三尖弁置換

長期予後は 10〜20 年生存率で，50〜80％という報告が多い．術前の右室機能が低下している症例の早期，遠隔期とも成績不良であることから，解剖学的右室駆出率 40％以上のタイミングで行うのが望ましいという報告がある[4]．

文献

1) Matsumura Y, Kawahito K, Nakamura K, et al. Congenitally corrected transposition of the great arteries with coexisting aortic valve stenosis in a 77-year-old woman. Eur J Cardiothorac Surg. 2013 43: 442.

2) Shin'oka T, Kurosawa H, Imai Y, et al. Outcomes of definitive surgical repair for congenitally corrected transposition of the great arteries or double outlet right ventricle with discordant atrioventricular connections: Risk analyses in 189 patients. J Thorac Cardiovasc Surg. 2007; 133: 1318-28.

3) Cui B, Li S, Yan J, et al. The results of a two-stage double switch operation for congenital corrected transposition of the great arteries with a deconditioned morphologically left ventricle. Interact Cardiovasc Thorac Surg. 2014; 19: 921-5.

4) Mongeon FP, Connolly HM, Dearani JA, et al. Congenitally corrected transposition of the great arteries ventricular function at the time of systemic atrioventricular valve replacement predicts long-term ventricular function. J Am Coll Cardiol. 2011; 57: 2008-17.

5) Bogers AJ, Head SJ, de Jong PL, et al. Long term follow up after surgery in congenitally corrected transposition of the great arteries with a right ventricle in the systemic circulation. J Cardiothorac Surg. 2010; 5: 74.

6) Abdullah AA, McCrindle BW, Van Arsdell GS. Physiologic versus anatomic repair of congenitally corrected transposition of the great arteries: meta-analysis of individual patient data. Ann Thorac Surg. 2006; 81: 1529-35.

7) Hraska V, Duncan BW, Mayer JE Jr, et al. Long-term outcome of surgically treated patients with corrected transposition of the great arteries. J Thorac Cardiovasc Surg. 2005; 129: 182-91.

〈長嶋光樹〉

1 Fallot 四徴症

1 発生頻度と基本分類（図 3-80）

　心臓の発生の段階で肺動脈と大動脈の2つを分ける動脈幹円錐中隔が前方に偏位することで生じる疾患である．心室中隔欠損（VSD），右室流出路狭窄（肺動脈弁性・弁下・弁上狭窄），大動脈騎乗（大動脈右方偏位），右室肥大の4つの特徴を有する．本邦での発生頻度は出生1万人に対し4～6人程度で，先天性心疾患の5～10％である．およそ10％に染色体異常がみられ，22q11.2欠失症候群が最も多い．そのほか18トリソミー，13トリソミー，21トリソミー，CHARGE症候群，VATER連合などがみられる．

　心室中隔欠損は大動脈弁下に位置し，膜様部周辺流出路型が最も多く筋性部流出路型がこれに次ぐ．流入部方向に進展するものもあり，また multiple VSD の症例もある．東洋人に多いとされる subarterial type の VSD も頻度は少ないが認められ，漏斗部中隔が欠損する，いわゆる total conus defect の形態をとる．

　右室流出路狭窄の形態は多様で，右室漏斗部狭窄（肺動脈弁下狭窄），肺動脈弁性狭窄，肺動脈弁上狭窄が様々な割合で混在する．肺動脈弁の形態は多くの症例で二尖弁であり，交連部の癒合や弁尖の肥厚を有する．弁性狭窄が強いものでは fish-mouth 様の単尖弁，また軽度のものでは三尖弁も認める．弁上狭窄を示すものでは"tethering"と表現されるように弁の交連部が sino-tubular junction に癒合し解放制限を生じる形態をとることが多い．右大動脈弓は25％に合併し，冠動脈走行異常は5％に合併する．また亜型として肺動脈弁欠損症候群がある．

2 病態生理

　Fallot 四徴症の病態の鍵となるのは右室流出路漏斗部中隔の前上方偏位である．これによっ

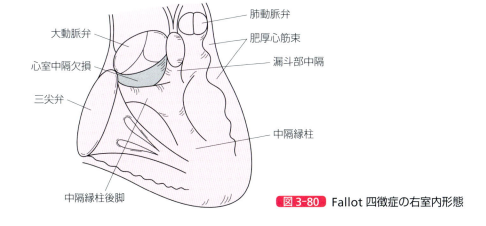

図 3-80 Fallot 四徴症の右室内形態

て大動脈弁下の大きな VSD，大動脈の右室への騎乗と右室流出路狭窄が起こり，心室レベルで右左短絡が起こることによってチアノーゼを生じる．右室肥大は大きな心室中隔欠損と右室流出路狭窄による右室圧の上昇による二次的な変化と考えられる．肺動脈狭窄の程度により臨床症状は幅が広いが，進行性のチアノーゼが特徴である．また，出生時より動脈管開存を有する症例では動脈管の閉鎖により急速なチアノーゼの増悪をみることがある．特に右室流出路漏斗部の筋性狭窄が強い症例では，乳児期早期より啼泣や体動などの刺激で右室流出路狭窄症状が増強しチアノーゼが発作的に増強する現象(anoxic spell；スペル発作，無酸素発作)を認めることがある．対処法は，鎮静，酸素投与，β ブロッカーの投与，ネオシネジンなど体血管抵抗を上げる処置であるが，スペル発作を有する患児は早急な外科的治療が必要である．また年長児では運動後などにしゃがみこむ姿勢をとることがあるが(蹲踞姿勢，スクワッティング)，これは体を曲げてしゃがむことで体血管抵抗を上昇させ，肺血流を増加させるものと考えられる．チアノーゼが長期になると太鼓ばち状指(clubbed finger)を呈する．

❸ 診断と手術適応

- **聴診**：胸骨左縁第 2-3 肋間に最強点を有する駆出性収縮期雑音を聴取する．この心雑音は右室流出路(肺動脈)狭窄に由来するものである．Ⅱ音は単一で亢進している．
- **心電図**：右軸偏位，右室肥大を認める．
- **胸部 X 線**：心陰影は正常かやや小さい．肺動脈主幹部の低形成による左第 2 弓の陥凹と心尖部挙上により特徴的な木靴型の心陰影を示す．肺血管影は減少する．
- **心エコー図**：Fallot 四徴症において最も有用な検査方法である．parasternal long axis view で VSD と大動脈弁の位置関係が確認できる．心室中隔の延長上に大動脈弁があり，右室への騎乗(50%以下)と右室流出路の狭窄の程度が示される．short axis view では右室流出路と肺動脈弁周囲が観察され，肺動脈弁の形態と弁輪のサイズの計測が行える．流速の測定から狭窄の程度の推定が可能である．four-chamber view, five-chamber view では，VSD と大動脈弁との関係や房室弁機能の確認ができる．
- **心臓カテーテル検査**：右室の収縮期圧は左室と等しい．右室造影では心室レベルの右左短絡により肺動脈と大動脈が同時に造影され，右室流出路と肺動脈の狭窄の形態がわかる．大動脈造影では冠動脈異常の有無や頸部血管の分岐なども観察する．肺動脈弁輪径，肺動脈指数(PA index：左右肺動脈の断面積の和/体表面積)，体肺血流比(Q_p/Q_s)を算出する．
- **手術適応**：すべての症例で手術適応がある．手術時期，手術法は患児の症状と解剖学的特徴により異なる．

❹ 手術

1) 姑息手術

　新生児期，乳児期早期にチアノーゼが強い状態や，低体重児，合併奇形を有する症例などで根治手術が困難と考えられる症例では姑息術が必要となることがある．まず体肺シャント術で肺血流を増加させ，チアノーゼの軽減と成長を待って根治術につなげる．

1 Fallot 四徴症

①Modified Blalock-Taussig shunt（mBT シャント）：腕頭動脈または鎖骨下動脈から同側の肺動脈へ人工血管（ePTFE グラフト）を用いて短絡手術を行う．術前検査で大動脈弓分枝の形態，肺血流の分布様式と肺血管の形態を把握し，左右どちらを選ぶか決定する．多くの場合，術中の換気条件と循環維持の工夫で片肺動脈遮断が可能で，人工心肺装置を必要としない．

②両側狭小肺動脈の症例で左右肺動脈の均等な成長を目的とする場合や肺動脈血流が少なくグラフト吻合のための遮断ができない症例などでは人工心肺装置使用下に mBT シャントまたは上行大動脈と主肺動脈間のセントラルシャント手術を行う．

③人工血管のサイズは患児の体重や吻合部血管の大きさのほか，肺動脈を通る順行性の血流量で決める．乳児期早期までのシャント手術では 3〜4 mm までが多い．術前に動脈管流入部での肺動脈狭窄がある症例や，動脈管閉鎖後に狭窄の発生が懸念される症例では体肺シャント作成時に人工心肺使用下に肺動脈形成を必要とする症例もある．人工心肺装置を必要とする mBT シャントやセントラルシャントは胸骨正中切開でアプローチするが，mBT シャントのみの症例は側開胸アプローチも可能である．

> ## ■ 基本手術のコツ！
>
> シャント手術では出来上がりをイメージしたグラフトのデザインが重要である．グラフトの不適切な長さやねじれ，周辺組織からの圧迫はグラフトの閉塞や肺動脈の狭窄を生じ，シャントトラブルの原因となる．また吻合において体動脈側の組織は脆弱で，容易に内膜損傷や壁裂傷を起こしやすい．効果的な retraction suture と動脈壁にテンションのかからない運針法が重要である．

2）根治術

Fallot 四徴症に対する根治術は VSD パッチ閉鎖および右室流出路狭窄解除からなる．手術時期は施設によるが概ね 3 カ月から 1 歳，体重 6〜8 kg ぐらいで実施されることが多い．心内修復のアプローチは経右房経肺動脈到達法が主流である[1]．胸骨正中切開し心膜を採取．通常の上行大動脈送血，上下大静脈脱血，左房ベントで体外循環を確立する．左右肺動脈を剥離しテーピングする．動脈管があれば結紮，先行のシャントがあれば離断する．

a）VSD 閉鎖

Fallot 四徴症の VSD は前縁の漏斗部中隔が前方偏位（anterior malalign）しており VSD の辺縁は同一平面上になく立体的で，4 つのパート〔三尖弁中隔尖，中隔縁柱（trabecular septomarginalis：TSM）後脚，漏斗部中隔，心室漏斗部皺襞（ventriculo-infundibular fold：VIF）〕から構成される．VSD が膜様部周辺流出路型（perimembranous outlet）で後下縁（TSM 後脚）が厚い場合は刺激伝導路は左室側に偏位するため，よほど深く針を通さない限り傷害することはないが，VSD が inlet に進展するものや TSM 後脚が薄いものでは刺激伝導路は後下縁辺縁に近づくため注意が必要である．

右房切開後，後下縁と三尖弁前中隔尖交連部に付着する腱索を elastic suture で牽引し VSD の辺縁を確認する．まず三尖弁中隔尖にスパゲッティ付き 6-0 モノフィラメント糸をマットレ

395

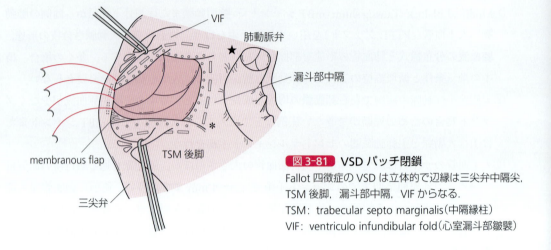

図 3-81 VSD パッチ閉鎖
Fallot 四徴症の VSD は立体的で辺縁は三尖弁中隔尖，TSM 後脚，漏斗部中隔，VIF からなる．
TSM: trabecular septo marginalis（中隔縁柱）
VIF: ventriculo infundibular fold（心室漏斗部皺襞）

スでかけ視野を展開する．この時大動脈より心停止液を注入し大動脈弁を張らせ大動脈弁輪を確認するとよい．次に TSM 後脚に乳頭筋，腱索を避けて同糸をマットレスでかけていく．後下縁に membranous flap があればこれを利用してもよい．同様の針糸を漏斗部中隔，VIF とかけていく．この時，持針器で針をフック状に持つとかけやすい．VIF から三尖弁中隔尖合流部までかけたら PTFE パッチに通し結紮する．VSD パッチ閉鎖を連続縫合で行う場合は三尖弁中隔尖と後下縁にマットレスで針糸をかけた後に漏斗部中隔基部（図 3-81 の*）より反時計回りにパッチの縫着を始めるとやりやすい．この場合 VIF の縫着はパッチを後下方に牽引するとよい視野が得られそのまま順手で行える利点がある．また漏斗部中隔から VIF にかけ大動脈弁交連部が切れ込んでいる症例があり，注意を要する．次に漏斗部中隔基部から TSM 後脚を時計回りにかけ完成する．連続縫合の場合はパッチを縫着しながらパッチのトリミングしていく．

■ 基本手術のコツ！

VSD を安全に閉じるためにはまず十分で有効な視野を得ることが大切である．助手の鈎のひき方は右手は術者の左肩方向に，左手は自分の右肩方向にひかせ，鈎は引き上げないようにすることが肝心である．交連部付近の弁尖に traction suture を置き弁を牽引することでも VSD の良好な視野が得られる．

b）右室流出路狭窄解除

Fallot 四徴症の右室流出路狭窄は肺動脈弁下（右室漏斗部）狭窄，肺動脈弁性狭窄および肺動脈弁上狭窄が様々な程度で混在し，それぞれに対して狭窄解除術が必要となる．右室漏斗部狭窄解除はまず経右房的に前方偏位した漏斗部中隔右室前壁移行部（図 3-81 の★）の楔状切除を行い，次いで右室前壁および流出路の肥厚した異常筋束を切除する．流出路が比較的短い症例ではこの時点で肺動脈弁輪が確認でき，弁下の線維筋性組織の切除が可能なこともある．続いて主肺動脈中央に縦切開をおき，左右肺動脈分岐部まで延長する．中枢側は肺動脈交連部を確

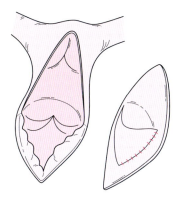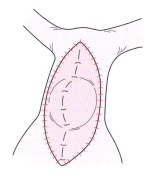

図 3-82 Trans-annular patch
肺動脈弁輪温存ができない場合は弁輪を越えた右室切開をおき ePTFE 一弁付きパッチで右室流出路の拡大形成を行う．

認しながら切開する．肺動脈弁を確認し，交連の融合があれば交連切開を行う．交連の tethering が高度な症例では壁から交連部を一部そぎ落とすことで有効な交連切開が可能なこともある．経肺動脈的に右室流出路の筋切除を追加するが，肺動脈弁輪直下の線維筋性組織を十分に切除，切開することは弁輪の進展性を大きくする意味で重要である．弁輪が小さく経肺動脈弁的に良好な視野が得られない時は右室流出路の肺動脈弁輪直下に小切開（10 mm 程度）をおくことで効果的な肺動脈弁下の線維筋性組織の切除と流出路の拡大が可能となる．この場合将来的な re-entry 型心室性不整脈を予防する意味で右室切開上端と肺動脈弁輪間に筋組織を残さないようにする．最後に主肺動脈を自己心膜パッチで拡大する．術後の右室/左室収縮期圧比が 0.7〜0.8 以下であれば弁輪温存可とする．術後遠隔期の問題を考慮しできるだけ trans-annular patch を避けて自己肺動脈弁温存することが推奨される．術前肺動脈弁輪径の Z スコアが −3 以上の症例では弁輪温存が可能であることが多い．

　一方で弁輪温存が困難な高度な低形成弁では trans-annular patch 法の適応である（図 3-82）．弁輪を越えた右室切開をおき，流出路筋切除を行った後，正常肺動脈弁輪径 +2，3 mm の大きさを目安に流出路パッチを縫着する．右室切開長は必要最小限にする．trans-annular patch 法におけるパッチは新鮮自己心膜や異種心膜，また人工素材などが使われてきたが，弁なしパッチでは術後急性期からの肺動脈逆流が問題となる．一方，弁付きパッチはその耐久性が問題であったが，近年様々な工夫がなされ長期間効果が期待できる一弁付きパッチが本邦を中心に使用されるようになった[2]．

c）右室肺動脈導管法

　主肺動脈から左右肺動脈分岐部にまで及ぶ高度な狭窄を示す症例では，自己組織を残した有効な拡大形成が困難なことがある．このような症例では中心肺動脈をパッチ拡大した上で右室肺動脈間に弁付き人工血管をおいた方が有効である．また狭小肺動脈の症例で冠動脈が右室流出路を横切る症例では trans-annular patch 法ができないので右室肺動脈導管法の適応である．

Ch 3 ● 小児心臓外科— D 2 心室修復術が目標となるチアノーゼ性心疾患

> **■■ 基本手術のコツ！**
>
> 　左肺動脈分岐部の狭窄解除が必要な症例では主肺動脈の縦切開を左肺動脈に延長しパッチ拡大するとパッチの屈曲を生じ高頻度に再狭窄が起こる．別々のパッチを用いてデザインを工夫するか，狭窄部を切除しややスライドさせながら端々吻合するとよい[3]．

⑤ 術後と予後

　Fallot 四徴症根治術後は左室の容量負荷が増加する．術後に VSD パッチのリークで左右シャントがあると左室容量負荷はさらに増大するため注意が必要である．また肺動脈弁狭窄や逆流の残存，また trans-annular patch 法での右室切開の影響で術後右心機能の低下をきたすことも少なくなく，術後急性期の管理では心エコー検査を併用しながら適切なモニタリングと薬剤治療が必要である．また Fallot 四徴症の根治術後の生命予後は一般に良好であるが，この疾患特有の遠隔期合併症として肺動脈弁逆流，不整脈，および上行大動脈拡大とそれに伴う大動脈弁逆流がある．

1）肺動脈弁逆流と容量負荷による右室拡大

　術後遠隔期に肺動脈逆流による右室容量負荷が原因と考えられる心室性不整脈や心不全の症状がある症例では肺動脈弁置換術の適応がある．また，無症状でも右室容量と右室機能が正常化する可逆性を持つ時期に肺動脈弁置換術を行うことが推奨されるが，具体的な確立された適応基準はない．一般的に心臓 MRI 検査で右室拡張末期容積が 150〜170 mL/m^2，右室収縮末期容積が 80〜85 mL/m^2 あたりで適応を決めているところが多い[4]．

2）不整脈

　Fallot 四徴症術後遠隔期に問題となる不整脈は心房細動や心房粗動などの上室性頻脈性不整脈や，心室細動や心室粗動といった心室性頻脈性不整脈であり，術後 30 年でその頻度は 10％前後で，加齢に伴い増加していくといわれている．Fallot 術後遠隔期の突然死に関連するのは心室性頻脈性不整脈であり，根治術における右室内外の心筋切開，切除に起因する手術瘢痕や術後に残存する肺動脈狭窄や逆流に起因する慢性的心筋障害がその発生に関与すると考えられている．治療には薬物治療のほか，カテーテル的または外科的アブレーション，最近では植込み型除細動器が選択される．

3）上行大動脈拡大と大動脈弁閉鎖不全

　Fallot 四徴症根治術後の上行大動脈の拡大とそれに伴う大動脈弁逆流の発生が認識されている．その背景には大動脈壁中膜を中心とした弾性線維，膠原線維，血管平滑筋，細胞外基質の病理組織学的異常の関与が示唆されている．米国の多施設共同研究による報告では，18 歳以上の Fallot 四徴症根治術後 474 例の検討で，大動脈基部径 40 mm 以上の症例を 28.9％に認め，有意な大動脈基部拡大（正常値の 1.5 倍以上の拡大）の症例は 6.6％であった．また中等度以上の大動脈弁逆流は 3.5％であったと報告している[5]．またこれまでのところ Fallot 四徴症術後遠隔期の上行大動脈解離の頻度は少なく，症例報告が稀にみられる程度であるが，経時的な経過

398

観察が必要である.

文献

1) Kawashima Y, Mori T, Kitamura S, et al. Trans-pulmonary arterial, trans-right atrial repair of tetralogy of Fallot. J Jpn Surg Soc. 1979; 80: 1259.

2) Miyazaki T, Yamagishi M, Maeda Y, et al. Expanded polytetrafluoroethylene conduits and patches with bulging sinuses and fan-shaped valves in right ventricular outflow tract reconstruction: multicenter study in Japan. J Thorac Cardiovasc Surg. 2011; 142: 1122-9.

3) Oshima Y, Doi Y, Shimazu C, et al. Left pulmonary arterioplasty-extended end-to-end anastomosis. Ann Thorac Surg. 2005; 79: 1795-6.

4) Holmes KW. Timing of pulmonary valve replacement in tetralogy of Fallot using cardiac magnetic resonance imaging. An evolving process. J Am Coll Cardiol. 2012; 60: 1015-7.

5) Mongeon FP, Gurvitz MZ, Broberg CS, et al. Aortic root dilatation in adults with surgically repaired tetralogy of Fallot. A multicenter cross-sectional study. Circulation. 2013; 127; 172-9.

〈中野俊秀〉

Ch 3 ● 小児心臓外科— D 2 心室修復術が目標となるチアノーゼ性心疾患

2 肺動脈閉鎖兼心室中隔欠損

1 発生頻度と基本分類

　Fallot 四徴症の極型である肺動脈閉鎖兼心室中隔欠損（pulmonary atresia with ventricular septal defect: PAVSD）の発生頻度は，Fallot 四徴症の 15〜18％にあたる．

　肺動脈弁が閉鎖していることから，その肺血流源が PDA か主要体肺側副血行路（major aorto pulmonary collateral artery: MAPCA）のいずれに依存するか，また心嚢内での左右肺動脈（中心肺動脈）の連続性が維持されているか，さらに MAPCA の状態により重症度が決定される．PDA は，肺動脈接合部で肺動脈縮窄（pulmonary coarctation）を呈することがある．MAPCA はその発生の特性上，体血管より分岐し肺門部に到達するまで走行は自由であり，食道，気管支などの周囲臓器との関係により狭窄を生ずる可能性があり，また肺内肺動脈との接合部で狭窄を生ずる可能性もある．

　外科手技に対する定まった病型分類はないが，外科手技に応じて，PDA の有無，肺動脈縮窄の有無，MAPCA の有無，中心肺動脈の有無，肺実質内での MAPCA ないしは肺動脈の狭窄の有無によって分類可能である（図 3-83）[1]．

Ⅰ：動脈管に依存している—a)肺動脈縮窄なし，b)肺動脈縮窄あり

Ⅱ：MAPCA に依存しているが，中心肺動脈からの分枝がしっかりしている

Ⅲ：MAPCA に依存しており，中心肺動脈からの分枝が不十分

Ⅳ：MAPCA のみに肺血流が依存し，中心肺動脈が欠損している

Ⅴ：正中から遠位の MAPCA ないし肺実質内肺動脈に狭窄がある

2 病態生理

　生直後 PAVSD が診断された場合，肺血流源は PDA ないしは MAPCA に依存しており，PDA の場合はプロスタグランジン製剤の投与が必須となるが，MAPCA の場合は不要である．

　血流動態は，基本的には Fallot 四徴症に準じ，右室より心室中隔欠損を介して，騎乗した大動脈弁より体循環に静脈血が導かれるため，チアノーゼを呈する．チアノーゼの程度は，PDA ないしは MAPCA を介して得られる肺血流量に依存し，肺血流量が少ない場合は高度チアノーゼを呈し，多い場合は高肺血流による心拡大，呼吸不全等の心不全症状を呈する．特に MAPCA に依存する場合は，MAPCA の形態と本数，さらに生後の肺血管抵抗の変化に肺血流量が依存するため，肺血管抵抗の低下により急速に肺血流が増加した場合は，高肺血流による心不全に陥り，生後 MAPCA の狭窄病変が進行した場合は，肺血流量が減少し高度チアノーゼを呈する．また上記の 2 つの状態が同時に発生すると，重篤な症状を呈しないが，高肺血流による閉塞性肺動脈病変を生ずる部位と肺血流の減少による狭小肺動脈の部位が 1 つの肺に混在す

400

2 肺動脈閉鎖兼心室中隔欠損

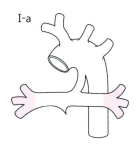
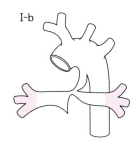
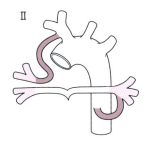
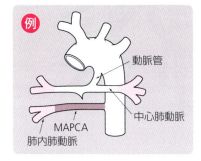
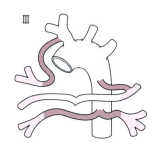
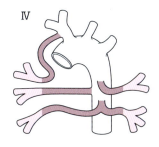
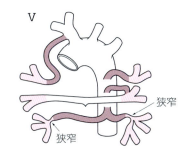

図 3-83　PAVSD の病型分類

ることになる．また肺血流源として特殊な例として，冠動脈より主肺動脈領域に冠動脈瘻を形成することがある．通常は心筋虚血などを起こすほど steal することはないが，稀に冠動脈瘻から肺動脈への steal が多く左室機能に影響が出る場合がある．

ほとんどの MAPCA は，肺門部で気管支と併走し，時に，血流量が多く拡張した MAPCA により気管支圧迫をきたし呼吸不全を起こすことがある．

3 診断と手術適応

基本的には全症例が治療適応である．生後心エコーにて心内構造の確定診断が得られた段階で 3D-CT を施行し，PDA MAPCA 肺動脈の形態診断を行う．PDA のみに肺血流が依存している場合は新生児ないしは乳児期早期に BT shunt を行う．肺動脈縮窄を呈している場合は，片側の BT shunt では左右肺動脈の血流分布が均等にならない可能性があるため，動脈管組織を切除し中心肺動脈の形成を行う場合もある．MAPCA に依存している場合は，正中切開で一期的肺血管統合術（unifocalization）を行うことが一般的になってきた[2]．ただしチアノーゼが非常

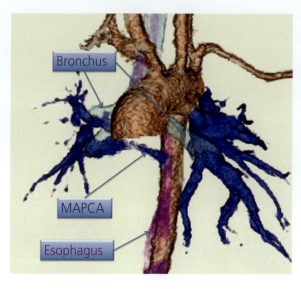

図3-84 3D-CT, PAVSD, MAPCA ならびに気管, 気管支, 食道

に強い場合, 心不全症状が非常に強い場合はこの限りではない. また MAPCA の unifocalization を行うためには, それぞれの MAPCA の形態診断が重要であり, unifocalization を念頭においた選択的な血管造影を含めた心臓カテーテル検査が必須である. また血管造影における確認ポイントとしては以下の要因が挙げられる.

- 中心肺動脈の確認(必要があれば逆行性肺静脈造影)
- 肺動脈の arborization
- 他の縦隔臓器(気管, 気管支, 食道)と MAPCA の位置関係
- MAPCA の狭窄部位と狭窄の原因
- 肺の segment に対して isolated supply か dual supply の確認

また心臓カテーテル検査において, 血管造影とともに, 肺動脈圧, 左室容積, そして肺体血流量の測定も術後管理に影響するために必須のデータとなる.

近年 3D-CT の解像度が飛躍的に向上し, MAPCA の形態診断を容易に行えるようになったため, 3D-CT で, MAPCA の走行を確認するのみならず, 中心肺動脈の有無, MAPCA と気管支, 気管, 食道ならびに他の縦隔臓器との関係を正確に把握することが肝要である(図3-84).

4 手術

　PAVSD の治療は, 基本的には段階的手術が選択されることが多い. これは有効な肺血流を獲得するために弁付きパッチないしは弁付導管を使用するが, 小口径の適切な弁付き導管の獲得が難しい本邦では, 早期の再手術を回避するべく, 体の成長を考慮するためである.

　初回手術では, PDA に依存している場合, BT シャントを作成して動脈管を結紮する(分類Ⅰa). また PDA 接合部で肺動脈縮窄を呈している場合は中心肺動脈形成を同時に行う(分類Ⅰb). BT シャントのアプローチとして正中切開と側開胸があり, 現在は, 正中切開の方が, 人工心肺の使用, PDA の同時結紮など手技の選択肢が多く好まれて選択されているようである.

2 肺動脈閉鎖兼心室中隔欠損

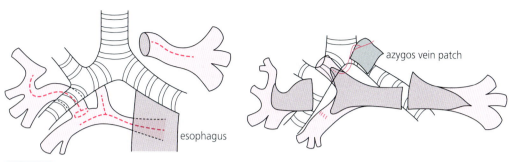

図 3-85 unifocalization：手術模式図

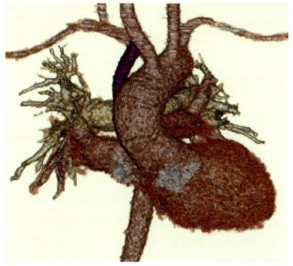

図 3-86 3DCT：unifocalization 後

ただし正中切開ではシャントの吻合部が大動脈に近くなるために高肺血流となりやすく，吻合部位やシャントサイズの選択，血流調節の工夫が必要となる．

　MAPCA を有する場合は，中心肺動脈の形成も含めた unifocalization が行われる．左右それぞれを別々に開胸し行う方法も取られていたが，正中切開の一期的 unifocalization が，解剖学的な 3D 構築が行いやすく，人工物を介在させる可能性が少ないため，現在は一般的になってきた[2]．ただし正中切開では到達の困難な肺内肺動脈が狭窄している場合のみ側開胸による unifocalization が推奨されている（分類Ⅴ）．また MAPCA の arborization anomaly が少なく，中心肺動脈が形成されている場合は main PA portion を上行大動脈に吻合し AP window を作成し，血管の発育を促す方法がとられる（分類Ⅱ）[3]．

　unifocalization は，将来的な血管成長と狭窄予防のため，極力 tissue to tissue anastomosis を試みる（図 3-85）．またなるべく大きな右室肺動脈導管を使用することを想定し，太い中心肺動脈を形成することが必要となる．中心肺動脈は，本邦では homograft が入手困難であるため自己心膜で形成する（図 3-86）．

　unifocalization を行い，VSD を同時に閉鎖するか，二期的に閉鎖するかは肺動脈の状態によ

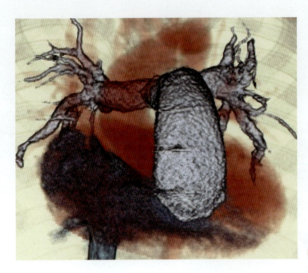

図 3-87　3DCT：Rastelli 型手術後

る．術中肺動脈送血による flow study により肺動脈圧を測定し決定する場合もある[4]．二期的に行う場合は，unifocalization の際に肺血流源として shunt か RV-PA conduit のいずれかを選択する．吻合部狭窄等に対する catheter intervention を想定した場合は RV-PA conduit の方がアプローチしやすいという利点があり，shunt の場合は unifocalization の際に心拍動下ですべての手技が終了する利点がある．

　VSD 閉鎖は，Fallot 四徴症の VSD 閉鎖に準ずる．Fallot 四徴症の場合は経右房経肺動脈が一般的であるが，PAVSD の場合は右室流出路再建のために右室切開が必須となるため，経右室により閉鎖することも可能である．ただし経右房と経右室では VSD に対する視野展開が違うため，特に VIF の縫合線の見え方が，経右室切開の方が長く見えてしまう傾向があり，パッチのトリミングの際に注意が必要である．刺激伝導系の注意などを含めた VSD 閉鎖の詳細は Fallot 四徴症の項を参考にして頂きたい．右室切開は，大動脈弁の損傷を避けるため大動脈から少し離れて，さらに左前下行枝の走行に注意し前下行枝と距離を保って平行に切開する．縫合する際に心筋が伸展することを想定し，切開を長くおきすぎないよう注意する．また主肺動脈の右室接合部が残っている場合は，この接合部を目指して右室切開を頭側に延長する．弁付パッチによる再建の場合は，主肺動脈を右室側に引き下ろして主肺動脈の floor を形成し，前面に弁付きパッチを縫合する．MAPCA 症例は，肺高血圧が想定され，肺動脈弁逆流を制御する必要があり，弁付き導管を使用した Rastelli 型手術を行う（図 3-87）．導管が長すぎると導管により肺動脈が圧迫され吻合部狭窄をきたすため留意が必要である．人工心肺離脱後，右室圧が左室圧より高くなる場合は，VSD に fenestration を置くことを考慮する．

5　術後と予後

　unifocalization の術後合併症としては，高肺血流による左心不全，低酸素血症，横隔神経麻痺，反回神経麻痺，肺出血，MAPCA 断端の動脈瘤，消化管麻痺などが手術手技に関連して挙げられている．特に MAPCA が気管系の栄養血管になっている場合，その広範囲な剥離により虚血

をきたし，気道攣縮を起こすとされており，注意するべき合併症である．また術後早期の合併症として，pulmonary reperfusion injury を考慮しておく必要がある[5]．unifocalizaiton を行った65％に術後肺うっ血が生じるとされているが，特に両側同時の unifocalzation と MAPCA の狭窄病変の解除が関与している．ただし，これらは VSD の閉鎖，unifocalizaiton の手術時期等には影響されない．unifocalization の外科手技の問題点として，細い MAPCA に unifocalization を行った後の吻合部狭窄がある．これに対しては外科的な intervention に先行して，カテーテルに intervention を必要とする．また右室流出路の弁付き導管の交換は必然的に行われるべき再手術となる．手術年齢と体重により，再手術のタイミングが大きく変わる．特に生後 1 年以内に小口径の弁付き導管を使用した場合は，5 年以内の再手術はほぼ必須と考えてよい．

文献

1) Malhotra SP, Hanley FL. Surgical management of pulmonary atresia with ventricular septal defect and major aortopulmonary collaterals: a protocol-based approach. Semin Thorac Cardiovasc Surg Pediatr Card Surg Annu. 2009: 145-51.

2) Reddy VM, Liddicoat JR, Hanley FL. Midline one-stage complete unifocalization and repair of pulmonary atresia with ventricular septal defect and major aortopulmonary collaterals. J Thorac Cardiovasc Surg. 1995; 109: 832-44; discussion 844-5.

3) Rodefeld MD, Reddy VM, Thompson LD, et al. Surgical creation of aortopulmonary window in selected patients with pulmonary atresia with poorly developed aortopulmonary collaterals and hypoplastic pulmonary arteries. J Thorac Cardiovasc Surg. 2002; 123: 1147-54.

4) Reddy VM, Petrossian E, McElhinney DB, et al. One-stage complete unifocalization in infants: when should the ventricular septal defect be closed? J Thorac Cardiovasc Surg. 1997; 113: 858-66; discussion 866-8.

5) Maskatia SA, Feinstein JA, Newman B, et al. Pulmonary reperfusion injury after the unifocalization procedure for tetralogy of Fallot, pulmonary atresia, and major aortopulmonary collateral arteries. J Thorac Cardiovasc Surg. 2012; 144: 184-9.

〈猪飼秋夫〉

3 総肺静脈還流異常

1 発生頻度と基本分類

総肺静脈還流異常とは，本来左心房に直接還流すべき肺静脈がすべて右心系に還流しているもので，全先天性心疾患の1.5～3%を占めるとされている．病型分類は，肺静脈の還流部位で分類したDarlingの分類が用いられている[1]．

①上心臓型（Ⅰ型）：上下左右4本の肺静脈が合流して共通肺静脈腔を形成，垂直静脈を介して無名静脈に還流するもの（Ⅰa型）（図3-88）と上大静脈に還流するもの（Ⅰb型）に分類される．総肺静脈還流異常の約45%にみられる．

②心臓型（Ⅱ型）：4本の肺静脈が合流して共通肺静脈腔を形成して冠状静脈洞に還流するもの（Ⅱa型）（図3-89）と，4本の肺静脈が合流もしくは別々に右心房に還流するもの（Ⅱb型）に分類される．総肺静脈還流異常の約25%にみられる．

③下心臓型（Ⅲ型）：4本の肺静脈が合流して共通肺静脈腔を形成，垂直静脈となって横隔膜を貫き，肝静脈，門脈あるいは下大静脈に還流する（図3-90）．総肺静脈還流異常の約25%にみられる．

④混合型（Ⅳ型）：上記Ⅰ～Ⅲ型が混合し，各肺静脈が異なる体静脈に還流する．総肺静脈還流異常の約5～10%にみられる．

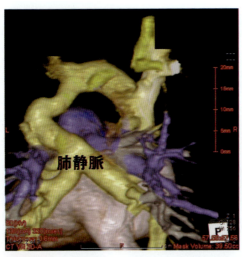

図3-88 上心臓型
上下左右4本の肺静脈が合流して共通肺静脈腔を形成，垂直静脈を介して無名静脈に還流している（Ⅰa型）．

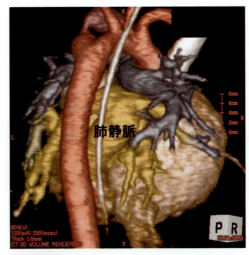

図3-89 心臓型
4本の肺静脈が合流して共通肺静脈腔を形成して冠状静脈洞に還流している（Ⅱa型）．

3 総肺静脈還流異常

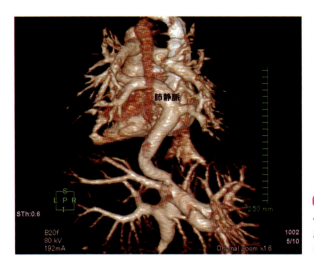

図 3-90 下心臓型
4本の肺静脈が合流して共通肺静脈腔を形成，垂直静脈となって横隔膜を貫き，肝静脈を経て下大静脈に還流している．

2 病態生理

　右心系への還流血が増大するため，当然のことながら右心系は拡大し，左心系は低形成となる．しばしば肺静脈が右心系に還流する経路のいずれかに狭窄（pulmonary venous obstruction：PVO）を生じて，重篤な肺うっ血，肺高血圧をきたす．PVO はⅠ型では垂直静脈への流入部，垂直静脈から無名静脈あるいは上大静脈への流入部，Ⅲ型では横隔膜貫通部，肝静脈，門脈あるいは下大静脈への流入部で生じることが多い．胎児期から PVO による肺うっ血が生じていることもあり，そのような症例では肺内肺動静脈の壁肥厚やリンパ管拡張等の器質的変化が認められる．PVO が肺内まで及んでいる症例は最重症例であり，予後は極めて不良である．

3 診断と手術適応

　最近では胎児心エコーで診断される症例もみられるようになってきたが，胎児診断の難しい疾患の一つである．重症例では出生直後よりチアノーゼ，哺乳力低下，呼吸促迫症状をきたす．胸部単純 X 線では PVO の程度に応じて肺うっ血像が観察される．本症は心臓超音波検査で左心房の後方に echo-free space が観察され，右心系拡大，心房間の右→左短絡の存在などから診断される．PVO の有無や程度も心臓超音波検査で診断可能である．心臓カテーテル検査は患児の病状を悪化させるので，通常は行われない[1]．multidetector computed tomography（MDCT）は4本の肺静脈の走行を確認し，共通肺静脈腔や垂直静脈と左心房との位置関係を知ることができ，手術を行う際に大変有用な情報を得ることができる．患児の状態が許すならば，術前に MDCT を撮影しておくことが望ましい[2]．

　総肺静脈還流異常は，全例が手術適応である．特に PVO をきたしている症例に関しては内科的治療が無効であるため，原則として緊急手術の適応となる．ただし，PVO を生じていないもしくは軽度である，生理的肺高血圧のため PVO が顕在化していない場合などは待機的に手術を行うことが可能である．搬送時に重篤な呼吸障害がなく，体血圧や尿量が維持されている

Ch 3 ● 小児心臓外科— D ２心室修復術が目標となるチアノーゼ性心疾患

のであれば，むしろ搬送の影響が残る時点での緊急手術は避けるべきである．PVO を生じていないⅡ型の症例などでは体重増加を待って乳児期に手術を行う方が良好な結果が得られる場合もある．肺血管抵抗の低下とともに，肺血流増大による心不全の進行あるいは PVO による肺うっ血の徴候が認められた場合には準緊急手術を行う必要がある．患児の病態を慎重に観察し，適切な手術時期を設定することが望ましい[3]．

④ 手術

1）上心臓型（Ⅰ型），下心臓型（Ⅲ型）に対する心内修復術

　手術術式は共通肺静脈腔と左心房との吻合および心房間交通の閉鎖からなる．手術は中等度低体温体外循環下に行う．術前から PVO を生じている場合，心膜の吊り上げなどの操作によって循環動態が悪化することが多く，手術開始後，可及的速やかに体外循環を開始することが望ましい．テーピングは体外循環開始後に行う．

　上心臓型（Ⅰ型）では superior approach，下心臓型（Ⅲ型）では posterior approach が選択されることが多い．superior approach では共通肺静脈腔と左心房との位置関係がそのまま保持されるため，吻合に際してそれぞれの切開線の決定が容易となり，また吻合口のねじれを生じるリスクが低くなるという利点がある[3]．左心耳を結紮し，結紮糸を左方に軽く牽引しておくと切開線の決定がさらに容易となる．posterior approach では共通肺静脈腔全体の形態を把握できるという利点を有するが，心臓を脱転する必要があるため，吻合口のねじれを生じないよう左心房の切開線の決定は慎重に行う必要がある．

　大動脈遮断，心停止とし右心房を切開する．卵円孔越しに左心房内を十分に観察し，心房切開線を慎重に決定する．特に左心房が非常に狭小な症例では左心房の天井から僧帽弁輪までの距離が短く，心房切開の際に僧帽弁を損傷しないよう十分に注意する必要がある．できるだけ左心耳や心房中隔に切り込むことなく 1 cm 程度の切開線を確保する．次いで共通肺静脈腔前面を同様に切開する．切開は共通肺静脈腔内にとどめ，各分枝に切り込まないよう注意する．吻合中は垂直静脈をスネアしておくことと，卵円孔を通して左心房内にベントカテーテルを挿入しておくと良好な視野が得られやすい．吻合は 7-0 モノフィラメントの非吸収糸を用いて，刺入および刺出の際に組織の損傷をきたさぬよう丁寧な吻合を心がける．吻合部の ridge は内腔に残さぬよう，吻合部は必ず外反させるようにする．吸収糸による生体反応，刺入および刺出時の組織の挫滅，内腔に突出した ridge などは術後 PVO のリスクとなる[3]．吻合終了時，必ず卵円孔越しに十分に大きな吻合口ができていることを確認する．卵円孔の閉鎖は直接縫合あるいは必要に応じて自己心膜を用いてパッチ閉鎖する．本疾患は左心系の容量負荷には極めて弱いので，体外循環離脱時にボリュームを入れ過ぎないように注意しなければならない．体外循環離脱時から術後急性期の左房圧モニターは有用である．

2）心臓型（Ⅱ型）に対する心内修復術

　いくつかの術式が報告されているが，cut back 法が最も広く行われている．手術は中等度低体温体外循環下に行う．通常通りの手技で体外循環を開始し，大動脈遮断，心停止下に右心房を切開する．拡大した冠状静脈洞より内腔を観察し，肺静脈開口部，共通肺静脈腔と左心房と

408

の隔壁を確認する．冠状静脈洞から左心房に向かって隔壁を切開していく．心臓型（Ⅱ型）は術前にPVOをきたすことはそれほど多くないが，術後は比較的高率にPVOをきたすことが知られている．したがってcut back法という術式名が付いているが，実際には隔壁を（心臓外に出ないように注意しながら）できるだけ広範囲に切除することが望ましい．切除断端の血栓形成を予防するために，7-0モノフィラメント糸の結節縫合で内膜化を行っておく．次いで，心房中隔欠損孔と冠状静脈洞の開口部を自己心膜にてパッチ閉鎖する．その際，房室結節の損傷を避けるため，冠状静脈洞開口部では縫合線がやや内側を通るようにする．

3) Sutureless pericardial repair（図3-91）

総肺静脈還流異常周術期の最大の問題点はPVOである．特に再手術と再狭窄を繰り返す症例の予後は極めて不良である．近年，総肺静脈還流異常修復術後のPVOに対するsutureless repairの良好な成績が報告され，最近では単心室，下心臓型（Ⅲ型），混合型（Ⅳ型）などのハイリスク症例に対して初回手術からsutureless repair（primary sutureless repair）を行って良好な結果が得られたとする報告がみられるようになってきた[4-6]．

心囊後面の剥離は最小限にとどめる．初回手術（primary sutureless repair）の場合も肺静脈前面を部分的に露出するのみとする．上下大静脈のテーピングも行わないので，手術は超低体温循環停止下に行った方が容易である．初回手術の場合は露出した肺静脈前面に慎重に切開を加え，確実に内腔に到達する．術後のPVOに対する再手術の場合は狭窄した吻合部から鉗子を挿入して肺静脈の走行を確認した上で，肺静脈前壁と心膜を同時に切開する．肺静脈はできるだけ大きく切開するが，肺門部を越えて胸腔内に出てしまわないよう十分に注意する．切開した肺静脈壁を数カ所7-0モノフィラメント糸の結節縫合で心膜に固定し，肺静脈前面が心囊内に開口した状態を維持しておく．肺静脈開口部に相対する左房壁（単心室症例では心房壁）を切開し，この切開口を7-0モノフィラメント糸の連続縫合で肺静脈開口部周囲の心膜に縫着する．心膜の裏面には肺静脈が走行しているので，これを損傷しないよう心膜を軽くつまみ上げ，浅く縫っていく必要がある．また，横隔神経の走行を確認し，これも損傷しないよう注意が必要である

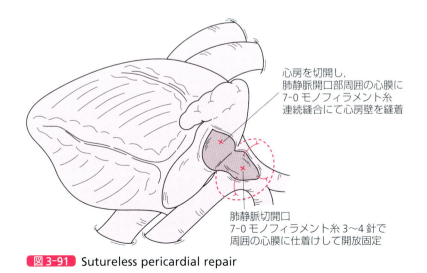

図3-91 Sutureless pericardial repair

Ch 3 ● 小児心臓外科— **D** 2 心室修復術が目標となるチアノーゼ性心疾患

（図 3-91）.

　本法は手技が容易で，吻合口のねじれや引きつれが生じないこと，肺静脈壁に縫合糸がかかっていないため内膜増殖や肉芽形成が生じにくい等の利点を有する[4, 5].

⑤ 術後と予後

　術後の在院死亡率は 10% 前後と報告されている．特に，新生児例，低体重児，術前から PVO を呈した症例，下心臓型もしくは混合型，極端な左房狭小例，単心室症例の手術成績は不良である．10〜20% の症例に術後の PVO が発生するとされている．術後に PVO をきたした症例の 3 年生存率は約 60% であるが，PVO を生じなかった症例の予後は非常に良好で，ほとんどの症例は投薬も運動制限も必要のない生活を送ることが可能である[2].

📖 文献

1) Total anomalous pulmonary venous connection. In: Kouchoukos NT, et al, eds. Kirklin/Barratt-Boyes cardiac surgery. 4th ed. Philadelphia: Elsevier Saunders; 2013. p.1182-207.
2) Yoshimura N, Fukahara K, Yamashita A, et al. Current topics in surgery for isolated total anomalous pulmonary venous connection. Surg Today. 2014; 44: 2221-6.
3) 山岸正明. 総肺静脈還流異常症. In: 新井達太, 編. 心臓外科. 東京: 医学書院; 2005. p.49-62.
4) Lacour-Gayet F, Zoghbi J, Serraf AE, et al. Surgical management of progressive pulmonary venous obstruction after repair of total anomalous pulmonary venous connection. J Thorac Cardiovasc Surg. 1999; 117: 679-87.
5) Yun T, Coles JG, Konstantinov IE, et al. Conventional and sutureless techniques for management of the pulmonary veins: Evolution of indications from postrepair pulmonary vein stenosis to primary pulmonary vein anomalies. J Thorac Cardiovasc Surg. 2005; 129: 167-74.
6) Yoshimura N, Oshima Y, Henaine R, et al. Sutureless pericardial repair of total anomalous pulmonary venous connection in patients with right atrial isomerism. Interact Cardiovasc Thorac Surg. 2010; 10: 675-8.

〈芳村直樹〉

Ch 3 ● 小児心臓外科— D 2 心室修復術が目標となるチアノーゼ性心疾患

4 完全大血管転位

1 発生頻度と基本分類

　本症の発生病理として，円錐動脈幹中隔の形成異常などの仮説が提唱されている．発生頻度は先天性心疾患の約2～8％を占める．新生児期にチアノーゼを示し，新生児期・乳児期早期に外科治療を要する代表的な先天性心疾患の一つである．本症に対して，本邦では年間約160例程度の新生児・乳児期手術が行われている（日本胸部外科学会学術調査）．

1）形態

a）基本分類

　心室中隔欠損（VSD），肺動脈狭窄（PS）の有無により3つのタイプに分類される．卵円孔開存（PFO），動脈管開存（PDA）は分類に関与しない．

- Ⅰ型（頻度50％）：PFO，PDAを合併
- Ⅱ型（頻度25％）：VSDを合併
- Ⅲ型（頻度25％）：VSD，PSを合併

b）大血管関係

　多くの症例が前後関係（大動脈: 前，肺動脈: 後）を示し，平行に走行する（正常大血管では螺旋状）．並列関係（大動脈: 右，肺動脈: 左）や，斜め関係（大動脈: 左前，肺動脈: 右後）の場合もある．posterior TGAでは並列だが大動脈が肺動脈のやや右後方に位置する．

c）心内形態の特徴

　大動脈弁下筋性組織（漏斗部）により大動脈弁は肺動脈弁よりも高位に位置する．並列大血管例ではほぼ同じ高さである．肺動脈弁と僧帽弁は隣接し，肺動脈弁-僧帽弁線維性連続（P-M fibrous continuity）を認める．Ⅰ型の一部では右室圧の上昇により左室流出路の動的狭窄を認める症例がある．

d）冠動脈形態（図 3-92）

　本症では様々な冠動脈形態を認める．最もよくみられる冠動脈形態はShaher 1型である．外科医が理解しやすいように上方からみた冠動脈パターンを図 3-92 に示す．

- Shaher 1型（頻度約60～70％）：正常冠動脈走行を示す．
- Shaher 2型（約15％）：左回旋枝が右冠動脈から起始して肺動脈後方を走行する．
- Shaher 4，9型（それぞれ約3～5％）：右冠動脈が左後sinusから起始し，右室流出路前方を走行する．
- Shaher 5型（約4％）：両冠動脈が1つのsinusから別々の開口部で起始する．5a型では左冠動脈が両大血管間を走行．起始部が壁内走行を示す場合がある．
- Shaher 3型（約3％）：冠動脈起始は単一である．

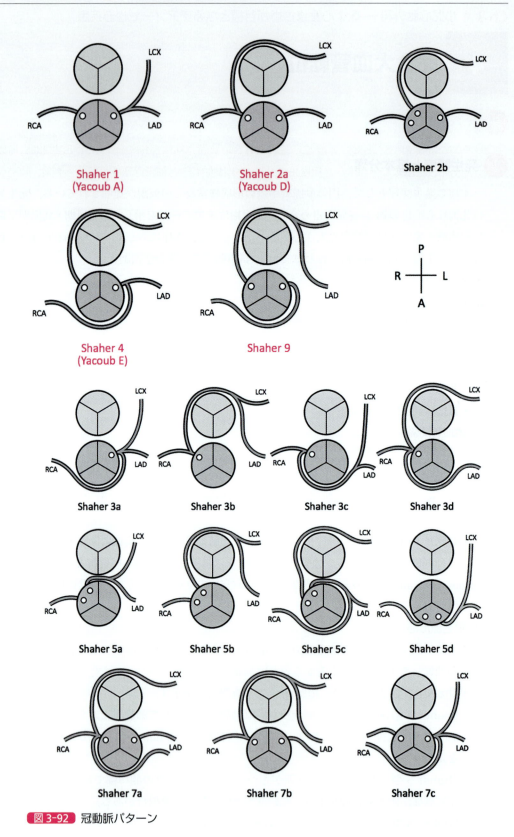

図 3-92 冠動脈パターン

右上に: **4 完全大血管転位**

- Shaher 7 型(約5%)： 単一冠動脈に加えて小さな冠動脈枝が存在する．

d）合併奇形

僧帽弁腱索付着異常，僧帽弁裂隙，大動脈縮窄，大動脈離断を合併する症例がある．

2 病態生理

- **Ⅰ型**： 高度のチアノーゼを呈し，PFO と PDA で両方向性短絡を認める．生理的肺高血圧のために，生後数日から 10 日程度までは右室圧は左室圧とほぼ等圧を示す．その後，肺高血圧改善に伴って右室圧も低下し，左室心筋重量も減少する．
- **Ⅱ型**： VSDでの右-左短絡により肺血流が増加する．PFO での左-右短絡が増えるため，Ⅰ型に比べて動脈血酸素飽和度は高値を示す．また，肺高血圧が持続し，右室圧の低下はみられない．
- **Ⅲ型**： PS のために肺血流は低下する．VSD での左-右短絡を認める．

3 診断と手術適応

1）診断

大血管関係，半月弁(特に肺動脈弁)形態，心室容積，房室弁および弁下組織形態，VSD 位置と大きさ，冠動脈形態が手術適応と術式決定に重要となる．新生児では非侵襲的な超音波検査，CT 検査で十分な情報が得られる．

2）手術適応と時期

両心室容積がそれぞれ対正常比 70%以上，両房室弁輪径が 80%以上の症例では 2 心室修復の適応がある．Ⅰ型，Ⅱ型ともに動脈スイッチ手術(Jatene 手術[1])の適応となる．Ⅰ型では左室圧が低下し，左室心筋重量が減少する前の生後 2 週までに動脈スイッチ手術を施行しなければならない．Ⅱ型では新生児期の手術は必須ではないが，肺高血圧と高肺血流による心不全が進行する以前の乳児期早期の動脈スイッチ手術が必要である．Ⅲ型では乳児期後半以降に心室内血流転換により VSD を通じて大動脈への血流路作成と右室流出路再建を行う Rastelli 手術(人工血管使用)，REV(Réparation a l'étage ventriculaire)手術[2]の適応となる．近年は aortic translocation を行う Nikaidoh 手術[3]，half-turned truncal switch 手術[4]が行われている．Aortic translocation 手術は Rastelli 手術，REV 手術が困難な狭小右室症例，狭小 VSD 症例，VSD と大動脈弁輪の距離が長い remote VSD 症例でも適応可能である．Ⅲ型でチアノーゼが高度な症例では乳児期早期に Blalock-Taussig shunt を行う．

4 手術

1）動脈スイッチ手術(Jatene 手術)(図 3-93〜3-96)

Ⅰ型症例での術式を述べる．Ⅱ型の場合は大動脈遮断後にまず経三尖弁的に VSD の閉鎖を行う．

①胸腺亜全摘： 視野の妨げとなるため，胸腺は片側もしくは片側の一部を残して亜全摘する．

②自己心膜の採取： 冠動脈切除部位の補填，肺動脈形成に用いるため，自己心膜を大きめに採

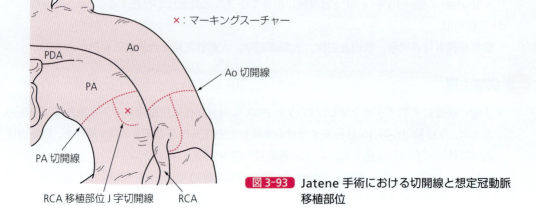

図 3-93 Jatene 手術における切開線と想定冠動脈移植部位

取しておく．

③ **両大血管の剥離**：大動脈，肺動脈を充分に剥離する．大動脈は腕頭動脈起始部，肺動脈は両肺門部まで受動する．動脈管には結紮糸をかけておく．動脈血酸素濃度が低い症例では動脈管の剥離は体外循環開始後に行う．大血管基部の剥離の際に，冠動脈起始部と走行形態の確認を行うことが重要である．左右冠動脈起始部を確認し，肺動脈壁の想定移植部位を 7-0 polypropylene 糸でマーキングしておく．冠動脈移植部位は起始部よりもやや頭側にくるように留意する．切開想定線，冠動脈想定移植部位を図 3-93 に示す．

④ **体外循環準備**：送血カニューレは通常よりもやや頭側で，腕頭動脈起始部付近に挿入する．上下大静脈カニューレは通常通り挿入し，左房ベントも右側左房より挿入する．sino-tubular (ST) junction よりも数 mm 頭側の大動脈切開線の部位に心筋保護カニューレ挿入用のU字（もしくはタバコ）縫合をかけておく．

⑤ **体外循環開始**：体外循環を開始したら，直ちに動脈管を結紮切断する．肺動脈側基部は 6-0 polypropylene 糸にて補強縫合を行った方がよい．完全体外循環を確立し，大動脈を遮断．心筋保護液を注入し，心停止とする．

⑥ **逆行性冠灌流の準備**：右房を縦切開し，冠静脈洞を確認する．冠静脈洞開口部の内壁に逆行性心筋保護液注入カテーテル固定用の 6-0 polypropylene 糸をかけてターニケットに通しておく．順行性の心筋保護液注入が終了したら，大動脈基部カニューレを抜去し冠静脈洞に逆行性心筋保護液注入カテーテルを挿入し，先端バルーンに注水する．固定用 6-0 polypropylene 糸のターニケットを締めて自然抜去しないようにしておく．逆行性心筋保護液注入は 20 分毎に行う．

⑦ **大動脈，肺動脈切断**：ST junction よりも数 mm 頭側で大動脈を切断する（図 3-93）．肺動脈は分岐部手前前壁を横切開し，内面から左右肺動脈開口部を確認して，開口部にかからないように切開する．Valsalva 洞形態維持のため，冠動脈は肺動脈 ST junction よりも上方に移植するので，肺動脈前壁切開はあまり下方にならないように留意する．

⑧ **冠動脈カフ切除**（図 3-94）：左右冠動脈を U 字状に切開する．この際，大動脈弁尖付着部と

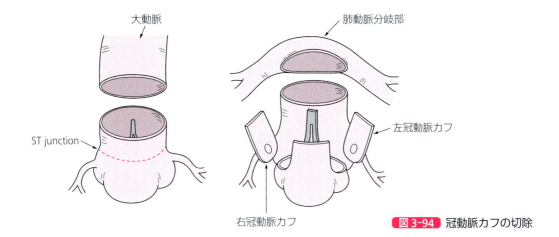

図 3-94 冠動脈カフの切除

約1〜1.5 mm程度離して切開していく．冠動脈開口部が大動脈弁交連に近い場合は，交連部を壁から削ぎ落とす．切開線が冠動脈口に近づかないように留意する．冠動脈基部周囲の外膜を電気メスで剥離し，冠動脈を受動する．起始部直後に小さな分枝が存在する場合には，分枝周囲の外膜も剥離し，可動性を確保しておく．

⑨**肺動脈壁切開**：肺動脈交連部の外壁に7-0糸をかけ，肺動脈壁が自然な形態を保つように牽引する（スーチャーホルダーを使用）．7-0糸マーキングスーチャーを目安にして，肺動脈壁をJ字状に切開する．この際，ST junctionよりも下方に切れ込まないように留意する．ただし，大動脈-肺動脈並列例などでは両半月弁がほぼ同高であるため，ST junctionを越えて下方に切れ込まざるを得ない場合がある．J字切開の底辺の切開長は冠動脈flap幅の約1/2程度とする．

⑩**冠動脈カフ縫合**（図3-95）：各症例での冠動脈形態に応じて再建方法を選択する．bay-window法では冠動脈カフ最下端をJ字切開先端部付近に合わせて，下端より7-0もしくは8-0 polypropylene糸による連続縫合で肺動脈（新大動脈）壁に縫着してゆく．J字フラップの端を切り落とし，冠動脈カフ上端をJ字フラップ上端に被せるように縫着する．trap-door法ではJ字フラップ上端の高さに合わせて冠動脈カフ上端を切断し，そのまま縫い合わせる．punch-out法では冠動脈カフよりもやや小さめの穴を開ける．冠動脈カフを円形にトリミングして切開孔に縫着する．

⑪**大動脈壁縫縮**：新大動脈基部と上行大動脈の口径差が著しい場合は，背側のValsalva洞をST junctionを越えてV字状に切開し，6-0糸にて縦方向に縫合して新大動脈基部口径を縫縮する．

⑫**大動脈再建**：肺動脈分岐部を前方に転位し，大動脈遮断鉗子をかけ直す．新大動脈基部と上行大動脈を6-0 polypropylene糸の連続縫合で端々吻合する．冠動脈フラップを縫合した部分との縫合部位では出血予防のためにU字縫合を追加する．大動脈後面の縫合線にも6-0 polypropylene糸で数カ所U字もしくはZ縫合をかける．すべての縫合線にフィブリン糊を擦り込む．縫合線よりも頭側の大動脈前面にU字縫合をおいて空気抜き用の穴を開けてお

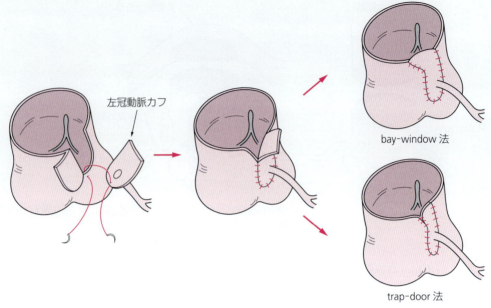

図 3-95　冠動脈再建（bay-window 法と trap-door 法）

く．
⑬卵円孔閉鎖：冠静脈洞から心筋保護カニューレを抜去．ベントを停止し，空気抜きをしながら卵円孔を直接閉鎖する．
⑭大動脈遮断解除：大動脈遮断を解除する．ベントカニューレを三尖弁越しに右室に挿入し，右室血を吸引する．
⑮肺動脈欠損部修復（図 3-96）：採取した自己心膜（長方形もしくは pantaloon 状）を冠動脈カフ採取部位に補填する．縫合に際して，新肺動脈弁を縫い込まないように留意する．長方形心膜を用いる場合は，新肺動脈交連を心膜内面に 3 カ所程度固定する．
⑯肺動脈後壁形成（図 3-96）：大動脈前方に転位させた肺動脈分岐部に緊張がかかるようであれば，分岐部開口部の後面を縦方向に切開し，この切開部分に肺動脈欠損部を補填した自己心膜で補填する．自己心膜上端は切開部を拡大するように V 字状にトリミングする．
⑰肺動脈再建（図 3-96）：肺動脈分岐部と新肺動脈基部後壁は自己心膜で再建しており，前壁は直接吻合する．縫合糸の結紮は右房縫合後に行う．
⑱右房閉鎖：右房切開口を縫合閉鎖し，肺動脈から空気抜きを行い，縫合糸を結紮する．
⑲体外循環離脱：体外循環離脱前に吻合部からの出血を確認する．右房にペースメーカワイヤーを縫着した後，体外循環を離脱する．

2）Rastelli 手術，REV 手術

①心室内血流転換：心停止後，右房縦切開．経三尖弁アプローチで VSD の後下縁および上縁を確認する．大血管並列症例では VSD の前縁が前方に伸展している症例があり，経三尖弁的には到達が困難な場合があることに留意する．右室流出路を縦切開し，右室流出路切開口からも VSD 上縁を確認する．漏斗部中隔が肥厚している場合は削ぎ落とすように漏斗部心

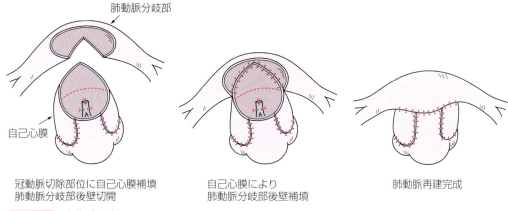

図 3-96 肺動脈再建

筋を切除する．心室-漏斗部皺壁（ventriculo-infundibular fold: VIF）から右室前壁への心筋束ならびに漏斗部中隔前縁から心室中隔に向かう心筋束は可及的に切除し，流出路を拡大する．切開口周囲の心筋を切除し，切開口を拡大する．VSD 拡大が必要な症例では VSD 前縁を楔状切除する．心室内血流転換は経三尖弁もしくは経右室切開口から行う．

②右室-肺動脈血流路再建：

a) Rastelli 手術（図 3-97）：ePTFE 弁付き ePTFE 人工血管の遠位端を大弯側が長くなるように斜めにトリミングした後，肺動脈分岐部開口部に吻合する．針穴からの出血を回避するために縫合糸は CV-6 ePTFE 糸を用いる．中心肺動脈が細い症例では，自己心膜もしくは ePTFE 人工血管 patch により左右肺動脈をあらかじめ拡大しておく．導管遠位端吻合は大動脈遮断解除後に行うが，視野の悪い症例では心停止下に行う．

人工血管近位端の背側を切開し，右室切開口上端に合わせて人工血管近位端をトリミングする．この際，人工血管小弯側の長さが短いと左冠動脈主幹部を圧迫するため，短くなりすぎないように留意する．近位側吻合は CV-5 ePTFE 糸を用いる．人工心肺離脱前に人工血管吻合部にフィブリン糊を擦り込み，出血予防を行う．

b) REV 手術（図 3-98）：大動脈を切断し，肺動脈分岐部を大動脈の前方に転位する．肺動脈

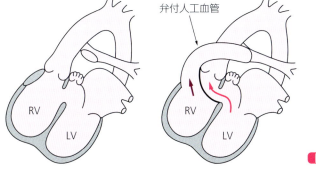

図 3-97 Rastelli 手術

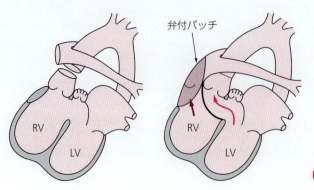

図 3-98 REV 手術

分岐部後壁と右室流出路切開孔上端を直接吻合し，前壁は ePTFE 弁付き ePTFE patch を縫着する．肺動脈分岐部がかなり伸展されるので，必要であれば自己心膜を用いて拡大形成を行う．

3) aortic translocation 法（half-turned truncal switch 手術[4]）

①**大動脈，肺動脈切断**：心停止後，冠動脈起始部より約 5 mm 頭側にて大動脈を切断する．

②**冠動脈切除**：左右の冠動脈ボタンを U 字状に切除する．truncal block 切開線よりもさらに数 mm 遠位まで冠動脈を剝離する．

③**truncal block 採取**：大動脈弁輪と平行に右室流出路前壁を横切開する．漏斗部中隔は VSD に向かって縦切開する．肺動脈弁−僧帽弁線維性連続を切離し，大動脈弁と肺動脈弁を一塊として切除する．

④**truncal block 縫合**：truncal block を 180 度回転して対側の心室流出路（大動脈弁を左室流出路へ，肺動脈弁を右室流出路へ）に位置させる．冠動脈ボタンが対側の冠動脈ボタン切除部分（大動脈壁欠損部位）に対応するように，回転角度の微調整と位置決めを行う．truncal block の吻合は 6-0 polypropylene 糸の単結節縫合を用いる．

⑤**心室中隔欠損孔閉鎖**：VSD patch の上縁の幅は新大動脈弁輪拡大に要する幅とする．

⑥**冠動脈ボタン再縫合**：冠動脈ボタンを大動脈壁欠損部位に縫合する．左冠動脈が屈曲する可能性がある場合は，上行大動脈前壁から切除した大動脈壁を冠動脈欠損部位に補填した後に左冠動脈を吻合する．

⑦**肺動脈および右室流出路再建**：肺動脈分岐部を大動脈の前方に転位した後，大動脈近位側と上行大動脈を端々吻合する．大動脈遮断解除後に右室流出路の再建を行う．肺動脈弁輪が小さい症例では前壁を ePTFE 弁付き ePTFE patch により拡大形成する．

5 術後・予後

現在では新生児での Jatene 手術の成績は良好である．Jatene 手術の最大の問題は冠血流不全である．体外循環離脱時に心室収縮不良，心室性不整脈が認められるようであれば，速やかに冠動脈再建を考慮しなければならない．Jatene 手術の遠隔期問題点は，新大動脈基部拡大，新大動脈弁閉鎖不全，肺動脈分岐部狭窄・弁狭窄が挙げられる．また冠動脈狭窄例も報告されて

いる.

Rastelli 手術，REV 手術の遠隔期問題点は右室ならびに左室流出路狭窄，肺動脈弁閉鎖不全である．両術式とも右室流出路に対する再手術(導管交換，再形成術)は避けることができない．REV 手術では特に肺動脈分岐部狭窄が懸念される．

aortic translocation 手術では両心室流出路狭窄の懸念が少なく，再手術も回避し得る．ただし，Nikaidoh 手術では冠血流不全，大動脈弁閉鎖不全が懸念される．

📖 文献

1) Jatene AD, Fontes VF, Paulista PP, et al. Anatomic correction of transposition of the great vessels. J Thorac Cardiovasc Surg. 1976; 72: 364-70.

2) Lecompte Y, Neveux JY, Leca F, et al. Reconstruction of the pulmonary outflow tract without prosthetic conduit. J Thorac Cardiovasc Surg. 1982; 84: 727-33.

3) Nikaidoh H. Aortic translocation and biventricular outflow tract reconstruction. A new surgical repair for transposition of the great arteries associated with ventricular septal defect and pulmonary stenosis. J Thorac Cardiovasuc Surg. 1984; 88: 365-72.

4) Yamagishi M, Shuntoh K, Matsushita T, et al. Half-turned truncal switch operation for complete transposition of the great arteries with ventricular septal defect and pulmonary stenosis. J Thorac Cardiovasc Surg. 2003; 125: 966-8.

〈山岸正明〉

5 総動脈幹症

1 発生頻度と基本分類

総動脈幹症の発生頻度は全先天性心疾患の1%未満とされており，わが国での手術件数は例年約30例である．

臨床的にはVan Praaghの分類が用いられる[1]．実質的にはこの分類はVSDを有するA型を大血管の形態によって4型に分類したものである（図3-99）．A1型はaorto-pulmonary septumが部分的に形成されており，主肺動脈を有する肺動脈が動脈幹から起始している．A2型はaorto-pulmonary septumが完全に欠損し，左右の肺動脈が独立して動脈幹から起始している．A3型は一側の肺動脈が欠損し，動脈管または側副血行から血流を供給されるもの，A4型は大動脈狭部の縮窄，離断を伴い，下半身血流が動脈管によって維持されるものである．A1型およびA2型で全症例の約85%を占め，大動脈弓離断B型を伴うA4型が約10%に認められる．他にはCollett & Edwardsの分類が古くから知られているが，TypeⅠはVan Praagh分類のA1型，TypeⅡとⅢがA2型に相当する．TypeⅣは現在では主要体肺動脈側副血行を伴う肺動脈閉鎖に分類され，総動脈幹症の一型とするのは誤りである．

心室中隔欠損は多くの場合，漏斗部中隔全欠損であり，80%の症例で中隔に騎乗した動脈幹弁（truncal valve）を認める．動脈幹弁は約2/3で3尖弁，約1/3で2尖弁ないし4尖弁である．稀に5尖弁，6尖弁も報告されている．他の心血管異常としては，右大動脈弓，心房中隔欠損，鎖骨下動脈起始異常を合併することが多い．冠状動脈の起始異常もしばしば認められる．

本症は古くからDiGeorge症候群との関連が指摘されてきた．遺伝子解析では本症の36%に22q11.2部分欠失が認められたと報告されている．

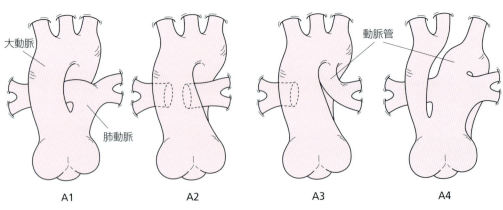

図3-99 Van Praagh 分類

5 総動脈幹症

② 病態生理

　新生児，乳児期早期から肺血流増加による心不全症状を呈することが多い．またしばしば動脈幹弁の逆流を合併し，そのような症例では心不全症状はさらに強くなる．

③ 診断と手術適応

　診断のポイントは，中心肺動脈の形態，心室中隔欠損の位置，動脈幹弁逆流の有無であり，心臓超音波検査および 3D-CT によって診断が可能である．診断のための心臓カテーテル検査，心血管造影は必須ではないが，一側肺動脈欠損で側副血行から血流供給を受ける場合は，選択的血管造影が有用である．

　原則としてすべての総動脈幹症が手術適応である．多くの場合，新生児期，乳児期早期に手術が必要となる．手術は一期的心内修復手術が第一選択であるが，大動脈弓離断など他の複雑心疾患合併例では両側肺動脈絞扼術が選択されることもある．

④ 手術

　心内修復手術は動脈幹からの肺動脈切離，心室中隔欠損閉鎖，右心室-肺動脈間の血流路再建からなる（図 3-100）．大動脈弓離断を伴う症例では大動脈弓再建を，放置できない動脈幹弁逆流を有する症例では動脈幹弁形成または置換を併施する．

　手術は体外循環下に行う．送血管の挿入部位はなるべく高位にする．大動脈弓離断合併例では腕頭動脈に吻合した人工血管からの送血とする．体外循環開始後，直ちに主肺動脈または左右肺動脈を tourniquet により遮断する．大動脈弓離断を伴う場合は左右肺動脈を遮断し，動脈管から下半身血流を維持しながら中心冷却する．左心ベント挿入後，大動脈を遮断し，順行性に心筋保護液を注入して心停止とする．動脈幹弁逆流のため十分な心筋保護が行えない場合は，動脈幹切開後に選択的冠還流を行うか，逆行性冠還流を行う．心筋保護液注入後に肺動脈の遮断を解除する．

　大動脈弓離断を伴う場合は，まず大動脈弓再建を行う（大動脈弓離断の項を参照）．

　心停止後，まず肺動脈の切離を行う．肺動脈切離時に動脈幹弁交連，冠動脈を損傷しないよう注意を要する．A1 型の場合は主肺動脈起始部を切離可能であるが，それ以外の場合は上行大動脈を切離した後に左右肺動脈開口部を確認しながら切離する方が安全である．左右肺動脈を別々に切離した場合は，上行大動脈縫合前に左右肺動脈の統合を行う．右室-肺動脈導管の遠位吻合を可能とするために，心膜による中心肺動脈の拡大が必要となる場合もある．

　動脈幹弁逆流に対する処置が必要な場合にはこの時点で行う．肺動脈切離後の欠損部は直接閉鎖可能な場合もあるが，多くの場合パッチ閉鎖を行う．パッチは人工血管，異種心膜，グルタルアルデヒド処理自己心膜などが用いられる．

　続いて右室流出路切開を行う．切開部位は動脈幹弁越しに確認しておく．多くの場合心室中隔欠損は右室切開から閉鎖可能であるが，卵円孔開存があると術後早期の右左短絡の原因となるので，右心房切開を追加して卵円窩を確認する．卵円孔開存があれば閉鎖する．

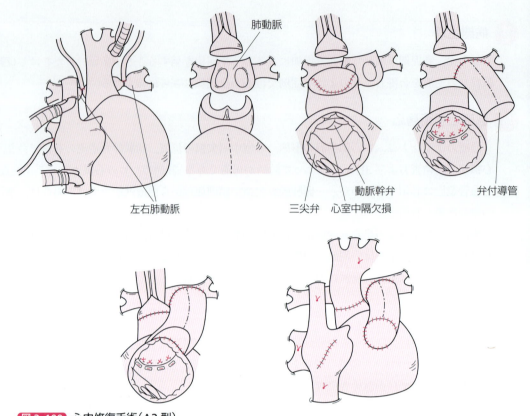

図 3-100 心内修復手術（A2 型）

　右室-肺動脈導管と肺動脈の吻合を行う．人工血管を用いる場合，導管により冠状動脈の圧迫をきたさないよう注意を要する．続いて導管と右心室切開部の吻合を行う．導管と切開部の後壁を直接吻合し，前面は心膜で補填する方が右心室切開を小さくすることができる．

　動脈幹弁逆流が強い場合にはそれに対する外科治療を合わせて行う必要があるが，新生児，乳児期早期に弁置換を要する症例の治療成績は良好とはいえない．4 尖弁例で，低形成な accessory cusp が逆流の原因となっている場合には，これを切除して弁輪を縫縮する三弁化手術が行われる．

5 術後と予後

　新生児期，乳児期早期に手術が必要となるため，他の疾患と比べて治療成績は満足のいくものではなかった．1990 年代後半以降，新生児一期的修復手術によって早期死亡率 10% 以下という治療成績が報告されるようになったが[2]，それでも大動脈弓離断の合併は予後不良因子とする報告もある[3]．

　本疾患修復手術における最大の問題点は右室流出路再建法である．海外では homograft が一般的に用いられてきたが，わが国では入手困難であるため，弁付導管が用いられてきた．1990 年代まで使用されていた企業製の小口径弁付導管は現在販売されていないため，現在わが国で

は EPTFE（Gore-Tex®）人工血管内に EPTFE 人工心膜による 3 弁を縫着した hand-made graft が多用されている．最近ではウシ頸静脈を用いた弁付導管（Contegra®）が右室流出路再建に用いられ，ホモグラフトと同等の治療成績が報告されている[4]．ただし，わが国における Contegra グラフトの使用は小児開心術が年間 200 例以上の施設に限定されている．

　心内修復術後，遠隔期に多くの症例で再手術を必要とする．術後 10 年間での再手術回避率は 10％台と報告されており，複数回の再手術を要する症例も多い[3]．再手術の多くは右室肺動脈導管の置換であり，肺動脈分岐部狭窄，動脈幹弁逆流に対する再手術がこれに次いで多くみられる．

　遠隔期の再手術を避けることを目的として，自己組織による右心室，肺動脈間の再建法が報告され，注目された[5]．しかし，本症のほとんどは術前肺高血圧を呈するため，多少なりとも肺動脈弁逆流が残存する自己組織修復は術後の肺循環維持の点で不利であり，弁付導管による再建と比較して優位な早期手術成績をあげることができなかった．

　再手術以外にもカテーテル治療の頻度は高く，運動負荷試験による最大酸素摂取量も健常児と比較して低いことが報告されている[6]．

文献

1) Van Praagh R, Van Praagh S. The anatomy of common aorticopulmonary trunk（truncus arteriosus communis）and its embryologic implications. A study of 57 necropsy cases. Am J Cardiol. 1965; 16: 406-25.

2) Thompson LD, McElhinney DB, Reddy M, et al. Neonatal repair of truncus arteriosus: continuing improvement in outcomes. Ann Thorac Surg. 2001; 72: 391-5.

3) Sinzobahamvya N, Boscheinen M, Blaschczok HC, et al. Survival and reintervention after neonatal repair of truncus arteriosus with valved conduit. Eur J Cardiothorac Surg. 2008; 34: 732-7.

4) Hickey EJ, McCrindle BW, Blackstone EH, et al. Jugular venous valved conduit（Contegra）matches allograft performance in infant truncus arteriosus repair. Eur J Cardiothorac Surg. 2008; 33: 890-8.

5) Barbero-Marcial M, Riso A, Atik E, et al. A technique for correction of truncus arteriosus types I and II without extracardiac conduits. J Thorac Cardiovasc Surg. 1990; 99: 364-9.

6) O'Byrne ML, Mercer-Rosa L, Zhao H, et al. Morbidity in children and adolescents after surgical correction of truncus arteriosus communis. Am Heart J. 2013; 166: 512-8.

〈池田　義〉

Ch 3 ● 小児心臓外科— E 1 心室修復術が目標となる疾患

1 左心低形成症候群

　左心低形成症候群（hypoplastic left heart syndrome: HLHS）に対し，1983 年，Boston 小児病院の Norwood は上行大動脈および弓部大動脈と主肺動脈吻合による大動脈再建と，肺血流路として直径 4 mm の PTFE（polytetrafluoroethylene）グラフトを用いた体-肺動脈シャントを行った初の成功例を報告した[1]．この報告以来，HLHS に対する大動脈形成と肺血流路作成を合わせた手術を Norwood 手術，もしくは HLHS に対する第 1 期手術といわれるようになった．大動脈作成にあたっては直接吻合，自己心膜使用，ホモグラフト使用などの変法があり，肺血流路においては後述するが体-肺動脈シャントもしくは右室-肺動脈シャントがある．以上のように様々な手術の変法が報告されてきたが，この手術は新生児期に行われる人工心肺を使用した開心姑息術であること，さらに Fontan 手術を最終目的とした HLHS に対する段階的手術治療の初回手術であるということが周術期や遠隔期の不安定な成績をもたらしている．

1 発生頻度と基本分類

　HLHS の発生頻度に関しては全先天性心疾患患児の 3.8％の頻度とされ，米国では 960 人の出生児中 1 例との報告もあり，比較的よくみられる疾患の一つである[2]．基本分類を述べる前に，HLHS の定義を再確認しておきたい．定義としては，左心系構造物の低形成のために，従来の治療法では左心機能不全を救済できない先天性心血管異常である[3]．左心というのは左房，僧帽弁，左室，大動脈といった左心系の構造物を示し，これらが様々な組み合わせで症候群を形作っている．したがって，左室からの拍出を確立することは困難なため，この HLHS の治療においては Norwood 手術を経由した段階的治療のもと，Fontan 手術が行われるか，心移植しかないということになる．狭義の HLHS は心室中隔欠損を持たず，大動脈弁，僧帽弁の狭窄，閉鎖の組み合わせにより以下の 4 つの解剖学的分類がなされる．すなわち，①大動脈閉鎖（aortic atresia: AA）＋僧帽弁閉鎖（mitral atresia: MA），②AA＋僧帽弁狭窄（mitral stenosis: MS），③大動脈弁狭窄（aortic stenosis: AS）＋MA，④AS＋MS であり，これらの組み合わせを持つものを classic HLHS と呼ぶ．それぞれの病態は左室の大きさに依存し，特に AA＋MS の症例においては無機能左室の存在が右室機能に影響を及ぼす症例も存在する．それに対し，血行動態学的右室型単心室に，動脈管依存性の上行大動脈への逆行性血流を持つ HLHS を variant HLHS と呼び，多くの疾患がこれに属している．

2 病態生理

　前項でも述べたが，血行動態学的には右室型の単心室症の状態で，冠動脈や大動脈弓の血流が動脈管からの逆行性血流に依存しているため，動脈管は生命の維持には必要不可欠な存在である．CT 画像を示すが（図 3-101），大動脈弁閉鎖症例では上行大動脈は細く冠動脈とほぼ同

424

1 左心低形成症候群

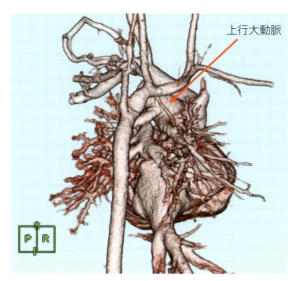

図 3-101 3D-CT（背側より観察）
低形成の上行大動脈が観察できる．

じ大きさである．総肺静脈還流異常症や心房間交通狭小もしくは閉鎖症例も散見され[4]，それらの合併は胎児期からの肺静脈の還流を障害することで，肺高血圧症や肺の低形成をもたらし，予後を悪化させる．さらに，体心室を右室として治療していくことで，頻度が高いとされる右心不全の存在，三尖弁閉鎖不全の存在は厳重な経過観察の対象である．

一方で，HLHS が左心機能の救済できない疾患という血行動態上の疾患であるということにより，左心系が低形成である疾患においても，左室流入血流を増加させることで左室機能が改善(left ventricular rehabilitation)する症例がある．このように段階的な手術治療のもとに 2 心室治療可能な borderline hypoplastic left heart physiology 症例も存在し，十分に血行動態を評価し治療方針を決定することは重要である．

3 HLHS に対する段階的な手術治療（主に当院での手術法）

1）術前評価と手術計画―生まれる前に診断，母体搬送が大切―

胎児診断が重要であり，診断は胎生 16〜18 週以降で可能である．これにより診断がなされれば，疑い症例も含めて母体搬送を含めた周産期管理が計画される．この胎児診断および周産期管理がその後の治療成績にも大きく関与する．

2）両側肺動脈絞扼術[4]

当院では HLHS の治療においては初回手術が Norwood 手術を基本としている．しかしながら，新生児期の人工心肺不適例においては人工心肺の使用を回避した手術を選択しなければならない．当院では頭蓋内出血等の出血性病変の合併例，急性循環不全による多臓器不全例など新生児期の人工心肺手術困難例をこの手術の適応としている．また解剖学的特徴で心房間交通が狭小もしくは閉鎖症例も，遷延性肺高血圧症の合併があるため適応となる．さらに以前の検討により図 3-102 のごとく在胎 37 週未満の早期産例，体重 2.5 kg 未満の低出生体重児も生存率に有意差があるため適応となる[5]．

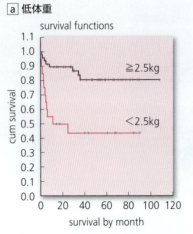 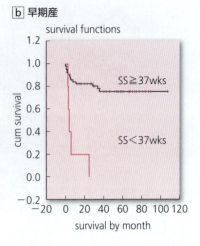

図 3-102 左心低形成症候群の危険因子
体重 2.5 kg 未満と在胎週数 37 週未満が死亡の危険因子である．

　手術時期は生後徐々に高肺血流が認められる時期に行うが，生後 3 日ぐらいまでに行うことが多い．術式としては胸骨正中切開でアプローチし，心膜切開は上部にとどめる．バンディングテープとしては体重 2.5 kg 未満の症例においては直径 3.0 mm の PTFE グラフトを，そして体重が 2.5 kg を超える症例は直径 3.5 mm の PTFE グラフトを用いる．これを 2 mm 幅に裁断した後切り開き，左右の肺動脈に通してから再度縫合して完成される．さらに手術手技上もう一つ重要なことはこのテープがずれないように肺動脈壁に固定することであり，末梢肺動脈狭窄の予防になる．術中の評価としてエコーでの流速評価は行っていない．FiO_2 = 0.3 未満で PaO_2 = 40 mmHg を目標とする．通常体重 2.5 kg 未満であっても HLHS の肺動脈径は 4.5 mm 以上あるため，先の基準で十分なバンディング効果が得られることと，1 カ月以内には Norwood 手術を行うからである．

　同時手術手技として心房間交通の狭小もしくは閉鎖症例に対する心房中隔裂開術がある．小児循環器科医との協力のもとハイブリッド治療として行う．この合併例は緊急的に行うため，胎児診断，計画分娩（帝王切開）や出生直後のハイブリッド治療といった周産期の計画治療が重要である．

3) Norwood 手術（右室-肺動脈シャントによる Norwood-Sano 手術）

　従来の Norwood 手術の欠点である過大なシャント血流と冠動脈血流の低下の原因となる拡張期圧の低下を補うため，1998 年 2 月から右室-肺動脈シャントを用いた Norwood 手術変法に変更した[6]．体循環から分離した肺血流路は，拡張期血圧の低下を防ぎ，冠血流を維持することで心筋虚血を防止する．その後この手術は改良が重ねられ，本邦のみならず世界中の多くの施設で採用されている．以下にこの手術術式を詳述する．

a）人工心肺の確立（図 3-103）

　胸骨正中切開を行った後，心膜切開を正中で行い，大動脈弓部，大動脈の頸部 3 分枝を十分露出する．人工心肺開始前に 3 mm の PTFE グラフトを腕頭動脈に吻合し，上行大動脈送血部

1 左心低形成症候群

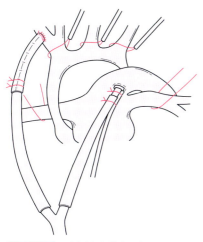

図 3-103 孤立性脳灌流を行うための2本送血
腕頭動脈から人工血管を経由する経路と，動脈管より下行大動脈への経路．

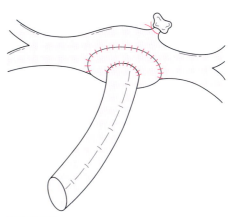

図 3-104 カフ付きの PTFE グラフトの肺動脈への吻合

位を確保する．送血管をこの PTFE グラフトに挿入し，脱血管を右房に 1 本挿入し，人工心肺を開始する．直腸温は 22℃まで低下させる．次いで下行大動脈への送血管を動脈管から挿入して 2 本送血とする．冷却中に動脈管を結紮，主肺動脈を切断する．

b）肺動脈路の作成（肺動脈とグラフトの吻合）（図 3-104）

切断した主肺動脈の末梢断端にあらかじめ作成しておいた 4〜5 mm のカフ付き PTFE グラフトを吻合する．90％以上に症例はグラフトの直径のサイズは 5 mm であるが，4 kg 以上の症例は 6 mm を，2.5 kg 未満の症例は 4 mm を使用している．もっとも最近はこの人工血管としてリング付のものを使用し，後述するが心室への吻合手技の簡略化に役立っている．

c）大動脈弓の形成（図 3-105）

上行大動脈送血路より心筋保護液を注入し心停止を得る．次いで腕頭動脈の PTFE グラフトの近位部，左総頸動脈，左鎖骨下動脈をそれぞれ遮断し，また下行送血路を抜去した後，ここを遮断する．つまりこの操作により一側脳には腕頭動脈に吻合した PTFE グラフトから血流が維持される孤立性脳灌流（isolated cerebral perfusion）が完成される．大動脈弓部，下行大動脈，主肺動脈を直接吻合するが，まず動脈管組織を十分切除した後，下行大動脈-大動脈弓部を吻合し，続いて肺動脈-上行大動脈を吻合する．上行大動脈が 2〜3 mm と細くても，Valsalva 洞付近は少しふくらみがあるため，ここまで切り込むことで上行大動脈吻合の屈曲を防止することができる．さらに冠動脈入口部狭窄を防ぐ意味で，上行大動脈近位部は結節吻合を行う．また人工物を用いない吻合は狭窄予防に役立つが，これにこだわり過度の緊張を大動脈弓にかけることは狭窄の原因の一つになる．そのためこのような場合にはグルタルアルデヒド処理した自己心膜を用いて吻合部に過度の緊張をかけないようにしている．また圧の高い新大動脈作成に際して出血が危惧されるところであるが，我々は 8-0 モノフィラメント糸を用いることにより，出血を最小限にコントロールしている．

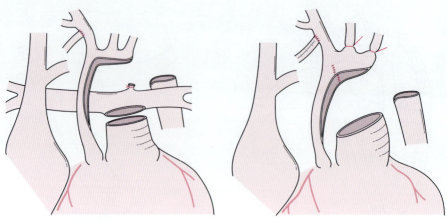

図 3-105　大動脈弓形成
大動脈弓を上行大動脈まで切開し，小湾側を形成する．次いで下行大動脈と大動脈弓，肺動脈を吻合する．

d) 肺動脈路の作成（グラフトと心室との吻合）

　新大動脈作成が終了したら復温下に先に肺動脈の遠位端に吻合してあった PTFE グラフトを心室に吻合する．心室切開部は肺動脈-大動脈吻合前に肺動脈切開部より心室内を探索し，肺動脈弁直下やや左寄りにマーカーステッチを置き，同部を 4.5 mm の冠動脈パンチャーでパンチアウトする．この切開は大き過ぎれば心室機能は低下し，小さ過ぎれば狭窄を作るので，メスやはさみを使っての心筋切除から冠動脈パンチャーでパンチアウトする方法に変更した．リング付のグラフトを使用するようになって心室との吻合はこの心室切開部にグラフトを挿入した後，巾着縫合のみで固定と止血が容易に行えるようになった．また，通常 5 mm のグラフトを用いるが，過大な肺血流量であることが危惧された場合には，人工血管に血管止血用クリップを用いて流量を制限することも行っている．その後体重増加等により肺血流増大が必要な場合には，バルーンカテーテルでクリップを外すことで適正な肺血流を維持することができる．

　以上で右室-肺動脈シャントによる Norwood-Sano 手術は確立されるが，術後の不安定な血行動態を考え，開胸のままで ICU に収容し，2〜3 日後血行動態の安定を待って閉胸する delayed sternal closure を基本的に行っている．

4　手術成績と遠隔成績

　1998 年 2 月以降，当院で HLHS に対する第一期手術として右室-肺動脈シャントを用いた Norwood-Sano 変法に変更し現在まで経過している．変更前の BT シャント時代の成績から考えると変更当初でも格段の成績向上が認められた[6]．その後いくつかの手術法，管理法の改善に伴い，上記に述べてきたような方法にたどり着いた．現在までの治療成績の中で，①在胎 37 週未満の早期産，②体重 2.5 kg 未満の低出生体重児，③狭小もしくは無心房間交通，④術前ショック状態は第一期手術の危険因子である．図 3-106 に現在までの当院のすべての成績を示す．危険因子のある症例に両側肺動脈バンディング術を採用してから，それまで生存し得な

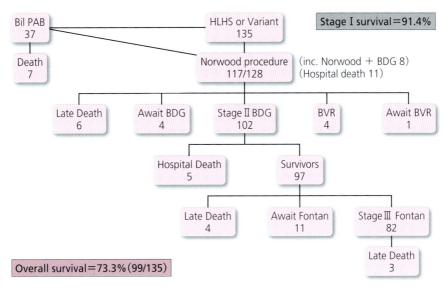

図 3-106 岡山大学での全症例の成績（2015.12 現在）

かった症例も救命が可能となったがそれでもこの危険因子を持つ症例は予後が悪い．右室切開における心機能低下，不整脈の発生などは現在までのところ有意に高いものではないが[7]，遠隔期にわたる成績を注意深く観察することが必要である．今後は生存率という観点ではなく，Fontan 手術対象症例という観点から，初期手術として右室-肺動脈シャントを用いることの長所，短所を検討することが重要である[8-10]．特に右室切開をすることや妥当な肺血流量が肺動脈発育や心機能，三尖弁機能に与える影響を比較検討していかなければならない．

文献

1) Norwood WI, Lang P, Hansen DD. Physiologic repair of aortic atresia-hypoplastic left heart syndrome. N Eng J Med. 1983; 308: 23-6.
2) Jaquiss RD. Hypoplastic left heart syndrome: how to improve late survival and quality of life. J Thorac Cardiovasc Surg. 2015; 150: 1401-3.
3) Nicholas TK. Aortic atresia and other forms of hypoplastic left heart physiclogy. In: Cardiac surgery. 3rd ed. Edinburgh: Churchill Livingstone; 2003. p.1377-400.
4) Mitani Y, Takabayashi S, Sawada H, et al. Fate of the "opened" arterial duct: lessons learned from bilateral pulmonary artery banding for hypoplastic left heart syndrome under the continuous infusion of prostaglandin E1. J Thorac Cardiovasc Surg. 2007; 133: 1653-4.
5) Sano S, Huang SC, Kasahara S, et al. Risk factors for mortality artery the Norwood procedure using right ventricle to pulmonary artery shunt. Ann Thorac Surg. 2009; 87: 178-85; discussion 185-6.
6) Sano S, Ishino K, Kawada M, et al. Right ventricle-pulmonary artery shunt in first-stage palliation of hypoplastic left heart syndrome. J Thorac Cardiovasc Surg. 2003; 126: 504-10.
7) Frommelt PC, Cerstenberger E, Cnota JF, et al. Impact of initial shunt type on cardiac size and function in children with single right ventricle anomalyes before Fontan procedure: the single ventricle reconstruction extension trial. J Am Coll Cardiol. 2014; 64: 2026-33.
8) Ohye RG, Gaynor JW, Ghanayem NS, et al. Design and rationale of a randomized trial comparing the

Blalock-Taussig and right ventricle-pulmonary artery shunts in the Norwood procedure. J Thorac Cardiovasc Surg. 2008; 136: 968-75.

9) Ohye RG, Sleeper LA, Mahony L, et al. Comparison of shunt types in the Norwood procedure for single-ventricle lesions. N Engl J Med. 2010; 362: 1980-92.

10) Wilder TJ, McCrindle BW, Phillips AB, et al. Survival and right ventricular performance for matched children after stage-1 Norwood: Modified Blalock-Taussig shunt versus right-ventricle-to-pulmonary-artery conduit. J Thorac Cardiovasc Surg. 2015; 150: 1440-52.

〈笠原真悟〉

Ch 3 ● 小児心臓外科— E 1 心室修復術が目標となる疾患

2 単心室

　心臓の修復術としては2心室修復術と大静脈を直接肺動脈に還流させるFontan手術があり，後者の適応となる症例群を総称して機能的単心室症と呼ぶことが多い．機能的単心室症の中には十分な左右心室容積がありながら何らかの理由にて心室中隔欠損閉鎖が不可能であるものや，純型肺動脈閉鎖症や左心低形成症候群などの独立した疾患群を含むために，解剖学的単心室に対してこのような呼び方がされる．

　一方，解剖学的単心室症においても心室が1つだけしか存在しないものは極めて稀であり，多くの場合主心室に加えて痕跡的な心室(rudimentary chamber)が共存するのが通常である．主心室は房室弁を介して心房より血液を受け取り，大血管より血液を拍出する役割を負う．主心室と心室中隔欠損(interventricular foramen: IVF)を介して一体となっているrudimentary chamberは心房との結合を欠く場合が多い．Society of Thoracic Surgeonは，主心室に挿入する房室弁の形態より解剖学的単心室症を以下のように分類している[1]．

①両房室弁左室挿入症(double inlet left ventricle: DILV)

②両房室弁右室挿入症(double inlet right ventricle: DIRV)

③僧帽弁閉鎖症(mitral atresia)

④三尖弁閉鎖症(tricuspid atresia)

⑤不均衡型完全型房室中隔欠損症(unbalanced AV septal defect)

⑥房室錯位症(heterotaxia syndrome)

⑦その他

　さらに主心室に三尖弁と僧帽弁が両方あるいは共通房室弁が挿入しているもののみを狭義の解剖学的単心室症とし，三尖弁閉鎖症や僧帽弁閉鎖症を除外する考えもある[2]．本稿でもこれに倣い，double inlet ventricleおよびunbalanced AV septal defectについて述べることとする．さらにheterotaxiaにおいては単心室症が多く認められ，さらに大静脈肺動静脈の異常や他臓器奇形を合併することが多く，特殊な解剖生理学的知識が求められるためにこれも別個に論じることとする．

1 Double inlet left ventricle(DILV)および double inlet right ventricle(DIRV)

　DILV(DIRV)では左右房室弁が左(右)室に挿入する．DILVにおいては主心室となる左室に加え痕跡的右室が存在し，DIRVでは痕跡的左室が存在する．なお，主心室として右室とも左室とも判別できない心室が存在することもある[3]．

　DILVにおける痕跡的右室は左右どちらにも存在し得るが，いずれの場合も前上方に位置する．多くの場合この右室から大動脈が起始する．DILVにおいては左室を左右に分割して2心

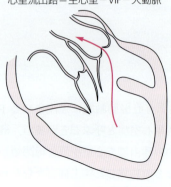
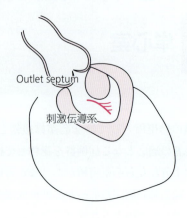

図 3-107　DILV の心室流出路
DILV における心室流出路（左）．VIF を介して痕跡的右室より大動脈へと血液が流出するため，同部で左室流出路狭窄をきたしやすい．また，VIF を拡大する際，前方刺激伝動軸であるために右室からみると刺激伝導系は VIF の右下縁に位置する．Outlet septum も薄い場合が多く，VIF の十分な拡大が困難である場合が多い（右）．

室修復する方法（ventricular septation）が理想的であるが，この場合分割後の体心室側に右室が存在する必要があるため，右室が左側に位置する必要がある．また，左室容積も十分な大きさが必要である．よって ventricular septation の適応となる症例は限られており，術式自体も煩雑であるため，最終手術として Fontan 手術が選択されることが多い．左室から大動脈への流出路は IVF を介するために，左室流出路狭窄をきたしやすい．左室流出路狭窄が存在ないし懸念される場合，外科的に解除する方法として IVF の拡大と Damus-Kay-Stansel 手術がある．IVF を拡大する場合は刺激伝導系の位置に留意する必要がある．DILV における刺激伝導系は通常とは異なり修正大血管転位に類似した前方刺激伝導軸である場合が多い．右室からみるとこれは後下縁を走行する形となる（図 3-107）．一方，大動脈弁下の流出路は非常に短いのが通常であるため，最も安全なのは IVF を心臓の鈍角（obtuse margin）方向に楔状に切除することであるが，十分な拡大を行うことは困難なことが多い．よって，肺動脈が使用可能であれば Damus-Kay-Stansel 吻合を選択する施設も多い．なお，DILV にて正常な心室-大血管関係を持つものを Holmes heart と呼ぶ．この場合は右室から肺動脈が起始するために外科的な問題を生じることは少ない．一方，DIRV の発生率は DILV に比べて非常に低い．ほとんどの症例で両大血管は右室から起始しており，左室は右側の後下方にあり，流出路のない盲端として存在する．DILV と違い septation の適応となることがないため，Fontan 手術が最終手術の唯一の選択肢となる．

❷ Unbalanced atrioventricular sepal defect

　房室中隔壁欠損症（atrioventricular sepal defect：AVSD）の発症率は先天性心疾患の約 7% と考えられ，そのうち 10〜15% において左右いずれかの心室の低形成（unbalanced AVSD）が存在する[4]．unbalanced AVSD に対しては Fontan 手術が適応となるが，1 心室の低形成の程度も様々であることから 2 心室修復が可能な症例との判別が容易でないことがある．さらに心室容積だ

けでなく房室弁の形態も術式決定に重要である．特に右室優位の症例では左の mural leaflet の低形成や欠損，また弁下組織の異常が存在することが多く，これらで2心室修復をした場合に左側房室弁の狭窄や機能不全を生じる可能性があるために Fontan 手術が選択されることが多い．反対に Down 症や肺高血圧症を有する症例においては Fontan 手術の予後が不良であるため，可及的に2心室修復を選択することが多い．留意すべきは術前状態では左室への容量負荷が少ないため，左室容積を過少評価しやすいということである．そのために肺動脈絞扼術などを行うことにより，左室への容量負荷を増加させた上で2心室修復または Fontan 手術の選択を行うこともある．また，中隔欠損のパッチを優位心室側に偏位させることにより，容積の不均衡を是正することも可能である．術前評価では，心エコーにて左右房室弁口の比率（AV valve area index）や左心室の流入路の角度（LV inflow angle）などが術式選択の参考となる[5]．

③ Heterotaxia

heterotaxia においては心房の位置関係，大静脈還流異常，大血管位置異常などが存在することが多く，中隔の septation が困難となることが多い．heterotaxia は無脾症（asplenia）と多脾症（polysplenia）に分類される．Van Praagh ら[5]によれば無脾症では半数以上で単心室症が存在し，特に右室性単心室が多い（42%）．両大血管右室起始症は82%，肺動脈閉鎖ないし狭窄症が93%，両側上大静脈が71%，そして共通房室弁が93%で存在する．心外型総肺静脈還流異常症が64%で存在し，肺静脈閉塞にて乳児期早期に総肺静脈還流異常症修復術を要する例の予後は現在においても極めて不良である．多脾症においては単心室症の合併は半数以下であるが，存在すれば右室性単心室が2/3を占める．下大静脈離断と奇静脈結合が80%で合併する．総肺静脈還流異常症は存在しても右房に還流することが多く，両大血管右室起始症の合併も30%程度である．多脾症にて Glenn 手術に相当する上大静脈-肺動脈吻合を行うと必然的に下大静脈の血液も肺動脈へと還流することとなる（川島手術）．最終手術は肝静脈を肺動脈へと還流させる（hepatic inclusion）手術となるため，他疾患における Glenn/Fontan 手術とは血行動態の変化様式が異なる．Fontan 手術を目指す症例において問題となることがあるのが肺動静脈瘻の形成である．すなわち肺動脈の一部が肺胞にて酸素の需給を受けることなく肺静脈へと還流するために低酸素血症を呈する．特に多脾症において奇静脈/半奇静脈結合が存在する場合，肝静脈を除く全身の血液が Glenn 吻合へと還流する．この場合に肝静脈を肺動脈へ直接還流させると，Glenn 吻合からの血流が多いために肝静脈血が一方の肺動脈へ選択的に流れ，他方の肺に動静脈瘻を生じることが多い〔肝臓に含まれる因子（hepatic factor）が肺動静脈瘻の制御に関与していると考えられている〕．解決法として肝静脈を奇静脈（下大静脈）へと還流させる方法（図 3-108）があるが，両側上大静脈例や，下大静脈と肝静脈が対側に位置する例ではこの方法が困難な場合もあり，術式の工夫を要する．

④ 房室弁逆流の制御

上記疾患に対してよりよい条件にて Glenn および Fontan 手術を施行するためには心臓と肺血管の条件を良好な状態に維持することが必要となる．上記のごとく，DILV 症例における大

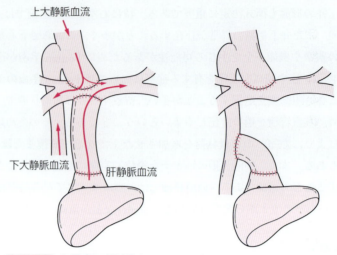

図 3-108 多脾症における hepatic inclusion
多脾症例における Fontan 循環（左）．奇静脈結合により Glenn 吻合からの血流が多く，肝血流は左右のいずれか一方のみに流れる傾向がある．このため対側の肺は肺動静脈瘻を形成することが多い．これを避ける一つの方法として肝静脈の血液を奇静脈に還流させる方法がとられる（右）．

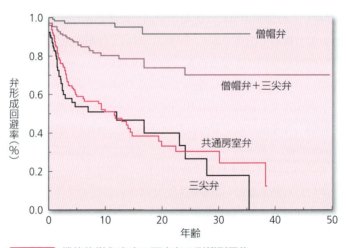

図 3-109 機能的単心室症の房室弁の形態別予後
Glenn または Fontan 手術を施行した機能的単心室患者にて房室弁形成術を要した割合を生存曲線にて表示する．僧帽弁単独症例および僧帽弁と三尖弁の共存症例に比べて共通房室弁と三尖弁単独の症例では形成術の施行割合が高くなっている．

動脈弁下狭窄，無脾症例における肺静脈狭窄，多脾症における肺動静脈瘻など，疾患ごとに多発する解剖学的問題を理解することが重要となる．そのほか，心機能の維持に極めて重要であるのが房室弁逆流の回避である．図 3-109 に示すがごとく，機能的単心室症において房室弁形態が僧帽弁のものや，DILV 症例にみられるように僧帽弁と三尖弁が共存するものに比べて，

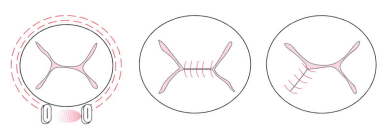

図 3-110 共通房室弁の形成術
左より弁輪縫縮術，前尖と後尖を縫合する edge-to-edge 法，ならびに弁尖間の裂隙を閉鎖する方法．これらを適宜組み合わせて術式を選択する．

共通房室弁と三尖弁単独症例では弁形成を要する可能性が高い[6]．なかでも heterotaxia 症例における共通房室弁は弁尖および弁下組織の形態が複雑なものが多く，逆流をきたしやすいとともに形成も困難であることが多い．形成術式としては弁の commissure を閉鎖する方法や弁尖を縫合する edge-to-edge 法，あるいは弁輪縫縮術などを行うが（図 3-110），術後の逆流再発率はいずれの方法でも高い．

おわりに

解剖学的単心室症においてはほとんどの症例において Fontan 手術の適応となるが，よりよい状態で最終手術を行うためには疾患ごとの解剖学的特徴を理解するとともに，適切なタイミングで外科的および内科的治療を行っていくことが重要である．

文献

1) Jacobs ML, Mayer JE. Congenital heart surgery nomenclature and database project: single ventricle. Ann Thorac Surg. 2000; 69(4 Suppl): S197-204.
2) Van Praagh R, Ongley PA, Swan HJC. Anatomic types of single or common ventricle. Am J Cardiol. 1964; 13: 367.
3) Anderson RH, Spicer DE, Hlavacek AM, et al. Lesions in hearts with abnormal segmental connections. In: Wilcox BR, ed. Wicox's surgical anatomy of the heart. 4th ed. New York: Cambridge University Press; 2013. p.244-54.
4) Overman DM, Dummer KB, Moga FX. Unbalanced atrioventricular sepal defect: defining the limits of biventricular repair. Semin Thorac Cardiovasc Surg Pediat Card Surg Ann. 2013; 16: 32-6.
5) Van Praagh S, Santini F, Sanders SP. Cardiac malpositions with special emphasis on visceral heterotaxy (asplenia and polysplenia syndromes). In: Flyer DC, ed. Pediatic cardiology. 4th ed. Philadelphia: Hanley & Belfus; 1992. p.589-608.
6) Ando M, Takahashi Y. Long-term functional analysis of the atrioventricular valve in patients undergoing single ventricle palliation. Ann Thorac Surg. 2011; 92: 1767-73.

〈安藤　誠〉

Ch 3 ● 小児心臓外科— E 1 心室修復術が目標となる疾患

3 三尖弁閉鎖

❶ 発生頻度

　三尖弁閉鎖（tricuspid atresia: TA）とは，三尖弁口が閉鎖して心房と右室との交通が遮断された心奇形で，比較的頻度は少なく，全先天性心疾患の3%以下である[1]．

❷ 基本分類

　形態分類は Tandon，Edwards によって再評価された分類が用いられる（表 3-6）[2]．これは大血管転位の有無，心室中隔欠損（VSD）の有無および大きさ，肺動脈狭窄の有無による分類である．Type Ⅰ が TA の70～80%を占め，Type Ⅱ は12～25%である．Type Ⅲ は稀で3～6%である[3]．

　三尖弁口は筋性または膜性に閉鎖している．三尖弁閉鎖では筋性閉鎖が多く，筋性閉鎖では心房心室中隔に不整列（malalignment）がある．膜性閉鎖による三尖弁閉鎖はきわめて稀である．Ⅱc で漏斗部中隔が前方に偏位すると大動脈弁狭窄をきたし大動脈縮窄を合併しやすい（8%）．その他，左上大静脈，心耳並列，右側大動脈弓，肺動脈弁欠如を伴い VSD のない特殊型が合併することがある[3]．

❸ 病態生理

　体静脈血はすべて心房間の交通孔を経由して右房から左房に入る．左房で肺静脈血と混合され，僧帽弁を経由して左室に入る．低形成の右室を含めた"機能的単心室"から体肺両循環に血液が駆出される．肺動脈狭窄の有無と程度によって血行動態が決まる．肺動脈閉鎖（a 型）では動脈管の開存が必須で，プロスタグランジン E 製剤（PGE）の持続点滴が必要である．肺動脈狭窄（b 型）では肺血流は減少し低酸素血症を認める．肺動脈狭窄のない c 型であれば出生後の肺血管抵抗の降下につれて肺血流は増加し心不全，肺高血圧を呈する．

表 3-6　三尖弁閉鎖の形態分類

- Type Ⅰ　Normally related great arteries
　　　　　a) Intact ventricular septum with pulmonary atresia
　　　　　b) Small VSD and pulmonary stenosis
　　　　　c) Large VSD without pulmonary stenosis
- Type Ⅱ　Transposition of the great arteries
　　　　　a) VSD with pulmonary atresia
　　　　　b) VSD with pulmonary stenosis
　　　　　c) VSD without pulmonary stenosis
- Type Ⅲ　Transposition or malposition of the great arteries.
　　　　　Associated complex lesions, that is, truncus arteriosus（AVSD）

3 三尖弁閉鎖

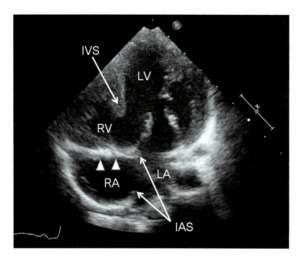

図3-111 流入路所見
RAとRVが厚い筋性組織△で隔てられている．
IVSとIASがずれて整列していない（malalignment）．
LA：左房，LV：左室，RA：右房，RV：右室，
IAS：心房中隔，IVS：心室中隔

4 診断と手術適応

　診断は心エコーで，右房心室間の筋性閉鎖，心房心室中隔の不整列（malalignment）を認め，流出路像で病型を診断する（図3-111）．Fontan手術を目指すので，心臓カテーテル検査による肺血管抵抗，肺動脈圧，肺動脈形態とサイズ，動脈管の大きさと流入の位置を把握しておくことが大事である．心房間交通の小さいものではBAS（balloon atrioseptostomy）を施行する．すべての三尖弁閉鎖に手術適応があり，肺動脈狭窄で適正な肺動脈圧が維持されていれば，準備手術なしで両方向性Glenn手術（bidirectional Glenn：BDG）の適応となる年齢まで待機することも可能である．肺動脈閉鎖では体肺動脈短絡術が，肺動脈狭窄を伴わないものでは肺動脈絞扼術が，新生児期，乳児期早期に必要である．

5 手術

　Fontan手術を最終目標とするので，その道程を想定した生後早期からの計画的段階的治療戦略が必要である[4]．"よいFontan"に到達させるために左右均等な肺血管床の発育を促すとともに低い肺血管抵抗を維持し，過度の心室容量負荷を避けて心機能を保持することが必要であり，初回姑息手術は非常に重要である．手術時期は肺血管抵抗が比較的安定する生後2～4週以降としている．

1）初回：体肺動脈短絡術

　カテーテル検査あるいは3次元CTによる大動脈と大動脈弓分枝の形態，肺動脈のサイズと形態，動脈管（PDA）の走行と肺動脈への流入の立体関係を理解し，適切なデザインとアプローチ（側開胸or正中切開）を考える．グラフトサイズに関しては，個々の症例に応じ，体重，肺血管抵抗，僧帽弁逆流の有無，順向性肺血流の有無，シャント吻合部の血管径を考慮して決定する．多くは3.5mmないし4mmのサイズの人工血管（Gore-Tex）を用いることが多い．肺動脈閉鎖で一側肺動脈低形成がない場合は，PDA対側の側方開胸によるBlalock-Taussig（BT）

Ch 3 ●小児心臓外科— E 1 心室修復術が目標となる疾患

shunt を行い，術後に PGE を中止する．PDA 閉鎖により左右肺動脈が non-confluent になることが予想される症例では，正中切開でアプローチして PDA 対側の BT と PDA 組織を切除し肺動脈形成を行う場合もある．肺動脈狭窄症例では順行性の肺血流が期待できるので，一側肺動脈形成がある場合には低形成側肺動脈の BT を行い，肺動脈低形成がない場合には PDA 対側の BT を行う．

2）初回：肺動脈バンディング

主肺動脈と大動脈の位置関係，左室流出路狭窄の有無，動脈管の有無，肺動脈のサイズと形態（右肺動脈の分岐の高さ）などを確認しておく．症例に応じアプローチ（側開胸 or 正中切開）を決定する．バンドが末梢寄りになると右肺動脈狭窄の懸念がある．TGA type の TA で次回 BDG 手術の時に大動脈弁下狭窄に対して Damus-Kaye-Stansel 吻合が必要となると考えられる場合であれば，あまり中枢寄りでない方が好ましい．バンディングテープとしては，テフロンテープ 2 mm に自施設でシリコンコーティングしたものを用いている．コーティングによりデバンディング時にバンドがすべって容易に取り外せる．肺動脈絞扼の程度は本術式の本質であり，肺高血圧を是正するため通常の Trusler の基準値（20＋BW mm）よりも 1.5〜2.5 mm 程度のきつめの絞扼となる．末梢肺動脈圧モニターもしくは経食道心エコー，心表面エコーによる血流速度を測定し，バンドの位置が適正であるか判断し，血液ガス測定，血行動態をみながら調整する．バンドの末梢への migration は左右肺血管抵抗の不均等，低酸素血症の原因となるので，バンディングテープの固定は重要で外膜にしっかり 5-0 ないし 6-0 monofilament 糸で 4 点固定している．

3）両方向性 Glenn 手術（BDG）

最近では 3 カ月以上であれば BDG 可能ともいうが，自験例ではおおむね 5〜12 カ月くらいの年齢で施行している．BDG の詳細は別項を参照されたい．当科では奇静脈は結紮，切離する．肺動脈を介する順行性血流を完全になくす場合は，結紮のみよりも肺動脈を離断した方がきれいな肺動脈の形態になるので，主肺動脈を切離してこれを閉鎖する．肺動脈弁をそのまま残した場合に，その場所に血栓を生じて体循環系への塞栓になることもあり，肺動脈弁は切除あるいは縫合閉鎖して，肺動脈壁を縫合閉鎖している．前回手術の BT シャントは結紮，切離するが，右 BT であれば人工血管を肺動脈の吻合部位よりきれいに取り去り，その部位に Glenn 吻合がくるようにしている．吻合は 6-0 あるいは 7-0 PDS 糸を用いた連続縫合であるが，purse string 効果で吻合口が狭くならないように，細かい運針を心がけている．Fontan 手術時の手術侵襲を最小限とするために，肺動脈狭窄，狭い心房間交通，僧帽弁逆流，大動脈弁下狭窄などは BDG の際に修復している．次回 Fontan 手術時の癒着剥離が容易となるように止血は確実に行う．

4）心外導管型 Fontan 手術

Fontan 手術の適応年齢は近年低年齢化する傾向にある．Fontan 手術の詳細は別項を参照されたい．心外導管型 Fontan 手術が主流であり，生涯にわたり下大静脈-肺動脈下面の連結路として再手術が必要とならない人工血管のサイズ，16 mm または 18 mm 以上が望まれる．16 mm が挿入可能な体重は 8 kg 以上であると思われる．

438

自験例では最近 10 年間，75 例の Fontan 手術時年齢は平均 4 歳(中央値 3 歳，1 歳 7 カ月～37 歳)，体重は平均 13.7 kg(中央値 12.3 kg，8.5～52 kg)であった．また Fontan 術後 5 年目のカテーテル検査では，身長の増加に伴いグラフト上下の自己組織の成長がみられ，現在のところグラフト関連の再手術は経験していない[5]．

⑥ 術後と予後

Fontan 手術を振り返ると 1971 年に報告された心耳-肺動脈吻合 Fontan 手術，1973 年の Kreutzer 手術，1979 年の Bjork 手術もすべて三尖弁閉鎖症例であり，40 年以上を経た現在も正常大血管関係の三尖弁閉鎖は Fontan 手術の歴史をたどった疾患ともいえる．

当院では 1980 年代初期に初回手術(original BT：2 例，PAB：1 例)を施行した 3 例の三尖弁閉鎖が，APC Fontan(2 例)，Bjork(1 例)を経て心外導管型 Fontan への conversion に至り生存中である．

Congenital Heart Surgeons' Society[6]は，34 施設での 1999～2013 年の 3 カ月未満，303 人の TA type I の解析を行っている．全体としての 6 年生存率は 88％と良好であった．初回手術別にみると，6 年生存率は初回手術シャント群(N＝189)が 85％であり，初回手術肺動脈バンディング(N＝50)や BDG(N＝63)の 93％と比べ有意に低く，初回シャント手術症例がハイリスクであることを示している．シャント施行時に主肺動脈を閉鎖またはバンドした群が，主肺動脈を扱わない症例に比べて BDG までの生存率が低い(60％ vs 93％)が，BDG まで到達したすべての症例(N＝277)の中でみると，Fontan 手術までの生存率は，主肺動脈からの順行性血流の有無には影響されなかったことを解析している．

Alsoufi[7]らの 2002～2012 年の 105 人の TA の解析では，新生児期の初回姑息術の hospital mortality は 4.8％であった．全体として 8 年生存率は 84％と良好であった．多変量解析による mortality の危険因子は遺伝子・心外奇形を有することと肺動脈閉鎖であり，生存率は初回の姑息術のタイプ(BT，Norwood，PAB，Primary BDG)，逆位心室大血管連結，Sub AS や arch obstruction の有無には影響しなかったと解析している．以上のような最近の報告で，三尖弁閉鎖の中では初回シャントが必要な肺動脈閉鎖の群が高リスクであるが，単心室全体の中でみると，三尖弁閉鎖群の生存率は良好であり，その理由は，主心室が左心室であることにも起因しているが，房室弁逆流，肺静脈還流異常，心外奇形などの危険因子が他の単心室に比べて少ないことにもよると考えられる．

近年，心外導管型 Fontan 手術が主流になり，2001 年以降に Fontan 手術を施行した群の 10 年生存率は 95％と非常に良好である[8]．しかしこの最近の群の 20，30 年後は不明であり，遠隔期の問題として蛋白漏出性胃腸症，不整脈，肝機能障害，血栓塞栓症の問題が出てきている．Fontan 循環は決して "normal physiology" を生み出すわけではなく，"man-made form of chronic heart failure" とも考えられており[9]，今後の経過を見守っていく必要がある．

文献

1) Fyler DC, Buckley LP, Hellenbrand WE, et al. Report of the New England regional infant cardiac program. Pediatrics. 1980; 65: 388-461.

2) Tandon R, Edwards JE. Tricuspid atresia: a re-evaluation and classification. J Thorac Cardiovasc Surg. 1974; 67: 530-52.

3) Allen HD, Driscol DJ, Shaddy RE, et al. Moss and Adams' heart disease in infants, children, and adolescents including the fetus and young adult. 8th ed. Philadelphia: Lippincott Williams & Wilkins; 2013. Chapter 38, p.877-88.

4) 角 秀秋. 単心室の外科治療: Road to Fontan. In: 日本胸部外科学会卒後教育委員会. 胸部外科および境界疾患の最新治療—risk management に配慮して. 日本胸部外科学会; 2005. p.39-53.

5) Ochiai, Y, Imoto Y, Sakamoto M, et al. Longitudinal growth of the autologous vessels above and below the Gore-tex graft after the extracardiac conduit Fontan procedure. Eur J Cardiothorac Surg. 2010; 37: 996-1001.

6) Wilder TJ, Ziemer G, Hickey EJ, et el. Surgical management of competing pulmonary blood flow affects survival before Fontan/Kreutzer completion in patients with tricuspid atresia type I. J Thorac Cardiovasc Surg. 2015; 150: 1222-30. e7

7) Alsoufi B, Schlosser B, Mori M, et al. Influence of morphology and initial surgical strategy on survival of infants with tricuspid atresia. Ann Thorac Surg. 2015; 100: 1403-10.

8) Pundi KN, Johnson JN, Dearani JA, et al. 40-year follow-up after the Fontan operation. J Am Coll Cardiol. 2015; 66: 1700-10.

9) Goldberg DJ. The Fontan operation. J Am Coll Cardiol. 2015; 66: 1711-3.

〈落合由恵〉

Ch 3 ● 小児心臓外科— **F** 条件によって目標（1心室/2心室）が変わる疾患

1 純型肺動脈閉鎖，重症肺動脈弁狭窄

1 発生頻度と形態分類

　純型肺動脈閉鎖（pulmonary atresia with intact ventricular septum: PA-IVS）は，両心室を有し心室中隔欠損を伴わない肺動脈閉鎖症で，その発生頻度は先天性心疾患の約1%を占める．通常，動脈管開存および卵円孔開存・心房中隔欠損が存在する．右室および三尖弁の低形成を伴う場合が多く，右室低形成が高度なものは右室類洞-冠状動脈交通（sinusoidal communication）を伴うことが多い．また，右室低形成を伴う重症肺動脈弁狭窄（critical pulmonary stenosis）は同じ疾患範疇に含めることが多い．

　右室形態により次の3型に分類される（tripartite classification）[1]．

①右室が流入部（inlet portion），肉柱部（trabecular portion），流出部（outlet portion）の3成分を有する．

②右室が流入部・流出部の2つの部分からなる．

③右室が流入部のみからなる．

2 病態生理

　体静脈還流血は卵円孔・心房中隔欠損を介して左心系に流入するので，生後よりチアノーゼを認める．肺血流は動脈管に依存しているので，早急にプロスタグランジンE_1投与による動脈管開存保持を要する．右室圧は高く，しばしば左室圧を超えて，右室が左室を圧排することにより左室流出路狭窄をきたすことがある．冠状動脈の狭窄や離断を伴う右室類洞-冠状動脈交通を有する症例（図3-112）では，冠血流が右室類洞交通からの血流に依存する〔右室依存性冠循環（right ventricle dependent coronary circulation: RVDCC）〕ため，容易に心筋虚血をきたし，その自然予後や手術成績は不良である．

3 診断と手術適応

　本症の診断は心エコー検査や心血管造影検査などにより行う．心エコー検査では，右室流出路・右室内腔・三尖弁の形態，三尖弁逆流の程度，心房間交通の大きさなどを評価する．心血管造影検査では三尖弁弁輪径，右室拡張末期容積，右室形態で右室成育度を評価し，右室類洞-冠状動脈交通およびRVDCCの有無を確認する．

　治療方針としては，正常冠灌流例においては，初回手術としてチアノーゼの改善および右室を通る順行性血流を確保することにより右室発育を促すことを目的に，新生児あるいは乳児早期に右室減圧術およびBlalock-Taussig（BT）shunt手術を行う．右室流出路を有さない症例ではBT手術のみとなる．右室の発育が不十分な症例では，二期的姑息術としてRV overhaulを

441

Ch 3 ● 小児心臓外科— F 条件によって目標（1 心室/2 心室）が変わる疾患

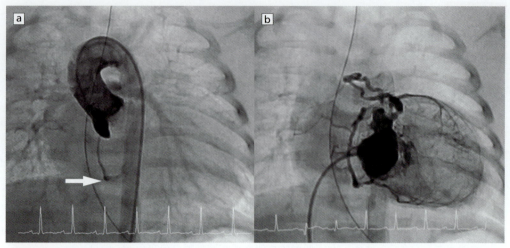

図 3-112 右室依存性冠循環
a）大動脈造影で右冠動脈は #3 で途絶しており（矢印），左冠動脈はまったく造影されない．
b）右室造影で sinusoidal communication を介して，左右冠動脈が造影される．

表 3-7 最終手術の適応基準

報告者（年）	2 心室修復	1.5 心室修復	Fontan 手術
Mair[3]（1997）	TVD＞70% N RVEDV＞70% N	TVD 50〜70% N RVEDV 50〜70% N	TVD＜50% N RVEDV＜50% N
Laks[4]（2001）	TV Z-value＞−2	TV Z-value −4〜−2	TV Z-value＜−4
Yoshimura[5]（2003）	RV-TV index＞0.4	RV-TV index 0.1〜0.2	RV-TV index＜0.1
Lavia'a[6]（2011）	TV Z-value＞−2	—	TV Z-value＜−2

TVD: tricuspid valve diameter, RVEDV: right ventricular end diastolic volume,
RV-TV index: right ventricle-tricuspid valve index〔＝RVEDV(%N)×TVD(%N)×10^{-4}〕, N: normal value

追加することもある．最終手術は幼児期に右室の発育度に応じて，2 心室修復，両方向性 Glenn 手術を併用した 1.5 心室修復（one and a half ventricular repair），Fontan 手術のいずれかを選択する．このように通常，右室の発育度に応じて段階的治療が行われ，最終手術が決定されるが，その術式および選択基準に関しては，施設により異なるのが現状である．

　我々は右室拡張末期容積が正常比 70% くらいを初回治療の際の右室低形成の境界基準にしている．右室が比較的大きい症例では，経皮的経静脈的肺動脈弁切開術（PTPV）または Brock 手術を行い，右室低形成例では BT 手術を初回治療とし，術後 2〜3 カ月で右室流出路の形態に応じて，PTPV，Brock 手術，一弁付きパッチによる右室流出路再建などの右室減圧術を行っている．また，最終手術を決定する右室発育度の指標としては，右室容積に比して三尖弁弁輪径の方が重要と考え，三尖弁弁輪径（初回血管造影正常比）＜60% で Fontan 手術，＞60% で 1.5 または 2 心室修復術を基本方針としている[2]．表 3-7 に諸家の最終手術の適応基準を示す．

　RVDCC を有する症例では，右室減圧は心筋虚血を生じるため禁忌であり，初回手術として

BT 手術を行い，Fontan 手術を最終目標とする．

4 手術術式

1）初回手術

a）Brock 手術

肺動脈弁が膜様閉鎖の場合には closed pulmonary valvotomy（Brock 手術）が可能である．右室流出路にプレジェット付きモノフィラメント糸でマットレス縫合をかけてターニケットに通しておき，そこから Brock 尖刀を挿入して肺動脈弁閉鎖部を裂開する（図 3-113）．その後 Hegar dilator を挿入していき，術前心エコー検査で計測していた肺動脈弁輪径まで拡大する．

b）直視下肺動脈弁切開術

人工心肺を使用せずに，直視下に経肺動脈的弁切開を行う方法で，主肺動脈の遠位側，左右肺動脈分岐直前に遮断鉗子をかけ，主肺動脈に縦切開を加える．肺動脈弁閉鎖部の中央に小孔をあけ，そこからバルーンカテーテルを右室腔に挿入して，右室流出路をバルーン閉塞する（図 3-114）．また右室流出路から直接バルーンカテーテルを挿入し閉塞する方法もある．それにより無血野で肺動脈弁を切開することができる．

2）二期的姑息術

a）姑息的右室流出路再建術（palliative RVOTR）

人工心肺・心停止下に主肺動脈から右室流出路を縦切開し，切開部にポリテトラフルオロエチレン（ePTFE）一弁付きパッチを縫着して，右室流出路を形成する．心房間交通は開存させたまま，あるいは部分閉鎖する．

b）RV overhaul 法

2 心室修復を目指す場合，右室内腔の心筋を切除し，右室腔の拡大を行うことがある．人工

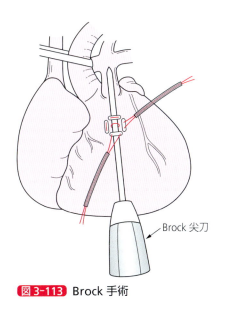

図 3-113 Brock 手術

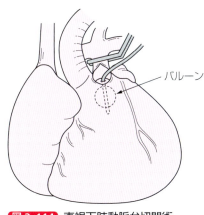

図 3-114 直視下肺動脈弁切開術

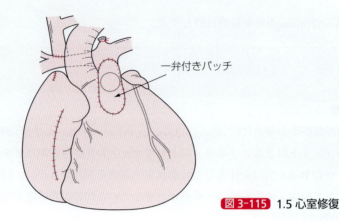

図 3-115　1.5 心室修復

心肺・心停止下に右房切開し，経三尖弁的に trabecular portion の肥大した異常筋束を可及的に切除する．その際，三尖弁の乳頭筋を損傷したり，心室中隔を穿孔しないように注意を要する．また outlet portion は，経肺動脈弁（右室流出路切開）および経三尖弁的に infundibulum の異常筋束を切除する．

3）最終手術

a）2 心室修復

右室容積および三尖弁弁輪径が十分大きく，三尖弁形態が良好な症例では，右室流出路拡大＋心房中隔欠損閉鎖を行う．術後中心静脈圧が高い場合は，心房中隔欠損部分閉鎖（4〜6 mm の小孔を開存）とする．

b）1.5 心室修復（one and a half ventricular repair）

境界症例において，姑息的右室流出路再建術後に心臓カテーテル検査で心房中隔欠損バルーン閉鎖試験を行い右房圧が 15 mmHg 以上ある場合，あるいは心房中隔欠損部分閉鎖を用いた 2 心室修復術直後に中心静脈圧高値で循環維持が困難な場合などに，両方向性 Glenn 手術＋心房中隔欠損閉鎖を加える 1.5 心室修復（図 3-115）を行う．

c）Fontan 手術

ePTFE 人工血管を用いた心外導管型 total cavopulmonary connection（TCPC）を行う．

4）RVDCC を有する症例の体外循環法

RVDCC を有する症例では，両方向性 Glenn 手術および Fontan 手術時の体外循環法に工夫を要する．通常の送脱血では右室が減圧されてしまうため，術中心筋虚血をきたす恐れがある．そこで上下大静脈から脱血し，人工肺を介した酸素化血を右房に送血する veno-venous bypass[7]は，右室依存の冠灌流域にも酸素化血を供給することができ，体外循環中の心筋虚血を防ぐ有用な方法と考えられる．

5 術後と予後

PA-IVS の手術成績は，最近でも 5 年生存率 60〜91%[4-6, 8]と決して良好ではない．これは本症の疾患重症度が幅広く，その治療方針が画一的でないことが一因と思われる．冠灌流が正常

である場合，右室の発育度に応じて段階的治療が行われ，最終手術が決定されるが，低形成右室例では右室減圧術やRV overhaul を行うことで右室腔の拡大を得られても，三尖弁輪径は正常化しにくく[2]，三尖弁異形成を認めることもあり，そのような症例では2心室修復を行っても術後の右房圧上昇や肝うっ血などの右心不全増悪が危惧される．また，PA-IVS における2心室修復術後の運動耐容能はFontan 術後と大きく差がないこともいわれており[9]，その遠隔期のQOL まで考慮して2心室修復の適応を検討する必要がある．一方，境界例に対する1.5心室修復は急性期の成績は良好であるが，遠隔期の運動能はやはりFontan 手術と同等であるとの報告[10]もあり，概念的には2心室修復とFontan 手術の中間に位置するが，心機能的にも中間に位置するかどうかはさらなる検討が必要である．

RVDCC を合併する症例では，BT 手術による拡張期血圧の低下や左室への容量負荷が左室機能低下を招来することや，Fontan 手術施行までは右室を灌流するのは静脈血であることから，Fontan 手術に至るまでの突然死も少なくない．また Fontan 手術に到達しても，合併する冠動脈狭窄が遠隔期の心室機能に関わる可能性があり，その遠隔予後は未だ不明である．

文献

1) Bull C, DeLeval MR, Mercanti C, et al. Pulmonary atresia and intact ventricular septum: a revised classification. Circulation. 1982; 66: 266-72.
2) 川田博昭，岸本英文，三浦拓也，他．純型肺動脈閉鎖，重症肺動脈弁狭窄に対する治療成績．日小循誌．2004; 20: 601-7.
3) Mair DD, Julsrud PR, Puga FJ, et al. The Fontan procedure for pulmonary atresia with intact ventricular septum: operative and late results. J Am Coll Cardiol. 1997; 29: 1359-64.
4) Laks H, Plunkett MD. Surgical management of pulmonary atresia with intact ventricular septum. Prog Pediatr Cardiol. 2001; 13: 183-97.
5) Yoshimura N, Yamaguchi M, Ohashi H, et al. Pulmonary atresia with intact ventricular septum: strategy based on right ventricular morphology. J Thorac Cardiovasc Surg. 2003; 126: 1417-26.
6) Liava'a M, Brooks P, Konstatinov I, et al. Changing trends in the management of pulmonary atresia with intact ventricular septum: the Melbourne experience. Eur J Cardiothorac Surg. 2011; 40: 1406-11.
7) Asou T, Matsuzaki K, Matsui K, et al. Veno-venous bypass to prevent myocardial ischemia during right heart bypass operation in PA, IVS and RV dependent coronary circulation. Ann Thorac Surg. 2000; 69: 955-6.
8) Ashburn DA, Blackstone EH, Wells WJ, et al. Determination of mortality and type of repair in neonates with pulmonary atresia and intact ventricular septum. J Thorac Cardiovasc Surg. 2004; 127: 1000-8.
9) Sanghavi DM, Flanagan M, Powell AJ, et al. Determinants of exercise function following univentricular versus biventricular repair for pulmonary atresia/intact ventricular septum. J Am Coll Cardiol. 2006; 97: 1638-43.
10) Numata S, Uemura H, Yagihara T, et al. Long-term functional results of the one and one half ventricular repair for the spectrum of patients with pulmonary atresia/stenosis with intact ventricular septum. Eur J Cardiothorac Surg. 2003; 24: 516-20.

〈盤井成光〉

Ch 3 ● 小児心臓外科― F 条件によって目標（1 心室/2 心室）が変わる疾患

2 Ebstein 病

1 発生頻度

全先天性心疾患の 0.5〜1％にみられる，比較的稀な疾患である．

2 基本分類

三尖弁は右室心筋内層より浸食（undermining）という行程で形成される．Ebstein 病は，この undermining が阻害されたために起こる，三尖弁・右室心筋の形成異常である．主に中隔尖や後尖が，稀に前尖の一部が本来の弁輪より右室内にずれて起始（hinge の downward displace）し，腱索，乳頭筋の形成も不良で，弁尖は心室壁に貼りつき（plaster），弁機能不全をきたす．前尖も，腱索間隙の消失や乳頭筋の形成不全による tethering をきたし，大きな帆様のものから，可動性がなく低形成のものまで様々である．さらに弁尖の貼りついた心室部分までは壁が菲薄化し，右房化右室と呼ばれる．このように広いスペクトラムの疾患群に対して，形態・機能的分類，さらに解剖学的な分類が行われている．

1) Carpentier 分類（図 3-116）[1]

形態・機能を反映した分類として，よく用いられる．
- A 型：真の（機能的）右室容量が十分にある．
- B 型：大きな心房化右室があるが，前尖の可動性は良好である．
- C 型：前尖の可動性が著しく制限され，右室流出路狭窄がみられる．
- D 型：小さな漏斗部以外，他はほとんどが心房化右室である．

2) Great Ormond Street Echo Score（Celermajer index）[2]

心エコーの拡張末期四腔断層における，機能的右室，左房，左室の断面積に対する右房と心房化右室の断面積比による重症度分類であるが，治療成績の向上とともにその計測意義は薄れている．

3) Mayo clinic の新分類[3]

従来の心エコーによる弁の偏位，前尖の tethering，心房化右室の程度に加えて，術中の正確

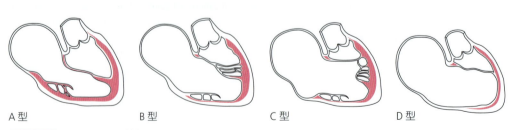

A 型　　B 型　　C 型　　D 型

図 3-116 Carpentier 分類

な解剖学的所見を加えた分類（I～Ⅳ型）である．弁尖の可動性が比較的良好なI型とⅡ型は弁形成の適応であり，Ⅲ型は境界型，Ⅳ型は弁置換の適応とされる．

③ 病態生理および臨床症状

本症の血行動態は，重症度により大きく異なる．基本的には三尖弁閉鎖不全に右室機能不全が加わり，さらに卵円孔開存や心房中隔欠損の存在で，右-左短絡からチアノーゼが出現する．軽症例では心房中隔欠損の合併で左-右短絡となるが，最重症例では，胎児期より高度の心拡大，肺容量低下がみられ，胎内死亡もしくは，生直後から心・呼吸不全に陥る．肺高血圧の低下とともに血行動態が改善する例もあるが，不整脈や左心不全も加わりさらに重症化する例もみられる．また，乳・幼児期に症状が安定していた軽・中等症でも，加齢とともに三尖弁閉鎖不全，右室機能不全が進行することもある．

WPW症候群の合併はよく知られており，発作性上室性頻拍や心房粗動は，年長児ほど発生頻度が高くなる．

合併病変として，卵円孔開存や心房中隔欠損に加えて，肺動脈狭窄・閉鎖，心室中隔欠損，Fallot四徴，修正大血管転位などがみられる．

④ 診断

収縮期拡張期心雑音を三尖弁口で聴取する．胸部X線所見では，右房が拡大した，球形の心拡大が特徴的である．最重症例では，wall to wall heartと呼ばれる，巨大な心陰影が胸郭を占拠する．心電図では，P波増大，PQ延長，右脚ブロックなどがみられる．心房性，心室性の不整脈，特にWPW症候群の合併は特徴的である．

心エコー検査による心尖からの四腔断層で，三尖弁中隔尖の心尖方向へのずれ（一般的には成人で20 mmまたは8 mm/m²以上）を確認する．胎児エコーでも，三尖弁の形態異常は高率に診断される．肺動脈弁の順行性血流がなく，逆流している例は予後不良とされる．出生後のエコーでは，右房，三尖弁，心房化右室，機能的右室，肺動脈弁の解剖，機能などを詳細に観察する．また，両心室の容量，機能も併せて評価する．心臓カテーテル・心血管造影では心房化右室と奇異性運動がみられる．MRIは，右心系の容量，機能の評価に優れ，心房化右室，機能的右室像が，四腔，長軸，短軸像で得られる．弁機能を含めて，術前に有用な情報は多い．

⑤ 手術適応および外科治療

外科治療の目的として，①三尖弁機能および心機能の改善，②チアノーゼの改善，③頻脈性不整脈のコントロールが挙げられる．

手術適応，時期については，重症度により異なる．最重症例では，新生児期に高度の三尖弁閉鎖不全，右室機能低下，著明な心拡大，チアノーゼ，LOSをきたし，カテコラミン，プロスタグランジン，人工呼吸管理に加え，早急な外科治療が必要となる．新生児期を過ぎても，心不全や頻脈発作を繰り返す場合，特に薬剤やカテーテル治療に抵抗する不整脈，著明な心拡大，チアノーゼも手術適応となる．

1）新生児期の手術

重篤な心不全，チアノーゼ，アシドーシスなど循環不全をきたしている新生児に対しては，大別すると，①右室機能の改善と2心室修復を目指した三尖弁形成か，②1心室修復を目指した right ventricular（RV）exclusion が選択される．

a）境界領域

まず，2心室または1.5心室修復として，右室を温存するか否かを選択する必要がある．解剖学的肺動脈閉鎖に対する2心室修復の成功例は少ない[4]．一般的には，解剖学的右室流出路閉鎖がなく機能的に右室からの心拍出があり，大きな可動性のある前尖の場合は，三尖弁形成を試みる価値はある．肺高血圧による機能的な肺動脈弁閉鎖の場合は，一時的なプロスタグランジン減量や，術中に動脈管の一時閉鎖を試みて，右室からの順行性肺血流の有無を確認する．また，右室機能の評価に，心エコーによる三尖弁逆流速度（推定右室圧）を参考にしている施設もある．肺動脈弁逆流から circular shunt に陥っている場合は，緊急で主肺動脈を結紮した後，通常は RV exclusion へ向かう．

b）三尖弁形成

Knott-Craig CG らが行っている新生児期の弁形成は，基本的に前尖を主とした一弁化である[4]．前尖が大きく可動性がある場合は，前尖と後尖との交連部分と冠静脈洞内にプレジェットを置く，Danielson 変法の弁輪縫縮（図3-117）を多用している．前尖の主要乳頭筋を心室中隔に縫合，固定する Sebening stich[5]（図3-118）も，有用な術式として用いている．前尖の可動性を得るため，弁輪を切開，腱索を切除する例や自己心膜を補填する場合もある．いずれも弁尖の coaptation zone は，本来の弁輪レベルでなく，より心室側となる．

付加手技として，

①心房縫縮：肺の拡張に効果的で，さらに心機能の改善にもつながる．縫縮に際しては，右冠動脈の損傷に注意を払う．

②ASD 部分閉鎖：術後の右室機能不全を考慮して，3～4 mm の交通を残す．

③解剖学的肺動脈狭窄・閉鎖に対する右室流出路形成：肺血管抵抗が高いため，弁付き導管が望ましい．

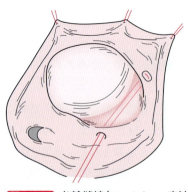
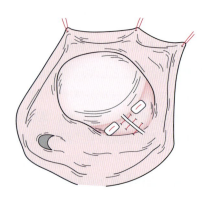

図3-117 弁輪縫縮（Danielson 変法）

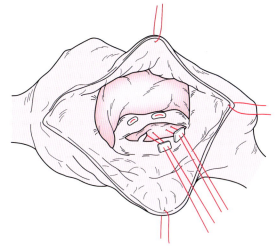

図 3-118 Sebening stich

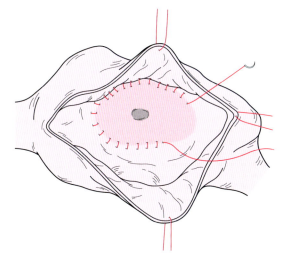

図 3-119 RV exclusion（Starnes 法）

④その他，VSD 閉鎖など：重症の新生児に対する弁形成は，難易度が高く，経験を要する手技であり，もし行うとしても，修復に余り時間を要しない一弁化修復が望ましい．しかし最近では新生児・乳児早期における cone 手術の成功例も報告されている．弁形態から弁形成が困難と思われる例や，循環動態が不安定な場合は，RV exclusion がより安全な方法である．

c) RV exclusion（Starnes 法）（図 3-119）

　Starnes VA ら[6]は，新生児期の重症例に対して，右室を肺心室として用いない 1 心室アプローチを提唱した．剝離・受動によっても前尖の可動性が乏しい場合や，機能的右室容量が小さく，弁形成に不適な症例に対して，開窓型パッチによる三尖弁閉鎖（RV exclusion）と体肺動脈シャントにより肺血流を維持する姑息術である．右室に直接還流する冠静脈血をドレナージするため，三尖弁の閉鎖には，中央に径 4〜5 mm の開口部を作成した自己心膜や ePTFE パッチを用いる．心房間交通を十分拡大，右房を縫縮閉鎖した後，右腕頭または鎖骨下動脈から右肺動脈

へ 3.5 mm か 4 mm の人工血管を用いた体肺動脈シャントを行う．三尖弁へのパッチ縫着に際して，膜性部周辺はスキップして，刺激伝導障害を回避する．一般的には右室の縫縮は不要とされているが，前壁と中隔の縫合や前壁切除など，右室縫縮による速やかな肺や左室への圧排軽減効果も報告されている．

2) 乳児期以降の修復

新生児・乳児早期を内科治療で乗り切った中等症は，前尖や右室機能も期待されるので，弁形成の適応となることが多い．後尖も修復に用いる二尖弁修復として，Carpentier 法[1]が提唱され，さらに中隔尖も加えた三尖で形成する cone 修復[7]が発表された．いずれも，弁尖を弁輪で切離，回旋して，長軸方向の心房化右室の縫縮とともに弁輪を縫縮した後に，本来の弁輪部に弁尖を再縫合する sliding plasty である．心房化右室縫縮の是非，縫縮法については議論を残しているが，縫縮の際の注意点として冠動脈狭窄・閉塞，左室形態の歪みなどが挙げられる．

a) Carpentier 法（図 3-120）

前尖を弁輪で切り離し，可動性を得るため，癒合した腱索の切離や弁尖の開窓を行い，さらに心房化右室を長軸方法に縫縮する．縫縮された本来の弁輪に，前・後尖を回しながら，再縫合する．中隔尖はそのままのため，やはり一弁化の術式である．

b) Cone 修復（図 3-121）

弁尖を本来の弁輪に戻し，心房化右室を長軸方向に縫縮する．Carpentier 法の基本的な概念は踏襲しながらも，決定的な違いは，低形成で，偏位している中隔尖を剥離，受動して，弁形成に用いる点にある．一弁化形成とは異なり，先端が心尖に固定された円錐状の弁構造によって，中隔尖側の逆流をきたさないことから，解剖学的修復法とも呼ばれる[8]．

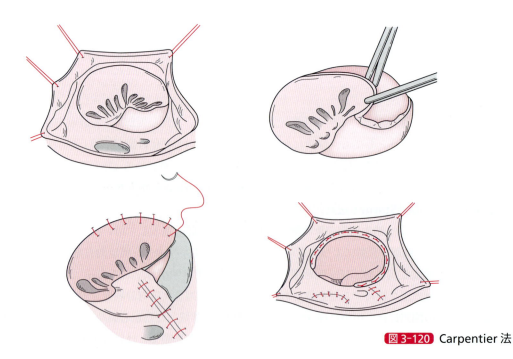

図 3-120 Carpentier 法

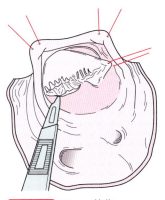 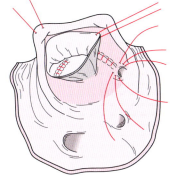 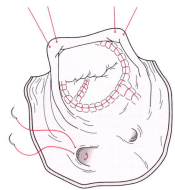

図 3-121 Cone 修復

① 弁尖の開窓：弁の心尖側先端に腱索がなく，直接心筋に付着している場合は，心尖部側 1/4 から 1/3 で，弁尖をスリット状に切開，右室への開窓を行う．弁輪側の開口部は逆流防止のため，閉鎖する．

② 刺激伝導障害の予防：中隔尖弁輪部では，浅い，結節縫合を行う．

> **■ 基本手術のコツ！**
>
> 低形成の中隔尖でも慎重に剝離し，弁形成の一部として利用する．弁尖として不足するなら腱索として用いて自己心膜を補填する方法[8]もある．心房化右室縫縮は心外より確認する．中隔尖の再縫合では，刺激伝導障害を回避する浅い運針を心掛ける．

年長児や成人では，cone 修復を基に，人工弁輪で補強する変法が行われる[8]．

一方で，機能的右室が低形成である例や右室機能が低下している場合は，弁形成に加えて，両方向性 Glenn 吻合を追加した 1.5 心室修復も考慮する．また，肺血管抵抗が低ければ，RV exclusion と Glenn 吻合による 1 心室姑息術も選択される．

c）三尖弁置換

Mayo clinic の報告[9]では，弁形成後の 19％の症例が弁置換になっており，Ebstein 病患者全体の 70％は最終的に弁置換を受けている．再手術回避率からみて，12 歳未満においては，弁置換より弁形成が有意に優れており，小児では弁形成が第一選択となる．しかし，12 歳以上では，弁形成と弁置換では有意差はなく，弁形成後に有意な弁逆流が遺残する場合は，心機能が悪化する前に，弁置換に踏み切るべきである．また，若年者では，生体弁が機械弁に比して，生存率，再手術回避率で優れているといわれる．

d）不整脈治療

本症に高率に合併する副伝導路に対して，カテーテルアブレーション（電気焼灼）が行われるが，解剖学的，機能的に多彩な本症では，確立された治療ではなく，再発も多い．一方で，上室性頻拍に対する，外科的治療は，効果的である．術後の突然死予防のためにも，三尖弁に対する外科的介入前に，電気生理学的検査を行う必要がある．心房粗動・細動による発作性頻脈

の場合は，右側 Maze のみでも有効であるが，慢性粗動・細動に対しては両側 Maze を行う必要がある[10].

文献

1) Carpentier A, Chauvaud S, Macé L, et al. A new reconstructive operation for Ebstein's anomaly of the tricuspid valve. J Thorac Cardiovasc Surg. 1988; 96: 92-101.

2) Celermajer DS, Cullen S, Sullivan ID, et al. Outcome in neonates with Ebstein's anomaly. J Am Coll Cardiol. 1992; 19: 1041-6.

3) Dearani JA, Danielson GK. Congenital Heart Surgery Nomenclature and Database Project: Ebstein's anomaly and tricuspid valve disease. Ann Thorac Surg. 2000; 69: S106-17

4) Knott-Craig CJ, Goldberg SP, Overholt ED, et al. Repair of neonates and young infants with Ebstein's anomaly and related disorders. Ann Thorac Surg. 2007; 84: 587-93.

5) Augustin N, Schmidt-Habelmann P, Wottke M, et al. Results after surgical repair of Ebstein's anomaly. Ann Thorac Surg. 1997; 63: 1650-6.

6) Starnes VA, Pitlick PT, Bernstein D, et al. Ebstein's anomaly appearing in the neonate. A new surgical approach. J Thorac Cardiovasc Surg. 1991; 101: 1082-7.

7) da Silva JP, Baumgratz JF, da Fonseca L, et al. The cone reconstruction of the tricuspid valve in Ebstein's anomaly. The operation: early and midterm results. J Thorac Cardiovasc Surg. 2007; 133: 215-23.

8) Dearani JA, Said SM, O'Leary PW, et al. Anatomic repair of Ebstein's malformation: Lessons learned with cone reconstruction. Ann Thorac Surg. 2013; 95: 220-8.

9) Brown ML, Dearani JA, Danielson GK, et al. The outcomes of operations for 539 patients with Ebstein anomaly. J Thorac Cardiovasc Surg. 2008; 135: 1120-36.

10) Stulak JM, Sharma V, Cannon BC, et al. Optimal surgical ablation of atrial tachyarrhythmias during correction of Ebstein anomaly. Ann Thorac Surg. 2015; 99: 1700-5.

〈大嶋義博〉

Ch 3 ● 小児心臓外科― F 条件によって目標（1 心室/2 心室）が変わる疾患

3 Shone complex

1 定義

Shone complex とは，1963 年に Shone らが報告した以下の 4 つの形態異常からなる左心系複合病変を表す[1]．すなわち，

①Parachute mitral valve

②Supravalvular ring of the left atrium（supra-mitral ring）

③Subaortic stenosis（subAS）

④Coarctation of the aorta（CoA）

の 4 つのうち複数を有する多段階の左心系狭窄病変を特徴とする．しかし，4 病変すべてを有するいわゆる"完全型"の症例は限られ，Shone らの報告でも 8 例中 2 例にすぎない．諸家の報告においても，"完全型"の割合は 4～100％と幅がある（表 3-8）．このように，4 病変すべてを持たない症例も多く報告されており[1-5]，それらは"atypical"，"imcomplete"Shone complex などと表現されることがあるが，実際には完全型と不完全型を区別する考え方は一般的ではなく，4 病変のうち 2 つ以上を有するものを Shone complex とすることが多い．また，非常に稀な複合疾患であることから発生頻度は不明である．

また，Shone complex は，左心低形成症候群（hypoplastic left heart syndrome：HLHS）を最重症例とした多段階の左心系狭窄病変の広い疾患スペクトラムの一部分ととらえることができる

表 3-8 Shone complex における左心系狭窄病変数の分布

著者（報告年）	症例数	Supramitral rirg	Mitral valve anomaly	Subaortic obstruction	CoA	左心系狭窄病変数				完全型の割合（%）
						1	2	3	4	
Shone JD（1963）[1]	8	3	3	6	3	0	3	3	2	25
Bolling SF（1990）[2]	30	22	24	26	29	0	6	5	19	63
Brown JW（2005）[3]	27	11	24	16	18	2	14	5	5	19
St. Louis JD（2007）[4]	28	6	28	7	26	2	15	10	1	4
Delmo EMB（2013）[5]	45	45	45	45	45	0	0	0	45	100
合計（%）	138	87(63)	124(90)	100(72)	121(88)	4(3)	38(28)	23(17)	72(52)	

453

Ch 3 ● 小児心臓外科— F 条件によって目標(1 心室/2 心室)が変わる疾患

が，2 心室修復に至った症例を Shone complex と呼ぶことが現状に即していると思われる．また，Society of Thoracic Surgeons の Congenital Heart Surgery Nomenclature and Database Project においては，Shone complex は独立分類されておらず，"Shone's report" という形で言及されているにとどまる．

このように，Shone complex の明確な定義付けは難しいが，諸家の報告をまとめると，
- 4 病変のうち 2 つ以上の病変を有する
- 左室流入路病変と流出路病変の双方を有する

ことが共通する特徴といえる．

2 病態と治療

Shone の記した 4 病変の個々については既知のものであるが，それらの組み合わせが病態を特徴的かつ複雑にしている．うっ血性心不全に伴う身体所見(体重増加不良など)や検査所見(心拡大，肺うっ血像など)がみられ，心臓エコー検査により各狭窄病変の診断が可能である．

Shone complex の解剖学的なスペクトラムは非常に広く，狭窄病変の箇所と数，狭窄の程度，左室容量が症例により大きく異なる．それゆえに，何ら治療を必要としない症例から Norwood 手術を経て Fontan 手術に至る 1 心室修復を必要とする症例まで様々である．したがって，それぞれの狭窄病変に対する介入時期の決定に加え，境界領域にある症例の 2 心室修復の可否判断は重要であるが難しい．実際には各狭窄病変の重症度に加え，左室容量の評価が重要となる．左室流出路に対しては Ross 手術や Ross-Konno 手術といった弁置換，弁輪拡大の選択枝があるが，流入路に対しての人工弁置換は小さな体格では困難である．このことから，僧帽弁狭窄への介入の可否が 2 心室修復への鍵となることが多い．1 心室修復か 2 心室修復かの選択については後述する．

1) Parachute mitral valve を含む先天性僧帽弁狭窄

a) 病態生理

多くは二尖弁だが弁尖の肥厚と交連癒合を伴う．パラシュートのように一つの乳頭筋にすべての腱索が接続するため弁尖の可動性は著しく低い．腱索は短縮し，かつ肥厚しているため，これらの間隙が狭く，左室流入路狭窄をきたす．左室流入圧較差が高値であっても長期にわたって変化しないことが多いが，約 2 割は進行性である[6]．parachute mitral valve に限らず，狭窄をきたす僧帽弁を Shone complex の構成要素に含む報告もある[3-5]．

b) 治療

左房切開もしくは左室心尖部切開アプローチにより乳頭筋切開(splitting)と癒合腱索の分離(fenestration)による流入路の拡大を行うが，完全な狭窄解除が困難であることから狭窄再発率は高い．人工弁置換可能な体格まで，再手術を繰り返すこともあるが，弁形成や弁置換のいずれも困難である場合は，1 心室修復を選択せざるを得ない．また，弁付き導管使用による左心耳-心尖部バイパスの報告もある．形成が難しいことが parachute mitral valve への介入が少ない一因だが，近年，外科的介入を積極的に繰り返すことにより，その後の弁の良好な発育も報告されている[5, 7]．

454

2）Supravalvular ring of the left atrium（supra-mitral ring）

a）病態生理

僧帽弁輪から左房側に突出する全周性の結合組織からなる隆起で，多くは膜性隆起である．隆起の高さにより左室流入路狭窄の重症度が異なる．

b）治療

僧帽弁弁尖と隆起基部の境界が不明瞭であるため弁を損傷せずに切除することが難しい場合がある．後尖側の切除時は冠動脈左回旋枝の損傷に注意する．再発率は約 3 割とされる[3,5]．

3）Subaortic stenosis（subAS）

a）病態生理

心室中隔の肥厚によるトンネル状の筋性狭窄（muscular type）と全周性に心内膜の突出した膜性狭窄（discrete membranous type）があり，左室流出路狭窄を起こす．これら 2 種類が併存する場合もある．

b）治療

膜性狭窄の切除は比較的容易だが，筋性狭窄は解除が困難なことが多く，再発率が高い．再発を繰り返す場合や狭小大動脈弁を伴う場合は，Ross-Konno 手術を行うことがある．

4）Coarctation of the aorta（CoA）

a）病態生理

局所的な大動脈縮窄に加え，大動脈弓低形成を含めて Shone complex とする報告もある[5]．動脈管開存を伴うことが多い．

b）治療

狭窄部に対する解除術として端端吻合や subclavian flap などを実施する．大動脈弓部の低形成を伴う場合は extended aortic arch anastomosis や patch plasty などを要する．SubAS を伴う症例に対して，apico-aortic conduit を実施した報告もある[2]．初回手術で実施されることが多い．

③ 一期的修復か，段階的修復か—狭窄病変の顕在化と進行

狭窄病変が有意なものであるかを正しく評価し，介入の要否と時期を決定することは難しい．その理由は，狭窄病変による血流量の制約が別病変の重症度を過小評価させ得るからである．多くの報告において初回手術としての CoA 修復術が最も多いが，CoA 修復後や僧帽弁狭窄解除後に左室流出路狭窄が顕在化することがある．このように診断時において介入の適応なしと判断した病変が後に顕在化もしくは進行することで結果的に段階的介入となることが多い．

Delmo らは 4 病変すべてを有する 45 例のうち，23 例に対して一期的に全病変に介入したが，再手術率，死亡率において段階的修復に対する優位性は認められなかったと報告している[5]．一方，Serraf らは僧帽弁狭窄に他の左心系狭窄病変もしくは心室中隔欠損（VSD）が合併した症例において，段階的修復に比し，一期的修復の死亡率が有意に低かったと報告している[8]．VSD や左室流出路狭窄を残したまま僧帽弁狭窄の修復をした場合，肺血流量の増加もしくは左室前負荷の増大をきたすことが一期的修復に比し早期死亡が多い理由と推測している．

Ch 3 ● 小児心臓外科— **F** 条件によって目標（1 心室/2 心室）が変わる疾患

4 手術成績

　最近の報告では Shone complex の 10 年生存率は 76〜93%[3, 5]であり概ね良好であるが，再手術における手術死亡率は 25% と不良である[8]．VSD などの併存病変を含む平均修復病変数は初回手術で 1.0〜2.0/例で，再手術を含むと合計修復病変数は 2.8〜8.2/例[2, 5]である．再手術回避率は術後 10 年で 72〜82%，15 年で 53〜77% であった[3, 5]．狭窄病変が進行性であるために再介入を要することが多く，2 心室を維持するためには，頻繁な再介入を厭わない戦略が必要である．

5 1 心室修復か，2 心室修復か

　結果的に 2 心室修復が可能であった症例を Shone complex と呼んでいる背景がある一方で，2 心室修復が成立しなかった症例の報告もある．実際には診断時もしくは乳児期早期に 2 心室修復が可能であるかどうかを判断する必要があり，「左室低形成の有無」「介入可能な僧帽弁狭窄であるか」が特に重要な判断材料となる．

　Schwartz らは Shone complex の 4 病変に「低形成左室」を加えた 5 病変のうち，2 病変以上を有する 72 例に 2 心室修復を実施し，2 心室修復不成立の危険因子を検討した[9]．死亡，心臓移植もしくは 1 心室修復への takedown を要した 14 例で 2 心室修復が成立しなかったとして，不成立の危険因子は，①中等度以上の VSD（3 mm 以上，もしくは大動脈弁輪径の 50% 以上），②大動脈一尖弁，③低形成左室（LVEDV z-score＜−2 もしくは，長軸像での左室長/右室長＜0.8）であったと報告している．ただし，新生児期に左室サイズを評価するのは難しいとする報告もある[10]．左心系狭窄病変に加え ASD における左右シャント，動脈管における右左シャントがあると，左室の充満が不十分であったり，拡大した右室に左室が圧排されることにより，正確な左室サイズが反映されないためである．

　parachute mitral valve に着目すると，Marino らは 2 心室修復が可能であったのは約 2/3 にとどまると報告しており，そのうち単一乳頭筋にすべての腱索が接続する形の "true" parachute mitral valve に限ると約半数に 1 心室修復を要している[6]．2 心室修復を行った症例のうち，僧帽弁に対して手術介入したのは 4% のみであることから，介入が必要な僧帽弁狭窄を伴う場合は 1 心室修復に進むべきとも思われる．Serraf らは，先天性僧帽弁狭窄 72 例の検討の中で，僧帽弁輪径 z value が−2 以下の場合は 1 心室修復が適しているとしている[8]．

　上行大動脈における順行性血流を 2 心室修復可能の予測因子とする考えもあるが，2 心室修復不成立症例の多くで順行性上行大動脈血流を認めているとの報告もある[9]．したがって，上行大動脈の順行性血流の存在により 2 心室修復が可能であるとすることには議論の余地がある．

まとめ

• 有意狭窄はその都度解除する．進行性病変が多いため，2 心室の維持には反復する手術が必要である．

3 Shone complex

- Parachute mitral valve の狭窄解除は困難であり，狭窄の重症度によっては1心室修復を選択せざるを得ないことがある．
- 2心室の維持には，Shone complex の4病変に加え，左室容量の評価も重要である．

文献

1) Shone JD, Sellers RD, Anderson RC, et al. The developmental complex of "parachute mitral valve", supravalvular ring of left atrium, subaortic stenosis, and coarctation of aorta. Am J Cardiol. 1963; 11: 714-25.
2) Bolling SF, Iannettoni MD, Dick M 2nd, et al. Shone's anomaly: operative results and late outcome. Ann Thorac Surg. 1990; 49: 887-93.
3) Brown J, Ruzmetov M, Vijay P, et al. Operative results and outcomes in children with Shone's anomaly. Ann Thorac Surg. 2005; 79: 1358-65
4) St. Louis JD, Bannan MM, Lutin WA, et al. Surgical strategies and outcomes in patients with Shone complex: a retrospective review. Ann Thorac Surg. 2007; 84: 1357-62; discussion 1362-3.
5) Delmo EMB, Van Praagh R, Miera O, et al. Repair of left ventricular inflow tract lesions in Shone's anamoly: valve growth and long-term outcome. Ann Thorac Surg. 2013; 95: 948-55.
6) Marino BS, Kruge LE, Cho CJ, et al. Parachute mitral valve: morphologyc descriptors, associated lesions, and outcomes after biventricular repair. J Thorac Cardiovasc Surg. 2009; 137: 385-93.
7) Hoashi T, Bove EL, Devaney EJ, et al. Mitral valve repair for congenital mitral valve stenosis in the pediatric population. Ann Thorac Surg. 2010; 90: 36-41.
8) Serraf A, Zoghbi J, Belli E, et al. Congenital mitral stenosis with or without associated defect: an evolving surgical strategy. Circulation. 2000; 102(supple III): III166-71.
9) Schwartz ML, Gauvreau K, Geva T. Predictors of outcome of biventricular repair in infants with multiple left heart obstructive lesions. Circulation. 2001; 104: 682-7.
10) Cavigelli-Brunner A, Bauersfeld U, Pretre R, et al. Outcome of biventricular repair in infants with multiple left heart obstructive lesions. Pedatr Cardiol. 2012; 33: 506-12.

〈保土田健太郎，鈴木孝明〉

Ch 3 ● 小児心臓外科— G その他の知っておくべき知識

1 小児の低侵襲手術

1 心房中隔欠損（ASD）

　ASD 閉鎖術は最も古くから行われてきた開心術で，近年は低侵襲手術の必要性が強調されるようになり，小切開アプローチ[1-3]や右開胸による小切開アプローチ[4]など美容的にも優れた術式が行われている．4〜5 cm の切開創で手術が可能ではあるが，従来の胸骨全正中切開に比して術野の展開が難しく，通常の胸骨正中切開による手術とは，根本的に異なる手術手技であると心得るべきである．通常のアプローチによる手術手技を習得した上で，小切開アプローチや右開胸アプローチを行うべきである．

　一方，カテーテル治療では Amplatzer Septal Occluder が主流であるが，完全房室ブロックなど様々な合併症が報告されている[5]．また，開心術との比較検討では，手術とカテーテル治療の死亡率はほぼ差がないが，合併症による再手術率では，カテーテル治療は開心術のほぼ 20 倍で，かつ合併症による死亡率は 6 倍である（開心術 1.2% vs カテーテル治療 7.6%）と報告されている（表 3-9）[6]．すなわち，カテーテル治療は一旦合併症を引き起こすと，回復が手術よりも困難で，リスクの高い治療となる．

ハイブリッドアプローチ

　近年，心臓外科と小児科の合同によるハイブリッドアプローチ（hybrid approach）が欧米を中心に提唱されている[7]．小切開により右房を直視下に穿刺して，経食道心エコーガイドに Amplatzer Septal Occluder などのデバイスを留置する術式である．安全かつ確実にデバイスを留置できる点や，不成功に終わっても直ちに開心術に変更できる点で優れている．さらに治療方針の決定や家族へのリスクの説明に関しても心臓外科・小児科が合同で行うので，十分な理解が得やすく，患者にとっては 1 回の入院・治療で根治できるメリットも大きい．

表 3-9　ASD に対する手術とカテーテル治療の比較

	手術	カテーテル治療	P 値
死亡率	0.13%	0.093%	0.649
再手術率	0.39%	0.83%	0.063
合併症による死亡率	1.2%	7.6%	0.004
合併症による再手術	3.6%	68.2%	<0.001

（DiBardino DJ. et al. J Thorac Cardiovasc Surg. 2009; 137: 1334-41)[6]

1 小児の低侵襲手術

② 心室中隔欠損（VSD）

1）内視鏡補助下小切開アプローチ

　内視鏡補助による先天性心疾患の心内修復術は以前より報告されている[8, 9]．VSD に対しても ASD と同様に小切開アプローチが行われてきたが，剣状突起下アプローチ（transxyphoid approach）が最も一般的であった[10, 11]．この transxyphoid approach と内視鏡補助を組み合わせた術式を行い，約5〜6 cm 程度の切開で VSD および VSD＋右室二腔症の症例の修復も報告されている[12]．小切開にもかかわらず，内視鏡による拡大された画像により，心内の微細な構造まで確認できる点で極めて優れた術式であったが，ASD に比して複雑で，正確な手術手技を要する VSD では，小切開での手術は難易度が高く，また内視鏡手術の技術習得が必要なことから，近年は行われなくなっている．

2）外科的デバイス治療

　近年，VSD に対しても，ASD と同様に Amplatzer Septal Occluder を使用したカテーテル治療が行われるようになった[13, 14]．しかしながら，完全房室ブロックや大動脈閉鎖不全を高頻度に起こすことが報告され，一般的な治療法になっていないのが現状である[15, 16]．そこで，現在注目されるのは，胸骨小切開による経右室アプローチによる VSD device closure である[17-19]．Bacha らは筋性部欠損症例6例に対して，Amplatzer Septal Occluder を使用して合併症もなく完全閉鎖に成功している[17]．筋性部中隔欠損では手術での閉鎖に難渋する症例も多いことから，この経右室アプローチ・デバイス使用による閉鎖はかなり有効である．また，中国の施設を中心に傍膜様部欠損型の VSD に対してもこの経右室アプローチによる閉鎖が報告されている[18]．従来の Amplatzer Septal Occluder とは形状の異なる新たなデバイスを開発している．このデバイスを用いて，408 例の傍膜様部欠損型 VSD に施行し，393 例（96.3％）が閉鎖に成功している．また，遺残短絡や完全房室ブロックはみられず，11 例（2.8％）に不完全右脚ブロックを認めたのみであった．カテーテルによる Amplatzer Septal Occluder の合併症に比して極めて有効であることが明らかとなった．

3）完全内視鏡下 VSD 閉鎖術

　成人心臓外科では，完全内視鏡下での冠動脈バイパス術や僧帽弁形成術の報告がみられるようになってきた．また，ASD についても成人症例や体格の大きい症例では，大腿動静脈送脱血による人工心肺と内視鏡補助による閉鎖術が行われている．最近，Ma らは平均年齢 10 歳（5〜19 歳）の傍膜様部欠損型 VSD：36 症例に完全内視鏡下 VSD 閉鎖術を施行して良好な結果を

表 3-10 内視鏡下 VSD 閉鎖と従来の VSD 閉鎖の比較

	内視鏡下	従来の手術	p 値
ICU 滞在時間	17±2	25±5	p＝0.01
在院日数	4.2±1.1	6.7±2.1	p＝0.03
術後鎮痛薬使用	37.5％	87.5％	p＝0.001

（Ma ZS. et al. J Thorac Cardiovasc Surg. 2011；142：850-4 より）[19]

報告している[19]．人工心肺時間は平均66分，大動脈遮断時間は平均36分で，胸骨正中切開アプローチと比べても遜色ない結果である．同時期に行われた胸骨正中切開アプローチによるVSD閉鎖術16例との比較では表3-10に示すように，術後ICU滞在時間，術後在院日数，術後鎮痛薬使用が有意に少ないことが示された．内視鏡補助下小切開アプローチと同様に，内視鏡手術手技の習得が必要と考えられるが，今後，遠隔操作ロボットの導入により技術習得の問題が解決されれば，低侵襲手術の主流となることが期待される．

3 動脈管開存症

1) 内視鏡下動脈管閉鎖術（VAT-SPDA）

動脈管開存症に対しては，左開胸による切離術が一般的であったが，近年は，左開胸による血管クリップを使用した直視下閉鎖法が広く行われている．一方，2014年4月より，胸腔鏡下（内視鏡下）動脈管閉鎖術が保険収載され，保険診療として行われるようになった．適応としては，動脈管径10 mm未満，石灰化がないこととなっている．高齢者の動脈管開存症には，適応はなく，左開胸アプローチや高度な石灰化を伴う症例では，人工心肺下にてパッチ閉鎖が行われる．

2) VATSPDA 手術手技

患児は気管内挿管・全身麻酔下に右側臥位とし，X線透視および気管支鏡補助下に2～3 Frの動脈血栓摘除用バルーンカテーテルを用いて左気管支を閉塞，右一側分離換気を確立する[20, 21]．皮膚切開は3箇所で，患者背側より剝離用電気メスおよびクリップ鉗子挿入の切開創（10～12 mm），胸腔鏡カメラのポート（肩甲骨下5 mm），肺鉤を挿入するポート（5 mm）である（図3-122）．フック型電気メスを背側の切開部より挿入，下行大動脈に沿って臓側胸膜を切開，動脈管周囲の組織を鋭的に切離，また綿棒を用いて鈍的に動脈管を剝離する．反回神経や迷走神経を損傷しないように十分注意を払い，動脈管の上下縁を十分に剝離する．この際，必ずし

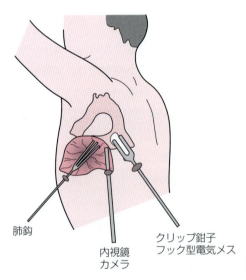

図3-122 胸腔鏡下動脈管閉鎖術（3ポート法）

も動脈管裏側の剥離は必要ではない．動脈管の3/4周程度剥離されれば十分である．クリップ鉗子は背側切開創より胸腔内に挿入，チタンクリップを動脈側でかつ患者右側に押し付けるような感じで動脈管を挟み込み閉鎖する．1個使用した段階で，経食道エコーで遺残短絡が確認された場合，もう1個クリップを動脈側にかける．動脈管が完全閉鎖されていることを確認して手術を終了する．術後，胸腔ドレーンは留置せず，術翌日退院，創部のチェックは術後1週間に外来で施行する．

　最近は，低出生体重児（体重 2.0 kg 未満の症例）にも積極的に VATSPDA が施行され，良好な結果が報告されている．VATSPDA は，上記に解説したように手術術式としては，ほぼ確立している．手術成績も従来の開胸アプローチと同等以上であり，低侵襲性と美容的観点からみても，カテーテル治療に匹敵している．

3）カテーテル治療

　カテーテル治療のデバイスである Amplatzer Ductal Occluder が導入され，次第に乳幼児にも適応が拡大されつつある[22]．6 kg 未満の症例に 62 例に施行して 58 例（94％）に成功している．今後，VATSPDA の適応との境界線が注目されるところであるが，現在，未熟児・低出生体重児に対しては VATSPDA が最も侵襲の少ない治療法である．

文献

1) Barbero-Marcial M, Tanamati C, Jatene MB, et al. Transxiphoid approach without median sternotomy for the repair of atrial septal defects. Ann Thorac Surg. 1998; 65: 771-4.

2) Miyaji K, Murakami A, Kobayashi J, et al. Transxiphoid approach for intracardiac repair using a video-assisted cardioscopy. Ann Thorac Surg. 2001; 71: 1716-8.

3) Miyaji K, Murakami A, Sato H, et al. The limiting factors for transxiphoid approach in congenital cardiac surgery. Heart Surgery Forum. 2004; 7: 250-3.

4) Doll N, Walther T, Falk V, et al. Secundum ASD closure using a right lateral minithoracotomy: five-year experience in 122 patients. Ann Thorac Surg. 2003; 75: 1527-31.

5) Al-Anani SJ, Weber H, Hijazi ZM. Atrioventricular block after transcatheter ASD closure using the Amplatzer septal occluder: risk factors and recommendations. Catheter Cardiovasc Interv. 2010; 75: 767-72.

6) DiBardino DJ, McElhinney DB, Kaza AK, et al. Analysis of the US Food and Drug Administration Manufacturer and User Facility Device Experience database for adverse events involving Amplatzer septal occluder devices and comparison with the Society of Thoracic Surgery congenital cardiac surgery database. J Thorac Cardiovasc Surg. 2009; 137: 1334-41.

7) Schmitz C, Esmailzadeh B, Herberg U, et al. Hybrid procedures can reduce the risk of congenital cardiovascular surgery. Eur J Cardiothorac Surg. 2008; 34: 718-25.

8) Miyaji K, Hannan RL, Ojito J, et al. Minimally invasive resection of congenital subaortic stenosis. Ann Thorac Surg. 2000; 69: 1273-5.

9) Miyaji K, Hannan RL, Ojito J, et al. Video-assisted cardioscopy for intraventricular repair in congenital heart disease. Ann Thorac Surg. 2000; 70: 730-7.

10) van de Wal HJ, Barbero-Marcial M, Hulin S, et al. Cardiac surgery by transxiphoid approach without sternotomy. Eur J Cardiothorac Surg. 1998; 13: 551-4.

11) Miyaji K, Murakami A, Sato H, et al. The limiting factors for transxiphoid approach in congenital cardiac surgery. Heart Surgery Forum. 2004; 7: 250-3.

Ch 3 ● 小児心臓外科— G その他の知っておくべき知識

12) Miyaji K, Murakami A, Kobayashi J, et al. Transxiphoid approach for intracardiac repair using a video-assisted cardioscopy. Ann Thorac Surg. 2001; 71: 1716-8.

13) Fu YC, Bass J, Amin Z, et al. Transcatheter closure of perimembranous ventricular septal defects using the new Amplatzer membranous VSD occluder: results of the U. S. phase I trial. J Am Coll Cardiol. 2006; 47: 319-25.

14) Holzer R, de Giovanni J, Walsh KP, et al. Transcatheter closure of perimembranous ventricular septal defects using the amplatzer membranous VSD occluder: immediate and midterm results of an international registry. Catheter Cardiovasc Interv. 2006; 68: 620-8

15) Predescu D, Chaturvedi RR, Friedberg MK, et al. Complete heart block associated with device closure of perimembranous ventricular septal defects. J Thorac Cardiovasc Surg. 2008; 136: 1223-8.

16) Oses P, Hugues N, Dahdah N, et al. Treatment of isolated ventricular septal defects in children: amplatzer versus surgical closure. Ann Thorac Surg. 2010; 90: 1593-8.

17) Bacha EA, Cao QL, Starr JP, et al. Perventricular device closure of muscular ventricular septal defects on the beating heart: technique and results. J Thorac Cardiovasc Surg. 2003; 126: 1718-23.

18) Xing Q, Pan S, An Q, et al. Minimally invasive perventricular device closure of perimembranous ventricular septal defect without cardiopulmonary bypass: Multicenter experience and mid-term follow-up. J Thorac Cardiovasc Surg. 2010; 139: 1409-15.

19) Ma ZS, Dong MF, Yin QY, et al. Totally thoracoscopic repair of ventricular septal defect: a short-term clinical observation on safety and feasibility. J Thorac Cardiovasc Surg. 2011; 142: 850-4.

20) Miyaji K, Ka K, Okamoto H, et al. One lung ventilation for video-assisted thoracoscopic interruption of patent ductus arteriosus. Surg Today. 2004; 34: 1006-9.

21) 宮地 鑑. ワンポイント・アドバイス胸腔鏡下動脈管閉鎖術. In: 髙本眞一, 監修. 心臓外科 Knack & Pitfalls 小児心臓外科の要点と盲点. 東京: 文光堂; 2005. p.88-9.

22) Dimas VV, Takao C, Ing FF, et al. Outcomes of transcatheter occlusion of patent ductus arteriosus in infants weighing ≦6 kg. JACC Cardiovasc Interv. 2010; 12: 1295-9.

〈宮地　鑑〉

Ch 3 ● 小児心臓外科— **G** その他の知っておくべき知識

2 小児領域の重症心不全治療

　本邦において，小児領域の重症心不全治療に対しては内科的治療に限界がくれば extracorporeal membrane oxygenation（ECMO）を用いるのが一般的であった．先天性心臓手術の術後低心拍出症候群，あるいは劇症型心筋炎に対する ECMO 治療は非常に有用であり，これまでも多く利用されてきた．しかし，ECMO は基本的に短期的な補助を目的としており，抗凝固療法に伴う出血や開胸で行う場合は感染などの合併症が起こりやすく，一般的には 2 週間から 1 カ月程度の使用が限界である．

　2010 年 7 月に改正臓器移植法が施行される以前は，拡張型心筋症をはじめとする重症心不全で移植を必要とする患者は海外渡航移植に頼らざるを得なかったが，15 歳未満での脳死が認められるようになり，国内での小児心臓移植が一応可能となった．しかし，小児のドナーは不足しており，特に 6 歳未満のドナー提供による心臓移植は 2015 年 10 月現在でわずか 3 例である．

　成人においては，植込型補助人工心臓（implantable VAD）の導入が進み，心臓移植への橋渡し（BTT）としての役割が定着してきた．小児においては，Berlin Heart 社の EXCOR® Pediatric が 2015 年 8 月に本邦で承認され，これに伴って，小児の重症心不全治療に道が開けた．

① 小児用体外型補助人工心臓（EXCOR® Pediatric）

　EXCOR® Pediatric は，ドイツの Berlin Heart 社が製造販売する小児用，空気圧駆動/拍動型の体外設置型補助人工心臓である．EXCOR® Pediatric はポンプ（図 3-123），カニューラおよび Ikus 駆動/制御装置から構成される（図 3-124）．脱血用カニューラを左室心尖部，または心房に装着し，送血用カニューラを上行大動脈，または肺動脈へ装着することにより，左心または右心の補助，および両心補助を行う．Ikus は本体 1 台で両心補助を行うことができることが特徴である．ポンプはドライビングチューブにより Ikus 駆動/制御装置に接続される．Ikus の空気圧駆動によりポンプを拍動させ，拍出量を制御することにより心機能を補助する．

　ポンプの内部は，多層軟質ポリウレタン膜で空気室と血液室に分かれている．空気圧による拍動が膜を動かすため，空気室と血液室はそれぞれ充満状態と排出状態になる．血液室とポリウレタン製のカニューラはどちらも透明であるため，血栓性沈着物の検出および空気室と血液室の充満や排出の状態のモニタリングが可能である．また血液ポンプの接続分岐点の流入・流出部に弁が装備されているため，確実に血液の逆流が防止できる．駆動/制御装置により，拍動数，最高駆動圧（陽圧），最低吸気圧（陰圧），および相対的な percent systole のモニタリングや調整を行うことができる．

　ポンプのサイズは血液室最大容積に応じて，一回拍出量 10 mL，15 mL，25 mL，30 mL，50 mL，60 mL の 5 種類がある．この中から患者に合わせてサイズを選択する．小さな体格の小児

463

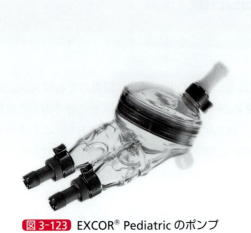

図 3-123 EXCOR® Pediatric のポンプ

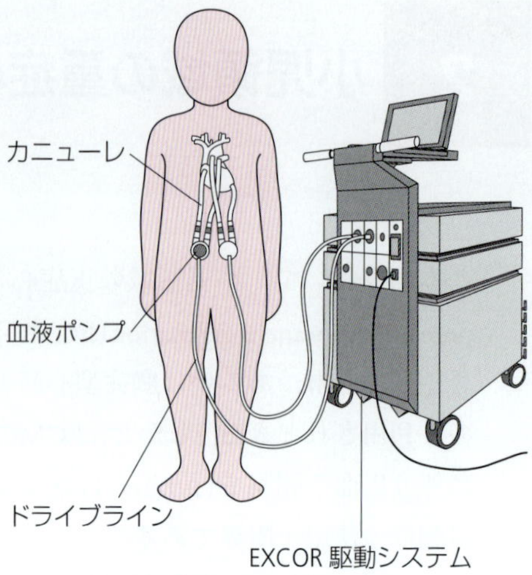

図 3-124 EXCOR® Pediatric のカニューラおよび Ikus 駆動装置

に使用する 10 mL，15 mL，25 mL，30 mL ポンプはそれぞれ，体重 3〜9 kg，7〜14 kg，10〜25 kg，20〜30 kg を適応としている．

1) 臨床成績

Hetzer らは 20 年にわたる EXCOR® Pediatric 94 例の成績を，1990〜2001 年の前期 45 例と 2002〜2009 年までの後期 49 例に分けた比較検討結果を報告した[1]．内訳は，拡張型心筋症 43％，心筋炎 17％，開心術後 LOS 16％，先天性心疾患 15％などであった．VAD 装着前の人工呼吸管理は後期で有意に少なく（前期 58％：後期 27％），装着前腎機能が後期で有意に良好であった（クレアチニン 前期 1.19：後期 0.70）．後期ではより安定した術前状態で VAD を装着するようになったと考えられ，その結果，後期で有意に BiVAD が少なかった（前期 67％：後期 22％）．後期 49 例の 1 年生存率は 71％で，特に 1 歳未満 15 例では 93％（前期 17％）という高い生存率であり，術前状態のよい状態での VAD の導入によって良好な結果が得られることが示唆された．

米国においては 2007〜2009 年にかけて体表面積<0.7 m^2（コホート 1）と 0.7〜1.5 m^2（コホート 2）を設けた単群前向き臨床試験が行われ（各 24 例），2011 年 12 月に FDA の承認を受けた．両群ともに拡張型心筋症が最も多く，次いで先天性心疾患であった．年齢・体格の中央値は，コホート 1 で 11.7 カ月・9.2 kg，コホート 2 で 111.2 カ月・30.7 kg であった．補助形式はコホート 1 で LVAD/BiVAD 71％/29％，コホート 2 で LVAD/BiVAD 58％/42％であった．装着 1 年後の転帰はコホート 1 で心臓移植 88％，離脱生存 4％，補助中死亡 8％，コホート 2 では，心臓移植 88％，離脱生存 4％，補助中死亡 8％であった[2]．

本邦においては，2012 年 8 月から行われた医師主導治験において 2015 年 8 月終了までに合計 9 例の患者に装着が行われた．2015 年 10 月現在で，6 例が移植に到達（海外渡航 4 例，国内 2 例），3 例が補助継続中であり，死亡例は認めていない．装置の装着により多くの症例が心臓移植に至ったことによって，今後の小児の重症心不全治療に対する期待がさらに高まっている．

2 小児領域の重症心不全治療

2）装着手術

a）人工心肺の確立

　胸骨正中切開にて行う．補助人工心臓装着術では術後の出血を抑えることが重要であり，止血を丁寧に行う．

　心尖部を起こす必要があるため，皮膚切開は剣状突起よりやや尾側まで伸ばす．

　血行動態が比較的安定している場合は，この時点で心尖部の位置を確認し，心尖部カニューレおよび送血カニューレの皮膚貫通部の位置を決定する．可能であればヘパリン注入前に皮下トンネルを作成するのが望ましいが，人工心肺開始後でも構わない．皮下トンネルは腹直筋の背側（後鞘の前面）を剥離し，トンネルが腹腔内に出ないように注意する．また，皮膚切開をあまり大きくし過ぎるとカニューレの固定が悪くなり感染を起こしやすくなるので，注意する．

　上行大動脈送血，上下大静脈脱血にて人工心肺を開始する．

　上行大動脈の近位部に送血カニューレを縫合するため，人工心肺の送血の位置は，なるべく上行大動脈の遠位部に置く．

　左心ベントはなくても手術可能だが，特に乳児の場合，心臓の脱転操作などによって容易に肺うっ血から肺出血をきたすことがあるため，我々は右上肺静脈から左房ベントを挿入している．

b）心尖部カニューレの装着

　左室を脱転し，背側にガーゼを置いて心尖部を持ち上げる．左前下行枝を確認して，心尖部側壁の切開予定部をマーキングするが，この時，左室をある程度張らせた状態でマーキングを行う必要がある．心尖部カニューレ挿入部は小児の場合，左前下行枝から約2 cm程度となる．まず，心尖部カニューレよりやや小さい程度を目安に，中隔から遠位の部位から円柱状に切除を行う．血栓の有無を確認し，必要があれば除去する．心尖部カニューレが挿入できることを確認する．

　心尖部に4-0または5-0モノフィラメント糸に5×3 mm程度の大きさのプレジェットをつけ，8-10針でマットレス縫合を図3-125のごとく置く．心外膜側から刺入し，左室内腔に至り，筋層から刺入して心外膜側へ刺出する．

　心尖部カニューレは斜めに切られており，長い側が側壁側にくるように挿入する（開口部が中隔側を向くようにする）（図3-126）．

　心尖部カニューレの縫合が終了したら，心尖部に力がかからないように注意しながら皮下トンネルからカニューレを引き出す．

c）送血カニューレの装着

　送血カニューレの吻合は次回の移植手術のことを考え，できるだけ基部近くにする．また，胸骨からの圧迫および右室の圧迫を防ぐため，上行大動脈のやや右側につけるのが望ましい．送血カニューレは皮下トンネルから先に通しておいて，その後上行大動脈との縫合を行う．

　送血カニューレはそのままでは上行大動脈に縫合するのは難しく，多くの施設で人工血管を間置している．我々の施設ではNguyenの方法[3]と同様に，6 mmの送血カニューレの場合は，送血カニューレの先端に10 mmのPTFEグラフトをかぶせ，2号絹糸で外側から結紮固定を

Ch 3 ● 小児心臓外科― G その他の知っておくべき知識

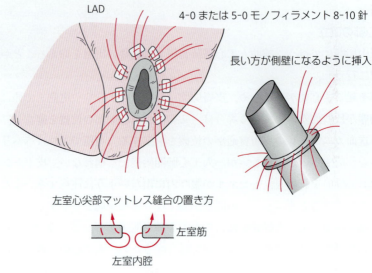

図 3-125 心尖部カニューレ挿入法

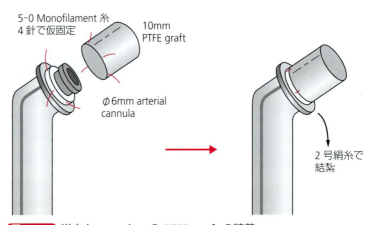

図 3-126 送血カニューレへの PTFE graft の装着

行い，4-0モノフィラメント糸で4針固定を行う（図 3-126）．

　上行大動脈にサイドクランプをかけ，切開し，5-0または6-0モノフィラメント糸でグラフトと上行大動脈を縫合する．

　10 mm の送血カニューレの場合は，12 mm のグラフトを 5-0 モノフィラメントで縫合し，これを同様に上行大動脈に縫合する．

d）ポンプとの接続，人工心肺からの離脱

　送血，脱血側を十分に脱気し，ポンプとの接続を行う．EXCOR の場合，エア抜きのトロカーがついているので，メンブレンを1心拍ずつステップで行いながら，注意深くエアを抜き，徐々に回数を増やしてく．

　人工心肺からの離脱を行う際にはメンブレンをよく観察し，ポンプが完全に充填，排出を行っ

ていることを確認し，装置の設定，患者のボリュームの調整などを行っていく．CVP の上昇や，充填不良などの右心不全の徴候にも注意する．我々の施設では離脱時はルーチンに一酸化窒素を使用し，ICU で徐々に減量している．

2 植込型補助人工心臓

概ね体表面積 $0.8\,\mathrm{m}^2$ 以上の小児では，HVAD®（Heartware, Inc., MA, USA）が適応になる場合がある[4]．HVAD®は小型で心嚢内に留置可能で，ポンプポケットを作成する必要がないのが特徴である．

本邦においてはまだ治験段階であるが，間もなく保険償還される見込みである．植込型補助人工心臓は退院が可能であり，これによって小児に対する移植の待機のオプションも広がる．特にドナーの少ない本邦においては長期予後に大きく寄与すると考えられる．実際の手術手技は成人の項目にゆずる．

3 心臓移植

1）心筋症（拡張型心筋症，拘束型心筋症など）に対する移植手術

補助人工心臓が装着されている場合は，可能な限りヘパリン注入前に癒着剥離を行うのが望ましい．送血は上行大動脈遠位部または無名大動脈対側の弓部大動脈に行い，大動脈遮断鉗子ができるだけ遠位でかけられるようにする．

心臓摘出後の操作は，大きさの違いを除けば成人の心移植と大きく異なることはない．

静脈吻合は bicaval anastomosis を基本としている．

吻合は，基本的に，左房，下大静脈，肺動脈，大動脈（大遮断解除），上大静脈（右房にベントを挿入しておく）の順番に行っている．

手術のポイントは，左房吻合でねじれをきたさないことである．まず，ドナー心の左房–下大静脈移行部とレシピエントの同部位にステイスティッチをかけておき，左心耳から吻合を開始する．こうすることで，縫合の位置を正確に決定でき，ねじれを予防することができる．

2）先天性心疾患に対する移植手術

特に Fontan 手術後の場合は，肺動脈形成を必要とするケースが多く，また，静脈の異常（両側上大静脈）を伴うこともあり，再建に工夫を要する．そのため，ドナー心を摘出する際には肺動脈可能な限り採取し，静脈再建も必要な場合には，腕頭静脈も含めて採取する．

最も工夫を要するのが，situs inversus のように大静脈関係が交錯しているものである．レシピエントの右房をカフとして用いて IVC を延長し，右側へ導くなどの工夫によって situs inversus に対する 15 例の心臓移植の成績が報告されている[5]．他にもいくつかの方法が報告されているが，それぞれの患者特有の解剖に応じた移植方法を工夫する必要がある．また，術後の心筋生検のために，内頸静脈から直線的に右室に至る静脈経路を考慮することも重要となる．

Ch 3 ● 小児心臓外科— G その他の知っておくべき知識

📖 文献

1) Hetzer R, Potapov EV, Alexi-Meskishvili V, et al. Single-center experience with treatment of cardiogenic shock in children by pediatric ventricular assist devices. J Thorac Cardiovasc Surg. 2011; 141: 616-23.

2) Fraser CD Jr, Jaquiss RDB, Rosenthal DN, et al. Prospective trial of a pediatric ventricular assist device. N Engl J Med. 2012; 367: 532-41.

3) Nguyen K. A technique for implanting outflow cannulas for Berlin Heart EXCOR ventricular assist device in small pediatric patients. J Thorac Cardiovasc Surg. 2011; 142: 223-4.

4) 上野高義. HVAD システムの臨床応用. 今日の移植. 2015; 28: 332-5.

5) Vricella LA, Razzouk AJ, Gundry SR, et al. Heart transplantation in infants and children with situs inversus. J Thorac Cardiovasc Surg. 1998; 116: 82-9.

〈平田康隆〉

Ch 3 ● 小児心臓外科— G その他の知っておくべき知識

3 小児領域の人工材料

小児心臓手術方針構築において成長の可能性を常に考慮しなければならず，多くの場合自己組織を使用した再建方法が第一選択とされる場合が多い．しかしながら人工物（異種生体含む）による構築が好ましい場合があることは各項目で述べられている通りである．現在，小児領域での使用可能な人工物の種類は多種多様であり，目的に応じた適切な選択が肝要である．本稿ではそのような幅広い選択肢の中でそれぞれの特徴を中心に述べたい．

1 パッチ

心室中隔欠損孔閉鎖術は単独，複合を含めると先天性領域で一番多く行われている手術手技の一つであり，パッチは最も多く使われる人工素材である．

1）人工膜

かつてはダクロンパッチが多く用いられていたが生体反応性が強く（少量のリークの自然閉鎖効果があるとされているが），現在はより操作性に優れているテフロンを延伸加工した extended polytetrafluoloethylen（ePTFE）パッチが幅広く用いられている．ePTFE は疎水性で物質がこびりつきにくい性質があるため細い人工血管としても血栓による閉塞が起こりにくい点が優れているが，素材そのものに復元力や柔軟性に乏しいため吻合時針穴が塞がりにくく，血液が漏れたり曲げによる形状の維持が困難であることが欠点である．

2）自己心膜

最も幅広く用いられており一般的に 0.6％グルタルアルデヒド処理を行うことによりコラーゲン分子の架橋形成が強化され，その結果として強度，操作性が増すとされている．そしてその強度は，正常な大動脈弁尖の 4 倍以上であることが近年の工学研究より実証されており，新生児期乳児期早期 Norwood 手術における大動脈弓再建から，uniforcalization での肺動脈形成に至るまで幅広く用いられている．それらの処理時間は数分から 15 分が一般的である．一方で将来的な石灰化の懸念および少量残存グルタルアルデヒドによる末梢肺動脈への影響などが一部懸念されており，今後のさらなる検証が必要かと思われる．

3）異種心膜

ウシ心囊膜パッチが本邦では幅広く使われている．これは自己心膜確保が困難な場合でも安定した供給が得られる生体膜の一つであり，針穴を含めた出血は ePTFE パッチに比べると少ない．しかしながら厚みがあるため操作性は自己心膜に劣り，比較的早期に強固な石灰化をきたす場合が多く再手術の際には注意を要する．

4）新しい素材

現在，豚小腸粘膜下層を脱細胞化した CorMatrix Extracellular Matrix（2010 年 CE マーク取得，2012 年 FDA approval），そして Tissue engineering process treated bovine pericardium patch

Ch 3 ● 小児心臓外科— G その他の知っておくべき知識

（CardioCel）（2013 年 CE マーク取得，2014 年 FDA 認証）が欧米での小児領域においても使用されつつある．前者は自己細胞が入り込むことによる生体親和性，後者は新しい化学処理を施すことにより石灰化のさらなる抑制が期待されているようであるが，短期成績が出ているのみで長期的結果が待たれるところである．

② 弁付き導管

先天性領域において弁付き導管は Rastelli 手術（右室流出路再建）をはじめ必要不可欠なものであり，新生児期総動脈管症から成人期肺動脈弁置換術に至るまで様々なニーズに応じたものが選択可能である．しかしながら多くの場合，製品供給の安定性，患者年齢，疾患の特徴により選択される．

1）ホモグラフト

屍体から採取した肺動脈弁，大動脈弁付き血管を抗生物質入りの溶液で処理した後に凍結保存された凍結保存同種心膜弁付き血管がホモグラフトとして使用されている．小児領域においては心臓弁膜症手術のみならず，大動脈弓，肺動脈形成にも用いられることがあり，手術操作性，止血の面からも優れた素材として知られている．また同素材は感染に強く血栓塞栓症発症率が低く感染性疾患にも使用できる．しかしながら若年者（＜4 歳）に対する肺動脈弁置換において，一般的に大動脈弁付きホモグラフトの方が肺動脈弁付きに比べ高度の石灰化をきたしやすいといわれており，再手術の際手技的に困難な状況に陥る可能性が高く選択には注意されたい[1]．現在本邦においては一部の施設を除きホモグラフト入手が困難な状況である問題は依然未解決であり，すべての施設において選択肢の一つにはなり得ないのが現状である．

2）ウシ由来弁付き導管（コンテグラ）

2012 年 9 月に認証され右室流出路再建に特化したウシ頸静脈由来の弁付き導管である．サイズは 12〜22 mm まであり安定供給されているが本邦では 12〜16 mm のみが使用可能となっている．吻合部からの出血も少なく操作性にも優れている．1 歳以上の患者における術後中期遠隔成績は比較的満足できるものではあるが，小口径，high flow 群（肺高血圧），1 歳未満の症例では再手術率が高い[2]．また植え込み後，感染による再置換例等も報告されており，感染を合併した症例もしくはその可能性の高い症例には十分な注意が必要であると思われる．

3）手作り弁付き人工血管

市販された人工血管を用いた手作り弁付き導管は本邦で一部の施設において 1997 年より使用され始め[3]，その後様々な改良が各施設でなされており，現在，ePTFE グラフトを素材とした sinus 付き導管が本邦にて多く使用されている[4]．またそれの多施設共同研究において，再手術回避率は 10 年 95％と報告されている[4]．ePTFE 素材の特性により high flow 疾患群（肺高血圧群）に対する使用においても Contegra と比べ弁逆流が生じにくいとされ選択に際して疾患群を選ばないのも特徴とされる．現在は狭小系（8 mm〜）も使用されるようになり今後のさらなる臨床経験の蓄積による向上が期待される．

4）経皮的肺動脈弁置換術

本邦では経皮的大動脈弁置換術はすでに認可され臨床応用されている．同様にバルーン拡大

470

3 小児領域の人工材料

式金属式ステントにウシ頸静脈弁をつけ経皮的に肺動脈弁位に拡大留置できる経皮的肺動脈弁置換術が開発され，現在，メドトロニック Melody は CE マーク，FDA 認証を受け該当国で使用可能となっている．また大動脈弁用として認可されているエドワーズライフサイエンス Edwards SAPIEN は現在肺動脈弁への使用拡大が図られている．一般的には 30 kg 以上，16 mm 以上の人工導管により右室流出路再建術がなされている症例が対象となる．しかしながらステント拡大による LAD 圧迫，金属疲労による再狭窄，弁不全なども指摘されており適応には十分な注意が必要である．

❸ 人工弁

近年，成人分野において生体弁使用頻度が機械弁使用頻度に比べ増加傾向にあり，生体弁と機械弁の割合は 1：7（1997 年）に対して 2.8：1（2013 年）である[5,6]．しかしながら若年者での生体弁に対するカルシウム沈着による弁不全の頻度が大人に比べると多く，ワルファリン使用は必須であるが機械弁が選択される場合が少なくない．そういった中で小児領域での人工弁選択は石灰化などに代表される structural valvular deterioration（SVD）の可能性，解剖学的特徴からふさわしい人工弁構造の理解などが重要なポイントである．特に房室弁位への縫着においては後者の考慮は大切であり，表 3-11 を参考にされたい．

1）機械弁

現在主に使用されている機械弁は旧来の SJM 弁に加えより大きな有効弁口面積が得られる Regent シリーズ，そして Carbomedics 弁が代表的である．そして最小径人工弁サイズを持つ ATS 弁も選択肢に入る．また最近開発された Sorin On-X 弁はリーフレットガードによりパンヌスの侵入を防ぐとされ，シリコンをまったく含まない純粋なパイロライティックカーボンを用いることにより優れた血栓性を実現するといわれている．その On-X 弁に対する米国 FDA による prospective randomized clinical trial が実施されており，低 INR 値群において脳梗塞，一過性脳虚血発作などの発生率は変わらないものの，出血性イベントの発生率が従来 INR 値群に比べ 50％以上減少したことがわかった[7]．このことを受けヨーロッパでは 2014 年 1 月より On-X 弁を用いた大動脈弁置換に際して INR 1.5-2.0（従来 2.0-3.0）でよいとの指針を出している．本邦ではまだそのような指針は出されていないが，食生活の変化，体重の変化，感冒などにより微細な INR コントロールが必要とされる小児領域において，これらのことが予期せぬ出血性トラブルの軽減が期待できると思われる．

2）生体弁

現在本邦で使用されている外科治療用ステント付き生体弁はウシ心膜弁である Carpenter-Edwards PERIMOUNT MAGNA 弁，St. Jude Medical Trifecta 弁，Sorin Mitroflow 弁とブタ心膜弁である Medtronic Mosaic 弁，St. Jude Medical Epic 弁の 5 種類が主に現在の臨床において使用されている．弁組織の抗石灰化処理方法はそれぞれの弁において著しく改善しており耐久性は向上しているが，若年者症例においては今後のさらなる向上が期待される．一方，製品向上におけるもう一つの重要ポイントに有効弁口面積拡大が挙げられる．Magna 弁はステント構造を改良し one size down にて前モデル（CEP 弁）と同様の有効弁口面積（EOA）が得られるように

Ch 3 ● 小児心臓外科— G その他の知っておくべき知識

表3-11 人工弁（僧帽弁）構造（静岡県立こども病院心臓血管外科）

a 生体弁【僧帽弁】

Magna Mitral Ease

サイズ	ステント内径(mm) A	弁輪径(mm) B	縫着弁輪径(mm) C	全体高(mm) F	突出長(mm) D/E
23	23	27	34	14	6/8.5
25	25	28	36	15	7/10
27	27	29.5	38	16	7.5/10.5
29	29	31.3	40	17	8/11
31	31	33.5	42	18	8.5/11.5
33	31	33.5	44	18	8.5/11.5

Carpentar Edwards PERIMOUNT

サイズ	ステント内径(mm) A	弁輪径(mm) B	縫着弁輪径(mm) C	全体高(mm) E	突出長(mm) D
25	25	28	34	17	12
27	27	29.5	36	18	13
29	29	31.3	38	19	14
31	31	33.5	41	20	14
33	31	33.5	43	20	15

Epic

サイズ	ステント内径(mm) A	弁輪径(mm) B	縫着弁輪径(mm) C	全体高(mm) D	突出長(mm) C
25	23	25	33	16	9
27	25	27	35	17	9
29	27	29	37	19	10
31	29	31	39	20	10

モザイク弁ウルトラ

サイズ	ステント内径(mm) A	弁輪径(mm) B(±1.0)	縫着弁輪径(mm) C	全体高(mm) D(±0.5)	突出長(mm) C(±0.5)
25	25	27	33	18	13.5
27	27	29	35	19	14.0
29	29	31	38	20	15.5
31	31	33	41	23	17.0
33	33	35	43	23	17.5

b 機械弁【僧帽弁】

センチュリー ATS

サイズ	ステント内径(mm) B	弁輪径(mm) A	縫着弁輪径(mm) C	全体高(mm)	EOA(cm²)
16	14.8	16.2	20.4	4.2	1.2
18	16.8	18.2	22.4	4.7	1.5
20	18.8	20.2	24.4	5.2	1.7

センチュリー OPHV M360

サイズ	ステント内径(mm) B	弁輪径(mm) A	縫着弁輪径(mm) C	全体高(mm)	EOA(cm²)
16	14.8	16.2	20.4	4.2	1.2
18	16.8	18.2	22.4	4.7	1.5
20	18.8	20.2	24.4	5.2	1.7

SJM マスターズHP

サイズ	ステント内径(mm) A	弁輪径(mm)	縫着弁輪径(mm)	全体高(mm) B	突出長(mm) C	カフ高(mm)	EOA(cm²)
17	14.7	17	23	9.9	2.9		1.3
19	16.7	19	25	10.6	3	5.3	1.7
21	18.5	21	27	12	3.3	6.7	2
23	20.4	23	29	13.3	3.3	7.3	2.5

3G SLIMLINE

サイズ	ステント内径(mm) B	弁輪径(mm) C	縫着弁輪径(mm)	全体高(mm) H	突出長(LV)(mm)	EOA-X(cm²)
17	17.2	22		6		1.38
19	19.2	24		6.4		2.03
21	21.3	27		6.8		2.57
23	23.4	29		7.2		3.2

On-X

サイズ	ステント内径(mm) B	弁輪径(mm) A	縫着弁輪径(mm) C	全体高(閉鎖時)(mm)	全体高(開放時)(mm) D	カフ高(mm) E	EOA-X(cm²)
23	21.4	23	31	13.1	16.1	7.9	3.13
25	23.4	25	33	14.2	17.8	8.8	3.73
27-29	23.4	27-29	34	14.2	17.8	9.8	3.73
31-33	23.4	31-33	36	14.2	17.8	9.8	3.73

なった．そして本邦でもすでに認証されている最新モデル Magna Ease 弁においては全弁高およびステント基部高の低減による implantability の向上，新たなる石灰化抑制処理を施すことでさらなる耐用性の向上が図られている．また Trifecta 弁，Mitroflow 弁においてはウシ心膜をステントの外に縫着することにより，ステント内の弁口面積を有効活用できる工夫がされている．これらステント付き生体弁に対しステントレス弁として Medtronic Freestyle 弁，Edwards Prima Plus 弁も本邦では発売されている．しかしながら現在小児領域においてステントレス弁の優位性は少なく使用は限定的である．

　本稿における筆者 COI は存在しない．

文献

1) Bando K, Danielson GK, Schaff HV, et al. Outcome of pulmonary and aortic homografts for right ventricular outflow tract reconstruction. J Thorac Cardiovasc Surg. 1995; 109: 509-17; discussion 17-8.
2) Rastan AJ, Walther T, Daehnert I, et al. Bovine jugular vein conduit for right ventricular outflow tract reconstruction: evaluation of risk factors for mid-term outcome. Ann Thorac Surg. 2006; 82: 1308-15.
3) Ando M, Takahashi Y. Ten-year experience with handmade trileaflet polytetrafluoroethylene valved conduit used for pulmonary reconstruction. J Thorac Cardiovasc Surg. 2009; 137: 124-31.
4) Miyazaki T, Yamagishi M, Maeda Y, et al. Expanded polytetrafluoroethylene conduits and patches with bulging sinuses and fan-shaped valves in right ventricular outflow tract reconstruction: multicenter study in Japan. J Thorac Cardiovasc Surg. 2011; 142: 1122-9.
5) Yasui H, Osada H, Ide H, et al. Thoracic and cardiovascular surgery in Japan during 1997. Annual report by the Japanese Association for Thoracic Surgery. Committee of Science. Jpn J Thorac Cardiovasc Surg. 1999; 47: 237-51.
6) Committee for Scientific Affairs, The Japanese Associations for Thoracic Surgery, Masuda M, Kuwano H, Okumura M, et al. Thoracic and cardiovascular surgery in Japan during 2013: annual report by The Japanese Association for Thoracic Surgery. Gen Thorac Cardiovasc Surg. 2015; 63: 670-701.
7) Puskas J, Gerdisch M, Nichols D, et al. Reduced anticoagulation after mechanical aortic valve replacement: interim results from the prospective randomized on-X valve anticoagulation clinical trial randomized Food and Drug Administration investigational device exemption trial. J Thorac Cardiovasc Surg. 2014; 147: 1202-10; discussion 10-1.

〈太田教隆〉

Ch.4
大血管外科

志水秀行 編

TEXTBOOK OF
CARDIOVASCULAR SURGERY

Ch 4 ● 大血管外科

1-a 大動脈疾患に関する基本事項 ― 大動脈疾患の定義，胸部大動脈疾患の現況

❶ 大動脈疾患の定義

1）大動脈瘤

　日本循環器学会のガイドライン[1]によると，大動脈瘤は「大動脈の一部の壁が，全周性，または局所性に（径）拡大または突出した状態」と定義されている．しかし，大動脈の正常径が一般に胸部では 30 mm，腹部では 20 mm であることから，直径が正常径の 1.5 倍である胸部 45 mm，腹部 30 mm を超えて拡大した場合に「瘤」と称し，それ以下の場合には「瘤状拡張」と称することが多い．大動脈瘤は以下のように分類される．

a）瘤壁の構造による分類

　真性大動脈瘤は大動脈の本来の 3 層構造が維持されたまま瘤化したものである．病理学的には動脈硬化その他の原因により中膜の平滑筋および弾性線維が消失し，線維性構造物しか残っていないこともあるが，非拡張部から病変部への組織の移行は滑らかである．

　解離性大動脈瘤は，大動脈解離において慢性期に径拡大をきたし，瘤を形成したものを指す．治療の適応は径と形態により一般的に真性大動脈瘤と同一の基準で決定される．大動脈解離の急性期をさす "急性大動脈解離" と，大動脈解離慢性期に瘤化したものをさす "解離性大動脈瘤" はその病態としても治療を要する理由としても異なるため，正確に使い分けるべきである．

　仮性大動脈瘤は，大動脈壁が全層性に破綻し出血していることにより血管外にできた血腫および血流による瘤をさす．破裂であるから，比較的強固な軟部組織に囲まれているか強い癒着のある部分でしか成立しない病態である．周囲組織と癒着した真性もしくは解離性大動脈瘤が破裂して生じることがあるが，人工血管との吻合部破綻により生じたり，外傷性大動脈損傷において縦隔内に形成されることもある．動脈圧を支える組織として作られた血管壁を瘤壁として持たないわけであるから大出血となるリスクが高く，原則手術の適応である．

b）瘤の形態による分類

　動脈瘤となっている部分の大動脈の短軸断において，大動脈壁が（ほぼ）全周性に拡張しているものを紡錘状大動脈瘤，大動脈壁の一部が拡張しているものを嚢状大動脈瘤と呼ぶ（図 4-1）．ただし現時点ではこれらを明確に分類する定義は存在しておらず，動脈瘤が紡錘状であるか嚢状であるかの判断は画像を読影する人の主観によるところが大きい．にもかかわらず，紡錘状胸部大動脈瘤の手術適応は一般に径 60 mm 以上，嚢状大動脈瘤は径によらず手術適応とされ，その扱いは大きく異なっている．この判断が oversurgery の理由となっていることも多いと思われる．

　どのような形態の瘤が本当に破裂しやすいのか，より客観的な指標の登場が望まれる．

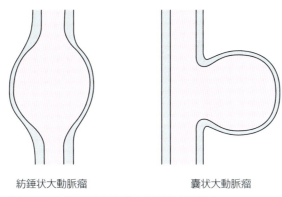
紡錘状大動脈瘤　　　　　　囊状大動脈瘤
図 4-1　紡錘状大動脈瘤と囊状大動脈瘤

2）大動脈解離

　大動脈解離は，「大動脈壁が中膜のレベルで2層に剝離し，動脈走行に沿ってある長さを持ち2腔になった状態」と定義されている．大動脈解離には多様な病態があり様々な分類があるが，治療方針を決定する上で重要なのは以下の分類である．

a）解離の範囲による分類

　Stanford分類はtear（内膜・中膜の亀裂部位，真腔と偽腔が交通する部位）の位置は問わず，上行大動脈に解離が及んでいるものをA型，上行大動脈に解離のないものをB型としている．治療方針に直結する分類法であり，A型は心囊内大動脈に解離があるため心タンポナーデとなる可能性があることから原則緊急手術の適応とされる．

　DeBakey分類はtearの位置と解離の範囲による分類である．上行大動脈にtearがあり解離が弓部以遠に及ぶものをⅠ型，上行大動脈にtearがあり解離が上行大動脈に限局するものをⅡ型，tearが下行大動脈にあり解離が胸部大動脈にとどまるものをⅢa型，tearが下行大動脈にあり解離が腹部大動脈に及ぶものをⅢb型としている．

b）偽腔の血流状態による分類

　大動脈瘤・大動脈解離診療ガイドライン（2011年改訂版）[1]では予後と治療方針に直結する分類を採用している．

　図4-2に示すように，double barrel型に偽腔内にも血流を認めるもののみならず，偽腔の大部分が血栓化していてもtearから長軸方向に広がる偽腔内血流を認めるものまでを含めて偽腔開存型とする．また，tear近傍に限局した偽腔内血流（ulcer-like projection：ULP）を認めるものをULP型とし，これと狭義の偽腔開存型を合わせて広義の偽腔開存型ととらえ，よりリスクの高い病態として診療を行うことを推奨している．

　一方，偽腔閉塞型は画像診断上ULPを含め偽腔内に血流を認めないものと定義されている．この定義に基づき厳密な診断により偽腔閉塞型と診断されたものは，定期的な画像診断と厳重な管理が必要ではあるものの，内科的治療によって良好な予後が期待できる．

　IMH（intramural hematoma）という用語が欧米では頻用されている．この言葉は本来，"大動脈壁内のvasa vasorumが破綻したことにより大動脈壁内に出血が起こり，（大動脈解離と同様

Ch 4 ● 大血管外科

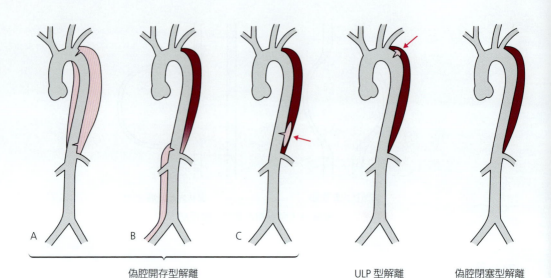

図 4-2 偽腔の血流状態による分類
図中のピンク色は開存型（血流あり），エンジ色は血栓．

に）大動脈中膜のレベルで2層に剝離し血腫を形成したもの"を指す病因をも含む病理学的用語である．本当に大動脈内膜に tear のない IMH は予後良好と考えられる．しかし vasa vasorum の破綻により大動脈壁内に血腫が生じたのか，大動脈内膜に tear が生じ大動脈解離により大動脈壁内に血腫が形成されたが tear は画像上検出されていないだけなのかは，病理解剖によっては判断できるが，画像により診断することは当然不可能である．このため，IMH という言葉を臨床では使用しないことを推奨している．

c）病期による分類

解離の発症から2週間以内を急性期，2週間を経過したものを慢性期とする．大動脈解離は急性期か慢性期かによっても治療方針が大きく変わる．

2 胸部大動脈手術の現況

大動脈疾患は世界的にみてわが国で頻度が高いとされている．2005年頃のデータであるが，日本と米国を比較すると冠動脈疾患に対する人口あたり治療件数が日本は米国の30％程度であったのに対し，胸部大動脈疾患に対する治療は日本が米国の150％であった．CT などの画像診断装置が日本でより普及しており検査自体がはるかに高頻度で行われていることや高額な医療を誰もが受けられる保険制度もこの一因と考えられるが，日本の心臓血管外科医が多くの経験を積み重ねることで他の領域以上に世界に先駆する業績を築いてきたのがこの領域である．

図4-3 は日本胸部外科学会が全国の病院に対して毎年アンケートを行い公表している学術調査[2,3]のデータである．本邦で行われている心臓・胸部大動脈手術のほとんどを網羅しているとされており，2013年までのデータが公表されている．胸部大動脈手術件数の増加は著しく，

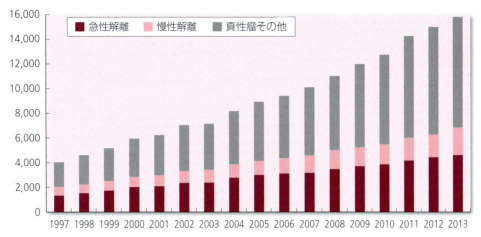

図 4-3 日本における胸部大動脈手術件数の推移

過去 15 年で 4 倍近くに達している．高齢者人口の増加ということもあるが，診断機会の増加・診断技術の向上，さらに手術成績の向上と大動脈手術の一般化などがより大きな理由であろう．また，2008 年には企業製ステントグラフトが導入され，ステントグラフトを使用した手術も飛躍的に増加している．2013 年には 3,000 件を超えるカテーテル的ステントグラフト内挿術が施行されているが，2014 年には企業製のオープンステントグラフトも使用可能となったことでさらなるステントグラフト関連手術の増加が見込まれる．

本統計によると，Stanford A 型急性大動脈解離手術の病院死亡率は 1997 年に 22.2％であったのが 2013 年には 9.1％に，非破裂性弓部大動脈瘤手術では 1997 年に 8.3％であったのが 2013 年には 3.3％にいずれも約半減している．

open surgery だけをとってみても手術成績の向上は著しく，この 15 年ほどの間に胸部大動脈手術は"一部の病院・一部の心臓血管外科医しか手を出せない手術"から"多くの病院・多くの心臓血管外科医が遂行できる手術"に変わってきているともいえる．

文献

1) 循環器病の診断と治療に関するガイドライン（2010 年度合同研究班報告）．大動脈瘤・大動脈解離診療ガイドライン（2011 年改訂版）．
2) Committee for Scientific Affairs, The Japanese Society for Thoracic Surgery, et al. Thoracic and cardiovascular surgery in Japan during 2013. Annual report by the Japanese Association for Thoracic Surgery. Gen Thorac Cardiovasc Surg. 2015; 63: 670-701.
3) 日本胸部外科学会ホームページ．http://www.jpats.org/modules/investigation/index.php?content_id=4

〈竹谷　剛，髙本眞一〉

Ch 4 ● 大血管外科

1-b 大動脈疾患に関する基本事項 — 大動脈手術における体外循環・補助手段

　胸部大動脈手術における体外循環は，標準的な開心術とは大きく異なる．胸部大動脈手術では大動脈の遮断と切開を要するため，手術部位により差があるが，全身への灌流は維持できなくなる．したがって，体外循環法，特に各種臓器の保護のための補助手段の選択が重要となる．

❶ 弓部全置換術: 正中切開からの弓部全置換術

　弓部大動脈への到達は，仰臥位での胸骨正中切開による方法と，右側臥位で左開胸(後側方あるいは胸骨横切開追加)による方法がある．最近は脳保護に有利な正中切開からの弓部全置換術が選択されることが多い[1]．

1) 上行大動脈送血

　胸骨正中切開を行い，上行大動脈に送血が可能であれば，通常の開心術と同様の体外循環を採用する．この際，送血部位は術前 CT で石灰化や解離の有無を判定し，術中に最も信頼できるエコー検査(epiaortic echo)で大動脈壁の性状を評価する．内膜の高度の肥厚や突出，可動性の粥腫があれば，この部位への送血管挿入は禁忌となる．

　なお，急性解離の場合，上行大動脈送血は一般には危険とされるが，epiaortic echo で上行大動脈の真腔の部分を確認して，Seldinger 法で送血管を挿入することは可能である．

2) 大腿動脈送血

　上行大動脈送血が禁忌であれば，大腿動脈送血が選択されることが多いが，急性解離の場合は偽腔灌流をきたすことがあるので，真腔・脳への血流維持を図るため右腋窩動脈が送血部位として望ましい．あるいは大腿動脈との 2 カ所からの送血が推奨される．なお，腹部大動脈や胸部下行大動脈にも高度の動脈硬化病変があれば，大腿動脈からの送血は壁在血栓や粥腫を遊離させて脳塞栓を招くこともあり，できる限り大動脈の順行性の送血を維持するため，右腋窩動脈からの送血が望ましい．

3) 右腋窩動脈送血

　右鎖骨の約 2〜3 cm 下方を鎖骨に平行に切開し，鎖骨下静脈および腋窩動脈を剥離する．腋窩動脈に 8〜10 mm の人工血管(10〜20 cm 長)を縫合する．なお，人工血管を縫合しないで，送血管を腋窩動脈に直接に挿入することも可能であるが，右腕への灌流は減少し，右橈骨動脈圧は体外循環の灌流圧を反映しないので，他の動脈圧モニターを要する．

4) 体外循環と中心冷却

　脱血管を挿入し体外循環を確立する．体外循環開始時に注意しなければならないことは，急性解離など大動脈弁閉鎖不全(AR)を合併している場合で，左心室の過伸展をきたさないように確実に左房-左室ベントを挿入することである．高度 AR でベントからの回収量が多量の場合は自己心拍を維持することが重要である．冷却によって心室細動となれば，急いで上行大動脈

を遮断，大動脈を切開し冠動脈口に心筋保護液を注入，あるいは逆行性に冠静脈洞から注入する．ARの問題がなければ，中心冷却は均一な冷却を目指し，目標の低体温〔循環停止では鼻咽頭温18〜23℃，膀胱温23〜28℃，選択的脳分離体外循環（SCP）では鼻咽頭温20〜26℃，膀胱温24〜28℃〕となれば，大動脈を遮断して，前述のように心筋保護を行う．

まず，脱血を制限して上半身を軽度うっ血状態にしてから循環停止とする．大動脈弓および分枝は遮断しないで切開し，内部病変を検索し弓部置換の術式を決定する．

5）脳保護法

a）選択的脳分離体外循環（SCP）

施設により弓部分枝へのカニュレーションや灌流の開始の時期に差がある．体外循環開始後早期から弓部分枝に送血管を個別に挿入してSCPを開始する施設もあるが，最近は，低体温循環停止とし大動脈弓を開放して，動脈硬化の強い弓部分枝の起始部を避けて，1〜2cm末梢で分枝を離断し，腕頭動脈と左総頸動脈の2枝，あるいは左鎖骨下動脈も含めた3枝にバルーン付きカニューラを挿入してSCPを開始する（図4-4）．腋窩動脈送血をしていれば，腕頭動脈基

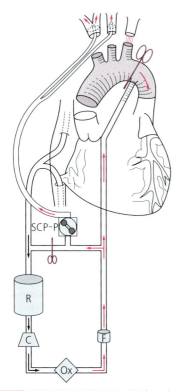

図4-4 選択的脳分離体外循環（SCP）
C：遠心ポンプ，Ox：人工肺，F：フィルター，R：リザーバ，SCP-P：SCP用分離ポンプ
（上田裕一，編．最新人工心肺—理論と実際—．名古屋：名古屋大学出版会；2011．p.191-208より）[2]

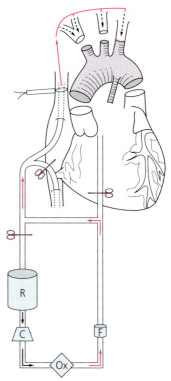

図4-5 超低体温循環
　　　　＋逆行性脳灌流法（RCP）
送血と脱血ラインの間の再循環用のバイパスを利用して，SVCの脱血管に向けて酸素加血を脱血ラインに逆行送血する．
（上田裕一，編．最新人工心肺—理論と実際—．名古屋：名古屋大学出版会；2011．p.191-208より）[2]

Ch 4 ● 大血管外科

部を遮断して右総頚動脈に送血が可能となる．SCP の送血条件は灌流量：10〜15 mL/kg/分，灌流圧：40〜70 mmHg という指標で行う．脳の低温灌流が維持され，手術操作に 2 時間程度の許容時間がある．

b）逆行性脳灌流法（RCP）

低体温循環停止に RCP を採用する場合には，送血と脱血ラインの間に設けたバイパスを介して上大静脈の脱血管に向けて酸素加血を脳へ逆行送血する（図 4-5）．この送血は内頚静脈圧を 15〜20 mmHg を目標にした低流量で，200〜700 mL/分が経験的に得られた流量である．なお，血液温は 16〜18℃以下に維持する．弓部分枝へのカニュレーションが不要で簡便である一方，許容時間には低体温にもよるが 40〜60 分と制限がある．そこで，循環停止＋RCP 時間の短縮のため Arch first technique を採用し，吻合した人工血管からの SCP に切り替える方法もある．

6）体外循環離脱

人工血管で再建後は部分体外循環で復温しながら，止血操作を復温中に行う．いずれの脳保護法を採用した場合も，鼻咽頭温 35〜36℃，膀胱温 33〜34℃で体外循環から離脱する．

② 胸腹部大動脈手術（腹部大動脈分枝血管の灌流）

1）大動脈末梢の灌流（distal bypass）

胸部下行大動脈から腹部大動脈にかけて人工血管置換を行う場合は，脊髄・腹部主要臓器の虚血に対する対策と分枝動脈の再建が必要となる．腹部臓器の虚血許容時間は明確ではないが，大動脈の分枝動脈を再建する際には置換範囲によっては虚血時間が長くなるので，臓器保護が必要となる．補助手段としては，部分体外循環法（F-F バイパス）あるいは左心バイパス法（左房脱血-大腿動脈送血で人工肺なし）が採用される．F-F バイパスを用いる場合には，人工肺で酸素加と冷却・加温が可能で，自己心拍出量の低下にも対処できる．なお，手術術式としては，慢性 B 型解離性大動脈瘤など大動脈の広範囲置換を要する場合は，分節的に大動脈遮断を行い，遮断範囲にある腹腔動脈，上腸間膜動脈，腎動脈，大きな肋間動脈（Adamkiewicz 動脈）に選択的に灌流を行う．

2）体外循環の動脈送血ライン側枝からの臓器灌流

体外循環の動脈送血ラインに側枝を設け，これから多分岐したラインで上記の動脈に留置したカニューレに接続して動脈血を送血する．この場合には回路内圧，カニューレの口径，臓器の抵抗によって各臓器への灌流量は規定される．この方法では，過剰の送血による出血などの障害は回避できるが，カニューレの口径が細いため抵抗が高く，低流量となる危険性もある．

3）別個のポンプによる選択的分枝灌流

カニューレ口径に影響されない流量を維持するため，分離したポンプにより灌流する（図 4-6）．心筋保護液注入用のポンプを利用，熱交換器で低温血液とし，選択的分枝灌流する有効な臓器保護法である．なお，各臓器の至適灌流量については現在のところ明確な指標はないが，各分枝あたり 150〜250 mL/分で灌流されている．腹腔動脈，上腸間膜動脈，腎動脈への灌流に使用するカニューレの中には，カニューレ先端の圧測定が可能なものがあり，灌流圧を参考に流量を調節でき，過灌流による出血や障害を予防できる．

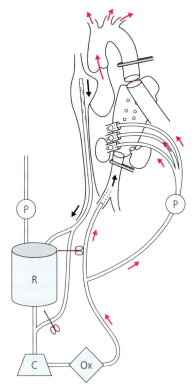

図 4-6 胸腹部大動脈置換術における腹部臓器灌流
(上田裕一，編．最新人工心肺—理論と実際—．名古屋：名古屋大学出版会；2011．p.191-208)[2]

4) 低温による臓器保護

　上記のような動脈血灌流とは別に，腎臓には心筋保護のように低温の晶質液（リンゲル液など）を一定量灌流して循環停止の状態で吻合する方法もある．

　いずれの補助手段を用いても，各主要分枝に細い人工血管を吻合し，大動脈置換用の人工血管本管に吻合して順次，灌流を再開しながら手術を進める．したがって，吻合順序や分枝再建方法には種々の工夫が要求される．

おわりに

　胸部大動脈手術は，各種の補助手段の確立，手術手技の改善により，近年の手術成績は著しく向上してきている．今後は，さらに確実な術前評価や各種の術中モニターの導入，体外循環法の工夫によって手術成績の向上および合併症の軽減が期待される．

参考文献

1) 数井暉久．胸部・胸腹部大動脈瘤．In：上田裕一，監修．心臓血管外科テクニック Ⅱ 大血管疾患編．大阪：メディカ出版；2013．p.54-72.
2) 荒木善盛，上田裕一，後藤和大，他．胸部大動脈手術の体外循環．In：上田裕一，編．最新人工心肺—理論と実際—．名古屋：名古屋大学出版会；2011．p.191-208.

〈上田裕一〉

Ch 4 ● 大血管外科

1-c 大動脈疾患に関する基本事項 — 人工血管

　心臓血管疾患，なかでも大動脈疾患の外科治療において，人工血管の開発，改良と体外循環の進歩は決定的な鍵を握っていた[1]．本稿では，血管吻合技術の開発および代用血管開発の歴史と，現在臨床に使用されている人工血管の基本的知識について述べる．

1 血管吻合と代用血管の開発

1) 血管外科，血管吻合の幕開け

　近代医学における血管疾患の先駆的研究は，後年にノーベル賞を受賞した Alexis Carrel によってなされ，彼の努力によって様々な血管吻合術が開発され，報告された．

　Carrel は 1873 年に，フランスのリヨンで生まれた．Carrel が血管外科の研究に打ち込むきっかけとなったのは，フランス大統領の暗殺事件に端を発していると，スタンフォード大学の教授であった Bruce A. Reitz はその著書の中で紹介している[2]．

　Carrel が 1894 年にリヨンの病院で研修中に，時のフランス大統領 Sadi Carnot が暗殺されるという事件が発生した．Carnot はナイフで刺され，傷が門脈に達したために，フランスで最も高名な外科医が治療したにもかかわらず，出血に対してなすすべもなく死亡した．Carrel は出血している血管を縫合することさえできれば，出血を止めて生命を救えたに違いないと考えた．そして彼は，1901 年から一生をかけた血管外科の研究に踏み出したのである．

　Carrel は 1904 年にフランスを出国し，モントリオール，次いでシカゴに滞在し，このシカゴ滞在中の 21 カ月の間に，多くの革新的な仕事を成し遂げた．血管吻合法の実験，特に 3 点支持連続縫合法により確実な血管吻合ができることを報告し，今日に至るまでその方法は臨床応用されている．また，動脈や静脈の移植実験，腎臓や四肢の移植実験，そして 1905 年には子イヌの心臓を成犬の頸部に移植することに成功している．このモデルは現在でも移植実験に用いられている．血管吻合における"カレルパッチテクニック"は，大動脈基部再建術の際の冠状動脈再建法として，現在も広く応用されている．

2) 大血管手術の開始と代用血管，人工血管の臨床応用

　Carrel の先駆的な多くの輝かしい業績に続いて，新たな飛躍は第二次大戦後に現れた．人工心肺装置の開発と，それを応用した心臓，大血管手術の開始，そして人工血管の開発と臨床応用である．

　心臓，大血管手術の本格的なスタートは，Gibbon による人工心肺装置の開発と直視下心臓手術の実現(1953 年)によってなされた[3]．

　さらに，人工血管の開発とその臨床応用により，血管疾患の治療に大きな進歩がもたらされた．テキサスのベイラー医科大学学長であった M. E. DeBakey による，ダクロン(ポリエステル)人工血管の開発および大動脈瘤に対する人工血管置換術の成功[4]，そしてその後の多数の大

484

動脈疾患治療の成功は，世界の医学界をリードした．

わが国における血管外科，大動脈外科の診療においては，東京大学教授であった木本誠二先生の先駆的な業績がある．木本先生は，1952年7月に日本で初めて腹部大動脈瘤切除術を行い，70％アルコール内に保存された同種大動脈を腹部に移植して良好な結果を得た．患者は元気に社会復帰し，7年間生存した．これは世界で初めて大動脈瘤切除を行ったフランスのDubostに続き，世界第2例目の腹部大動脈瘤の手術例であり，翌年からは前述したDeBakeyをはじめとして世界各国から多くの報告がみられるようになった．木本先生は半年後に行った本邦第2例目の大動脈瘤切除時には，アルコール保存したヒツジの異種大動脈を移植している．この例は11年後にくも膜下出血で死亡したが，移植された大動脈の部分は自分の大動脈と同じようになおっていたという[5]．

その後ダクロン人工血管が普及し，同種，あるいは異種血管を使用することはほとんどなくなったが，感染例などでは，抗感染性を期待して，現在も凍結保存した同種大動脈を使用することが報告されている．

人工血管の素材としては，ポリエステル（ダクロン）以外にも，テフロン（PTFE），延伸テフロン（ePTFE），ウレタンなどが使用され，さらにリング付きグラフト，そして血管内治療で広範に使用されるようになったステントグラフトなどでは，繊維，化学製品と金属の複合材料が用いられるようになっている．

❷ 人工血管の基本的知識

大動脈疾患の手術治療において，優れた人工血管の開発とその臨床応用は，治療成績向上のための重要なポイントである．人工血管の開発と大動脈外科の進歩は，表裏一体をなして進められてきた．臨床応用されている人工血管の基本的知識について述べる．

1）ダクロン人工血管

大動脈置換に最も多く用いられている人工血管である．ポリエステル繊維を編んで（織って）作成したダクロン（Dacron）人工血管の特徴は，①柔軟で取り扱いやすく，縫合に適していること，②耐久性があること，③生体適合性（安全性）に優れていること，であり，広く大動脈置換手術に臨床応用されている．さらに，仮性内膜の形成に優れ，長期の開存が期待できることも有利な点として挙げられる．

繊維を編んだ（織った）材質であるので，当初は繊維間からの水分の漏出があり（有孔性：ポロシティ porosity），ダクロン繊維の編み方により様々な porosity の血管が作成されている．porosity は，“生理的食塩水を 120 mmHg の圧力で人工血管内に注入した時に，1分間に，1 cm^2 あたり何 mL の生理的食塩水が漏出するか”を表示したものである．したがって，porosity 1200 の人工血管は porosity 300 の血管より有孔性が高く，そのまま使用した場合は，人工血管から大量の血液漏出が起こる．この血液漏出を予防するために，現在ではあらかじめシールド（sealed）された人工血管が一般的に使用されている．

ダクロン繊維による人工血管の作成方法には，ニット編みを用いるニッテドダクロン（knitted Dacron）と，平織りによるウーブンダクロン（woven Dacron）とに大別される（図 4-7）．ニッ

Ch 4 ● 大血管外科

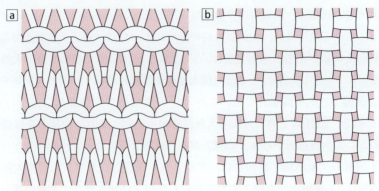

図 4-7 ニッテドダクロンの例（a）とウーブンダクロンの例（b）
拡大して繊維の違いを示した．

テドダクロン人工血管はより柔軟で，伸縮性に富む．仮性内膜が形成されやすく，長期開存性に優れているが，porosity も高い．一方，ウーブンダクロン人工血管はやや伸縮性に乏しいが，porosity は低く，拡張もしにくいので，特に大血管の置換に適している．編み方を工夫し，これら両者の特徴を併せ持ったダクロン人工血管も臨床応用されている．

2）ダクロン人工血管のシールドについて

ダクロン人工血管をそのまま使用した場合には，有孔性があるために，血液の漏出が起こり，以前は手術中に人工血管からの出血が制御できずに死亡した例も稀ではなかった．現在では，あらかじめシールドされた人工血管が広く市販され，人工血管からの出血は少なくなった．しかし，機械的摩擦やその他の理由により，シールドが不十分になった場合には，人工血管からの出血が制御できない事態が発生する危険性もあるので，シールドが万全ではないことを外科医は知っておくべきであろう．

わが国では 1986 年に初めてゼラチン処理人工血管の使用が開始され，その臨床的有用性が報告された[6,7]．その後，コラーゲン被覆人工血管も広く臨床使用されている．最近では生物由来材料を使用しない，ダクロン-ウレタンフィルム-ダクロンの 3 層構造の血液漏出の少ない人工血管も臨床応用されている．

3）分枝付き人工血管（図 4-8a，b）

シールドグラフトの応用が進み，すべての大動脈が置換可能となっているが，大動脈には重要臓器に血流を供給する分枝があり，その分枝の再建が必要になる例も多い．そこで，大動脈分枝の再建および大動脈吻合の利便性を考え，様々な分枝付き人工血管が考案され，臨床に応用されている．

代表的な分枝付き人工血管は，弓部 3 分枝再建用の小口径人工血管をあらかじめ大口径人工血管に縫着し，さらに送血用の側鎖を縫着した弓部置換用の 4 分枝付きグラフトである．また，胸腹部大動脈置換用の 4 分枝付きグラフト（腹腔動脈，上腸間膜動脈，左右の腎動脈）も市販されている．その他にも，術式に合わせて，多種類の分枝付き人工血管が臨床応用されている．

1 大動脈疾患に関する基本事項—c 人工血管

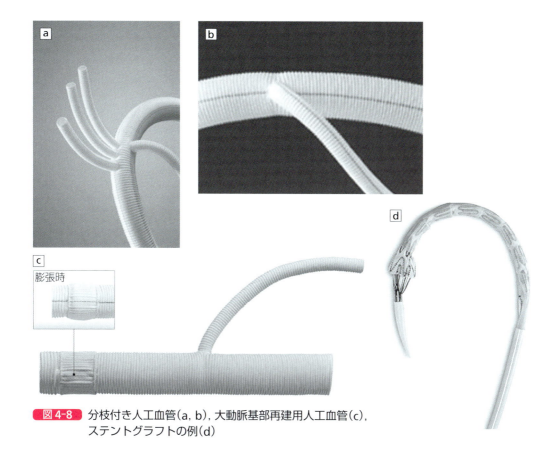

図4-8 分枝付き人工血管(a, b), 大動脈基部再建用人工血管(c), ステントグラフトの例(d)

4) ePTFE 人工血管〔延伸ポリテトラフルオロエチレン(ポリエチレン): e polytetra-fluoroethylene グラフト〕(図4-8c)

　ePTFE グラフトはダクロン人工血管とは違い，繊維を編んだものではなく，材料を圧出して一体成形して作成する．人工血管からの血液漏出はほとんどなく，そのまま使用可能である．長期の開存性に優れ，特に末梢血管の再建に多用される．大動脈置換手術では，腹部〜腸骨・大腿動脈の動脈再建術に使用されている．

　人工血管内面をカーボンやヘパリンでコーティングされた種類も市販され，長期の開存性に優れていることが期待されている．

　問題点は，人工血管壁を通して，血漿成分が漏出することがあり，人工血管周囲にゼローマ(seroma)を形成する場合がある．

　末梢血管の再建と共に，透析患者のシャント作成にも頻繁に使用され，開存性が良好なこと，穿刺部の止血に優れていること，などの利点が報告されている．

5) リング付き人工血管

　リング付き人工血管は，急性解離などの手術の際に，一部の施設で臨床応用されている．グラフトを真腔内に挿入し，グラフトの両端に付けられた堅いリングの上で，血管壁の外側から外膜を含めてテープで緊縛する方法である．エントリーの閉鎖や，破綻した外膜部分を人工血

487

Ch 4 ● 大血管外科

管で置換することができる．高齢者やリスクの高い症例に適しているとされるが，グラフトサイズの決定や緊縛手技にやや経験が必要であり，緊縛部分の内膜断裂のリスク，弓部置換手術には適さない，長期遠隔成績が不明など，いくつかの問題点が指摘されている[8]．

6) ステントグラフト（図4-8d）

血管内治療の進展とともに，様々なステントグラフトが考案され，臨床応用されている．デバイスの進歩は血管内治療の短期成績および長期遠隔成績に直接に関係するので，日進月歩で開発，改良が進められている領域である．詳細はステントグラフト治療の項目を参照して下さい．

📖 文献

1) 安達秀雄．大動脈疾患の診断と手術．2版．東京：メディカル・サイエンス・インターナショナル；2006. p.2-14.
2) Reitz BA. The history of heart and heart-lung transplantation. In: Baumgartner WA, Reitz BA, Achuff SC, ed. Heart and heart-lung transplantation. Philadelphia: WB Saunders; 1990. p.1-14.
3) Gibbon JH. Application of mechanical heart and lung apparatus to cardiac surgery. Minn Med. 1954; 37: 171-4.
4) DeBakey ME, Cooley DA, Crawford ES, et al. Clinical application of a new flexible knitted Dacron arterial substitute. Ann Surg. 1958; 24: 862-6.
5) 木本誠二．我が国における心臓血管外科黎明期の思い出．日小児循環器会誌．1990; 5: 513-7.
6) 安達秀雄，上田恵介，許俊鋭，他．ゼラチン処理人工血管の臨床使用経験．人工臓器．1989;18:225-8.
7) 安達秀雄，井野隆史，井手博文，他．プレクロティング不要なゼラチン処理人工血管による上行・弓部大動脈置換術．胸部外科．1993; 46: 586-9.
8) 安達秀雄，尾本良三，横手祐二，他．急性大動脈解離に対するリング付き人工血管使用の利点と問題点．人工臓器．1992; 21: 249-52.

〈安達秀雄〉

Ch 4 大血管外科

2-a 非解離性大動脈瘤 — 総論

1 疫学

　非解離性大動脈瘤は解離性大動脈瘤以外の大動脈瘤を総称する．組織学的には大動脈壁の3層構造が保たれたまま拡大する真性大動脈瘤が主体となるが，大動脈壁が破綻し血管外血腫を線維性被膜が覆う仮性大動脈瘤も含まれる．大動脈瘤は大動脈径が正常の1.5倍を超えた病態と定義されている．胸部大動脈径は30 mm以下が正常径とされているため，45 mm以上の大動脈径は胸部大動脈瘤と診断される．形態からは大動脈が全周性に拡大し紡錘状を呈する紡錘状大動脈瘤と，大動脈壁の一部が限局的に拡大突出し囊状を呈する囊状大動脈瘤に大別できる．

　非解離性大動脈瘤の発生頻度に関する詳細な報告は少ないが，手術症例については日本胸部外科学会学術集計に詳細が報告されている．本稿では手術症例を中心に概説する．

　胸部大動脈瘤に対する手術症例は増加している．2013年の日本胸部外科学会学術集計では，胸部大動脈手術数は15,758例で，全心臓大血管手術数67,325例の約1/4を占め，過去10年間に倍増している（2003年 7,134例）．解離性動脈瘤が6,787例，非解離性が8,971例で，非解離性の9％の800例は破裂のための緊急手術，8,171例は非破裂での待機手術である[1]．解離性，非解離性ともに増加傾向にあり，2003年と比較すると，解離性は2.0倍，非解離性は2.4倍に増加している（2003年 解離性3,401例，非解離性3,733例）（図4-9）．学術集計には手術部位の詳細も記載されている．非解離・非破裂性大動脈瘤の手術数の推移を図4-10に示す．2013

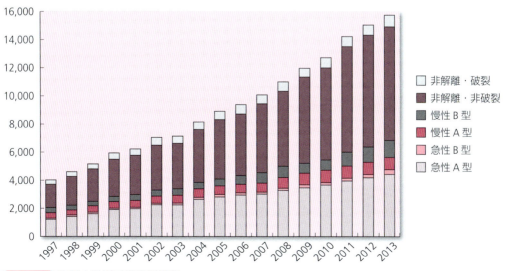

図4-9 胸部大動脈手術症例推移

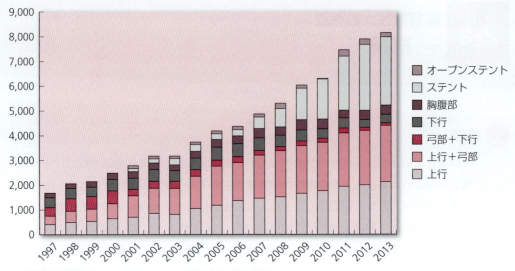

図 4-10 非解離・非破裂性胸部大動脈瘤手術症例数

　年では，上行 2,129 例（基部 928 例を含む）および上行弓部 2,151 例で，両者で手術数の半数を占めるが，ステントグラフトは 2,928 例で，2008 年の市販ステントグラフト認可の後に急速に増加してきている．一方，ステントグラフト治療の対象となる下行，弓部下行の手術数は減少している．

　非解離・破裂性大動脈瘤手術数は 800 例で，過去 10 年間の増加は 1.6 倍にとどまっている（2003 年 502 例）．2013 年では，上行弓部が 173 例と多いが，ステントグラフトが 368 例で約半数を占め，破裂症例の第一選択治療となっている．

　大血管外科に特記できることは手術成績が著しく改善していることである．30 日死亡率は非解離・非破裂で 2.0％で，2003 年 5.3％から半減し，心臓手術と同等の成績に改善している．手術数が多く定型化している上行は 2.1％，上行弓部は 2.0％で安定している．この成績はステントグラフト 1.5％と同等の成績である．しかし，弓部下行 5.8％，胸腹部 4.6％などの難易度の高い手術領域の手術死亡率は未だ高く，さらなる改善が求められる．非解離・破裂例の 30 日死亡率も 2003 年 27.0％から 2013 年 13.6％と向上している．ステントグラフトの 30 日死亡率が 12.9％と比較的低値であることが大きな要因であるが，上行弓部も 14.8％と向上している．

2 自然歴

　非解離性大動脈瘤はゆっくりとした拡大を示す症例が多く，多くは無症状で，検診などの X 線検査で偶然発見されることが多い．破裂または解離などの大血管事故が生命予後を左右する．外科治療は主に大血管事故を回避するための予防手段として施行されるため，大血管事故の発生時期を推定することが，手術適応決定の大きな要因となる．

　大血管事故の危険因子について Juvonen らは，年齢（Odds 比 2.6），痛み（Odds 比 2.3），慢性

閉塞性肺疾患（Odds 比 3.6），大動脈径（Odds 比 1.5）の 4 点を有意因子として上げている．大動脈径と大血管事故との関連には多くの報告がある[2]．Elefteriades らのエール大学の研究では，上行では 6 cm 超えると大血管事故が 31％に急増し，下行では 7 cm を超えると 43％に著増するため，上行では 5.5 cm，下行では 6.5 cm を手術適応として推奨している[3]．また，大動脈径が増大するとともに大動脈壁の伸展性が低下し，壁応力が増加することを報告している．大動脈径 6.0 cm 以上では伸展性は正常の 40％に低下し，壁応力は約 8 倍に増加し，200 mmHg の血圧では 800 kPa を超え，大動脈壁の限界に達すると報告している[4]．大動脈壁の性状からも大動脈径 6.0 cm を手術適応とすることは理論的である．大血管事故の年間発生率も報告している．大動脈径 6.0 cm 以上の年間発生率は，破裂 3.7％，大動脈解離 3.9％，死亡 11.8％で，死亡を含む大血管事故の発生率は 15.6％と高値であり，5.0〜5.9 cm の発生率 6.8％から倍増している[5]．Reilly らの報告では，破裂の年間発生率は大動脈径 5 cm 2％，6 cm 6％，7 cm 11％で，瘤径の拡大とともに増加し[6]，Perko らの報告では，大動脈径 60 mm 以上の例では 60 mm 未満の例に比し，5 年間に破裂する頻度は約 5 倍高いと報告している[7]．

また，Marfan 症候群，Loeys-Dietz 症候群などの遺伝性大動脈疾患や，大動脈弁二尖弁に伴う大動脈疾患では，通常よりは小さな大動脈径で大血管事故が発生することが知られている．大動脈弁二尖弁では，通常よりも大動脈径が早く拡大し，特に大動脈弁逆流を合併する症例では拡大率が大きく，年間 5 mm 以上の拡大では破裂や大動脈解離の発生率が上昇することが報告されている．Marfan 症候群の 15 年間の観察研究では，胸部大動脈手術が 10.4±4.3％に施行されていた．これは二尖弁 2.5±0.6％，健常者 0.5±0.1％に比して有意に高率であり，Marfan 症候群では大血管事故に対して注意深い経過観察が必要であり，より小さな大動脈径で手術を考慮すべきである[8]．

❸ 症状

非解離性大動脈瘤の多くは無症候性であり，検診や他の疾患の精査中などに偶然発見される場合が多い．大動脈瘤の拡大に伴う圧迫症状を呈する症例もある．圧迫症状は動脈瘤の部位により異なり，基部では大動脈弁逆流による心不全症状，上行大動脈では上大静脈症候群による顔面上肢浮腫，弓部では反回神経麻痺による嗄声，下行では食道圧迫による嚥下障害などを認める．また，漠然とした背部痛などがみられる．最も重篤な症状は破裂であるが，破裂例の多くは病院に搬送されることなく死亡している．

❹ 診断

胸部大動脈瘤が疑われる症例では胸部 CT をまず施行する．腎機能に問題がなければ造影 CT が情報量が多い．また，手術対象例では MDCT を施行して大動脈瘤の部位・形態診断を行う．MDCT では大動脈瘤の形態・瘤径のみでなく，全大動脈の形態・性状を把握する．弓部 3 分枝，腹部分枝の走行・性状，肋間動脈の分岐・走行の把握は手術戦略に重要である．大動脈径が 55 mm 以上では手術リスクを考慮しながら手術適応を検討する．55 mm 未満であれば半年後に CT を再検し，0.5 mm/年以上の拡大があれば手術を考慮し，拡大が 0.5 mm/年以下で

Ch 4 ● 大血管外科

あれば半年ごとに CT を再検する．Marfan 症候群のような遺伝的大動脈疾患では 45 mm を超えた場合は外科治療について検討する[9]．

腎機能障害で造影 CT を施行できない症例に MRA（magnetic resonance angiography）は有用である．造影剤未使用でも大血管性状を診断できるが，空間解像度は CT に劣る．

⑤ 手術適応

日本の大動脈瘤・大動脈解離診療ガイドラインは 2011 年に改訂されている[9]．Marfan 症候群，囊状瘤を除く胸部・胸腹部大動脈瘤における治療の適応は以下のように記載されている．

Class Ⅰ
1. 最大短径 60 mm 以上に対する外科治療（Level C）

Class Ⅱa
1. 最大短径 50～60 mm で，痛みのある胸部・胸腹部大動脈瘤に対する外科治療（Level C）
2. 最大短径 50 mm 未満（症状なし，慢性閉塞性肺疾患なし，Marfan 症候群を除く）の胸部・胸腹部大動脈瘤に対する内科治療（Level C）

Marfan 症候群に対する外科治療は以下の 3 点が class Ⅱa
1. 大動脈基部が 45 mm を超えるものへの基部置換術（Level C）
2. 解離の既往歴または家族歴のある症例における，大動脈基部 40 mm 以上での基部置換術（Level C）
3. 妊娠を検討している女性における，大動脈基部 40 mm 以上での基部置換術（Level C）

ACC/AHA ガイドラインは 2010 年に改訂されている[10]．上行大動脈については 5.5 cm 以上で外科治療の評価を行い，5.5 cm 以下でも拡大率 0.5 cm/年以上，Marfan 症候群では 4.0～5.0 cm，大動脈弁手術を要する症例では 4.5 cm 以上を class Ⅰ の手術適応としている．弓部大動脈は手術リスクが低ければ 5.5 cm 以上を，下行大動脈では 5.5 cm 以上，胸腹部大動脈では 6.0 cm 以上を class Ⅰ の手術適応としている．

ESC ガイドラインは 2014 年に改訂され，さらに詳細な推奨が記載されている[11]．上行大動脈においては 50 mm 以上の Marfan 症候群が class Ⅰ，45 mm 以上の Marfan 症候群，50 mm 以上の大動脈二尖弁，55 mm 以上のその他の症例を class Ⅱa の手術適応としている．弓部大動脈は 55 mm 以上で class Ⅱa，下行大動脈は 55 mm 以上で TEVAR 適応とし，TEVAR 不適例に対する外科治療は 60 mm 以上を class Ⅱa としている．胸腹部大動脈についての推奨はない．

日本のガイドラインは AHA/ACC 改訂後の 2011 年に改訂されている．大動脈径 55 mm 以上で手術のための全身評価を推奨しているが，class Ⅰ 手術適応は 60 mm としている．AHA/ACC，ESC ガイドラインが 55 mm を手術適応としているため，今後 55 mm に改訂される可能性は高い．日本人は欧米人に比して体格が小さく，かつ非解離性大動脈瘤手術成績が良好であるため，手術リスクの低い症例では 55 mm 以上を手術適応とすることは妥当と考えられる．

日本のガイドラインでは Marfan 症候群や大動脈二尖弁では大動脈径 45 mm 以上で外科治

療を考慮するように記載されているが，ECS ガイドラインでは大動脈二尖弁の手術推奨が Marfan 症候群（45 mm）よりも大きい 50 mm 以上で手術適応となっている．前述した Marfan 症候群と大動脈二尖弁の比較研究が拠り所となっているが，日本のガイドラインの変更が予想される[8]．

文献

1) Masuda M, Kuwano H, Okumura M, et al. Thoracic and cardiovascular surgery in Japan during 2013, Annual report by The Japanese Association for Thoracic Surgery. Gen Thorac Cardiovasc Surg. 2015; 63: 670-701.

2) Juvonen T, Ergin MA, Galla JD, et al. Prospective study of the natural history of thoracic aortic aneurysms. Ann Thorac Surg. 1997; 63: 1533-45.

3) Coady MA, Rizzo JA, Hammond GL, et al. What is the appropriate size criterion for resection of thoracic aortic aneurysms? J Thorac Cardiovasc Surg. 1997; 113: 476-91. Discussion 489-91.

4) Elefteriades JA, Farkas EA. Thoracic aortic aneurysm clinically pertinent controversies and uncertainties. J Am Coll Cardiol. 2010; 55: 841-57.

5) Chau KH, Elefteriades JA. Natural history of thoracic aortic aneurysms: size matters, plus moving beyond size. Prog Cardiovasc Dis. 2013; 56: 74-80.

6) Reilly JM. Surgery of the aorta and its branches. Philadelphia: Saunders; 2000. p.107-12.

7) Perko MJ, Nørgaard M, Herzog TM, et al. Unoperated aortic aneurysm: a survey of 170 patients. Ann Thorac Surg. 1995; 59: 1204-9.

8) Itagaki S, Chikwe JP, Chiang YP, et al. Long-term risk for aortic complications after aortic valve replacement in patients with bicuspid aortic valve versus Marfan syndrome. J Am Coll Cardiol. 2015; 65: 2363-9.

9) 循環器病の診断と治療に関するガイドライン（2010 年度合同研究班報告）．大動脈瘤・大動脈解離診療ガイドライン（2011 年改訂版）．

10) Hiratzka LF, Bakris GL, Beckman JA, et al. 2010 ACCF/AHA/AATS/ACR/ASA/SCA/SCAI/SIR/STS/SVM guidelines for the diagnosis and management of patients with thoracic aortic disease: executive summary. Circulation. 2010; 121: 1544-79.

11) Erbel R, Aboyans V, Boileau C, et al; ESC Committee for Practice Guidelines. 2014 ESC Guidelines on the diagnosis and treatment of aortic diseases: Document covering acute and chronic aortic diseases of the thoracic and abdominal aorta of the adult. The Task Force for the Diagnosis and Treatment of Aortic Diseases of the European Society of Cardiology（ESC）. Eur Heart J. 2014; 35: 2873-926.

〈碓氷章彦〉

Ch 4 ● 大血管外科

2-b 非解離性大動脈瘤 — 大動脈基部・上行大動脈瘤

　大動脈弁輪拡張症（annulo-aortic ectasia：AAE）は，1961年にEllisらにより提唱された疾患概念であり[1]，sino-tubular junction（STJ）からventriculo-aortic junction（VAJ）に挟まれるValsalva洞を含む大動脈基部の拡大としてとらえられている．上行大動脈瘤は，STJから腕頭動脈が分岐するまでの大動脈の瘤状変化をきたした疾患群である．

　AAEおよび上行大動脈瘤の多くは無症候性であり，健康診断や他疾患の精査などで偶然発見される場合が多い．しかしながら，破裂や大動脈解離で発症したり，弁輪拡大やSTJの拡大による大動脈弁閉鎖不全症をきたし発見されることがある．

① 手術適応

　AAEや上行大動脈の手術適応に関しては2通りの考え方がある．

　第1の手術適応は，動脈瘤の短径や大動脈瘤の拡大傾向に関する手術適応である．ACC/AHAのガイドラインによれば，AAEや上行大動脈瘤の手術適応は，大動脈瘤の最大短径が50mm以上と考えられる．また，半年で5mm以上拡大する症例も手術適応となる．先天性大動脈二尖弁を有する症例やMarfan症候群，Ehlers-Danlos症候群などの遺伝性結合組織疾患では，最大短径が45mmでも手術適応とする意見もある．

　第2の手術適応は，大動脈弁閉鎖不全症に関する手術適応であり，弁膜症のガイドラインに準ずる．その場合の術式として後述するBentall手術または自己弁温存基部置換術を選択するか，大動脈弁置換術のみを選択するかの判断が必要となり，各症例に応じて熟慮する必要がある．最近AAE，ARに対して，自己弁温存基部置換術に弁形成術が併施され良好な成績を得られているので，これらの適応に関しては従来のガイドラインに則さないことも多いのが現状である．

② 術前検査

1）胸部単純X線

　胸部単純X線でAAEを診断することは困難であるが，上行大動脈瘤であれば右第一弓の拡大を示す症例もある．

2）CT

　単純CT，造影CTともに最も重要な検査の一つである．腎機能障害を有する症例であっても手術適応，術式の検討のため造影検査を考慮すべきと考えられる．単純CTでは大動脈瘤の形状や，吻合部の石灰化を評価し，造影することにより正確な動脈瘤の最大短径や大動脈解離の有無，壁在血栓，瘤腫の程度，炎症性大動脈瘤・感染性大動脈瘤など精査可能である．大動脈基部病変では心電図同期し撮像することによりアーチファクトを軽減できる．

近年，MDCT（multidetector CT）による 3D 再構成が可能となり，大動脈基部の詳細な病変が術前に判断できるようになった．また，大動脈弁の性状や石灰化の局在，各弁尖の弁輪付着部最下点から弁尖先端まで長さである geometric height や，弁輪付着部最下点から接合部までの垂直距離である effective height が測定可能であり，自己弁温存術式の可否の判断に重要な情報を得ることができる．

3）心エコー

経胸壁心エコー，経食道心エコーともに必須な検査で，心機能評価，大動脈基部解剖，大動脈弁の異常所見の有無などの情報が得られる．弁温存，弁形成術式を行う場合，経食道心エコーでの詳細な大動脈基部の解剖や大動脈弁各弁尖を評価はすることは重要である．

4）血管造影

大動脈造影により大動脈の形状，大動脈弁閉鎖不全症の重症度などを精査できる．しかし，近年は CT 検査の発達により，侵襲的な検査である血管造影の必要性は少なくなった．

冠動脈造影は冠動脈病変のみならず冠動脈起始異常の有無や左主幹部の形状，長さなどを評価するのに重要な検査である．

5）核磁気共鳴画像法（MRI）

MRI は腎機能障害やアレルギーで造影 CT 検査が施行できない症例では考慮される．しかし，大動脈基部の詳細な情報は MRI では同定できない．むしろ，中枢神経系の評価など術前精査の一環として行われている．

③ 術式

AAE に対する術式としては，標準術式としての Bentall 手術[2]と，自己弁温存基部置換術がある．上行大動脈から STJ の拡大を認める症例では上行大動脈の置換に加え，STJ で人工血管と吻合することにより STJ を人工血管径に縫縮する STJ plication 術も行われる．

自己弁温存基部置換術には，温存した大動脈弁を人工血管で内包する reimplantation 法（David 手術）[3]と，温存した大動脈弁と舌状に trimming した人工血管を縫合する remodeling 法（Yacoub 手術）[4]がある（図 4-11）．reimplantation 法，remodeling 法ともに自己弁が温存されるためワルファリンの内服が不要という利点がある．しかし，遠隔期に遺残もしくは再発する大動脈弁逆流が問題となる場合がある．

1）Bentall 手術

1968 年に Bentall，De Bono によって報告された術式である．人工弁と人工血管で composite graft を作成し弁輪部に縫着する方法である．冠動脈再建の方法は種々の方法が考案されている（図 4-12）．Bentall 原法は冠動脈を inclusion 法で再建している．interpositoin 法は冠動脈を短い小口径人工血管を介在させ再建する方法である[5]．Cabrol 法は左右冠動脈を単一の人工血管でつなぎ，つないだ人工血管と composite graft とを側側吻合し再建する．これらの再建法では，遠隔期の冠動脈瘤形成が問題とされてきた．一方，Kouchoukos が報告した button 法[6]は，冠動脈を button 状に切除し人工血管に作成した 7 mm の小孔に吻合する方法で，この再建方法により Bentall 術による冠動脈仮性瘤の形成などの合併症は減少した．

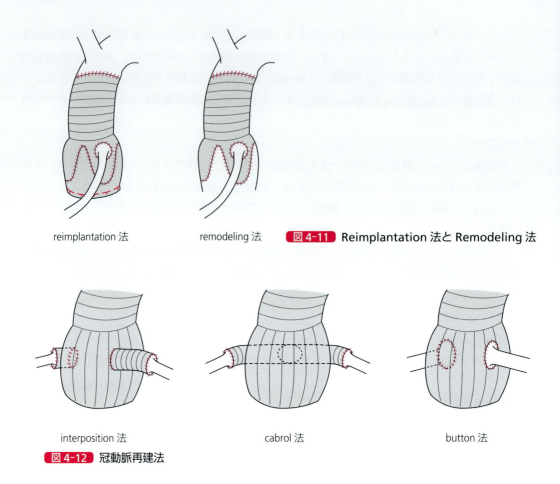

reimplantation 法　　　remodeling 法　　図 4-11　Reimplantation 法と Remodeling 法

interposition 法　　　cabrol 法　　　button 法

図 4-12　冠動脈再建法

2） Reimplantation 法

　AAE に対する手術として David が考案した術式である．自己大動脈弁を温存し人工血管内に内挿する．この術式の適応として大動脈弁に逸脱などの病変がない点が重要であったが，近年では積極的に大動脈弁形成術を追加することによってより広い適応に対し良好な成績が報告されている．

a） 大動脈基部の剝離（図 4-13）

　体外循環を確立，心停止の後，大動脈を STJ より 1〜2 cm 末梢側で横切開し大動脈を離断する．大動脈弁各交連頂点に牽引用として 5-0 polypropylene mattress suture を置き大動脈弁を展開し観察する．この時，弁逸脱の有無，石灰化，fenestration の断裂などを認識する．冠動脈は 15 mm のボタンを作成し牽引しておく．4 mm または 6 mm の選択的冠灌流用バルーンを挿入し，4-0 polypropylene 糸で外側に牽引する．大動脈基部の剝離は鋭的に進め可及的に VAJ 近辺まで行う．無冠尖，左冠尖の無冠尖側の中枢側は線維組織に相当するため basal ring までの剝離が可能であるが，右冠尖と左冠尖右冠尖よりは筋肉組織のため剝離は右室心筋，肺動脈線維連続までの剝離とする．無冠尖から右冠尖にかけては膜性心室中隔が存在するため剝離に注意を要する．Valsalva 洞壁は弁輪部より約 5 mm 離して切除する．

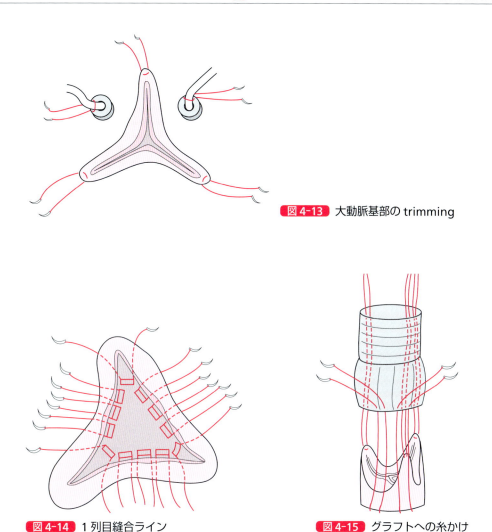

図 4-13 大動脈基部の trimming

図 4-14 1 列目縫合ライン

図 4-15 グラフトへの糸かけ

b）グラフト縫着

　現在の当科でのグラフトサイズの決定方法としては，nadir（各弁尖の弁輪付着部最下点）から左冠尖・無冠尖の交連部の頂点までの距離や，nadir から弁尖先端までの弁尖の長さを表す geometric height を測定し総合的に決定している．グラフト縫着の 1 列目は各冠尖の最低部を通る水平面に左室内腔より 7 mm 幅のスパゲッティ付き 20 mm 針 3-0 polyester で刺入し大動脈外に刺出する（図 4-14）．しかし，膜様部や右室心筋部は水平面より上方に偏位して刺出せざるを得ない．各交連 3 針から始め各冠尖に 3 針の合計 12 針を基本としている．刺出した針をグラフト底部に左冠尖，右冠尖，無冠尖の順に刺入する．各交連の高さが同一となるように第 1 列の刺入高を決めるため，膜様部や右室心筋部は刺出部位がより末梢であるためグラフトへ刺入する部位も同様に末梢でなければならない．各交連の頂点に置いた 5-0 polypropylene 糸と共にグラフト内に誘導した後にグラフトを基部へ誘導する（図 4-15）．1 列目の縫合糸の結紮は弁輪やグラフトを変形させないように周到に結紮する必要がある．

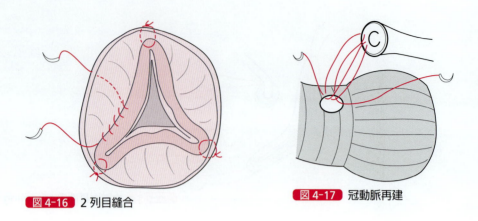

図 4-16　2 列目縫合　　　図 4-17　冠動脈再建

c) 交連部の固定

交連部頂点に置いた 5-0 polypropylene をグラフトへ刺入し結紮・固定する．第 1 列を結紮後に各交連の左右への偏位を矯正することは困難であり，垂直方向の位置決めが重要である．同一大の弁尖であれば交連部は基本的に同じ高さに固定されなければならない．交連部が低すぎると逸脱の原因となる．

固定した後に，大動脈弁を観察し三尖のバランスや逸脱の有無をチェックする．逸脱など認めた場合，交連の固定位置を変更し逸脱を矯正する．

2 列目の縫合糸は 16 mm 針 5-0 polypropylene を使用している．左冠尖 nadir から開始し結紮．その縫合糸で交連部方向へ U 字型に縫い上がる(図 4-16)．運針方法は one action にならないようにし，グラフト内から外へ刺出し，それから外から内へ刺入し正確を期する．

d) 大動脈弁逆流評価・形成

心筋保護用カニューレをグラフト内へ留置し，グラフト遠位端をケリー鉗子などで遮断し密閉状態として心筋保護を注入．回路内圧の上昇具合や，グラフトを圧排しても虚脱しないことを確認する．

e) 冠動脈再建・遠位側吻合

左冠動脈から再建する．左冠動脈ボタンの剥離は最小限にとどめる．グラフトに 7 mm の小孔を作成し 5-0 polypropylene を用いて吻合する(図 4-17)．冠動脈ボタンを密着させるために人工血管の bite は人工血管，ボタンともに 5〜7 mm とり，冠動脈口近くに運針する．右冠動脈の再建は心拍動が再開しても屈曲しないようにグラフト吻合位置を遠位側で左側とする．同様に 5-0 polypropylene を用いて吻合する．次に，末梢側吻合を 4-0 polypropylene を用いて吻合する．十分に air 抜きを行い hot shot を注入し大動脈遮断解除，人工心肺からの離脱を図る．

3) Remodeling 法

1993 年 Yacoub らにより報告された術式である．冠動脈ボタンの作成，大動脈弁のトリミングまでは reimplantation 法と同様であるが，基部の剥離は reimplantation 法ほど深い必要はない．人工血管のサイズは VAJ の径や各弁尖の nadir から弁尖先端までの長さである geometric height を測定し総合的に判断する．各交連部の高さやグラフト径を参考に舌状に人工血管をト

2 非解離性大動脈瘤—b 大動脈基部・上行大動脈瘤

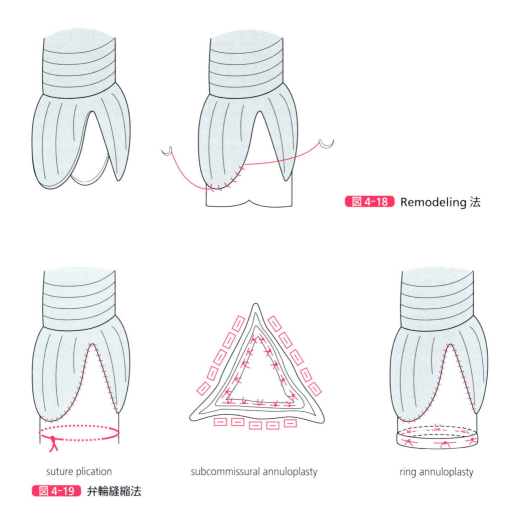

図 4-18 Remodeling 法

suture plication　　subcommissural annuloplasty　　ring annuloplasty

図 4-19 弁輪縫縮法

リミングし交連部と 5-0 polypropylene で吻合する(図 4-18). この交連部の決定が重要である. 縫合ラインは弁輪である. 最近は遠隔期の弁輪拡大を防止する目的のために様々な工夫がなされ, basal ring を ePTFE 糸で縫縮する方法[7], 大動脈弁直下に Gore-Tex strip を縫着する方法[8]や大動脈外側から弁輪部にリングを縫着する方法[9]などがある(図 4-19).

4 合併症

早期合併症として, 基部からの出血, 冠動脈閉塞・狭窄, 遺残大動脈弁逆流などがある.

冠動脈再建部からの出血や基部からの出血では追加針が困難であることが多く, 慎重な手術が重要である. 大量の出血をきたした場合は再度心停止が必要な場合もある.

冠動脈狭窄は右冠動脈狭窄の場合が多く, 右室収縮の状態を視認し, 経食道エコーなどで右冠動脈の血流や右室壁運動を確認する. 左冠動脈の血流も経食道エコーや直接エコーで確認することが重要である. 冠動脈狭窄がある場合は, 心停止下で再度冠動脈再建を行うか, 冠動脈バイパス術を追加することで対処する.

大動脈弁逆流の残存は，術中であれば経食道エコーで中等度以上の大動脈弁逆流やeccentric jetが確認されれば再び心停止として再手術を施行する．術後早期に大動脈弁逆流が起こった場合は，弁尖組織がcuttingしていることが多く，大動脈弁置換術を考慮する必要がある．

文献

1) Ellis PR, Cooley DA, Bakey ME. Clinical considerations and surgical treatment of annulo-aortic ectasia. Report of successful operation. J Thorac Cardiovasc Surg. 1961; 42: 363-70.

2) Bentall H, De Bono A. A technique for complete replacement of the ascending aorta. Thorax. 1968; 23: 338-9.

3) David TE, Feindel CM. An aortic valve-sparing operation for patients with aortic incompetence and aneurysm of the ascending aorta. J Thorac Cardiovasc Surg. 1992; 103: 617-21.

4) Sarsam MA, Yacoub M. Remodeling of the aortic valve annulus. J thorac Cardiovasc Surg. 1993; 105: 435-8.

5) Piehler JM, Pluth JR. Replacement of ascending aorta and aortic valve with a composite graft in patients with nondisplaced coronary ostia. Ann Thorac Surg. 1982; 33: 406-9.

6) Kouchoukos NT, Karp RB, Blackstone EH, et al. Replacement of the ascending aorta and aortic valve with a composite graft. Results in 86 patients. Ann Surg. 1980; 192: 403-13.

7) Aicher D, Schäfers HJ, Schmied W, et al. Early results with annular support in reconstruction of the bicuspid aortic valve. J Thorac Cardiovasc Surg. 2013; 145: S30-4.

8) Izumoto H, Kawazoe K, Kawase T, et al. Subvalvular circular annuloplasty as a component of aortic valve repair. J Heart Valve Dis. 2002; 11: 383-5.

9) Lansac E, Di Centa I, Bonnet N, et al. External aortic annuloplasty: a useful adjunct to valve sparing procedure. Ann Thorac Surg. 2005; 79: 356-68.

〈井澤直人，大北　裕〉

Ch 4 ● 大血管外科

2-c 非解離性大動脈瘤 — 弓部大動脈瘤

1 術前検査

　弓部大動脈瘤の術前検査において病変の形態，範囲を把握するための画像診断は極めて重要である．代表的な画像検査には単純X線，CT，MRI，エコーなどがある．侵襲的検査である血管造影は，近年，その診断的役割が少なくなっている．

1）胸部単純X線

　心拡大の有無，肺野の状態，縦隔陰影の拡大をチェックする．弓部大動脈瘤の場合，左第1弓拡大を呈することが重要な所見であり，気管の変位を認めることもある．

2）CT

　CT，特に造影CTは大動脈疾患に対する画像診断のゴールドスタンダードであり，大動脈瘤の大きさと進展範囲，石灰化，壁在血栓の量やその状態，主要な分枝動脈との位置関係など様々な情報が得られる．近年，多列検出器型CT（multi-detector row CT：MDCT）の多列化，高速化が進み，極めて短時間のうちに詳細な画像情報を取得できるようになった．多断面再構成（multi-planar reconstruction：MPR）画像（図4-20）は，非常にわかりやすく客観性の高い画像として臨床的価値が高い．また，CT画像からは大動脈瘤だけでなく，人工心肺確立時の送血路および各吻合部位の動脈径，性状の把握などの情報も得られ，手術計画を立てる上でも非常に有用である．

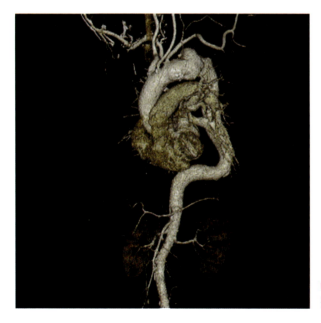

図4-20
遠位弓部大動脈瘤のMPR画像

2 弓部大動脈全置換術

弓部大動脈全置換術は弓部大動脈瘤に対する最も標準的な術式である．

アプローチは胸骨正中切開が一般的である．上行大動脈，あるいは腋窩動脈が標準的な送血部位であり，場合により大腿動脈送血を選択あるいは併用する．粥腫の飛散による脳梗塞を予防することは弓部大動脈手術において極めて重要な課題であり，特に shaggy aorta の場合，送血部位の選択は重要である．大腿動脈からの逆行性送血は下行大動脈や腹部大動脈内の粥腫による脳塞栓をきたす可能性が高く，極力回避する．腋窩動脈送血は送血部位として比較的好まれるが，弓部大動脈内に乱流を起こすとの指摘もある．最も標準的な上行大動脈送血を行う場合，術中大動脈エコー(epiaortic echo)を用いて上行大動脈内を直接検索し，可動性プラークがなく，内膜肥厚や石灰化の少ない部位を送血部位として選択することが推奨される．脱血路として右房あるいは上・下大静脈を選択して人工心肺を確立し，右上肺静脈から左房(左室)ベントを挿入する．

全身冷却を開始し，直腸温 25℃ 前後で循環停止とする．この際，head down position とし中心静脈圧を上昇させ空気塞栓の予防を図る．我々の施設では脳保護法として順行性選択的脳灌流法を用いており，大動脈切開後，腕頭動脈・左総頸動脈・左鎖骨下動脈にそれぞれバルーン付カニューレを挿入し，選択的脳灌流を開始する．この際，分枝入口部付近にしばしば粥腫が存在するので十分な注意が必要である．逆行性脳灌流を行う場合は，上下大静脈 2 本脱血とし，上大静脈より逆行性送血を行う．

末梢側大動脈吻合は，循環停止下に開放状態(open distal anastomosis)で行う．必要に応じて末梢側の大動脈腔内に人工血管を挿入する elephant trunk 法[1]を併用する(図 4-21)．弓部から下行大動脈にかけて進展した広範囲大動脈瘤に対し，以前は一期的広範囲置換術(上行〜弓部〜下行大動脈置換術)を行うことも多かったが，手術侵襲が過大になる懸念から，最近は 2 回に

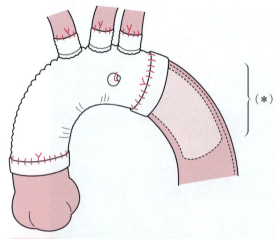

図 4-21 Elephant trunk 法
＊部分に挿入されている．

2 非解離性大動脈瘤 — c 弓部大動脈瘤

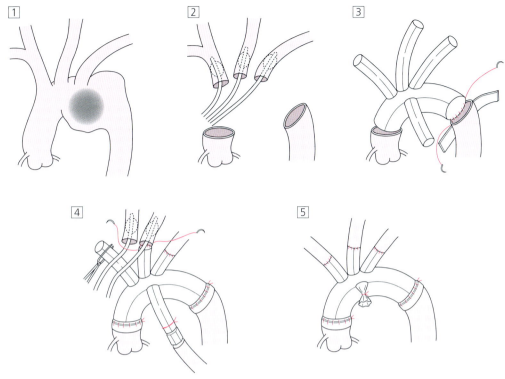

図 4-22 全弓部大動脈置換術の術式
1：遠位弓部大動脈瘤．
2：HCA 下に大動脈瘤を切開，SCP を開始．
3：4 分枝付人工血管を用いて open distal anastomosis 法でフェルト補強下に末梢側吻合．
4：末梢側吻合後，側枝送血で体外循環を開始．中枢側大動脈および弓部分枝を吻合．
5：完成図．

分割する段階的手術を選択することが多くなっている．この術式は，1 期目で上行〜（近位）弓部大動脈に対し弓部大動脈全置換術および elephant trunk 法を施行し，2 期目で末梢側の残存病変に対しステントグラフト内挿術あるいは下行大動脈置換術を行う方法である．最近では本術式における 2 期目のステントグラフト内挿術の際に目印となる X 線不透過性マーカーを elephant trunk に付けた collar つき弓部大動脈置換用グラフトも市販されている[2]．

末梢側吻合後，大腿動脈から，送血を行い末梢大動脈内の粥腫や気泡を除去する．人工血管側枝から送血し，順行性下半身灌流を再開する．同時に復温を開始しながら大動脈中枢側および弓部分枝を順次吻合する．我々の施設では，大動脈中枢吻合，左鎖骨下動脈，左総頸動脈，腕頭動脈の順の吻合を基本としているが，左鎖骨下動脈の視野が深く吻合が難渋することが予測される場合には，末梢側吻合後，中枢側吻合に先行して左鎖骨下動脈を再建することもある（図 4-22）．循環停止法，逆行性脳灌流を併用する場合，脳虚血時間を短縮するために弓部分枝再建を先行させる（arch first technique）[3]方法もある．

503

Ch 4 ● 大血管外科

③ 脳保護法

　弓部大動脈置換術において最も留意すべき合併症は脳障害であり，適切な脳保護を行うことは極めて重要である．

1）選択的脳灌流法（selective cerebral perfusion: SCP）

　弓部大動脈瘤手術で最も標準的な脳保護法であり，体循環停止中に弓部分枝を選択的に灌流し脳循環を保つ方法である[4]．脳分離体外循環の回路構成や体温・灌流量・灌流圧などの灌流条件は施設ごとに多少の違いがあるが，その安全性はすでに確立されており，過灌流による脳浮腫や，低灌流による広範脳虚血の頻度は減少している．深部体温（直腸温や膀胱温など）を25〜28℃まで冷却し，体外循環停止後に弓部分枝カニューレを挿入し10〜12 mL/kg/分程度の流量で送血を行うのが一般的である[5]．

2）低体温循環停止法（hypothermic circulatory arrest: HCA）

　20℃以下の低体温として一定時間，体循環だけでなく脳循環も停止する．本法の利点は，新たな回路を必要とせず，遮断鉗子も必要としないため，術野がシンプルで良好な視野展開が得られる点にある．一方，欠点は循環停止時間に限界があり，長時間の循環停止では臓器の虚血障害を招く点である．低体温とすることで各臓器は保護されるが，脳は低酸素に最も弱い臓器であり，HCAの安全許容時間は脳虚血の許容時間に等しいことになる．低体温では常温に比して虚血許容時間が約6倍程度延長すると報告されており[6]，一般的には20℃の低体温における脳虚血の許容時間は30〜45分とされているがもちろん個体差が存在する．弓部大動脈手術において，低体温循環停止時間40分以上は不可逆性脳障害，65分以上は死亡のリスクファクターになるとの報告もある[7]．

3）逆行性脳灌流（retrograde cerebral perfusion: RCP）

　体循環停止中に，上大静脈に挿入した脱血管から送血し，脳を静脈側から灌流する方法である．心臓における逆行性冠灌流と同様の概念で，その有用性は主に本邦より報告されている[8,9]．完全体外循環下に全身冷却を開始，心停止を得た後に循環停止とし，弓部大動脈を切開，開放した後に逆行性脳灌流を開始する．逆行性脳灌流開始後には，弓部分枝入口部から逆行性に血液が流出してくるため，大動脈および弓部分枝近位部の粥腫による脳塞栓を防ぐことができる．静脈灌流は脳低体温の保持効果に関しては十分に期待できるが，必ずしも脳全体の血流を維持することはできないため，低体温循環停止法との併用によって脳虚血許容時間の延長効果が得られるか否かは意見が分かれている．灌流圧が高くなりすぎると脳浮腫を惹起する可能性があるため，内頸静脈圧を20 mmHg以下に保つように低流量で灌流することが重要である．

④ 治療成績

　日本胸部外科学会の全国調査による最新（2013年）の年間手術症例数および病院死亡率は[10]，非解離性動脈瘤に対する待機的手術の場合，上行弓部大動脈置換術2,151例・3.3%，弓部下行大動脈置換術104例・8.7%であり，破裂に対する緊急手術の場合上行弓部大動脈置換術173例・21.4%，弓部下行大動脈置換術23例・21.7%であった．

504

近年の報告によれば，標準的弓部大動脈予定手術における脳梗塞の合併率は 5% 前後[5]まで改善している．

文献

1) Borst HG, Walterbusch G, Schaps D. Extensive aortic replacement using "elephant trunk" prosthesis. Thorac Cardiovasc Surg. 1983; 31: 37-40.

2) Neri E, Massetti M, Sani G. The "elephant trunk" technique made easier. Ann Thorac Surg. 2004; 78: e17-8.

3) Sasaki M, Usui A, Yoshikawa M, et al. Arch-first technique performed under hypothermic circulatory arrest with retrograde cerebral perfusion improves neurological outcomes for total arch replacement. Eur J Cardiothorac Surg. 2005; 27: 821-5.

4) Kazui H, Yamashita K, Washiyama N, et al. Usefulness of antegrade selective cerebral perfusion during aortic arch operations. Ann Thorac Surg. 2002; 74: S1806-9.

5) Shimizu H, Matayoshi T, Morita M, et al. Total arch replacement under flow monitoring during selective cerebral perfusion using a single pump. Ann Thorac Surg. 2013; 95: 29-34.

6) Griepp RB, Di Luozzo G. Hypothermia for aortic surgery. J Thorac Cardiovasc Surg. 2013; 145(3 Suppl): S56-8.

7) Svensson LG, Crawford ES, Hess KR, et al. Deep hypothermia with circulatory arrest. Determinants of stroke and early mortality in 656 patients. J Thorac Cardiovasc Surg 1993; 106: 19-28.

8) Takamoto S, Matsuda T, Harada M, et al. Simple hypothermic retrograde cerebral perfusion during aortic arch surgery. J Cardiovasc Surg. 1992; 33: 560-7.

9) Ueda Y, Miki S, Kusuhara K, et al. Surgical treatment of aneurysm or dissection involving the ascending aorta and aortic arch, utilizing circulatory arrest and retrograde cerebral perfusion. J Cardiovasc Surg(Torino). 1990; 31: 553-8.

10) Committee for Scientific Affairs, The Japanese Association for Thoracic Surgery, Masuda M, Kuwano H, Okumura M, et al. Thoracic and cardiovascular surgery in Japan during 2013. Gen Thorac Cardiovasc Surg. 2015; 63: 670-701.

〈志水秀行，飯田泰功〉

Ch 4 ● 大血管外科

2-d 非解離性大動脈瘤 ― 胸部下行・胸腹部大動脈瘤

　胸部下行大動脈瘤は，過去 10 年間で外科治療体系が最も変化を遂げた領域の一つである．すなわち，多種のステントグラフトが臨床応用され，その急性期における低侵襲性治療のメリットに加え，長期遠隔成績もある程度の安定した結果が得られていることから，大動脈の解剖学的条件がステントグラフト適応に適合している場合には治療法の第一選択となっている．特に外科手術ハイリスク例では第一選択の治療として考慮される（Class Ⅱa，Level B）．さらに外科手術ローリスク例においても，脊髄神経障害の発生率の低さと術後における生活の質の保持の面から，第一選択とすべきとの意見もある（Class Ⅱb，Level C）[1]．

　また，外傷性大動脈損傷のうち，動脈管索周囲ならびに下行大動脈に発生する外傷性大動脈損傷に対しては，ステントグラフト治療が第一選択となっている（Class Ⅰ，Level B）[1]．しかしながら，ステントグラフト治療では安定した十分なランディング・ゾーンを確保できない大動脈の形態がある場合には，側開胸からの外科手術が適応となる．

　一方，胸腹部大動脈瘤に関しては，主要腹部分枝再建の必要性から非解離性・解離性を問わず，開胸下での人工血管置換術が第一選択となっている．手術対象患者が極めてハイリスクな症例と判断される場合には，開腹操作として腹部分枝へのバイパス手術後にステントグラフト内挿術を，いわゆるオフラベル・ユースとして行う debranching TEVAR が行われることもあるが成績の評価は一定していない．

① 手術適応と発症様式

　前述の総論に記載された一般的な大動脈瘤の手術適応が，下行大動脈瘤および胸腹部大動脈瘤についても該当する．発症様式としては，無症状でありながら胸部 X 線検査で大動脈の輪郭に連続する紡錘形ないしは円形の陰影として検出することで発覚することがあり，また他の疾患の CT 画像による精査時に偶然発見されることが多い．症状を呈する場合には，食道圧排による嚥下障害，切迫破裂時の背部鈍痛または腰背部痛，肺への穿通を疑わせる血痰や喀血症状，そして，胸腔内へ穿破した場合には血胸として発症する．胸部下行大動脈遠位部の瘤の場合，右胸腔に穿破する場合もある．

② 術前精査

　大動脈瘤そのものの診断については，前述の総論の記載内容に準ずるが，他の要素で特に留意すべき事項は，まず，冠動脈狭窄の有無と大動脈閉鎖不全症の有無，および，その重症度評価が挙げられる．これらの疾患に対しては，左開胸下での同時修復手術が困難であるため，それらが単独でも手術適応がある場合には，事前に心臓カテーテル治療や大動脈弁置換術が必要となるためである．また，Adamkiewicz 動脈の同定も術後脊髄障害予防の観点から重要である．

稀に critical segmental artery としての肋間動脈が起始部で閉塞している場合には，胸壁を走行する胸背動脈や肩甲下動脈，内胸動脈などが重要な側副血行路となっている場合もあるため，開胸時にはそれらを温存するための注意と工夫が必要となる[2]．さらに，左椎骨動脈の解剖学的位置関係と発達状況，左右椎骨動脈の交通状態についても MRI 血管造影で検索すべきであり[3]，近位大動脈遮断部位との関係で左腋窩動脈などの送血血流路確保の必要性も考慮する．

3 手術術式：胸部下行大動脈・胸腹部大動脈人工血管置換術

1）開胸操作と補助手段

　　分離肺換気による全身麻酔下で右側臥位とし，左腋窩動脈にアプローチできる上肢の体位をとる．瘤の位置により左第 4〜7 肋間のいずれかの肋間開胸（図 4-23）で胸部下行大動脈に到達する．胸腹部大動脈瘤の場合には，Stoney 切開が一般的なアプローチである（図 4-24）．補助手段としての体外循環は，FF バイパスによる部分体外循環，または，左心バイパスによる遠位側灌流が用いられる（図 4-25）．体温に関しては軽度から中等度低体温法が併用される．胸腹部大動脈瘤の場合には，主要腹部分枝である腹腔動脈と上腸間膜動脈，さらに，両側腎動脈の選択的血液灌流がなされる（図 4-26）．腎灌流に関しては血液持続灌流を行わず，低温晶質性保護液を間欠的に投与する方法が採用される場合も多い[4]．弓部大動脈近傍の中枢側遮断困難例においては，完全体外循環下で低体温上半身循環停止とする open proximal 法が用いられる．open proximal 法を実施している時間は脳虚血状態となる．近位側大動脈吻合が比較的短時間で終了すると予測される場合には，脳循環停止のままで構わないが，複雑な吻合操作が必要な形態の場合，弓部大動脈内腔から選択的脳分離体外循環用のカニュラを頸部分枝に選択的に挿入して脳循環を維持する方法が安全である（図 4-27）．このカニュレーションによる脳循環再開までの数分間は，中心静脈圧を軽度高めとし 15 mmHg 前後に維持することで，内腔からの空気塞栓とデブリ塞栓を予防する．

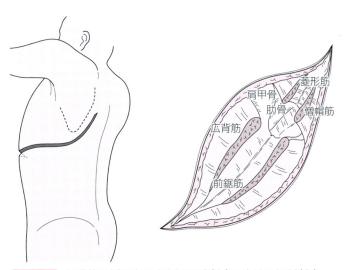

図 4-23　標準的な側開胸の皮膚切開線（左）と胸壁の解剖（右）

Ch 4 ● 大血管外科

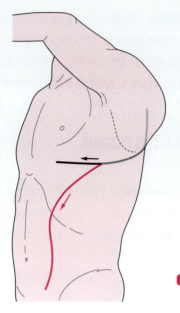

図 4-24　標準的な側開胸の皮膚切開線（黒線）と Stoney 切開（赤線）との比較

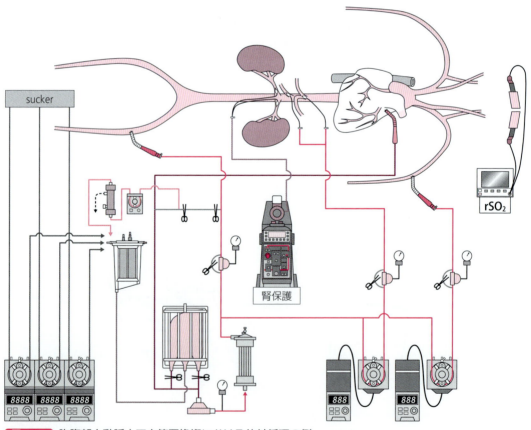

図 4-25　胸腹部大動脈人工血管置換術における体外循環の例

2 非解離性大動脈瘤—d 胸部下行・胸腹部大動脈瘤

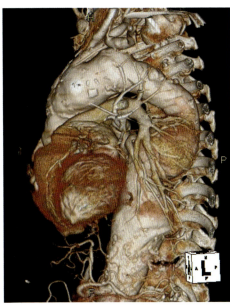

近位側吻合
　open proximal
　遮断下

Stoney 切開
　左後側方開胸（5-7 肋間開胸）
　傍腹直筋切開

大動脈分節遮断

肋間動脈再建

腹部分枝再建
　（腹腔動脈・上腸間膜動脈・腎動脈再建）
　　島状再建
　　個別再建

遠位側吻合
　真腔吻合
　double barrel 吻合

術前準備
　Adamkiewicz 動脈同定
　脳脊髄液ドレナージ

体外循環
　左心バイパス
　FF 部分体外循環

　完全体外循環
　　左腋窩動脈送血
　　脳分離体外循環
　　肺動脈脱血追加

　分枝送血
　　腹腔動脈・上腸間膜動脈持続灌流
　　腎動脈間欠的保護液投与

図 4-26　胸腹部大動脈瘤 3D-CT 画像例（左）と手術手技および補助手段構成の要約（右）

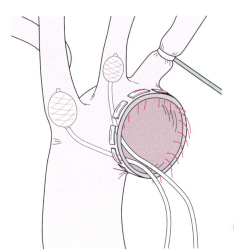

図 4-27　側開胸下で大動脈弓部内腔からの選択的脳灌流

2）肋間動脈再建

　再建手順としては，近位側または遠位側のいずれの大動脈吻合から開始してもよいが，それぞれの患者における大動脈の解剖学的条件下で脊髄虚血時間を最小限にとどめる手順を選択しなければならない．切開開放された大動脈領域から Adamkiewicz 動脈に連続する肋間動脈が分岐している場合には，まず小口径（8〜12 mm）の人工血管を肋間動脈開口部に端側吻合し，そこから選択的に肋間動脈への灌流を行うことで脊髄虚血時間を短縮できる（図 4-28）．あるいは，あらかじめ 1 分枝をつけた人工血管を用いる際には，近位または遠位の大動脈を端々吻合した後，側枝を肋間動脈に端側吻合し大動脈遮断鉗子を人工血管に移動し速やかに肋間動脈を

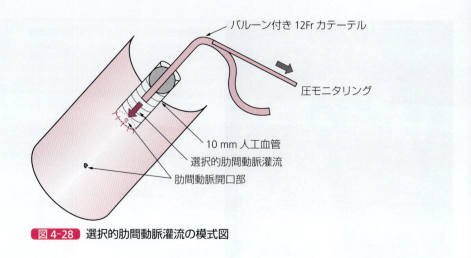

図 4-28 選択的肋間動脈灌流の模式図

再灌流する方法も行える．肋間動脈再建までの間，富士システムズの SPF カテーテル®などの細径カテーテルを用いて選択的肋間動脈再建を行う場合には，30 mL/分の流量で灌流することは一般に妥当であるが，個々の肋間動脈に対する至適灌流量は異なると思われるため，図 4-28 のように先端圧をモニタリングできるカニュラを小口径人工血管に内挿して灌流する方法はさらに安全性が高まる方法と思われる．

3) 脊髄保護

種々の予防法や検査法が実施されているが，脊髄の複雑な血行支配，虚血感受性の高さ，脊髄機能術中評価の困難さのために，完成された脊髄保護方法は確立されておらず，現代でも単一の方法ではなく，種々の方法を組み合わせた集学的な予防法が採用されている．

胸部下行・胸腹部大動脈瘤人工血管置換術の周術期における脊髄障害発生のメカニズムとしては，大動脈遮断に伴う脊髄虚血と続発する再灌流障害が主な原因である．前者の主な要因は，肋間動脈，または，腰動脈の一時的，あるいは，永続的な血流途絶，術中脊髄灌流圧の低下，術後の血行動態の不安定化，低酸素血症が挙げられる．また，粥状硬化病変の高度な症例では，術中の大動脈遮断操作や体外循環下での血流動態の変化のために塞栓子が遊離し，主要肋間動脈を経由して脊髄に到り脊髄梗塞をきたすこともある．

現在まで有用とされ臨床の場で実施されている脊髄保護戦略を列記すると，①Adamkiewicz 動脈の術前同定，②脳脊髄液ドレナージ，③電気生理学的神経活動モニタリング（MEP 測定），④補助循環を活用した末梢側灌流（distal perfusion），⑤低体温法，⑥大動脈の分節遮断，⑦肋間動脈開口部からの steal 現象の抑制，⑧選択的肋間動脈灌流と肋間動脈再建，⑨硬膜外冷却，⑩薬物投与を挙げることができる．

4) 腹部分枝再建

腹部の主要分枝再建法としては，腹腔動脈・上腸間膜動脈・右腎動脈を"en bloc"に島状再建し左腎動脈を単独再建する方法と，4 本それぞれ個別再建する方法がある（図 4-29）．

5) 大動脈吻合

近位側および遠位側大動脈の吻合は，連続縫合による端々吻合にて完遂する．体位を頭低位

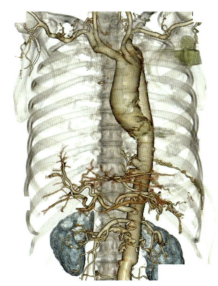
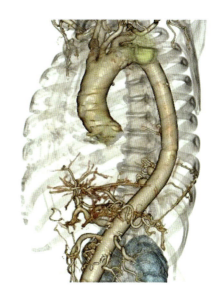

図 4-29 腹部分枝再建と肋間動脈再建の例

とし遠位側灌流を低減し，人工血管から空気抜きを行い，大動脈遮断解除とする．なお，大動脈再建の手順としては，中枢側から末梢に向かって再建を進める順行性再建と大動脈末梢側から中枢側に向かう逆行性再建の2つがある．一般に，大動脈解離に関しては，末梢側からの灌流によって引き起こされる可能性のある偽腔灌流による真腔の圧排と臓器虚血のリスクを回避する目的で，逆行性再建が採用されることが多い．

4 合併症

　胸部下行・胸腹部大動脈人工血管置換術に併発する術後合併症としては，周術期における脊髄虚血および脊髄虚血再灌流による脊髄障害が重篤である．前述のように，脊髄障害の機序として塞栓子による脊髄梗塞も挙げられている．予防を含めた治療法として，脳脊髄液ドレナージ法[5]が確立されているほか，様々な薬物治療も試みられている．脊髄への側副血行路を介した血流増加を期待して，灌流圧の増加と心拍出量の増加も重要な循環管理法である．

　また，脳梗塞も無視できない重要な併発症となる．上記の open proximal 法下での近位大動脈再建を要する場合に限らず，たとえ，弓部分枝付近の大動脈に直接遮断鉗子がかからなくても粥腫の脳循環への塞栓は発症し得る．そのほか，open proximal 法下での不十分な心筋保護に起因した術後不整脈を併発することがある．弓部大動脈付近に剥離操作が及ぶ場合には，反回神経麻痺による嗄声と嚥下障害，誤嚥性肺炎が術後の問題となる．横隔神経障害は稀ではあるが理論的には発症し得る．術中の気道内出血はしばしばみられるが，術後の無気肺や肺炎の併発には注意を要する．

文献

1) 循環器病の診断と治療に関するガイドライン（2010 年度合同研究班報告）．大動脈瘤・大動脈解離診療ガイドライン（2011 年改訂版）．

2) Takahara S, Kanda K, Kawatsu S. et al. Modification of a standard thoracoabdominal incision to preserve collaterals to Adamkiewicz artery. Ann Thorac Surg. 2016. in press.

3) Ohkura K, Shiiya N, Washiyama N. et al. Vertebral artery variations in thoracic aortic patients. Eur J Cardiothorac Surg. 2014; 46: 27-31.

4) Lemaire SA, Jones MM, Conklin LD, et al. Randomized comparison of cold blood and cold crystalloid renal perfusion for renal protection during thoracoabdominal aortic aneurysm repair. J Vasc Surg. 2009; 49: 11-9.

5) Coselli JS, Lemaire SA, Koksoy C, et al. Cerebrospinal fluid drainage reduces paraplegia after thoracoabdominal aortic aneurysm repair: results of a randomized clinical trial. J Vasc Surg. 2002; 35: 631-9.

〈齋木佳克〉

Ch 4 ● 大血管外科

3-a 大動脈解離 ── 総論

① 病態

　大動脈解離とは，「大動脈壁が中膜のレベルで二層に剥離し，動脈走行に沿ってある長さを持ち二腔になった状態」をいう[1]．解離した大動脈は，本来の大動脈内腔(真腔)と新たに生じた壁内腔(偽腔または解離腔)からなり，両者は剥離したフラップにより隔てられる．通常，1から数個の内膜裂孔が存在し，これにより真腔と偽腔が交通する．真腔から偽腔へ血液が流入する主な内膜裂孔をエントリー，再流入する内膜裂孔をリエントリーと称している．画像上，偽腔内に血流がみられない場合も存在し，偽腔閉塞型と称し，通常の前者を偽腔開存型と区別している．この一部に大動脈中膜が血腫により剥離したと考えられる病態があり，エントリーの存在が明らかではなく，壁内血腫(intramural hematoma: IMH)と称している．しかしながら，この IMH を臨床的に画像上，内膜裂孔を有するが偽腔に血流を確認できない偽腔閉塞型と区別することは困難な場合が多い．一方，大動脈の粥状硬化性病巣が潰瘍化して中膜以下にまで達することがあり，penetrating atherosclerotic ulcer(PAU)と呼称され，潰瘍の penetration が中膜に達した場合には大動脈解離が発生するとされている．しかしながら，偽腔閉塞型でみられる潰瘍様突出像(ulcer-like projection: ULP)を PAU と混同されていることもあり注意を要する．

② 疫学・自然歴

　大動脈解離の発症頻度は，以前の調査で人口 10 万あたり年間 3～5 人程度とされていたが，直近の東京 CCU ネットワークのより詳細な調査では，搬送された症例に限った場合においても，人口 10 万あたり年間 10 人とされ，その頻度は急性心筋梗塞の 1/4 程度で，決して少ないものではない．この頻度の違いは，画像診断レベル，医療従事者の知識，救急搬送システムなどの向上によるもので，医療機関への搬送・受診がなく死亡した症例(東京都観察医務院から，医療機関着前死亡が 61％であったとの報告あり)を含めると，その倍とも考えられる．発症年齢は 60～70 歳にピークがあり，非解離性瘤に比べ，やや若年発症といえる．発症時期は気温と反比例し，圧倒的に冬場に多い．

③ 大動脈解離の症状

　ほとんどが突然の胸背部痛で発症する．心タンポナーデや破裂によりショックを伴うことが多い．臓器灌流不全(malperfusion)を伴えば意識障害，腹痛，下肢虚血などをみる．稀ではあるが，明らかな胸背部痛を伴わず微熱や咳嗽程度のこともあり，特に高齢者では無症状のこともある．

Ch 4 ● 大血管外科

表 4-1 大動脈解離の危険因子

1. 高血圧（70〜80%）	4. 大動脈炎	11. 大動脈縮窄症
2. 結合織異常	5. 医原性	12. 妊娠
Marfan 症候群	6. 動脈硬化	13. 先天性大動脈弁狭窄
Ehlers-Danlos 症候群	7. 大動脈瘤	14. polycystic kidney
Loeys-Dietz 症候群	8. 大動脈二尖弁	15. pheochromocytoma
Turner 症候群	9. 外傷	16. Sheehan 症候群
3. 大動脈中膜壊死（CMN）	10. 薬剤性	17. Cushing 症候群

---

④ 大動脈解離の診断・検査

心電図（虚血所見）や胸部 X 線（縦隔陰影拡大や大動脈石灰化内膜の偏位所見）は，緊急症例の初期対応として必須の検査であるが，疑診に至る診断の手がかりに過ぎない．

1) 心・血管エコー

まず，救急外来において経胸壁心エコーを行い，大動脈解離フラップの有無，心タンポナーデ，大動脈弁閉鎖不全，冠動脈血流障害などを評価する．同時に，血管エコーで頸動脈解離，腹部分枝血流，下肢動脈血流なども評価する．

2) CT・MRI

確定診断に至る．単純 CT においても大動脈石灰化内膜の偏位所見や偽腔に相当する三日月状の高吸収域の有無により診断が可能であるが，造影 CT により確定診断に至る．

3) 経食道心エコー

重度ショックのため CT を行う余裕のない場合などの場合，術中経食道心エコーが可能であれば，経胸壁心エコーのみで外科治療に移行する場合もあり得る．

4) 血管造影

時間がかかり，かつ侵襲的で，情報量も以外と少ないため，ほとんど施行されない．

5) 危険因子

表 4-1 に大動脈解離の危険因子を示す．診断の手がかりとする[2]．

⑤ 大動脈解離の分類

1) 解剖学的分離（Stanford 分類）（図 4-30）

上行に解離があれば A 型，なければ B 型とする単純な分類である．しかしながら，A 型のほとんどが緊急外科治療の対象となる一方で，B 型のほとんどが内科的治療の対象となるなど，治療と直結するため，以前の DeBakey 分類より汎用されている．

2) 時期的分類

急性期は発症後 2 週間以内であり，なかでも 48 時間以内が超急性期で解離の進展や様々な続発症が発生する可能性があり，特に注意を要する．2 週以降が慢性期となるが，2 週〜1 カ月を亜急性期として区別することもある．

514

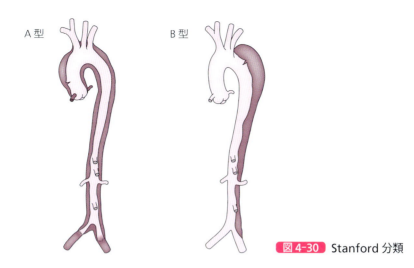

図 4-30 Stanford 分類

3）偽腔の状態による分類

偽腔開存型と偽腔閉塞型に分けられる．一般的に偽腔開存型で破裂・出血の合併症が多く予後不良であるが，偽腔閉塞型の場合にも malperfusion につながる場合があり注意を要する．偽腔閉塞型の場合に，心タンポナーデが多いとする報告もある．最近，これに ULP 型が加わり，偽腔開存型に近い病態として認識することが推奨されている[1]．この病態を含め，長期的には部分偽腔閉塞型で偽腔内圧が高く予後不良とされている．

6 大動脈解離の続発症

破裂（出血），大動脈弁閉鎖不全，心筋梗塞（冠動脈 malperfusion），心タンポナーデ，脳梗塞（頸動脈灌流障害），上肢虚血，脊髄障害，腸管虚血，腎虚血，下肢虚血などの続発症が併発する．これらは造影 CT・MRI，エコーなどで診断できるが，迅速な対応が極めて重要である．

7 急性大動脈解離の手術適応（図 4-31）

治療に直結した分類として Stanford 分類が汎用されており，それに従い手術適応の概略を記す．

1）Stanford 分類 A 型

緊急手術が前提となる．特に，破裂や心タンポナーデによる重度ショックないしは心停止例，頸動脈もしくは冠動脈（特に左冠動脈）malperfusion 例では可及的早期の手術が必須である．上腸間膜動脈（SMA）malperfusion 例も，SMA バイパス手術を含め，遅滞ない対応を必要とする．一方，IMH を含めた偽腔閉塞型症例の場合にその対応に関し議論の多いところである．内科的管理が可能であるが，①心タンポナーデ，②冠動脈 malperfusion，③大動脈弁閉鎖不全，④上行最大径≧50 mm，偽腔の厚さ≧11 mm，⑥疼痛の持続などの場合は急変の可能性があり，緊急・準緊急手術の対象とする．

2）Stanford 分類 B 型

破裂や malperfusion などの合併症のない場合（uncomplicated type）は，通常，内科的治療が選

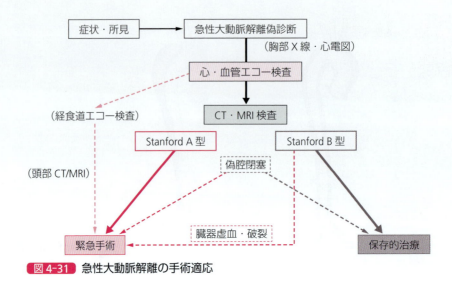

図 4-31 急性大動脈解離の手術適応

択される．一方，①破裂・切迫破裂，②下肢を含めた malperfusion などの合併症を伴う場合（complicated type）は，緊急手術ないしは最近のステントグラフト治療の対象となる．そのほか，③解離の進展，④治療抵抗性の高血圧なども早期外科治療の適応となる．

8 慢性大動脈解離の治療

手術適応は真性瘤のそれに準じ，胸部では≧55〜60 mm，腹部では≧50 mm が適応とされる．Marfan 症候群などの遺伝性結合織疾患の場合には，胸部で≧45 mm，腹部で≧40 mm とより早期の手術が推奨される．そのほか，急激に拡大するものや有症状なども手術適応とする．

9 非解離性大動脈瘤と大動脈解離の合併

他部位で発生した大動脈解離は非解離性瘤の手前で収束することが多い．しかし，真性瘤から解離が発生した場合や，稀ではあるが解離が真性瘤を越えて拡大する場合もあり，通常より破裂しやすく早期の手術が推奨される．また，最近になり PAU と称する病変が注目されており，嚢状瘤や解離の原因になるため慎重な経過観察ないしは早期の外科治療が推奨されている．

文献

1) 循環器病の診断と治療に関するガイドライン（2010 年度合同研究班）．大動脈瘤・大動脈解離診療ガイドライン（2011 年改訂版）．
2) Cohn LH. Cardiac surgery in the adults. 4th ed. McGraw-Hill; 2012. Chap 50. p.997-1027.

〈荻野　均〉

3-b 大動脈解離 — 急性A型大動脈解離

1 急性A型大動脈解離手術の成績

　急性A型大動脈解離に対する手術成績は必ずしも良好でなく，IRAD（The International Registry of Acute Aortic Dissection）2003年の報告でも在院死亡率23.9％と高率で，手術死亡の予測因子を70歳以上，開心術の既往，ショック，移動する疼痛，心タンポナーデ，動脈拍動の消失，心筋虚血としている．死亡率が良好となる予測因子は部分弓部置換術施行例であった[1]．Paciniらは術後5年の生存率が術前に臓器灌流障害を合併していた症例で42％と，合併していなかった症例の68％に比べ不良であり，臓器灌流障害に対する対策が成績向上に不可欠であるとしている[2]．わが国における手術成績は欧米諸国に比べ非常に良好であり，2000年には在院死亡率約20％であったが2011年には約11％と改善している（図4-32）[3]．しかしながら依然として高率であり，さらなる成績向上のためには臓器灌流障害等に対する対策が不可欠である．

2 解離病変の置換範囲と術式

　急性A型大動脈解離に対する緊急手術の基本的な目的は前記の急性期死因となる病変を除去することにある．すなわち，①大動脈破裂に対しては破裂した外膜の切除，予防的解離上行大動脈の切除，②臓器虚血に対してはエントリー切除または閉鎖および必要なら分枝血管そのものに対する血行再建となる．このため上行大動脈置換が基本手技となるが，エントリー，外膜破裂口が弓部や大動脈基部に存在すれば，弓部置換および基部再建術の適応となる．エント

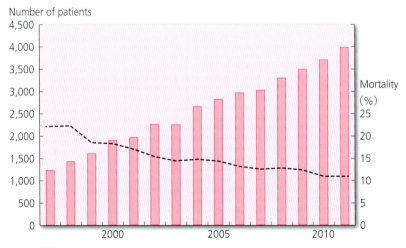

図4-32　本邦における急性A型大動脈解離手術数と在院死亡率の年次推移

Ch 4 ● 大血管外科

リーが下行大動脈にある場合，それが左鎖骨下動脈直下であれば同時切除するが，左鎖骨下動脈より3cm以上離れている場合には切除せず elephant trunk 法または frozen elephant trunk 法による閉鎖がよいと思われる．

③ 大動脈基部に対する処置

大動脈基部および中枢側吻合部からの出血を防ぎ，冠血流障害，大動脈閉鎖不全をコントロールすることはこの疾患の患者を救命する上で最も基本的な手技であり，この手技が不成功に終わると手術死に至る可能性が非常に高い．

エントリー(内膜亀裂)を基部に残したまま上行ないし上行弓部置換を行うと，基部に解離が残存し基部破裂の原因となる．また基部外膜破裂口が残存すると基部解離腔を生体糊や縫合にて閉鎖しても少量の基部解離腔への leak で破裂口からの致命的な基部出血となる．

④ 体外循環

送血路

急性A型大動脈解離手術において体外循環の送血路の選択は非常に重要である．なぜなら送血した血液が内膜亀裂を通して主として解離腔に灌流された場合，大動脈真腔が拡張した解離腔に圧迫されて虚脱し，真腔血流が極端に少なくなることから，虚脱した真腔からの大動脈分枝，およびさらに末梢の大動脈分枝の血流障害が発生し，この領域の臓器灌流障害が発生するからである．

大動脈における血流の方向から，①順行性送血(腋窩送血，心尖部送血，上行大動脈送血)，②逆行性送血(大腿動脈送血)に2分されるが，急性A型解離手術前に臓器灌流障害を合併していない場合，順行性送血で自己心からの血流と同様の血流となるため，体外循環開始により新たな臓器灌流障害を発生させる可能性は少ないと考えられる．逆行性送血では大きな re-entry を合併した一部の症例で解離腔送血となり，上半身の真腔から灌流される脳などの臓器血流障害を発生させる可能性がある．これを防ぐためには体外循環開始から，a)橈骨動脈圧の低下がないか，b)経食道エコー，術野エコーにて真腔の虚脱が発生していないか，弓部3分枝の真腔の血流が維持されているか，c)近赤外線酸素モニターにて脳酸素飽和度の低下がないかをモニターする必要がある．これらの異常が認められた場合，すぐに体外循環を離脱し，自己心拍による順行性血流に戻すか，順行性送血路を確保し順行性送血または順行性，逆行性の2方向性送血とする．

すでに術前に解離腔の圧排により大動脈真腔の虚脱が発生し腹部内臓，下肢などの進行性の臓器虚血を合併している場合，順行性送血のみでは虚血の改善は期待できず，大腿動脈からの逆行性送血を併用することにより虚血の改善が期待できる．この際カテーテルカニュレーションで大腿動脈を断遮してしまうとさらに下肢虚血を進行させてしまうため，人工血管を端側吻合し，中枢，末梢の双方向へ灌流するようにする．

体外循環開始時より順行性および逆行性送血を併用することにより体外循環中の malperfusion を減少させることができるが，前記のモニターによる malperfusion のないことの確認は必

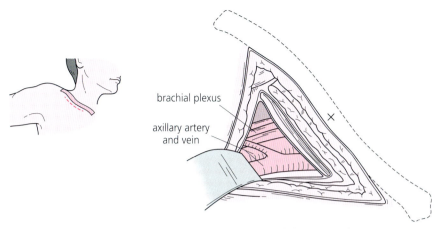

図 4-33 Subclavian horizontal approach による腋窩動脈の露出

要である.

a) 腋窩送血

最も多用されている順行性送血路である.血管の露出までの時間がかかるのが欠点であるが,subclavian horizontal approach で鎖骨下縁の皮膚切開,大胸筋鎖骨付着部の切離にて腋窩動脈を直下に露出することができ,時間も短縮できる(図 4-33).カニュレーションでは挿入の際,カニューレ先端で蛇行した鎖骨下動脈を損傷し,解離を発生させることがあるため,人工血管端側吻合による中枢,末梢の双方向送血が望ましい.

b) 心尖部送血

左室心尖部より挿入し,大動脈弁を越えて上行大動脈にカテーテル先端を位置させ送血する方法である.短時間に送血路を確保できる利点はあるが,冷却し,循環停止となるまで上行大動脈の手術操作を行えないこと,心尖部から出血のリスクがあることなどから基本手技として行っているのは一部の施設である.

c) 上行大動脈送血

短時間で順行性送血路を確保できることから最近多用されるようになってきた.術野エコーで解離のない上行大動脈壁を確認し,セルディンガー法にて経皮挿入用の送血カニューレを挿入するが,術野エコーにて先端が真腔内にあり,送血ジェットでエントリーを介し解離腔の血栓を飛散させる心配のないことを確認する必要がある.他の送血法で真腔送血を行えない場合の手段としていつでもできるように準備しておくのが望ましい.

d) 大腿動脈送血

最も簡便な送血路であるが,絶えず逆行性解離腔送血の可能性のあることを認識して行うことが必要である.また急性 A 型大動脈解離手術では出血の遷延などで時に送血管の留置が長時間となることもあり,時間の許す限り人工血管の端側吻合による双方向性送血を行うか,カニューレを挿入する場合でも少なくとも送血ラインの側枝から 19-17G 針を介し大腿動脈末梢に持続灌流を行うのが望ましい.

Ch 4 ● 大血管外科

5 脳保護法

急性 A 型大動脈解離手術においては，①低体温循環停止法，②逆行性脳灌流循環停止法，③選択的脳分離体外循環法が行われている．

過去においては手技の簡便さから①および②が多用されてきたが，①では時間制限が約 40 分で，弓部置換には不向きであること，①②でも循環停止時間に必ずしも比例しない高次脳機能障害の発生が報告されていることから，弓部置換を行う場合には循環停止時間を短縮させる"arch first technique"などが必要となる．これらの点から③が一般的となっている．

選択的脳分離体外循環法において腕頭動脈，左総頸動脈の 2 本送血とするか，左鎖骨下動脈を加えた 3 本送血とするかは議論の分かれるところであるが，約 15％の確率で右椎骨動脈閉塞や左椎骨動脈 terminal PICA の症例もあり，これら症例では左鎖骨下動脈灌流を行わないと小脳および脳幹の灌流障害が発生する恐れがあり，術前に脳循環の評価が不十分な緊急症例では灌流する必要があると考られる[4]．

6 心筋保護法

通常の左右の冠動脈口からの順行性心筋保護，または順行性および逆行性心筋保護の併用が行われる．冠動脈解離による心筋虚血合併が疑われる症例に対しては体外循環開始後すぐに大動脈遮断し順行性および逆行性心筋保護を行う．

7 手術手順

1）標準的上行置換術

胸骨正中切開，体外循環を開始した後ただちに上行大動脈遮断を行う．心筋保護は選択的順行性，および逆行性で行う．ただし遮断部位の解離腔に血栓があり内膜亀裂の存在も疑われる場合には，遮断により塞栓症を発生させる恐れがあり，冷却し体循環停止としてから遮断する．

上行大動脈遮断後は上行大動脈横断後解離した大動脈基部周囲を剥離する．基部に外膜破裂口がなければ通常 sino-tubler junction（ST junction）より 5 mm 末梢で解離した大動脈を横切する．

切離後，解離した中枢側内，外膜を生体糊にて接着する．これにより弁輪部の解離が修復され，ほぼ解離発症前の形態に復するため，解離に伴う大動脈弁閉鎖不全が治癒させることができる（図 4-34）．

直腸温 25℃にて右腋窩動脈のみより約 500 mL/min の送血とし，解離した大動脈壁を切除，大動脈内腔よりバルーン付きカテーテルを弓部 3 分枝に挿入し，体循環停止，脳分離体外循環を確立する．この際，腕頭動脈に挿入するバルーンカテーテルが深過ぎると，右総頸動脈を閉塞させる危険のあることを念頭におく必要がある．

エントリーが弓部および近位下行にある場合通常弓部置換を行う．

上行置換時の末梢側吻合部の解離腔閉鎖は生体糊を注入すると塞栓症の恐れがあるとされ，単純に幅 15 mm のテフロンフェルトストリップを用いた 3-0 タイクロン糸マットレス縫合に

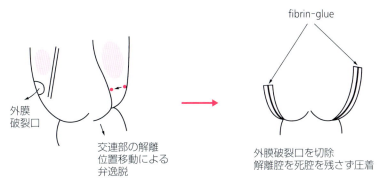

図 4-34 外膜破裂口の切除と fibrin-glue による基部解離腔閉鎖

て行う．

　人工血管は 1 分枝付き woven Dacron graft を用い末梢吻合は 3-0 プロリンの連続縫合にて行う．

　人工血管吻合後は側枝より送血を開始し復温を始める．

　生体糊にて圧着した中枢側断端に，さらに内膜側，外膜側にテフロンフェルトストリップを用いた 3-0 タイクロン糸マットレス縫合を追加する．

　中枢側吻合は末梢側と同様に 3-0 プロリンの連続縫合にて行う．

　遮断解除に先立ち terminal warm blood cardioplegia，および 3 分間の continuous warm blood を逆行性に注入する．

2）上行弓部大動脈置換

　弓部または近位下行大動脈のエントリーを切除し，末梢側吻合口が形成されるが，真性瘤に比べ大動脈径が小さいことから近位下行大動脈での視野が不良であり，また動脈管索の末梢で transection を行った場合，断端が末梢側へ落ち込んでしまうため，深く狭い視野での手術を余儀なくされる．このため極力動脈管索を残したまま末梢側断端を作成するのがよいと思われる（図 4-35）．この部位の解離した大動脈壁は上行大動脈に比べ脆弱なことが多く，吻合部の出血，解離腔へのリークを防止するため，また下行大動脈解離に対し後日外科治療が必要となる可能性もあるため，original の elephant trunk 法を用いる．

3）基部病変に対する基部再建術

　基部再建術の適応病変は中枢側の解離腔の閉鎖と上行大動脈置換のみで十分に修復できない病変であり，①基部の外膜に破裂口，②基部の内膜にエントリー，③解離発症以前より存在した annuloaortic ectasia や重症大動脈閉鎖不全となる．

　拡張した大動脈基部に対しては破裂防止手術のため原則として基部の人工血管置換が必要であり，基部置換術の適応となる．大動脈弁に急性解離以外の器質的変化が少なく術前の血行動態が安定している場合，自己弁温存基部再建術の適応となる．この場合縫合部よりの出血の少ない reimplantation 手術が通常用いられる．

　冠動脈解離は冠動脈開口部のみが解離腔によって圧迫され高度狭窄または閉塞が生じている

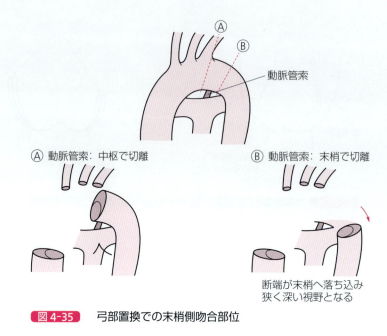

図 4-35　弓部置換での末梢側吻合部位

場合，開口部周囲の解離壁を生体糊で確実に接着することにより修復できる．万一，大動脈修復後経食道心エコーにて冠血流障害がみられれば冠動脈バイパスを追加すればよい．冠動脈自体に解離が及んでいる場合は冠動脈バイパスを追加する．

8 合併症

1）大動脈弁閉鎖不全

　　Valsalva洞の拡大した症例では解離発症以前の弁輪拡大が逆流の原因となっている場合があるが，解離によって発症する大動脈弁閉鎖不全の大部分は解離により交連部を中心とした弁輪が左室内腔へ逸脱することによる大動脈弁の逸脱が原因である．このため弁輪部の解離が生体糊により完全に修復されれば大動脈弁の逸脱も修復され，弁輪拡大を伴わない症例のほとんどが軽度以下の逆流の程度まで改善する．

　　しかしながら術前の逆流が高度であった症例，軽度弁輪拡大のあった症例の一部で遠隔期に逆流の増悪が報告されており，これら症例では術前状態が許せば初回手術時に大動脈弁置換や自己弁温存基部再建術が行われてもよいかもしれない．

2）心タンポナーデ，心囊内出血

　　上行大動脈破裂は急性A型大動脈解離症例の最も多い死亡原因である．心囊内に持続性の拍動性出血があれば短時間のうちに循環不全となり心停止に至る．発症後1時間以内に約30％の症例が死亡するが，大部分の死因はこの病態と思われる．大動脈基部周囲の外膜下に血腫を形成し持続出血が止まると心タンポナーデの状態で一時的に安定した循環動態となるか，心囊内への出血量が少なければ血行動態に影響せず，CTや心エコーで少量の心囊液が認められるのみとなる．しかしながら血行動態が安定していて心囊液貯留が少量であっても，血性心囊液

の存在は上行大動脈外膜に亀裂が存在することを意味しており,再出血のリスクが非常に高い.このため少しでも心囊液貯留がある場合には極力早く手術を行う必要がある.

心タンポナーデ症例の心膜切開に際しては心タンポナーデ解除に伴う急激な血圧上昇とそれに伴う再出血を防止するため,昇圧剤を使用していればこれを中止し,小さな切開で心囊内の血液を少しずつドレナージする.また再出血した場合に備え送血路を確保しておくことが肝要である.

9 大動脈解離に伴う臓器灌流障害の診断と対策

大動脈解離に伴う臓器灌流障害は虚血臓器,また虚血の程度によって大動脈置換術時の血行再建で十分に虚血が回避される場合がある.しかしながら脳,心筋,腸管のいずれかに進行中の虚血が存在する場合,不可逆的臓器壊死に陥りやすく,大動脈手術に先立ち早期の再灌流が必要な場合がある.

1) 心筋虚血

冠動脈虚血の診断は 12 誘導心電図での虚血性 ST,T 変化に加え,心エコー上,虚血心筋領域の左室壁運動低下で診断される.このため急性 A 型大動脈解離症例では 12 誘導心電図を必ずとる必要がある.冠動脈解離の形態は術野エコーにてほぼ描出することができる.さらに術中直視下に確認する.

冠動脈虚血は左に比べ右冠動脈に発生することが多い.冠動脈虚血合併例の手術死亡率は高く,特に左冠動脈虚血症例では高率である.これはもともと狭窄がなく,側副血行路のない領域の冠動脈の急性閉塞であり,虚血発生後 90 分以内に再灌流しないと灌流域の 70％の心筋が壊死に陥る[5].このため,冠動脈バイパスなどの外科的血行再建では時間がかかりすぎ,術後に低心機能を発生させるためである.このため術前の冠動脈ステント留置による早期再灌流で手術死亡率の低下,術後の良好な心機能が報告されている(図 4-36)[6].また術後には十分な抗血

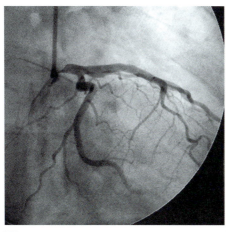
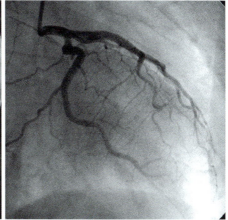

a 初回造影所見　　　　　　b ステント挿入後

図 4-36 左冠動脈解離に対する冠動脈ステント留置

小板療法ができない場合もある．このため亜急性ステント血栓閉塞のリスクもあり，万一のために術中に冠動脈バイパスを追加することが勧められる．もし冠動脈ステント留置による再灌流後も生命を維持しうる程度まで心機能が改善しなければ人工血管置換手術の適応はないと考えられる．

2）脳虚血

大動脈解離に伴う脳虚血はCT上の弓部3分枝解離，真腔閉塞とそれに伴うと思われる神経学的症状から診断される．しかしながら急性A型大動脈解離発症時にショック状態となりその後循環動態が改善するも意識レベルの低下が遷延する症例もあり，これらの症例を鑑別することが困難な場合も多い．

通常，昏睡状態となった脳虚血合併症例に限っては手術適応とされず，意識レベルの改善がみられた場合に手術を行うのが一般的であった．しかしながら昏睡状態の症例でも虚血発症後5時間以内に手術を開始し，術後低体温療法を行うことによって回復する可能性が高いとの報告があり，注目されている[7]．また昏睡合併例に対し，早期の脳再灌流の目的で解離し閉塞した右総頸動脈の真腔に直接カニュレーションし，ローラーポンプを用いて送血を行いつつ手術を行い，良好な結果が得られたとの報告もある（図4-37）．これらの報告例はまだ少ないものの，今後重篤な脳虚血合併例でも早期脳再灌流と術後低体温療法で成績の向上が期待される．

3）腸管虚血

腸管虚血は最も生命予後の不良な臓器虚血の一つである．腸の許容虚血時間は短く，上腸間膜動脈（SMA）の閉塞に加え側副血行路となる腹腔動脈も同時に閉塞した場合虚血発生後4時間で腸管壊死が生ずる．側副血行路が十分な場合は特に血行再建を行うことなく腸管虚血を回避できることも多い．

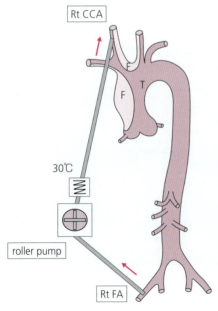

図4-37 急性A型大動脈解離に伴う脳虚血に対する右総頸動脈早期灌流

（Munakata H, et al. Ann Thorac Surg. 2009; 87: e27-8）

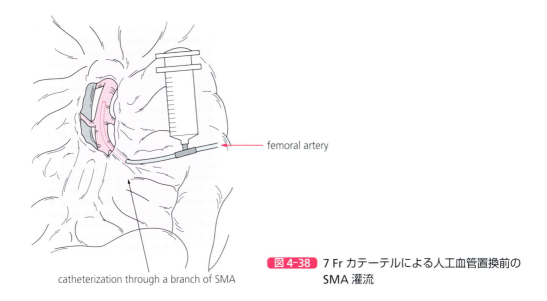

図 4-38　7 Fr カテーテルによる人工血管置換前の SMA 灌流

術前に CT で SMA の解離, 閉塞が認められても進行性の腸管虚血の有無を判断することは困難な場合が多い. 腸管虚血を見逃した場合人工血管置換手術後に腸管壊死が完成してしまう可能性もある. このため SMA 解離に加え腹痛の存在する場合, SMA 完全閉塞の場合は胸骨正中切開に先立ち試験開腹を行い, ①肉眼的に腸管の色調, ②蠕動運動の有無, ③ドプラ血流計による腸辺縁動脈の血流計測で, 進行性虚血の有無を判断するのが望ましい. 試験開腹創は万一腸管壊死が存在した場合の腹膜炎から縦隔炎の発生を防止するため, 胸骨正中切開創とは連続させないことが重要である.

術前の試験開腹で進行性の腸管虚血がみられた場合, 腸管壊死がなければ人工血管置換に先立ち SMA の灌流を行う必要がある. 灌流の方法は大伏在静脈による腸骨動脈-SMA バイパスでは灌流開始まで時間がかかり, また人工血管置換後エントリーの切除に伴い真腔血流の増加, SMA の血流改善でバイパスが不要となる可能性も高く, とりあえず一時的な灌流を早期に行い, 腸管壊死を防止することが肝要と考えられる. SMA に吻合した短い大伏在静脈ないしは SMA 分枝から SMA 本幹に挿入したカテーテルを介し, 大腿動脈に留置したカテーテルからの血液を注射器のポンピングで, 体外循環開始後は送血回路の分枝から送血する方法が迅速な灌流方法として報告されている (図 4-38)[8].

4) 腎虚血

急性 A 型大動脈解離に腎動脈解離による狭窄および閉塞を合併することはしばしばみられるが, 両側腎動脈に高度狭窄が発生することは稀であること, 人工血管置換によるエントリー切除後腎動脈真腔血流が改善する可能性があることから, 通常腎虚血の治療よりも人工血管置換を先行させる. 術後も高度狭窄が残存する場合, 遠隔期の腎不全を発生予防するために積極的に腎動脈ステント留置による真腔狭窄解除を行うのが望ましい.

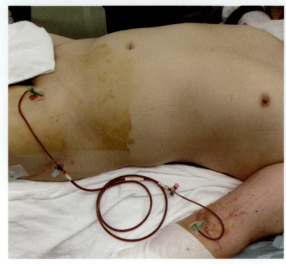

図 4-39 下肢虚血に対する術前の早期灌流（7 Fr シース留置による上腕動脈血の大腿動脈灌流）

5）脊髄虚血

下行大動脈解離に伴う肋間動脈，腰動脈の閉塞にて発症する．手術死亡には影響しにくいが効果的な治療も少ない．人工血管置換後に発生する場合もあり，術後に脳脊髄液ドレナージを施行し，有効であったとの報告もある．

6）下肢虚血

下肢虚血の合併は比較的高率であり，大動脈解離と診断されず急性動脈閉塞として Fogarty カテーテルにより血栓摘除が行われる場合もある．この場合バルーンカテーテルがスムーズに通過し，血栓がまったく摘除されないにもかかわらず血流がまったく改善しないのが特徴である．冷感，疼痛に加え運動機能障害を合併する重篤なものが多い．

下肢虚血の合併は手術死亡率に影響しないとする報告もあるが，致死率の高い筋腎代謝症候群（myonephropathic metabolic syndrome: MNMS）を発症するリスクもあり，早期に虚血を改善することが望ましい．運動機能障害を合併するような重症例では，来院時に上腕動脈と虚血部位の大腿動脈にそれぞれ 6〜7 Fr シースを留置し連結チューブに接続して大腿動脈を灌流すると，流量はそれほど多くなくても下肢の虚血症状は劇的に改善し，MNMS の発生を予防できる（図 4-39）．

体外循環時の送血路は順行性送血に加え，虚血肢側の大腿動脈に人工血管を端側に吻合し中枢および末梢に送血することが肝要である．

📖 文献

1) Hagan PG, Nienaber CA, Isselbacher EM, et al. International Registry of Acute Aortic Dissection(IRAD): new insights into an old disease. JAMA. 2000; 283: 897-903.

2) Pacini D, Leone A, Belotti LM, et al; RERIC(Emilia Romagna Cardiac Surgery Registry) Investigators. Acute type A aortic dissection: significance of multiorgan malperfusion. Eur J Cardiothorac Surg. 2013; 43: 820-6.

3) Amano J, Kuwamo H, Yokomise H. Thoracic and cardiovascular surgery in Japan during 2011: Annual report by The Japanese Association for Thoracic Surgery. Gen Thorac Cardiovasc Surg. 2013; 61: 578-607.

4) Sugiura T, Imoto K, Uchida K, et al. Evaluation of the vertebrobasilar system in thoracic aortic surgery. Ann Thorac Surg. 2011; 92: 568-70.

5) Francone M, Bucciarelli-Ducci C, Carbone I, et al. Impact of primary coronary angioplasty delay on myocardial salvage, infarct size, and microvascular damage in patients with ST-segment elevation myocardial infarction. J Am Coll Cardiol. 2009; 54: 2145-53.

6) Imoto K, Uchida K, Karube N, et al. Risk analysis and improvement of strategies in patients who have acute type A aortic dissection with coronary artery dissection. Eur J Cardiothorac Surg. 2013; 44: 419-24; discussion 424-5.

7) Tsukube T, Haraguchi T, Okada Y, et al. Long-term outcomes after immediate aortic repair for acute type A aortic dissection complicated by coma. J Thorac Cardiovasc Surg. 2014; 148: 1013-9.

8) Okada Y, Okimoto M, Katsumata M, et al. Temporary perfusion for mesenteric ischemia with acute type A aortic dissection. Ann Thorac Surg. 2007; 83: 293-4.

〈井元清隆, 内田敬二〉

Ch 4 ● 大血管外科

3-c 大動脈解離 — 急性 B 型大動脈解離

　急性 B 型大動脈解離の治療方針を決定するためには形態的分類を確認しておく必要がある．先の項ですでに述べられていることではあるが，簡単にまとめておく．

1　解離腔の血栓化の状態での分類

1）Stanford B 型偽腔閉塞型急性大動脈解離

　2011 年循環器病ガイドラインでは ULP（ulcer-like projection）型解離は解離腔開存型に準じるとされており，ここでの偽腔閉塞型は CT 画像上で ULP を認めない B 型偽腔閉塞型急性大動脈解離である．画像上 ULP を認めない場合でも，tear の部位の凹凸が描写されない程度の tear は存在していることがある．しかし，その場合，明らかに突出する ULP が描出される症例と比較して偽腔にかかる圧負荷は低いと考えられ，比較的予後良好であり[1]，院内死亡率 0%，5 年生存率 97%という報告も存在する[2]．また，破裂，腸管虚血，下肢虚血などの合併症も少ない．以上の理由で Stanford B 型偽腔閉塞型急性大動脈解離に対しては内科的療法が選択されることが妥当である．しかし，非常に稀ではあるが，破裂や真腔の狭小化による臓器虚血をきたす症例もゼロではなく，経過観察は必要である．

2）Stanford B 型偽腔開存型急性大動脈解離

　偽腔開存型には解離した偽腔の一部に血栓を形成している解離，偽腔の大部分が血栓化していても偽腔に血流を確認できる解離，通常の double barrel 型の解離が含まれる．この型の解離は急性 A 型大動脈解離より自然予後は良好であるが，偽腔閉塞型 B 型解離よりは自然予後不良で，内科的療法での 30 日間の院内死亡率は約 10%と報告されている[3, 4]．外科的治療の成績は内科的治療とほぼ同等か同等以下の報告があり[5]，通常は内科的治療で経過をみるのが適切と考えられる．また，治療抵抗性の高血圧は手術適応とは考えられていない[6]．通常の外科治療の適応は破裂，治療抵抗性の疼痛，下肢や臓器の虚血などの合併症を伴う症例であり，それ以外の症例は内科的治療が行われる．

2　急性期の合併症での分類

1）Complicated type B acute aortic dissection

　acute complicated type の B 型大動脈解離については様々な論文が定義を報告しているが，どの論文においても記載されているのは破裂と malperfusion である[7-11]．これらに加えて，切迫破裂，持続性疼痛，急速拡大，治療抵抗性高血圧などを含む定義も存在する．しかし，これらの中で治療抵抗性の高血圧については否定的な意見も多い[6]．総合的に判断して，破裂，切迫破裂，malperfusion，急性期 2 週間内の急速拡大，コントロールできないしつこい胸痛や背部痛を complicated type と定義することが妥当と考える．また，この定義の中の malperfusion について

も判断が困難な症例が多数存在するが，Rodney らは腹部臓器虚血，急性腹症，腹痛，CT 等での腹部臓器の造影不良，乳酸アシドーシス，乏尿，無尿，下肢虚血，下肢麻痺，脊髄虚血での対麻痺や不全対麻痺などを記載している．最終的にはこれらの症状，所見を総合的に判断してcomplicated type とすることになる．この type の急性 B 型解離に対しては何らかの外科的あるいは侵襲的な治療が推奨されている．具体的には，破裂に対しては大動脈外科治療（entry 部を含んだ人工血管置換手術）が最も適した治療であるが，中枢側の primary tear を閉鎖できる TEVAR も考慮してよい治療である．しかし，破裂に対する TEVAR は出血を完全に制御できない場合も存在する．malperfusion，切迫破裂，持続性疼痛，急速拡大に対しては primary tear を閉鎖できる TEVAR は第一選択である．しかし，TEVAR でこれらの合併症の改善がない場合は追加の血管内治療か大動脈外科治療を考慮すべきである．

2）Uncomplicated type B acute aortic dissection

上記の合併症を伴わないのが acute uncomplicated type である．この type に対しては通常は内科治療が選択されることが多く，妥当な治療方針である．しかし，近年，急性 B 型大動脈解離症例の退院時生存例の 3 年生存率は 75〜80％と報告されており，この原因は慢性期に入ってからの大動脈径の拡大であり，生命予後を悪化させている[12]．また，慢性期での危険因子として，急性期の大動脈径 40 mm 以上[13]，偽腔径 22 mm 以上[14]，偽腔の部分血栓化[15]が指摘されており，慢性期予後改善のために，急性期あるいは亜急性期，慢性期早期での TEVAR での早期治療介入が報告されつつあるが，現時点では慢性期早期を最適とする意見が多いようである．循環器病ガイドラインでの推奨事項の「Stanford B 型大動脈解離に対する急性期治療における推奨」と「血管内治療の病態的適応」を参考にして頂きたい．

3 急性期の治療

急性期の外科的治療は TEVAR か開胸による人工血管置換術である．TEVAR の適応については循環器病ガイドラインでも complicated type に推奨されている．その中でも，破裂以外の合併症症例の多くは TEVAR で対応できる．破裂に対しても一定の効果は認められるが，完全に制御することはできないこともある．TEVAR は他の項で述べられているので，まず，開胸下の手術について述べる．

1）大動脈外科治療（entry 部を含んだ人工血管置換手術）

急性 B 型解離の治療の現状を考慮すると，大動脈外科手術を考慮するのは，主として破裂症例に対してである．ここでは急性 B 型解離の破裂症例に対する外科手術について述べる．

初回発症の急性 B 型解離の破裂で，術前に確かめておくべきことは置換範囲である．置換範囲の決定は，primary tear の部位と破裂部位を含めた範囲を切除することが原則であるが，現在の CT の画像解像度をしても，破裂部位の同定が困難な症例もある．しかし，破裂部位周囲では当然のことながら，多くの血腫を認めることが多く，破裂部位が画像で明らかでない時は，血腫の多い部位をやや広範囲に切除することになる．以上のことを考慮して置換範囲を決定した場合，多くの症例の置換範囲は左鎖骨下動脈直下から胸部下行大動脈の置換にとどまることがほとんどである．もし，同時に下肢や腹部臓器の malperfusion が存在しても，多くは primary tear を切除することで，血流は改善する．改善が認められない場合はその後に TEVAR やステント治療を追加することになる．

　置換範囲が決定されたならば，大動脈への到達法，補助手段，術式もある程度限られてくる．通常の急性 B 型解離では左鎖骨下動脈直下に primary tear が存在することが多いので，左鎖骨下動脈直下から破裂部位の末梢の胸部下行大動脈までを置換することになる．左鎖骨下動脈直下で中枢吻合を行うには，急性期の解離症例であるため，大動脈遮断下に新たな tear を作ることなしに断端形成を行い，人工血管と吻合を行うことは困難である．不可能ではないが，推奨できない．通常では，左大腿動脈静脈からの送脱血の準備をする．右半側臥位で第 4・5 肋間開胸で大動脈に到達し，完全体外循環の準備を行う．肺動脈，左心房からの venting，場合によっては左腋窩動脈あるいは上行大動脈からの送血の追加を準備する．完全体外循環に移行し，大動脈を切開後，破裂部位を確認し，その末梢でソフトな遮断鉗子で末梢側の大動脈は遮断しておく方がよい．中枢側については 20℃ 前後の超低体温下で循環停止として，open proximal anastomosis を行うことを勧める．この際，上行大動脈や弓部分枝に空気や粥腫・血栓などが混入しないように，十分に注意する．吻合では解離が存在する部位をすべて切除して，可能ならば，解離がない部位で吻合することが理想的であるが，解離が一部弓部にまで進展した症例では，primary tear を切除した上で断端形成（内外 felt 補強）を行って，その部に人工血管を吻合する．末梢吻合は破裂部位の末梢で断端形成を行って，人工血管と吻合する．人工血管は 1 分枝付きを使用し，再建後はその分枝から送血・復温し，体外循環から離脱する．超低体温下の手術であるため，肋間動脈の再建は考慮しないでよいと考える．大動脈遮断を行い部分体外循環下に手術を行うことも考えられるが，遮断部位で新たな tear を形成する可能性があり，また，中枢の primary tear の切除，断端形成に難渋することがあり，一般的な手術として推奨できない．

2) 内科治療

　超急性期の B 型解離の内科治療では降圧，脈拍コントロール，鎮痛と安静が原則である．降圧については解離の進展が原因と考えられる胸背部痛が消失することが理想的であるが，痛みが完全に消失することは少なく，目標とする血圧として，エビデンスはないが，経験的に 100〜120 mmHg とする報告が多い[16-18]．ただし，解離発症の患者は元来，著明な高血圧を有するものが多く，降圧で乏尿，無尿となることもあり，malperfusion による尿量減少と画像で鑑別診断する必要がある．尿量を確保できる最低の血圧を維持することも重要であり，100〜120 mmHg を目安とするが，目標とする血圧は各症例により異なる．超急性期（48 時間内）には降圧薬としては速効性のニカルジピン，ニトログリセリン，ジルチアゼムなどの持続静注と β 遮断薬の静注が頻用されている[16]．経口剤としては ACE 阻害薬と β 遮断薬の併用が効果的であり[19, 20]，内服可能な患者ならば早期に開始してよい．鎮痛，鎮静にはモルヒネやブプレノルフィン（レペタン®）などが用いられる．超急性期は絶対安静であり，その後はリハビリテーションの推奨事項に準ずる．

　急性 B 型の内科治療症例では漿血性の左胸水が認められるが，破裂とは異なるので安易に破裂の診断を行ってはならない．また，胸水に加えて臥位での安静が持続するので低酸素血症に

なりやすく，特に高齢者では不穏や譫妄を伴うことも多いので，上半身の挙上，半座位も適時行う．

急性B型の経過観察では急性A型と異なり，エコー検査で得られる情報が少ないため，我々は第1，3，7病日に plain CT を行い，胸水と下行大動脈径の変化を観察している．

3) リハビリテーション

循環器疾患のリハビリテーションプログラムは急性期から入院中の Phase I，退院早期の発症1～2カ月の Phase II，発症2カ月以降の Phase III に分けて計画する．その中で急性大動脈解離に対するリハビリは日本循環器学会解離ガイドラインのリハビリプログラム（2011年版）が唯一のリハビリプログラムといえるかもしれない．この中で，Phase I のリハビリプログラムとして，手術適応とならなかった症例を重症度によって標準リハビリコースと短期リハビリコースに分けており，その対象となる病態，除外診断などが規定されている．本邦のガイドラインでは，標準リハビリコースの対象の適応基準は Stanford A 偽腔閉塞型と Stanford B 型であり，大動脈の最大径が50mm未満，臓器虚血なし，DIC の合併（FDP 40以上）なしとされており，また短期リハビリコースの対象の適応基準は Stanford B 型であり，最大短径40mm以下，偽腔閉塞型では ULP を認めず，偽腔開存型では真腔が1/4以上，DIC の合併（FDP 40以上）がなしとされている．詳しくは「大動脈瘤・大動脈解離診療ガイドライン（2011年改訂版）」を参照して頂きたい．ガイドラインでは，短期コースは発症から16日まで，標準コースは発症から22日までを8段階のステージに分けて入院リハビリテーションプログラムとして提示されている．リハビリの内容は安静度，活動・排泄，清潔に分けてリハビリの程度が示されている．通常，外科医にとっては急性期のみに関わることが多いため，本稿では Phase I のみについて記載した．Phase II，Phase III については循環器病ガイドラインを参照して頂きたい．

まとめ

本稿では急性B型大動脈解離の治療について記述したが，ステントグラフトを用いた治療の詳細については，ステントグラフト治療の項（p.544～）を参照して頂きたい．急性B型大動脈解離の治療は complicated と uncomlicated で大きく異なり，特に破裂と malperfusion については時間との勝負であり，早急な外科的対応（TEVAR を含む）が必要になる．一方で uncomplicated については，まだ内科治療で十分に対応できる．急性B型解離の治療はまだ発展途上であり，今後は長期予後を見据えて新たな治療指針が提示されてくると思われるが，complicated と uncomplicated の判断が最も重要であることに変わりはなく，画像での判断と病態の把握は心臓血管外科医に欠かすことのできないスキルである．

📖 文献

1) Nienaber CA, von Kodolitsch Y, Petersen B, et al. Intramural hemorrhage of the thoracic aorta. Diagnostic and therapeutic implications. Circulation. 1995; 92: 1465-72.

2) Kaji S, Akasaka T, Katayama M, et al. Long-term prognosis of patients with type B aortic intramural hematoma. Circulation. 2003; 108, Suppl 1: II307-11.

3) Kojima S, Sumiyoshi M, Nakata Y, et al. Triggers and circadian distribution of the onset of acute aortic dissection. Circ J. 2002; 66: 232-5.

4) Suzuki T, Mehta R, Ince H, et al. Clinical profiles and outcomes of acute type B aortic dissection in the current era: lessons from the international registry of aortic dissection (IRAD). Circulation. 2003; 108 (suppl II): 312-7.

5) Neya K, Omoto R, Kyo S, et al. Outcome of Stanford type B acute aortic dissection. Circulation. 1992; 86: II1-7.

6) Januzzi JL, Sabatine MS, Choi JC, et al. Refractory systemic hypertension following type B aortic dissection. Am J Cardiol. 2001; 88: 686-8.

7) Shu C, Luo MY, Li QM, et al. Early results of left carotid chimney technique in endovascular repair of acute non-A-non-B aortic dissections. J Endovasc Ther. 2011; 18: 477-84.

8) Steuer J, Eriksson MO, Nyman R, et al. Early and long-term outcome after thoracic endovascular aortic repair (TEVAR) for acute complicated type B aortic dissection. Eur J Vasc Endovasc Surg. 2011; 41: 318-23.

9) White RA, Miller DC, Criado FJ, et al. Report on the results of thoracic endovascular aortic repair for acute, complicated, type B aortic dissection at 30 days and 1 year from a multidisciplinary subcommittee of the Society for Vascular Surgery Outcomes Committee. J Vasc Surg. 2011; 53: 1082-90.

10) Luebke T, Brunkwall J. Outcome of patients with open and endovascular repair in acute complicated type B aortic dissection: a systematic review and meta-analysis of case series and comparative studies. J Cardiovasc Surg (Torino). 2010; 51: 613-32.

11) Lombardi JV, Cambria RP, Nienaber CA, et al. Prospective multicenter clinical trial (STABLE) on the endovascular treatment of complicated type B aortic dissection using a composite device design. STABLE investigators. J Vasc Surg. 2012; 55: 629-40.

12) Tsai TT, Fattori R, Trimarchi S, et al. Long-term survival in patients presenting with type B acute aortic dissection: insights from the International Registry of Acute Aortic Dissection. Circulation. 2006; 114: 2226-31.

13) Kato M, Bai H, Sato K, et al. Determining surgical indications for acute type B dissection based on enlargement of aortic diameter during the chronic phase. Circulation. 1995: II107-12.

14) Song JM, Kim SD, Kim JH, et al. Long-term predictors of descending aorta aneurysmal change in patients with aortic dissection. J Am Coll Cardiol. 2007; 50: 799-804.

15) Tsai TT, Evangelista A, Nienaber CA, et al. Partial thrombosis of the false lumen in patients with acute type B aortic dissection. N Engl J Med. 2007; 357: 349-59.

16) 循環器病の診断と治療に関するガイドライン．大動脈解離診療ガイドライン．Jpn Circ J. 2000; 64 (Suppl): 1249-83.

17) Braunwald E. Heart disease: a textbook of cardiovascular medicine. 6th ed. Philadelphia: Saunders; 2001.

18) Nienaber CA, Eagle KA. Aortic dissection: new frontiers in diagnosis and management; part II: therapeutic management and follow-up. Circulation. 2003; 108: 772-8.

19) Takeshita S, Sakamoto S, Kitada S, et al. Angiotensinconverting enzyme inhibitors reduce long-term aortic events in patients with acute type B aortic dissection. Circ J. 2008; 72: 1758-61.

20) Kodama K, Nishigami K, Sakamoto T, et al. Tight heart rate control reduces secondary adverse events in patients with type B acute aortic dissection. Circulation. 2008; 118 (14 Suppl): S167-70.

〈明石英俊，鬼塚誠二〉

Ch 4 ● 大血管外科

3-d 大動脈解離 — 慢性大動脈解離

1 統計

慢性の定義は解離発症後 2 週間以降をさす。表 4-2 は 2013 年の日本胸部外科学会の Annual report[1]で解離の手術症例の統計の抜粋である。全 A 型解離手術例数は 4,444＋851＝5,295 例であった。A 型といえど，慢性期に基部〜上行〜弓部にかけて 597 例に手術が行われていた。術式の内訳は，上行置換術単独は 186 例，25.7％であり急性期での救命目的で行われた 2,608 例，58.5％より率が低下しており，一方基部置換を含めた手術症例が慢性期に増加する傾向があった。全 B 型解離手術症例数は 297＋1,195＝1,492 例であり，80.1％が慢性期に行われていた。また，胸部下行や胸腹部置換の症例数が慢性解離で増加している。

本項目では慢性期に多数行われる胸部下行瘤，胸腹部大動脈瘤手術について記す。

表 4-2 Stanford type A: 全 5,295 例中，基部〜上行〜弓部について 597 例が慢性期に手術が行われていた
Stanford type B: 慢性期に全症例の 80.1％が手術が行われていた

	STFD type A		STFD type B	
	急性解離	慢性解離	急性解離	慢性解離
1．上行置換	2,608(58.7%)	186(21.9%)	4(0.4%)	8(0.7%)
2．基部置換	197(4.4%)	65(7.6%)	0(0%)	1(0.08%)
3．上行-弓部置換	1,393(31.3%)	282(33.1%)	32(10.8%)	112(9.4%)
4．弓部-下行置換.	25(0.6%)	31(3.6%)	6(2.0%)	56(4.7%)
5．基部-弓部置換	86(1.9%)	33(3.9%)	2(0.7%)	13(1.1%)
6．下行置換	13(0.3%)	84(9.9%)	37(12.5%)	270(22.6%)
7．胸腹部置換	1(0.2%)	29(3.4%)	11(3.7%)	145(12.1%)
8．非解剖学的バイパス	14(0.3%)	2(0.2%)	24(8.1%)	3(0.3%)
9．Stent 治療[*a]	107(2.4%)	139(16.3%)	181(60.9%)	587(49.1%)
1）TEVARI[*b]	48(0.8%)	119(14.0%)	179(60.3%)	556(46.5%)
2）Open stent	59(1.1%)	20(2.4%)	2(0.7%)	31(2.6%)
a）弓部全置換を併施	59(1.3%)	20(2.4%)	2(0.7%)	16(1.3%)
b）弓部全置換を併施せず	0(0%)	0(0%)	0(0%)	15(1.3%)
計	4,444	851	297	1,195

Ch 4 ● 大血管外科

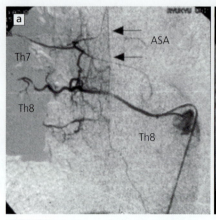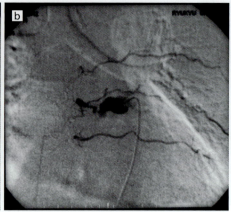

図 4-40　再建した肋間静脈の術後造影

a）Inclusion 法にて再建した分節動脈（Th8）の術後造影．Th7 が Collaterals を介して造影され，さらに ASA（anterior spinal artery）まで造影されている．b）分節動脈再建用に間置した人工血管造影．上下，計 3 本の分節動脈が造影される．

2 術前検査

慢性解離の胸部下行，胸腹部大動脈症例では術後対麻痺予防としての 3DCT ないし MRI による脊髄栄養動脈の同定が必須項目である．Adamskiewicz らは 1881 年に脊髄が前脊髄動脈（ASA）と後脊髄動脈により栄養されていることを明らかにし，それらへの血液栄養供給源動脈に彼の名を冠した．しかし，近年では数本の栄養動脈が同定されている．その発生は，胎生期では頸部，胸部，腰部，仙骨部から左右計 31 対の脊髄栄養動脈が認められる．これが，成長とともに発達，消退し，成人期では，①頸部（椎骨動脈から 2〜3 本，起始の左右差なし），②胸部（肋間動脈から 2〜3 本，左側優位に起始する），③④腰仙骨部（0〜1 本，左側優位起始）となる[2]．また最近では脊髄への血液供給は，分節動脈同士や筋肉などの周囲組織の血管とネットワークを形成して脊髄に血液供給を行っている collateral network theory が Etz ら[3]により提唱されている．図 4-40 は再建した肋間動脈の術後造影を示す．図 4-40a では再建した Th8 の肋間動脈が上下の肋間動脈と collaterals を介してつながっており，Th7 から ASA が造影されている．また図 4-40b でも同様に直接再建した肋間動脈の上下の動脈と良好な collaterals が形成されている．この 3 本の連続する分節動脈（肋間動脈および腰動脈）同士が血行動態的に良好に連携し，1 つの単位を形成している．これは後に述べる"分節遮断"法の根拠の一つである．

他の検査項目では，手術成績と有意に関連が高い腎機能も重要な項目である．同様に心，肺機能の精査は必須である．慢性大動脈解離症例では複数回の再手術が行われるため，剝離に伴う肺損傷を考慮して術前の呼吸機能検査や動脈血ガス検査は必須項目である．

3 手術

慢性大動脈解離症例では胸部下行，胸腹部大動脈瘤が広範囲に及ぶため，複数回の再手術となることが多い．2013 年の症例数は 84＋29＋270＋145＝528 例である．胸部下行・胸腹部大

動脈瘤は慢性期に手術になることが多いが，慢性期に瘤拡大をきたす危険因子として開存している偽腔の存在であり，またその拡大率は腹部より胸部が大きい[4]．

手術適応：2010年の循環器ガイドラインでは瘤径が50〜59 mm以上を手術適応としているが，瘤径が50 mmを超すと急に拡大速度は速まり，破裂の危険性が高まる．通常は45〜50 mm以上を手術適応としている施設が多い．

1) 分割手術

広範囲瘤であり手術侵襲を軽減するために，分割手術の報告が多い．また，open術後に残りをステント治療するhybrid手術を行う報告も増加している．分割手術の他の利点として，脊髄へのcollateralsが発達し次の手術時に脊髄虚血のリスクを減らせることが指摘されている．分割手術の場合は，①分割する場所，②手術の順序が問題となる．分割する箇所としては，可能な限り再開胸時の肺癒着剥離回避するべく横隔膜レベルにおくのがよい．腎動脈下AAAを先に行うと対麻痺のリスクが増える．しかしながら，次の本番のTAAA手術範囲が縮小され，手術侵襲が低下する利点がある．

2) 再手術

複数回にわたる開胸，開創が行われるため，癒着剥離に伴う臓器損傷，特に肺損傷が大きな問題となる．肺損傷により術後呼吸不全あるいは肺瘻から置換人工血管への汚染の可能性も少なくなく，愛護的な肺の処置が重要である．

3) 遠位弓部置換を要する場合

Crawford Ⅰ，Ⅱなどの中枢側吻合に際しての弓部大動脈遮断は避けるべきである．特に解離症例では大動脈壁は構造的に解離しやすい素地があると考えるべきで，左鎖骨下動脈直下より瘤が膨隆して，左総頸動脈-左鎖骨下動脈間に大動脈遮断が必要であれば，循環停止下open proximalにて行う．循環停止中の脳酸素化は選択的脳灌流や左腋窩動脈からの灌流で酸素化を補完することが必要である．また，吻合中に弓部や上行大動脈へのデブリスの落下や空気塞栓の合併症は注意を要する．一方，左鎖骨下動脈末梢側で遮断が可能であれば，常温部分体外循環にて吻合を行う．

4) 分節遮断法(segmental aortic clamping)

中枢側吻合後は末梢側へ"分節遮断法"を逐次行いながら，瘤切除・人工血管置換術を行っていく．この分節遮断法の根拠は前述のとおりで，3椎体の間隔で遮断を行い，その間の分節動脈を再建しながら，末梢側へ手術を遂行していけば脊髄への循環は保たれることになる．しかしながら，術前にAdamkiewicz動脈(AKA)を分枝する分節動脈(AKA-SA)がほぼ全例で同定できる今日では，1本の分節動脈のみの再建が行われる報告もある．術前に同定できない緊急症例では有用であろう．図4-41は，術前にてAKAと診断されたTh11の肋間動脈のみを対で再建したものである．本例は真腔からの肋間動脈を中等サイズの人工血管を間置して，また偽腔より起始していた対の肋間動脈を大伏在静脈にて再建した．瘤の切開時に分節動脈からの逆流出血はスチール現象による脊髄虚血が生じる．細いバルーン付きカニューレによる止血や，一時的にターニケットによる止血は有用である．

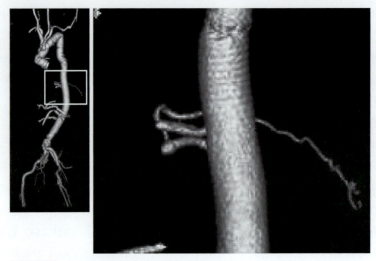

図 4-41　全大動脈置換完成術後の 3D-CT
分節動脈再建は，唯一 AKA-SA(Th10)のみの再建が行われている．
AKA-SA：分節動脈(肋間動脈＋腰動脈)中，AKA(Adamskiewicz)動脈を分枝する分節動脈

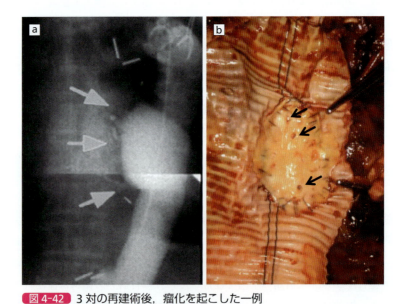

図 4-42　3 対の再建術後，瘤化を起こした一例
a）瘤化した造影写真．再建した分節動脈は開存している(→)．
b）切除部分の写真．→の再建分節動脈開口部が確認できる．

5) 分節動脈再建法

　分節動脈の再建法として直接 main graft に吻合口を開けて再建する方法がある．本法が開存率は良好であるが，解離瘤壁を残すことになり 3 対以上の再建を行うと遠隔期に再建部分の瘤化をきたす．特に解離瘤では人工血管を間置して再建するのが推奨される．また，再建人工血

管長も開存性を確保するため可及的に短縮する．図 4-42 は 3 対の肋間動脈を再建したため 10年後に瘤化を起こし再手術となった．右図には切除した瘤化部分を示すが，肋間動脈は開存している(→)．

6) 術中脊髄虚血防止のための分節遮断と分節動脈再建

分節遮断＋分節動脈再建は，前述のごとく 3 椎体ごとに分節動脈を再建し脊髄への血流をつなぎながら再建していく方法である．常温体外循環時の術中脊髄虚血予防策と，術後対麻痺予防としての脊髄栄養動脈再建のためである．したがって，超低体温下で手術を行う場合は，低体温単独で術中脊髄虚血予防となっており，一切の分節動脈を再建せずとも低い術後脊髄障害発生率を示している報告もある．

7) 補助手段

胸部下行ないし胸腹部大動脈瘤手術において補助手段の選択は重要である．本邦の多くの施設では，F-F バイパスによる心拍動下軽度低体温部分体外循環ないし肺静脈脱血による左心バイパスが使用されている．部分体外循環の利点は出血を吸引再利用することであり，また左心バイパスは人工肺を使用しないことによる侵襲の軽減を主張している．腹部臓器の灌流量はその灌流圧を目安に決定する．体外循環が安定した際の体動脈圧を指標として，灌流圧がその圧を確保すべく灌流量とすると，腹腔動脈，上腸間膜動脈，腎動脈それぞれについて 1 分枝あたり 155.4 ± 97.4 mL/min であった[5]．また，実験的に成犬の腎灌流量を変化させて ATP 量について比較検討した実験では，ATP 量を保つためには通常の灌流量の 25% 以上を保つ必要があることが示された[6]．実際に適切な臓器灌流がなされたかの確認は手技の終了後に必ず開腹して肝臓，腸管の色調，marginal artery の拍動の視認，右胃大網動脈の拍動の触診による確認を行うことが重要である．また，(超)低体温は術中脊髄保護の点では極めて有利な補助手段であるが，欠点として，体外循環の延長，肺合併症の増加，出血傾向などが指摘されている．

8) 手術体位

上半身は右側臥位，下半身は半側臥位とする．すなわち，上半身はより右側へ下半身はより左側へ "ねじる" ことになる．これにより胸部大動脈を後側方からアプローチでき，また腹部大動脈は前側方からアプローチできる．大きなメリットは右大腿動静脈を F-F バイパスのために露出，cannulation 操作が容易になることである．広範囲瘤ではより良好な脱血が体外循環に必須であり，右大腿静脈から右心房までの long cannulation が左側よりはるかに有利である．胸部は第 6〜7 肋間開胸からその肋骨弓を切離してそのまま垂直に腹部切開をおき，後腹膜経路にて大動脈を露出する．遠位弓部から Th12 までの全胸部大動脈置換においてもこのアプローチが必要であり，開胸のみでは瘤全体の露出は困難である．胸腹部大動脈瘤の Crawford Ⅳ型も同様に開胸を含めた後腹膜経路による瘤露出が必要である．術野をより弓部領域に広げたい場合には，第 6・5 肋骨の胸骨付け根を切離すればよい．

複数回の開胸が行われている症例は，肺組織の癒着剥離が大きな問題である．瘤への癒着および以前の置換人工血管への癒着があり，無理に剥離すると臓側胸膜を瘤側に付けたまま肺臓を剥離することとなる．これは術後の肺瘻，それに続く人工血管汚染，感染を引き起こすため絶対に避けるべきである．肺癒着は背側ほど高度であり，腹側および肺尖部は比較的軽度にと

Ch 4 ● 大血管外科

どまっている．したがって，肺剥離のコツは縦隔側（心臓側）から肺尖部へ向かって剥離をまず最初に行うことである．また，肺実質は無理に瘤から剥離せず，瘤壁につけたまま瘤切開し展開する．瘤の切開箇所は肺癒着がない椎体寄りで行う．肺癒着部分が長く，その分節に AKA が存在する時には切開に時間がかかり，盗血による脊髄虚血が懸念される．かかる状況においては（超）低体温の補助手段が有用である．

　腹部の切開は左肋骨弓から足側に延ばすが，その切開線は右腸骨領域の置換も必要であれば中心線に寄せて延長する．すなわち，terminal aorta 部分までの置換であれば，pararectal incision で切開を行い，上記の右腸骨動脈までの置換であれば paramedian incision までの切開が必要となる．後腹膜の剥離は，組織がよりまばらである足側から頭側（横隔膜へ向かって）へ用手的に鈍的に行う．腹膜は頭側ほど薄く穴が空きやすいので頭側から行うとその穴の修繕に時間ばかり取られる．この用手剥離では脂肪組織からの出血があり思いもよらない出血量となることがある．剥離過程では完全止血を行い次の手術操作へ進む．このきめ細かな止血が最終的には全体の手術時間の短縮につながる．後腹膜の剥離が横隔膜まで到達したら横隔膜を胸壁から数センチ離して弧状に大動脈に向けて切離を進める．この過程を自動縫合器を使用すれば短時間に確実な止血と切開が得られる．

9) 症例

　常温ないし低体温による補助手段別の 2 症例を提示する．

a) 症例 1：軽度低体温下 F-F 部分体外循環による胸腹部大動脈置換を行い，（亜）全大動脈置換となった症例

　症例は Marfan 症候群の 50 歳代女性．

　30 歳代時，A 型急性解離に対して，Bentall 手術＋上行＋弓部＋近位胸部下行大動脈まで置換．2 カ月後に残る胸部下行から腹腔動脈（CA）までの置換術を行った．その際に 10 mm の 2 本の人工血管にて（Th7，8），（Th9，10，11）をそれぞれ再建した．AKA-SA の Th12 は斜吻合にて再建した．20 年後に残存胸腹部大動脈部分の再解離発症，瘤径拡大を認め再手術となった．

　手術の問題点としては，

① 3回目の手術であり前回の人工血管は確保可能か？

② Th12 は末梢吻合部で斜吻合で再建されており高度癒着があり，その再建は可能か？（図 4-43）

③ 前回再建した肋間動脈は 5 対とも閉塞しているため，Th12 再建時の脊髄虚血の予防法は？

　上記の問題点を解決するため，以下に示すように術式の工夫を行った．

　肺癒着は強固であり，人工血管への経胸腔的アプローチは困難であった．このため，横隔膜を垂直に切離し，同時に開腹をして人工血管へアプローチした．このアプローチによる癒着は小範囲であり人工血管の剥離は可能であった．最悪 Th12 の AKA-SA が再建できないことを想定して，これへの collaterals としての L3，4 を温存するために，まず terminal aorta から再建を行った（図 4-44）．胸腹部大動脈瘤を切開し，直ちに AKA-SA への灌流を行い再建を行った．その結果 MEP は 20％まで低下したが消失は起こらなかった．送血流量は 50 mL/min，送血圧（AKA-SA に縫着した人工血管の内圧を測定）が平均 55 mmHg であった．灌流時間は 62 分であった．再建は，10 mm サイズの人工血管を用いて左右 1 対の Th12 を再建した．main graft

538

3 大動脈解離—d 慢性大動脈解離

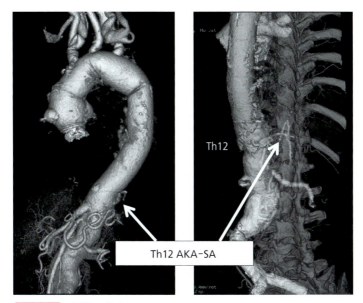

図 4-43 症例 1 の 3D-CT
AKA-SA である Th12 が斜吻合で再建されている．高度癒着が想定される．

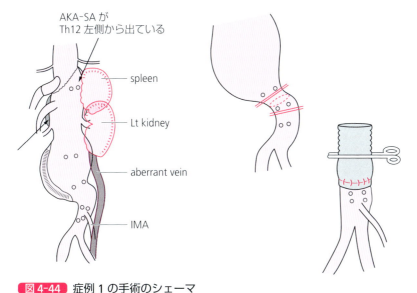

図 4-44 症例 1 の手術のシェーマ
腰動脈からの collaterals による Th12 への血液供給を期待して人工血管を先に吻合した．

を前回置換人工血管と吻合し，続いて AKA-SA 再建の人工血管を main graft へ吻合した．続いて腹部 4 分枝再建を行い，最後に terminal aorta を再建した人工血管と吻合し手術を終了した．術後対麻痺を含め，術後特記すべき合併症なく軽快退院した（図 4-45）．本例は AKA-SA の再建時の脊髄虚血を予防すべく，積極的に灌流を行った．MEP amplitude は，瘤を切開して灌流

Ch 4 ● 大血管外科

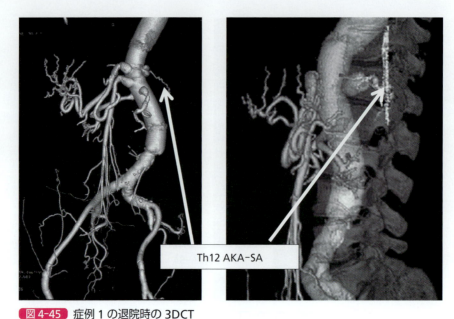

図 4-45 症例1の退院時の3DCT
TH12の人工血管間置による良好な再建が確認できる.

を行うまでの5分程度の時間で20%程度まで低下した.

本例は瘤切開後, 分節動脈灌流が間断なく迅速にでき, 術中脊髄虚血が回避できたが, 癒着が高度で分節動脈の露出まで時間がかかり, さらに灌流開始まで時間がかかる症例では, この時間の脊髄保護の観点から低体温の補助手段が有用となる.

b) 症例2: 超低体温下胸腹部大動脈置換により全大動脈置換手術となった一例

55歳男性の非Marfan症候群症例. ①2002年A型急性解離に対して上行弓部置換術, ②2003年近位胸部下行大動脈置換術, ③2012年生体弁を用いたBentall手術施行, ④腎動脈下腹部大動脈瘤人工血管置換術, をすでに行っている. ④の腹部大動脈手術時, L3の腰動脈再建を行い, 胸腹部大動脈手術時のcollateralsとして期待した. 今回は残存するCrawford Ⅲ型に対する切除術を行った(図4-46).

手術の問題点としては,

①広範な肺癒着が懸念される胸部下行大動脈の置換が必要だが, その剝離が可能か？
②AKA-SAはTh11で, 剝離範囲中央に存在し灌流開始まで時間がかかり脊髄虚血の懸念がある.

以上のことより, 常温での脊髄虚血を防止するため, 超低体温補助下での手術を行った.
F-F bypassによる冷却開始, 低体温となり心室細動となる.
経心尖部よりcannulationを行い先端を上行大動脈に置き(既往でのBentall手術は生体弁を使用), 順行性灌流によるcore coolingを行った. 鼓膜温が20℃近くとなったので, 左鎖骨下動脈の末梢側にて大動脈遮断を行い, 心・脳循環分離体外循環を確立した(図4-47).
末梢側は腹腔動脈の中枢側にて遮断を行い, F-Fバイパスから下半身を灌流した.

3 大動脈解離 ─ d 慢性大動脈解離

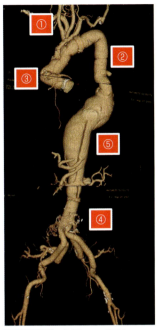

図 4-46 症例 2 の術前 3DCT
①〜④まで 4 回の手術歴がある.
今回は⑤の残存 TAAA 切除を行った.

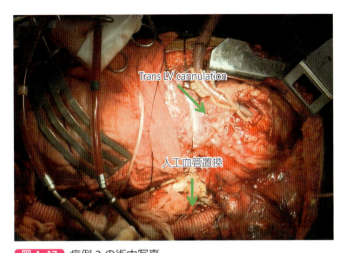

図 4-47 症例 2 の術中写真
左室心尖部からの上行大動脈へ cannulation し送血を行っている. 生体弁での AVR を行っていたが逆流もなく良好な順行性送血が可能であった.

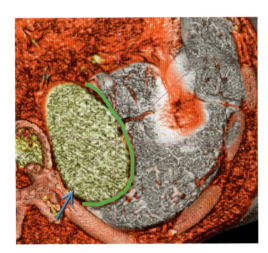

図 4-48 症例 2 の術前 CT 横切像
肺実質が瘤へ癒着しており（グリーンのライン）,
癒着がない↑の部分から瘤切開を行った.

　胸部下行の大動脈瘤の切開は肺が癒着していない部分（椎体側）を縦に切開した（図 4-48）. AKA-SA の Th11 の肋間動脈開口部を確認し灌流開始した.

　10 mm の人工血管にて右側 Th11 の再建, 左側 Th11 を大伏在静脈にて再建した（図 4-49 の矢印）.

　main graft の中枢側吻合を行い, 再建した AKA-SA との吻合を行った. この段階で加温を開始した. 鼓膜温 22℃で MEP の再出現, 電位の復活を認めた.

Ch 4 ● 大血管外科

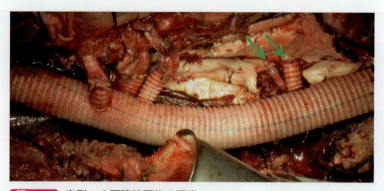

図 4-49 症例 2 の再建終了後の写真
↑↑は SVG および人工血管にて再建した AKA-SA を示す．

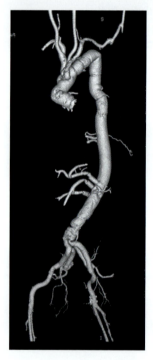

図 4-50 症例 2 の退院時の 3DCT
AKA-SA のみの分節動脈再建が施行された．

　腹部主要分枝の再建，腹部大動脈置換人工血管との吻合を行い手術を終了した（図 4-50）．特記すべき合併症なく軽快退院した．

4 合併症

　慢性大動脈解離は通常の胸腹部大動脈瘤手術と同様，最大の術後合併症は術後対麻痺であり，その対策が重要である．特に，再手術の際の脊髄虚血予防が重要であり，その際には術中の collaterals を可及的に温存する．大動脈遮断時の脊髄虚血の予防目的で（超）低体温の導入も考慮すべき補助手段である．

文献

1) Masuda M, Kuwano H, Okumura M, et al. Thoracic and cardiovascular surgery in Japan during 2013: annual report by The Japanese Association for Thoracic Surgery. Gen Thorac Cardiovasc Surg. 2015; 63: 670-701.

2) Melissano G, Civilini E, Bertoglio L, et al. Angio-CT imaging of the spinal cord vascularisation: a pictorial essay. Eur J Vasc Endovasc Surg. 2010; 39: 436-40.

3) Etz CD, Kari FA, Mueller CS, et al. The collateral network concept: remodeling of the arterial collateral network after experimental segmental artery sacrifice. J Thorac Cardiovasc Surg. 2011; 141: 1029-36.

4) Sueyoshi E, Sakamoto I, Hayashi K, et al. Growth rate of aortic diameter in patients with type B aortic dissection during the chronic phase. Circulation. 2004 14; 110(11 Suppl 1): II256-61.

5) Kuniyoshi Y, Koja K, Miyagi K, et al. Selective visceral perfusion during thoracoabdominal aortic aneurysm repair. Ann Thorac Cardiovasc Surg. 2004; 10: 367-72.

6) Kudaka M, Kuniyoshi Y, Miyagi K, et al. Experimental study on changes in energy metabolism and urine outflow with nonpulsatile low blood-flow perfusion in the canine kidney. Jpn J Thorac Cardiovasc Surg. 2003; 51: 225-31.

〈國吉幸男〉

Ch 4 ● 大血管外科

4-a ステントグラフト治療: 総論
―ステントグラフト治療に必要な基礎知識

　ステントグラフト内挿術は2006年7月に腹部大動脈瘤用企業型ステントグラフトが，2008年4月に胸部大動脈瘤用企業型ステントグラフトが保険収載された後，急速な普及，発展を遂げてきた．胸部大動脈瘤に対する治療はTEVAR(thoracic endovascular aortic repair)，腹部大動脈瘤に対する治療はEVAR(endovascular aortic repair)と略称される(図4-51).

　基本的な治療コンセプトは，大腿動脈などの末梢動脈より挿入したデリバリーカテーテルシース(図4-52)を介して動脈内に運搬したステントグラフトを目的部位でシース内より放出し，グラフトの中枢部分および末梢部分をそれぞれ動脈瘤の中枢側，末梢側の健常部位に固定

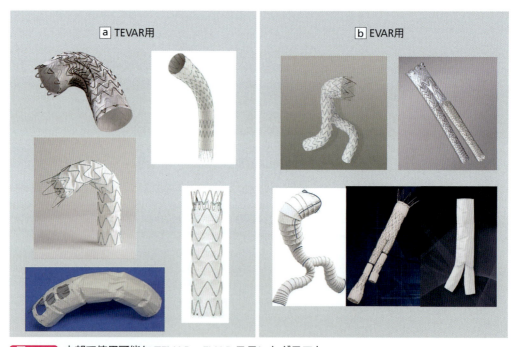

図4-51　本邦で使用可能なTEVAR，EVARステントグラフト

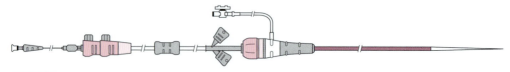

図4-52　デリバリーシースの一例
ステントグラフトは，シースに装填された状態，あるいは別に挿入したシースを通して目的部位に運搬される．シースを引き抜く，あるいは固定糸を外すことで，ステントグラフトが自己拡張力により展開され，血管内に留置される．

4 ステントグラフト治療：総論―a ステントグラフト治療に必要な基礎知識

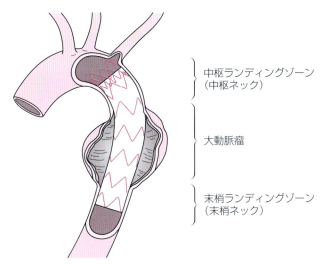

図 4-53　中枢，末梢側ランディングゾーンと瘤病変との関係

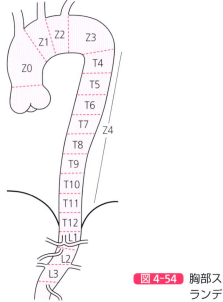

図 4-54　胸部ステントグラフトの大動脈ランディングゾーン分類

することにより，瘤内血流を遮断して血栓形成を惹起し，瘤内圧の減圧，血行再建を行うものである．

　ステントグラフトを固定する動脈の健常部位を landing zone（LZ）（あるいはネック）と呼ぶ．ステントグラフトを適応するためには，LZ の長さが十分で，太さが一定の範囲内にあり，壁在血栓や mobile plaque を認めないことなどが条件となる（図 4-53）．また，一般的に病変全体が直線的である方が安定した留置が得られる．

　留置部位については Ishimaru らが提唱した anatomical landing zone map が広く用いられている（図 4-54）[1]．

Ch 4 ● 大血管外科

1 デバイスの基本構造

ステントグラフトは，自己拡張型の金属ステント（ナイチノール，ステンレス，コバルトなど）をポリエステルまたは ePTFE（expanded polytetrafluoroethylene）人工血管で被覆した代用血管である．

わが国では 2016 年現在，胸部 5 機種（大動脈解離に対するデバイスを除く），腹部 5 機種が保険償還されている（図 4-51）．

2 TEVAR の解剖学的適応

解剖学的適応はデバイスの特性などにより若干の差異が認められる．TEVAR の解剖学的適応として，適切な大腿，腸骨動脈のアクセスルートを有することを基本的共通事項とした上で，デバイスごとに定められた条件（IFU：instructions for users）を満たすことが原則である．表 4-3 に TEVAR 用デバイス，表 4-4 に EVAR 用デバイスに関し，機種別の基本構造，IFU などを示

表 4-3 本邦で使用可能な TEVAR の基本構造と IFU のまとめ

	Gore TAG	Valiant	Zenith TX2	RELAY Plus	Najuta
基本構造 （人工血管素材，ステント素材）	ePTFE ナイチノール	ポリエステル ナイチノール	ポリエステル ナイチノール	ポリエステル ナイチノール	ePTFE ステンレススチール
中枢側 LZ 径 （mm）	23〜37 mm	18〜42 mm	24〜38 mm	19〜42 mm	20〜38 mm
中枢側 LZ 長 （mm）	20 mm 以上	20 mm 以上	25 mm 以上	15〜25 mm 以上	20 mm 以上
角度	規定なし	規定なし	45°未満	規定なし	規定なし
湾曲半径	規定なし	規定なし	35 mm 未満	規定なし	規定なし

表 4-4 本邦で使用可能な EVAR の基本構造と IFU のまとめ

ステント機種名	Gore Excluder C3	Endurant	Zenith Frex	AFX （Powerlink）	Aorfix
基本構造 （人工血管素材，ステント素材）	ePTFE ナイチノール	ポリエステル ナイチノール	ポリエステル ナイチノール	ePTFE コバルトクロム	ポリエステル ナイチノール
中枢側 LZ 径(mm)	23〜37 mm	18〜42 mm	24〜38 mm	18〜26 mm	19〜29 mm
末梢側 LZ 径(mm)	8〜25 mm	8〜25 mm	8〜20 mm	10〜18 mm	9〜19 mm
中枢側 LZ 長(mm)	15 mm 以上	10 mm 以上	15 mm 以上	15 mm 以上	15 mm 以上
末梢側 LZ 長(mm)	10 mm 以上	15 mm 以上	10 mm 以上	15 mm 以上	15 mm 以上
中枢側 LZ 屈曲	60°以下	60°以下	60°未満*	60°以下	90°以下

*：腎動脈上方の大動脈との角度が 45°未満

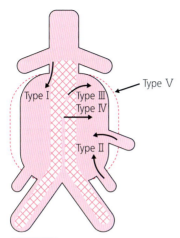

Type	所見
I	ネック部分からのリーク
II	分枝動脈からの血液逆流
III	グラフト破損・接続部のリーク
IV	グラフト構造（有孔性）によるリーク
V	画像上明らかなリークを認めないが，瘤が徐々に増大（endotension）

図 4-55 エンドリークの分類

す．

さらに，弓部分枝へのバイパス術（debranching）を併施したり，Najuta® の fenestrated type を用いることで弓部分枝起始部に病変が及ぶ大動脈瘤も TEVAR による治療が可能となる．

❸ EVAR の解剖学的適応

EVAR の解剖学的適応においても，中枢，末梢側ランディングゾーンの長さ，径，角度などが重要である（表 4-4）．高度の壁在血栓，石灰化，粥状硬化性病変がある症例では末梢塞栓，エンドリーク発症（図 4-55）の可能性が高くなるため，適応外となる．

📖 文献

1) Ishimaru S. Endografting of the aortic arch. J Endovasc Ther. 2004; 11(Suppl 2): II62-71.
2) Borst HG, Walterbusch G, Schaps D. Extensive aortic replacement using "elephant trunk" prosthesis. Thorac Cardiovasc Surg. 1983; 31: 37-40.
3) Neri E, Massetti M, Sani G. The "elephant trunk" technique made easier. Ann Thorac Surg. 2004; 78: e17-8.
4) Sasaki M, Usui A, Yoshikawa M, et al. Arch-first technique performed under hypothermic circulatory arrest with retrograde cerebral perfusion improves neurological outcomes for total arch replacement. Eur J Cardiothorac Surg. 2005; 27: 821-5.
5) Griepp RB, Di Luozzo G. Hypothermia for aortic surgery. J Thorac Cardiovasc Surg. 2013; 145(3 Suppl): S56-8.
6) Takamoto S, Matsuda T, Harada M, et al. Simple hypothermic retrograde cerebral perfusion during aortic arch surgery. J Cardiovasc Surg. 1992; 33: 560-7.
7) 上田裕一，三木成仁，大北　裕，他．超低体温循環停止下の持続的逆行性脳灌流法の脳保護効果．日胸外雑誌．1993; 41: 559-68.
8) Masuda M, Kuwano H, Okumura M, et al. Thoracic and cardiovascular surgery in Japan during 2013. Gen Thorac Cardiovasc Surg. 2015; 63: 670-701.

〈飯田泰功，志水秀行〉

Ch 4 ● 大血管外科

4-b ステントグラフト治療：総論
― 術前検査，治療適応，短期および長期成績

1 治療適応

　ステントグラフト治療(TEVAR)の適応については，「ハイリスク」，「高齢者」，「担癌」といったキーワードが用いられることが多いが，解剖学的要件を満たすことも必要である．ステントグラフト実施基準管理委員会の指導医資格を得るまでは各機種の添付文書(instructions for use：IFU)に沿った適応が求められるが，指導医資格を得るとこれから逸脱したものであっても施行できるため，解剖学的要件とともに外科的治療のリスクを勘案して術式を選択することが必要になる．例えば，併存疾患の多い高齢者における嚢状下行大動脈瘤であればTEVARが第一選択となり得るし，結合織疾患を伴った若年患者における広範囲大動脈瘤であれば人工血管置換術を優先的に考慮すべきである．

　図4-56はCronenwettの図を改変したものである[1]．手術リスクの高い患者でも解剖学的要件を備える大動脈瘤であればTEVARが適応となるが，解剖学的要件を満たさなければ内科的治療を選択せざるを得ない．一方，手術リスクの低い患者では，TEVARの解剖学的要件がある程度満たされていても人工血管置換術の方が長期予後を含めて治療効果が高いこともある．実地臨床では，境界領域においては患者や家族の希望，術者の考え方といった要素も勘案されるほか，ハイブリッド治療などの技術的進歩やデバイスの改良によりTEVARの適応範囲も変化している．患者ごとに最善の術式を選択する必要があり，人工血管置換術とTEVARの両方についての知識を深めることが肝要である．

　解剖学的要件はランディングゾーンの長さ，径，壁の性状(粥状変化，石灰化)，屈曲などの

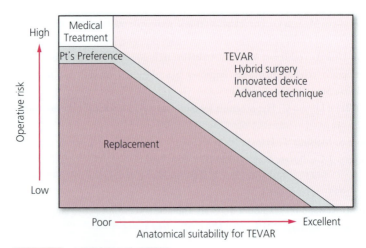

図4-56　大動脈瘤の治療選択

ほか，大動脈瘤の形態や長さ，アクセスルートなどについて CT や血管造影により評価し，デバイスの形状，屈曲追従性，太さ，展開方法と併せて判断することになる．

一般的に大動脈瘤の手術適応について，TEVAR と人工血管置換術に差はない．TEVAR により例外的に適応が広がった疾患として，PAU (penetrating atherosclerotic ulcer) が挙げられるが[2]，嚢状大動脈瘤も含めて治療長が限定的な場合は TEVAR のよい適応である．

IFU においては，左総頸動脈や腹腔動脈から瘤までの距離が規定されており，これらの動脈や周辺の主要分枝を閉塞することは解剖学的要件から外れることになる．これに対する手段として，閉塞する動脈へのバイパス術を併用することも広く採用されている．弓部においては，右腋窩動脈や右総頸動脈から左総頸動脈や左腋窩動脈へのバイパス術を行うことで左総頸動脈の閉塞が可能になる．上行大動脈から腕頭動脈を含めた動脈へのバイパスを行えば弓部三分枝の閉塞も可能になるが，開胸操作が必要になる．胸腹部大動脈瘤の場合は，開腹により腹部主要四分枝へのバイパス術を行えば，胸腹部大動脈人工血管置換術のための開胸や横隔膜切開を行わずに治療が可能になる．

これらのいわゆる"デブランチバイパス"を併用したハイブリッド手術も手術リスクを勘案して選択されているが，開窓型のデバイス (Najuta) によりバイパス手術を行わずに治療することが可能であり，さらに分枝型のステントグラフトの開発も進んでいる．

最近，B 型大動脈解離に対する TEVAR が注目されている．破裂，虚血，持続する疼痛などを伴う (complicated) B 型大動脈解離に対しては，治療目的の達成までに時間を要さず，結果として，救命率の高い TEVAR を行うことはガイドラインでも推奨されている．また，合併症のない (uncomplicated) B 型大動脈解離については，INSTEAD-XL trial[3] 以降に急速に注目を集めているが，従来の大動脈瘤の手術適応が破裂の危険性と外科的治療の危険性の比較から決定されていたのに対して，将来予測される瘤化を防止するという点において異なる．

❷ 術前検査

TEVAR が選択される場合でも，開胸・開腹により，体外循環を用いて施行する人工血管置換術のリスク評価も行った上で，術式を選択することが多い．脳血管病変，冠動脈病変や心機能，呼吸機能，腎機能，末梢動脈病変，糖尿病，凝固異常などのスクリーニングは人工血管置換術と同様に行う．

TEVAR の成否は術前の計測によるところが大きい．かつては CT 画像の横断面での大動脈径の計測と術中のマーカー付きカテーテルによる長さの計測が中心であったが，最近では CT 画像において multi-planar reconstruction 法による任意断面での大動脈径の計測や中心線だけではなく大弯に沿った長さの計測を行うことが可能になった．弓部や腹部の主要分枝についての診断能も高く，また，肋間腰動脈についても Adamkiewicz 動脈の同定のほか，開存性や分岐形態が観察可能となったことで，脊髄障害の予防につながる情報が得られる．腎機能障害がある場合には制限があるものの，造影剤を用いた CT の情報量は極めて豊富である．

Ch 4 ● 大血管外科

③ 短期成績

　TEVARの最大の利点である低侵襲性はハイリスク患者に適応される理由であるが，ハイリスク患者においては軽微な合併症が重大な結果につながることもある．一般に，カテーテル操作による塞栓症は人工血管置換術よりも軽症であるが，脳梗塞やいわゆるshaggy aortaにおけるコレステロール塞栓症の誘発には十分注意しなければならない．

　逆行性大動脈解離は解離症例に多く，オーバーサイズが過ぎると起こりやすいとされている[4]．術中のみならず，術後数週間を経て発症することも多く，突然死の原因となるほか，弓部大動脈に対する人工血管置換術が必要となることも多い．

　脊髄障害は広範囲な肋間動脈の閉塞を要する場合のほか，左鎖骨下動脈の閉鎖や腹部大動脈瘤手術の既往が危険因子とされているが，カテーテル操作による塞栓症による機序も考えられている．

　短期的にはタイプIエンドリークは避けなければならず，術前のサイジングにより十分検討しておく必要がある．また，タイプIIエンドリークの予防に左鎖骨下動脈塞栓術を行うことも多く，最近ではプラグが利用されている．

④ 長期成績

　現在用いられているステントグラフトの内，cTAG（Gore）の先行機種であるTAGの他，Valiant（Medtronic）やZenith TX2（Cook）については5年後までの成績が公表もしくは報告されている[5-7]．いずれの機種も大動脈関連死亡回避率は94%を超えており，対照となる外科治療群と差がない．TEVARの対象患者には高齢者や様々なリスクを持った患者が多いことから，大動脈関連死亡が高率で回避できている意義は大きい．

　関連事故については定義がそろっておらず，比較は困難であるが，TAGでは重大事故の回避率は1年後57〜69%，3年後46〜55%，5年後37〜43%であり，Zenith TX2では重大な合併症の回避率は各々87.3%，81.2%，79.1%である．また，5年後に5mm以上の瘤径の拡大をきたした割合はTAG 12.8%，Valiant 10.7%，Zenith TX2 5.9%である．拡大がそのまま再治療につながるわけではなく，再治療はTAGにおいてTEVARの追加が5年で5.5%，外科治療が1%と報告されており，Valiantでは合併症としての大動脈解離について血管内治療が初期3年までに毎年2〜4%施行されている．Zenith TX2では追加治療の回避率は1年で95.4%，3年で93.8%，5年で91.5%であった．

⑤ B型大動脈解離

　破裂，虚血，持続する疼痛などの合併症を伴わない（uncomplicated）B型大動脈解離に対するステントグラフトによるエントリー閉鎖の適応は，長期的に大動脈径の拡大が予測され，また，造影CTで診断できる因子である，偽腔の開存と偽腔を含めた大動脈径が40mm以上，とされている[8]．

　また，発症後2週間でB型大動脈解離を急性期と慢性期に分類するだけでなく，発症後2週

間から 3〜6 カ月後までの期間を亜急性期と定義して，安全で効果的な TEVAR が施行できる時期であると考えられるようになった．

エントリー閉鎖の効果は解離の進展範囲のほか，リエントリーの個数や位置によっても異なり，解離している大動脈全体の remodeling が必ずしも得られず，追加治療が必要な場合もある．しかし，厳重な降圧療法を長期間継続した後に解離性大動脈瘤の拡大に対して広範囲の人工血管置換術を施行することを避けられる点において，注目すべき治療法である．

文献

1) Cronenwett JL. Endovascular aneurysm repair: important mid-term results. Lancet. 2005; 365: 2156-8.
2) Tsuji Y, Tanaka Y, Kitagawa A, et al. Endovascular stent-graft repair for penetrating atherosclerotic ulcer in the infrarenal abdominal aorta. J Vasc Surg. 2003; 38: 383-8.
3) Nienaber CA, Kische S, Rousseau H, et al. Endovascular repair of type B aortic dissection: long-term results of the randomized investigation of stent grafts in aortic dissection trial. Circ Cardiovasc Interv. 2013; 6: 407-16.
4) Canaud L, Ozdemir BA, Patterson BO, et al. Retrograde aortic dissection after thoracic endovascular aortic repair. Ann Surg. 2014; 260: 389-95.
5) GORE TAG Thoracic Endoprosthesis Annual Clinical Update. July 2013.
6) VALIANT Thoracic Stent Graft with Captivia Delivery System 2015 Annual Physician Clinical Update.
7) Matsumura JS, Melissano G, Cambria RP, et al. Five-year results of thoracic endovascular aortic repair with the Zenith TX2. J Vasc Surg. 2014; 60: 1-10.
8) Kato M, Bai H, Sato K, et al. Determining surgical indications for acute type B dissection based on enlargement of aortic diameter during the chronic phase. Circulation. 1995; 92(9 Suppl): II107-12.

〈松田　均〉

Ch 4 ● 大血管外科

4-c ステントグラフト治療: 治療手技
― 下行大動脈瘤に対するステントグラフト治療

❶ 定義

　直管型のステントグラフトの添付文書では，左総頸動脈や腹腔動脈については大動脈瘤との間に必要な長さが規定されており，これが最低限のランディングゾーンの長さとなる．左鎖骨下動脈については閉塞することが許されているが，ガイドラインによっては可能な限り再建することが推奨されている．添付文書に沿えば左総頸動脈以下に留置した場合を下行大動脈瘤に対するステントグラフト治療（TEVAR）と言い得るが，左鎖骨下動脈へのバイパス術を併用したハイブリッド治療を行った場合に下行大動脈瘤と言い得るかどうかについては意見の分かれるところであろう．また，腹腔動脈についても上腸間膜動脈からの側副血行路が豊富であれば単純閉鎖しても問題が生じないことが多く，同様のことが言える．

❷ 治療手技

　本稿ではバイパス術を併用しない TEVAR の手技について，合併症をできるだけ防止する観点から述べる．

　現在，日本で使用可能なデバイスは cTAG（Gore），Zenth TX$_2$ もしくは TX-D（Cook），Valiant（Medtronic），Relay（Bolton），Najuta（Kawasumi）の 5 機種であり，異なった形状や構造についての理解が必要であるが，サイズ選択や禁忌などについては大差がない．

　胸部のステントグラフトは腹部のステントグラフトに比べて太く，デリバリーシステムも長いため，アクセスルートの選択が最も重要であるといって過言ではない．総大腿動脈は露出も容易で，切開も小さくすることができるので第一選択になるが，可能な限り中枢側を露出し，石灰化部を避けて穿刺するほか，内膜の肥厚がある場合には穿刺ではなく切開してデリバリーシステムを挿入することで内膜の剝脱を避けることが最も重要である．

　総大腿動脈からのアクセスが危険と思われる場合には，鼠径靱帯直上で腹斜筋膜を切開して腹斜筋を剝離し腹膜外で外腸骨動脈を露出すれば，総大腿動脈とさほど変わらない大きさの創で外腸骨動脈を露出できる．この切開の延長により外腸骨動脈中枢から総腸骨動脈を腹膜外で露出できるが，最初から外腸骨動脈中枢から総腸骨動脈を腹膜外で露出する場合には傍腹直筋切開によりアプローチする．この際，最も注意すべきは尿管であり，特に，腹部大動脈人工血管置換術後などでは，腹腔内から露出した方が安全な場合もある．

　外腸骨動脈の起始部に 8 mm か 10 mm の人工血管（conduit）を吻合し，アクセスルートに使用した後に腸骨動脈狭窄に対するバイパスとして流用することも可能である．この場合，人工血管とデリバリーシステムの間の隙間からの出血を止めるためにターニケットで強く締める必要があるが，cTAG 以外の機種はシースを引き下げてステントグラフトを展開するため，デリ

552

バリーシステムと人工血管が固定された状態では，正確な展開ができない．Conduit を小切開してデリバリーシステムを差し込むなどの工夫が必要である．

デリバリーシステムの挿入時に腸骨動脈の損傷をきたした可能性がある場合には抜去に先立って腸骨動脈の造影を行って損傷の有無を確認する必要があり，損傷がないことが確認されるまではハードワイヤーを留置しておいて，すぐにバルーンカテーテルによる大動脈や腸骨動脈の遮断が行えるようにしておくことが重要である．

ハードワイヤーやステントグラフトの挿入に際しては，塞栓症の予防に十分留意する必要がある．下行大動脈に対する TEVAR であっても，ハードワイヤーやステントグラフトの先端部分は弓部から上行大動脈に挿入されるほか，横隔膜上で下行大動脈が大きく蛇行していることも多い．術前の画像情報により大動脈全体にわたって，小さくとも瘤化していないかどうか，内膜の性状，粥状変化や壁在血栓の存在を十分に把握しておくことが重要である．

ステントグラフトの展開方法は機種により様々である．かつては時間をかけずに展開することもあったが，最近は正確な位置づけのためにゆっくり展開することが多い．この際，ハードワイヤーを大弯側に押し付けることで，さらに正確な位置づけが可能になる．ハードワイヤーは preshaped のものが多く使用されているが，弓部の弯曲が急峻である場合には抜けやすく，また，押し込みすぎると左室腔内に迷入して心室性不整脈や左室破裂をきたすこともあるので，常に注意する必要がある．

❸ 合併症

下行大動脈に対する TEVAR においては，前記のアクセストラブルや塞栓症のほかの重大な合併症として逆行性大動脈解離[1]と脊髄障害[2]が挙げられる．

逆行性大動脈解離についてはステントグラフトの先端の形状（ベアステント，フック，フレアなど），オーバーサイズの程度，原疾患としての大動脈解離などのほか，圧着のためのバルーンカテーテルの使用，ハードワイヤーによる損傷など様々な原因が考えられている．デバイスにより様々な利点があり，タイプⅠエンドリークを避けるためのオーバーサイズや圧着は必須であることから，逆行性大動脈解離は一定の確率で起こり得ると考えざるを得ない．発症時期は術中だけではなく，術後数日から数週間のこともあり，その予後は不良である．ステントグラフトの先端が下行大動脈内にあれば，TEVAR によるエントリー閉鎖も可能であるが，弓部に近ければステントグラフトを残して弓部置換術を行う必要がある．

一般に，人工血管置換術と比べて TEVAR においては脊髄障害の頻度は低いとされているが，肋間腰動脈の再建ができない TEVAR はむしろ危険とする考え方もある．TEVAR による脊髄障害の原因としては，Adamkiewicz 動脈の閉鎖のほか，側副血行を阻害する因子としてステントグラフトによる治療長が長いことや腹部大動脈人工血管置換術後，左鎖骨下動脈の被覆などが挙げられている．下行・胸腹部大動脈人工血管置換術に準じて，術前に Adamkiewicz 動脈を同定したり，術中から術後にかけての高血圧の維持や脳脊髄液ドレナージを施行することの有効性が試されている．また，塞栓症による脊髄障害も考えられるが，その予防策は確立されていないのが現状である．

文献

1) Canaud L, Ozdemir BA, Patterson BO, et al. Retrograde aortic dissection after thoracic endovascular aortic repair. Ann Surg. 2014; 260: 389-95.
2) Matsuda H, Ogino H, Fukuda T, et al. Multidisciplinary approach to prevent spinal cord ischemia after thoracic endovascular aneurysm repair for distal descending aorta. Ann Thorac Surg. 2010; 90: 561-5.

〈松田　均〉

Ch 4 ● 大血管外科

4-d ステントグラフト治療: 治療手技 ― 弓部大動脈疾患に対するステントグラフト治療

胸部大動脈瘤に対するステントグラフト治療（thoracic endovascular aortic repair: TEVAR）は，導入されてから 30 年も経っていない新しい術式であるが，根治性と革新的を併せ持った低侵襲手術である[1,2]．弓部大動脈領域にもその適応は，拡大されつつありその成績も向上している．ただ手術適応は，手術リスクと自然予後との risk-benefit で決定されるべきであり[3]，ステントグラフト手術における手術限界を超える症例において，通常手術を施行することを躊躇することは，外科医においてあるまじきことである．心臓血管外科手術にステントグラフト治療というオプションが増えたと考えるべきで，低侵襲治療と通常手術両方を同様に検討できる環境が必要である．

今回は弓部大動脈疾患に対するステントグラフトを用いた低侵襲外科治療の現状とその将来について検討した．

1 手術適応

ステントグラフト手術の手術適応については，一般的に高齢者，術前合併症などによるハイリスク患者が対象といわれている．ただ現在，本邦および海外の open surgery と我々の施設でのステントグラフト手術の遠隔期成績に差がないことから，我々は先天性など若年者以外では，ステントグラフト手術で解剖学的に遠隔期が十分望める患者に対しては第一選択としている．

ステントグラフト手術にはまだまだ解剖学的制限が存在し，弓部大動脈疾患においては，十分な proximal landing zone が得られる症例が適応である．これは避けられない制限であり，これを十分に考慮しないと遠隔成績はまったく望めない．ステントグラフト手術は根治性がなければ使用すべき術式ではなく，待期手術に対してこの術式を使用する場合，早期成績のみならず必ず遠隔期成績を考慮することが肝要である．

大動脈瘤径としては，55 mm 以上が適応であり，この適応は通常手術となんら変わらない．ただステントグラフト手術においては，その低侵襲性により高齢者，術前ハイリスク患者が多い．現時点で手術適応にはならない程度の瘤で 1～2 年先には手術適応もしくは破裂のリスクがかなり高くなる場合（拡大が早いなど），現時点ではステントグラフト手術に耐え得る場合は，患者および家族と相談して手術に踏み切る方が，良好な成績を得れられる可能性がある．

2 術式およびデバイスの選択

1）Debranching TEVAR

弓部大動脈疾患におけるステントグラフト手術において，術式の選択として最も重要なのは，proximal landing zone をどの部位に十分確保できるかであり，それを同定するためには thin slice 造影 CT が不可欠である[4]．術式としては，proximal landing zone によって，頸部分枝にか

JCOPY 498-03914

555

Ch 4 ● 大血管外科

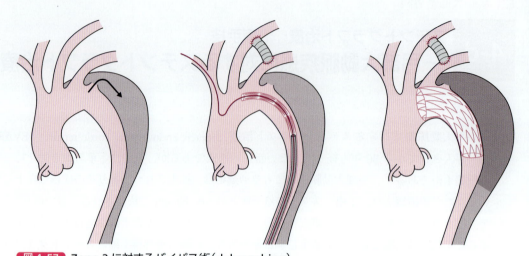

図 4-57 Zone 2 に対するバイパス術(debranching)
左腋窩(鎖骨下)動脈-左総頸動脈バイパス術.その他に左右腋窩動脈バイパス術も行われている.

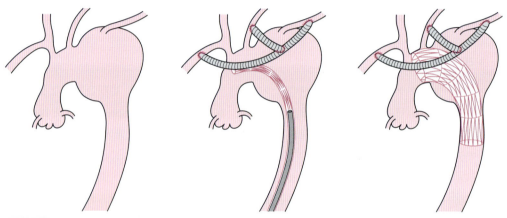

図 4-58 Zone 1 に対するバイパス術(debranching)
右腋窩(鎖骨下)動脈-左腋窩および左総頸動脈バイパス術.

からない遠位弓部で landing 可能である場合(Zone 3),頸部分枝を鎖骨下動脈だけ閉塞する(Zone 2)(図 4-57),左総頸動脈まで閉塞する(Zone 1)(図 4-58),腕頭動脈まで閉塞する(Zone 0)(図 4-59a〜c)に分類できる[5].通常,それぞれの閉塞した分枝血管に開存している頸部分枝もしくは上行大動脈よりバイパス術(debranching)が行われる[5-8].ただ左鎖骨下動脈に関しては,左椎骨動脈が MRA などの画像診断により右椎骨動脈と比較して優位でない場合は,左鎖骨下動脈を閉塞させることも可能である.debranching におけるバイパス方法は種々の術式が考えられるが[8,9],その施設でできるだけ同じ方法で行うことが開存率を確保することにつながると思われる.

この術式において,type Ia エンドリークすなわちステントグラフト中枢側からのエンドリークは生じてはならない合併症である.そのため中枢側の landing zone の距離と性状のため上行大動脈にそれを求める必要が出てくる.我々は Zone 0 landing TEVAR においては図 4-59

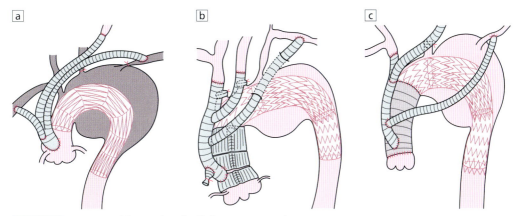

図 4-59 Zone 0 に対するバイパス術（debranching）
a）simple total debranching TEVAR 法：上行大動脈は通常 partial clamp にて端側吻合を行う．頸部分枝へはこの図は両側腋窩動脈および左総頸動脈へのバイパスであるが，腕頭動脈に血栓がない場合は，直接腕頭動脈へ端端吻合を行う術式もある．
b）total debranching TEVAR with banding 法：通常通り上行大動脈に partial clamp にて人工血管を端側吻合した後，上行大動脈全体と吻合人工血管吻合部の中枢側を woven graft 2 重にて banding を行う．
c）ascending aortic graft replacement under cardiopulmonary bypass and total debranching TEVAR 法：体外循環下に上行大動脈人工血管置換術と total debranching を施行し，翌日に人工血管を中枢 landing zone とした TEVAR を行う方法である．

のように 3 種類の術式を用いている．第 1 は上行大動脈自体に良好な landing zone がある場合の simple total debranching TEVAR 法（図 4-59a）である．これは現在よく用いられている方法であるが，上行大動脈の遮断の際，解離が生じないようにラバー付きの遮断鉗子を用いることが重要である．第 2 は上行大動脈壁の性状は問題ないが，やや拡大（38 mm 程度まで）傾向のある症例に対する total debranching TEVAR with banding 法（図 4-59b）である．通常通り上行大動脈に人工血管を端側吻合した後，上行大動脈全体と吻合人工血管の中枢側を woven graft 2 重にて banding を行う．この術式については，Antona らも大動脈自体を banding して径を縮小させてからステントグラフトを挿入する方法を少数例に施行して良好な成績を得ている[10]．我々も行っているが，体外循環使用が困難な症例には非常によいと思う．第 3 は ascending aortic graft replacement under cardiopulmonary bypass and total debranching TEVAR 法（図 4-59c）である．この術式は上行大動脈が完全に瘤化しているか非常に動脈硬化病変が強い場合，術中脳梗塞予防のことも十分に考え，体外循環下に上行大動脈人工血管置換術と total debranching を施行し，翌日に人工血管を中枢 landing zone とした TEVAR を行う方法である．この方法は確かに侵襲性が高くなるが，脳梗塞予防のため，さらには十分な中枢 landing zone を得るために必要と考えている．

このように弓部大動脈に対する TEVAR は，最終的にはいかに上行大動脈を処理するかが問題点になる．今後 branch device が登場してもこの問題は残るわけであり，どのように上行大動脈の瘤もしくは動脈硬化病変に対応するかが，低侵襲治療の最終課題になるであろう．

2）Open stent grafting 法（Frozen elephant graft 法）

　低侵襲弓部大動脈手術として open stent 法（frozen elephant graft 法）がある．open stent 法は，体外循環下に大動脈末梢吻合をステントグラフトで代用する術式であり，1994 年より加藤らが臨床導入を行い，我々は 2004 年までに 126 例に対してこの術式にて弓部大動脈疾患に対して手術を行い良好な成績を得ている．さらに 2005 年よりこの術式をさらに改良した branched open stent grafting（BOS）を臨床導入した[11]．上行大動脈も人工血管置換するなら，頸部分枝に人工血管よりバイパスルートを立てて，ステントグラフト中枢側と人工血管とを大動脈壁をラッピングするように端々吻合すればよい．

　ただ open stent 法の合併症として脊髄麻痺がどうしてもクローズアップされるが，我々もその予防のため，長い open stent-graft を挿入するのは控えている．我々の debranching TEVAR との比較においても遠隔期において，やはり盲目的に挿入している末梢端からの大動脈イベントが debranching TEVAR より多い．また 1994 年より始まった術式で，その後大きな変化なくデバイスだけが ready made になっている．やや古くなった術式であり，積極的に待期手術に導入すべき術式とはいいがたい．ただ現時点で A 型大動脈解離に対しては，良好な低侵襲治療がなく，さらには発症すぐに外科的処置をしなくてはならないこの疾患において，CT 検査で明らかな entry が把握できない場合，この open stent grafting は次の TEVAR を考慮する上にも良好な術式であると思われる．

3）その他の術式

　最近，debranching TEVAR の代わりに fenestrated device の使用，および chimney graft technique が用いられるケースが報告されている．fenestrated device とはステントグラフトの頸部分枝部分に穴が開いており，それによって頸部分枝への血流は保たれる[12]．debranching との併用も可能であり，さらに低侵襲化を図ることができる．ただ術後早期に fenestrate した穴からのエ

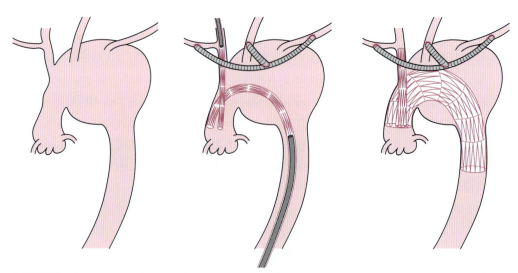

図 4-60 Chimney graft technique
図では腕頭動脈に小口径ステントグラフトを挿入して，2 枝にバイパスを行っている．

ンドリークの可能性が指摘されており，遠隔期成績が危惧されている．今後遠隔期成績をもとにしたこのデバイスの有用性を検討する必要がある．また chimney graft technique（図 4-60）は[13, 14]，閉塞した頸部分枝に小口径のステントグラフトを挿入してメインの大口径ステントグラフトと同時に挿入する方法である．腕頭動脈，左総頸動脈両方にこの術式を行えば，Zone 0 からメインデバイスを留置しても開胸が必要でなく，極めて低侵襲に手術を行うことができる．しかしこの術式は，proximal landing zone にて 2 本のデバイスが重なるため，そのステントグラフト間にスリット（gutter）が生じ，type Ia エンドリークが発生して，大動脈治療が完遂できない場合がある．また術中および術後重篤な合併症，特に逆行性 A 型大動脈解離が発生することも報告されている．実際この術式は，極めて off-label use であるため，当然ながら第一選択術式になるはずもなく，開胸もできないような重篤な症例や，術中の緊急使用にのみその選択肢があるとも考えており，慎重な選択が望まれる．

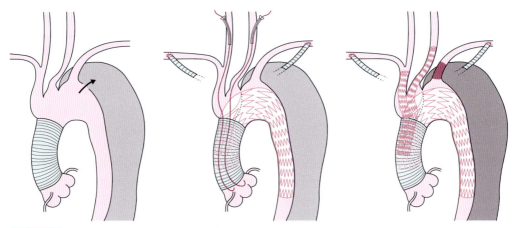

図 4-61 Double side branch device を用いた TEVAR
メインデバイス内に 2 本のトンネルがあるデバイスを先に上行大動脈より留置してから，小口径ステントグラフトを頸部分枝から（この図では腕頭動脈と左総頸動脈）そのトンネルを中枢側の landing として留置する．左鎖骨下動脈への血流が必要な場合は，バイパス術を追加する．

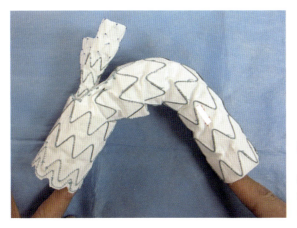

図 4-62 Double side branch device by Bolton medical
現在，ready made device を制作中の Bolton 社のデバイス．当科ではこれまで 20 例に使用したが，良好な初期成績を得ている．

Ch 4 ● 大血管外科

③ 大動脈低侵襲手術の将来

　最近，次世代のデバイスとして，branched device つまり枝付きステントグラフトがやっと臨床応用レベルまで達してきた[15-17]．我々が用いている Bolton 社の branch device による手術では，頸部分枝の挿入口（トンネルなど）を有するメインのステントグラフトに頸部分枝用の小口径ステントグラフトを挿入して完成させる（図 4-61，4-62）．各会社によって branch stent-graft をどのように挿入するか工夫があるが，脳梗塞を頸部血管にステントグラフトを挿入する時にいかに同時に予防するかが大きな課題となっている．

　課題はまだまだあると思われるが，これらの branch device を用いた TEVAR において ready made device として市販されるようになれば，off-label で行われてきた chimney graft technique はまったく行う必要もなくなり，さらには，debranching TEVAR においてもその侵襲性から branch device による TEVAR に移行する可能性が高い．

　また現在のデバイスはステントの圧着力（radial force）にて中枢側および末梢側で固定されているが，将来，ステントではなく gel による圧着を可能にするようなデバイスが胸部大動脈に対しても登場するであろう．腹部大動脈に対するデバイスとしてすでに数社より gel を用いるタイプが出現しており[18]，非常に期待できる次世代の技術と思われる．さらに上行大動脈基部に中枢 landing zone を考えるデバイスとして，現在日本にも導入されつつある TAVI のデバイスと branch device の一体化により，基部から弓部をすべて治療する手術手技も可能性があると思われている．夢物語のように思われるかもしれないが，20 年前ステントグラフトは存在せず，10 年前まったく企業製造のステントグラフトは日本に存在しなかったわけであり，将来に大いに期待したい．

📖 文献

1) Dake MD, Miller DC, Semba CP, et al. Transluminal placement of endovascular stent-grafts for the treatment of descending thoracic aortic aneurysms. N Engl J Med. 1994; 331: 1729-34.

2) Kato M, Matsuda T, Kaneko M, et al. Experimental assessment of newly devised transcatheter stent-graft for aortic dissection. Ann Thorac Surg. 1995; 59: 908-14.

3) Jackson BM, Carpenter JP, Fairman RM, et al. Anatomic exclusion from endovascular repair of thoracic aortic aneurysm. J Vasc Surg. 2007; 45: 662-6.

4) 小林奏之，丹野啓介，松浦克彦，他．大動脈疾患の MDCT．脈管学．2004; 44: 677-84.

5) Shirakawa Y, Kuratani T, Shimamura K, at al. The efficacy and short-term results of hybrid thoracic endovascular repair into the ascending aorta for aortic arch pathologies. Eur J Cardiothorac Surg. 2014; 45: 298-304.

6) Zhou W, Reardon ME, Peden EK, et al. Endovascular repair of aproximal aortic arch aneurysm: a novel approach of supra-aortic debranching with antegrade endograft deployment via an anterior thoracotomy approach. J Vasc Surg. 2006; 43: 1045-8.

7) Shigemura N, Kato M, Kuratani T, et al. New operative method for acute B dissection: left carotid artery-left subclavian artery bypass combined with endovascular stent-graft implantation. J Thoracic Cardiovasc Surg. 2000; 120: 406-8.

8) Saleh HM, Inglese L. Combined surgical and endovascular treatment of aortic arch aneurysms. J Vasc Surg.

2006; 44: 460-6.

9) Bergeron P, Mangialardi N, Costa P, et al. Great vessel management for endovascular exclusion of aortic arch aneurysms and dissections. Eur J Vasc Endovasc Surg. 2006; 32: 38-45.

10) Antona C, Vanelli P, Petulla M, et al. Hybrid technique for total arch repair: aortic neck reshaping for endovascular-graft fixation. Ann Thorac Surg. 2007; 83: 1158-61.

11) Shimamura K, Kuratani T, Mastumiya G, et al. Long-term results fo the open stent-grafting technique for extended aortic arch disease. J Thorac Cardiovasc Surg. 2008; 135: 1261-9.

12) Yokoi Y, Azuma T, Yamazaki K. Advantage of precurved denestrated endograft for aortic arch disease: simplified arch aneurysm treatment I Japan 2010 and 2011. J Thorac Cardiovascular Surg. 2013; 145(3 Suppl): S103-9.

13) Sugiura K, Sonesson B, Akesson M, et al. The applicability of chimney grafts in the aortic arch. J Cardiovasc Surg(Torino). 2009; 50: 475-81.

14) Schiro A, Antoniou GA, Omesher D, et al. The chimney technique in endovascular aortic aneurysm repair: late ruptures after successful single renal chimney stent grafts. Ann Vasc Surg. 2013; 27: 835-43.

15) Chuter TA, Schneider DB, Reilly LM, et al. Modular branched stent graft for endovascular repair of aortic arch aneurysm and dissection. J Vasc Surg. 2003; 38: 859-63.

16) Botta L, Fratto P, Cannata A, et al. Aortic-arch Reconstruction with Bolton Medical Branched Thoracic Stent Graft. EJVES Extra. 2013; 25(5): 38-41.

17) Kuratani T, Shirakawa Y, Shimamura K, et al. Total endovascular repair of an enlarged residual aortic dissection with Bolton Medical's Dual-Branch Device. Endovascular Today. 2014; Supplement: 21-3.

18) Mehta M, Valdés FE, Nolte T, et al; A Pivotal Clinical Study to Evaluate the Safety and Effectiveness of the Ovation Abdominal Stent Graft System Investigators. One-year outcomes from an international study of the Ovation Abdominal Stent Graft System for endovascular aneurysm repair. J Vasc Surg. 2014; 59: 65-73.

〈倉谷　徹〉

Ch 4 ● 大血管外科

4-e ステントグラフト治療: 治療手技
── 胸腹部大動脈瘤に対するステントグラフト治療

1 Total endovascular aortic repair

　低侵襲という点では開胸開腹置換術より圧倒的に優れる．しかし，必要なデバイスの認可がまだ下りていないという決定的な理由から本邦では極少数の施設でしか行われていない．

1) Fenestrated or branched graft

　血管内での分枝再建目的のデバイスは，開窓型（fenestrated；図4-63a）と分枝型（branched；図4-63b）グラフトがある．開窓型は枝ステントグラフトを腸骨動脈から挿入するのに対し，分枝型グラフトは上腕動脈より挿入する．開窓型は個々の解剖に沿ったより精確なデバイス設計が必要であるため本邦で認可が下りることはないと思われるが，分枝型は一定数の規格を用意することで多くの症例に対応可能になるため将来的に off the shelf 化の可能性がある．現在のところこれらグラフトはオーダーメイドであるため緊急対応できず，また本邦では個人輸入するしかないため医療機関側の高額な自己負担となる．そこで既存の認可グラフトに操作を加え自己で作成した（physician modified）開窓型グラフト用いて TEVAR を行うことも一部の施設でなされている[1,2]．

2) Chimney/Snorkel/Sandwich technique

　メイングラフトでカバーされてしまう分枝動脈に長い細径の covered stent を挿入し，メイングラフトと大動脈で挟み込み，その covered stent 中枢端がメイングラフト外に突き出ることで分

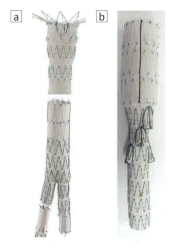

図4-63　開窓型グラフト（a）と分枝型グラフト（b）

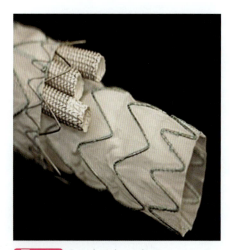

図4-64　Sandwich technique
（Kolvenbach RR, et al. Eur J Vasc Endovasc Surg. 2011; 41: 54-60）

枝動脈への血流を確保する方法（chimney/snorkel）が種々工夫されている．瘤が長大で covered stent の長さが足りない場合には瘤内に留置された2つのステントグラフトで covered stent を挟み込む方法（sandwich）もある（図 4-64）．これらの方法はデバイス間の gutter leak が問題となるが，緊急時に対応できる方法として有用である．残念ながら本邦では長尺の covered stent が未承認のため対応できる症例は限定的である．

3）合併症

脊髄障害は少なからずあるが完全対麻痺は少ない[3]．開窓型は潜在的 type Ⅲ エンドリークのため分枝型に比べ脊髄障害が起こりにくい．開窓型では腸骨動脈に複数シースを挿入する必要があるため下肢虚血が生じやすい．

❷ Hybrid TEVAR（TEVAR debranching the visceral arteries）

本邦での fenestrated もしくは branched グラフトの承認はまったく見通しが立っていない．したがって腹部分枝をデブランチする hybrid TEVAR が選択される．腹部の hybrid TEVAR は必ず開腹を伴い，分枝起始部が体深部に位置しアプローチに難渋するという点で侵襲度が高い．動脈瘤手術の中でも最も侵襲度が高いとされる体外循環を用いる胸腹部大動脈置換術との比較であるからこそこの術式の低侵襲性が主張できる．

1）手術手技

デブランチ数によりグラフト分枝数は異なる．専用グラフトも市販されているが我々は腹部大動脈瘤用4分枝グラフトを用いている．in-flow は腹部大動脈もしくは総腸骨動脈とし，人工

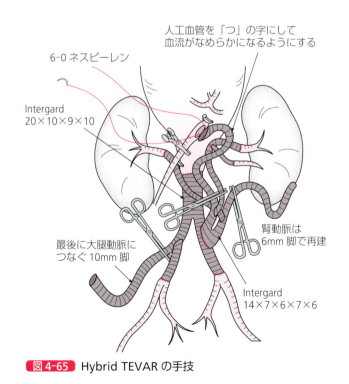

図 4-65　Hybrid TEVAR の手技

Ch 4 ● 大血管外科

血管置換を行いそこからバイパスする．人工血管 8 mm 脚を in-flow としても十分な血流が確保できる．通常の経腹的腹部大動脈置換の剥離展開を頭側に延長することで腹腔動脈も含めすべての分枝は吻合が可能である[2]（図 4-65）．小網を切開し別途腹腔動脈を確保することも行われる．上腸間膜動脈との交通が発達している症例や緊急症例では腹腔動脈のバイパスは行わずステントグラフトによる単純閉鎖も許容される．TEVAR はデブランチ手技に連続して行うべきではない．対麻痺予防には高血圧維持が最も重要であるが，デブランチ直後は血行動態が不安定でかつ出血を危惧して極端な高血圧維持が憚られるためである．

2) 合併症

対麻痺発生率は肋間動脈の再建を行わないにもかかわらず標準的な施設の胸腹部置換術よりも低い[4]．また腹腔，上腸間膜動脈根部周囲の神経を切断するため一過性に下痢を生じる．消化管通過障害が生じる場合があるが保存的に治療可能である．膵炎の報告もあるが愛護的処置，小範囲局所的展開のみで腹腔動脈にアプローチするなどの工夫で回避できる[2]．

おわりに

いかなる大動脈瘤に対する血管内治療も長期予後では人工血管置換には及ばない．追加血管内治療を問題視しないとしてもフォローアップしている間の医師側のストレスは圧倒的に血管内治療後が大きい．それでも血管内治療を推し進める理由は人工血管置換術よりも周術期合併症が少なく，早期成績がよいからである．ただ実際は血管内治療（ハイブリッド含む）も対麻痺などの合併症も少なからずあり，その採用理由との齟齬が見受けられる．個々の症例でリスク対効果を総合的に考えて決定すべきである．

📖 文献

1) Sweet MP, Starnes BW, Tatum B. Initial experience with endovascular treatment of thoracoabdominal aortic aneurysm using physician modified endograft. J Vasc Surg. 2015; 62: 1-8.
2) 宮本伸二，本郷哲央，編．イラストでわかる実施困難症例の大動脈ステントグラフト．東京: 南江堂; 2015.
3) Verhoeven ELG, Katsargyris A, Bekkema F, et al. Ten-year experience with endovascular repair of thoracoabdominal aortic aneurysms: results from 166 consecutive patietnts. Eur J Vasc Endovasc Surg. 2015; 49: 526-31.
4) Kuratani T, Kato M, Shirakawa Y, et al. Long-term results of hybrid endovascular repair for thoraco-abdominal aortic aneurysms. Eur J Cardiothrac Surg. 2010; 38: 299-304.

〈宮本伸二〉

Ch 4 ● 大血管外科

4-f ステントグラフト治療：治療手技 — 大動脈解離に対するステントグラフト治療

1 適応

　大動脈解離に対するステントグラフト治療の目的は，primary tear（エントリー）を閉鎖することで，偽腔血流を減じ偽腔拡大を防止し，真腔血流を確保することである．腹部大動脈以下にリエントリーを有する通常の Stanford B 型に対するステントグラフト治療では横隔膜以下の解離は残存する．大動脈解離診療ガイドライン 2011 年改訂版では，B 型大動脈解離に対するステントグラフトによるエントリー閉鎖は，合併症を有する急性 B 型解離（complicated B）で Class Ⅰ，外科的手術適応の慢性解離と逆行性 A 型解離で Class Ⅱa，合併症を伴わない B 型解離（uncomplicated B）で Class Ⅱb とされており，オープンでの手術成績が不良な症例ほどステントグラフトが強く推奨されているのが現状である．しかし uncomplicated B に対するステントグラフト治療の前向き試験 INSTEAD trial の 5 年成績により，急性期にステントグラフトによるエントリー閉鎖＋best medical treatment（BMT）は，BMT 単独と比較して良好な aortic remodeling が示された[1]．

　一方，慢性解離に対するステントグラフトは急性期のような aortic remodeling が期待できないが，解離発症から 6 カ月以内での比較的早期のステントグラフトは，6 カ月以降より良好な aortic remodeling が期待できると考えられている．以上のことから偽腔拡大が早期から認められる症例や偽腔拡大が予想される症例では，慢性解離の比較的早期に予防的にステントグラフト治療を行う考えがある．偽腔拡大の予測因子として，解離発症時の下行大動脈径 4 cm 以上[2]（図 4-66 ④），エントリーが左鎖骨下動脈近傍にある症例（図 4-66 ③），偽腔内に血栓が認められる partial thrombosis（図 4-66 ④）などが指摘されており，予防的ステントグラフト治療の対象となるという意見がある．一方で，発症から 1 年以上経過した慢性解離でもステントグラフトよるエントリー閉鎖のみで，下行大動脈の偽腔が縮小する例を経験する．偽腔縮小が期待できる因子として，横隔膜レベルでの真腔＋偽腔の大動脈径が 40 mm 以下（図 4-66 ⑨），腹部リエントリーが小さい症例（腎動脈や腹腔動脈のみが偽腔血流）（図 4-66 ⑩）が考えられる．また腸骨動脈にリエントリー（図 4-66 ⑫）がしばしばあるが，腹部大動脈用ステントグラフトを用いてリエントリーを追加治療するのも効果がある．

　解離に伴う臓器虚血のメカニズムには，大動脈内の真腔が閉鎖する dynamic compression（図 4-66 ⑦）と，分枝内の真腔が閉鎖する static compression（図 4-66 ⑧）と，その混合型がある．どちらも主因は偽腔血流が盲端となり偽腔内圧が上昇し，真腔を圧排し真腔からの血流供給が途絶することである．dynamic compression にはステントグラフトによるエントリー閉鎖（central repair）が有効である．static compression を合併した症例では，エントリー閉鎖を行った後，造影で再評価して腹部分枝内への bare stent を用いた血管内治療を行う（Class Ⅱa）．中枢 landing

498-03914　　565

Ch 4 ● 大血管外科

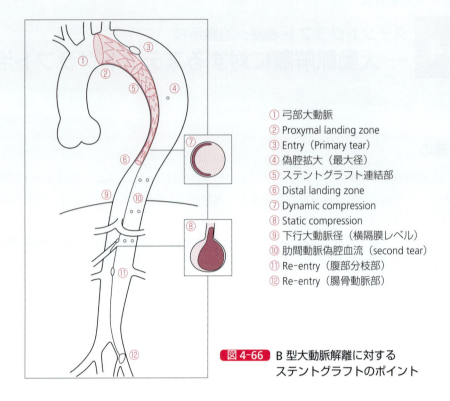

① 弓部大動脈
② Proxymal landing zone
③ Entry（Primary tear）
④ 偽腔拡大（最大径）
⑤ ステントグラフト連結部
⑥ Distal landing zone
⑦ Dynamic compression
⑧ Static compression
⑨ 下行大動脈径（横隔膜レベル）
⑩ 肋間動脈偽腔血流（second tear）
⑪ Re-entry（腹部分枝部）
⑫ Re-entry（腸骨動脈部）

図 4-66　B 型大動脈解離に対する
　　　　ステントグラフトのポイント

の問題などでステントグラフト困難例（図 4-66 ②）には，開窓術も考慮する必要があり（Class Ⅱa），また static compression のみによる臓器虚血に対するステントグラフトは Class Ⅲ とされている．さらに 2015 年 10 月から本邦で使用可能となった Zenith® Dissection システムを用いて大動脈末梢に bare stent を留置して真腔拡大を計る PETTICOAT（Provisional ExTension To Induce COmplete ATtachment）コンセプトの有効性が今後期待される[3]．

❷ 手技

まず術前 CT で primary tear の位置を正確に同定する（図 4-66 ③）．次いで解離中枢端の位置を同定する（図 4-66 ②）．B 型解離では左鎖骨下動脈分岐直下から偽腔が存在することが多く，偽腔がない大動脈へのシーリングが最低 20 mm 必要となるため，Zone 2 から留置することが多い（図 4-66 ②）．そのため左鎖骨下動脈の血行再建（debranch）と左鎖骨下動脈起始部のコイリングが必要となる．ただし大動脈解離では type Ia エンドリークが大動脈瘤より少ない．特に complicated B の場合では，左鎖骨下動脈を単純閉鎖することが多く，治療範囲が広い症例，特に低血圧と血腫圧排のため肋間動脈の血流が低下している破裂例では脊髄障害のリスクが高くなる．

中枢側は正確な位置合わせが必要なため，1 本のデバイスでの治療だと必然的に末梢側は中枢側に依存した留置部位となる．2 本のデバイスだと口径差を解消しながら，連結部（図 4-66 ⑤）の長さ調整で末梢側留置部位も正確に規定できる（図 4-66 ⑥）．急性期エントリー閉鎖目的のステントグラフト治療では末梢留置部位は Th8 レベルあたりの下行大動脈がまっすぐな

部位までで十分と考えている．ただし偽腔破裂では，second tear（図 4-66 ⑩）を含めた下行大動脈をすべてカバーするようにステントグラフトを留置する必要がある．

　グラフト径に関しては，中枢側は大動脈径の110～120％を用いる．末梢径も真腔周径の110～120％径とされ，末梢側に taper 型のステントグラフトを留置した後，中枢側に size up した径のデバイスで上積みする方法（図 4-66 ⑤）が一般的である．また真腔が非常に狭小化した例では，腹部大動脈用のステントグラフトが有効な場合がある（図 4-66 ⑥）．しかし急性解離例で虚脱した真腔径の110～120％のサイズ選択では，良好な aortic remodeling を考慮すると細すぎるのではないかという意見もある．大動脈外径相当もしくは 1 サイズ down のグラフト径を選択したり，1 本のステントグラフトで中枢径に合わせたオーバーサイズの径を選択したりする施設もあり，統一の見解は得られていない．

　ステントグラフトのバルーンによる後拡張（touch-up）は，急性解離ではできるだけ控えるべきである．特に中枢部の touch-up により上行大動脈への逆行解離を誘発するリスクがある．ステントグラフト連結部位（図 4-66 ⑤）の touch-up は必要となるが，軽めにしないと新たな亀裂を誘発することがある．同様に末梢部の touch-up も通常行わない．

　ステントグラフト留置後に，腹部主要 4 分枝や腸骨動脈がエントリー閉鎖により虚血に陥ってないか確認することを勧める（図 4-66 ⑧）．通常，偽腔血流から供給されている腹部分枝には分枝近傍にリエントリーが存在し（図 4-66 ⑪），そのリエントリーを介して血流確保されるので，エントリーを閉鎖しても腹部虚血は発症しない．ただし慢性解離の場合，リエントリーを介した血流が途絶している症例もあり，CT で偽腔から分枝した部位での intimal flap に壁在血栓があり，リエントリーを介する真腔偽腔間の交通が消失しているサイン（図 4-66 ⑪）が認められることが多い．

③ 合併症とその対策

　ステントグラフト治療の合併症として，塞栓症，malperfusion，エンドリーク，脊髄障害，血管損傷，逆行性解離，食道瘻，気管支瘻などがある．その中で解離に特徴的な合併症として広範肋間動脈の偽腔閉鎖に伴う脊髄虚血，中枢側への逆行解離，偽腔内 type Ⅱ様エンドリークがある．

　肋間動脈の大半が偽腔血流になっている場合，エントリー閉鎖により広範囲の肋間動脈が閉鎖（図 4-66 ⑩）することで，術後遅発性に脊髄虚血を発症する可能性がある．術前に肋間動脈の血流評価と左鎖骨下動脈の再建，術後血圧維持，脊髄液ドレナージなどが脊髄虚血の防止に有効といわれている[4]．

　また，逆行解離に対する緊急開胸手術は念頭におく必要がある．特に緊急ステントグラフトでは逆行解離の発症頻度が増し，ハイブリッド手術室での手技を勧める．逆行解離に対しては選択的脳灌流下オープンステントグラフト手術が有効な対処方法である[5]．上行弓部大動脈が40 mm を超える症例（図 4-66 ①）のステントグラフトは中枢 landing の長期予後に不安があり，オープンでの上行弓部置換術が妥当である．頸部分枝再建を行い，二期的に追加ステントグラフトを行う hybrid 手術やオープンステントグラフトを用いて一期的に拡大弓部全置換術を完成させる方法があり各施設で慣れた手技を行うのがよい．オープンステントグラフトは一

Ch 4 ● 大血管外科

期的治療が可能な有効な方法であるが，広範囲の肋間動脈が偽腔血流の症例では，偽腔血栓化に伴い遅延性に脊髄障害を発症する可能性があり，術前 CT 評価や髄液ドレナージ，術後血圧管理が重要である．

偽腔内 type Ⅱ 様エンドリークは，肋間動脈が偽腔血流の場合，エントリーおよびリエントリーとも完全制御されても，肋間動脈から偽腔内に type Ⅱ 様に血流が認められる状態で（図 4-66 ⑩），このため偽腔拡大が進行することがある．硬化剤を直接注入して効果があった報告もあるが，硬化剤による脊髄梗塞のリスクもある．

④ 追加治療

末梢側のステントグラフトによる新たな解離（new tear, erosion）（図 4-66 ⑥），肋間動脈などの second tear（図 1 ⑩）による解離残存があり，偽腔拡大の徴候があれば腹腔動脈直上までの追加ステントグラフトを行うことがある．また慢性解離例ではリエントリーを介する偽腔への吹き上げにより偽腔拡大が生じ，再治療が必要になる場合がある．手技として，①腹部主要分枝を開腹で血行再建（腹部デブランチ）して腹部大動脈末梢まで追加ステントグラフト行うハイブリッド手術がある．腹部デブランチは腎動脈以下を人工血管に置換して腹部デブランチする方法と，腸骨動脈の真腔血管からデブランチする方法がある．ほかに，②シュノーケルリングテクニックで腹部分枝をステント（グラフト）で血流確保して追加ステントグラフトを行う治療，③横隔膜レベルの偽腔で下行大動脈への吹き上げ血流を Candy-plug 法[6]（図 4-66 ⑩）で遮断する方法，④ステントグラフト以遠を人工血管置換する方法，⑤Crowford Ⅳ型手術を先行し二期的に中枢側ステントグラフトと人工血管の間をステントグラフト治療，さらには，⑥狭小化した真腔内への治療が困難な症例に偽腔内にステントグラフトを留置して偽腔拡大を防止する方法，⑦真腔と偽腔の両方にステントグラフトを留置する方法なども報告されており，患者の身体的・解剖学的評価を行って治療方法を選択する必要がある．中枢側の追加治療は大動脈瘤の追加治療に準じて行う．

文献

1) Nienaber CA, Kische S, Rousseau H, et al. Endovascular repair of type B aortic dissection: long-term results of the randomized investigation of stent grafts in aortic dissection trial. Circ Cardiovasc Interv. 2013; 6: 407-16.

2) Kato M, Bai H, Sato K, et al. Determining surgical indications for acute type B dissection based on enlargement of aortic diameter during the chronic phase. Circulation. 1995 1; 92: II107-12.

3) Nienaber CA, Kische S, Zeller T, et al. Provisional extension to induce complete attachment after stent-graft placement in type B aortic dissection: the PETTICOAT concept. J Endovasc Ther. 2006; 13: 738-46.

4) Uchida N. How to prevent spinal cord injury during endovascular repair of thoracic aortic disease. Gen Thorac Cardiovasc Surg. 2014; 62: 391-7.

5) Uchida N. Open stent grafting for complex diseases of the thoracic aorta: clinical utility. Gen Thorac Cardiovasc Surg. 2013; 61: 118-26.

6) Kölbel T, Lohrenz C, Kieback A, et al. Distal false lumen occlusion in aortic dissection with a homemade extra-large vascular plug: the candy-plug technique. J Endovasc Ther. 2013; 20: 484-9.

〈内田直里〉

Ch 4 ● 大血管外科

4-g ステントグラフト治療 — エンドリーク

　瘤に対するステントグラフト治療は瘤内圧を十分に下げそれ以上の拡大を阻止することで成立する．解剖，手技，デバイス，血液凝固能などの要因により瘤と体血流との交通が完全に途絶えていないことをエンドリーク（endoleak）といいその存在は遠隔予後を悪化させる．

1 分類

　エンドリークはその機序により以下の4つ（もしくは5つ）に分類される．

- **Type Ⅰ**：中枢（Ⅰa）もしくは末梢（Ⅰb）の接着不良により瘤内に血液が流入するもの．
- **Type Ⅱ**：中枢，末梢の接着により内圧の低下した瘤内に瘤より起始している分枝から逆行性に瘤内に血液が流入するもの．通常は胸部では気管支動脈，肋間動脈，腹部では腰動脈がその原因となるが，入口部をデバイスでカバーされた総頸動脈，鎖骨下動脈，腹腔動脈，内腸骨動脈などからの逆流もこれに含まれる．腹部大動脈瘤に対するステントグラフト治療後20％に発生するといわれる．
- **Type Ⅲ**：ステントグラフト自体の破損もしくはステントグラフト同士の接合部からの血液流入．
- **Type Ⅳ**：ステントグラフトの fabric の編みの目から微妙に滲むような血液漏出があるもの．したがって Gore-Tex でできているデバイスでは起こりえない．

　また稀にまったく画像上血液流入が観察できないにもかかわらず瘤拡大がみられる場合がありこれを endotension と呼び Type Ⅴ として分類する場合もある．ただあくまでも現在の検査では流入がとらえられないというだけで，機序としては Type Ⅱ もしくはⅣと同じ場合が多いと考えられる（図4-67）．

2 診断

　造影 CT が簡便で一般的である．超音波での検出も可能であるが客観性に劣り CT 検査が行いやすい本邦では汎用はされていない．アルブミンに付着させた造影剤を用いた MRI は造影 CT より高いエンドリーク検出率であり[1]，原因不明で拡大する瘤では試みられるべきである．

3 予後への影響

　Type Ⅰ，Ⅲエンドリークは瘤拡大，破裂に直結する[2]．したがって稀に術中 DSA で存在した Type Ⅰ が1カ月後には消失していることもあるが，基本は Type Ⅰ リークのない状態で手技を終了するべきであり，残存した場合は technical success ではない．経過中いかなる場合も Type Ⅰエンドリークは速やかに治療されるべきである．それに対し Type Ⅱ は良性のエンドリークといわれ，術中の Type Ⅱ はシーリングが良好で瘤内圧が低下した証拠であり，存在しても

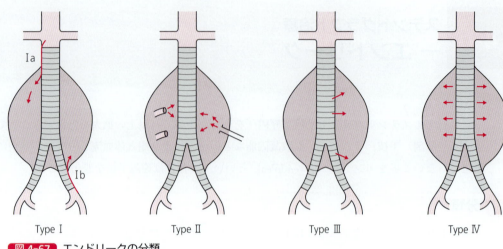

図 4-67 エンドリークの分類

success とされる．58％は 1 年以内に消失し，存在しても瘤径が変化しないものも存在する[3]．遠隔期になっても存在し半年で 5 mm の拡大，最大径に 6 cm が達している場合は治療すべきだとする考えが主流である．破裂しても shock になることはなく，痛みを覚えて受診してから治療をしても間に合うので，積極的な治療を行わないという考えもあるが一般的ではない．Type II エンドリークのために瘤拡大した結果，Type I エンドリークを生じて破裂するという転帰をとる場合もあるからである．Type III は Type I に近い経緯をたどる．ENDURANT などでよくみられる初期 Type IV は瘤内圧を維持し Type II エンドリーク発生を抑える効果があるとされ，その後自身は経過中に消失することがほとんどである．

4 治療

　Type I リークは中枢側では barestent もしくは cuff 追加，chimney 法の gutter leak へのコイリング，末梢側では脚延長などの処置が取られるが，それらが不十分な場合は早期に置換術に convert するべきである．Type II は流入血管の塞栓術が行われる．末梢動脈からカテーテルを挿入して行う transarterial（TA）アプローチと，瘤を直接穿刺して行う translumbar（TL）アプローチがある．以前は TL が TA に塞栓成功率で優れるとされていたが最近はその差がなくなってきた．瘤内に到達して複数ある流入血管をすべて塞栓することが重要である[4]がカテーテルやガイドワイヤーの進歩により TA における瘤内到達率が高まった影響が大きい．まずは TA を先行させ，不成功であった時に TL に移るというのが一般的である．TA, TL とも腹部大動脈のみならず胸部大動脈でも可能である（図 4-68）．またコイル塞栓と N-butyl cyanoacrylate（NBCA）[5]（図 4-69a, b）や Onyx などの塞栓物質を併用することにより治療効果が高まるといわれる．ただし本邦では Onyx は入手できず NBCA は保険適応外である．この NBCA は扱い方が難しく動脈末梢側へ流入してしまうと組織壊死，胸部では対麻痺などの発生もあるので注意して使われなくてはならない．末梢側脚の隙間からカニュレーションをして瘤内に入る方法も最近報告された[2]．小切開開腹もしくは腹腔鏡下に下腸間膜動脈を直接結紮する方法もある．

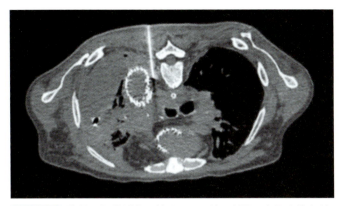

図4-68 胸部下行動脈瘤に対するCTガイド下による直接穿刺

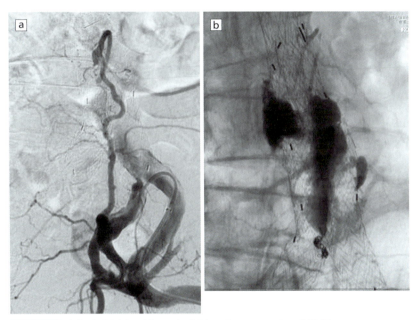

図4-69 腹部大動脈瘤に対する経動脈アプローチによる塞栓術
a) カテーテルが瘤内に到達. b) コイルとNBCAにより塞栓後.

腸間膜動脈をあらかじめ塞栓しておいたり，ネックに近く径が大きくない部分から起始している場合はcuffで入口部を閉塞したりすることも予防策としてとられている．ただ腰動脈をあらかじめ塞栓しておくという方法は有効であるが発生率20％で比較的良性のType Ⅱリークのためにそこまですることはcost-beneficialではないと考えられる．抗血小板薬を投与されていた場合，それを中止することでType Ⅱエンドリークが消失することもあるが，再開すると再発する．トラネキサム酸投与がType Ⅱ発生を予防するという報告[6]があるが保険適応でなく長期投与は難しい．Type Ⅲ，Ⅳに対しては追加ステントグラフト留置で対応可能である．

Ch 4 ● 大血管外科

⑤ 破裂症例でのエンドリーク

破裂時には当然 Type Ⅰ，Ⅲのエンドリークは術中に追加治療をして消失させる必要がある．非破裂と異なり瘤壁が破綻しているのであるから Type Ⅱも出血の原因になり得ると考えられるが，実際は Type Ⅱの存在が破裂例で問題となったという報告はない．瘤が破裂してなお来院時に生存している症例は，破裂部位が血腫等によりある程度出血を軽減できているわけであり，瘤内圧が下がりさえすればそこよりの出血が（凝血により）治まるからであると測される．ただし残存する Type Ⅱに対し非破裂例よりは早期にて介入するべきである．

📖 文献

1) Habes J, Zandvoort HJA, Bartels LW, et al. Magnetic resonance imaging with a weak albumin binding contrast agent can reveal additional endoleaks in patients with an enlaging aneurysm after EVAR. Eur J Endovasc Surg. 2015; 50: 331-4.

2) Antoniou GA, Georgiadis GS, Antoniou SA, et al. Late rupture of abdominal aortic aneurysm after previous endovascular repair: a systemic review and meta-analysis. J Endovascular Therapy. 2015; 22: 734-44.

3) Galfand DV, White GH, Wilson SE. Clinical significance of type Ⅱ endoleak after endovascular repair of abdominal aortic aneurysm. Ann Vasc Surg. 2006; 20: 69-74.

4) 宮本伸二，本郷哲央，編．イラストでわかる実施困難症例の大動脈ステントグラフト．東京：南江堂；2015.

5) Hongo N, Kiyosue H, Shuto R, et al. Double coaxial microcatheter technique for transarterial aneurysm sac embolization of type Ⅱ endoleaks after endovascular abdominal aortic repair. J Vasc Interv Radiol. 2014; 25: 709-16.

6) 新垣正美，横井良彦，東 隆，他．ステントグラフト内挿術におけるトラネキサム酸の線溶抑制効果および Type 2 endoleak 抑制効果の検討．日血外会誌．2014；23：675-80.

〈宮本伸二〉

Ch 4 ● 大血管外科

5　結合織・先天性大動脈疾患

　Marfan 症候群などの結合織異常に伴う症候群性（syndromic）大動脈疾患は胸部大動脈疾患の
1 割以下である．一方，非症候群性 non-syndromic の 2 割程度に遺伝的背景が関与しており，
近年，家族性胸部大動脈疾患の遺伝子解析が進んでいる（表 4-5）．遺伝子異常の多くは TGF-β
のシグナル伝達系に関わっており，ほとんどの場合常染色体性優性遺伝を呈する．病理学的に
はいずれも囊胞状中膜壊死と称される中膜変性を有する．心臓血管外科医は，これらについて
も知識を有していることが望まれる．

　先天性大動脈疾患としては，Kommerell 憩室に遭遇する機会が多いが，cervical aortic arch と
称される異常も認識しておく必要がある．本章では，Marfan 症候群と Kommerell 憩室を中心
に解説する．

1 Marfan 症候群

1）病態と診断

　弾性線維を構成するマイクロフィブリルの主たる構成蛋白であるフィブリリン-1 の異常で，
心血管病変，骨格異常および眼病変を主徴とする．浸透率の高い常染色体性優性遺伝であるが，
約 1/4 は家族歴を持たない．診断基準としてゲント基準が 1996 年に策定されたが，厳密すぎ

表 4-5　遺伝性胸部大動脈疾患

分類	染色体	遺伝子	蛋白	頻度	遺伝形式
症候群性					
Marfan syndrome	15q21.1	FBN1	Fibrillin 1	1：5,000〜20,000	常染色体性優性
Loeys-Dietz syndrome	3p24-25 9q33-34	TGFBR2, TGFBR1	TGFβ-R2 TGFβ-R1	症候群性は稀	常染色体性優性
Ehlers-Danlos syndrome Ⅳ	2q24.3-31	COL3A1	Type Ⅲ collagen	1：10,000〜25,000	常染色体性優性
Arterial tortuosity syndrome	20q13.1	SLC2A10	GLUT10	稀	常染色体性劣性
Aneurysm osteoarthritis syndrome	15q22.2-24.3	Smad3	SMAD3	稀	常染色体性優性
TGFB2 mutation	1q41	TGFB2	TGFβ2	稀	常染色体性優性
非症候群性					
TAAD2	3p24-25	TGFBR2	TGFβ-R2	〜3%	常染色体性優性
TAAD4	10q23-24	ACTA2	Smooth muscle actin	10〜20%	常染色体性優性
TAAD5	9q33-34	TGFBR1	TGFβ-R1	〜2%	常染色体性優性
TAAD-PDA	16p12-13	MYH11	β-MHC	1〜2%	常染色体性優性
	3q21.1	MYLK	MLCK	〜1%	

573

Ch 4 ● 大血管外科

表 4-6 Marfan 症候群の診断基準（2010 年改訂ゲント基準）

家族歴がない場合

- 大動脈基部病変（Z≧2）＋水晶体偏位
- 大動脈基部病変（Z≧2）＋FBN1 遺伝子変異
- 大動脈基部病変（Z≧2）＋身体徴候（≧7 点）
- 水晶体偏位＋FBN1 遺伝子変異（大動脈病変と関連するもの）

上記基準を満たす家族歴がある場合

- 水晶体偏位
- 身体徴候（≧7 点）
- 大動脈基部病変（20 歳以上 Z≧2，20 歳未満 Z≧3）

注）大動脈基部病変：Valsalva 洞径の拡大（Z スコアで判定）または大動脈基部解離
注）身体徴候（最大 20 点，7 点以上で身体徴候ありと判定）

・手首サイン陽性かつ親指サイン陽性	3 点
・手首サイン陽性または親指サイン陽性	1 点
・鳩胸	2 点
・漏斗胸	1 点
・後足部の変形	2 点
・扁平足	1 点
・気胸	2 点
・脊髄硬膜拡張	1 点
・股臼底突出	2 点
・上節／下節比の低下＋アームスパン／身長比の上昇	1 点
・側彎または胸腰椎後彎	1 点
・肘関節の伸展制限	1 点
・特徴的顔貌（5 つのうち 3 つ以上）	1 点
長頭，眼球陥凹，眼瞼裂斜下，頬骨低形成，下顎後退	
・皮膚線条	1 点
・近視	1 点
・僧帽弁逸脱	1 点

るきらいがあり，小児例の診断にも難点があった．このため 2010 年に基準は改訂され，大動脈基部病変，水晶体偏位，遺伝的背景に重きが置かれた（表 4-6）．後述する Loeys-Dietz 症候群，血管型 Ehlers-Danlos 症候群や，Shprintzen-Goldberg 症候群[*1]，先天性拘縮性蜘蛛状指症（Beals 症候群）[*2]などとの鑑別を要する．

2) 自然予後と内科的治療

患者の生命予後を規定するのは心臓血管病変である．1972 年には平均余命 32 歳と報告されたが，心臓血管外科学の進歩に伴い 1995 年の報告では 60 歳代まで改善している．内科的治療では，大動脈拡大抑制効果が認められる β 遮断薬が第一選択である．近年，アンジオテンシン II 受容体拮抗薬であるロサルタンの効果が期待されているが，多施設共同無作為二重盲検比較

[*1]：頭蓋骨早期癒合，眼間解離に Marfan 様体型を合併し，しばしば精神発達遅滞を呈する．1p36.33 上の SKI 遺伝子の異常．僧帽弁逸脱や大動脈弁輪拡張症等の合併が報告されている．

[*2]：Marfan 様体型を呈する 5q23-q31 上の FBN2 遺伝子の異常．大動脈弁輪拡張症等の合併例が報告されているが，イベント発生率は低い．

5 結合織・先天性大動脈疾患

試験である Marfan Sartan 研究では，大動脈基部拡大抑制効果は確認されなかった[1]．

3）手術適応

　大動脈解離発生のリスクは大動脈径と解離の家族歴に影響される．一度解離した大動脈はいずれ拡張するが，解離発症前に基部置換を施行された患者のイベントフリーは良好である．このため，弁温存大動脈基部置換術の普及と相まって，基部への早期介入が推奨されている．本邦のガイドラインでは 45 mm で基部置換が推奨され，解離の既往や家族歴を有するもの，妊娠を検討する女性では 40 mm とされている[2]．2014 年の欧州心臓病学会 ESC ガイドライン[3]ではそれぞれ 50 mm，45 mm であるが，45 mm 推奨には重症 AR と年間 3 mm 以上の拡大も記載され，2010 年の米国心臓協会 AHA ガイドライン[4]をほぼ踏襲している（ただし妊娠を検討する女性は AHA では 40 mm を推奨）．

4）術式選択と成績

a）大動脈弁輪拡張症 AAE

　Bentall 手術の遠隔成績は良好で，依然標準術式である．一方，人工弁関連合併症を回避できる弁温存大動脈基部置換術は，内外のガイドラインでも選択肢とされている．大動脈弁輪を安定化する reimplantation 法が好まれており，remodeling 法を選択する場合も弁輪に別個に手技が加えられる．David は本症候群における reimplantation 法を主とした弁温存大動脈基部置換術の遠隔成績を報告しているが，中央値 10 年にわたる追跡で，15 年 AR 発生率は 8％と低率であった[5]．他の報告でも早期成績に遜色はないが，長期遠隔成績の検討は十分ではない．

　基部置換後の B 型大動脈解離はしばしば発生し，David の報告で 15 年発生率は 16.5％であった[5]．一方，弓部に新たな病変を生じることは少なく，基部置換時に病変のない弓部を予防的に置換する必要はない．

b）A 型大動脈解離

　胸骨再切開での追加手術を回避するため，大動脈基部と弓部を同時に置換するのが理想的である．しかし急性 A 型では，術前状態が不良なため同時手術を回避するのが賢明な場合もある．かかる場合，AAE 合併例では当然基部置換が実施されるが，非合併時に基部と弓部のいずれを優先するかは症例ごとに検討を要する．状態不良な症例における基部置換は Bentall 手術が選択される場合が多く，人工弁関連合併症を考慮する必要がある半面，基部置換がなされていれば，弓部以下の追加手術は左開胸からも可能である．

c）B 型大動脈解離

　再開胸での追加手術を回避するため，一期的胸腹部大動脈置換が行われる．歴史的に脊髄障害のハイリスクとされた Crawford II 型は，むしろリスクが低いことが示されており，若年者が多い本症での治療成績も良好である．一方で，脊髄障害リスクを下げることが示されている分割手術も選択されている．

　分節動脈や腹部主要分枝の再建においては，パッチ動脈瘤を防止するため，大動脈壁をできるだけ残さない人工血管間置法が好まれる．

d）ステントグラフト治療の位置づけ

　本症ではステントグラフト治療は回避すべきとされるが，ランディングゾーンが人工血管の

Ch 4 ● 大血管外科

場合には，選択を容認する考えもある．

② その他の症候群性大動脈疾患

1) Loeys-Dietz 症候群

TGFB 受容体 1/2 の異常である．眼間解離，口蓋裂または二分口蓋垂，動脈蛇行が三徴とされるが，大動脈瘤・解離などの血管系症状と Marfan 様や頭蓋骨早期癒合を含む種々の骨格系症状を高頻度に認める．診断基準が確立されていないため，遺伝子異常が存在すれば非症候群性のものも含めて Loeys-Dietz 症候群と称される場合が多い．Marfan 症候群より若年で発症し，より小さい径でイベントが発生するため，早期介入が勧められている．2010 年 ACC ガイドラインは内径 42 mm，外径 44〜46 mm での介入を推奨した[4]が，2014 年 ESC ガイドラインは推奨サイズを決定するのは時期尚早とした[3]．

2) 血管型(Ⅳ型)Ehlers-Danlos 症候群

Ⅲ型コラーゲンの異常である．薄く透過性の皮膚，易出血性，特徴的な顔貌，動脈・腸管・子宮等の組織脆弱性を特徴とする．他型とは異なり皮膚や大関節の過伸展を認めることは少ない．20 歳までに 25%，40 歳までに 80% の患者で脆弱組織の合併症を発症し，48 歳までに 50% が死亡するという報告もある．大動脈イベントの発生は径に無関係で予期不能である．外科手術のリスクも高いため，介入は慎重でなければならない．

③ 家族性胸部大動脈疾患(familial thoracic aortic aneurysm and dissection: FTAAD)(表 4-5)

最も高頻度なのは ACTA2 の異常による TAAD4 である．網状皮斑や虹彩異常(iris flocculi)が特徴とされたが，表現型は多彩である．もやもや病合併も報告され，浸透率は約 50% である．

④ Kommerell 憩室

1) 病態と診断

起始異常鎖骨下動脈の根部が拡張した状態で，Kommerell の報告は左大動脈弓であるが，右大動脈弓のものも含めて称される場合が多い．胎生期背側大動脈が遺残した状態で(図 4-70)，頻度は 1% 未満である．食道などの圧迫症状を呈する場合がある．

2) 自然予後と手術適応

拡張部分は発生学的に大動脈でありイベントが発生しにくいとする説もあるが，破裂や解離の報告は多く，外科治療の対象である．無症候性の場合，介入の適応基準は明確ではないが，30 mm を基準に手術が検討される．

3) 術式と成績

胸骨正中切開からの弓部置換，開胸からの下行置換，ステントグラフト治療が報告されている．鎖骨下動脈再建は別個の創から 1 期的，2 期的に行われる場合もある．圧迫症状を呈する場合は直達手術が有利である．手術成績は良好である．

576

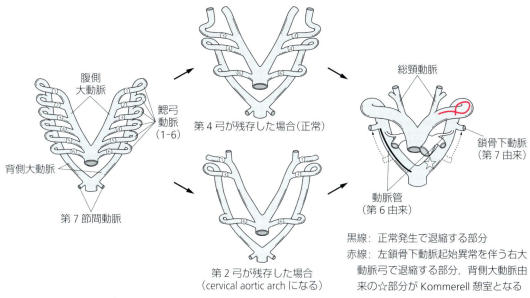

図 4-70 大動脈弓の発生と異常

5 Cervical aortic arch

第4ではなく第2または第3鰓弓動脈が残存し大動脈弓を構成した場合，cervical aortic arch anomaly となる（図 4-70）．画像上の異常に加え，頸部に大動脈弓が拍動性腫瘤として触知される場合や，気道や食道の圧迫症状を呈する場合がある．CATCH22（22q11.2 の欠損）では大動脈弓の異常が多く，本症合併も報告されている．

📖 文献

1) Milleron O, Arnoult F, Ropers J, et al. Marfan Sartan: a randomized, double-blind, placebo-controlled trial. Eur Heart J. 2015; 36: 2160-6.
2) 日本循環器学会 2010 年度合同研究班．大動脈瘤・大動脈解離診療ガイドライン（2011 年改訂版）．http://www.j-circ.or.jp/guideline/pdf/JCS2011_takamoto_h.pdf.
3) Erbel R, Aboyans V, Boileau C, et al. 2014 ESC Guidelines on the diagnosis and treatment of aortic diseases. Eur Heart J. 2014; 35: 2873-926.
4) Hiratzka LF, Bakris GL, Beckman JA, et al. 2010 ACCF/AHA/AATS/ACR/ASA/SCA/SCAI/SIR/STS/SVM guidelines for the diagnosis and management of patients with thoracic aortic disease. Circulation. 2010; 121: e266-369.
5) David TE, David CM, Manlhiot C, et al. Outcomes of aortic valve-sparing operations in Marfan syndrome. J Am Coll Cardiol. 2015; 66: 1445-53.

〈椎谷紀彦〉

Ch 4 ● 大血管外科

6 炎症性胸部大動脈疾患─高安動脈炎

　炎症性大動脈瘤の呼称は，一般的に大動脈壁に炎症細胞の浸潤と著明な線維化を認める原因不明の疾患である．感染性大動脈瘤など原因の判明している炎症を伴った大動脈瘤とは疾患概念が異なると同時に，その臨床経過と画像検査所見が類似し，鑑別診断が困難なことも多い．また，それらの治療方針は大きく異なるため的確な診断が求められる．本稿では，炎症性大動脈瘤の胸部領域における代表的な疾患である高安動脈炎について述べる．

1 呼称，疫学

　本邦では脈なし病，大動脈炎症候群とも呼ばれるが，国際的には高安動脈炎（Takayasu arteritis）の呼称が一般的である．本邦での登録患者数は約 5,000 例と推定され，男女比は 1：9 と女性に多い．年齢分布は平均 20〜50 と若年発症（女性の発症年齢は若年であるが，一方，男性では好発年齢がない）する．患者分布は，アジアおよびアフリカに多い．

2 臨床症状と病型分類

　初期には発熱，全身倦怠感など感冒様の症状を認める．その後，狭窄病変では弓部分枝病変による脳虚血症状（約 25％）や視力障害（約 5％），上肢血管病変による血圧左右差・脈なし（約 35％），腎動脈狭窄や大動脈縮窄による高血圧（約 40％），冠状動脈狭窄による狭心症（約 15％）が主要症状である．

　約 10〜30％に認められる拡張病変では大動脈瘤や大動脈弁輪拡大に続発する大動脈弁閉鎖不全（AR）に基づく心不全が主体である[1, 2]．血管造影で病変の部位により，図 4-71 のように 5型に分類される．

3 病理，病因

　病理学的には動脈外膜側から内膜側に進展する血管炎である．本症の発生機序は依然として不明であるが，何らかのウイルスなどの感染が引き金になっていると推察される．女性ホルモンの関与も示唆されるところである．また，一卵性双生児例の報告はあり，遺伝素因の関与も否定できない．本邦・アジアにおいて HLA-B52，HLA-B39，HLA-B 遺伝子の近傍にある MICA-1.2 遺伝子などとの関連が報告されている[3]．

4 診断

　本症に特異的な血液診断は知られていない．画像診断が有用である．造影 CT では血管の狭窄・拡張に加えて動脈壁の肥厚がみられ，炎症の存在診断に役立つ．保険外診療であるが，FDG-PET の取り込みが大動脈の炎症の程度と局在を反映することから診断や治療の効果判定に有

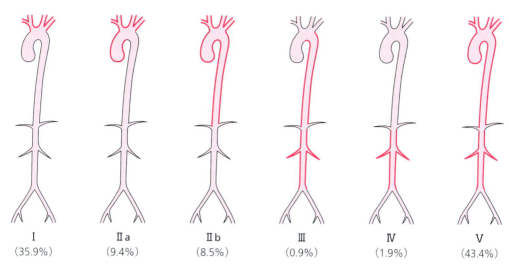

図 4-71 血管造影における高安動脈炎の分類
Ⅰ型： 大動脈弓分枝血管
Ⅱa型： 上行大動脈，大動脈弓ならびにその分枝血管
Ⅱb型： Ⅱa病変＋胸部下行大動脈
Ⅲ型： 胸部下行大動脈，腹部大動脈，腎動脈
Ⅳ型： 腹部大動脈，かつ/または，腎動脈
Ⅴ型： Ⅱb＋Ⅳ型(上行大動脈，大動脈弓ならびにその分枝血管，胸部下行大動脈に加え，腹部大動脈，かつ/または，腎動脈)
※Ⅰ～Ⅴ型に加え，さらに冠動脈病変を有するものには c(＋)，肺動脈病変を有するものには p(＋)と表記する．
※(　)内は頻度を示す．

用であるとする報告がある[4]．厚生労働省の調査研究班による診断基準を表 4-7 に示す．

5 治療

1) 内科的治療

　　ステロイド療法が基本であり，一般に反応性が良好である．ガイドライン上の初期投与量は 20～30 mg であるが血沈，CRP を指標とした炎症反応と臨床症状により適宜決定する．臨床所見の安定が確認されれば減量を考慮するが，20 mg 以下からの減量は緩徐に行う．1.25 mg/月以上の減量が再燃リスクとの報告がある[2]．ステロイドを 10 mg 以下に減量すると，72％が再燃するとの報告もある[5]．ステロイドの離脱困難例には免疫抑制薬の併用を行い，さらなる難治例に対しては，TNF-α 阻害療法などが試みられている(保険外診療)．狭窄病変，閉塞病変に伴う易血栓性に対しては，抗血小板薬，抗凝固薬が使用される．

2) 血管内治療，外科的治療

　　臓器虚血，機能障害および破裂予防のため侵襲的な治療を選択する場合には非活動期の施行が望ましい．ステロイド投与で炎症を鎮静化(赤沈 30 mm/時以下，CRP 1.0 mg/dL 以下)させ行わざるを得ない症例もある．約 20％の患者で外科手術が必要となる[2]．

　　閉塞性病変に関しては，バイパスが標準術式である．血栓内膜摘除の手術成績は一般に不良

Ch 4 ● 大血管外科

表 4-7　高安動脈炎の診断基準

1. 疾患概念と特徴

　大動脈とその主要分枝および肺動脈，冠動脈に狭窄，閉塞または拡張病変をきたす原因不明の非特異性炎症性疾患．狭窄ないし閉塞をきたした動脈の支配臓器に特有の虚血障害，あるいは逆に拡張病変による動脈瘤がその臨床病態の中心をなす．病変の生じた血管領域により臨床症状が異なるため多彩な臨床症状を呈する．若い女性に好発する．

2. 症　状

(1)頭部虚血症状: めまい，頭痛，失神発作，片麻痺など
(2)上肢虚血症状: 脈拍欠損，上肢易疲労感，指のしびれ感，冷感，上肢痛
(3)心症状: 息切れ，動悸，胸部圧迫感，狭心症状，不整脈
(4)呼吸器症状: 呼吸困難，血痰
(5)高血圧
(6)眼症状: 一過性または持続性の視力障害，失明
(7)下肢症状: 間欠跛行，脱力，下肢易疲労感
(8)疼痛: 頸部痛，背部痛，腰痛
(9)全身症状: 発熱，全身倦怠感，易疲労感，リンパ節腫脹(頸部)
(10)皮膚症状: 結節性紅斑

3. 診断上重要な身体所見

(1)上肢の脈拍ならびに血圧異常(橈骨動脈の脈拍減弱，消失，著明な血圧左右差)
(2)下肢の脈拍ならびに血圧異常(大腿動脈の拍動亢進あるいは減弱，血圧低下，上下肢血圧差)
(3)頸部，背部，腹部での血管雑音
(4)心雑音(大動脈弁閉鎖不全症が主)
(5)若年者の高血圧
(6)眼底変化(低血圧眼底，高血圧眼底，視力低下)
(7)顔面萎縮，鼻中隔穿孔(特に重症例)
(8)炎症所見: 微熱，頸部痛，全身倦怠感

4. 診断上参考となる検査所見

(1)炎症反応: 赤沈亢進，CRP 促進，白血球増加，γ-グロブリン増加
(2)貧血
(3)免疫異常: 免疫グロブリン増加(IgG，IgA)，補体増加(C3，C4)
(4)凝固線溶系: 凝固亢進(線溶異常)，血小板活性化亢進
(5)HLA: HLA-B52，B39

5. 画像診断による特徴

(1)大動脈石灰化像: 胸部単純写真，CT
(2)胸部大動脈壁肥厚: 胸部単純写真，CT，MRA
(3)動脈閉塞，狭窄病変: DSA，CT，MRA
　　弓部大動脈分枝: 限局性狭窄からびまん性狭窄まで
　　下行大動脈: びまん性狭窄(異型大動脈縮窄)
　　腹部大動脈: びまん性狭窄(異型大動脈縮窄)
　　しばしば下行大動脈，上腹部大動脈狭窄は連続
　　腹部大動脈分枝: 起始部狭窄
(4)拡張病変: DSA，超音波検査，CT，MRA
　　上行大動脈: びまん性拡張，大動脈弁閉鎖不全の合併
　　腕頭動脈: びまん性拡張から限局拡張まで
　　下行大動脈: 粗大な凹凸を示すびまん性拡張，拡張の中に狭窄を伴う念珠状拡張から限局性拡張まで
(5)肺動脈病変: 肺シンチ，DSA，CT，MRA
(6)冠動脈病変: 冠動脈造影
(7)多発病変: DSA

6. 診　断

(1)確定診断は画像診断(DSA，CT，MRA)によって行う．
(2)若年者で血管造影によって大動脈とその第一次分技に閉塞性あるいは拡張性病変を多発性に認めた場合は，炎症反応が陰性でも高安動脈炎(大動脈炎症候群)を第一に疑う．
(3)これに炎症反応が陽性ならば，高安動脈炎(大動脈炎症候群)と診断する．
(4)上記の自覚症状，検査所見を有し，下記の鑑別疾患を否定できるもの．

7. 鑑別疾患

①動脈硬化症
②炎症性腹部大動脈瘤
③血管性 Behçet 病
④梅毒性中膜炎
⑤側頭動脈炎(巨細胞動脈炎)
⑥先天性血管異常
⑦細菌性動脈瘤

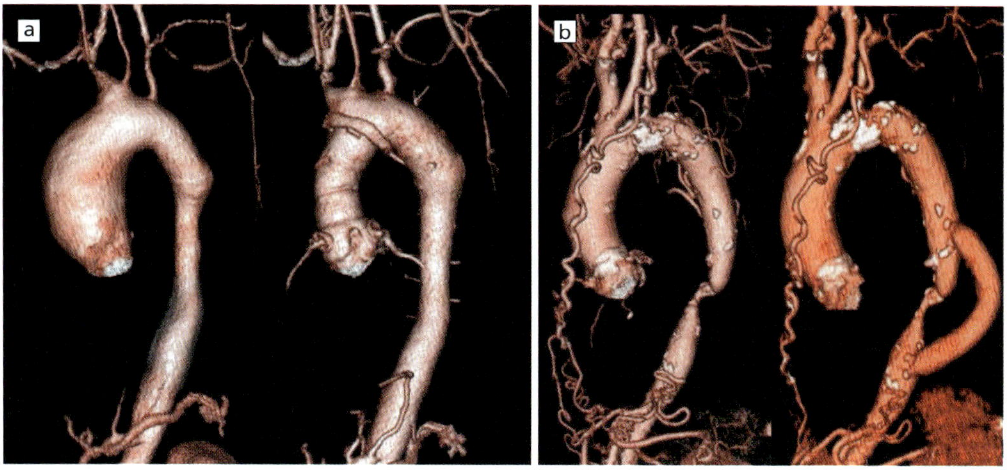

6 炎症性胸部大動脈疾患—高安動脈炎

図 4-72 症例呈示
a) 20 歳女性，AAE，AR，TAA に対して，自己弁温存大動脈基部置換術，Hemiarch 置換術を施行した．
b) 70 歳女性，異型大動脈狭窄に対して，大動脈-大動脈バイパス術を施行した．

である．バルーンによる拡張術に関しては，中長期的な成績は不良であるとの報告が多く，適応は慎重であるべきである[6]．拡張性病変に関しては，一般的な手術適応に準ずる．以下，罹患部位による適応を述べる．

a）大動脈弁閉鎖不全症（AR）

弁逆流が 3/4 以上の症例で弁置換術を考慮する．通常機械弁を用いるが，高齢者や妊娠を希望する若い女性には生体弁を用いる．炎症がコントロールできない場合には，基部拡大（AAE）がなくても弁付き人工血管置換（Bentall 法）を行う．以前は縫合不全の危惧から，自己弁温存術式は，ガイドラインでも推奨されていなかったが，近年では弁尖の性状が良好で，炎症がコントロールされている場合であれば自己弁温存大動脈基部置換術（reimplantation 法など）が試みられている（図 4-72）．

b）冠動脈病変

狭心痛を伴い冠動脈に有意狭窄を有すれば，冠血行再建を行う．使用グラフト（鎖骨下動脈狭窄評価）と中枢側吻合部位（大動脈壁性状評価）を慎重に選択する．本症の冠動脈病変は入口部が多いのが特徴的である．

c）肺動脈病変

肺動脈狭窄から肺高血圧を呈すれば，心膜を用いたパッチ拡大術か人工血管置換を施行する．肺動脈が瘤状に拡大することもあり，他の病変と同時手術では肺動脈を部分切除して縫縮する．

d）弓部分枝病変

症候性脳虚血または 3 分枝の有意狭窄が適応で，負荷 SPECT や PET による脳虚血の証明が有用である．上行大動脈からのバイパスが，開存弓部分枝からのものより遠隔開存率がよい．分枝動脈瘤（30 mm 以上）に対しては人工血管置換を行う．

Ch 4 ● 大血管外科

e）異型大動脈縮窄

自然予後不良であり，降圧困難，心不全，腎機能悪化などで手術適応となる．大動脈-大動脈バイパスが推奨される（図4-72）．腹部分枝再建が必要な場合も多く，血圧が正常化しない症例（腎動脈狭窄合併）の予後が不良である．

f）大動脈瘤，解離

胸部大動脈瘤（TAA）の手術適応は最大短径が50 mm以上，拡大傾向が著明，破裂および症状を有する大動脈瘤である（図4-72）．大動脈の全周性石灰化症例では手術適応を慎重に行う[7]．本症で腹部大動脈瘤のみの症例は少ない．40 mm以上を手術適応として人工血管置換を行う．ステント留置も報告が散見されるが，長期予後は明らかではない[8]．高安動脈炎に大動脈解離が合併するのは稀である．手術適応と治療法は通常の大動脈解離に準ずる．

おわりに

最大の予後規定因子は，大動脈弁閉鎖不全や高血圧に基づく心不全，動脈瘤である．早期からの適切な内科治療，手術適応例では適切な時期の介入によって長期予後の改善を図るべきである．

📖 文献

1) 循環器病の診断と治療に関するガイドライン（2006-2007年度合同研究班報告）．血管炎症候群の診療ガイドライン．http://www.j-circ.or.jp/guideline/pdf/JCS2008_ozaki_h·p
2) Ohigashi H, Haraguchi G, Konishi M, et al. Improved prognosis of Takayasu arteritis over the past decade comprehensive analysis of 106 patients. Circ J. 2012；76：1004-11.
3) Kimura A, Kobayashi Y, Takahashi M, et al. MICA gene polymorphism in Takayasu's arteritis and Buerger's disease. Int J Cardiol. 1998；66：107-13.
4) Andrews J, Mason JC. Takayasu's arteritis—recent advances in imaging offer promise. Rheumatology（Oxford）. 2007；46：6-15.
5) Tezuka D, Haraguchi G, Ishihara T, et al. Role of FDG PET-CT in Takayasu arteritis：sensitive detection of recurrences. JACC Cardiovasc Imaging. 2012；5：422-9.
6) Ogino H, Matsuda H, Minatoya K, et al. Overview of late outcome of medical and surgical treatment for Takayasu arteritis. Circulation. 2008；118：2738-47.
7) Ando M, Kosakai Y, Okita Y, et al. Surgical treatment for aortic regurgitation caused by Takayasu's arteritis. J Card Surg. 1998；13：202-7.
8) Regina G, Bortone A, Impedovo G, et al. Endovascular repair of thoracic stent-graft bulging rupture in a patient with multiple thoracic aneurysms due to Takayasu disease. J Vasc Surg. 2007；45：391-4.

〈清家愛幹，湊谷謙司〉

Ch 4 ● 大血管外科

7 感染性大動脈瘤，人工血管感染

A 感染性大動脈瘤

　胸部，腹部，末梢動脈を含め感染に起因したすべての動脈瘤および既存の動脈瘤に感染が加わったものを包括して感染性動脈瘤と総称している．真性瘤や仮性瘤，解離を伴うものなど多岐にわたり，感染性心内膜炎に合併する基部病変なども含むが，本稿では基部を除いた胸部大動脈について主に述べる．

1 概念

1）発生機序

　感染性大動脈瘤は大動脈瘤の 0.5〜1.3％を占める比較的稀な疾患である．感染性動脈瘤の発生機序として，1885 年 Osler らは感染性塞栓子が大動脈の vasa vasorum に塞栓し，その部位から中膜破裂をきたし動脈瘤を形成すると考察している．"mycotic aneurysm" という名称も，感染性心内膜炎に関連する動脈瘤として Osler らにより提唱された概念である．

　近年では菌血症にて粥腫に細菌感染が起こり，血管壁が破壊される microbial arteritis with aneurysm や既存の動脈瘤に感染が及ぶ infected preexistiting aneurysm なども機序として考えられている[1]．

2）病態

　発熱，疼痛，拍動性腫瘤が 3 徴とされるが，感染性動脈瘤を形成した部位によって様々な症状を呈する．胸部では嗄声や吐血，喀血に加え骨髄などへの炎症の波及が認められる場合もある．原因としては，大動脈瘤に伴う肺，食道など周囲組織への直接的圧迫による瘻孔形成に起因するものなどがあり，危険因子としては，血管外傷や侵襲的検査および治療などに伴う広義の血管損傷，先行する細菌感染や菌血症，免疫不全患者，動脈硬化，高齢者，既存の大動脈瘤などが報告されている．

2 診断および評価（図 4-73，4-74）

　診断には CT 検査が特に有用である．特徴として，辺縁不整もしくは多房性の限局した囊状瘤に加えて周囲脂肪組織の炎症所見や空気像や，血管周囲の液体貯留などが挙げられる．急速拡大する動脈瘤も特徴的所見である．血液検査での白血球増多，CRP 増加は傍証および感染の活動性指標として有用である．血液培養による起因菌の同定も重要であるが，起因菌が同定されない場合も珍しくない．炎症性動脈瘤との鑑別はしばしば困難な場合があるが，炎症性動脈瘤の外膜は壁厚が 1 cm を超えることが多く，線維化に伴う CT 値の増加（mantle sign）が特徴的であり，鑑別の一助となり得る[2]．

583

Ch 4 ● 大血管外科

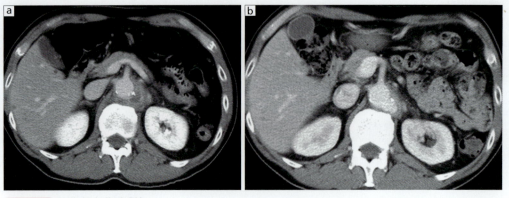

図 4-73 胸腹部大動脈感染
a) 数日間続く発熱と腰部痛で受診．CT にて大動脈周囲膿瘍を認める．血液培養からは肺炎球菌が検出された．
b) 入院抗生剤加療 12 日目．膿瘍腔への造影剤の漏出を認め，胸腹部大動脈破裂の診断となる．

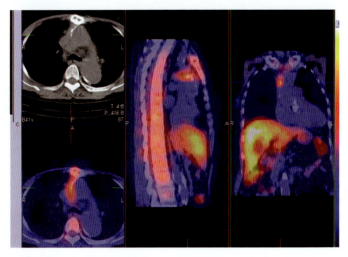

図 4-74 胸部大動脈感染
開心術後 2 年後に発熱で受診．PET にて集積を認め，血液培養からサルモネラが検出された．

3 治療

　感染性大動脈瘤に対する保存治療期間や外科治療介入タイミングを含めたランダム化比較試験は皆無である．至適手術時期や治療法に対する明確な治療方針は定まっていないのが現状であり，症例に応じた外科治療と保存加療を組み合わせることが必要である．大動脈瘤・大動脈解離診断ガイドラインでは感受性のある抗生物質投与が Class Ⅰ で推奨されているが，外科的手術介入は Class Ⅱ までにとどまっている[3]．

1) 保存的治療

　起因菌は，グラム陽性球菌（主にブドウ球菌）あるいはグラム陰性桿菌（サルモネラ，腸内細菌）が主であるため，これらに感受性のある抗生物質を選択する．投与期間に関して明確に決められた指針はなく，患者の免疫状態や感染部位，起因菌の種類などにより変更する．

2）外科治療

　大動脈瘤・大動脈解離診断ガイドラインでは外科治療は Class Ⅱ にとどまっているものの，根治的治療が望める治療法である．外科治療は使用する代用血管の種類（凍結保存同種血管や人工血管），修復経路（解剖学的修復か非解剖学的修復），補填組織の有無（大網や筋肉組織）など治療戦略は様々である．

a）代用血管

　解剖学的修復を代用血管置換で行う場合，移植代用感染対策として様々な工夫がなされてきた．リファンピシンなどを浸染させた抗生物質架橋結合人工血管，銀が塗布された人工血管の他に凍結保存同種血管（cryopreserved homograft）の有用性も報告されている．胸部領域の凍結保存同種血管の報告は基部病変を除くと少ない．腹部では Harlander らは多施設での感染性大動脈瘤に対する凍結保存同種血管使用経験をもとに，凍結保存同種血管が死亡率および合併症率を低減しうる有用な代用血管となり得ると報告している．しかし，長期成績が不明であり凍結保存同種血管自体の破裂例も散見されることから術後の慎重な経過観察が必要であるといえる[1, 4]．

b）修復経路

　保存的治療にて感染制御が十分になされない段階での緊急症例などでは死亡率が高く，感染組織の十分な郭清も困難なため，解剖学的修復の他に非解剖学的修復が考慮されてきた．多くの報告の中で非解剖学的修復術は長期生存では同等の成績であるものの，合併症率が高く解剖学的修復が行えない場合に考慮すべき術式であると結論づけられている．

c）組織補填

　補填組織として，大網が汎用されている．大動脈瘤・大動脈解離診断ガイドラインでも，大網充填は Class Ⅱ の治療として推奨されている．有用性は多くの症例報告として報告されているが，大規模なデータは依然少ない．

3）血管内治療

　感染性動脈瘤に対するステントグラフト内挿術の有用性は多く報告されている．特に，破裂の危険性が高い症例に対して感染制御の時間確保のための，開胸および開腹手術（open conversion）までの架橋治療としての報告が多い．Sorelius らはステントグラフト内挿術による感染性動脈瘤のヨーロッパでの多施設研究結果を報告している．open conversion は 5％ と低率にもかかわらず 30 日，1 年，5 年生存率は 91％，75％，55％ と極めて良好であり，今後多用される可能性がある[5]．一方で，本邦から 2014 年 Akashi らによって報告された大動脈食道瘻に対する治療戦略で述べられているように，ステントグラフト内挿術単独での治療成績は不良であり，大網充填に加えて食道抜去および大動脈置換が予後を改善しうると報告している[6]．このように感染性大動脈瘤の部位や原因，臨床経過によって血管内治療の担う役割は様々である．

B 人工血管感染（図 4-75）

　胸部領域の人工血管感染は 0.9〜2.0％と稀な疾患であるが，30 日，1 年死亡は 10〜25％，50％と予後不良な疾患である．要因は術後早期の縦隔炎が多いが，その他にも遠隔期の感染も散見される．治療方針は感染性大動脈瘤と同様である．しかし，外科的治療を行う場合に感染人工血管をすべて切除できるとは限らず，人工血管を残す場合も少なくない．また近年ステントグラフトの普及に伴うステントグラフト感染も報告されており，病態は多岐にわたる．そのため感染再燃予防が重要であり，感染周囲組織の郭清，洗浄に加えて，組織充填や長期抗生物質使用による suppressive antibiotic therapy も重要である．

　胸部人工血管感染に対する報告は少ない．本邦の多施設での胸部人工血管感染の治療成績は Oda らにより報告されている．起因菌はグラム陽性球菌（特にブドウ球菌）が多く，続いて腸内細菌が多い．真菌感染症も稀に存在し腹部人工血管感染の報告と同様である．その中で，Oda らは筋弁や大網充填による死腔の補填が予後改善に寄与する可能性があると結論づけている[7]．

　ステントグラフト内挿術の普及により下行大動脈および胸腹部大動脈瘤に対するステントグラフト治療は第一選択となりつつある．しかし，Roselli らはステントグラフト術後の open conversion を 1〜2％で経験すると報告しおており，主な原因として感染や食道，肺などの瘻孔形成によるステントグラフト感染を挙げている．左開胸のステント術後の open conversion は死亡率が高く，大動脈食道瘻は特に予後不良と述べている[8]．筆者の施設でも 109 例の単独下行大動脈瘤に対するステントグラフト内挿術で 3 例の open conversion を経験しており，そのいずれも拡大を呈しかつ感染もしくは食道圧迫が原因であった．Czerny らも後縦隔内圧の上昇が大動脈食道瘻の一因と考えており，ステントグラフト治療後の胸膜切開による除圧による予防を試みている．彼らは動脈径の大きな瘤に対するステントグラフト治療への注意を述べている[9]．

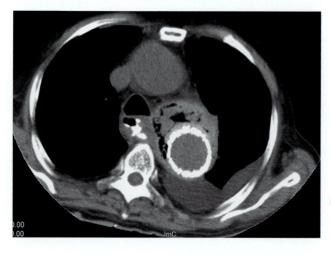

図 4-75 胸部人工血管感染
ステントグラフト術後の大動脈食道瘻，人工血管感染の 1 例．

文献

1) Inoue Y, Maruyama R, Hasegawa K, et al. A case of ruptured cryopreserved homograft 7 months after implantation. Jpn J Cardiovasc Surg. 2013; 42: 128-31.

2) Spleman D. Overview of infected (mycotic) arterial aneurysm. UpToDate. www.uptodate.com/contents/overview-of-infected-mycotic-arterial-aneurysm.

3) 循環器病の診断と治療に関するガイドライン（2010 年度合同研究班報告）. 大動脈瘤・大動脈解離診断ガイドライン（2011 年改訂版）. http://www.j-circ.or.jp/guideline/pdf/JCS2011_Takamoto_h.pdf

4) Harlander MP, Harmon LK, Lawrence PF, et al. The use of cryopreserved aortiiliac allograft for aortic reconstruction in the United States. J Vasc Surg. 2014; 59: 669-74.

5) Sorelius K, Mani K, Bjorck M, et al. Endovascular treatment of mycotic aortic aneurysms a Eoropean multicenter study. Circulation. 2014; 130: 2136-42.

6) Akashi H, Kawamoto S, Saiki Y, et al. Therapeutic strategy for treating aortoesphageal fistulas. Gen Thorac Cardiovasc Surg. 2014; 62: 573-80.

7) Oda T, Minatoya K, Kobayashi J, et al. Prosthetic vascular graft infecetion through a median sternotomy: a multicenter review. Interact Cardiovasc Surg. 2015; 20: 701-6.

8) Roselli EE, Halim MA, Jonston DR, et al. Open aortic repair proior thoracic endovascular aortic repair. Ann Thorac Surg. 2014; 97: 750-7.

9) Czerny M, Eggebrecgt H, Sodeck G, et al. New insights regarding the incidence, presentation and treatment optionso of aorto-oesophageal fistulation after thoracic endovascular aortic repair: the European Registry of Endovascular Aortic Repair Complications. Eur J Cardio-Thorac Surg. 2014; 45: 452-7.

〈井上陽介，湊谷謙司〉

Ch 4 ● 大血管外科

8 破裂性大動脈瘤

1 診断

　胸部大動脈瘤破裂は極めて危険な病態であり，さらに高齢者に発生しやすく救命がより困難となる．破裂の程度にもよるが激烈な胸背部痛の出現，ショックバイタルなどの身体所見，胸部単純 X 線での大動脈陰影の拡大，破裂に伴う血胸による肺野陰影透過性低下を認め，確定診断は CT で行う．大動脈周囲の血腫や血胸の存在は破裂と診断する．注意を要するのは切迫破裂（impending rupture/contained rupture）の場合で単純 CT での瘤壁や壁在血栓内の三日月状の高吸収域（high-attenuateing crest sign）は新鮮血栓を反映しており，疼痛を伴う場合には切迫破裂を疑う．また全身感染所見を伴い，内腔形態の歪な嚢状瘤で大動脈周囲に膿瘍や脂肪濃度の上昇を認める場合には感染瘤の切迫破裂を疑い注意を要する．手術時の大動脈周囲血液，血腫

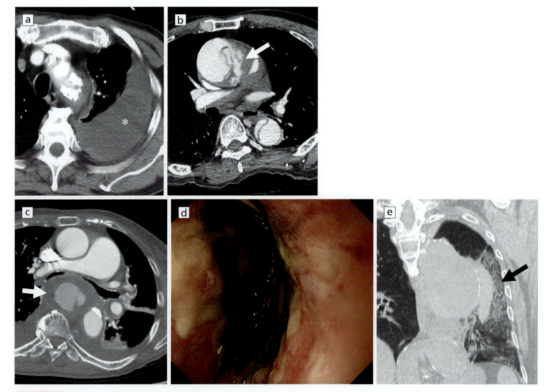

図 4-76 様々な大動脈破裂の CT 所見
a) 非解離性大動脈瘤破裂，PAU（penetrating atherosclerotic ulcer）感染部位よりの破裂．＊は血胸．b) 解離性大動脈瘤破裂，矢印は破裂部位を示す．外膜の周囲に造影剤の漏出を認める．c) 大動脈食道瘻，矢印は動脈瘤に圧排された狭小化した食道．d) 内視鏡で壊死組織の付着を認める．e) 大動脈肺内穿破，矢印は肺内穿破．

8 破裂性大動脈瘤

置換部位	手術件数	病院死亡
上行大動脈	62	14.5%
上行＋弓部	173	21.4%
下行	84	21.4%
胸腹部	52	28.8%
TEVAR	368	14.9%

表4-8 非解離性動脈瘤破裂の置換範囲別手術成績
（日本胸部外科学会 2013 annual survey）

貯溜で確定診断に至ることもある．大動脈，気管など周囲臓器への穿孔は動脈瘤破裂と診断する．様々な大動脈破裂の CT 所見を図 4-76 に示す．

2 治療と予後

診断後速やかな外科治療が必要で，従来の外科手術（open surgery: OS），あるいは解剖学的適応，患者状態により thoracic endovascular repair（TEVAR）が選択される．OS では手術侵襲度，TEVAR では低侵襲であるが遠隔成績の問題が存在する．日本胸部外科学会の 2013 annual survey の報告では[1]，非解離性動脈瘤破裂の手術成績は置換部位による差は少なく病院死亡率は 15〜30％に及ぶ．一方，TEVAR では病院死亡率が 14.9％と近接成績は比較的良好である（表 4-8）．

3 部位別破裂手術治療と予後

1) 上行大動脈破裂

TEVAR は困難であることが多く通常 OS となる．大動脈遮断により出血コントロール可能なことが多い．

OS のポイント

人工心肺確立前に心嚢を切開することは危険であるため，まず大腿静脈脱血，大腿動脈送血で人工心肺を確立し胸骨正中切開を行う．必要に応じ急速冷却する．心嚢を切開し，破裂部位を用手圧迫し速やかに破裂部位の末梢で上行大動脈遮断を行う．その後は循環安定することが多く，瘤切開し心筋保護液を注入する．その後通常通り人工血管置換術を行う．

しかしながら，上行大動脈破裂は急性 A 型大動脈解離に伴うことも多く，より危険を伴う（図 4-76b）．Afifi らは，破裂性急性 A 型大動脈解離の 30 日死亡は非破裂性と比較し有意に高く（25.3％ vs 11.6％，p＝0.002），さらに 70 歳以上で臓器灌流障害を伴う場合には 24 時間以内の死亡が破裂により 7.7 倍増強することを示しており，注意を要する[2]．

2) 大動脈弓部破裂

高齢者などハイリスク患者の場合には hybrid TEVAR，chimney 法もオプションの一つである．しかし大動脈性状が極めて不良で shaggy aorta（atherothrombotic aorta）であることも多く

JCOPY 498-03914

589

Ch 4 ● 大血管外科

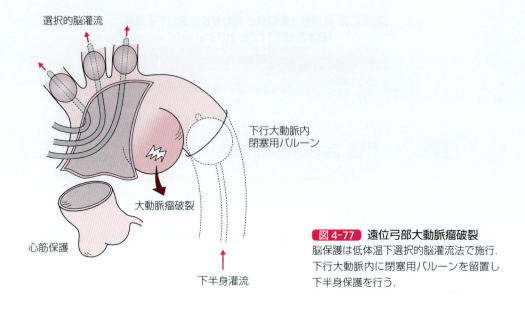

図 4-77　遠位弓部大動脈瘤破裂
脳保護は低体温下選択的脳灌流法で施行．下行大動脈内に閉塞用バルーンを留置し下半身保護を行う．

TEVAR の場合でも注意を要する．

破裂性の場合でも切迫破裂であることも多く通常どおり人工心肺確立が可能で中心冷却できることが多い．自験例でも破裂症例を大動脈弓部全置換術の 8.1％に認めたが病院死亡の危険因子ではなかった[3]．

OS のポイント

Free rupture の場合（図 4-77）

大腿静脈脱血，大腿動脈送血で人工心肺を確立し胸骨正中切開を行う．できれば中心冷却を行い循環遮断可能な状態にする．同時に対側の大腿動脈より閉塞用バルーン（Coda や Equalizer バルーン）のシースを挿入しガイドワイヤーを弓部内に進めておく．心嚢切開後破裂部位の用手圧迫が困難な場合には循環遮断し大動脈切開を行い，速やかに選択的脳灌流を施行する．その後ガイドワイヤーに沿って下行大動脈内に閉塞用バルーンを慎重に進め inflate し大腿動脈送血を再開．下半身循環を再開する．その後心筋保護を行い，通常通りの大動脈弓部全置換術を施行する．

TEVAR の場合

胸骨正中切開は不要である．頸部分枝をバイパスし zone 1 に TEVAR 中枢側 landing を行う．図 4-78 の症例では腕頭動脈に対する chimney 法を用い，左鎖骨下動脈はコイル塞栓している．TEVAR による良好な成績が症例報告されているが，今後遠隔成績を含めた報告が期待される．

3）下行大動脈破裂

破裂を含む合併症を有する急性 B 型大動脈解離（complicated type B）には TEVAR がよい適応となる（大動脈瘤・大動脈解離ガイドライン Class I）．また外科ハイリスク下行大動脈瘤に対しては Class IIa，外科ローリスク下行大動脈瘤に対しては Class IIb の適応である．

Cambria らは GORE TAG を使用し治療した合併症を有する急性 B 型大動脈解離（破裂 47％

8 破裂性大動脈瘤

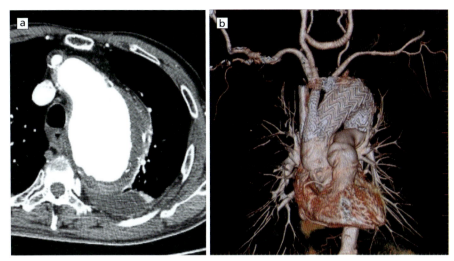

図 4-78 75 歳，男性，遠位弓部大動脈瘤破裂症例
遠位弓部大動脈瘤破裂に対し chimney 法を用いた hybrid TEVAR を施行し救命した．

含む），外傷性大動脈損傷，破裂性下行大動脈瘤（真性瘤）の成績を systematic review を行った OS の成績と比較している．TEVAR の近接成績（30 日死亡，対麻痺発生率）は 3 種類の病態で OS と比較し良好であると報告している．破裂性下行大動脈瘤では 30 日死亡（OS：24.1％，TEVAR：15％），対麻痺発生率（OS：5.5％，TEVAR：0％）である．ただし 5％に OS 移行，29％にエンドリーク残存，15.3％に脳梗塞が発生しており改善の余地は残されている．破裂性下行大動脈瘤に対する TEVAR 後 1 年生存率は 37％で，合併症を有する急性 B 型大動脈解離（破裂 47％含む），外傷性大動脈損傷と比較し不良であった[4]．

4）胸腹部大動脈瘤破裂
OS のポイント
部分体外循環を用いる場合

　時間的余裕があれば MEP モニターを行い，脊髄ドレナージチューブを留置する．また仰臥位で大腿動静脈を確保しカニュレーションのためのタバコ縫合をかけておき，一旦閉創する．体位変換し上半身半側臥位で spiral incision を行う．閉鎖した鼠径部を開放し大腿動静脈よりカニュレーション行い部分体外循環を開始する．速やかに下行大動脈を遮断し胸腹部大動脈よりの出血をコントロールし循環を安定させる．同時に瘤の末梢で大動脈遮断を行い distal perfusion を開始する．動脈瘤を切開し肋間動脈，腰動脈からの逆流をコントロールし腹部分枝に選択的灌流を行い，臓器保護を確実に行う．全身灌流圧は脊髄保護の観点からできるだけ上昇（平均血圧 80〜90 mmHg）させ spinal drainage を施行．ショック状態であることも多く脊髄保護のための配慮も極めて重要である．

　Gaudino らは破裂症例では脊髄ドレナージや肋間動脈再建は省略される傾向にあるが胸部下行，胸腹部大動脈瘤破裂に対する OS の優れた近接期（病院死亡 14％），遠隔期成績（5 年生存率 47.5％）を報告しており，破裂群，非破裂群で患者背景を一致させた場合，破裂は病院死亡の

Ch 4 ● 大血管外科

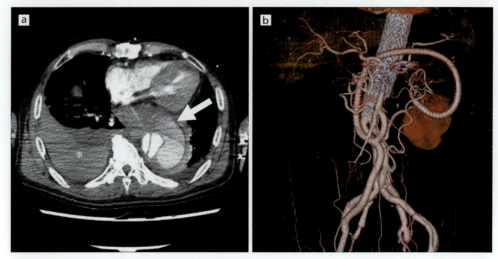

図 4-79 69 歳，男性，胸腹部大動脈瘤破裂症例
左開胸手術後であるため hybrid（debranching）TEVAR を選択し救命した．
a）左開胸手術，腹部正中切開手術既往のある胸腹部大動脈瘤破裂症例．＊は血性胸水．
b）hybrid（debranching）TEVAR 完成図．右外腸骨動脈を inflow とし上腸間膜静脈動脈，腹腔動脈，左腎動脈にバイパスしている．右腎は無機能のためバイパスせず．

危険因子ではないと報告している[5]．

Hybrid TEVAR の場合

切迫破裂で，高齢，COPD 等のハイリスク患者で腹部分枝へのバイパスする余裕があればよいオプションとなる．腹部分枝バイパス後に TEVAR を行う（図 4-79）．

Gkremoutis らの胸腹部大動脈瘤緊急，準緊急 30 症例の検討では緊急例の 30 日死亡は 36.8％，全体の 1 年生存率 57.8％，対麻痺発生率 10％と未だ改善の余地があると結論している[6]．

4 大動脈食道瘻

大動脈食道瘻（aorto-esophageal fistula：AEF）は成因から一次性，二次性に分類される．一次性の成因の大部分は胸部大動脈瘤で，食道側からは魚骨，針等の異物，進行性食道癌，内視鏡操作による医原性，外傷などが原因となる．一方，二次性の成因として人工血管置換術や TEVAR 後，食道手術後が挙げられる．

1）診断

臨床症状は古くは Chiari 三徴（chest pain, sentinel bleeding, fatal exsanguinations after a symptom-free period）として記載されている．すなわち胸痛を伴い，まずその徴候となる喀血をきたし，その後一旦止血し無症状の時期を経て致命的な大量出血をきたすことを特徴とする．無症状の時期は時に数カ月に及ぶこともある．

診断には CT は必須である．遠位弓部や遠位下行大動脈に大きな動脈瘤を伴い食道を高度に圧排することが多い（図 4-76c）．また動脈瘤内腔は不整形であることが多い．上部消化管内視鏡で黒色粘膜壊死や血腫形成（図 4-76d），時に食道内よりステントグラフトが観察され確定診

8 破裂性大動脈瘤

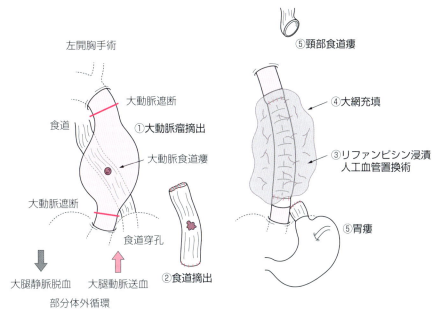

図 4-80 大動脈食道瘻手術シェーマ，in-situ 再建

断に至ることもある．食道を圧排する巨大な動脈瘤の存在は AEF の存在を疑う必要がある．

2）治療

　食道抜去，ステントグラフト留置のみでの治療成績は不良で[7]，1 年生存率を得ることは困難である[8]．根治には心臓血管外科医と食道胃腸外科医のコラボレーションが重要であり，病院の総合力が試される．大北らは 16 例の経験から AEF 治療戦略を確立しつつある[9]．まず診断時に出血により血行動態不安定な場合や食道胃腸外科医が不在の場合には bridge としての TEVAR が有用で状態の安定後計画的治療が可能となる．

OS のポイント（治療戦略図を図 4-80 に示す）

　手術は通常左開胸，部分体外循環下に手術が行われる．

1）**感染巣掻爬**：まず穿孔部位を含めた大動脈瘤壁，感染した血栓を可及的に摘出する（①）．瘤切除後，左側より瘻孔を含む食道を離断し摘出する（②）．大量の生理食塩水で洗浄する．
2）**大動脈再建**：非解剖的再建は断端破裂の可能性があるため in-situ 再建を行う．導管は人工血管（リファンピシン浸漬），ホモグラフトを使用する（③）．
3）**大網充填**：人工血管周囲への大網充填（④）は感染コントロールのために必須である．
4）**消化管瘻作製**：頸部食道瘻，栄養補給のための胃瘻を作製する（⑤）．
5）**遠隔期食道再建**：空腸を用いた胸骨前再建を行うことが多い．食道再建には栄養を含めた全身状態の回復が必要で長期を要することもある．

　本邦からの多施設研究による 47 例の検討[7]では，食道切除，人工血管置換術，大網充填の施行が予後を改善することを示しており，1 年後の生存率は 41.6％，大北らの 2008 年以降の経験[9]では 3 年生存率が 50％と成績の向上が示された．

Ch 4 ● 大血管外科

⑤ 大動脈気管瘻（図 4-76e）

1）診断

大動脈気管瘻（aorto-bronchial fistula: ABF）は，喀血が主たる臨床症状で，大量のときもあれば間歇的な場合もある．診断は CT で行われるが胸部動脈瘤の存在，二次性のものであれば仮生瘤など肺実質を圧排するものが存在し，肺野に浸潤影を認めれば ABF を疑う．しかし瘻孔の直接確認は手術を行った場合でも困難である．気管支鏡は大出血をきたす可能性があり注意を要する．

2）治療法と予後

解剖学的適応を認めた場合 ABF に対しては TEVAR の有用性が示されている．Canaud ら[10]は 46 文献を systematic review し 134 名の ABF 患者に対する TEVAR の検討を施行している．technical success は 93.2％で 30 日死亡率は 5.9％と良好であった．遠隔成績は平均フォローアップ期間が 17.4 カ月と短いが大動脈関連死亡率は 14.3％であった．

TEVAR 施行により出血コントロールは可能だが，感染部位との接触で感染再発が懸念されるところである．review ではさらなるフォローアップが必要であるとしているが，再発は11.1％と AEF とは異なり TEVAR の有用性を報告している．

📖 文献

1) Masuda M, Kuwano H, Okumura M, et al. Thoracic and cardiovascular surgery in Japan during 2013: annual report by The Japanese Association for Thoracic Surgery. Gen Thorac Cardiovasc Surg. 2015; 63: 670-701.

2) Afifi RO, Sandhu HK, Leake SS, et al. Determinants of operative mortality in patients with ruptured acute type a aortic dissection. Ann Thorac Surg. 2016; 101: 64-71.

3) Okada K, Omura A, Kano H, et al. Recent advancements of total aortic arch replacement. J Thorac Cardiovasc Surg. 2012; 144: 139-45.

4) Cambria RP, Crawford RS, Cho JS, et al. A multicenter clinical trial of endovascular stent graft repair of acute catastrophes of the descending thoracic aorta. J Vasc Surg. 2009; 50: 1255-64.

5) Gaudino M, Lau C, Munjal M, et al. Open repair of ruptured descending thoracic and thoracoabdominal aortic aneurysms. J Thorac Cardiovasc Surg. 2015; 150: 814-23.

6) Gkremoutis A, Schmandra T, Meyn M, et al. Hybrid approach to emergent and urgent treatment of complex thoracoabdominal aortic pathology. Eur J Vasc Endovasc Surg. 2014; 48: 407-13.

7) Akashi H, Kawamoto S, Saiki Y, et al. Therapeutic strategy for treating aortoesophageal fistulas. Gen Thorac Cardiovasc Surg. 2014; 62: 573-80.

8) Czerny M, Eggebrecht H, Sodeck G, et al. New insights regarding the incidence, presentation and treatment options of aorto-oesophageal fistulation after thoracic endovascular aortic repair: the European Registry of Endovascular Aortic Repair Complications. Eur J Cardiothorac Surg. 2014; 45: 452-7.

9) Okita Y, Yamanaka K, Okada K, et al. Strategies for the treatment of aorto-oesophageal fistula. Eur J Cardiothorac Surg. 2014; 46: 894-900.

10) Canaud L, Ozdemir BA, Bahia S, et al. Thoracic endovascular aortic repair for aortobronchial fistula. Ann Thorac Surg. 2013; 96: 1117-21.

〈岡田健次〉

Ch 4 ● 大血管外科

9 大動脈外傷

1 疫学

　鈍的外傷において大動脈損傷は頭部外傷についで致命率の高い病態である．鈍的外傷後の剖検所見では 13〜20％に大動脈損傷を認め[1]，生存状態で病院に運び込まれるのは 25％以下と報告されている．大動脈損傷部位別発生頻度を示す(表 4-9)．病院へ生存搬送される大部分は大動脈峡部(isthmus)での損傷であり，他部位での損傷は生存搬送される確率は低いとされている．isthmus での大動脈損傷発生機序はいくつかの要因が指摘されている．isthmus は Botallo 靱帯により固定された蝶番部位であるがゆえに大動脈弓部と下行大動脈の可動性の違いが同部位に剪断力として働くことや，isthmus の血管壁は他部位と比較し 2/3 程度の強度であり外傷時の水撃作用(water-hammer theory)により損傷されること，また外力により胸骨柄，第一肋骨，鎖骨から形成される前胸壁と椎体間で大動脈が挟まれる(osseous pinch theory)ことなどで生じると考えられている．合併損傷には頭蓋内出血，肝損傷，多発骨折などがありヘパリンを使用する外科治療の大きな障壁となる．迅速な診断は必須であり，生存搬送された場合でも 21％が 6 時間以内に死亡し[2]，外科治療が施されない場合 10 週間以内の死亡率は 85％以上と報告されている[3]．一方で，1〜2％には救急期に大動脈損傷が診断されずに慢性期に仮性瘤として診断されることもある．

2 診断

　胸部 X 線写真での縦隔陰影拡大(左第一弓レベルで縦隔幅 8 cm 以上，縦隔幅/心陰影幅比 0.38 以上)を認めれば大動脈損傷を疑う必要がある(図 4-81)．胸部 X 線写真での診断感度は 55.5％，特異度は 64％と報告されている．

　CT 検査は低侵襲かつ迅速に確定診断を得ることができるため，胸部外傷患者のスクリーニングでは必須である．大動脈損傷の直接診断は intimal flap の存在，不整所見，解離，仮性瘤の存在，血管外造影剤漏出などが挙げられる(図 4-82a, b)．間接所見として後縦隔血腫の存在

表 4-9　大動脈損傷部位別頻度

頻度	部位	大動脈離断率
66%	proximal descending(isthmus)	66%
14%	ascending & arch	33%
12%	distal descending	46%
9%	abdominal aorta	56%

Ch 4 ● 大血管外科

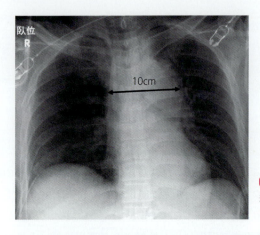

図 4-81 大動脈損傷，胸部 X 線写真
縦隔陰影の拡大（縦隔幅 10 cm，縦隔/心陰影幅比 0.72）を認める．

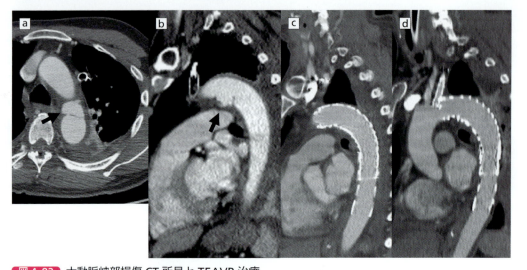

図 4-82 大動脈峡部損傷 CT 所見と TEAVR 治療
a, b) 大動脈損傷，CT 所見，Vancouver 分類 Grade 3．矢印は pseudoaneurysm を示す．
c) TEVAR 施行．d) 左鎖骨下動脈再建．

や大動脈陰影の異常，血管周囲の血腫などがある．CT 検査での感度は 100％であるが特異度は 83〜95％と報告されており，血管周囲や縦隔血腫が存在する場合には血管造影による追加診断も必要になる．Parker らは，3,870 名の鈍的胸部外傷患者において胸部 X 線で縦隔陰影所見が明らかでなかった 264 名のうち，CT と血管造影の両者を施行した 142 名において両画像診断の有用性を前向きに比較検討している．両者ともに感度 100％，陰性的中率 100％で差を認めなかったが，費用面で CT はより安価であったと報告し，不要の血管造影を回避できると結論づけている[4]．

さらに CT 所見により大動脈損傷重症度は，Type I（intimal tear），Type II（intramural hematoma），Type III（pseudoaneurysm），Type IV（rupture）に分類されている．また Lamarche らは Vancouver simplified blunt aortic injury grading system（図 4-83）を考案し臨床結果と相関するこ

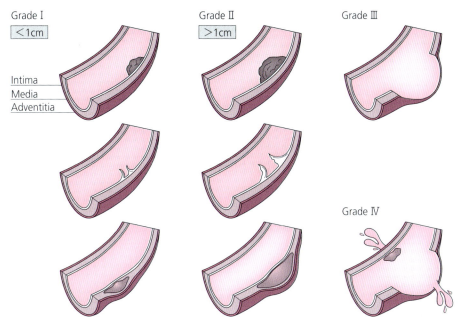

図 4-83 大動脈損傷 Vancouver 分類
Grade Ⅰ: Intimal flap, thrombus, or intramural hematoma＜1 cm
Grade Ⅱ: Intimal flap, thrombus, or intramural hematoma＞1 cm
Grade Ⅲ: Pseudoaneurysm(simple or complex, no extravasation)
Grade Ⅳ: Contrast extravasation(with or without pseudoaneurysm)

とを報告している[5]．Grade Ⅰ，Ⅱに対しては大部分が内科的治療を，Grade Ⅲには 68％に thoracic endovascular aortic repair（TEVAR）を，18％に open surgery（OS）施行，14％に内科的治療を施行，Grade Ⅳには 33％に TEVAR を，17％に OS 施行，50％に内科的治療を施行した結果，生存率は Grade Ⅰ，Ⅱ 100％，Grade Ⅲ 90％，Grade Ⅳ 33％であった．Grade Ⅲ，Ⅳに内科的治療を施行した場合にはその 50％，100％死亡している．しかし，時に Grade Ⅲの診断は困難である．

　血管造影検査は診断感度，特異度ともに高く信頼性は高いが侵襲的検査であり，CT と比較し迅速性に欠ける．しかしながら CT 検査における特異度を補うためにも未だ重要な検査法である．

　経食道エコーは低侵襲検査であるが感度 57％，特異度 91％であり，大動脈損傷の直接診断は困難である．縦隔血腫などの間接診断には有用かもしれないが，食道損傷を合併している場合もあり注意を要する．

❸ 手術適応

　大動脈損傷の治療法には降圧治療，手術（OS/TEVAR）が存在する．急性期を過ぎた安定した状態で手術を行う（delayed repair）場合には OS，TEVAR ともに良好な近接，遠隔成績をもたらすが[6]，経過観察中に破裂する可能性がある．破裂を予測しうるかが重要な関心事である．

Ch 4 ● 大血管外科

表 4-10 Society for Vascular Surgery による TEVAR 施行時ガイドライン

選択項目	コンセンサス
治療選択	TEVAR が開胸手術，内科的治療より好ましい
治療開始時期	24 時間以内が望ましく，少なくとも退院前に施行することが好ましい
軽度大動脈損傷の場合	Type Ⅰ損傷(intimal tear)の場合には画像による経過観察が好ましい
若年者の場合	解剖学的適応認めれば TEVAR が好ましい
左鎖骨下動脈の扱い	選択的に再建した方が好ましい
全身ヘパリン化	待期的 TEVAR 施行時の量より少なめが好ましい
予防的脊髄ドレナージ	定期的な使用は必要ないと思われる
麻酔選択	全身麻酔が好ましい
大腿動脈アクセス	切開露出することが好ましい

すべてエビデンスレベル C

Harris らは破裂予測のための aortic injury score（①lactate＞4 mM，②mediastinal hematoma ＞10 mm，③lesion/normal aortic ratio＞1.4 のうち 2 項目以上満たす場合には破裂ハイリスクであり，感度 100%，特異度 84% であることを報告した[7]．破裂のハイリスク患者には解剖学適応があれば速やかに TEVAR が施行されるべきである（図 4-82c, d）．

4 治療法

TEVAR，OS，内科的治療の比較では死亡率はそれぞれ 9%，19%，46% で，脊髄障害がそれぞれ 3%，9%，3% であること，OS の場合には外傷重症度スコアと死亡率は相関するが TEVAR の場合には相関しないこと，グラフト感染を含む感染症が OS で高いことから解剖学的適応を認めれば TEVAR 好ましい[8]．日本循環器学会「大動脈瘤・大動脈解離診療ガイドライン」でも解剖学的適応があれば TEVAR は class Ⅰ の治療適応を有するとしている．また治療法選択は大動脈損傷の程度にも影響され Vancouver 分類などが有用である．ただし若年で解剖学的に TEVAR が適さない場合(若年者では大動脈弓部の弯曲が急峻であることが多い)には OS を考慮すべきである．OS の場合には clamp & saw よりも脊髄保護の観点から distal perfusion 施行が望ましい．

TEVAR 時代の現在に作成された 7,768 患者，139 報告による systematic review を行った Society for Vascular Surgery による TEVAR 治療の clinical practice guidelines を表 4-10 に示す[8]．エビデンスレベルは低く（すべて Level C）今後のデータ蓄積が期待される．

5 予後

遠隔予後に関しては OS の優位性が示されているが，Steuer らは TEVAR の遠隔成績を多施設研究し，5 年生存率が 81%，re-intervention 率は最初の 1 年で 16%（その半数が 1 カ月以内）と比較的良好な成績を報告している[9]．今後デバイスの改良により TEVAR 遠隔成績の向上が期待される．

文献

1) Nzewi O, Slight RD, Zamvar V. Management of blunt thoracic aortic injury. Eur J Vasc Endovasc Surg. 2006; 31: 18-27.

2) Parmley LF, Mattingly TW, Manion WC, et al. Nonpenetrating traumatic injury of the aorta. Circulation. 1958; 17: 1086-101.

3) Cindy M, Sabrina H, Kim D, et al. Traumatic aortic rupture: 30 years of experience. Ann Vasc Surg. 2011; 25: 474-80.

4) Parker MS, Matheson TL, Rao AV, et al. Making the transition: the role of helical CT in the evaluation of potentially acute thoracic aortic injuries. AJR Am J Roentgenol. 2001; 176: 1267-72.

5) Lamarche Y, Berger FH, Nicolaou S, et al. Vancouver simplified grading system with computed tomographic angiography for blunt aortic injury. J Thorac Cardiovasc Surg. 2012; 144: 347-54.

6) Di EM, Folesani G, Berretta P, et al. Delayed management of blunt traumatic aortic injury: open surgical versus endovascular repair. Ann Thorac Surg. 2013; 95: 1591-7.

7) Harris DG, Rabin J, Kufera JA, et al. A new aortic injury score predicts early rupture more accurately than clinical assessment. J Vasc Surg. 2015; 61: 332-8.

8) Lee WA, Matsumura JS, Mitchell RS, et al. Endovascular repair of traumatic thoracic aortic injury: clinical practice guidelines of the Society for Vascular Surgery. J Vasc Surg. 2011; 53: 187-92.

9) Steuer J, Bjorck M, Sonesson B, et al. Editor's choice—durability of endovascular repair in blunt traumatic thoracic aortic injury: long-term outcome from four tertiary referral centers. Eur J Vasc Endovasc Surg. 2015; 50: 460-5.

〈岡田健次〉

Ch 4 ● 大血管外科

10-a 肺動脈血栓塞栓症 ― 急性肺血栓塞栓症

① 病態と疫学

　急性肺血栓塞栓症（pulmonary thromboembolism：PE）は，主に下腿の深部静脈（ひらめ筋静脈洞など）で形成された静脈血栓が中枢側に伸展し，遊離して肺動脈を閉塞するに至ったものである．血栓の形成には，①血管内皮の損傷，②凝固能の亢進，③血液のうっ滞が要因となる．下肢の外傷や関節の手術では静脈内皮の損傷，大きな手術では侵襲に対する炎症反応の帰結としての凝固能亢進，長期臥床では血液うっ滞がそれぞれ関与する．本邦の PE 発生頻度は，剖検例等の検討では明らかに増加傾向にある．PE は周術期の合併症として重要であり，麻酔科学会の集計では，2008 年 1 年間に周術期 PE は手術 1 万件あたり 2.8 例発生し，その死亡率は 15.8％と高率である．PE の原因となる深部静脈血栓（DVT）の合併頻度は膝関節置換 50％，股関節置換 22％と下肢整形外科手術で高い．症候性 PE は膵癌手術で 3.8％，婦人科悪性腫瘍手術 0.33％，帝王切開 2.2％で発生している．大きな血栓が肺動脈の中枢を閉塞したものは広範型 PE と呼ばれ，発症後 24 時間以内の死亡率が高く，速やかな治療介入が必要である．

② 症状と診断

　末梢型 PE の症状は胸痛，呼吸困難であるが，広範型 PE では急激な血圧低下や意識消失，時に心肺停止が初発症状のことがある．入院中の症例では浮腫などの DVT の症状は乏しいことが多い．広範型 PE では急激な循環・呼吸動態の悪化に対し，迅速な診断と処置を行う．重症例の鑑別に最も有用なものは断層心エコー（UCG）であり，肺気腫や先天性心疾患を有しない症例で，右室の拡大と左室の縮小を認めた場合は，広範型 PE を疑い直ちに造影 CT で診断確定すべきである（図 4-84）．この際，ショックバイタル（血圧/脈拍＜1.0），血液ガス分析（低酸素血症，低炭酸ガス血症）が参考となる．肺血液シンチグラムは末梢型肺塞栓や多発肺塞栓の検出に有用である．

③ 治療

1）呼吸循環サポート（図 4-85）

　PE 治療の基本は抗凝固療法である．UCG で広範型 PE が疑われ，活動性出血がなければ未分画ヘパリン 5,000 単位（5 mL）を静注する．血栓による換気血流不均衡のための低酸素血症には酸素投与，右室負荷による低血圧にはノルアドレナリンの点滴静注を行う．低酸素血症の改善が得られなければ人工呼吸を行う．重度のショックから心停止に至ったものは，心臓マッサージを行っても肺への血流が得られず，短時間のうちに重篤な低酸素脳症に至るため，経皮的人工心肺装置（percutaneous cardiopulmonary support：PCPS）による心肺補助の適応となる．

10 肺動脈血栓塞栓症 — a 急性肺血栓塞栓症

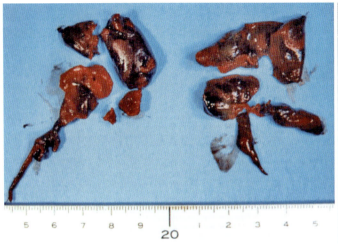
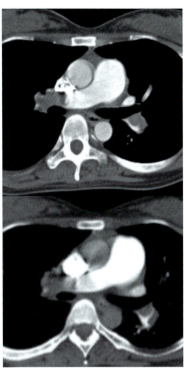

図 4-84 広範囲 PE の CT 像と摘出した肺塞栓子

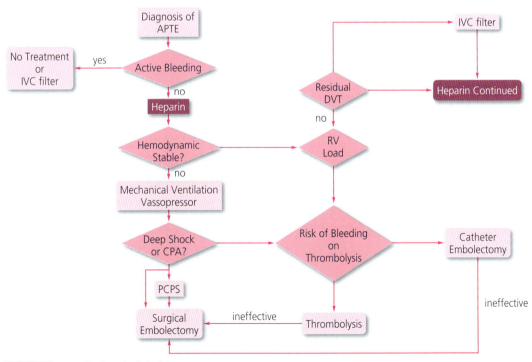

図 4-85 PE の治療アルゴリズム

Ch 4 ● 大血管外科

右室負荷を認めるが，血圧が安定している場合にはモンテプラーゼ静注による血栓溶解療法が適応となるが，出血合併症の頻度が高くなるので，対象となる例は多くはない．両側主肺動脈や肺動脈幹に大きな血栓が存在する場合で血栓溶解療法禁忌例（脳血管障害，大手術後，妊娠など）では，後述の直視下血栓除去術の適応となる[1]．

2）カテーテル治療

カテーテル治療には，肺動脈内にカテーテルを誘導して血栓を破砕・溶解する方法と，カテーテルで血栓を吸引して小さくする方法がある．前者では血栓溶解薬の投与が必要であり，後者では1回あたりの血栓吸引量が少なくカテーテルを出し入れする必要があるのが難点である．手技中血行動態が悪化する場合があり，血圧モニターとPCPSのバックアップが必要である．

3）直視下肺動脈血栓除去術

広範囲型PEでショックが遷延するもの，PCPSを導入したものは直視下血栓除去術の適応である．また頻脈が持続するなど血行動態が不安定な亜広範型PEや肺動脈中枢に血栓が存在するPEで血栓溶解療法禁忌例も手術適応となる．血栓溶解療法無効例での血栓除去術の有用性が報告されているが，体外循環離脱後の止血に難渋することが多い[2]．

手術は胸骨正中切開，通常の上行大動脈送血，上下大静脈脱血で行う．手術室に直ちに入れない血行動態が不安定なPEでは，大腿動静脈穿刺によるPCPSを導入しておくと，最大の合併症である低酸素脳症を回避できる．抗凝固療法による出血を防ぐため，大腿動静脈はエコーガイド下で穿刺するか，外科的に露出して送脱血管を挿入するのが安全である．

右心系を開くため，上下大静脈はsnareをかけて遮断する．大動脈遮断は必須ではなく，心拍動下で肺動脈主幹部を縦切開し，肺動脈内のうなぎ状（棍棒状）血栓を，鉗子で順次引き出しながら摘除する．主要な血栓は肺動脈主幹部から左右の主肺動脈を観察することで摘出可能である．この場合，左主肺動脈は術者（患者の右）側から右主肺動脈は助手（左）側からみると見落としがない．我々は太いネラトン管に吸引管を接続し残存した血栓を摘除している．右主肺動脈内に血栓が充満している場合は，上行大動脈と上大静脈の背側を十分剥離し大動脈を遮断して右主肺動脈を縦に切開し，直視下で血栓を摘除した方がよい（図4-86b）．PEのエピソードから時間が経過した血栓や発作を反復したものでは，肺動脈壁に血栓が固着して器質化過程が始まっているので，無理に血栓をはがしてはならない．肺動脈内膜を傷つけると，肺出血により大量の気道内出血に至り，体外循環から離脱困難となる．末梢側血栓を除去するためにCooleyら[3]が報告した肺のsqueezingは肺出血のリスクが高く推奨しない．内視鏡を用いて残存血栓を除去したり，肺静脈から逆行性に送血する方法が報告されているが，肺の血管床は広く，葉動脈レベルまでの血栓が除去できれば残りの血栓は自己線溶能で消失，縮小する．卵円孔開存を合併する場合に，血栓が卵円孔に陥頓していることがあり，この場合には血栓を左房内に落とさないようにして摘除し，卵円孔は閉鎖する．血栓除去後は速やかに体外循環からの離脱が可能である．

4）合併症

①**右心不全（肺高血圧）**：慢性肺塞栓症性高血圧に合併した急性PE（acute on chronic PE）では，新鮮血栓摘除のみではover systemic PHとなり体外循環からの離脱が困難となる．PCPSを

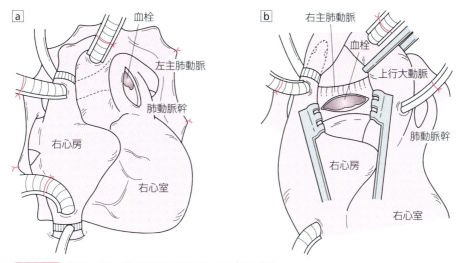

図 4-86 手術手技：体外循環下肺塞栓除去（摘除）術

装着し，肺血管拡張薬を使用し，PCPS の離脱を試みるが，離脱困難な場合は後日，慢性肺血栓塞栓症に対する手術を考慮する．

②**肺出血**：大量の気道内出血を伴う致死性合併症である．気管支ファイバーを用い出血側の気管支をブロックし，できれば肺動脈ベントを入れて PCPS 補助下で体外循環を離脱する．後日肺出血が治まったところで PCPS を離脱する．

③**その他**：創部出血，縦隔炎など．低酸素脳症は術前状態に依存する．

5）手術成績

予後：遠隔期予後は良好で，肺高血圧が残存する例はほとんどない[4,5]．日本胸部外科学会の Annual Report では手術死亡率は 20％前後である．最近では積極的な手術介入で数％前後の良好な成績が報告されている[5-7]．

文献

1) 循環器病の診断と治療に関するガイドライン（2008 年度合同研究班報告）．肺血栓塞栓症および深部静脈血栓症の診断, 治療, 予防に関するガイドライン（2009 年改訂版）．http://www.j-circ.or.jp/guideline/pdf/JCS2009_andoh_h.pdf
2) Meneveau N, Séronde MF, Blorde MC, et al. Management of unsuccessful thrombolysis in acute massive pulmonary embolism. Chest. 2006; 129: 1043-50.
3) Cooley DA, Beall AC, Alexander JK. Acute massive pulmonary embolism: surgical treatment using temporary cardiopulmonary bypass. JAMA. 1961; 177: 283-6.
4) Vohra HA, Whistance RN, Mattam K, et al. Early and late clinical outcomes of pulmonary embolectomy for acute massive pulmonary embolism. Ann Thorac Surg. 2010; 90: 1747-52.
5) Fukuda I, Taniguchi S, Fukui K, et al. Improved outcome of surgical pulmonary embolectomy by aggressive intervention for critically ill patients. Ann Thorac Surg. 2011; 91: 728-32.
6) Takahashi H, Okada K, Matsumori M, et al. Aggressive surgical treatment of acute pulmonary embolism with circulatory collapse. Ann Thorac Surg. 2012; 94: 785-91.

〈福田幾夫〉

Ch 4 ● 大血管外科

10-b 肺動脈血栓塞栓症 ── 慢性血栓塞栓性肺高血圧症

1 病態と疫学

　慢性肺血栓塞栓症は，器質化血栓により肺動脈が慢性的に閉塞や狭窄性病変が生じて発症する．慢性とは6カ月以上にわたって肺血流分布ならびに肺循環動態の異常が大きく変化しない病態と定義されている．そして肺動脈の多くが血栓性閉塞し，その結果肺高血圧症を合併して，労作時の息切れなどの臨床症状が認められる病態を慢性血栓塞栓性肺高血圧症（chronic thromboembolic pulmonary hypertension：CTEPH）という[1]．本症の成立機序は不明の点も多いが，下肢や骨盤内の深部静脈に形成された血栓が反復性に遊離して，肺動脈において溶解しないで陳旧化することが主因と考えられている．急性期の生存症例の0.1〜3.8％がCTEPHへ移行すると報告され，急性肺血栓塞栓症例では，常に本症への移行を念頭におくことが重要である．急性例からの移行とは異なった発症機序の存在（肺動脈内での血栓の進展など）も考えられる．本症では次第に低酸素血症や肺高血圧が進行して，右心不全や呼吸不全をきたす予後不良で重篤な疾患である．

　わが国では急性および慢性を含めた肺血栓塞栓症の発生頻度は，欧米に比べ少ないと考えられている．1997年厚生労働省特定疾患呼吸不全調査研究班がCTEPHの診断基準を作成，1998年より公費による治療対象疾患（難病）に認定された．2011年度の治療給付対象者は1,600人で，わが国では中高年の女性に多い（平均64歳，女性が2.6倍）のが特徴である（欧米の男女比は1：1）．

2 臨床症状と所見

　過去に急性肺血栓塞栓症を示唆する症状が認められる反復型と，明らかな症状のないまま病態の進行がみられる潜伏型がある．自覚症状として本症に特異的なものはないが，労作時の息切れは必発である．反復型では，突然の呼吸困難や胸痛を反復して認める．反復の明らかでない潜伏型では，徐々に労作時の息切れが増強してくる．この他，胸痛，乾性咳嗽，失神などもみられ，特に肺出血や肺梗塞を合併すると，血痰や発熱をきたすこともある．身体所見としては，低酸素血症の進行に伴いチアノーゼ，および過呼吸，頻脈がみられる．肺高血圧の合併により右心不全症状をきたすと，肝腫大および腹部膨満や体重増加，下腿浮腫などがみられる．

3 診断

1) 本症の診断

　厚生労働省特定疾患呼吸不全調査研究班の作成した診断基準に準拠して進める．労作時息切れを呈する患者を診た場合，本症を疑うことが重要である．診断の手順としては，まず疑い症

604

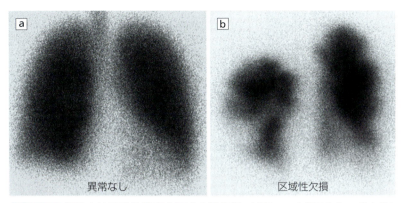

図 4-87 慢性血栓塞栓性肺高血圧症の肺換気-血流シンチグラム（48 歳女性）
a）肺換気シンチグラム（Kr-81），b）肺血流シンチグラム（Tc-99m MAA）．肺換気/血流シンチにミスマッチを認める．肺動脈性肺高血圧症との鑑別診断に有用である．

例を選別する方法として，前述した症状および臨床所見を参考にしながら，胸部 X 線写真上の異常所見（肺血管陰影の減弱，肺門部肺血管陰影の拡大や左第 II 弓の突出，心陰影拡大）と，肺野に所見が乏しい患者では積極的に動脈血液ガス分析を施行する．低炭酸ガス血症を伴う低酸素血症をみた場合，心電図（右軸偏位および肺性 P，V_1 での $R≧5$ mm または $R/S>1$，V_5 での $S≧7$ mm または $R/S≦1$），心エコー検査（右室肥大，右房および右室の拡大，左室の圧排像），肺機能検査で他の心肺疾患の鑑別を行うと同時に，右室拡大や右室肥大など右心負荷の存在を確認する．さらに診断を確定するには，肺換気・血流スキャンにて換気分布の異常を伴わない肺血流分布異常（ミスマッチ）（図 4-87），もしくは肺動脈造影にて特徴的な所見である（a）pouch defects，（b）webs and bands，（c）intimal irregularities，（d）abrupt narrowing，（e）complete obstruction の 5 つの少なくとも 1 つ以上が証明されること，加えて右心カテーテル検査にて肺動脈楔入圧正常で肺動脈平均圧が 25 mmHg 以上であること，を確認する必要がある．

2）外科的治療方針を決定

手術を決定するには右心カテーテル検査，肺動脈造影，体部 CT の所見が重要である．肺動脈性肺高血圧症や肺動脈腫瘍塞栓症，大動脈炎症候群，左心障害性心疾患や先天性心疾患との鑑別診断は慎重に行うが，肺血流シンチグラムは鑑別診断に有用である（図 4-87）．外科的治療が可能かどうかを診断するためには，肺動脈の閉塞形態を詳細に知る必要がある[2]．すなわち，主肺動脈から区域，亜区域動脈に連続して閉塞や狭窄性病変が存在するか，主肺動脈壁が肥厚しているかを診断する必要がある．本症では肺動脈の閉塞形態により，主肺動脈から区域動脈に閉塞性病変が認められる中枢型と，区域動脈より末梢の肺動脈の閉塞が主体である末梢型に分類することができる．図 4-88 に中枢型と末梢型の代表的な肺動脈造影を示した．Jamieson らは摘除血栓内膜の性状から，肺動脈の病態を 4 型に分類している[3]が，Jamieson 分類（old type）の I 型や II 型が中枢型で，Jamieson 分類の III 型が末梢型である．最近，新しい UCSD 外科的分類（Level I～IV）が発表され，本症の治療方針の決定に非常に有用である（後述の図 4-90 を参照）．

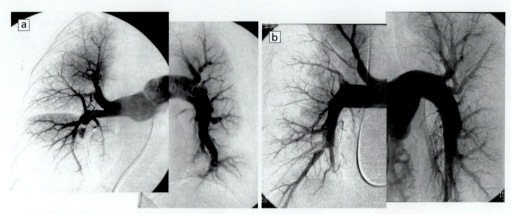

図 4-88 慢性血栓塞栓性肺高血圧症の画像所見：肺動脈造影
a）中枢型：54 歳女性，b）末梢型：44 歳女性．

4 治療のアルゴリズムと手術適応

1）治療のアルゴリズム

図 4-89 に CTEP 治療のアルゴリズムを示した．CTEPH に対する治療方針の決定は，本症の確定診断がついたらまず手術実施施設へ紹介して，CTEPH 専門チームによって行われる必要がある．本症に対する内科的治療として血栓溶解療法は一般的に無効であり，心不全や低酸素血症に対する対症療法が施行されるが，抗凝固療法や肺血管拡張療法とともに限界がある．根治療法として肺動脈血栓内膜摘除術（pulmonary endarterectomy：PEA）が積極的に施行される．

2）手術適応

表 4-11 に本症に対する手術適応を Jamieson ら[4]を基本として示した．主肺動脈から区域動

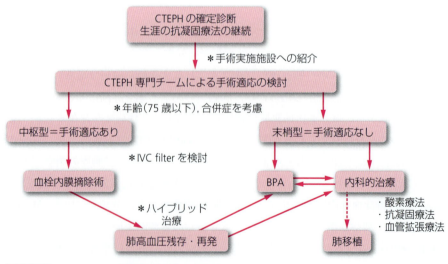

図 4-89 慢性血栓塞栓性肺高血圧症治療のアルゴリズム

表4-11 慢性血栓塞栓性肺高血圧症の手術適応

1. 平均肺動脈圧(mPAP)≧30 mmHg
2. 肺血管抵抗(PVR)≧300 dynes・sec・cm^{-5}
3. ①血栓の中枢端が主肺動脈から区域動脈にかけて存在
    (中枢型，Jamieson-Ⅰ・Ⅱ型，SD-Level Ⅰ・Ⅱ) → よい適応
   ②区域動脈以下の狭窄・閉塞
    (末梢型，Jamieson-Ⅲ型，SD-Level Ⅲ・Ⅳ) → 慎重に決定，BPA も考慮
4. NYHA Ⅲ～Ⅳ度で重篤な全身合併症がない症例，中枢型で低酸素血症が高度な症例では NYHA Ⅱ度も適応とする(高度右心不全合併例は内科的治療後に手術を考慮する)
5. 高齢者(≧75歳)，末梢型で病歴が長い症例や PVR が高値の症例は多くの手術経験が必要である
6. 肺動脈性肺高血圧症，肺動脈腫瘍塞栓症との鑑別診断を要する

SD：UCSD 新分類，BPA：balloon pulmonary angioplasty

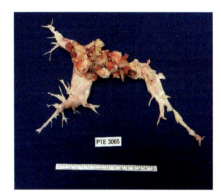

Level Ⅰ (old Type Ⅰ):
Disease in the main pulmonary arteries

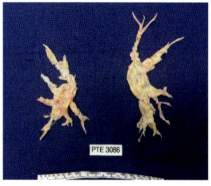

Level Ⅱ (old Type Ⅱ):
Disease starting at the level of lobar arteries, or in the main descending PA's

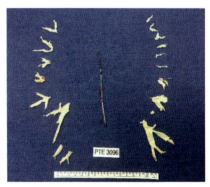

Level Ⅲ (old Type Ⅲ):
Disease starting in the segmental levels

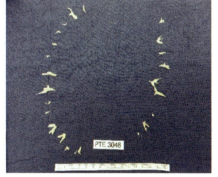

Level Ⅳ (old Type Ⅲ):
Disease starting at the level of subsegmental arteries

図4-90 New UCSD Surgical Classification for CTEPH

脈に連続して閉塞や狭窄性病変が存在する症例は有効な PEA が可能であるため，肺動脈の病態(閉塞形態)では中枢型や Jamieson 分類のⅠ型やⅡ型(New UCSD Surgical Classification for CTEPH の Level Ⅰ，Ⅱ，図4-90)がよい手術適応症例となる．区域動脈より先の病変が主体で

ある末梢型や Jamieson のⅢ型(UCSD-Level Ⅲ)では，手術に難渋することがあり PEA の経験の蓄積が必要となるので，慎重に適応を決めた方がよい．PEA が困難と判断される亜区域動脈中心の病変(UCSD-Level Ⅳ)には，経皮的肺動脈バルーン拡張術(balloon pulmonary angioplasty: BPA)を考慮する．PEA の経験数が非常に多い施設では 80 歳以上の高齢者，肺動脈圧・肺血管抵抗・右心不全の高度な症例，肺動脈の閉塞形態が末梢型(UCSD-Level Ⅲ，Ⅳ)でも手術は可能である(血栓塞栓が病因であればすべての患者は手術の対象となる)とする考えもある．CTEPH では弾性動脈より末梢の筋性動脈は開存しているとされるが，血栓によって閉塞した部位より遠位の小動脈にも血管病変が存在する症例があることが確認されており，肺小動脈の病理組織学的観点から考えると本症の手術適応症例の決定は困難な症例も多い[5]．

5 手術方法と成績

手術方法として本症では肺動脈壁の器質化血栓を内膜とともに摘除することが必要であり，San Diego グループ[3,4]が開始した超低体温間歇的循環停止法を用いた肺動脈血栓内膜摘除術が一般的術式として施行される．

1) 血栓内膜摘除の方法

血栓内膜摘除術には開胸にて一側肺に行う方法と，胸骨正中切開にて人工心肺下に両側肺に行う方法とがある．胸骨正中切開，超低体温間歇的循環停止法による両側肺の血栓内膜摘除術を図 4-91 に示した．本症は通常両側病変であり両側肺へ同時にアプローチできること，合併

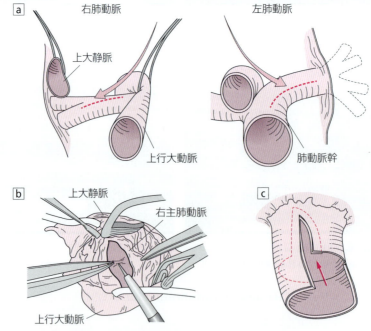

図 4-91　慢性血栓塞栓性肺高血圧症に対する手術方法
a) 左右主肺動脈への到達法．b) 右主肺動脈の後壁で剥離層を作成．
c) 区域動脈へ向かい PEA を進める．
(Jamieson SW, et al. J Thorac Cardiovasc Surg. 1993; 106: 116-27 より改変)[4]

10 肺動脈血栓塞栓症— b 慢性血栓塞栓性肺高血圧症

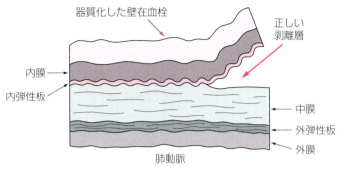

図 4-92 血栓内膜摘除術の剝離層

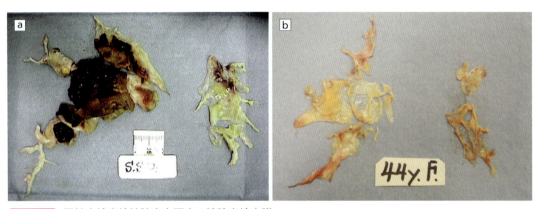

図 4-93 慢性血栓塞栓性肺高血圧症の摘除血栓内膜
a）中枢型：54 歳女性（図 4-88a と同じ症例）．b）末梢型：44 歳女性（図 4-88b と同じ症例）．

する他の心病変にも対応可能なこと，開胸による肺出血の危険が少ないことなどにより，現在では本症に対する標準術式となっている．

2）超低体温間歇的循環停止法による血栓内膜摘除術の要点

　CTEPH では内膜摘除を伴わない血栓摘除術はまったく有効ではない．このため血栓内膜摘除を行うに際して剝離面の決定が第一に重要となる．内弾性板と中膜の内よりが理想的なパールの白さの剝離面であり（図 4-92），中膜の深い層に入るとしわができたり薄いピンク色の外膜が見えてきて，外へと出る危険がある[4]．第二に重要な点は通常器質化血栓は強固でちぎれにくいので，血栓内膜を少しずつ剝離して引っ張りながら末梢側に剝離を進めて行き，亜区域動脈まで樹枝状に器質化血栓を内膜とともに摘除することである．図 4-93 に中枢型と末梢型の各 2 例の摘除血栓内膜を示した．中枢型では多量の血栓内膜が右肺動脈から摘除されている．第三に無血術野を得ることが重要である．このために血液吸引が同時にできる Jamieson 剝離子が有用であるし，適宜間歇的に循環停止を行う．1 回の循環停止時間は 15 分までとして，10 分間は必ず再灌流を行って再度循環停止とする．循環停止時間が長いと術後脳障害の原因となるが，通常は 45〜60 分（3〜4 回の循環停止）で安全に終了できる．

Ch 4 ● 大血管外科

3）血栓内膜摘除の手術手順

①術前準備：術前にプロスタサイクリン製剤（エポプロステノール）を2〜3週間持続静脈内投与しながら，安静加療を行って手術とする．術中のモニタとして中枢温（咽頭または膀胱温）・末梢温・動脈圧・パルスオキシメーター，術前後の検査用に経食道エコーとSwan-Ganzカテーテルを準備する．肺出血に備えて分離気管内挿管を行う．頭部を包む氷嚢を用意する．術前に中枢型の深部静脈血栓症を合併している症例には，永久的下大静脈フィルターを挿入する．

②胸骨正中切開後，上行大動脈送血，上大静脈（直接）と下大静脈（右房より）の2本脱血にて体外循環を開始，左房ベントを挿入する．冷却を開始して心停止後に心筋保護液（順行性＋逆行性）注入，中枢温が18℃となったところで循環停止とする．

③右肺動脈血栓内膜摘除：最初は患者の左側に立ち，上大静脈と上行大動脈の間に開創器をかけ，右主肺動脈を出す．前面中央を上行大動脈の下より右上肺静脈下まで切開して肺動脈内を観察する．中枢型では肺動脈内に大きな器質化血栓や二次血栓があるが，末梢型では肺動脈の軽度肥厚のみのことが多い．切開部か主肺動脈の後壁で剝離層を同定して，Jamieson剝離子を用いて各区域動脈に向かい血栓内膜摘除を行う．末梢型では区域動脈の入口部で剝離層を同定しなければならない．

④左肺動脈血栓内膜摘除：次に患者の右側に移り，心ネットで右側下方に心臓を引き，左主肺動脈を肺動脈幹より心膜翻転部まで切開する．同様に間歇的循環停止下に後壁で剝離層を同定して，血栓内膜摘除を各区域動脈に向けて行う．

⑤復温が完了（末梢温33℃）して，人工心肺からの離脱を試みる．肺動脈圧が低下しないで体動脈圧と等圧となったり，多量の気道出血を認める症例では，経皮的心肺補助装置（PCPS）を装着して人工心肺を終了する．術後の心タンポナーデを予防するために胸膜を一部切除して，左胸腔と交通させてドレーンを挿入しておく．

4）合併症と術後管理

術後の再灌流障害による肺浮腫や気管内出血は最も注意すべき合併症である．術後の気管内出血は手術時の肺動脈壁損傷によることが多い．末梢型では術中の剝離層の作成が困難なことがあり，術後再灌流障害の頻度が高くなる．このために呼吸不全が遷延化したら長期にPEEPをかけながら人工呼吸管理を行う．術後も肺高血圧が持続する症例では，カテコラミンや血管拡張薬を投与して心不全の管理を行う．長期間のPCPS管理を行い，肺動脈圧が低下して救命できる症例もある．気道出血やドレーンからの出血が心配なくなったらヘパリンを開始し，ワルファリンの経口投与に変更していく．

5）慢性血栓塞栓性肺高血圧症に対する外科的治療成績

a）文献的報告

CTEPHに対する超低体温循環停止下の血栓内膜摘除術の手術成績は，1900年代においてはJamiesonらの病院死亡8.7％（13/150）[4]があるが，2000年以後はOginoらは8.0％（7/88），Thistlethwaiteらは4.7％（52/1100），安藤らの待機手術75例では2例（2.7％）[2]，Mayerらは4.7％（18/386），19施設のレビューでは1.3〜24％（平均8％），UCSDの500例では2.2％[6]の病院死亡であった．本症に対する手術後の遠隔成績は良好であり，5年の生存率が86％，74〜

89％などの報告がある．しかし，術後に肺高血圧が残存した症例（11〜35％）では遠隔期の成績は不良となり，慎重な内科的治療が必要となる．

b）筆者の最近の手術成績

2006年3月〜2013年2月の期間に藤田保健衛生大学心臓血管外科において，本症の112例にPEAを施行した．中枢型88例，末梢型24例であり，性別は80例と女性が多く，末梢型は全例女性であった．周術期には末梢型でPCPS装着，IABP留置，人工呼吸器の使用日数が多い傾向にあった．手術成績は中枢型に3例の手術死亡と2例の病院死亡を認め，全体では手術死亡2.7％（3/112），病院死亡4.5％（5/112）と良好であった．死亡した中枢型の5例はいずれも肺の小動脈病変を伴っており，術後に呼吸循環動態が改善せずに死亡した．2013年5月から2年間の総合大雄会病院での本症の26例に対するPEAの手術成績は，手術死亡は1例（肺出血），病院死亡1例（COPDによる呼吸不全）であった．

6 外科診療上の問題点（表4-12）

1）外科的治療を選択する場合の問題点

CTEPHは現在でも過少診断されており，正しい診断と病態評価が困難のことが多いため，本症の手術適応有無の判断は専門病院で決定すべきである．PEAの手術侵襲は大きく，手術適応症例は限られているため，手術が困難と思われる末梢型の症例にはBPAの適応を考慮する．

2）外科的治療上の問題点

術前・術中・術後の問題点を表4-12に示した．特に閉塞形態が末梢型の症例や病歴の長い50〜60歳代の女性では，術後に長期集中治療を要する症例が多い傾向にある．10〜15％の患者では術後にPHが残存するが，このような症例ではBPAがハイブリッド治療として施行され，良好な成績の報告がある．

表4-12 慢性血栓塞栓性肺高血圧症の診療上の問題点

1．外科的治療を選択する場合の問題点
　①本症は正しい診断と病態評価が困難で，現在でも過少診断されている
　②本症の手術適応有無の判断は専門病院で決定すべきである
　③日本では年間手術数が少なく，熟練した術者と手術可能な病院が少ない
　④末梢型の狭窄・閉塞に対してはバルーン拡張術を考慮する

2．外科的治療上の問題点
　①術前：肺動脈の閉塞形態（中枢型か末梢型か）の診断，呼吸循環動態の急速悪化例の手術時期，
　　腫瘍塞栓や肺動脈性肺高血圧症との鑑別診断
　②術中：剥離層の同定の仕方，長時間の間歇的循環停止時間の回避（術後譫妄や脳障害の危惧），
　　肺小動脈の病変の存在
　③術後：残存肺高血圧や再灌流障害による気道出血・肺水腫により長期呼吸循環管理（PCPS，
　　人工呼吸器）を要する症例があること

Ch 4 ● 大血管外科

📖 文献

1) 安藤太三, 伊藤正明, 應儀成二, 他. 肺血栓塞栓症および深部静脈血栓症の診断・治療・予防に関するガイドライン(2009年改訂版). 日本循環器学会ホームページ. http://www.j-circ.or.jp/guideline/index.htm

2) 安藤太三. 慢性血栓塞栓性肺高血圧症: 外科治療. 循環器内科. 2013; 74: 599-606.

3) Thistlethwaite PA, Mo M, Madani MM, et al. Operative classification of thromboembolic disease determines outcome after pulmonary endarterectomy. J Thorac Cardiovasc Surg. 2002; 124: 1203-11.

4) Jamieson SW, Auger WR, Fedullo PF, et al. Experience and results with 150 pulmonary thromboendarterectomy operations over a 29-month period. J Thorac Cardiovasc Surg. 1993; 106: 116-27.

5) Yamaki S, Ando M, Fukumoto Y, et al. Histopathological examination by lung biopsy for the evaluation of operability and postoperative prognosis in patients with chronic thromboembolic pulmonary hypertension. Circ J. 2014; 78: 476-82.

6) Madani MM, Auger WR, Pretorius V, et al. Pulmonary endarterectomy: recent changes in a single institution's experience of more than 2,700 patients. Ann Thorac Surg. 2012; 94: 97-103.

〈安藤太三〉

Ch.5
腹部・末梢血管外科

宮田哲郎 編

TEXTBOOK OF
CARDIOVASCULAR SURGERY

Ch 5 ● 腹部・末梢血管外科

1 末梢血管の解剖とアプローチのポイント
—腹部大動脈，下肢動脈—

1 腹部大動脈

1）腹腔動脈上腹部大動脈（図 5-1）

　　腹腔動脈上腹部大動脈は，横隔膜の大動脈裂孔から腹腔動脈が分岐するまでの約 3〜4 cm の部分である．この部分は第 12 肋間動脈と時に下横隔動脈が一対ずつ分岐している以外は枝がなく比較的動脈硬化性変化を生じづらいので，腎動脈下部で遮断ができない場合の大動脈遮断部位として利用できる．小網を切開後，食道と胃を左右に牽引し，後腹膜にある横隔膜右脚の一部を切離すると腹腔動脈上腹部大動脈に至る．上方に横隔膜切離を進めると，胸部大動脈に至るが，開胸に注意する．大動脈右方には胸管が走行するので，剝離操作は大動脈に沿って行う．左側より膵尾脾臓を脱転して到達する方法もあり，中央部まで脱転すると横隔膜左脚の後方に大動脈の拍動を触知するので，左脚の一部を切離して大動脈を露出する．

2）腎動脈分岐下部腹部大動脈（図 5-2）

　　腎動脈分岐下部腹部大動脈は，動脈瘤や閉塞性疾患の好発部位である．正中より大動脈へ到達する際の landmark は Treitz 靱帯である．Treitz 靱帯左側で後腹膜を切開し，十二指腸を右方に脱転すると大動脈前面に至る．大動脈周囲にはリンパ管や小血管が多く，周囲の軟部組織を細かく結紮して大動脈を露出する．中枢側に大動脈の露出を進めると，次の landmark の左腎

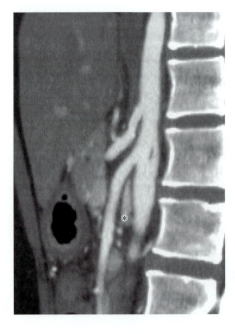

図 5-1　腹部大動脈
（腹腔動脈，上腸間膜動脈分岐部付近）
＊左腎静脈

1 末梢血管の解剖とアプローチのポイント—腹部大動脈，下肢動脈—

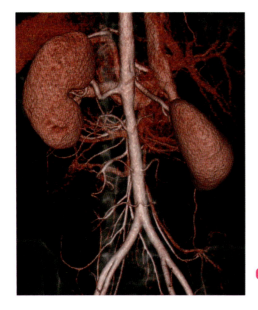

図 5-2 腹部大動脈
（腎動脈分岐下部を後面より見る）

静脈に至る．通常はここまでの操作で腎動脈下大動脈の遮断が可能だが，高位大動脈閉塞症，傍腎動脈大動脈瘤などで腎動脈分岐部を露出する時は，左副腎静脈，左精巣(卵巣)静脈，腰静脈を切離して，左腎静脈を遊離する．左腎静脈を一時切離することもある．大動脈周囲には神経叢があり，男性における L1-L2 の高さでの交感神経障害は impotency を，大動脈分岐部付近にある上下腹神経叢(L2-L3)損傷では retrograde ejaculation を生じる．

2 腹部大動脈分枝

1) 腸骨動脈（図 5-3）

　　総腸骨動脈前面を尿管が乗り越えるので，確認し必要に応じてテーピングする．右総腸骨動脈後方を左腸骨静脈が走行して右腸骨静脈と合流して下大静脈となる．動脈硬化性変化では動静脈間の癒着が生じるため，右総腸骨動脈のテーピングは，できるだけ末梢で慎重に行う．骨盤内で後腹膜を切開する際は，S状結腸間膜の血管を損傷しないように，助手にS状結腸を牽引させる．内腸骨動脈は骨盤内臓と臀筋に分布する枝に分かれ，それぞれ腸骨動脈閉塞時の重要な側副血行路となる．

2) 腹腔動脈（図 5-1）

　　腹腔動脈と上腸間膜動脈の起始部は近接しており，時には共通管となる．腹腔動脈起始部を横隔膜大動脈裂孔の一部である median arcutate 靱帯が囲む．腹腔動脈は起始部から数 mm はリンパ組織と腹腔神経叢に取り囲まれており，動脈露出時はこれらの組織を鋭的に切離する．

　　腹腔動脈は，総肝動脈-胃十二指腸動脈-上膵十二指腸動脈，あるいは脾動脈-後膵動脈-上膵十二指腸動脈に続き，下膵十二指腸動脈を介して上腸間膜動脈と連結する．上腸間膜動脈と下腸間膜動脈は，Drumonnd の辺縁動脈および，Riolan の動脈弓を介しつながっている．下腸間膜動脈は直腸動脈を介して内腸骨動脈とつながる．

Ch 5 ● 腹部・末梢血管外科

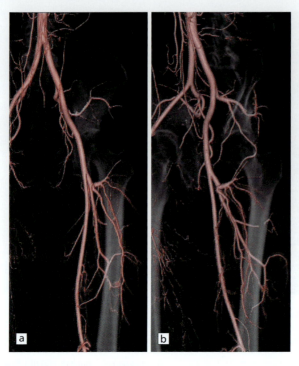

図 5-3　腹部大動脈分岐部から
　　　　浅大腿動脈にかけて
a)正面．b)斜位．

3) 上腸間膜動脈（図 5-1）

　上腸間膜動脈起始部は膵臓の後面にあり，露出のためには脾・膵尾部を右方に脱転する．膵下縁より出ると中結腸動脈，さらに膵鉤状突起部下縁では下膵十二指腸動脈を分岐する．上腸間膜動脈は十二指腸水平部の前面を通り右結腸動脈を分岐し，小腸に多くの分枝を出し回結腸動脈となる．上腸間膜動脈の塞栓除去のためには，横行結腸間膜基部で，膵下縁より出る部分を確保する．

4) 下腸間膜動脈

　分岐後数 cm で左結腸動脈，S 状結腸動脈を分岐して上直腸動脈となり，さらに骨盤部で中直腸動脈と下直腸動脈となる．腹部大動脈瘤の手術時結紮することが多いが，内腸骨動脈が温存される場合は結腸の血流障害を生じることはほぼない．

5) 腎動脈（図 5-2）

　腎動脈は第一腰椎下縁の高さで大動脈より分岐し，通常は左腎動脈の分岐が高い．分岐部は正中からは左腎静脈に隠れて見えず，確認するには，流入する枝（左副腎静脈，左精巣・卵巣静脈，腰静脈）を切離し左腎静脈を遊離する．右腎動脈は下大静脈の後方を通るので，露出には十二指腸下行脚を左方に脱転し，現れた下大静脈と右腎静脈を腰静脈に注意して遊離する．下大静脈の右方のみで右腎動脈を露出すると，その動脈が本幹なのか分枝なのか判断できないことがある．腎下極枝が腎動脈本幹と別に大動脈あるいは腸骨動脈より分岐することがあるので，あらかじめ確認する．

③ 下肢動脈

1）総大腿動脈（図 5-3）

鼠径部では大腿動脈と静脈は femoral sheath に包まれ，Scarpa の三角の中を走行する．前面を覆う広筋膜には卵円窩という穴があり，大伏在静脈やリンパ管が流入する．卵円窩の前方は浅鼠径リンパ節およびリンパ管網が覆っており，大腿動脈静脈剥離の際は，リンパ瘻予防のため軟部組織は結紮する．大腿動脈前面には，大伏在静脈への枝以外は大きな血管がなく安全に剥離ができる．大腿動脈側面には浅腸骨回旋動脈，浅腹壁動脈，外陰部動脈が分枝し，時には外側大腿回旋動脈，内側大腿回旋動脈が直接総大腿動脈より分岐するので注意する．

鼠径靱帯を切離して外腸骨動脈を露出する時，深腸骨回旋動静脈が動脈の上を乗り越えて外腸骨静脈に流入するので損傷に注意する．この静脈を結紮切離し剥離を進めると下腹壁動脈，深腸骨回旋動脈の分枝が確認できる．閉鎖孔動脈が内腸骨動脈より分枝せずに下腹壁動脈より分枝し，外腸骨動脈を乗り越えて鼠径靱帯に沿って走行することがあるので（日本人では 13% 程度）注意が要る．

2）浅大腿動脈，大腿深動脈（図 5-3）

総大腿動脈は後外側に大腿深動脈を分岐し浅大腿動脈となる．大腿深動脈は外側上方に向かう外側大腿回旋動脈と下方に向かう貫通動脈とに分かれる．貫通動脈の前面を外側大腿回旋静脈が乗り越えるので，大腿深動脈の形成術や瘤切除で末梢まで剥離する時は，静脈を切離する．大腿深動脈は外側・内側大腿回旋動脈を介して深腸骨回旋動脈，上臀動脈，下臀動脈，閉鎖動脈と連結し，副血行路を形成する．

3）膝上部膝窩動脈（図 5-4）

浅大腿動脈は，内転筋管（adductor cannal of Hunter）を通過して膝窩動脈となる．内転筋管の中を伏在神経も走行する．縫工筋前縁に沿って筋膜を切開し，縫工筋を後方に押しやり，さらに筋膜を切開すると膝窩に入る．この部位の内側アプローチではまず膝窩動脈が現れる．膝窩動脈の最初の分岐は最上膝動脈であり内転筋管の出口で分かれ伏在神経とともに下行する．また，その末梢では膝窩動脈から内側，外側上膝動脈が分岐し，大腿深動脈の末梢の動脈と交通し浅大腿動脈閉塞時の側副血行路となる上，膝関節周囲の豊富な脈管網により，内側，外側下膝動脈，前脛骨反回動脈などを介して下腿への側副血行路にもなる．

4）膝下部膝窩動脈（図 5-4）

腓腹筋内側頭前縁の下腿筋膜を切開し，筋を下方に押し下げ，その奥の筋膜を切開すると膝窩部に至る．途中，半腱様筋，半膜様筋，薄筋，縫工筋の腱が視野を遮るが，腱に沿って筋膜を切り開くことで十分な視野を確保できる．この部位の内側アプローチではまず膝窩静脈が現れる．遠位膝窩動脈は外側前方に位置するために，静脈の前方を剥離すると，膝窩動脈に至る．膝窩動脈末梢部はヒラメ筋の脛骨付着（ヒラメ筋腱弓）を切離して露出する．膝窩動脈は，腓腹筋内側頭の内側，筋肉内，膝窩筋の前面などを通る走行異常を示すことがあり，膝窩動脈捕捉症候群の原因となる．後方アプローチでは，脛骨神経が膝窩動脈のすぐ前方を走行するので注意する．

Ch 5 ● 腹部・末梢血管外科

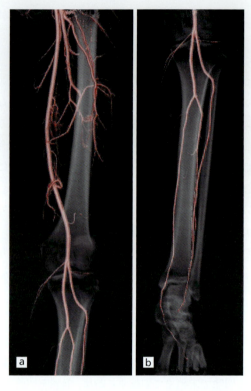

図 5-4　鼠径靱帯以下下肢動脈
a）浅大腿動脈から下腿 3 分岐まで
b）遠位膝窩動脈から足部まで（この例では前脛骨動脈が，通常より高位で分岐している）

5）脛骨腓骨動脈幹，後脛骨・腓骨動脈近位部（図 5-4）

　ヒラメ筋腱弓を下方に切離すると，膝窩動脈は前方に前脛骨動脈を分枝して脛骨腓骨動脈幹となる．脛骨腓骨動脈幹を吻合に使用するには，前面を横切る前脛骨静脈を切離する．さらに，ヒラメ筋の切離を進めると，手前に後脛骨動脈，奥に腓骨に沿った腓骨動脈を確認できる．下腿は anterior, superficial posterior, deep posterior, lateral の 4 つの compartment に分けることができるが，前脛骨動脈は anterior compartment，後脛骨動脈と腓骨動脈は deep posterior compartment の中を走行する．

6）後脛骨動脈遠位部

　下腿中央部より末梢ではヒラメ筋は脛骨から離れ，腓腹筋と合流してアキレス腱となる．その筋束を後方に圧排するだけで，容易に長趾屈筋上に後脛骨動脈の遠位部を露出できる．

7）腓骨動脈遠位部

　腓骨動脈は下腿遠位 1/3 まで腓骨の後面を走行する．内側アプローチで，ヒラメ筋の脛骨付着部分を切離し，長母趾屈筋と後脛骨筋を分けると腓骨動脈が確認できる．また，下腿外側より長腓骨筋および短腓骨筋を前方に遊離して腓骨を 10 cm ほど切離すると，その直下に腓骨動脈を露出することもできる．腓骨筋の中を浅腓骨神経が走行するために注意が要る．

8）前脛骨動脈

　脛骨と腓骨の中間部で下腿筋膜を切開すると，前脛骨筋と長趾伸筋の間に前脛骨動脈が現れる．総腓骨神経から分かれた深腓骨神経が前脛骨動脈に沿って走行し，足部を背屈させる前脛

618

骨筋，長趾伸筋，長母趾伸筋に分布する．この神経の損傷は drop foot を生じるため注意が要る．下腿中央部より末梢部分では長母趾伸筋が前脛骨動脈の前方を走行するため，この部位の前脛骨動脈を吻合部とする場合は，前脛骨筋あるいは長母趾伸筋を切離する．

9）後脛骨動脈末梢，足底動脈

　足関節内果後方に縦切開を加え，厚い結合織の膜の屈筋支帯を切り開くと，長趾屈筋と長母趾屈筋との間を走行する後脛骨動脈を露出できる．周囲に剥離する筋肉もなく体表近くのため，露出は容易である．末梢では，内側および外側足底動脈に分岐する．内側足底動脈の起始部を露出するには，動脈前面を横断する外側足底静脈を切離する．内側・外側足底動脈を末梢まで追及するには，母趾外転筋を切離しその深部の筋膜を切開する．

10）足背動脈

　下伸筋支帯の末梢部を切開すると足背動脈が露出する．体表近くを走行するこの動脈の露出は容易である．外側足根動脈分岐部より深足底動脈分岐部までを通常吻合に用いる．足背動脈の上を中枢側では長母趾伸筋が，末梢側では短母趾伸筋が横断するので，吻合の障害になるときはどちらかを切離する．症例によっては足背動脈の中枢側あるいは末梢側に剥離を広げる必要があり，外側足根動脈を吻合部とする症例もある．

〈宮田哲郎〉

Ch 5 ● 腹部・末梢血管外科

2 機能検査（動脈・静脈機能検査）

❶ 動脈機能検査

1) 四肢血圧

a) 超音波ドプラ法

原理：運動して物体が音を出しながら近づいてくると次第に音が高く聞こえ，遠くにしたがって音が低く聞こえるというドプラ効果を応用している．運動している物体（血球）に超音波を連続的に当てると物体（血球）の運動により超音波周波数の変化も大きくなり，それを利用して血流速度波形を得ることができる．主体は四肢血圧測定である．

評価方法：ドプラ血流計を用いた ABI（ankle brachial pressure index）が最も用いられている．すなわち ABI は足関節収縮期血圧/上肢収縮期血圧で，正常値は 1.0～1.4 で 0.9～1.0 は境界領域，0.9 未満は何らかの虚血があることが示され 0.4 以下は重症で，1.4 以上は腎不全，糖尿病，高安動脈炎，大動脈弁閉鎖不全症の患者にみられる．

適応：下肢動脈閉塞症の評価に用いられる．血流速度波形は狭窄病変の診断などに有用である．

b) オシロメトリック法

前述した超音波ドプラによる血圧測定は，少し熟練を要するが，最近広く普及している formPWV/ABI®，Vasera®は，自動的に四肢測定が行えて，容易で熟練を要さない利点がある．欠点として，原理がオシロメトリック法であることから，40 mmHg 以下は測定できないことが多いため重症の虚血肢の評価には適さない[1]．また心房細動のような不整脈のある患者には正確に測定できないことがあるため，注意する必要がある．ただこの機器は足趾の血圧測定や動脈硬化度の判定の一つである脈波伝播速度（前者），CAVI（後者）測定できるため応用範囲が広い．

さらにトレッドミル歩行による ABI の回復時間の測定は，間歇性跛行の重症度や治療方針に有用である[2, 3]．

足趾血圧：腎不全，糖尿病の患者では，動脈の石灰化により足関節血圧が正確に測定できないことが多いため，ABI を過大評価する可能性がある．その際には，TBI（toe brachial pressure index：足趾血圧/上肢収縮期血圧）が有用である．0.6 以下は異常である．ただ寒冷などにより血管が収縮しやすいため，保温して後に測定することが大切である．

2) レーザドプラ

原理：He-Ne（ヘリウム-ネオン）からレーザ光を皮膚あるいは組織の表面上のプローベから組織内へ照射し，主として赤血球を介するドプラ効果を利用してプローベを当てた部分の中心部を中心に半径約 1 mm の半球内の組織血流量を無侵襲的に測定する．

2 機能検査（動脈・静脈機能検査）

適応: 動脈閉塞疾患，脳外科，消化器外科，形成・整形外科など広く利用されている．さらに薬物の効果判定や腸管虚血の程度の判定にも用いられている．

注意点: 検査室温を被検者にとって快適な一定温度（22〜25℃）に保つこと．騒音や精神的ストレスを与えない．プローベのわずかな位置の変化で値が大きく変わるため絶対値より何らかの負荷を行いその前後でみるのがよい．

皮膚灌流圧: 足趾，足部，足関節用のカフの内側にレーザドプラを内蔵して皮膚灌流圧を測定する装置がよく使用されている．測定は容易であり，経皮的酸素分圧と同様に重症虚血肢の評価に有用である[4]．

3）サーモグラフィー

原理: 生体から自然に放射されている赤外線を計測する受動的検査法である．

適応: 動脈疾患では Raynaud 病，Raynaud 症候群，Buerger 病など，静脈疾患では静脈瘤や深部静脈血栓症，その他に動静脈瘻や薬物療法の効果判定などに使用されている．

注意点: 気温や湿度などに左右されるため，恒温・恒湿室で行う．

4）光電脈波法

原理: 光を指尖に当て，その透過光や反射光を受光し，容積変化を測定する方法である．

適応: Buerger 病，Raynaud 症候群など足趾，手指に病変のある疾患に使用されている．

注意点: 絶対値は測定できない．大まかな病変の有無をみる．環境因子に影響を受ける．

5）近赤外線分光法

原理: 近赤外光の持つ優れた組織透過性を利用してオキシヘモグロビンとデオキシヘモグロビンの経時的変化がみられる．

適応: 大血管手術の脳虚血のモニター，間歇性跛行肢の重症度評価，肝臓疾患などに利用されている[5]．

注意点: 絶対値の評価ができない．

6）経皮的酸素分圧

原理: 皮膚を加温して末梢血管を拡張させ，動脈化した毛細血管網から拡散する O_2 を測定する．6 チャンネルが使用され，各部位を同時に測定できる．

適応: 虚血肢の重症度，血行再建の成否，薬物療法の効果の有無，切断部位の決定などに使用されている[6]．

注意点: 皮膚を43〜44℃に加温するので長時間測定すると熱傷の可能性がある．3 時間以上測定しないようにする．室温を可能な限り一定にする．皮下静脈がある部位では測定しない．皮膚の浮腫や皮膚疾患のある場合には正確に測定できないことがある．

7）血管内皮機能検査

動脈硬化の初期における血管内皮機能障害を早期に発見し，適切に介入することにより生活習慣病の予防などに有用と考えられている[7]．

超音波検査装置を用いた上腕動脈の血管内皮機能測定である FMD（flow mediated dilatation）と RH-PAT（reactive hyperemia-peripheral arterial tonometry）があり，前者は検査の煩雑性や再現性の上で高度の技術が必要で，その点後者は簡便で再現性がある．

Ch 5 ● 腹部・末梢血管外科

前者では，% FMD を測定して，6%以上を正常値としている．後者は，RHI を測定して，2.10 以上は良好，1.68〜2.09 は問題のない状態，1.67 以下は要注意としている．

❷ 静脈機能検査

空気容積脈波法

原理：四肢に一定の圧をかけた空気カフを装着し，容積変化を測定するもの．

適応：主に静脈疾患で静脈の機能評価として最も利用されている[8]．測定指標は，OF（outflow fraction），VV（venous volume），VFI（venous filling index），EF（ejection fraction），RVF（residual volume fraction）である．

OF：臥位での下肢静脈の開存性をみる．正常値は 35%以上で DVT など深部静脈に還流異常があると低下する．

VV：立位での下肢静脈の貯留容量で正常値は 150 mL 未満，静脈瘤では高く，DVT では低い．

VFI：立位での下肢静脈血貯留速度で，正常値は 2 mL/sec 未満で，弁不全等があると高値となる．

EF：立位での下腿筋ポンプ作用による能動的下肢静脈還流能力で，正常値は，40%以上で，静脈還流障害があると低下する．

RVF：立位での連続筋運動時の下肢静脈血残容量で，正常値は 35%未満で，静脈還流障害があると高い[9]．

注意点：温度変化に影響され，解剖学的評価はできない．あくまでも機能的評価である．

📖 文献

1) 正木久男，森田一郎，田淵 篤，他．formPWV/ABI®を用いた間歇性跛行の評価．脈管学．2003; 43: 303-6.

2) 太田 敬，杉本郁夫，飛田研二，他．客観的評価に基づいた間歇性跛行の治療の重要性．日血外会誌．1998; 7: 455-60.

3) 正木久男，田淵 篤，柚木靖弘，他．トレッドミル歩行による ABPI 検査を用いた閉塞性動脈硬化症の間歇性跛行の治療戦略．脈管学．2006; 46: 543-7.

4) Masaki H, Ishida A, Tabuchi A, et al. Evaluation of critical limbs ischemia by transcutaneous oxygen pressure and skin perfusion pressure measurement breakthrough in the treatment for critical limb ischemia in Japan. Tokyo: Livre Planning; 2004. p.35-41.

5) 市来正隆．NIRS（近赤外線分光法）．血管無侵襲診断の実際．無侵襲診断法研究会将来構想委員会編．東京: 文光堂; 2001. p.136-41.

6) 正木久男，稲田 洋，村上泰治，他．経皮的酸素分圧測定法による阻血肢の末梢循環の評価．脈管学．1997; 37: 257-64.

7) 血管機能の非侵襲的評価法に関するガイドライン．循環器病の診断と治療に関するガイドライン 2013. 日本循環器学会．p.7-23.

8) Christopoulos DG, Nicolaides AN, Szendro G, et al. Air-plethysmography and effect of elastic compression on venous hemodynamics of the leg. J Vasc Surg. 1987; 5: 148-59.

9) 久保田義則．空気容積脈波検査（APG: air pletysmography）．In: 無侵襲診断法研究会将来構想委員会，編．血管無侵襲診断の実際．東京: 文光堂; 2001. p.22.

〈正木久男〉

Ch 5 ● 腹部・末梢血管外科

3 末梢動脈疾患の画像診断

　骨盤・下肢領域の動脈疾患には，閉塞性動脈硬化症，急性下肢動脈閉塞症，閉塞性血栓血管炎，高安動脈炎などの閉塞・狭窄病変，ならびに動脈瘤をはじめとする拡張病変，さらに動静脈瘻，動静脈奇形，血管腫など，様々な疾患が存在するが，臨床的に重要で頻度の高い疾患は閉塞性動脈硬化症（arteriosclerosis obliterans: ASO）である．ASO とは，主に四肢の主幹動脈に粥状硬化性変化をきたし，狭窄あるいは閉塞を生じて末梢側に様々な程度の虚血性病変を呈する疾患であり，近年の食生活の欧米化と平均寿命の延長に伴い，本邦においても急速に増加している．ここで，ASO は欧米でいう末梢動脈疾患（peripheral arterial disease: PAD）とほぼ同義で用いられているため，本稿では PAD と表記する．

　PAD の診断は，自覚症状や他覚症状に加え，機能的診断と解剖学的診断によりなされる．機能的診断の詳細については，前項に譲る．一方，解剖学的診断とは画像診断のことであり，超音波検査，CT，MRI，血管造影などが用いられる．

　従来，PAD に対するスクリーニング検査および術前検査は，侵襲的な血管造影（digital subtraction angiography: DSA）が主体であったが，近年，multidetector-row CT（MDCT）を用いた CT angiography（CTA）や造影および非造影 MR angiography（MRA）などの低侵襲的な画像検査が主軸を担っており，Inter-Society Consensus for the Management of Peripheral Arterial Disease（TASC II）においても[1]，PAD を疑う症例に対する評価法として，血管造影や超音波検査とならんで CTA，MRA が推奨されている．実臨床においても，スクリーニング，治療方針の決定，治療後評価などに CTA または MRA が利用されているが，CTA，造影 MRA，非造影 MRA いずれを施行するかは，装置の性能や特性にも左右されることから，明確な判断基準がないのも実情である．本稿では CTA と MRA を中心に，PAD に対する画像診断の役割，各検査の撮像法，利点と課題点，使い分けのポイントを中心に概説する．

❶ PAD に対する画像診断の役割

　2007 年に TASC II が発表され，エビデンスに基づく治療指針として広く利用されている[1]．TASC II では PAD の部位や形態に基づいて分類しており，どのような病変に対してどの治療が適しているか，推奨される治療法が示されている．血行再建術（血管内/外科的治療）の対象となる病変が疑われる場合には，治療の標準化の上からも画像診断により正確な TASC 分類を行う必要がある．この際に CTA や MRA により情報提供が可能な項目としては，治療前では，①狭窄形態と狭窄率の判断，②病変前後の血管走行，③石灰化やプラーク等の血管壁性状の評価，④多発合併病変の診断，⑤側副路の有無と病変部末梢側の run-off の評価，⑥潰瘍病変，解離，動脈瘤の有無などに関する事項が挙げられる．さらに，治療後では①治療効果の判定，②多発合併病変の診断，③新たな病変の検索などを知ることができ，治療後の外来での経過観察に有

623

Ch 5 ● 腹部・末梢血管外科

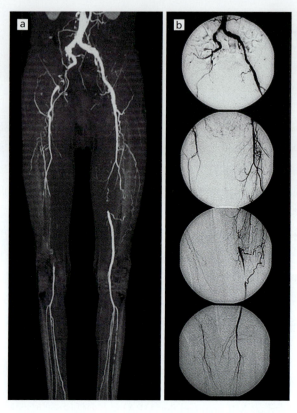

図 5-5 右総腸骨動脈〜膝窩動脈閉塞および左浅大腿動脈閉塞のCTA(a)とIADSA(b)
CTAにて閉塞の範囲や側副路が明瞭に描出されている.

用と考えられる[2,3].

❷ CTA

　MDCTとは，体軸方向に複数のX線検出器列を配置し，X線管球が1回転する間に複数の画像情報を取得することが可能なCT装置である．検出器の列数が増加することで，撮像範囲が拡大し，撮像時間は短縮でき，体軸方向の空間分解能も向上することから，時間分解能および空間分解能に優れた詳細な3次元画像が作成可能となる．血管造影と比較した有意狭窄閉塞性病変に対する2および4列MDCTの診断能は感度92％，特異度93％であるが，16および64列MDCTでは感度97％，特異度98％と，装置性能の向上によりその精度は高くなっている(図5-5)[4]．しかし高度の石灰化を伴う狭窄病変やステント留置例では，血管内腔が描出不良となり，正確な内腔評価が困難となる場合がある．このような場合には，2次元横断像やcurved planar reconstruction(CPR)法を用いた内腔の描出が必要となる．この問題に対しては，近年高精細なsubtraction CTAや新たな検査法としてdual energy CTが可能となり，大変注目されている．

1) 再構成画像

　3次元画像再構成法にはmaximum intensity projection(MIP)法とvolume rendering(VR)法，curved planar reformation(CPR)法が一般に使用されている(図5-6).

3 末梢動脈疾患の画像診断

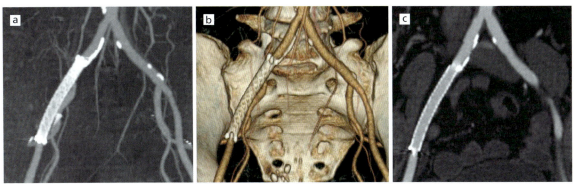

図 5-6　右総腸骨動脈ステント留置後の MIP 法（a），VR 法（b），CPR 法（c）による CTA
CPR 法によりステント内腔の開存性が評価できる．

a）MIP 法

投影方向のボクセルの最大値を選択して画像表示する手法であり，血管造影と同様の投影像が得られる．骨などを除去する必要があるが，近年の処理技術の進歩により，比較的短時間で容易に行える．再構成画像に CT 値が反映されるが，静止画像では構造的立体感は得られない．

b）VR 法

すべてのボクセルに対して不透明度と色調を設定することで，閾値処理することなく 3 次元画像を得る手法．カラー表示により立体感のある画像が得られ，全体を俯瞰するのに適している．条件の設定により，造影の濃度や血管径により末梢の血管が描出されない場合があり注意が必要であり，径の計測などには用いない．

c）CPR 法

本来 1 本の直線を軸に，この直線を含む任意方向の平面に展開される多断面変換（multiplanar reformation: MPR）法を任意の曲線を中心に展開する方法である．血管の走行に沿った CPR は 1 つの画像で広範囲の血管内腔を表示でき，高度石灰化やステント留置例も評価可能である．

2）利点と課題点

CTA は侵襲が低く，短時間で行うことができるため，スクリーニング検査に向いているとされる．また，空間分解能が高く詳細な 3 次元画像により様々な方向からの観察が可能である，精度の高い血管径計測が可能である，石灰化の描出に優れる，などの利点がある．一方，ヨード造影剤の使用，放射線被曝，高度石灰化・ステント部での内腔評価が困難などの課題点もある．ヨードアレルギーやヨード造影剤禁忌例には施行できない．また血流動態などの機能評価は困難で，空間分解能は比較的高いものの細径動脈の評価には限界があり，このような場合には IADSA による評価が必要である．

③ MRA

MRA の撮像法には，造影剤を用いない非造影 MRA とガドリニウム造影剤を使用する造影

Ch 5 ● 腹部・末梢血管外科

MRA に大別される．一般には造影 MRA の方が側副血管や下腿末梢の描出は良好とされており，血管造影と比較して PAD の診断に関する造影 MRA の感度と特異度もそれぞれ 97％，96％と非常に高い[5]．さらに近年の技術の進歩に伴い，非造影 MRA でも良好に PAD の病変を描出できるようになってきている．

1) 非造影 MRA

a) 撮像方法

撮像法には，time-of-flight（TOF）法，phase contrast（PC）法，fresh blood imaging（FBI）法などがある．TOF 法は血流の流入効果を利用した撮像方法であり，2 次元法と 3 次元法がある．2 次元法は，頸部や下肢で体軸方向と平行に走行する血流の検出に用いられる．3 次元法は中～高速の血流の描出能に優れ，空間分解能が高いが，撮像範囲が狭いため，頭蓋内動脈などに用いられる．PC 法は phase shift を利用した撮像方法で，血流方向の制限は受けないものの撮像時間が長く，描出できる血流速度の範囲は限られる．TOF 法や PC 法を用いた MRA は血流の速度や方向の影響を受けやすく，狭窄性病変などのため血流速度の低下した四肢動脈では十分な血流信号が得られないことで，しばしば狭窄の過大評価などの問題を伴う．高速スピンエコー法において流速の遅い血流が高信号を示し，速い血流が低信号を示す現象を利用して，心電図同期により収縮期と拡張期の画像を取得し，この差分から血流信号のみを取り出す新しい MRA の撮像法が FBI 法である．血流速度の変化の比較的小さい四肢動脈の描出に優れ，特に下肢の MRA において新たな非造影 MRA の領域を確立している．

b) 利点と課題点

非造影 MRA は造影剤が不要で無侵襲であることから，腎機能低下例や造影剤アレルギー例にも行うことができる（図 5-7）．また，FBI 法は石灰化の影響を受けないため，動脈壁の石灰化の高度な例においても，MIP 像のみでも狭窄の評価が容易である．放射線被曝がない，再撮像が可能，下肢静脈の選択的描出可能などの利点がある．一方，撮像時間が長い，血流速度や血流方向，体動によるアーチファクトが存在するといった課題点も存在する．

2) 造影 MRA

a) 撮像方法

ガドリニウム造影剤を用いた造影 MRA は，ガドリニウムによる血液の T1 短縮効果を利用し，そのファーストパスのタイミングに合わせて 3 次元画像データを収集することで血管内腔を高信号に描出するものである．非造影 MRA と異なり，動脈の屈曲蛇行などの解剖学的制約や血流速度，飽和効果などに影響されることなく，広範囲の血管を高コントラストで描出することができる．現在下肢動脈の MRA として最も広く応用されている方法である．

撮像条件としては撮像時間が短くてすむ 3 次元高速 gradient echo 法が用いられ，原則として TR（repetition time），TE（echo time）は可能な限り最短となる値を選択する．一般に造影 MRA では 1 回に撮像できる範囲が体軸方向に約 40 cm と限られており，骨盤から下肢までを撮像するためには，複数回の撮像とテーブル移動を繰り返す必要がある．このため一度の造影剤投与下で検査寝台を連続的に移動させ広範囲の動脈像を得ることが可能なテーブル移動式 MRA が行われている．ここで腎機能不良例に対するガドリニウム造影剤投与後に腎性全身性線維症

3 末梢動脈疾患の画像診断

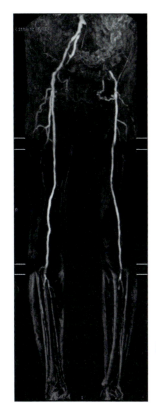

図 5-7 　左総腸骨～外腸骨動脈完全閉塞および右外腸骨動脈高度狭窄の非造影MRA
左総腸骨～外腸骨動脈完全閉塞および右外腸骨動脈の高度狭窄を認める．しかし両足下腿動脈の描出は不良である．

(nephrogenic systemic fibrosis：NSF)が発症することが明らかとなった．腎機能障害患者に対するガドリニウム造影剤投与には慎重を期す必要がある．

b) 利点と課題点

　造影MRAの長所として，放射線被曝がない，3次元画像再構成の際に骨除去の必要がない，石灰化の影響を受けないため明瞭な血流腔の描出が可能である(図 5-8)．一方，ガドリニウム造影剤の使用に伴うNSFやアレルギー発症のリスクがある．また，非造影MRAよりは短いものの，CTAに比較して検査時間が長いことから，緊急検査への対応も限定される．さらに，石灰化病変が指摘できないことや，ステント留置後ではその材質により内腔情報が得られない場合があり，注意を要する．

4　CTAとMRAの使い分けについて

　CTAとMRAの診断能はともに装置の性能に大きく依存するため，各施設で優れている方が選択されていることが多いが，一般的な診断能に関しては，感度，特異度ともにCTAとMRAはほぼ同等と考えられている[6]．しかし，CTAはMRAと比較し，①検査時間が短く，②空間分解能に優れるため詳細な3次元画像が得られ，③精度の高い血管径測定が可能，④石灰化が描出できることから，狭窄の疑いの強い症例，細部の観察が必要な症例，血管形成術やステント留置，グラフト手術などの術前評価症例ではCTAを選択するのがよいと考えられる[2]．

Ch 5 ● 腹部・末梢血管外科

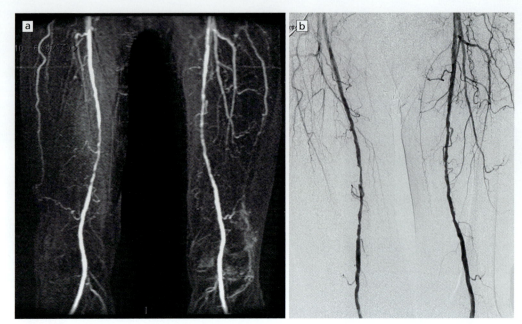

図 5-8　両側浅大腿動脈多発狭窄の造影 MRA(a)と IADSA(b)
石灰化の影響を受けず，造影 MRA にて多発狭窄が描出されている．

一方，MRA の利点としては，①放射線被曝がない，②ヨードアレルギー例でも可能，③高度石灰化の存在による内腔評価への影響が小さい，④ 3 次元画像の作成が容易な点が挙げられるため，これらを目的とする場合には造影 MRA が優れている．さらに，腎機能低下例や主幹動脈のスクリーニング目的では非造影 MRA が有用である[3]．

文献

1) Norgren L, Hiatt WR, Dormandy JA, et al. Inter-Society Consensus for the Management of Peripheral Arterial Disease(TASC Ⅱ). J Vasc Surg. 2007; 45: S5-67.
2) 林　宏光. 血管疾患の診断における画像診断の重要性　マルチスライス CT を中心に. 外科. 2006; 68: 1241-50.
3) 上田達夫, 林　宏光, 村田　智, 他. 骨盤・下肢動脈：PAD に対する CTA と MRA の役割. 臨床画像. 2010; 26: 1148-59.
4) Met R, Bipat S, Legemate DA, et al. Diagnostic performance of computed tomography angiography in peripheral arterial disease: a systematic review and meta-analysis. JAMA. 2009; 301: 415-24.
5) Loewe C, Schoder M, Rand T, et al. Peripheral vascular occlusive disease: evaluation with contrast-enhanced moving-bed MR angiography versus digital subtraction angiography in 106 patients. AJR. 2002; 179: 1013-21.
6) 天沼　誠. 血管イメージング　大動脈・末梢血管. 東京：羊土社；2008.

〈林　宏光〉

Ch 5 ● 腹部・末梢血管外科

4-a 腹部大動脈・腸骨動脈瘤 ― 非破裂

　高齢化や生活習慣の変化に伴う有病率増加に加え，EVAR（endovascular aneurysm repair）の導入に伴う適応拡大も相まって，本邦における腹部大動脈瘤の手術数は高齢・ハイリスク者を中心に増加している．日本血管外科学会調査では，手術数は 2011 年の約 13,000 から 2012 年には約 16,000 に増加，ステントグラフト実施基準管理委員会によると，EVAR は保険償還された 2006 年以降 2015 年までに 5 万例弱が実施され，2014 年には腹部大動脈瘤治療の 55％を占めている．本章では，これらを踏まえ，感染性，炎症性，破裂を除く腹部大動脈・腸骨動脈瘤の病態，診断，治療と予後を概説する．

① 病態[1-4]

1）成因と疫学的背景

　腹部大動脈の限局的拡大で，30 mm（正常径の 1.5 倍）を超えたものである．成因は変性が最多で，加齢や動脈硬化，高血圧，遺伝的素因を背景とする．好発部位は腎動脈下で，高齢，男性，喫煙，家族歴は危険因子である．1990 年代の欧米の報告では 55〜65 歳以上男性の有病率は 4〜9％であり，男性は 65 歳で触診・エコー等によるスクリーニングが推奨されている．より有病率が低いアジア人におけるスクリーニングの有用性は明らかではない．

2）分類

　中枢進展の程度により infrarenal，juxtarenal，suprarenal に分類される（図 5-9）．壁構造や形状による分類は胸部（第 4 章）と同様である．

3）自然予後

　拡大速度は 3 mm/年程度とされるが，瘤が大きいほど速い．破裂率は径が大きいほど高い．瘤径 50 mm 未満の年間破裂率は 1％程度である一方，55 mm 超の場合，非手術例に 4 年生存はないとの報告もある．

② 診断

1）臨床所見

　多くは無症状で，CT や超音波検査，拍動性腫瘤触知から診断されることが多い．尿管や神経等の圧迫症状を認める場合もあり，腸骨動脈瘤に多い．末梢動脈への塞栓源や消費性凝固障害の原因となる場合もある．

2）画像診断[1,2]

　中心的な役割を果たすのは CT である．最大径や石灰化の評価には単純撮影で十分であるが，血栓や EVAR 後のエンドリーク評価には，造影の動脈相と後期相を追加する．他部位大動脈瘤の有病率が高いため，全大動脈スキャンが推奨される．最大径の評価には軸位断面の短径を用

JCOPY 498-03914

629

Ch 5 ● 腹部・末梢血管外科

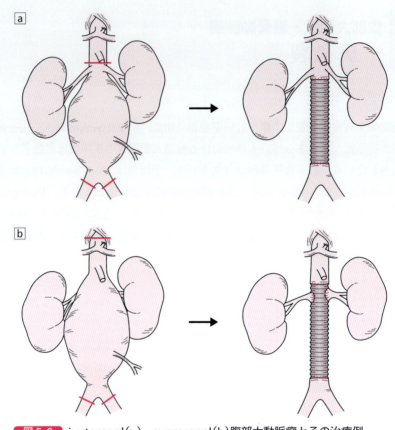

図 5-9 juxtarenal(a), suprarenal(b)腹部大動脈瘤とその治療例

いるが，蛇行が強い場合 curved MPR 等による長軸に直交する断面での評価が望ましい．径変化は 5 mm までは測定誤差とされる．

　超音波検査は簡便・無侵襲で血流評価も可能であり，スクリーニングや非治療時・EVAR 後の経過観察に用いられる．任意断面が作成できるため，最大径の評価も可能である．

③ 治療[1-4]

1）手術適応

　主目的は破裂死予防であり，適応は 1 年破裂率と手術リスクの比較で決定される．国内外ガイドラインは 50〜55 mm（腸骨動脈瘤は 30 mm）以上を手術適応としている．急速拡大（>5 mm/半年）は早期介入が必要である．症候性大動脈瘤は，破裂リスクや重篤な症状改善の点から手術適応とされる．破裂危険因子としては，女性・高血圧・喫煙・慢性閉塞性肺疾患・家族歴が挙げられ，適応決定に際し考慮される．本邦のガイドラインでは瘤径 40 mm 以上も検討対象としているが，邦人が小柄であること，待機的人工血管置換術の死亡率が 1％台で，欧米（死亡率 4〜5％）より良好なことが根拠と思われる．しかし 50〜55 mm 未満の腹部大動脈瘤を対象とした欧米の研究では，早期成績の良い EVAR でも内科的治療に対する優位性は認められていない．

2) 内科的治療

未だ手術適応に至らないと判断された場合，降圧治療，危険因子の管理とCT等による経過観察を行う．破裂や拡大のリスク軽減，併存心血管病変による事故回避，将来の手術介入時のリスク軽減が目的である．降圧薬はβ遮断薬やACE阻害薬，ARBがよく用いられる．本邦ガイドラインではβ遮断薬はclass IIIとされたが，瘤拡大抑制効果は否定的であるものの心イベントを抑制する．降圧目標は低めの正常値（本邦ガイドラインでは収縮期圧105〜120 mmHg）であるが，極端な降圧は高齢者等で脳血管障害を誘発する可能性があり注意を要する．危険因子の管理では，禁煙とスタチン投与が瘤拡大抑制の点でも推奨されている．経過観察は瘤径と経時拡大の有無に応じて，3，6，12カ月に1回施行する．

3) 術式選択

病態に応じて人工血管置換術とEVARが選択される．前者の長期成績は良好である一方，後者は低侵襲なためハイリスク者でも治療が可能である．EVARの遠隔成績は，人工血管置換術と比較し生命予後に差はないが，大動脈関連イベント発生は多い．本邦では人工血管置換術とEVARの早期成績の差は小さいため，治療法の選択にあたっては，年齢や併存疾患，解剖学的特徴，EVARに必要な術後経過観察のコンプライアンス等を考慮する．極端なハイリスク者におけるEVARは，瘤関連死亡を減らすが生命予後の改善にはつながらない．

juxtarenal, suprarenalは，開窓型・分岐型が未認可の本邦では人工血管置換術が第一選択である．ステントグラフト治療は，Chimney/Snorkel法やphysician modified/治験段階の開窓型等によりハイリスク者に用いられる．

4) 術前評価[2-6]

腹部大動脈瘤患者は冠動脈病変合併が多く，人工血管置換術は周術期心事故のハイリスクである．このため4 METS以上の運動が可能な患者を除き，心症状がなくても，クレアチニン＞2.0 mg/dL，インスリン依存性糖尿病，脳血管障害のいずれかを有する場合，薬物負荷画像診断を検討する．ただしEVARの場合，心事故リスクは人工血管置換術より低い．病変合併例では周術期β遮断薬投与を考慮する．安定した冠動脈病変は周術期心事故を増加させない．冠血行再建は単独で適応がある患者に推奨される．冠動脈バルーン拡張術後は14日，ベアメタルステント後は30日，薬剤溶出性ステント後は半年から1年，抗血小板薬の減量・中止を要する待機手術を回避する．

5) 人工血管置換術

EVAR導入後，juxtarenalや粥腫病変等，難易度やリスクが高い手術の割合が増加している．

a) 到達法

開腹経路と後腹膜経路がある．前者は正中切開，後者は側腹部斜切開が多用される．正中開腹経路は迅速で，両側腸骨動脈まで良好な視野が得られる．腎動脈近傍の露出には左腎静脈を剥離授動することが重要で，必要に応じて分枝を処理する．逆に左腎静脈離断が不可避な場合，側副血行路として分枝を温存すれば再建は通常不要である．

側腹部斜切開後腹膜経路は腎動脈上下大動脈の良好な視野が得られるが，対側腎動脈と腸骨動脈の視野が限定される．不感蒸泄が少なく，呼吸器合併症や腸管麻痺が少ないと期待された

が，見解は一定しない．遠隔期には，ヘルニアや bulge，創痛が多いとする報告がある．一般に hostile abdomen，人工肛門，馬蹄腎などは腹膜外経路が有利とされる．

b）術式

人工血管は knitted Dacron が頻用される（p. 485 参照）．遮断を非病変部位に置くことは損傷や粥腫塞栓を防ぐ上で重要であり，腎動脈上遮断を躊躇すべきではない．拡張がない腎動脈下腹部大動脈は遠隔期に高率に瘤化するため，中枢吻合部は腎動脈近くに求める．拡張のない腸骨動脈の瘤化率は低く，欧米では 40〜50％に straight graft 置換が行われている．両側内腸骨動脈を閉塞すると，臀筋跛行・性機能障害や稀に脊髄虚血が発生するため，最低片側を温存・再建することが望ましい．両側内腸骨動脈に加え下腸間膜動脈を閉塞すると数％に下部結腸虚血が発生するため，最低 1 本は温存する．上腸間膜動脈や腸骨動脈の閉塞性病変，結腸切除後など血流に不安がある場合，断端圧測定などから下腸間膜動脈再建の必要性を判定する試みが行われている．人工血管は瘤壁でラッピングし，十二指腸や尿管との接触を回避する．

腎動脈上遮断の場合，30 分以内に虚血を解除する．これを超える場合は，補助手段使用を考慮する．腹腔動脈上遮断も同様で，30 分以上の遮断では凝固障害の危険が増加する．

6）EVAR

数種類のデバイスが選択可能で，特性を熟知して使い分ける．基本は Type Ⅰb エンドリーク（図 5-10）が少なく長期成績がよい分岐型である．対側脚を追加する modular 型/unibody 型，中枢ベアステントを有する suprarenal fixation 型/infrarenal fixation 型，Dacron 製/ePTFE 製，外骨格/内骨格があり，ステント金属も数種類存在する．世代が新しいデバイスは uniboby 型を除き屈曲追従性が良好で，大彎に沿った留置が推奨される．解剖学的適応基準 IFU はデバイスにより異なるが，中枢ネックが重要で，長さ 10〜15 mm，太さ 32 mm 以下，角度 60 度未満，

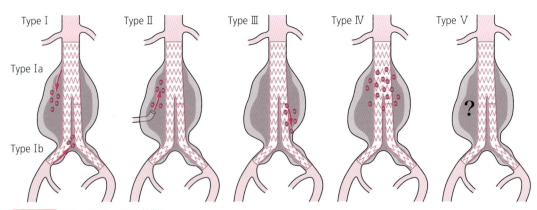

図 5-10 エンドリークの分類

Type Ⅰ：ステントグラフトと大動脈との接合部分からのリーク．中枢側からのものを Type Ⅰa，末梢側からのものを Type Ⅰb と称する．
Type Ⅱ：側枝からの逆流によるリーク．
Type Ⅲ：ステントグラフト同士の接合部，あるいはステントグラフトの損傷等によるリーク．
Type Ⅳ：ステントグラフトファブリックの porosity からのリーク．
Type Ⅴ：画像診断上，明らかなエンドリークは指摘できないが，徐々に拡大傾向をきたすもので，endotension とも呼ばれる．

10〜20%オーバーサイズが推奨される．合併内腸骨動脈瘤は塞栓と外腸骨動脈ランディングで対処できるが，両側閉鎖は回避が推奨される．大動脈末端径が小さいもの，屈曲や閉塞性病変を有する外腸骨動脈へのランディングは脚閉塞に注意する．

7）術後の管理

　人工血管置換術後遠隔期には，（傍）吻合部動脈瘤が10年で5〜10%程度にみられる．このため術後もCT等による定期フォローが望ましい．EVAR術後はエンドリーク（図5-10），マイグレーション，脚閉塞等の経過観察が必要である．実施基準管理委員会では退院時，1カ月，6カ月，1年，以後年1回のフォローを推奨している．エンドリークのうちType ⅠとⅢは予後不良であり，追加治療が必要である．Type Ⅱの予後はよいとされるが，瘤拡大時は追加治療の対象となる．平均余命が長い本邦では今後増加すると考えられる．MRIの可否はステント骨格の材質により異なり，デバイスごとの確認が必要である．

4 予後

　2012年の日本血管外科学会集計によると，腎動脈下腹部大動脈瘤非破裂例の術後在院死亡は，人工血管置換術とステントグラフト治療を合わせて1.6%である．ただし非破裂例でも腎動脈再建を要する例の在院死亡は3.1%である．術後遠隔生存率は，欧米の報告で5年約70%，10年約40%であり，年齢・性をマッチした群の5生率約80%より低い．これは心・脳・血管疾患合併率が高いためで，遠隔死因の2/3を占める．生存率に影響を与える因子としては，年齢，心疾患，高血圧，COPD，CKD，喫煙が挙げられている．

文献

1) Kristensen SD, Knuuti J, Saraste A, et al. 2014 ESC/ESA Guidelines on non-cardiac surgery: cardiovascular assessment and management: The Joint Task Force on non-cardiac surgery: cardiovascular assessment and management of the European Society of Cardiology (ESC) and the European Society of Anaesthesiology (ESA). Eur Heart J. 2014; 35: 2383-431.

2) Moll FL, Powell JT, Fraedrich G, et al. Management of abdominal aortic aneurysms clinical practice guidelines of the European Society for Vascular Surgery. Eur J Vasc Endovasc Surg. 2011; 41 (Suppl 1): S1-58.

3) 日本循環器学会2010年度合同研究班．循環器病の診断と治療に関するガイドライン（2010年度合同研究班報告）．大動脈瘤・大動脈解離診療ガイドライン（2011年改訂版）．

4) Chaikof EL, Brewster DC, Dalman RL, et al. SVS practice guidelines for the care of patients with an abdominal aortic aneurysm: executive summary. J Vasc Surg. 2009; 50: 880-96.

5) Erbel R, Aboyans V, Boileau C, et al. 2014 ESC Guidelines on the diagnosis and treatment of aortic diseases: document covering acute and chronic aortic diseases of the thoracic and abdominal aorta of the adult. The Task Force for the Diagnosis and Treatment of Aortic Diseases of the European Society of Cardiology (ESC). Eur Heart J. 2014; 35: 2873-926.

6) Fleisher LA, Fleischmann KE, Auerbach AD, et al. 2014 ACC/AHA guideline on perioperative cardiovascular evaluation and management of patients undergoing noncardiac surgery: a report of the American College of Cardiology/American Heart Association Task Force on practice guidelines. J Am Coll Cardiol. 2014; 64: e77-137.

〈椎谷紀彦〉

Ch 5 ● 腹部・末梢血管外科

4-b 腹部大動脈・腸骨動脈瘤 — 破裂

　腹部大動脈瘤(abdominal aortic aneurysm: AAA)，腸骨動脈瘤破裂は最も致命的な疾患の一つである．AAA 破裂は放置すると死に至るが，その手術成績も未だ満足できるものではなく AAA 破裂の手術死亡率は 30～70％といわれている．また，死亡してから発見された例や手術前に死亡した例を含めると AAA 破裂全体の死亡率は 80～90％に達する．腹痛，腰痛の性状は個々の患者によって異なるが，多くの場合「今までに経験したことのない激痛」，「拍動性の持続する痛み」が「突然発症」する．しかし，なかには数カ月間に及ぶ持続的な痛み(未破裂・症候性AAA)が先行した後に破裂する場合もあるので突然の激痛がない破裂症例もある．また，多くの例で一過性の意識消失を伴うが，来院時に意識清明であっても AAA 破裂を否定できない．AAA 破裂症例の治療においてはいかに早く出血をコントロールするかにかかっており，迅速に診断し，手術室に搬送して大動脈遮断を行うことが最も重要である．また，ショック状態であっても大動脈遮断までの間は極力ショックを補液・昇圧剤などで是正せず，速やかに手術室に搬送することが原則である．近年まで AAA 破裂の手術成績はあまり改善されず高いままであったが[1]，AAA 破裂に対してステントグラフト内挿術(EVAR)が行われるようになり，成績向上に寄与する可能性が指摘されている[2,3]．

① 診断

　AAA 破裂患者のうち破裂前に AAA の存在を指摘されている例も存在する．AAA を有する患者が突然，これまで経験したことのない腹痛，背部痛を訴えた場合はまず AAA 破裂を疑う．破裂の診断は造影剤を使用せずとも単純 CT で可能であるが，特に EVAR を行う可能性のある場合は造影 CT を行った方がよい．以前に CT を撮影して AAA の形態がわかっている場合で循環動態が不安定であれば，単純 CT のみで十分ですぐに手術室に搬送する．AAA を指摘されていない例での診断はさらに迅速に行う必要がある．その際の腹部触診は非常に重要で，腹部の拍動性腫瘤は診断の重要なポイントとなる．その結果，AAA 破裂が疑われる場合はすぐに CT を施行して確定診断がつき次第手術室に搬送する．CT 等の検査は省略してエコーのみで手術室に搬送する方がよいという場合もあるが，現在は多くの施設で CT は非常に素早く撮影でき，また後述する EVAR の可否を判断するためにも多くの場合術前に CT を撮るメリットがデメリットを上回ると考えられる．なお，破裂 AAA 患者の CT を撮影する際は，突然の心肺停止があることを念頭において，心電図と経皮酸素分圧モニターをしながら蘇生術ができる医師が移動に帯同することが肝要である．AAA 破裂を疑っている場合は血行動態が落ち着いていてもすべてを迅速に行う必要がある．

2 重症度分類(表 5-1)

　AAA の重症度分類としては Glasgow Aneurysm Score(GAS)がある．これは年齢，ショック，心疾患，脳血管疾患，腎不全の有無に加えて人工血管置換か EVAR かによって重症度をスコア化して 70 点未満であれば low risk で予後良好，85 点以上であれば high risk で予後不良であるとするものである．近年はステントグラフト内挿術の方が低侵襲であることを考慮して人工血管置換術の方に 7 点を加える updated GAS も用いられている．AAA 破裂の治療成績予測あるいは重症度評価は V(Vascular)-POSSUM，RAAA-POSSUM，Edinburgh Ruptured Aneurysm Score など種々存在するが，Hardman index が最も簡単で有名である[4]．いずれにしても，高齢，ショックが最も予後不良な因子であると考えられる．AAA 破裂の程度の分類としては古典的ではあるが Fitzgerald 分類が広く知られている．Ⅰ型は通常予定手術とほぼ同様に行えるが，患者の状態は一瞬にして変化するため，すべての患者はできるだけ速やかに手術室に搬送する．また，Canadian Society for Vascular Surgery の検討によると術前ショック(血圧 70 mmHg 以下で生存率 36%)以外に術中要因としてクレアチニン値 1.3 mg/dL 以上，腎動脈上遮断で術中の尿量が 200 mL 未満(尿量 200 mL 未満で予測生存率 15%，無尿の場合は 6%)の場合は極めて予後不良である[5]．

3 治療

　AAA 破裂の治療としては開腹による人工血管置換術が標準的治療である．その際，注意すべきことは手術室へ搬送して大動脈遮断を行うまでは決してショックに対する治療を極力行わないことである[2]．低血圧は出血している患者における重要な止血機能であるので，意識レベルが保たれていれば極力補液やカテコラミン投与を控えるべきである．輸液やカテコラミン投与などにより必要以上に血圧が上昇するとさらなる出血を助長し出血傾向が悪化することにな

表 5-1 腹部大動脈瘤(破裂)の分類，重症度判定

・Fitzgerald 分類
　Ⅰ型: 壁内血腫あるいは破裂口周辺の限局する小血腫
　Ⅱ型: 腎動脈分岐部より末梢の後腹膜血腫
　Ⅲ型: 腎動脈分岐部より中枢側まで及んだ後腹膜血腫
　Ⅳ型: 腹腔内出血

・Hardman Index(3 項目以上で予後不良)
　ヘモグロビン値　9 g/dL 未満
　血清クレアチニン値　1.02 mg/dL 以上
　心電図虚血性変化
　意識消失
　76 歳以上

・Glasgow Aneurysm Score
　Updated GAS＝(age in years)＋(17 for shock)＋(7 for myocardial disease)
　　　　　　　　＋(10 for cerebrovascular disease)＋(14 for renal disease)

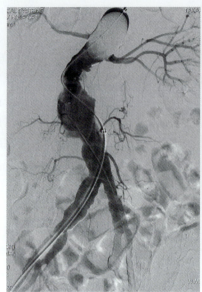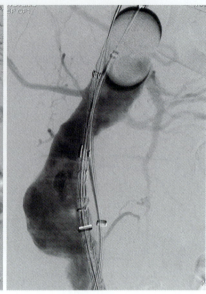

図 5-11　破裂性腹部大動脈瘤に対するバルン遮断

る．また，麻酔導入の際も注意が必要である．表面的に血行動態が安定している患者でも，交感神経優位な状態により末梢血管床が収縮することや腹部の筋肉が緊張することで血圧が維持されていることがある．全身麻酔導入によりこれらの血圧維持機能がいずれも失われるのでショック状態になるケースが多くみられる．したがって，麻酔導入の際は，消毒，ドレーピングを済ませていつでも執刀可能な状態としてから筋弛緩を行い，気管内挿管をすることが推奨される．あるいは透視が使用できる場合は局所麻酔下にバルン遮断をしてから麻酔導入を行う（図 5-11）．特に腸骨動脈瘤破裂の場合は大動脈終末部のバルン遮断でよく，血圧により，末梢に流されることがなく非常に有用である．

　手術の際のアプローチとしては，やはり腹膜外アプローチよりも開腹によるアプローチの方が大動脈遮断までの早さにおいて分があると思われる．AAA 破裂のほとんどは腎動脈下 AAA の破裂であり，開腹アプローチで対応可能である場合が多い．したがって，開腹して通常通り，後腹膜を切開して大動脈を遮断する．この時，破裂による血腫で大動脈周囲は自然に剥離されていることが多く，用手的に中枢側のネックを確保して遮断鉗子で遮断する（図 5-12）．出血により血液の凝固能が低下している場合が多く，ヘパリンを投与しないでよいという考えもあるが Fitzgerald Ⅳ型以外の破裂や血行動態が安定している場合，我々は 50 単位/kg 程度の半量のヘパリンを用いている．傍腎動脈型の場合は，小網を開けて腹腔動脈上の遮断や左開胸での胸部下行大動脈の遮断も有用であるが，小網を開けて腹腔動脈上遮断を行う場合は横隔膜脚を鉗子などで鋭的に剥離して大動脈周囲を確実に剥離した後に遮断しないと確実な遮断ができない．胸部下行や腹腔動脈上で遮断した場合はすべての内臓が虚血に陥るので速やかに腎動脈下大動脈の剥離を行い，腎動脈下に遮断鉗子を移す．その後は通常の AAA 手術と同様であるが剥離に伴う副損傷を防ぐため血腫が多い場合や体型，癒着のために良好な視野が得られない場

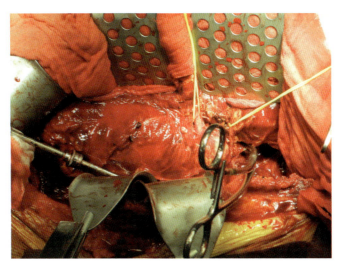

図 5-12 大動脈瘤破裂 術中写真
開腹すると血腫により大動脈は周囲と剥離されているため，直ちに
ネック部分で遮断する．

合は腎動脈上で遮断した後に大動脈瘤を切開し，中枢側ネックに指を挿入し，触診しながらネックの剥離を行うとよい．あとは通常の AAA 手術と同様に行うが，次に問題となるのは閉腹である．人工血管はできるだけ瘤壁，後腹膜を閉鎖してカバーしておく．破裂とショックの程度によっては血腫と腸管虚血のため腹部コンパートメント症候群（abdominal compartment syndrome：ACS）となる可能性があるためである．閉腹によって腹腔内圧が上昇した結果，血圧低下，頻脈，一回換気量の低下などが認められる場合は後述のように閉創を工夫する．

　近年では AAA の治療として EVAR が導入され良好な成績を収めているが，わが国のステントグラフトの使用説明書においては破裂性 AAA に対する EVAR は適応から除外されると明記されており，したがって適応外使用となる．しかし，SVS ガイドラインでは緊急手術の際にも解剖学的適応があれば EVAR を考慮すべきであるとしている．近年は，EVAR により破裂性 AAA の治療成績が改善したとの報告が多くみられる[2,3,6]．アメリカ救急専門病院からの報告によると AAA 破裂患者が搬送された場合，血行動態が安定していれば CT を施行して手術室に搬送，EVAR の適応があれば EVAR を行い，もし血行動態が安定していない場合はすぐに手術室に搬送し，局所麻酔下に経皮・経大腿動脈的に挿入したオクルージョンバルンで大動脈遮断を行った後に血管造影を施行し（図 5-11），解剖学的に適応があれば EVAR を行い，なければ全身麻酔に移行して人工血管置換術を行うというプロトコルを導入することにより手術死亡が 57.8％から 35.3％に改善した[7]．しかし，こうした多くの破裂例に対する EVAR の非割付試験の報告においてはセレクションバイアスが考えられ，明らかな成績向上がみられたと考えるのは早計である[8]．最近のイギリスとカナダの割付試験 IMPROVE trial においては破裂例 613 例中 EVAR 316 例と人工血管置換術 297 例の間には手術時から 1 年時まで生存率に差はなく，破裂例における EVAR は優位性を証明できなかった．ただ，EVAR では入院期間は短く QOL が維持され，医療コストは安く抑えられたとしている[9]．破裂においても当該施設の外科医が

Ch 5 ● 腹部・末梢血管外科

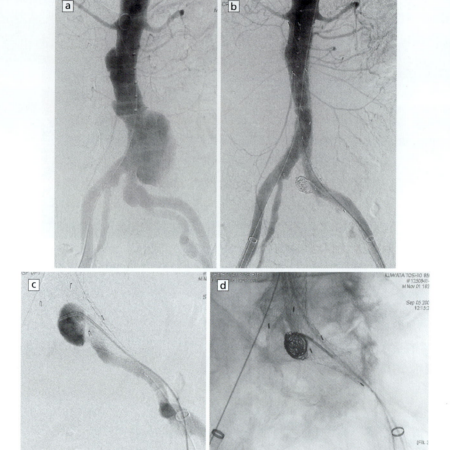

図 5-13 ステントグラフトのよい適応と思われる腹部大動脈瘤破裂症例
中枢ネックが 15 mm 以上ありアクセスのよい腹部大動脈瘤破裂（a）はステントグラフトのよい適応である（b）．ただし，この症例のように左総腸骨動脈瘤も合併し，内腸骨動脈のコイル塞栓を必要とする場合はステントグラフト挿入経路とは別の穿刺で KMP などのカテーテルを総腸骨動脈内に留置したままステントグラフトを外腸骨動脈に landing する（c）．最後に総腸骨動脈瘤あるいは内腸骨動脈をコイル塞栓した方が血行動態的には有利である（d）．

EVAR に熟達しており，かつ透視装置やステントグラフトなどの器材が整っており，さらに血行動態が安定している場合は，解剖学的に適応があれば EVAR を選択してもよいと考えられる（図 5-13）．破裂に対して EVAR を行った場合は血腫と腸管の虚血再灌流により ACS となる場合があり，その場合は開腹，血腫除去とともに後述する一時的閉腹を考慮する[10]．

4 腹部コンパートメント症候群（ACS）

　AAA 破裂に対して人工血管置換術を行った場合の 30％，EVAR を行った場合 20％に ACS を併発するとされている．ACS を発症した場合の死亡率は 30〜70％にのぼるとの報告もあり

人工血管置換術のみならず EVAR 術後でも，ACS を念頭において術後観察を行う．出血量，輸血量，輸液量の多いもの(5 L 以上)，ショック状態の長かったもの(収縮機血圧 70 mmHg 未満が 20 分以上)，体温 35℃ 未満の場合に ACS となることが多い[10]．術後は血圧，脈拍，一回換気量，気道内圧などとともに膀胱内圧などを測定する．膀胱内圧は腹腔内圧とよく相関するといわれており，正常値は 0〜5 mmHg である．Grade Ⅰ (膀胱内圧 10〜15 mmHg)では呼吸，腎の障害は起こりにくいが腸管，肝血流はすでに減少している．Grade Ⅱ (膀胱内圧 16〜25 mmHg)では心拍出量の減少が始まる．腹腔内圧が 20 mmHg を超え酸素運搬量が低下するので腹腔内圧の減圧が必要である．Grade Ⅲ (膀胱内圧 26〜35 mmHg)ではカテコラミン，利尿薬抵抗性の乏尿，無尿となる．Grade Ⅳ (膀胱内圧 36 mmHg 以上)では観血的処置なしには救命は困難である[10]．我々は膀胱内圧 20 mmHg を開腹，血腫除去，一時的閉腹の一つの基準としている．開腹時には，急激な腹腔内圧の減少による血圧低下および減圧後の虚血再還流によりさらなるショックとなる可能性があるので注意が必要である．この場合の低血圧は出血部位のコントロールのついていない(手術前)状態と違い，十分な輸液と適量の昇圧剤投与で対処する．開腹減圧後の一時的閉腹法としては Towel Clip Closure，Open packing，Silo-closure，Zipper closure，Vacuum packing closure など様々な方法がある．減圧後の虚血再還流によって，広範な小腸壊死をきたすことがあり，乳酸値，アシドーシス，高カリウム血症などに注意し，治療にても遷延すれば腸管壊死を疑う．点滴バッグを用いた閉鎖や Zipper closure は外から腸管の様子を観察で有用である．いずれの方法をとっても術後の腸管損傷・壊死については厳重に観察し，血行動態が安定して腸管浮腫などが改善した段階で閉腹を行う．閉腹のタイミングは重症度によって大きな差があり，軽症例では数日で閉腹できるが，腸管浮腫が遷延する場合は閉腹に数週間を要することもある．拙速な閉腹は ACS の再発を惹起するので厳に慎むべきである．

まとめ

　AAA 破裂は致命的で緊急を要する疾患の一つである．術前には過剰輸液の弊害を認識しつつ診断から手術まで迅速に行うことが肝要である．諸条件が整っていれば EVAR は極めて有効な方法であるが，EVAR にこだわることなく手慣れた開腹人工血管術を含めいかに早く大動脈遮断を行うかが重要である．

📕 文献

1) Bown MJ, Sutton AJ, Bell PR, Sayers RD. A meta-analysis of 50 years of ruptured abdominal aortic aneurysm repair. Br J Surg. 2002; 89: 714-30.

2) Ohki T, Veith FJ. Endovascular grafts and other image-guided catheter-based adjuncts to improve the treatment of ruptured aortoiliac aneurysms. Ann Surg. 2000; 232: 466-79.

3) Giles KA, Pomposelli F, Hamdan A, et al. Decrease in total aneurysm-related deaths in the era of endovascular aneurysm repair. J Vasc Surg. 2009; 49: 543-50; discussion 50-1.

4) Hardman DT, Fisher CM, Patel MI, et al. Ruptured abdominal aortic aneurysms: who should be offered surgery? J Vasc Surg. 1996; 23: 123-9.

5) Johnston KW. Ruptured abdominal aortic aneurysm: six-year follow-up results of a multicenter prospective

study. Canadian Society for Vascular Surgery Aneurysm Study Group. J Vasc Surg. 1994; 19: 888-900.

6) Alsac JM, Desgranges P, Kobeiter H, et al. Emergency endovascular repair for ruptured abdominal aortic aneurysms: feasibility and comparison of early results with conventional open repair. Eur J Vasc Endovasc Surg. 2005; 30: 632-9.

7) Starnes BW, Quiroga E, Hutter C, et al. Management of ruptured abdominal aortic aneurysm in the endovascular era. J Vasc Surg. 2010; 51: 9-17; discussion 17-8.

8) Badger S, Bedenis R, Blair PH, et al. Endovascular treatment for ruptured abdominal aortic aneurysm. Cochrane Database Syst Rev. 2014; 21: 1-37.

9) IMPROVE trial investigators. Endovascular strategy or open repair for ruptured abdominal aortic aneurysm: one-year outcomes from the IMPROVE randamized trial. Eur Heart J. 2015; 36: 2061-9.

10) Meldrum DR, Moore FA, Moore EE, et al. Prospective characterization and selective management of the abdominal compartment syndrome. Am J Surg. 1997; 174: 667-72; discussion 72-3.

〈金岡祐司，前田剛志，大木隆生〉

Ch 5 ● 腹部・末梢血管外科

4-c 腹部大動脈・腸骨動脈瘤 — 感染性

1 感染性腹部大動脈瘤

感染性大動脈瘤は, 感染に起因したものと既存の大動脈瘤に感染したものに大別される[1]. さらに細かく, ①mycotic aneurysm (endocarditis に起因するもの), ②microbial infection, ③ infection of existing aneurysm, ④post-traumatic infected false aneurysm (主に drug addiction に起因するもの) に分類される[2]. ①と④は稀であり, 特に本邦においては②と③が大多数である. いずれにしても, 大動脈壁に感染および炎症が発生し血管壁を破壊して瘤が形成され, 多くの場合, 囊状瘤や仮性瘤の形態をとり, 破裂の危険性が高く極めて危険な病態である. ②と③の自然予後は死亡率 75% と 90% とされている[2]. 頻度的には, 胸部と腹部合わせた全大動脈瘤の 0.5～1.3% とされ頻繁に出くわす病態ではないが[1], それだけに経験も限られ, 治療戦略において難しい選択を迫られる.

2 発生機序

大動脈壁は一般に感染に対する抵抗性は高いとされており, 基礎に動脈硬化性病変を含めた大動脈壁の障害があり, 50 歳以上の中年～高齢者に発生しやすい[2]. また, 消耗性疾患例や糖尿病を含めた免疫機能低下例など「compromised host」において敗血症や菌血症は発生しやすく, その結果, 感染性大動脈瘤も発症しやすい. 原因別に, 細菌性, 真菌性, スピロヘータ性に分けられるが, ほとんどが細菌性である. 感染性腹部大動脈瘤の起炎菌として, 以前はサルモネラ菌が多かったが, 最近では MRSA を含めたブドウ球菌や溶連菌などのグラム陽性球菌によるものが増加傾向にある[1, 2].

3 診断

発熱

白血球および CRP 上昇などの感染徴候や局所疼痛に加え, CT・MRI 検査の画像診断上, 囊状瘤で, 液体やガスの貯留を含め周囲組織への炎症波及像や破裂像がみられる場合に感染性大動脈瘤を疑う. ガリウムシンチグラフィー (図 5-14) や FDG-PET (図 5-15) などのラジオアイソトープ画像診断の追加が感染の有無の判定に有用である. また, 血液培養による起炎菌の同定も診断確定の根拠になりうる.

4 治療

1) 内科治療

血液培養により起炎菌を同定し, 感受性のある抗生物質投与を投与して可能な限り感染の制

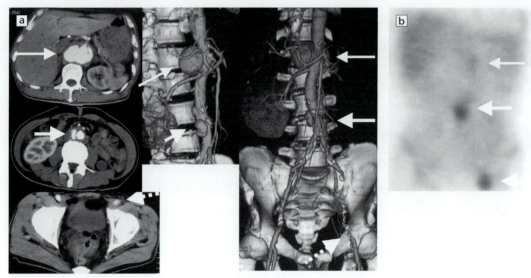

図 5-14 感染性胸腹部大動脈瘤＋腹部大動脈瘤＋左外腸骨動脈瘤
a)術前CT（矢印が感染性瘤）．b)ガリウムシンチグラフィー所見．

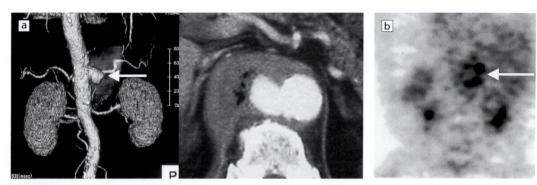

図 5-15 感染性胸腹部大動脈瘤
a)術前CT（矢印が感染性瘤）．b)FDG-PET所見．

御に努めることは，ガイドライン上もクラスⅠで推奨されている．しかしながら，内科治療にも限界があり，次の外科治療へいかにつなげるかが重要となる．

2）外科治療

a）時期

大動脈瘤の部位，患者の年齢や状態，外科治療の侵襲度などを考慮すると，外科治療が躊躇され遅れる場合が多い．一方，感染性大動脈瘤は急速に拡大し破裂しやすいため，別項にあるように，外科治療の時期と内容（治療戦略）の決定が極めて重要となる．

b）直達手術

感染性瘤の切除と十分なデブリドマンによる感染巣の完全除去と十分な局所洗浄が基本である．瘤を切除した後，再建術式として，①大動脈中枢，末梢端に各々stumpを作成し非解剖学

4 腹部大動脈・腸骨動脈瘤―c 感染性

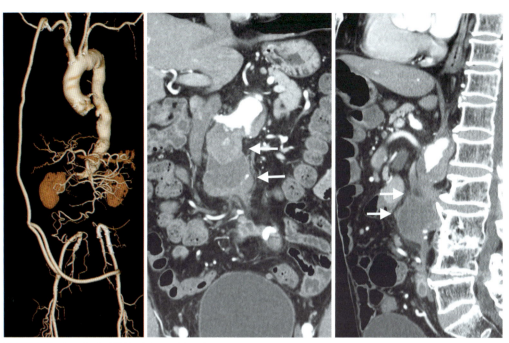

図 5-16 腹部大動脈分岐型人工血管置換後の人工血管感染に対し，人工血管抜去および右腋窩動脈-両側外腸骨動脈バイパス術後遠隔期に発生した腹部大動脈断端形成部（stump）仮性瘤（矢印）

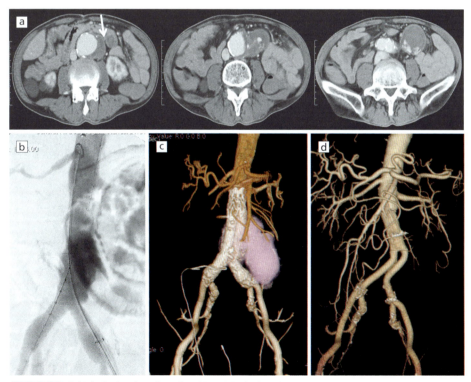

図 5-17 腹部大動脈―十二指腸瘻を伴う腹部大動脈瘤破裂
a）術前 CT．b）EVAR 前 DSA：小腸が造影されている．c）EVAR 後 CT．d）人工血管置換後．

Ch 5 ● 腹部・末梢血管外科

的バイパスを置く方法[3]と、②in situ に人工血管置換を行う方法[4-6]がある．両者ともに利点，欠点があり，患者の全身状態，起炎菌，瘤の部位，範囲などを考慮して決定される．前者の stump 作成＋非解剖学的バイパスは，重篤な広範囲な感染で患者の状態も悪く，かつ十分な大網や腹直筋など充填組織がない場合には現在でも適応されうる術式である[3]．ただ，近接期のみならず，遠隔期においても感染・炎症の波及により stump の破裂につながる可能性がある（図 5-16）．一方，in situ に人工血管置換を行う場合，グラフト材料として同種大動脈（ホモグラフト）[4]や自家静脈[5]がある．人工血管であれば，通常のダクロングラフトより ePTFE グラフト，あるいはリファンピシン浸漬グラフト[6]の有用性が報告されている．これに，大網や腹直筋の充填を追加し，長期間の抗生物質投与とともに再発の防止に努める．ホモグラフトを用いた場合でも，活動性の感染巣が存在する場合には，大網や腹直筋の充填を考慮すべきである，牛心膜をロール状にして再建し良好な成績を得た報告もみられる[7]．

c) ステントグラフト内挿術（EVAR）

　低侵襲であり，早期に破裂を防止するという意味で EAVR は有効な治療手段である[8]．しかしながら，最大の欠点は感染巣が除去できていないことであり，長期的予後は未だ不明で，長期間の後療法に加え厳重な様子観察が必要である．一方，EVAR の特徴を生かし「bridge use」として選択し，患者の状態が落ち着いてから根治的な直達手術を選択するハイブリッド治療もコスト面を除けば有用であり，症例により考慮されるべき治療手段と考える[9]（図 5-17）．

📖 文献

1) 循環器病の診断と治療に関するガイドライン（2010 年度合同研究班）．大動脈瘤・大動脈解離診療ガイドライン（2011 年改訂版）．

2) Cronenwett JL, Johnston KW. Rutherford's vascular surgery. 7th ed. Saunders Elsevier; 2010. Chap 139. p.2156-67.

3) Müller BT, Wegener OR, Grabitz K, et al. Mycotic aneurysms of the thoracic and abdominal aorta and iliac arteries: experience with anatomic and extra-anatomic repair in 33 cases. J Vasc Surg. 2001; 33: 106-13.

4) Vogt PR, Brunner-La Rocca HP, Carrel T, et al. Cryopreserved arterial allografts in the treatment of major vascular infection: a comparison with conventional surgical techniques. J Thorac Cardiovasc Surg. 1998; 116: 965-72.

5) Benjamin ME, Cohn EJ Jr, Purtill WA, et al. Arterial reconstruction with deep leg veins for the treatment of mycotic aneurysms. J Vasc Surg. 1999; 30: 1004-15.

6) Gupta AK, Bandyk DF, Johnson BL. In situ repair of mycotic abdominal aortic aneurysms with rifampin-bonded gelatin-impregnated Dacron grafts: a preliminary case report. J Vasc Surg. 1996; 24: 472-6.

7) Yamamoto H, Yamamoto F, Ishibashi K, et al. In situ replacement with equine pericardial roll grafts for ruptured infected aneurysms of the abdominal aorta. J Vasc Surg. 2009; 49: 1041-5.

8) Semba CP, Sakai T, Slonim SM, et al. Mycotic aneurysms of the thoracic aorta: repair with use of endovascular stent-grafts. J Vasc Interv Radiol. 1998; 9(1 Pt 1): 33-40.

9) Fukunaga N, Hashimoto T, Ozu Y, et al. Successful treatment for infected aortic aneurysm using endovascular aneurysm repairs as a bridge to delayed open surgery. Ann Vasc Surg. 2012; 26: 280. e5-8.

〈荻野　均〉

Ch 5 ● 腹部・末梢血管外科

4-d 腹部大動脈・腸骨動脈瘤 ― 炎症性

1 概念

　1972年，Walkerらが肥厚した瘤壁，後腹膜腔の著しい線維化，周囲臓器との強固な癒着を特徴とする腹部大動脈瘤（AAA）を報告した[1]．高安動脈炎，巨細胞動脈炎，Behçet病などの既知の炎症性動脈病変とは異なり，正確には"いわゆる"炎症性"so-called" inflammatory AAA と呼ばれる．ほとんどは腎下腹部大動脈に発症し，胸部領域には稀である．2012年日本血管外科学会調査で頻度は1.9％（295/15,745）であった[2]．

　病理組織学的には外膜から周囲に広がる著明な線維性肥厚とリンパ球やマクロファージを中心とした非特異的な慢性炎症細胞の層状浸潤が特徴的である．病因は未だ明らかでなく，粥状硬化性AAAの亜型説，自己免疫反応説，ウイルス感染説，リンパ流うっ滞説，IgG4関連炎症説などがある[3]．

2 診断

　多くは症候性で，①腹痛・腰背部痛，②食欲不振や体重減少，③CRPや血沈上昇が三主徴である．尿管狭窄による水腎症が10〜20％にみられ，両側尿管が閉塞すると腎後性腎不全となり，急速閉塞すると尿溢流（extravasation，図5-18）をきたすことがある．造影効果のあるマントル

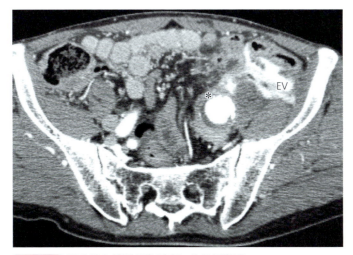

図5-18 炎症性左総腸骨動脈瘤による尿溢流
＊：マントルサイン．左後腹膜に造影剤の血管外漏出（尿溢流，extravasation: EV）を認める．尿管カテ留置，ステントグラフト手術で治療した．術後炎症所見は消退したが，水腎症は残存した．

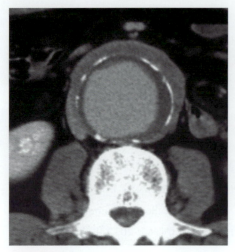

図 5-19 マントルサイン
肥厚した大動脈瘤の前・側壁外膜周囲に新生血管が造生し，造影効果のあるマントル（外套）が特徴的所見である．

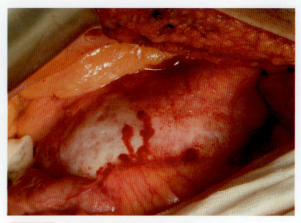

図 5-20 炎症性腹部大動脈瘤の外観
大動脈瘤壁は光沢ある白色を呈し，周囲臓器と強固に癒着している．

サイン（図 5-19）が特徴的であるが，経時的変化によって消失することもある．開腹すると，瘤壁は光沢ある白色を呈し，十二指腸，下大静脈，左腎静脈，尿管，S 状結腸などの周囲臓器と強固に癒着し，境界が不明瞭になっている（図 5-20）．鑑別診断として，慢性破裂，感染性 AAA，後腹膜線維症などがある．

壁肥厚した前側壁面への破裂は起こりにくいが，後壁側への contained rupture の頻度は高い．手術適応は，通常の AAA に準じ，マントル部を除いた瘤径を基準とすれば良い．ステロイドは炎症性変化に対して有効で，肥厚した線維性組織や炎症反応の改善が得られる．

3 手術

術前の尿管カテ留置は腎盂尿管の減圧，剝離中の尿管損傷防止目的で必須である．後腹膜アプローチは隣接臓器を剝離せず，臓器損傷防止に有用といわれている[4]が，慣れた方法で行えばよく，著者は腹部正中切開を用いている．瘤壁は周囲臓器と強固に癒着しているので，剝離に際して，特に腸管損傷を絶対に避けなければならない．多くの場合，炎症は左腎静脈下縁までであり，腎動脈直下，あるいは直上，必要であれば，腹腔動脈上で遮断を行う．末梢は，総腸骨から内腸骨動脈の炎症が強い場合は，炎症のない外腸骨動脈を遮断し，瘤嚢を切開し，内腔から内腸骨動脈をバルーン閉塞する．人工血管を吻合する際に，肥厚した大動脈壁に吻合して問題となったことはない．尿管に対する操作は不要で，尿管狭窄，水腎症が残存した場合は，後日，泌尿器科的に処置する．

待機手術の死亡率は通常の AAA 手術とほぼ同じであるが，術後合併症率が高い．ステントグラフト手術は，人工血管置換術に比べて，死亡率に差はないが，合併症率が低く，1 年後の全死亡率が低く，炎症所見消退率に差はないが，水腎症消退率は低い[5]．

文献

1) Walker DI, Bloor K, Williams G, et al. Inflammatory aneurysms of the abdominal aorta. Br J Surg. 1972; 59: 609-14.

2) http://www.jsvs.org/ja/enquete/aggregate_2012-2.pdf

3) Kasashima S, Zen Y. IgG4-related inflammatory abdominal aortic aneurysm. Curr Opin Rheumatol. 2011; 23: 18-23.

4) Woo EY, Damrauer SM. Abdominal aortic aneurysms—open surgical treatment. In: Cronenwett JL, Johnston KW, eds. Rutherford's vascular surgery. Philadelphia: Elsevier Saunders; 2014. p.2024-45.

5) Paravastu SC, Ghosh J, Murray D, et al. A systematic review of open versus endovascular repair of inflammatory abdominal aortic aneurysms. Eur J Vasc Endovasc Surg. 2009; 38: 291-7.

〈石橋宏之〉

Ch 5 ● 腹部・末梢血管外科

5 末梢動脈瘤（頭蓋骨外頸動脈瘤，上腕動脈瘤，大腿動脈瘤，膝窩動脈瘤）

A 頭蓋骨外頸動脈瘤

1 発生頻度と形態的分類（図5-21）

　頭蓋骨外頸動脈瘤（extracranial carotid artery aneurysm：ECCA）は，頭蓋骨外に発生した頸動脈瘤である．真性の動脈瘤は中枢の正常径の1.5倍以上に拡張した動脈の状態であるが，内外頸動脈分岐部（carotid bifurcation）とそれに続く内頸動脈起始部（球部，carotid bulb）はもともと拡張しているため，頸動脈瘤の定義は，「内頸動脈の2倍以上の頸動脈球部もしくは近位総頸動脈の1.5倍以上の総頸動脈」と提唱されている．ECCAは頸動脈疾患の1％，末梢動脈瘤の1％以下の頻度と極めて稀である[1]が，部位的に重要であるため一疾患として取り上げる．

2 成因

　真性瘤はいわゆる変性（動脈硬化性）であり，ECCAの約半数を占める．ほとんどが紡錘形でcarotid bifurcationに位置する．ただ，重症高血圧の患者では，carotid bifurcation以外の部位に嚢状瘤として認めることがある．その他の成因は，外傷（医原性，放射線療法後などを含む），頸動脈解離からの続発，頸動脈血栓内膜摘除術後などである．

3 病態生理

　瘤による神経圧迫症状と塞栓および破裂が病態上重要である．神経圧迫症状は瘤の大きさと位置によるが，サイズの大きい内頸動脈瘤に出現しやすい．交感神経圧迫によるHorner徴候が有名である．塞栓症は，いわゆるTIAという形をとることが多い．内頸動脈系への塞栓として一過性黒内障が有名であるが，この疾患に特異的なものではない．破裂は比較的稀であるが，

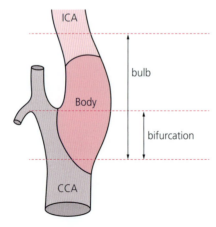

図5-21　頸動脈の解剖
CCA：総頸動脈（common carotid artery），
ICA：内頸動脈（internal carotid artery）
（Park ST, et al. AJNR Am J Neuroradiol. 2010; 31: 1106-12 より改変）

頭頸部悪性腫瘍に対する外科手術や放射線療法の後発生することがある．一旦破裂すると短時間に窒息や誤嚥を引き起こし救命は極めて困難である．

4 診断と治療

1）診断

　表在から確認できるため理学的診察で確認できることもあるが，超音波検査で確定される．その他形態検査としての CT や MRI も有用である．

2）治療

　治療の目的は，神経圧迫症状の解除と塞栓防止である[2]．

a）瘤切除，血行再建

　総頸動脈から内頸動脈起始部に瘤がある場合に対象となる．瘤切除は周囲の神経損傷を起こさないように細心の注意を払わないとならない．血行再建は，瘤の大きさによって，直接閉鎖，動脈同士の端々吻合，自家静脈(主として大伏在静脈が用いられる)によるバイパス術がある．

b）血管内治療

　神経損傷の合併症を回避できるという点で血管内治療が増えてきている．方法は，対象となる瘤の性状によるが，仮性瘤に対するコイル塞栓やバルーン圧迫による止血，またはカバードステント留置などである．未だまとまった報告がないため有効性や安全性(塞栓の原因など)の評価は今後の課題である．

B 上腕動脈瘤

1 発生頻度と成因

　ほとんどの上腕動脈瘤は，外傷によるものか医原性である．心臓カテーテル検査が上腕動脈穿刺で行われることが多くなっているため，医原性の仮性瘤の頻度は増加しているが詳細な頻度は不明である．真性瘤の場合は，頻回の blunt trauma によるもの以外では結合組織疾患の存在を念頭におく必要がある．

2 病態と治療

　小さな血腫でも上腕神経を圧迫する可能性がある．ほとんどは仮性瘤であり，心臓カテーテル検査や治療の場合は通常，抗血小板薬や抗凝固薬を併用しているため，圧迫止血は必ずしも容易ではない[3]．

1）診断

　表在から確認できるため理学的診察で確認できることもあるが，超音波検査で確定される．その他形態検査としての CT や MRI も有用である．

2）治療

　ほとんどの場合は仮性瘤のため手術適応となる．手術侵襲もさほど大きくないため，小さくて無症状の瘤を除けば原則として open surgery が選択される．真性瘤に関しては結合組織病な

どの基礎疾患があることが多く一定の見解はない．仮性瘤は穿刺によるものが多いため，open surgery では，局所麻酔，神経ブロックまたは全身麻酔下で穿刺部閉鎖と血腫除去が行われる．出血部位の確認や出血コントロールが容易になるためターニケットを用いることもある．

C 大腿動脈瘤（図 5-22）

1 発生頻度と疫学

日本では，末梢動脈瘤の中で最も頻度が高いといわれている．真性の動脈瘤は中枢の正常径の 1.5 倍以上に拡張した動脈の状態であるため，正常径が 0.8〜1.1 cm である大腿動脈では 1.5 cm 径以上を瘤と呼ぶことが多い．男性に圧倒的に多く（女性の 10〜20 倍），半数は両側性である．他の変性（動脈硬化性）の動脈瘤との正確な合併頻度は不明であるが，腹部大動脈瘤の 3.1％に合併したという報告がある．一方，最近心血管系のカテーテル検査や治療が増加しており，また同時に行われる強力な抗血小板療法のため，穿刺に伴う仮性動脈瘤の頻度は増加し，むしろ穿刺仮性大腿動脈瘤の方が日常臨床で遭遇することが多くなっている[4]．

2 成因

真性瘤はいわゆる変性（動脈硬化性）が多い．喫煙や高血圧が病因に関係していると報告されている．ここで動脈硬化性というのは腹部大動脈瘤などと同様に動脈硬化に合併していることが多いということで，動脈硬化が原因となっているかは証明されていない．ただ，大腿および膝窩動脈瘤は関節の伸屈に伴う外傷性の要因も強いといわれている．稀ながら炎症性の真性瘤もある．総大腿動脈に限局している場合（タイプⅠ）と大腿深動脈まで瘤が及ぶ場合（タイプⅡ）がある．最近は仮性瘤が増加しており，バイパス術後の吻合部動脈瘤，上記の穿刺動脈瘤後，

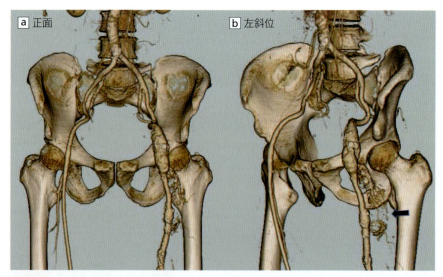

図 5-22 左大腿動脈瘤．55 歳男性
瘤は総大腿動脈から大腿深動脈に及ぶ．浅大腿動脈も瘤化している．大腿深動脈瘤は血栓閉塞（➡）．

5 末梢動脈瘤（頭蓋骨外頸動脈瘤，上腕動脈瘤，大腿動脈瘤，膝窩動脈瘤）

または感染や外傷などが原因となる．

3 病態と治療

　瘤が小さい間は無症状であることが多いが，大きくなると内側の大腿静脈や外側の大腿神経を圧迫して下肢の浮腫や疼痛が生じることがある．下肢動脈の塞栓源や瘤内の閉塞による急性動脈閉塞，またそれらの予防が治療適応となる．大きくなると破裂することもある．2.5 cm 以下の動脈瘤はほとんど問題を起こさないという報告もあり，一般的には 2.5 cm 径以上を治療適応とすることが多い．

1）診断

　大腿動脈は表在から確認できるため理学的診察で確認できることが多いが，超音波検査で確定されることが多い．その他形態検査としての CT や MRI でも確定できる．

2）治療

　治療の目的は，真性瘤では急性動脈閉塞と破裂の予防である．原則として外科治療であり，サイズにより人工血管の使用が好まれる．タイプⅠは人工血管（Dacron または ePTFE）による間置であるが，タイプⅡでは間置した人工血管に枝を立てて再建することが多い．大腿深動脈に向けて間置した後,枝を浅大腿動脈に立てた方が形態的にはスムーズになるが,それは個別に対応する事項である．ただ，感染がある場合は自家静脈（大伏在静脈など）が使用される．治療成績は良好であり,5 年開存率は 85％以上という報告が多い.仮性瘤はすでに破裂しているため外科治療が基本である．超音波ガイドの圧迫療法で穿孔部からの血流漏出が消失した場合には保存的に経過観察でもよいが，一般的には心疾患のための抗血小板療法などが行われており圧迫だけでは止血困難であることも留意しておく．ただ，1.8 cm 以下で症状のないものは経過観察してよいという報告もある.仮性瘤に対応が遅れると鼠径部の皮膚壊死や感染を引き起こす．ただ,下肢自体の虚血の進行や遠位動脈への塞栓は少ない.手術の目的は穿孔部の閉鎖と血腫除去であるが，血腫除去は完全にはできず，またリンパ瘻の原因になることも注意が必要である．

D 膝窩動脈瘤

1 発生頻度と疫学

　真性の動脈瘤は中枢の正常径の 1.5 倍以上に拡張した動脈の状態であるため，正常径が 0.5〜1.1 cm の膝窩動脈では，1.5 cm 径に達した場合膝窩動脈瘤と呼ぶことが多い．他の部位の動脈瘤を合併することが多く，30〜60％に腹部大動脈瘤，40％に大腿動脈瘤を合併したという報告がある．約半数は両側性であり，男性に圧倒的に多く膝窩動脈瘤の 97％を占める．欧米では末梢動脈瘤の 70％を占めるといわれているが，日本では大腿動脈瘤に次いで 2 位であるといわれている[4]．

2 成因

　真性瘤はいわゆる変性（動脈硬化性）が多い．ただ大腿動脈瘤と同様，関節の伸屈に伴う外傷

Ch 5 ● 腹部・末梢血管外科

性の要因も強いといわれている．一般的に動脈穿刺を行う場所ではないため仮性瘤は多くはないが，昨今の下肢動脈血管内治療の増加で，膝窩動脈も仮性瘤が増えてくる可能性はある．

3 病態と治療

瘤が小さい間は無症状であることが多いが，拍動性腫瘤や急性または慢性の下肢虚血の原因として発見されることが多い．稀に膝裏の圧迫症状や下肢神経圧迫による疼痛，静脈圧迫による足部腫脹を認めることがあるだけでなく，深部静脈血栓症の原因となるという報告もある．2 cm 以下の動脈瘤はほとんど問題を起こさないという報告もあるが，それ以下でも急性閉塞，塞栓源になるという意見もあり治療適応のサイズは決まっていない．実際，下肢虚血症状のない患者でも 40％は足関節動脈の拍動が消失しており，それらの患者の 80％以上は 3 年以内に下肢虚血症状が出現するという報告もある．

1）診断

腹部や大腿動脈瘤，対側の膝窩動脈瘤が見つかった場合には，まずは膝窩動脈瘤の存在を疑って診察することが基本である．表在から確認できるため理学的診察で確認できることもあるが，超音波検査で確定されることが多い．その他形態検査としての CT や MRI でも確定できる．

2）治療

膝窩動脈瘤は，急性動脈閉塞が起こる前に発見・治療することがポイントとなる．2 cm 以上の瘤，有症状，無症状でも足関節の拍動の消失（塞栓の既往）がある場合は手術適応である．ただ，高齢で併存疾患がある場合が多いため，3 cm 以上でも壁在血栓がなく塞栓歴がない場合は経過観察してもよいという意見もある．

a）バイパス手術（図 5-23）

血管造影検査をはじめ画像診断で，中枢および末梢の吻合部位を確定することが必須である．救肢のため緊急バイパスを行う必要がある場合は必ずしも末梢吻合部位は術前に確定できないことも少なくなく，その場合は血栓溶解や Fogarty カテーテルによる血栓除去などを駆使して遠位吻合部位を"確保"する必要がある．膝関節を越えるバイパスになるので原則として自家静脈（大伏在静脈）を使用する[5]．

- **内側アプローチ**：瘤が大きくなく圧迫症状がない場合は，体位変換なく大伏在静脈を採取，使用できることや吻合部位の選択に自由が利くので内側アプローチが有利である．ただ，瘤の切開が困難となり空置することも多いのが欠点である．

- **後方アプローチ**：瘤が大きく圧迫症状がある時には，瘤を切開縫縮するため後方アプローチが有利である．ただ，この場合は自家静脈採取に制限が出ることや，吻合部位が後方から露出できる範囲に限られることが欠点となる．

b）血栓溶解療法

血栓溶解療法は部分的な溶解となり一般的にはバイパスの補助療法としかならない．ただ，救肢のための緊急バイパスの時は必要となることも多い[6]．

c）血管内治療

欧米では，膝窩動脈瘤へのステントグラフトなども臨床使用されている（endovascular popli-

5 末梢動脈瘤(頭蓋骨外頸動脈瘤,上腕動脈瘤,大腿動脈瘤,膝窩動脈瘤)

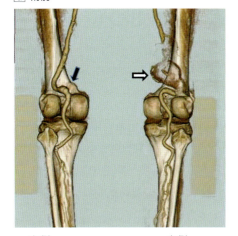
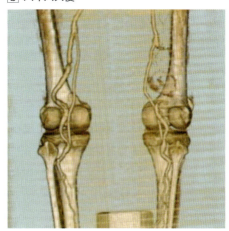
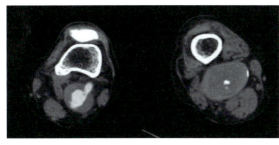

図 5-23 両側膝窩動脈瘤．87 歳男性
a) 左：術前造影 CT 後面像．右側は血栓閉塞(⇒)，左側は開存(➡)．
b) バイパス術後．

teal aneurysm repair：EPAR)．high risk 症例や囊状瘤に適応があるといわれているが，現時点では短期成績も open surgery に並ぶものでなく，長期成績は出ていない状況である．

文献

1) Atkins M, Bush R. Carotid artery disease: aneurysm. In: Cronenwett J, et al. eds. Rutherford's vascular surgery. Philadelphia: Saunders Elsevier; 2010. p. 1497-511.
2) Welleweerd JC, den Ruijter HM, Nelissen BG, et al. Management of extracranial carotid artery aneurysm. Eur J Vasc Endovasc Surg. 2015; 50: 141-7.
3) Hall HA, Minc S, Babrowski T. Peripheral artery aneurysm. Surg Clin North Am. 2013; 93: 911-23, ix.
4) Pompeselli F, Allen H. Lower extremity aneurysm. In: Cronenwett J, et al. eds. Rutherford's vascular surgery. Philadelphia: Saunders Elsevier; 2010. p. 2110-27.
5) Ravn H, Wanhainen A, Björck M; Swedish Vascular Registry(Swedvasc). Surgical technique and long-term results after popliteal artery aneurysm repair: Results from 717 legs. J Vasc Surg. 2007; 46: 236-43.
6) Ravn H, Björck M. Popliteal artery aneurysm with acute ischemia in 229 patients. Outcome after thrombolytic and surgical therapy. Eur J Vasc Endovasc Surg. 2007; 33: 690-5

〈出口順夫〉

Ch 5 ● 腹部・末梢血管外科

6　腹部内臓動脈瘤（腎動脈瘤を含む）

　腹部内臓動脈瘤は比較的稀な疾患であり，破裂しない限り症状がないことが多いため，ほとんどの場合，他疾患の精査の CT や超音波検査で偶然に発見される．腎動脈を除くと，腹部内臓動脈の部位別発生割合は脾動脈 60%，肝動脈 20%，上腸間膜動脈 5.5%，腹腔動脈 4%，胃・胃大網動脈 4%，空腸・回腸・結腸動脈 3%，膵十二指腸動脈・膵動脈 2%，胃十二指腸動脈 1.5% とされる[1]（表 5-2）．腎動脈瘤も稀な疾患であり，腹部臓器動脈瘤の 15〜25% を占めると報告されている．

❶ 病態・成因，診断

　脾動脈瘤は囊状瘤が多い．中央より末梢側に発生することが多く，2 割は多発する．男女比は 1：4 である．線維形成異常，中膜形成異常，動脈硬化，慢性膵炎や胃潰瘍穿通などの隣接臓器の炎症，亜急性心内膜炎由来の感染などが瘤の原因として報告されている．脾臓実質内の小動脈瘤は結節性動脈周囲炎などの膠原病が原因で生じる．脾動脈瘤の 34% に門脈圧亢進症が合併しており，逆に門脈圧亢進症の 7〜20% に脾動脈瘤が合併している[2]．脾動脈瘤の症状はないか不定のものであり，症状が認められたのは 17〜20% に過ぎない．最も多い症状は背部に放散する左上腹部痛である．多くの瘤は CT，MRI や超音波検査時に偶然に発見されており，単純 X 線写真で上腹部のリング状の石灰化として発見されることもある（図 5-24）．

　肝動脈瘤の原因は，動脈硬化（30〜32%），外傷（22〜28%），炎症（11%），医原性，先天性，結節性動脈周囲炎などによるものが挙げられ[3]，近年は穿刺に起因する仮性動脈瘤が増加している．外傷を除くと好発年齢は 60 代，男女比は 2：1 である．80% は肝外で，総肝動脈 63%，右肝動脈 28%，左肝動脈 5%，両側肝動脈 4% との報告がある[3]．肝動脈瘤は基本的には無症状であるが，症状がある場合は，食事に無関係な背部に放散する右上腹部痛，胆道系の圧迫閉塞

表 5-2 腹部内臓動脈瘤の部位別発生割合，破裂頻度，破裂死亡率			
部位	部位別発生割合	破裂頻度	破裂死亡率
脾動脈	60%	2%	
肝動脈	20%	＜20%	35%
上腸間膜動脈	5.5%		
腹腔動脈	4%	13%	
胃・胃大網動脈	4%	90%	70%
空腸・回腸・結腸動脈	3%		
膵十二指腸動脈・膵動脈	2%	50〜75%	50%
胃十二指腸動脈	1.5%	50〜75%	50%
腎動脈	10〜15%		10%（除妊婦）

6 腹部内臓動脈瘤（腎動脈瘤を含む）

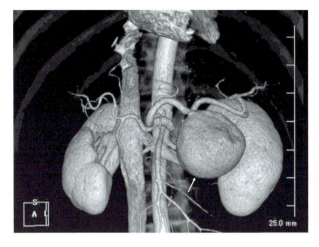

図 5-24 脾動脈瘤（矢印）
55 歳男性．無症状であり，健康診断で偶然発見された．動脈瘤に流出・流入する脾動脈をコイル塞栓することで治療した．

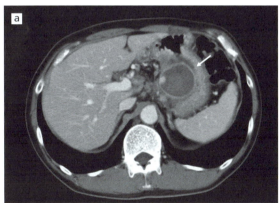
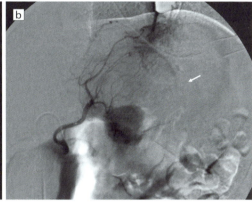

図 5-25 左胃動脈瘤（矢印）
48 歳男性．胃の粘膜下腫瘍として紹介された．CT(a)および左胃動脈の選択造影(b)で，左胃動脈の分枝に生じた仮性動脈瘤と診断された．膵炎が原因と推定され，動脈瘤の流出・流入動脈をコイル塞栓することで治療した．

による仙痛，黄疸などである．

　上腸間膜動脈瘤は，起始から 5 cm の部位に発生することが多く，感染が半数以上を占める[4]．動脈硬化は成因の 20％である．解離は稀であるが，腹部内臓動脈の中では上腸間膜動脈に最も多い[5]．男女差はない．感染性動脈瘤の場合の症状は，間歇性の腹部不快感および腹痛である．半数の患者に有痛性の可動性のある拍動性腫瘤を触れる．腹部不快感や腹部アンギーナ症状を呈する場合もある．

　腹腔動脈瘤の病因は動脈硬化が最も多い．腹腔動脈瘤の患者の 18％に腹部大動脈瘤の合併が認められ，その場合は，38％の患者に他の腹部内臓動脈瘤の合併がみられる．男女差はない．腹腔動脈瘤は通常は症状がないが，上腹部の不快感を訴える場合もみられる．腹部の拍動性腫瘤は 30％に認められる．瘤により脾静脈が圧迫され食道静脈瘤が生じ，吐血した症例もある．

　胃動脈・胃大網動脈瘤（図 5-25）の病因は急性膵炎などの炎症，中膜形成異常などが挙げら

Ch 5 ● 腹部・末梢血管外科

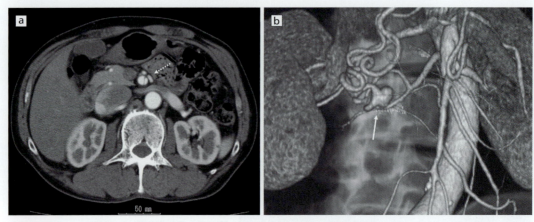

図 5-26 SMA 解離（a：破線矢印），前上膵十二指腸動脈瘤（b：実線矢印）
62 歳男性．腹痛で発症し SMA 解離を診断された．前上膵十二指腸動脈瘤は囊状瘤であり破裂の可能性が高かったため，動脈瘤の流出・流入動脈をコイル塞栓することで治療した．SMA 解離は経過観察中であり，変化はない．

れる．男女比は 3：1 で，胃動脈瘤は胃大網動脈瘤の 10 倍の頻度である．ほとんどの症例で破裂するまで診断がつかない．

　胃十二指腸動脈・膵十二指腸動脈瘤（図 5-26）は，男女比は 4：1 で，腹腔動脈狭窄に伴う側副血行路となったための瘤形成の他，膵炎による炎症が原因となる．

　空腸動脈・回腸動脈・結腸動脈瘤の病因には，Ehlers-Danlos 症候群などの結合織疾患，結節性動脈周囲炎，細菌性心内膜炎がある．この部位の動脈瘤破裂を疑った場合は，全身状態が許せばできるだけ術前血管造影を施行する．粘膜下の小動脈瘤は開腹時，血腫と区別できないためである．

　腎動脈瘤は 75％が囊状瘤で，90％以上が腎実質外に位置する．多くは腎動脈本幹の一次または二次分枝にかかる部位で，80％以上が一次分岐より末梢に位置している．無症状のことが多いが，腎動脈瘤患者の 67〜95％に高血圧が併発する．

2 治療適応

　症例数が少なく，非破裂瘤の手術適応についての十分なエビデンスはない．胃・胃大網動脈瘤の 90％が破裂し死亡率は 70％，膵十二指腸動脈瘤，胃十二指腸動脈瘤，膵動脈瘤は 50〜75％が破裂し死亡率が 50％[6]，肝動脈瘤の破裂率は 20％以下で死亡率は 35％であった．また，腹腔動脈瘤の破裂頻度は 13％，脾動脈瘤は 2％と少ないとされている．一方，腎動脈瘤の破裂死亡率は，妊婦を除くと約 10％であった（表 5-2）．破裂頻度が高い胃・胃大網動脈瘤，膵十二指腸動脈瘤，胃十二指腸動脈瘤，膵動脈瘤は，診断された時点で治療を考慮する．また，通常は破裂頻度が低い脾動脈瘤と腎動脈瘤は，妊娠期の破裂が多いため[7]，妊娠可能な女性に発見された場合は治療を考慮する．妊娠に関連なくとも 20 mm 以上の瘤は手術適応とする施設が多い．腎動脈瘤内の血栓による腎塞栓や，腎動脈狭窄の併存による難治性高血圧を合併している場合は手術を考慮する．

6 腹部内臓動脈瘤（腎動脈瘤を含む）

3 治療

　血管内治療のカテーテル塞栓術が行われることが多い．血管内治療は瘤の流入・流出動脈を閉塞させる isolation 法が基本であり，内臓動脈瘤で最も多い脾動脈瘤は脾門部の一部の瘤を除き血管内治療が可能である．

　腎動脈や固有肝動脈などのように支配臓器の虚血が問題となる場合は，血行再建を検討する．脳動脈瘤治療で発達したステントやステントグラフトを用いた血流維持を伴う血管内治療法も一部実施されるようになったが，原則は直達手術での血行再建を行う．

おわりに

　腹部内臓動脈瘤は，破裂により重篤な状態となる危険性を持っているが，症状が乏しいため，診断が困難な病態である．瘤の特性は，発生部位，原疾患，形態により異なるので，それぞれの瘤に合った治療法を選択して，対処することが重要である．

📖 文献

1）Stanley JC, Thompson NW, Fry WJ. Splanchnic artery aneurysms. Arch Surg. 1970; 101: 689-97.
2）Shanley CJ, Shah NL, Messina LM. Common splanchnic artery aneurysms: splenic, hepatic, and celiac. Ann Vasc Surg. 1996; 10: 315-22.
3）Rokke O, Sondenaa K, Amundsen S, et al. The diagnosis and management of splanchnic artery aneurysms. Scand J Gastroenterol. 1996; 31: 737-43.
4）Friedman SG, Pogo GJ, Moccio CG. Mycotic aneurysm of the superior mesenteric artery. J Vasc Surg. 1987; 6: 87-90.
5）Cormier F, Ferry J, Artru B, et al. Dissecting aneurysms of the main trunk of the superior mesenteric artery. J Vasc Surg. 1992; 15: 424-30.
6）Granke K, Hollier LH, Bowen JC. Pancreaticoduodenal artery aneurysms: changing patterns. South Med J. 1990; 83: 918-21.
7）Stanley JC, Wakefield TW, Graham LM, et al. Clinical importance and management of splanchnic artery aneurysms. J Vasc Surg. 1986; 3: 836-40.

〈宮田哲郎〉

Ch 5 ● 腹部・末梢血管外科

7-a 下肢動脈閉塞性動脈硬化症 — 疫学，無症候，間歇性跛行

閉塞性動脈硬化症(arteriosclerosis obliterans: ASO)は末梢動脈疾患(PAD)の一つで，その名が示す通り，慢性的な動脈硬化により血管内腔が閉塞して循環障害をきたす疾患である．近年，わが国でも動脈閉塞症のほとんどは動脈硬化によるものであるので，ASO と PAD はほぼ同義語として使用されている．冠動脈，脳血管を除けば腹部大動脈から腸骨，大腿動脈領域に好発するため臨床的には下肢に虚血性症状，所見を呈することが多い．臨床症状としては初期には冷感，違和感，しびれ感などを呈するとされているがこれらは ASO に特異的な症状ではないので見過ごされがちである．明らかな血流低下があってもほとんど無症状の時もある(無症候性 PAD)．狭窄，閉塞が進行すると最初に患者が意識する症状である間歇性跛行(intermittent claudication: IC)が認められるようになる．病状がさらに進行すると安静時の下肢痛，潰瘍，壊死の出現に至る．これらの重篤な症状は下肢血流を改善しなければ緩和，治癒しないものであり，まとめて重症下肢虚血(critical limb ischemia: CLI)といわれる．すなわち ASO は臨床症状により大きく無症候性，IC，CLI に分類される．これらの症状により患者の予後が異なるため，おのずと治療方針も分けて考えなければならない．

1 疫学

ASO の有病率はその検査法によって異なる．全世界でのメタ解析では有病率は約 8％とされている．しかし年齢や地域によってこれは大きく差があり，年齢が高くなるにつれて有病率は高くなり，特に 60 歳以上では有病率は急激に上昇する．日本での疫学研究では中・高齢成人での有病率は概ね 1〜3％との報告が多い．これに糖尿病，慢性腎不全などのファクターが付随すると有病率は上昇する．わが国での糖尿病患者の ABI<0.9 の比率は約 7％，透析患者では約 15〜24％，ABI が 1.3 以上の比率がさらに約 10％と報告されている．無症候性 PAD の有病率は一般には症候性の約 2〜5 倍といわれている[1]が明確な有病率の報告はない．本邦での高齢者の無作為な ABI 測定により無症候の検査値異常患者の発見される頻度は約 10％とされている[2]．

2 治療方針の決定

前述のごとく ASO の病状の程度により自然予後，治療後の予後が規定されるため，それぞれの患者の動脈硬化症の進展を正しく評価し，それらの予後のエビデンスを的確に検討して治療に当たらなければならない．肝心なのは ASO を単なる下肢に限局した疾患ではなく，全身の動脈硬化症の一部分症としてとらえ，患者の全身の状態，日常生活に対する影響を勘案して治療方針を立てることである．

3 無症候性 PAD

1）無症候性 PAD の予後

　無症候性 PAD とは，生理機能検査や画像検査などの客観的指標からは ASO と診断されるが自覚的症状のないものをいう．具体的には ABI＜0.9 でありながら間歇性跛行症状や重症下肢虚血症状のないものである．糖尿病患者や一部の脊柱管狭窄症合併例では神経障害のために IC が認知できないことがある．これらの患者は無症状からいきなり潰瘍，壊死になり発見されるものもあり（潜在的重症下肢虚血：subclinical CLI），注意を要する．しかしながら総じて無症候性 PAD の下肢の予後はよいとされている．軽度の症状のある患者（冷感，しびれ感など）も含めた無症候性 PAD の患者を対象に 5 年間前向き追跡調査を行ったところ，潰瘍発症率，下肢切断率はいずれも 0 であった[3]．また，無症状だが血管造影上動脈に 50％以上の狭窄が偶然発見された症例の自然予後を観察した研究では，4.2 年の観察期間中に症候性となった患者が 33％に認められたが，結果的に下肢切断に至った患者は全体の 2.5％であった．しかし，この期間中に死亡した患者は 16％と，下肢切断に至った率をはるかに凌駕していた[4]．PAD 患者の総死亡，心血管死，脳血管死のいずれにおいても症候性と無症候性でリスクのオッズ比は変わらない[5]．ABI の正常範囲内と考えられている 0.91〜1.00 の患者であっても，基準値とされた 1.11〜1.20 の患者に比して脳心血管イベント発症率は明らかに悪いとされている[6]．このように無症候性 PAD の患者は下肢の予後は良好であるが，脳心血管イベント発生率，生命予後は症候性に匹敵する劣悪さであるといえる．

2）無症候性 PAD の治療

　無症候性 PAD 患者は下肢の予後以上に生命予後を考慮して治療を行わなければならない．無症候性 PAD 患者の治療目的は生活習慣の改善による動脈硬化性疾患の発症予防・進行抑制，生命予後改善，脳心血管イベントの回避である．ABI 軽度低下例であっても polyvascular disease もしくはアテローム血栓症（atherothrombosis：ATIS）の観点から動脈硬化に対する積極的，包括的介入が必要である．薬物療法についてはそれぞれの併存疾患の治療適応によるべきであり，ASO に対する予防的薬物療法の明確な必要性は費用対効果の面からも今後のエビデンスが待たれるところである．"予防的"侵襲的治療（血管内治療やバイパス術）の正当性は現時点では証明されていない．

4 間歇性跛行

1）間歇性跛行患者の予後

　初期の症状である IC を呈する患者の予後は 2007 年に発表された国際的 PAD ガイドラインである TASC Ⅱ[7]に述べられており，現在も大きな変化はないといわれている．つまり下肢に関しては 5 年間で跛行症状が悪化する症例は 10〜20％，CLI に至る症例は 5〜10％とされており，結果的に下肢大切断に至る患者は 1〜3％にすぎない．将来 CLI に陥るリスクファクターは喫煙の継続，糖尿病患者が特に重要で，オッズ比がそれぞれ 3〜4 と高値である．無症候性 PAD と同様下肢の予後が比較的良好なことに比して生命予後は極めて悪い．5 年間での死亡は

全体の約30％，心筋梗塞や脳卒中などの非致死的心血管イベントは約20％に生じるとされている．一見全身状態は良好で歩行も可能なIC患者であるが，この劣悪な生命予後を念頭に入れて治療方針を決定していかなければならない．

2）間歇性跛行患者の治療

IC患者の治療の基本は無症候性PADに示したごとく脳心血管イベントの抑制による生命予後の改善にある．まず行わなければならないことは，リスクファクターの管理，生活習慣の改善である．喫煙者は確実な禁煙に導かなければならない．高血圧，脂質異常症，糖尿病はそれぞれの治療ガイドラインに沿って厳格にコントロールされるべきである．IC症状に対しては古くから監視下運動療法の有用性が示され，薬物療法とともにICの治療の第一選択とされている．トレッドミルによる歩行で最大強度になる跛行が出現するまで運動を行うことを週3回，3〜6カ月継続することが望ましい．主に側副血行路の発達を促しており，一度発達した血行路は長期間保たれることが運動療法の長期有用性の原理と考えられる．また運動による筋肉細胞のエネルギー効率の改善も考えられ，ABIが改善しなくても歩行距離が伸びることの所以であろう．薬物療法も初期から行うべき治療法である．抗血小板薬による治療が中心となり，跛行距離を延長させるエビデンスよりシロスタゾール（プレタール®）が第一選択薬となる[8]．しかし頭痛や動悸などの副作用がみられ継続が困難な場合はサルポグレラート（アンプラーグ®）にも跛行の改善やQOLの向上作用があるため変更することも可能である．前述のごとくIC患者は生命予後改善も重要な治療の一つであるため，その目的での抗血小板薬は低用量アスピリン製剤が古くから用いられてきた．しかし出血性合併症の比較的少ないといわれるクロピドグレル（プラビックス®）はASOにおけるリスク低減率も良好で，本邦ではASOにおける脳心血管系血栓症の予防にも適応をとっており，近年その使用が増加している．保存的治療にて3〜6カ月の観察の後跛行症状の改善が少なく患者の歩行の満足度の低い場合は，全身リスクを考慮の上侵襲的血行再建治療を適用してもよい．血管内治療はその低侵襲性より近年施行数は増加している．腸骨動脈領域に対しては第一選択とされており，その長期開存性も確認されている．しかし長区域病変，高度石灰化病変，総大腿動脈に及ぶ病変，大動脈閉塞病変などは，再

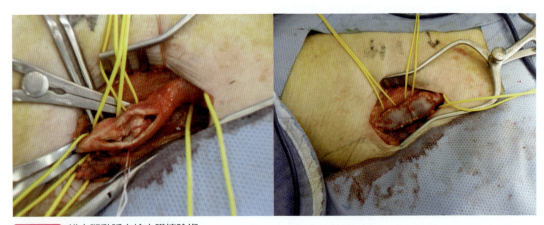

図 5-27 総大腿動脈血栓内膜摘除術

狭窄率や合併症発生率などからも適応が限定される．大動脈に及ぶ病変や若年患者などでは大動脈-腸骨（または大腿）動脈バイパス術が選択される場合もある．総大腿動脈に及ぶ病変の場合は総大腿動脈血栓内膜摘除術（図 5-27）と腸骨動脈血管内治療を組み合わせたハイブリッド手術がよい適応となる．浅大腿動脈領域の病変に対しても低侵襲な血管内治療が用いられることが多くなってきた．薬物溶出性ステントの登場で長期開存性も大腿-膝窩動脈バイパス術に匹敵するものとなっている．しかし再狭窄，症状増悪例も散見され，長区域病変や膝窩動脈に及ぶ病変には大腿-膝窩動脈バイパス術が有用とされている．バイパス術では膝上膝窩動脈までであれば人工血管によるバイパス術も容認されるが膝下膝窩動脈へのバイパス術は自家静脈で行う方が長期開存性は優れている．基本的には下腿動脈へのバイパス術の適応は重症下肢虚血のみに限られている．

文献

1）Management of peripheral arterial disease（PAD）. TransAtlantic Inter-Society Consensus（TASC）. Eur J Vasc Endovasc Surg. 2000；19（Suppl A）：Si-xxviii, S1-250.

2）重松 宏．動脈硬化のすべて 疫学 わが国の末梢動脈閉塞症の疫学．医学のあゆみ．2013；245：1129-34.

3）Leng CG, Lee AJ, Fowkes FGR, et al. Incidence, natural history and cardiovascular events in symptomatic and asymptomatic peripheral arterial disease in the general population. Int J Epidemiol. 1996；25：1172-81.

4）Keeling AN, Naughton PA, Khalidi K, et al. Should incidental asymptomatic angiographic stenoses and occlusions be treated in patients with peripheral arterial disease? J Vasc Interv Radiol. 2009；20：1133-40.

5）Diehm DC, Allenberg JR, Pittrow D, et al. Mortality and vascular morbidity in older adults with asymptomatic versus symptomatic peripheral artery disease. Circulation. 2009；120：2053-61.

6）Fowkes FG, Murray GD, Butcher I, et al. Ankle brachial index combined with Framingham risk score to predict cardiovascular events and mortality：a meta-analysis. JAMA. 2008；300：197-208.

7）Norgren L, Hiatt WR, Dormandy JA, et al. Inter-Society Consensus for the Management of Peripheral Arterial Disease（TASC Ⅱ）. J Vasc Surg. 2007；45（Suppl S）：S5-67.

8）Bedenis R, Stewart M, Cleanthis M, et al. Cilostazol for intermittent claudication. Cochrane Database Syst Rev. 2014；10：CD003748. doi：10.1002/14651858. CD003748. pub4.

〈駒井宏好〉

Ch 5 ● 腹部・末梢血管外科

7-b 下肢動脈閉塞性動脈硬化症 — 重症下肢虚血

1 重症下肢虚血の定義

　　重症下肢虚血(critical limb ischemia: CLI)とは「客観的に証明された動脈閉塞性疾患に起因する慢性の虚血性安静時痛，潰瘍あるいは壊死を有する患者に使用される用語」と TASC Ⅱ ガイドラインで定義されている[1]．ここでいう「客観的に証明された動脈閉塞」とは，形態学的な閉塞ではなく，足関節血圧，足趾血圧などの血行動態検査によって証明されたものを意味する．

2 疫学

　　CLI の疾患人口を把握するのは困難であるが，全世界的な糖尿病の増加によって，多くの国において CLI が増加していると考えられている．その中で，特に日本では，超高齢化による高齢糖尿病患者の増加あるいは糖尿病罹病期間の長期化や，透析依存腎不全患者の増加などの背景から，CLI に占める透析患者の割合が諸外国と比べて極端に高いことが特徴となっている(表 5-3)[2-6]．

3 病態

　　病態を理解するためには，下肢血流障害からの観点と，動脈硬化性疾患であるという観点の双方からのアプローチが必要である．

　　下肢血流障害が CLI に至ると，潰瘍壊死の進行，感染併発などよる消耗(栄養障害)，歩行障

表 5-3 CLI に対する血行再建に関する代表的臨床研究とその患者背景因子の国際比較

研究名	BASIL trial[2]	PREVENTIII[3]	CRITISCH[4]	OLIVE[5]	SPINACH[6]
国	UK	USA	Germany	Japan	Japan
発表年	2005	2005	2015	2013	2015**
研究方法	multicenter RCT	multicenter RCT	multicenter registry	multicenter registry	multicenter registry
対象症例	SLI*	CLI	CLI	CLI	CLI
血行再建	EVT vs bypass	vein bypass	EVT, bypass	EVT	EVT, bypass
症例数	452	1404	1200	314	563
併存症					
糖尿病	42%	64%	47%	71%	72%
冠動脈疾患	36%	48%	45%	46%	41%
脳血管疾患	21%	20%	12%	21%	22%
透析依存腎不全	0%	12%	9%	52%	53%

*: severe limb ischemia, **: 登録時のデータのみ公開

害による ADL 低下など身体的 QOL 障害に加えて，慢性疼痛による身体的ストレス(疼痛による消耗，夜間不眠，鎮痛薬多用による食欲不振など)および精神的ストレス(痛みや下肢存続の危機に対する不安，抑うつ，せん妄)といった知的活動や精神状態に関する QOL も障害される[7]．こうした状態が長引くと，消耗，栄養障害が進行することも手伝って，組織欠損壊や感染の拡大・深部への進行を引き起こし，やがて救肢困難となる．下肢血流障害の重症度は，動脈病変発生部位，病変程度(狭窄か閉塞か，どのくらいの長さの病変か)，病変進行速度，および側副血行路の発達程度の 4 つに依存する．動脈病変の発生部位は，動脈硬化の背景にあるリスク因子のうち，どの因子を保有しているかに依存しており，喫煙や高脂血症では近位動脈(腸骨，大腿動脈領域)に，糖尿病や腎不全では遠位動脈(下腿・足部動脈)に病変を生じやすい[8]．病変発生部位は病態の理解に重要であり，腸骨動脈病変や総大腿動脈病変では，比較的近位の筋肉血流も障害されるため多くの場合，跛行症状を呈するが，下腿動脈病変では跛行症状がない場合も少なくない代わりに足部血流低下によって潰瘍壊死をきたしやすい．病変の範囲や進行速度，側副路の発達程度は，下肢虚血の重症度を左右する重要な要素であり，より病変が長く，早く進行して，あまり側副血行路が発達できない状況では，高度虚血となり，血行再建しなければ大切断に至る．

　一方，背景にある動脈硬化因子やさらにその背景にある生活習慣はそれぞれの患者における病態の理解に欠かせない．高血圧，脂質異常症，糖尿病，喫煙の古典的 4 大動脈硬化因子に加えて，腎不全，慢性炎症などの因子のうち，目の前の患者はどの因子を保有しているのか，その罹病期間はどうか，その管理状況はどうであったかを把握することは，現在の病状が形成された状況の理解を助けるとともに，適切な診断，治療計画，予後予測，全身血管病の二次予防計画へと通ずる．

　近年，CLI の患者の予後不良因子として，低栄養(低アルブミン血症や低 BMI)やサルコペニアが注目され，慢性炎症と代謝障害が CLI の病態を理解する上でも重要と考えられてきており，今後の研究が待たれる[5, 9, 10]．

❹ 症候・重症度分類

　症候による下肢虚血重症度分類は，Fontaine 分類と Rutherford 分類が古くから用いられてきた(表 5-4)．これらの基本的な考え方は共通しており，無症候から始まって，間歇性跛行，安静時疼痛，そして最重症の潰瘍壊死に至る症候別分類である．2000 年の TASC ガイドライン以来，この安静時疼痛と潰瘍壊死を，CLI として，無症候や跛行肢の症例と区別して，病態や治療法を考えることが提唱された[11]．

　これら 2 つの症候別重症度分類は非常にわかりやすい．しかし，この 2 つの古典的重症度分類が提唱された当時はそれほど多くなかった糖尿病が 20 世紀後半から急増し，そのため，糖尿病足病変が増加したため，近年では足潰瘍がある患者の診断では，それが糖尿病の神経障害によるものなのか，それとも感染によるものなのか，あるいは虚血によるものなのか，さらには虚血と感染が混在しているのかを診断する必要が生じ，純粋な虚血による重症度分類を想定した Fontaine 分類や Rutherford 分類では十分な患肢の病態に基づいた診断が難しい時代に

Ch 5 ● 腹部・末梢血管外科

表 5-4 慢性動脈閉塞の症候別重症度分類

Fontaine 分類		Rutherford 分類		
度	臨床所見	度	群	臨床所見
Ⅰ	無症候	0	0	無症候
Ⅱa	軽度の跛行	Ⅰ	1	軽度の跛行
Ⅱb	中等度から重度の跛行	Ⅰ	2	中等度の跛行
		Ⅰ	3	重度の跛行
Ⅲ	虚血性安静時疼痛	Ⅱ	4	虚血性安静時疼痛
Ⅳ	潰瘍や壊疽	Ⅲ	5	小さな組織欠損
		Ⅲ	6	大きな組織欠損

〔TASC Ⅱ Working Group（日本脈管学会，訳）．下肢閉塞性動脈硬化症の診断・治療指針Ⅱ．東京: メディカルトリビューン; 2007 より〕[1]

至った．このような背景から，2014 年にアメリカ血管外科学会から，足病変に対する新しい分類として，WIfI 分類が提唱された（表 5-5）[12]．WIfI の"W 因子"では woud の大きさ・広がりを評価し，"I 因子"では ischemia の程度を評価し，"fI"因子では foot infection の広がりを評価して，足病変の病態を理解した重症度分類として，現在，この WIfI 分類を世界の共通言語として臨床研究に用いていこうという気運が世界の血管外科や形成外科で高まっている．

⑤ CLI に至るまでの経過

Fontaine 分類や Rutherford 分類が現代の CLI 患者に適応しにくくなってきたもう一つの理由として，CLI に至るまでの自然経過が変化しつつあることが挙げられる．Fontaine 分類では，無症候→間歇性跛行→安静時疼痛→潰瘍壊死と順を追って進行するように誤解されやすい．しかし，跛行患者の自然予後を研究した結果，多くの患者は安定した跛行であり，5 年後に重症下肢虚血に至ったのは跛行患者の 5～10％に過ぎないと報告されている[13]．一方，近年急増している糖尿病や維持透析患者の重症下肢虚血症例のそれに至る過程をみてみると，病変が下腿動脈であること，あまり活発に歩かないこと，神経障害も合併していることなどが相まって，間歇性跛行を経験せずに無症候のまま虚血が進行し，やがて軽微な外傷（靴擦れ，打撲，爪のトラブルなど）でいきなり潰瘍壊死をきたして CLI 化するケースが非常に多いことがわかってきた[14]．今後，糖尿病・透析患者がさらに増加し，高齢化がさらに進むと，こうした無症候ではあるが客観的血流評価で高度の虚血が存在する症例が増加することが予想される．無症候の高度虚血患者を TASC では chronic subclinical limb ischemia と表現しているが，日本循環器学会ガイドライン改訂版ではよりわかりやすい表現として，subclinical CLI と表現している．

⑥ 診察方法

病歴聴取では，①高度下肢虚血に至った病歴（含む治療歴），②下肢虚血の原因となった病態（動脈病変を加速している主たる背景因子），③歩行状態（現在の ADL だけでなく，CLI 発症前

7 下肢動脈閉塞性動脈硬化症 — b 重症下肢虚血

表5-5 WIfI 分類

W grade	臨床的状態		潰瘍	壊疽
0	虚血性安静時疼痛で組織欠損を伴わない状態		なし	なし
1	小さな組織欠損で，単純な趾切断や植皮で救済可能なもの		足部や下肢末梢の浅い小潰瘍	なし
2	大きな組織欠損で，多趾切断あるいは中足骨切断を要するもの	踵以外	骨・関節に達する深い潰瘍	足趾に限局する壊死
		踵	浅い潰瘍	
3	Chopart，Lisfranc 切断あるいは複雑な形成術を要する広範組織欠損	踵以外	骨・関節に達する深い潰瘍	前足部あるいは中足部に及ぶ広範壊死，踵壊死
		踵	踵骨に達する深い潰瘍	

I grade	ABI	Ankle systolic pressure	Toe pressure, TcPO$_2$
0	≧0.80	>100 mmHg	≧60 mmHg
1	0.6〜0.79	70〜100 mmHg	40〜59 mmHg
2	0.4〜0.59	50〜70 mmHg	30〜39 mmHg
3	≦0.39	<50 mmHg	<30 mmHg

fI grade	局所感染	全身感染（SIRS）
0	−	−
1	皮膚皮下組織の感染（限局性：潰瘍周囲の発赤 0.5〜2 cm）	−
2	皮膚皮下組織の感染（限局性：潰瘍周囲の発赤 0.5〜2 cm）深部感染（膿瘍，骨髄炎，筋膜炎）	−
3	+	+

（Mills JL Sr., et al. J Vasc Surg. 2014；59：220-34, e1-2）[12]

の ADL），④生命を脅かす因子を保有しているか否か，⑤服薬状況などを聴取する．

　身体診察では，①動脈拍動触知（腹部，両側の鼠径部，膝窩，後脛骨と足背），②血管雑音の有無（腹部，鼠径部，大腿部，頸部）と性状（低調か高調か），③足の色調，皮膚温，爪の状態，足趾の痩せの有無，および潰瘍・壊死の有無を診察し，組織欠損がある場合にはその部位，拡がり，深さ（腱や骨に達していないか），感染徴候の有無を記録に残すとともに培養を提出する．

⑦ 検査法

1）血行動態検査

　安静時疼痛や潰瘍・壊死があり，あるいはそれに加えて動脈閉塞を示す画像情報があるからといって，すぐさま CLI と診断してはならない．血行が不良であることを客観的に証明する血行動態検査が必要である．血行動態の評価法として，足関節部血圧（ankle pressure）の測定検査が広く行われており，その絶対値や上腕動脈との血圧比（ankle-brachial pressure index：ABI）をもって，虚血の有無，程度を表すことが国際標準となっている．ただし，長期糖尿病罹患や維持透析によって下腿動脈に高度石灰化をきたしている患肢では，ankle pressure が測定できない

Ch 5 ● 腹部・末梢血管外科

(incompressible) あるいは値が信頼できない可能性があり，その場合には足趾血圧 (toe pressure) および toe-brachial pressure index (TBI) や skin perfusion pressure (SPP) あるいは経皮酸素分圧 ($TcPO_2$) を測定する必要がある．

近年，ABI の測定は，オシロメトリー法を用いた計測器を用いることが多くなったが，ドプラ聴診器を用いて測定する場合は，足関節部の足背動脈と後脛骨動脈の収縮期圧を測定し，そのいずれか高い方の値を左右の上腕動脈収縮期圧の高い方で除して求める．

2) 画像検査

CLI は，血行再建の絶対的適応であるため，画像検査を行う必要がある．画像検査法は血管エコー，造影 CT，MRA，DSA など各種存在し，造影剤使用の可否，石灰化の状態などを考えて，どの検査法を選択すべきかを判断する．注意しなければならないのは，造影剤を使用する検査では，高度の虚血の場合，足部末梢で造影されないからといって閉塞していると判断してはならない点である．高度虚血の場合は，末梢に再建可能な動脈が存在していても，中枢で放たれた造影剤が末梢まで到達できない可能性がある．そういったケースであっても，エコー検査で血流信号をとらえることができる場合が少なくない．

DSA は血管内腔を詳細に評価するのに適しているが，血管壁の状態を知ることはできないことにも注意が必要である．造影 CT の 3D image も同様である．膝窩動脈外膜嚢腫や膝窩動脈捕捉症候群，あるいは，動脈瘤などは，CT の axial 画像も同時に評価して，狭窄や閉塞の原因として外膜病変や血管外病変が関与していないことを確認しないと，誤った治療法選択をしてしまう可能性がある[15]．

血行再建が困難で，大切断に至る可能性が高いと診断したとしても，切断レベル決定のために画像検査は行うべきであると考える．

あまりに感染が高度な場合には，ガス産生や深部感染の程度を把握するためにも CT は重要である．

一方，血行再建の手段を選択する上で，静脈エコーも重要な検査である．表在静脈のうち，両下肢の大伏在および小伏在静脈およびできれば橈側および尺側皮静脈の口径・性状を評価しておくべきである (図 5-28)．BASIL trial で示されたように，利用可能な静脈の有無は，バイパス術か血管内治療かを選択する重要な因子である[2]．

8 診断

診断には，①CLI であるという診断と，②その動脈病変をきたしている疾患の診断，さらに③全身の血管病や併存症の診断が行われなければならない．

近年の糖尿病の増加によって，虚血と神経障害と感染が複雑に絡み合う症例が増加しており，虚血が必ずしも重症でない足病変も少なくなく，多様な足病変が存在する現代の CLI の診断は難しくなってきており，上述の WIfI 分類の役割が重要となっている．

CLI をきたす疾患のほとんどは動脈硬化症であるが，血管炎その他多くの鑑別すべき疾患が存在する (表 5-6)．動脈硬化症以外の慢性動脈閉塞症では治療方針がまったく異なることも少なくないことから，鑑別診断は重要である．

7 下肢動脈閉塞性動脈硬化症 — b 重症下肢虚血

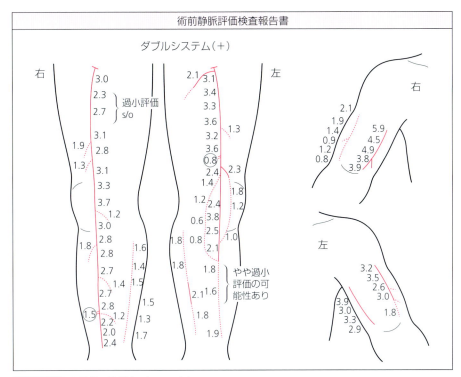

図 5-28 術前静脈材料評価の一例

両上下肢の表在静脈の口径や性状（壁肥厚や石灰化など）をルーチンで評価する．左膝窩-後脛骨動脈バイパス術を予定していたが，下腿静脈が不良のようであり，大腿部大伏在静脈の translocation も選択肢の候補として手術に臨んだ（図 5-31 と同一症例）．結局，下腿静脈は側肢からのヘパリン化生食注入で良好に拡張したため，in situ 法が可能であった．

表 5-6 下肢慢性動脈閉塞をきたす疾患

疾患名	特徴・鑑別点
CLI の原因疾患として日常診療で遭遇するもの	
閉塞性動脈硬化症	動脈硬化危険因子保有
Buerger 病	Raynaud 症状，特徴的な側副路，遊走性静脈炎
膠原病*	自己抗体陽性，Raynaud 症状，随伴皮膚・関節症状
膝窩動脈瘤	繰り返す下腿動脈塞栓
塞栓症慢性期	塞栓のエピソードと塞栓源の存在
血栓症	凝固線溶系の異常
CLI に至るのが稀なもの	
膝窩動脈捕捉症候群	若年発症
膝窩動脈外膜嚢腫	検査のたびに大きく変動する ABI
大動脈炎症候群	大動脈または第一分枝の閉塞
腫瘍，放射線障害など	注意深い病歴聴取や画像読影

*：強皮症，SLE，悪性関節リウマチなど

Ch 5 ● 腹部・末梢血管外科

血管病の多くは全身病であり，冠動脈や脳血管など全身血管の評価が治療方針決定に重要である．また，それぞれの患者において動脈硬化症を進行させている生活習慣病の状態を評価することも必須である．

⑨ 治療方針

CLI の治療方針として，血行再建を第一に考慮し，それが困難な場合には各種保存的治療あるいは大切断を行うとガイドラインでは述べられている[1]．また，血行再建する場合には，血管内治療，外科的血行再建(内膜摘除形成術やバイパス手術)，および，それらのハイブリッド血行再建のいずれを選択するかを決定する必要がある．

いずれの治療を選択するかについて，複数のガイドラインがまったく異なる治療方針を推奨しており，特に下腿領域の血行再建に関しては残念ながら多くの臨床家が納得できるガイドラインは確立されていない(表5-7)[16, 17]．その原因は，下記に示す①〜⑤の点において非常に多様な CLI 患者が存在し，それらに対して包括的な治療指針を示すだけの十分なデータが存在しないことによる．また，血管内治療デバイス進歩の速度が早いこと，バイパス手術においても全身麻酔不要の神経ブロック麻酔の普及が進んできたことなどにより，治療方法が刻々と大きく変化し続けていることも，ガイドラインが追いつかない要因になっていると考えられる．

治療方針決定に影響する重要な因子として，①動脈病変の状態，②全身状態および予測生命予後，③足病変の状態，④機能予後(歩行機能予測)，鼠径靭帯以下の動脈閉塞病変例においてはさらに⑤使用可能な自家静脈の有無が挙げられ，現時点ではこれらの因子をそれぞれの臨床家が斟酌し，患者が望むゴールを見極めて決定されるべきと考えられる．

信頼できるガイドラインが確立されるには，現在，進行中の米国や英国の RCT や本邦におけるレジストリーの解析結果が明らかになるのを待たなければならない[18]．

⑩ 治療の流れ(集学的治療)

重症虚血肢を大切断から救い，組織欠損部を完治させ，歩行機能を回復させ，さらに生命予

表5-7 鼠径靭帯以下末梢血行再建に関する国際ガイドラインの比較

ESC[16] (2011)	・大腿膝窩動脈領域において，TASC A-C 病変に対しては血管内治療を第一選択とすべき(クラス I，レベル C)
	・大腿膝窩動脈領域において，TASC D 病変であっても，重症併存疾患を有する患者に対しては経験豊富な術者であれば血管内治療を考慮する(クラス IIb，レベル C)．
	・下腿動脈領域において血行再建が必要な場合は，血管内治療を第一選択にすべきである(クラス IIa，レベル C)
AHA[17] (2013)	・予測生命予後が 2 年以内で利用可能な自家静脈がない場合は血管内治療を第一選択とすべき(クラス IIa，レベル B)
	・予測生命予後が 2 年より長く，かつ自家静脈が利用可能な場合は自家静脈を用いたバイパス術を第一選択とすべき(クラス IIa，レベル B)
	・荷重部分の広範壊死や修正不能の関節拘縮，敗血症，非常に短い生命予後の CLI に対しては，primary amputation の対象となる(クラス I，レベル C)

7 下肢動脈閉塞性動脈硬化症— b 重症下肢虚血

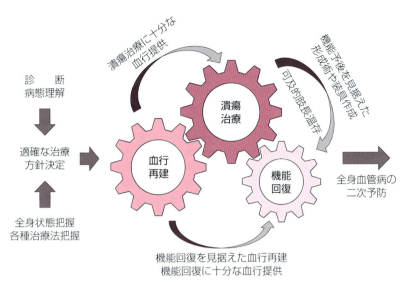

図 5-29　CLI 治療全体の流れを俯瞰的に示した模式図

後を短くする冠動脈あるいは脳血管イベントを予防するためには，その全体像を意識しながら集学的に治療を進めていく必要がある．血行再建と潰瘍治療とリハビリテーションの 3 つは互いに連関しており，潰瘍治癒や歩行機能予後を見据えた血行再建計画が血行再建医に求められている（図 5-29）．

11 治療法各論

1）血行再建

a）外科的血行再建術

（1）バイパス術

①**概略**：閉塞病変に対して，できるだけ健常な中枢動脈から，閉塞病変を飛び越えて，できるだけ健常な末梢動脈へ，導管を用いて新たな血流路を造る手術である．「良好な inflow」，「良質な導管」，「良好な run-off を有する outflow」の 3 つの条件が揃うと長期開存が得られる．換言すると，閉塞部動脈の性状などに依存しないため，どれほど高度の石灰化が閉塞部に存在しようとも，上記の 3 条件が揃えば，良好な予後が期待できる．

②**グラフト材料**：導管に用いるグラフトにどの程度の血流量が期待できるかによって人工血管を使用するか自家静脈を使用するかが決定される．大腿動脈に末梢吻合をおくようなバイパスでは人工血管が用いられ，下腿動脈以下末梢に末梢吻合をおくバイパスでは自家静脈が用いられる．膝上膝窩動脈までのバイパスでは，末梢 run-off が良好であれば人工血管でも良好な臨床成績が期待できるが，静脈グラフトとの RCT では静脈グラフトの方が有意に良好な開存成績であることから，ガイドラインではその領域でも静脈グラフト使用が推奨されている[17, 19]．しかし，近年，ヘパリン結合人工血管が開発されて人工血管の成績も向上しており，静脈の質が不良の場合には膝窩動脈領域へのバイパスでも人工血管使用が考慮されてい

Ch 5 ● 腹部・末梢血管外科

る．ただし，潰瘍や壊死のある肢に人工血管を使用する場合は，人工血管感染に細心の注意を払う必要がある．

③**静脈グラフトの使用方法**：一般に使用可能な自家静脈材料としては，大伏在静脈，小伏在静脈，上肢静脈，大伏在静脈分枝および深部静脈が存在する．術後成績が最も優れているのはsingle graft として使用する大伏在静脈であるが，十分な長さが得られない場合は，それ以外の静脈を single vein graft として使用したり，何本かを連結させた spliced vein graft として使用する．静脈グラフトの使用法として，reversed 法と弁切開を要する non-reversed 法があり，後者はさらに，静脈を取り出して利用する translocation 法と，取り出さずあるがままの位置で使用する in situ 法に分けられる[20]．同側肢に良好な大伏在静脈が存在する場合には，in situ 法を用いることで，術創を小さくでき，かつ，静脈剝離・摘出にかかる時間を省くことができることが利点となる．また，in situ 法を含む non-reversed 法では，大口径の静脈近位端を動脈中枢吻合に，小口径で壁薄の静脈遠位端を小口径の末梢動脈に吻合できるため，サイズミスマッチを回避できる利点があり，足関節近傍の小口径動脈への末梢吻合が多く行われる糖尿病性動脈硬化時代には有用な方法とされている[21]．

④**末梢吻合部の選択**：吻合部動脈に病変が強かったり，末梢吻合部以遠に有意狭窄病変が存在すれば，術後グラフト閉塞のリスクが高くなるのはいうまでもない．したがって，できるだけ病変が軽く，かつ，run-off 良好なセグメントを末梢吻合部におくことが肝要であり，そのためには術中エコーや術中造影なども駆使するなど正確で精細な画像情報を得ることが望ましい．一方，潰瘍治療の観点から angiosome に沿った血行再建，すなわち angiosome direct revascularization（DR）を推奨する意見がある．血管内治療では一般に DR を第一選択とすることが勧められているが，バイパス術の場合には意見が分かれている．足部への血行を考慮した場合，足背側と足底側の動脈ネットワークがある程度保たれていれば，どちら側にバイパスしても潰瘍治癒は得られるので，足内の動脈ネットワークを考慮し，かつ，上述した長期開存性も考慮した上で，末梢吻合部が決定されるべきである[9,22]．

⑤**動脈の遮断法**：下腿以下末梢動脈の遮断法として，マイクロクリップ（またはブルドック鉗子）を用いる方法とエスマルヒタニケット法があるが，術後成績に差があるというデータはない．また，高度石灰化動脈では上記どちらの遮断法も使用できないことも稀ではない．近年，透析例へのバイパス術が急増しており，足関節領域の最も石灰化が薄い部分を狙って動脈切開をおき，動脈性状の最も良好なセグメントが吻合部の toe になるよう吻合するが（図 5-30），高度石灰化で通常の動脈遮断が困難な場合には，中枢と末梢にそれぞれ 2 Fr の血栓摘除用バルーンを挿入し，必要があればブローワーも併用して術野を確保して吻合するような症例が日常的になってきている．

b）内膜摘除・外科的形成術

①**概略**：動脈内腔を占拠するような内膜病変を削ぎ取り，動脈内腔を確保する手術であり，内頸動脈で広く普及しているが，下肢動脈特に総大腿動脈にも広く施行されている手術である．総大腿動脈の内膜摘除形成術（FEA）は，人工血管による置換と比較して，鼠径部という創感染率が高い術野で人工材料を使用しないことや，重要な各種血管内治療のアクセスルートに

7 下肢動脈閉塞性動脈硬化症—b 重症下肢虚血

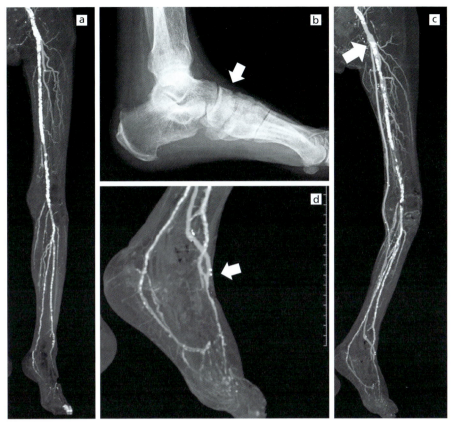

図 5-30 総大腿動脈の内膜摘除形成術プラス in situ vein graft による
総大腿-足背動脈バイパスの一例

第1, 2 趾潰瘍および踵外側潰瘍を有する維持透析症例. a) 術前造影 CT. b) 足部単純 X 線写真. 矢印は石灰化の薄い末梢吻合ターゲットを示している. c) 血行再建後の造影 CT. 矢印は静脈グラフト中枢吻合部を示している. 術前に写っている総大腿動脈の高度石灰化が摘除されているのがみてとれる. d) 末梢吻合部(矢印)の拡大写真. 石灰化が薄く, かつ, 末梢にも中枢にも run-off 良好なセグメントをターゲットとしている.

対処の難しい人工材料を使用しないという長所を有する.

②**手術手技**: FEA の場合, 動脈前方を切開し, 内膜病変を切除し, 中膜外層から外膜を残し, 切開した前壁を縫合閉鎖する.

③**直接縫合かパッチ形成か？**: 石灰化した厚い内膜病変が除去されることで, 直接縫合(direct closure)であっても内腔が確保される. しかし, 大腿深動脈へ深く切り込んで, かつ, 内膜病変がずっと末梢まで続いているような場合には, 内膜厚が多少でも薄くなる部分で内膜摘除を止めざるを得ない. そうした場合には, 内腔に段差を生じることになるので, その段差を乗り越えるようにパッチ形成すべきである.

2) 血管内治療

①**概略**: 治療ターゲットにカテーテルを進めて, バルーン拡張術やステント, あるいはステントグラフトを内挿する. NCD 登録症例をみると血管外科医が行う血管内治療は着実に増加

Ch 5 ● 腹部・末梢血管外科

しており[23]，血管病に侵襲的治療を行うにあたって習得しなければならない治療法となっている．血管内治療では動脈病変部に直接侵襲を加えるため再狭窄をきたしやすいという本質的な問題を内包している．そうした背景があっても腸骨動脈領域へのステント治療は，どのような病変形態でも好成績を期待できるまで進歩したのに対して，浅大腿動脈領域ではTASC C, D になると臨床成績は格段に不良となり，さらに，下腿動脈への POBA では，3 カ月で 70％程度に再狭窄を認めることが報告されている[24]．

②**各種のデバイス**：ステントには bare metal stent と drug-eluting stent, covered stent（stent graft）があり，バルーンにも表面コーティングの工夫されたものや薬剤塗布したものが存在する．適切なサイズ選択も重要であるが，それ以上に，どこの部位の動脈に留置するのか，ステント破損のリスクはあるのか，石灰化はどうか，末梢 run-off はどうかなどによって，多種多様な製品の中から適切なものを選択することが肝要であり，それが再狭窄をできるだけ少なくする一助となると考えられる．

③**併用する薬物療法の重要性**：再狭窄を抑えるためには薬物療法が必須であり，デバイスによって，dual antiplatelet therapy（DAPT）を必要とするものも少なくない．時に DAPT が好ましくない症例も存在することから，術後の薬物療法も考慮した治療法選択が望まれる．

3）ハイブリッド血行再建

動脈病変が広範囲に及び，多領域にまたがる場合，それらの複合病変はそれぞれの部位において血管内治療と外科的血行再建のいずれかを適材適所で適用し，組み合わせて用いることで，症例の全身状態や動脈の状態および静脈材料の状態に相応しい治療を提供できる（図 5-31）．無理にすべての治療を血管内治療で一貫して行う必要性はまったくない．外科医も病状に合わせて外科的血行再建だけでなく血管内治療も使いこなす能力を身につけるか，あるいは，血管内治療を任せられる interventionalist と協同して，患者に最適な治療の提供にあたるべきである．

⑫ 潰瘍治療

1）血行再建前の創管理

血行再建前の虚血肢に外科的侵襲を加えると，その部から壊死が始まる．したがって，血行再建前の小切断は避けることが望ましい．もし，感染が明らかで深部へと進展する徴候があれば，ドレナージを行って，できるだけ早期に血行再建を行うべきである．

2）血行再建後の潰瘍治療

血行再建後の潰瘍壊死部を完治させることは，血行再建の重要な達成目標の一つである．壊死部は血行再建後速やかに（血行再建直後が望ましい）切除すべきであり，切除端は通常開放のままとする．潰瘍についても，表面の不良組織は切除または掻把する．

問題は感染の管理である．慢性創傷には必ず細菌が存在するので，定期的に培養検査を行って院内感染に注意しながら管理してゆく．培養は拭いではなく，組織を採取することが望ましい．深部感染には特に十分な注意が必要である．虚血時には血流に乏しいため感染の診断は容易ではないが，血流再開とともに感染が明瞭となり，かつ，進行することがままあるので，深

7 下肢動脈閉塞性動脈硬化症―b 重症下肢虚血

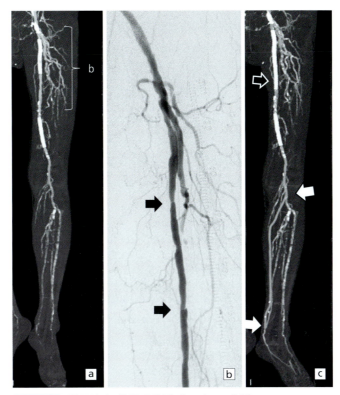

図 5-31 膝下膝窩-後脛骨動脈バイパスの症例
第1趾潰瘍を有する80歳代の糖尿病症例．下腿動脈 EVT 後，再狭窄を繰り返すとのことで，当科紹介された．a）術前 CT 画像．前医で挿入されたステントを浅大腿動脈に認める．b）浅大腿動脈造影所見．膝窩動脈の拍動が減弱しており，膝窩動脈から逆行性に術中造影したところ図 4B の狭窄所見（矢印部）を認めた（b は a の b の部分に相当）．有意な圧較差を認め，浅大腿動脈にステントを追加挿入した後，膝下膝窩-後脛骨動脈バイパス術を施行（図 5-28 と同一症例）．c）術後造影 CT 画像．白矢印がバイパスの両吻合部を，黒抜き矢印が追加ステントを示す．

部につながる創が存在する場合には，術後定期的に MRI を撮影することが重要である．

創の管理においては，浸出液の多寡に応じて軟膏を選択し，適宜メインテナンスデブリードマンを行って，wound bed preparation に努める．感染徴候がなく，菌量が減った段階で陰圧吸引療法（NPWP）を行い，必要に応じて皮膚移植などを行って，完全な上皮化を達成する[25]．広範組織欠損で，補填組織を必要とする場合には，遊離筋皮弁移植などの組織再建手術も考慮されるべきである．

創の治癒が停滞したり，肉芽色が急に不良になる場合は，①血流低下，②骨髄炎などの感染の存在のいずれかが示唆される．前者に対しては，SPP を測定し，低下しているようなら再血行再建も考慮する．後者に対しては，MRI をとり，骨髄炎の診断を行う[26]．

一方，創治癒が順調に進んだ場合，最後に創が閉じる寸前でドレナージ不良となって深部感染が明らかになることがあるので，潰瘍管理においては，最初と最後が肝心であり，完全上皮

Ch 5 ● 腹部・末梢血管外科

化を確認するまでは油断してはならない.

⑬ リハビリテーション

CLI の治療方針を決定する上で, 血行再建しても歩けない患者であるのか, あるいは, 良好な血流を背景に歩行の回復を謳歌できるのかを術前に知ることは重要である. 関節の拘縮程度, 麻痺の有無など術前にリハビリテーション科にコンサルトできれば, ある程度, 術後 ADL のゴールを想定できる.

歩行機能回復が望める症例に対しては, 歩行機能が回復してそれを長期間享受できるような血行再建を提供するべきであり, また, 術後, それを阻害するような筋力低下を回避するリハビリ, 潰瘍治癒を阻害しないリハビリ, そして, 歩行を補助するとともに足病変再発防止を目指す装具作成, など, 術前から退院後までシームレスなリハビリ科との連携が肝要である.

⑭ 血行再建不能例に対する治療法

薬物療法, 血管再生医療(骨髄幹細胞移植, 末梢血幹細胞移植, 遺伝子治療), 高気圧酸素療法, 脊髄刺激法など各種治療法が知られているが, 未だ, 血行再建不能例を救済できる確固たる治療方法は存在していない. 今後の研究が期待される分野である.

⑮ 外来管理

外来での管理の目的は, ①再建血行の維持管理, ②下肢動脈硬化および全身動脈硬化進行対策の二次予防が主であり, それと同時に足部潰瘍再発予防や機能予後評価などを行うこととなる.

表5-8 グラフトの閉塞原因

発生時期	主たる閉塞原因	
	静脈グラフト	人工血管
早期 (1 カ月以内)	テクニカルエラー 　不適切な吻合動脈選択* 　グラフト屈曲・圧迫 　弁遺残(non-reversed 法の場合) グラフト塞栓 不良静脈グラフト使用	テクニカルエラー 　不適切な吻合動脈選択 　グラフト圧迫 run-off 不良 グラフト感染
中間期 (1〜24 カ月)	グラフト内膜肥厚 宿主動脈硬化病変進行	吻合部内膜肥厚 宿主動脈硬化病変進行 run-off 不良 グラフト感染
晩期 (2 年以降)	グラフト硬化 グラフト瘤 宿主動脈硬化病変進行	吻合部内膜肥厚 宿主動脈硬化病変進行 run-off 不良 グラフト感染 吻合部瘤

7 下肢動脈閉塞性動脈硬化症 — b 重症下肢虚血

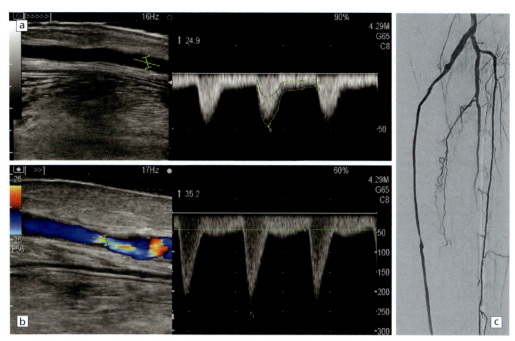

図 5-32 膝下膝窩-後脛骨動脈バイパス術後の維持透析症例
前足部広範組織欠損を有する女性患者．a)バイパス術後 2 週の duplex scan 所見．グラフト中間部の PSV 48 cm/s．グラフト血流量は 109 mL/min．b)術後 3 カ月の duplex scan 所見．グラフト中間部の PSV 254 cm/s．グラフト血流量は 34 mL/min まで低下．PSVR が 5.7 であったため，介入必要と判断し，バルーン拡張術を施行．c)バルーン拡張前の造影所見．グラフト中間部に有意狭窄を認め，同部にバルーン拡張術を施行し，duplex scan 所見の改善を得た．

　バイパス血行の再狭窄や閉塞を回避するためには，定期的なグラフトサーベイランスが重要であり，グラフト閉塞原因をよく理解した follow up が求められる（表 5-8）．静脈グラフトの場合は，再狭窄・閉塞の主原因となる内膜肥厚の好発時期が 3〜24 カ月であることから，少なくとも 2 年程間の duplex scan を用いたグラフト全長にわたる定期的サーベイランスが推奨されている（2013 年 AHA ガイドラインではクラス I，レベル A の推奨事項）[17]．計測間隔をどのように設定すべきかについては諸説あるが，特にハイリスクグラフト（質的不良，spliced vein graft や術後早期の duplex scan で何らかの異常のあるグラフト）では通院間隔を 2 カ月ごとと短くして，グラフト閉塞前に revision 手術またはバルーン拡張術を行う（図 5-32）．特に，最良のグラフト資源である自家大伏在静脈を閉塞させてしまうと再手術が難しくなるので，貴重な自家資源を永く開存させるという観点を念頭において，follow up することが望ましい．

　動脈硬化症の進行は，バイパスグラフトの inflow を制限したり，あるいは outflow を制限することでバイパスの開存を危うくするほか，対側肢も CLI に至らしめたり，あるいは心筋梗塞や脳梗塞を起こす可能性を上昇させると考えられる．したがって，二次予防は CLI の救肢を達成した後の最終目標である生命予後を改善することに直結する．血行再建前に精査した冠血流や脳血管のデータを担当診療科とも共用し，抗血小板やスタチンなどの薬物療法や生活習慣の改善維持を支援していくことが望まれる．

Ch 5 ● 腹部・末梢血管外科

⑯ 予後

　CLI 例の生命予後は一般に非常に不良である．本邦で行われた OLIVE registry では，生存率は 1 年で 81.3％，3 年で 63％と報告されている[27]．しかし，皆一様に不良なのではなく，患者の背景因子や全身状態が多様性に富んでいることを反映して，生命予後も極めて多様であり，生命予後良好な症例も少なくない．BASIL trial が予測生命予後の良し悪しによって異なる治療方針を提唱していることは，生命予後の多様性に対応しようとしたものであると考えられる．予測生命予後が長い例に，短期間しか開存しえない治療を提供してはならないわけであって，長期開存を得られる血行再建を提供することができれば，その長期間続く良好な血流の恩恵を享受して機能予後の改善も期待できることにつながる．

　生命予後や下肢大切断のリスクの層別化が試みられ，FINNVASC score，modified PREVENT Ⅲ score，BASIL score，Goodney score などが提唱されている[28-30]．例えば，生命予後不良因子として，BASIL trial では，腎機能低下，組織欠損の存在，高度な下腿動脈病変などが[29]，また，AFS 不良因子として，OLIVE registry では，高齢，低 BMI，透析依存腎不全，広範組織欠損が多変量解析で検出されている[27]．ただし，具体的な予測生命予後や下肢予後を高い確度をもって提示するに足るには至っておらず，今後の臨床研究データの蓄積が待たれる．

おわりに

　CLI の症例に血行再建を行って，疼痛を解決し，救肢を達成し，さらに潰瘍を完治できたとすると，次の目標は歩行機能の回復といった機能予後，そして，さらに生命予後改善のための二次予防へと高い目標に向かって治療に取り組むことができる．逆に，そうした高い目標設定が困難で，救肢が精一杯の症例，あるいは，血行再建も難しく，大切断を第一選択とせざるを得ない症例も存在する．このように，CLI においては，患者や患肢の多様性によって，治療のゴールも一様ではない．

　広く厚く臨床データを集積することができれば，各種の予後(救肢率，潰瘍治癒時期，予測機能予後，予測生命予後)を統計学的に算出可能となる．患者の足病変の評価と全身評価の結果，どのレベルに治療のゴールを設定するか，データをみながら患者とともに目標を設定し，一つ一つそれらの目標をクリアしてゆく時代がくることが望まれる．

📖 文献

1) TASC Ⅱ Working Group(日本脈管学会，訳)．下肢閉塞性動脈硬化症の診断・治療指針Ⅱ．東京：メディカルトリビューン；2007.

2) Adam DJ, Beard JD, Cleveland T, et al. Bypass versus angioplasty in severe ischaemia of the leg(BASIL): multicentre, randomized controlled trial. Lancet. 2005; 366: 1925-34.

3) Conte MS, Bandyk DF, Clowes AW, et al. Results of PREVENT Ⅲ: a multicenter, randomized trial of edifoligide for the prevention of vein graft failure in lower extremity bypass surgery. J Vasc Surg. 2006; 43: 742-51.

4) Bisdas T, Brorowski M, Torsello G. Current practice of first-line treatment strategies in patients with critical

limb ischemia. J Vasc Surg. 2015; 62: 965-73.

5） Iida O, Nakamura M, Yamauchi Y, et al. Endovascular treatment for infrainguinal vessels in patients with critical limb ischemia. OLIVE Registry, a prospective, multicenter study in Japan with 12-month follow-up. Cir Cardiovasc Interv. 2013; 6: 68-76.

6） Takahara M, Iida O, Soga Y, et al. Absence of preceding intermittent claudication and its associated clinical freatures in patients with critical limb ischemia. J Atheroscler Thromb. 2015; 22: 718-25.

7） Sasajima T, Sasajima Y, Azuma N, et al. Factors related to postoperative delirium in patients with lower limb ischaemia: a prospective cohort study. Eur J Vasc Endovasc Surg. 2012; 44: 411-5.

8） Diehm N, Shang A, Silvestro A, et al. Association of cardiovascular risk factors with pattern of lower limb atherosclerosis in 2659 patients undergoing angioplasty. Eur J Vasc Endovasc Surg. 2006; 31: 59-63.

9） Azuma N, Uchida H, Kokubo T, et al. Factors influencing wound healing of critical ischaemic foot after bypass surgery: is the angiosome important in selecting bypass target artery? Eur J Vasc Endovasc Surg. 2012; 43: 322-8.

10） Matsubara Y, Matsumoto T, Aoyagi Y, et al. Sarcopenia is a prognostic factor for overall survival in patients with critical limb ischemia. J Vasc Surg. 2015; 61: 945-50.

11） Management of peripheral arterial disease（PAD）. Trans-Atlantic Inter-Society Consensus（TASC）. J Vasc Surg. 2000; 31: S1-287.

12） Mills JL Sr, Conte MS, Armstrong DG, et al. The Society for Vascular Surgery Lower Extremity Threatened Limb Classification System: risk stratification based on wound, ischemia, and foot infection（WIfI）. J Vasc Surg. 2014; 59: 220-34, e1-2.

13） Hirsch AT, Haskal ZJ, Hertzer NR, et al. ACC/AHA 2005 Practice Guidelines for the management of patients with peripheral arterial disease（lower extremity, renal, mesenteric, and abdominal aortic）: a collaborative report from the American Association for Vascular Surgery/Society for Vascular Surgery, Society for Cardiovascular Angiography and Interventions, Society for Vascular Medicine and Biology, Society of Interventional Radiology, and the ACC/AHA Task Force on Practice Guidelines（Writing Committee to Develop Guidelines for the Management of Patients With Peripheral Arterial Disease）: endorsed by the American Association of Cardiovascular and Pulmonary Rehabilitation; National Heart, Lung, and Blood Institute; Society for Vascular Nursing; TransAtlantic Inter-Society Consensus; and Vascular Disease Foundation. J Am Coll Cardiol. 2006; 47: 1239-312.

14） Azuma N. Impact of demographic changes on the natural course, features and prognosis of critical limb ischemia. Circ J. 2015; 79: 1453-5.

15） Kikuchi S, Sasajima T, Kokubo T, et al. Clinical results of cystic excision for popliteal artery cystic adventitial disease long-term benefits of preserving the intact intima. Ann Vasc Surg. 2014; 28: 1567, e5-8.

16） Tendera M, Aboyans V, Bartelink ML, et al. ESC Guidelines on the diagnosis and treatment of peripheral artery diseases: document covering atherosclerotic disease of extracranial carotid and vertebral, mesenteric, renal, upper and lower extremity arteries: the Task Force on the Diagnosis and Treatment of Peripheral Artery Diseases of the European Society of Cardiology（ESC）. Eur Heart J. 2011; 2851-906.

17） Anderson JL, Halperin JL, Albert NM, et al. Management of patients with peripheral artery disease （Compilation of 2005 and 2011 ACCF/AHA Guideline Recommendations）: a report of the American College of Cardiology Foundation/American Heart Association Task Force on Practice Guidelines. Circulation. 2013; 127: 1425-43.

18） Azuma N, Iida O, Takahara M, et al. Surgical reconstruction versus peripheral intervention in patients with critical limb ischemia-a prospective multicenter registry in Japan: The SPINACH study design and rationale. Vascular. 2014; 22: 411-20.

19） Conte MS, Pomposelli FB, Clair DG, et al. Society for Vascular Surgery practice guidelines for atherosclerotic occlusive disease of the lower extremities: management of asymptomatic disease and claudication. J Vasc Surg. 2015; 61（3 Suppl）: 2S-41S.

Ch 5 ● 腹部・末梢血管外科

20) Conte MS. Challenges of distal bypass surgery in patients with diabetes: Patient selection, techniques, and outcomes. J Vasc Surg. 2010; 52: 96S-103S.

21) Connolly JE. In situ saphenous vein bypass-forty years later. World J Surg. 2005; 29: S35-8.

22) Rashid H, Slim H, Zayed H, et al. The impact of arterial pedal arch quality and angiosome revascularization on foot tissue loss healing and infrapopliteal bypass outcome. J Vasc Surg. 2013; 57: 1219-26.

23) http://www.jsvs.org/ja/enquete/report2011/index.html

24) Iida O, Soga Y, Kawasaki D, et al. Angiographic restenosis and its clinical impact after infrapopliteal angioplasty. Eur J Vasc Endovasc Surg. 2012; 44: 425-31.

25) Azuma N, Koya A, Uchida H, et al. Ulcer healing after peripheral intervention-Can we predict it before revascularization? Circ J. 2014; 78: 1791-800.

26) Fujii M, Armsrong DG, Terashi H. Efficacy of magnetic resonance imaging in diagnosing diabetic foot osteomyelitis in the presence of ischemia. J Foot Ankle Surg. 2013; 52: 717-23.

27) Iida O, Nakamura M, Yamauchi Y, et al. 3-Year outcomes of the OLIVE registry, a prospective multicenter study of patients with critical limb ischemia: a prospective, multi-center, three-year follow-up study on endovascular treatment for infra-inguinal vessel in patients with critical limb ischemia. JACC Cardiovasc Interv. 2015; 8: 1493-502.

28) Arvela E, Soderstrom M, Korhonen M, et al. Finnvasc score and modified Prevent Ⅲ score predict long-term outcome after infrainguinal surgical and endovascular revascularization for critical limb ischemia. J Vasc Surg. 2010; 52: 1218-25.

29) Goodney PP, Nolan BW, Schanzer A, et al. Factors associated with death 1 year after lower extremity bypass in Northern New England. J Vasc Surg. 2010; 51: 71-8.

30) Bradbury AW, Adam DJ, Bell J, et al. Bypass versus Angioplasty in Severe Ischaemia of the Leg(BASIL)trial: a survival prediction model to facilitate clinical decision making. J Vasc Surg. 2010; 51(5 Suppl): 52S-68S.

〈東　信良〉

Ch 5 ● 腹部・末梢血管外科

8 糖尿病性足病変，フットケア

　厚生労働省の全国統計によれば1997年には糖尿病が強く疑われる患者は690万人，糖尿病の可能性のある患者は680万人で，総数にすると1,370万人であったものが，5年後の2002年にはそれぞれ740万人と880万人で総数1,620万人，2007年には890万人と1,320万人で総数2,210万人と，10年間に61.3％に達する総数の増加が示すように爆発的な速度で拡大してきた．しかし，その5年後の2012年にはそれぞれ950万人と1,100万人で総数2,050万人と，1997年から5年ごとに取ってきた統計で初めて減少に転じた[1]．これは，一般市民にいわゆる「生活習慣病」の概念が認知され，その危険性に関する知識の普及の結果，予防・治療対策による効果が表れてきたものと推測される．これは実際に治療受けている患者の数字でも示されており，糖尿病が強く疑われる患者のうち現在治療を受けている患者は，1997年は45.0％であったものが2012年には65.2％と増加，特に70歳以上の患者では男性70.5％，女性67.0％と年度ごとに増加してきた[1]．糖尿病は症状が出なくても「怖い病気」であるとの認識の広まりが示唆される．

　一方，糖尿病が原因で死亡する人に関して，最近は年間約1万4千人でほぼ一定している[2]．しかし糖尿病の合併症に注目すると，糖尿病性腎症から腎不全となり人工透析を受けている人は全国で約11万5千人であり，これは透析患者全体の37.6％を占める．新たに透析導入となる患者のうちで糖尿病性腎症が原因となる患者も年間約1万6千人で全体の43.8％に上る．糖尿病治療中の患者の15.2％に腎症を合併していると報告されているが，この比率は70歳以上では16.3％と高くなる[3]．これと同様に糖尿病で現在治療を受けている患者のうち1.6％は足の壊疽を合併しているとされているが，70歳以上の患者に限れば3.1％に増加する[4]．糖尿病患者のうち70歳以上の割合は，男性で24.4％，女性で17.6％であり，これら統計の結果から示唆されるのは，糖尿病およびその合併症の治療を行う場合は，70歳以上の高齢者が対象であることはすでに既成の事実として受け入れなくてはならないということである．このように，高齢の糖尿病患者が増加してきているにもかかわらず，糖尿病患者の増加が頭打ちとなり，糖尿病原因の死亡患者もほぼ一定化してきているのは，血糖値をコントロールする様々な薬物治療の進化と，合併症に対する集約的治療の効果といえるが，これからも続くであろう食生活の変化，高齢者人口の増加を考慮すると，糖尿病およびその合併症を有する患者の急激な減少は早急には望めないと考えられる．前記のような全国統計による報告はないが，糖尿病が動脈硬化症の強いリスクファクターであることから，閉塞性動脈硬化症による慢性動脈閉塞と糖尿病を合併した患者も臨床の現場ではもはや日常的に経験されるようになってきた．したがって糖尿病性足病変に対する適切な治療は患者のQOLの維持のみではなく医療経済学的にみても重要な課題と考えられる．

1 概念

1) 発症原因

　糖尿病のいわゆる3大合併症はnephropathy, retinopathy, neuropathyであるが，この神経障害を基盤とし発症するのが「糖尿病性足病変」である．それに閉塞性動脈硬化症による虚血や感染が加わることでこの足病変は様々な病態を呈する．したがって「糖尿病性足病変」とは「糖尿病を有する患者の足部病変」の総称と考えられるが，前記の虚血や感染の有無によって重症度，治療方針も大きく異なってくる[5]．糖尿病患者の中でも特にインスリン治療を受けていたり，慢性腎不全を合併し維持透析を要したりする患者に糖尿病性足病変は発症することが多い．

2) 病態生理

　糖尿病による神経障害は自律神経障害と末梢神経障害に分けられる（図5-33）[6]．前者は主に交感神経障害であり発汗の減少をきたすことから，皮膚は乾燥し亀裂などの皮膚障害を発症する．また同時に血流は増加し骨吸収が亢進して関節の変形（Charcot関節）をもたらす．後者は知覚神経障害から無痛性となり熱傷や靴による外傷をきたしやすくなる．また運動神経障害から足趾の変形（ハンマートゥ，クロートゥ）をもたらす．そのような変形した足は接地面積が減少し単位面積当たりの荷重が常時増加することで，皮膚に鶏眼（ウオノメ）や胼胝（タコ）のような皮膚病変を形成しやすくなる．それに靴ずれなどの小さな外傷が加わることと神経障害による無痛性によって容易に潰瘍を形成する．これが神経障害による糖尿病の足病変である．足に合わない靴や長時間の歩行，小さな傷の放置などといった靴や歩行による外傷が「糖尿病性足病変」の発症の契機になることが多い．実際にはその部位に感染が加わり，病態はより重症化・複雑化することとなる（図5-33）．

　上記の状態に閉塞性動脈硬化症による慢性動脈閉塞（虚血）が合併すると足病変はさらに重症化する．閉塞性動脈硬化症による慢性動脈閉塞は，古典的には大動脈・腸骨動脈領域や大腿動

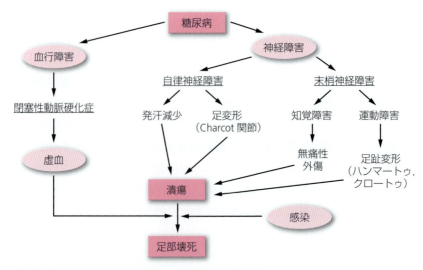

図5-33 糖尿病性足病変の発生病態を模式的に示す

脈領域が好発部位とされてきたが，糖尿病を合併している患者ではより末梢の動脈(特に下腿・足部)にも病変が及びびまん性の動脈閉塞や狭窄をきたしやすいことが知られている[7]．また糖尿病自体が独立した閉塞性動脈硬化症の危険因子であり，重症下肢虚血では糖尿病の有無は4倍のオッズ比を有するとされている[8]．糖尿病の感染性足病変に虚血による壊死が合併した際には下肢の大切断を要する場合が多くなり，この傾向は慢性腎不全患者では特に強まる．感染のコントロールがつかない場合は足部の感染から骨髄炎，敗血症へと進展し致命的になることもあると銘記するべきである．

❷ 診断

　糖尿病を有する患者に足病変を生じた場合はすべてこれに含まれるので診断は容易であるが，治療法の選択のために最も重要なのは感染と虚血の有無の評価である．

　足部の潰瘍や壊死をみた場合，まず最初に行うべきは感染の有無の診断である．切開・排膿や debridement などの処置を行うと同時に起炎菌の同定は必須である．発熱や白血球増多，CRP 高値などの全身性の炎症性反応を伴う場合は敗血症も疑い，血液培養も行う．感染が確認されればその治療が第一優先である．

　次いで虚血の有無を診断する．忘れられがちであるが虚血診断で重要なのは身体的所見である．足背動脈か後脛骨動脈の拍動を触知できる場合には虚血の関与は否定的である．透析患者では稀に calciphylaxis という有痛性・限局性の難治性潰瘍を四肢に生じることがある[9]．糖尿性腎症の患者の下肢に calciphylaxis が発症した場合は鑑別に迷うことがあるが，calciphylaxis は小血管の石灰化が主病因とされており，糖尿病の有無と無関係に発症することからも病態的にいわゆる糖尿病性足病変とは異なる疾患と考えられている．下肢虚血の診断によく用いられるのは上肢/足関節血圧比(ankle brachial pressure index: ABI)であり，四肢の血圧を測定するのみであるため，簡便かつ無侵襲という利点を有する．正常域は 1.00〜1.40 で，0.90 以下は虚血ありとされる．0.91〜0.99 は虚血を疑う境界域とされ，1.41 以上も動脈がマンシェットの圧迫でつぶれない異常域とされている[10]．糖尿病患者，特に透析を必要とするような腎不全患者では中膜石灰化を特徴とする Moenckeberg 型の動脈石灰化をきたしていることが多いため，マンシェットによる圧迫で血管がつぶれず，虚血があっても ABI が 1.41 以上を示すことがあるため注意が必要である．そのためこのような患者では足関節血圧ではなく足趾血圧を測定することが推奨されているが，手技がやや煩雑であるため，最近では皮膚灌流血圧(skin perfusion pressure: SPP)を測定することが多くなっており，こちらの方が動脈石灰化の影響を受けにくいとされている．虚血の範囲や程度を部位別に知りたい場合や手術適応を考慮する際には腎機能に留意しながら血管造影や造影 CT(CT angiography: CTA)を行う．特に下腿動脈への血行再建(バイパス手術や血管内治療)を行う際には現時点では血管造影が必須であるが，最近は64 列や 128 列の MDCT が登場したことで CTA の性能が向上し，下腿 3 分枝まで立体的に血管内腔を描出できるようになってきていることから，将来的には動脈石灰化の軽微な患者ではCTA のみで診断・治療が可能になると期待される．

Ch 5 ● 腹部・末梢血管外科

③ 分類

　足部の壊死や潰瘍性病変の程度と予後を判断するために，いくつかの分類法が提唱されている．

1) Wagner 分類[11]（表 5-9）

　1981 年に Wagner が提唱した分類をもとにした分類であり，潰瘍を 6 段階に分け主にその深達度，壊死の有無によって分類している．特に皮膚科領域で従来から広く使われている．

2) テキサス大学分類[12]（表 5-10）

　下肢の潰瘍をその深達度に分け，さらにそれを虚血と感染の有無により分類したものである．Wagner 分類よりはより病態に近いが，やや煩雑なきらいがあり実際の臨床では使いづらいと思われる．

3) Fontaine 分類[8]（表 5-11）

　虚血の程度をその症状と所見から分類する方法で，血管外科では古典的ともいえる分類である．簡便であるため臨床的には使いやすく，特に予後が大きく異なる重症下肢虚血かどうかの判断が重要である．

4) Rutherford 分類[13]（表 5-12）

　上記の Fontaine 分類を踏まえ，客観的な基準も加えたものである．最近はこちらを使うことが多い．

表 5-9 Wagner 分類

Grade 0	潰瘍治癒後ないし発症前
Grade 1	表在性潰瘍：皮膚全層に及ぶが皮下までは達しない
Grade 2	腱や筋まで達するが骨に達しない潰瘍で，膿瘍形成も認めない
Grade 3	より深部まで達して蜂窩織炎や膿瘍形成を認める潰瘍で，しばしば骨髄炎を伴う
Grade 4	限局性（前足部）の壊疽
Grade 5	足部の大部分（3 分の 2 以上）に及ぶ壊疽

表 5-11 Fontaine 分類

Ⅰ度	虚血はあってもよく代償され無症候性のもの
Ⅱ度	間歇性跛行
Ⅲ度	虚血性の安静時痛
Ⅳ度	潰瘍や壊死

表 5-10 テキサス大学分類

ステージ	重症度			
	0	Ⅰ	Ⅱ	Ⅲ
A	潰瘍形成前ないし完全上皮化後	表在性の創で腱，関節包ないし骨に達しない	腱や関節包に達する創	骨や関節に達する創
B	感染	感染	感染	感染
C	虚血	虚血	虚血	虚血
D	感染＋虚血	感染＋虚血	感染＋虚血	感染＋虚血

8 糖尿病性足病変，フットケア

表 5-12 Rutherford 分類

度	群	臨床定義	客観的基準
0	0	無症状，循環動態からみても有意な閉塞性病変なし	トレッドミル運動負荷試験あるいは反応性充血試験
	1	軽度跛行	トレッドミル運動負荷試験終了可，運動後の AP>50 mmHg，しかし安静時に比して>20 mmHg 下降
I	2	中等度跛行	1 群と 3 群の中間
	3	高度跛行	標準的トレッドミル運動負荷試験終了不能，および運動後の AP<50 mmHg
II	4	虚血性安静時痛	安静時 AP<40 mmHg，足関節あるいは中足骨容積脈波の平坦化あるいは跛行の激減<30 mmHg
III	5	軽度組織消失，非治癒性潰瘍，広範足虚血を伴う限局性壊疽	安静時 AP<60 mmHg，足関節あるいは中足骨容積脈波の平坦化あるいは跛行の激減<40 mmHg
	6	広範な組織喪失，中足骨より高位に拡大，もはや機能的足部の救肢不能	5 群と同じ

5）WIfI 分類[14]

　最も最近に発表された分類である．今までの各分類をもとにし，創の深達度，虚血の有無，感染の有無からその下肢の予後，血行再建の必要性を分けて評価した分類である．詳細な分類表はサイズが大きいため成書に譲るが，重要な点は，感染と虚血が合併するとその罹患肢の予後が極めて不良になる点と，血行再建の Risk/benefit を示した点である．

4 治療

1）予防（フットケア）の重要性

　糖尿病患者は常に足病変をきたす危険性を有しているため日常でのフットケアが重要である．欧米ではすでに Podiatrist として足病変に専門にかかわる医師や看護師が存在し，神経障害や血流障害，足部の変形を定期的・定量的に評価し，足病変をきたす危険性をスコア化してその予防にあたっている．日本でも糖尿病を専門に扱う看護師からそのような足のケアを行う動きが始まり，糖尿病認定看護師によるフットケア外来が保険診療として認められるようになった．また在宅医療の拡充に向けた厚生労働省の方針として「特定行為に関わる看護師」の制度が平成 27 年 10 月 1 日から施行されており，医師の判断により看護師が壊死組織の除去から抗生物質の投与等までは行えるようになり，フットケアにおける看護師の役割はますますその重要性を増している．しかし残念ながら現時点ではいわゆるフットケア外来を定期的に行っている施設は限られており，制度としては存在してもフットケア自体は各施設の医師・看護師の情熱に支えられているのが現状である．

　まず足を清潔に保ち感染症（特に白癬菌）を未然に防ぐことが大事である．爪の手入れは特に重要で，深爪をせず爪周囲炎を起こさないように先をフラットに切る．また胼胝（タコ）や鶏眼（ウオノメ）は早めに対処し，足に合わない靴を履かないようにする．すでに足部の変形をきた

Ch 5 ● 腹部・末梢血管外科

しているような患者では，その足に合った靴や装具を作成し歩行の際に使用するようにする．ひび割れなどの皮膚のケアも定期的に行う．患者自身には自ら足の状態を日常的に観察し変化があれば早急な来院を促す等の教育も重要である．これにより潰瘍などの皮膚病変の発生や感染の機会を減らすことが重要である．

通常，閉塞性動脈硬化症によって虚血を合併した患者では，前述した重症度分類，すなわち知覚障害，間歇性跛行，重症下肢虚血と段階的に悪化することが多いと考えられるが，糖尿病の合併や維持透析患者では足部の小さな傷を契機として，間歇性跛行の段階を経ずに一気に高度下肢虚血へと重症化することが知られており特に注意を要する．

2) 保存的治療

いわゆる neuropathy を主体とした足病変を発症した場合は，虚血は合併していなくても感染の合併はまず100％にみられるため，頻回の debridement と抗生物質の投与をこまめに行うが，時間はかかるものの大切断に至ることなく治癒可能であることが多い．全身的治療と局所的治療に分けて対応を行うことが重要である．

全身的治療の中心は血糖値のコントロールと抗生物質の投与になる．通常感染を合併している患者は血糖コントロールが不良の場合が多く，食事のカロリー制限とインスリン投与を含めた薬物療法を行う．急速な血糖値のコントロールは糖尿病性網膜症の悪化を招くことがあると言われているが[15]，感染をきたした足部の壊死や潰瘍を有する患者では迅速な血糖値のコントロールを優先させるべきである．また起炎菌が不明の場合は広域スペクトラムの，起炎菌が同定されればそれに感受性を持つ抗生物質の投与を行う．

局所治療の主体は debridement と感染のコントロールである．壊死組織は切除し膿瘍腔は切開し開放する．感染は中足骨の骨間から上行しやすく，また足底部に広がりやすい．感染した骨は切除し躊躇なく大きく切開するべきである．経験上，debridement や切開排膿は複数回必要であり，創をよく観察しこまめに処置をすることが重要である．最近閉鎖式の持続吸引による感染処置の有用性が報告されており，本邦でも局所陰圧閉鎖療法（negative pressure wound therapy：NPWT）として厚生労働省から認可されるに至った[16]．感染のある場合は慎重に適応を決めるべきであるが難治性の潰瘍を有した例には試みるべき方法と思われる．

3) 手術的治療

neuropathy のみではなく虚血も合併している症例では，いわゆる重症虚血肢となっているため，前述した保存的治療に加えて血行再建も行う必要がある．ただし基本的には局所の感染のコントロールを優先させる．血行再建の方法にはカテーテルによる血管内治療，バイパス手術，血管新生療法などがある．

カテーテル治療はバルーンによる狭窄部拡張と再狭窄予防のステント留置を基本とする．アジア（日本）も参加した国際的ガイドライン（TASC Ⅱ）によれば，腸骨動脈では10 cm 未満，大腿動脈では15 cm 未満の病変（TASC 分類 A 型，B 型，C 型病変）がよい適応とされる[8]．しかし糖尿病患者ではびまん性の病変を示すことが多く，特に鼠径靭帯以下では大腿動脈から下腿・足部動脈にまで病変が及ぶため適応には慎重な対応を要する．

バイパス手術による血行再建は，患者に与える侵襲と手術の危険性において血管内治療に劣

684

8 糖尿病性足病変，フットケア

るが，長期の成績と血流増加の度合いは優れている．しかし糖尿病合併患者特有の問題点として感染の合併と動脈の石灰化が挙げられる．糖尿病患者では下腿バイパスを要することが多いためグラフト材料には人工血管ではなく自家静脈を用いるが，それでも手術は原則として局所の感染がコントロールされてから行う．実際にグラフトは開存していても感染のコントロールがつかずやむを得ず切断を行う患者も経験されることから，バイパス手術を行っても感染のコントロールの可否が足部救肢の重要因子であることを銘記する必要がある．動脈の石灰化は動脈遮断や吻合といった手術手技そのものを困難にする．いわゆる下腿動脈バイパス術で特にこの問題は大きく，運針が不能の場合は石灰化を切除して吻合するが遠隔期の吻合部狭窄の危険性が危惧される．しかしこのような動脈病変を有する患者は，血管内治療でも血管拡張して血流増加を図ることが困難であり，どちらの方法でも血行再建に難渋する．糖尿病を合併していてもバイパス手術の遠隔期グラフト開存率や救肢率は非糖尿病合併患者と大きく変わることなく，これが糖尿病を合併した重症虚血肢に対してもバイパス手術を選択する根拠となっている[17]．バイパス手術と血管内治療を比較した大規模研究（BASIL study）では，2年以上の生命予後が期待できる患者ではバイパス手術の方が優れていると報告したが[18]，患者背景や血行再建部位の評価が不十分であるため，特に膝下以下の病変に対しては両治療の優劣は未定と考えるべきであり，逆にこのことは糖尿病を合併した下腿・足部動脈閉塞病変に対する治療が困難であることを示唆している．

　再生医療は血管新生療法とも言われ，自己骨髄血や末梢血の単核球を採取し移植する方法，血管新生の際に重要な役割を演じる遺伝子（VEGF や FGF など）を細胞に導入し移植する方法などがある[19]．血行再建不能例が適応となるが，活動期の糖尿病性網膜症を発症している患者は網膜症を悪化させる，担癌患者では転移・再発を促す可能性があるとして適応外とされる．いずれの方法もそれを行っている施設では良好な成績が得られたとされ，迅速な疼痛の消失をみたとの報告がみられたが，最近の報告では遠隔期成績の改善に関しては否定的である．

文献

1) 平成24年 国民健康・栄養調査結果の概要．厚生労働省健康局がん対策・健康増進課 栄養指導室栄養調査係；2012.

2) 平成26年人口動態統計の概況．厚生労働省大臣官房統計情報部人口動態・保険社会統計課；2014.

3) わが国の慢性透析療法の現況（2013年12月31日現在）．日本透析医学会統計調査委員会；2014.

4) 平成14年度糖尿病実態調査．厚生労働省健康局；2004.

5) Zlatkin MB, Pathria M, Sartoris DJ, et al. The diabetic foot. Radiol Clin North Am. 1987; 25: 1095-105.

6) Joseph WS, LeForock JL. The pathogenesis of diabetic foot infections—immunopathy, angiopathy, and neuropathy. J Foot Surg. 1987; 26: S7-11.

7) Charles M. Influence of diabetes mellitus on vascular disease and its complications. In: Moore WS, ed. Vascular surgery. 5th ed. Philadelphia: W. B. Saunders Company; 1998. p.146-67.

8) TASC II working group. 日本脈管学会，訳．下肢閉塞性動脈硬化症の診断・治療指針II．東京：メディカルトリビューン；2007.

9) 林 松彦，高松一郎，吉田 理，他．全国調査に基づくカルシフィラキシス診断基準の提案．透析会誌．2012; 45: 551-7.

10) Rooke TW, Hirsch AT, Misra M, et al. 2011 ACCF/AHA focused update of guideline for the management

of patients with peripheral artery disease (updating the 2005 guideline)： A report of the American College of Cardiology Foundation／American Heart Association Task Force on Practical Guidelines. Circulation. 2011； 124： 2020-45.

11） Wagner FW Jr. The dysvascular foot： a system for diagnosis and treatment. Foot Ankle. 1981； 2： 64-122.

12） Lavery LA, Armstrong DG, Harljess LB. Classification of diabetic foot wounds. J Foot Ankle Surg. 1996； 35： 528-31.

13） Rutherford RB, Flanigan DP, Gupta SK, et al. Surgical standards for reports dealing wih lower extremity ischemia. J Vasc Surg. 1986； 4： 80-94.

14） Mills JL, Conte MS, Armstrong DG, et al. The Society for Vascular Surgery Lower Extremity Threatened Limb Classification System： risk stratification based on wound, ischemia, and foot infection (WIfI). J Vasc Surg. 2014； 59： 220-34.

15） 芦川秀樹. 糖尿病網膜症発症，進展における血糖コントロールの意義. あたらしい眼科. 2001； 18： 583-8.

16） Eginton MT, Brown KR, Seabrook GR, et al. A prospective randomized evaluation of negative-pressure wound dressings for diabetic foot wounds. Ann Vasc Surg. 2003； 17： 645-9.

17） Reichie FA, Rankin KP, Tyson RR, et al. Long-term results of femoroinfrapopliteal bypass in diabetic patients with severe ischemia of the lower extremity. Am J Surg. 1979； 137： 653-6.

18） Bradbury AW, Adam DJ, Bell J, et al. Bypass versus angioplasty in severe ischemia of the leg (BASIL) trial： An intention-to-treat analysis of amputation-free and overall survival in patients randomized to a bypass surgery-first or a balloon angioplasty-first revascularization strategy. J Vasc Surg. 2010； 51： 5S-17S.

19） 室原豊明. 閉塞性動脈硬化症に対する血管新生療法―オーバービュー. Angiol Frontier. 2003； 2： 17-22.

〈進藤俊哉〉

9 Buerger 病

1 定義

　Buerger 病は主に四肢末梢の中〜小動脈に閉塞性の全層性血管炎を生じる疾患であり，閉塞性血栓血管炎とも呼ばれる．大動脈，内臓動静脈，表在静脈にも病変をきたすことがある．

2 歴史

　1878 年に von Winiwarter が，57 歳男性の血行障害による切断肢に動脈壁肥厚と内腔狭窄を認め，endarteritis と命名したのが起源とされる[1]．1908 年に Leo Buerger が血栓を伴った急性血管炎症を，1909 年に静脈にも急性期病変があることを見つけ，血管壁の変化から血栓形成によって内腔が閉塞される thromboangiitis obliterans とした[2]．その後，動脈硬化症との鑑別に関する論争が続いたが，現在では独立した疾患として認められている．

3 疫学

　世界分布から見ると日本や韓国の極東地域，東南アジア地域に多く，欧米地域は少ない．日本の年間全国推計患者数は約 1 万人とされているが，閉塞性動脈硬化症の増加に対し，本症は減少している[3]．本症は指定難病(2015 年 7 月，306 疾病)の一つであり，医療費助成が行われている．医療受給者証保持者数は 1997 年の 10,369 人をピークに減少し，2013 年度では 6,979 人となった(図 5-34)．発症年齢は 20〜40 歳であるが，稀に 50 歳以降で発症することもある．男女比は 9 対 1 で男性に好発するが，女性にも発症する．患者の 9 割が発症時に喫煙している

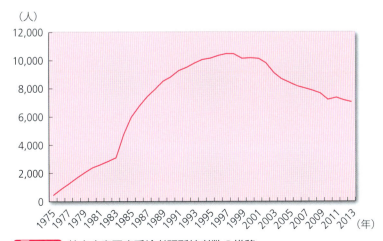

図 5-34　特定疾患医療受給者証所持者数の推移

Ch 5 ● 腹部・末梢血管外科

か，喫煙歴を有しており，喫煙により病勢は悪化することが知られている．

4 原因

アレルギー，自己免疫，細菌感染などの関与が疑われてきた．喫煙者や肉体労働者に多いことは知られている．病因に関しては，近年特定の HLA（human leukocyte antigen）との関連性が指摘されており，ある遺伝素因に何らかの刺激が加わることにより発症する[4]との報告がある一方で，歯周病菌（*Treponema denticola*）が発症要因となるとの報告もある[5]．しかし明確な病因については現在もなお明らかでない．

5 病理所見

組織学的に急性期，中間期，慢性期の3期に分類される[6]．急性期では新鮮な血栓で閉塞し，白血球，類上皮細胞，巨細胞からなる小膿瘍が形成される．中間期では炎症反応は減少し，新生血管を認める．小膿瘍は消失するが，巨細胞は残存する．慢性期では炎症細胞浸潤は消失し，新生血管による血管再疎通と，内膜の線維性肥厚，中膜と外膜の線維組織の増加を認める．

6 症状

初期症状として手足の冷感・しびれ感，寒冷曝露による Raynaud 現象，足底筋や下腿筋の間歇性跛行を認める．さらに重症化すると指趾や足部の安静時痛，指趾の潰瘍・壊死を認める．

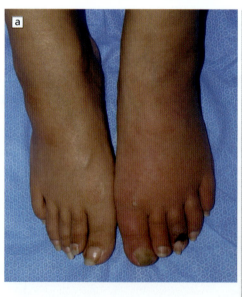 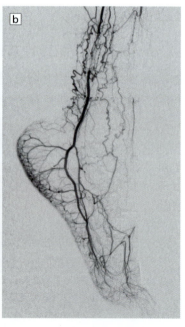

図 5-35 37歳，女性
a) 足趾は Buerger 病に特徴的な色調（Buerger color）を呈し，左第3趾潰瘍と長時間の下肢下垂による浮腫を認める．b) 後脛骨動脈は途絶状に閉塞し，ブリッジ状の側副血行路が発達している．

また皮下静脈の発赤，硬結，疼痛といった遊走性静脈炎を認める[7]．図 5-35, 5-36 に典型例の潰瘍所見と動脈造影写真を示す．

7 診断

① **問診・身体診察**：発症年齢，喫煙歴，経過を十分に聴取することが重要である．虚血性変化（指趾萎縮，爪発育，発毛），皮膚温，動脈拍動を調べるとともに，遊走性静脈炎の有無を確認する．

② **機能診断**：足関節血圧，足趾血圧，経皮酸素分圧，皮膚灌流圧などにより虚血の重症度を評価する．

③ **動脈造影**：診断，治療方針の決定には動脈造影による画像診断が必要である．下肢では膝関節，上肢では肘関節より末梢の主幹動脈に分節的閉塞を認める．閉塞は途絶状，先細り状閉塞となり，ブリッジ状あるいはコイル状の側副血行路が発達している[8]（図 5-37）．石灰沈着などの動脈硬化性変化がないことも診断の手掛かりになる．

指定難病（Buerger 病）の診断基準と重症度分類を表 5-13 に示す．

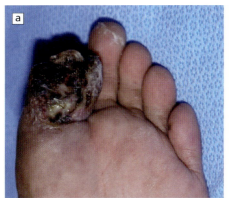
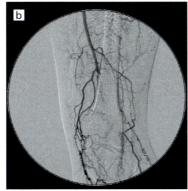
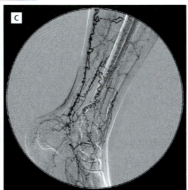

図 5-36 43 歳，男性
a）左第 1 趾壊死を認める．
b）左膝窩動脈は途絶状に閉塞，下腿主幹動脈もすべて閉塞している．
c）下腿から足部の血流は発達した側副血行路により保たれている．

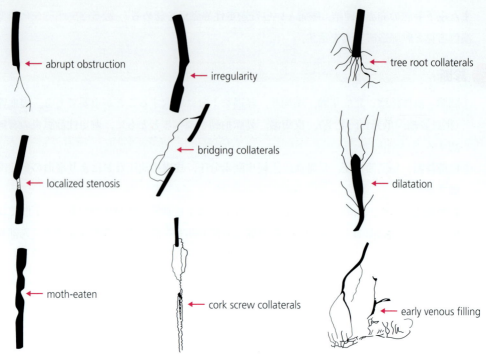

図 5-37 Buerger 病に特徴的な閉塞様式と側副血行路
(坂口周吉, 他. 血管造影報告書: Buerger 病について. 1976 年度厚生省特定疾患系統的血管病変に関する調査研究班分科会報告書. 1977. p.1-38 より引用[8])

8 治療

①**基本的治療**: 禁煙を厳守させることが第一となる. この場合, 間接喫煙でも影響を受けるため, 徹底した禁煙指導が重要となる. また指趾に傷を作らないための生活指導や側副血行路を促すための運動療法を行う.

②**薬物療法**: 抗血小板薬, 抗凝固薬およびプロスタグランジン E_1・E_2 誘導体製剤の投与を行う.

③**血行再建術**: 重症例では血行再建術が必要となる. しかし閉塞性病変が下腿領域の広範囲に存在するため吻合血管がない, 静脈炎の影響で自家静脈グラフト使用が困難などの理由で血行再建術不適応例も少なくない.

④**交感神経切除**: 血行再建術不適応例では皮膚血流改善を目的に交感神経切除術や神経ブロックを行う. 上肢では星状神経節の下 1/3, 第 2・3 胸部交感神経節を切除, 下肢では第 2・3 腰部交感神経節を切除する.

⑤**その他**: 近年では保険適応外であるが遺伝子治療や細胞移植療法を用いた血管新生療法の可能性が報告されている.

9 予後

閉塞性動脈硬化症のように多臓器の動脈硬化性病変を併存することは少ないため生命予後は

9 Buerger 病

表 5-13 指定難病（Buerger 病）の診断基準と重症度分類

＜診断基準＞
（1）50 歳未満の発症
（2）喫煙歴を有する
（3）膝窩動脈以下の閉塞がある
（4）動脈閉塞がある，または遊走性静脈炎の既往がある
（5）高血圧症，高脂血症，糖尿病を合併しない
以上の 5 項目を満たし，膠原病の検査所見が陰性の場合，Buerger 病と診断できるが，女性例，非喫煙者では鑑別診断を厳密に行う．
（鑑別診断）
1. 閉塞性動脈硬化症
2. 外傷性動脈血栓症
3. 膝窩動脈捕捉症候群
4. 膝窩動脈外膜嚢腫
5. 全身性エリテマトーデス
6. 強皮症
7. 血管 Behçet 病
8. 胸郭出口症候群
9. 心房細動

＜重症度分類＞
3 度以上を医療費助成の対象とする．

1 度 患肢皮膚温の低下，しびれ，冷感，皮膚色調変化（蒼白，虚血性紅潮など）を呈する患者であるが，禁煙も含む日常のケア，または薬物療法などで社会生活・日常生活に支障のないもの．

2 度 上記の症状と同時に間歇性跛行（主として足底筋群，足部，下腿筋）を有する患者で，薬物療法などにより，社会生活・日常生活の支障が許容範囲内にあるもの．

3 度 指趾の色調変化（蒼白，チアノーゼ）と限局性の小潰瘍や壊死または 3 度以上の間歇性跛行を伴う患者．通常の保存療法のみでは，社会生活に許容範囲を超える支障があり，外科療法の相対的適応となる．

4 度 指趾の潰瘍形成により疼痛（安静時疼痛）が強く，社会生活・日常生活に著しく支障をきたす．薬物療法は相対的適応となる．したがって入院加療を要することもある．

5 度 激しい安静時疼痛とともに，壊死，潰瘍が増悪し，入院加療にて強力な内科的・外科的治療を必要とするもの（入院加療：点滴，鎮痛，包帯交換，外科的処置など）

＊診断基準および重症度分類の適応における留意事項
1. 病名診断に用いる臨床症状，検査所見等に関して，診断基準上に特段の規定がない場合には，いずれの時期のものを用いても差し支えない（ただし，当該疾病の経過を示す臨床症状等であって，確認可能なものに限る）．
2. 治療開始後における重症度分類については，適切な医学的管理の下で治療が行われている状態で，直近 6 カ月間で最も悪い状態を医師が判断することとする．
3. なお，症状の程度が上記の重症度分類等で一定以上に該当しないものであるが，高額な医療を継続することが必要な者については，医療費助成の対象とする．

良好である[9]が，若年発症例が多いことから，就労期間を含む長期間にわたり本疾患と関わることとなる．また指趾切断のみならず大切断に至ることもあり，QOL（quality of life）への影響は大きい[10]．

Ch 5 ● 腹部・末梢血管外科

文献

1) Winiwarter F. Über eine eigentümliche Form von Endarteriitis und Endophlebitis mit Gangrän des Fusses. Arch Klin Chir. 1878; 23: 202-26.

2) Buerger L. Thrombo-angiitis obliterans: a study leading to presenile spontaneous gangrene. Am J Med Soc. 1908; 136: 567-80.

3) Matsushita M, Nishikimi N, Sakurai T, et al. Decrease in prevalence of Buerger's disease in Japan. Surgery. 1998; 124: 498-502.

4) Chen Z, Takahashi M, Naruse T, et al. Synergistic contribution of CD14 and HLA loci in the susceptibility to Buerger disease. Hum Genet. 2007; 122(3-4): 367-72.

5) Iwai T, Inoue Y, Umeda M, et al. Oral bacteria in the occluded arteries of patients with Buerger disease. J Vasc Surg. 2005; 42(1): 107-15.

6) Shionoya S. Pathology. In: Shionoya S, ed. Buerger's disease. Nagoya: The University of Nagoya Press; 1990. p.57-79.

7) Hida N, Ohta T. Current status of patients with Buerger disease in Japan. Ann Vasc Dis. 2013; 6: 617-23.

8) 坂口周吉, 三島好雄. 血管造影所見報告: Buerger 病について. 1976 年度厚生省特定疾患系統的血管病変に関する調査研究班分科会報告書. 1977. p.1-38.

9) Ohta T, Ishibashi H, Hosaka M, et al. Clinical and social consequences of Buerger disease. J Vasc Surg. 2004; 39: 176-80.

10) Ohta T, Ishibashi H, Sugimoto I, et al. The clinical course of Buerger's disease. Ann Vasc Dis. 2008; 1: 85-90.

〈杉本郁夫〉

10 膝窩動脈捕捉症候群，膝窩動脈外膜囊腫

A 膝窩動脈捕捉症候群

膝窩動脈捕捉症候群（popliteal artery entrapment syndrome：PAES）は，膝窩部の解剖学的異常による捕捉の繰り返しによって膝窩動脈に内皮障害を生じ，閉塞や下肢の虚血性障害を引き起こす疾患である[1]．筋の起始異常や動脈走行によりⅠ～Ⅳ型に分類され，膝窩静脈捕捉を伴う場合にはⅤ型に分類される（図 5-38）．

若年男性に発症した間歇性跛行の場合には膝窩動脈捕捉症候群を疑う．30 歳以下の腓腹部痛または足部痛を主訴とする間歇性跛行の 40％が本症に起因する．男女比は 4：1 であり，発症は突然で多くは間歇性跛行で発症するが，安静時痛や潰瘍症例を約 10％に認める[2]．足関節部の脈拍欠如を 60％，低下を 10％に認める一方，15％前後では正常に触知するが，他動的背屈，能動的底屈により消失する．38％の症例が両側性とされている．

1 診断

膝窩動脈捕捉では，ドプラ法により足背動脈か後脛骨動脈でドプラ音を聴取しつつ，足関節の他動的背屈および能動的底屈によりドプラ音が減弱するか消失する．エコーでは，腹臥位で膝窩動脈の偏位や動静脈間の異常筋腹の有無を評価する．足関節の他動的背屈および能動的底屈で膝窩動脈が圧迫されジェットとして認められる[3,4]．動脈瘤を認めた場合は，壁在血栓の有

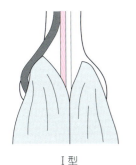
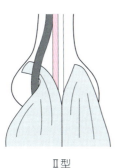
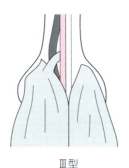
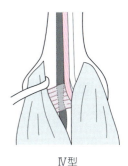

Ⅰ型　　　　　　Ⅱ型　　　　　　Ⅲ型　　　　　　Ⅳ型

図 5-38 膝窩動脈捕捉症候群の分類

Ⅰ型：膝窩動脈は腓腹筋内側頭のさらに内側を走行し同筋より深部を通過する．
Ⅱ型：Ⅰ型と同様の走行異常であるが，腓腹筋内側頭がやや中央寄りに付着するため，膝窩動脈の走行はⅠ型より中央寄りとなる．
Ⅲ型：膝窩動脈の走行はⅡ型と同様であるが，腓腹筋内側頭から分離した副腓腹筋（いわゆる腓腹筋第 3 頭）により圧迫される．
Ⅳ型：膝窩動脈は通常よりやや内側を走行し，膝窩筋または異常線維束により圧迫される．
Ⅴ型：Ⅰ～Ⅳ型に膝窩静脈圧迫を伴う．

Ch 5 ● 腹部・末梢血管外科

無と狭窄度を算出する．造影CTでは，膝窩動脈の内側偏位と動静脈間の腓腹筋内側頭または異常筋腹を認める．進行すると動脈瘤，限局性閉塞が認められ，その近位側に異常筋腹を認める．筋腹の起始部を確認し病型を決定する[5, 6]．血管造影では，安静肢位では膝窩動脈の内側偏位を認め，足関節の他動的背屈および能動的底屈にて血管が圧迫される．限局性閉塞や狭窄後拡張を認めれば本症を疑う．特にI型，Ⅲ型の限局性閉塞例では，閉塞の中枢側と末梢側の膝窩動脈の中心軸にずれが認められる[4, 7]．膝窩動脈領域の疾患として，膠原病，塞栓症，膝窩動脈瘤，外膜囊腫を鑑別する．

2 治療方針の選択

有症状でPAESと診断した場合には，積極的に手術を勧める意見が多い[8-10]．狭窄や狭窄後拡張を認めなければ腓腹筋内側頭あるいは異常筋腹，線維束を切離ないしは可及的に切除する．狭窄後拡張や瘤形成をきたしている場合，病変部を切除し端々吻合とするか自家静脈置換術とする．狭窄や閉塞例でも自家静脈による置換術を施行するが，閉塞が広範囲の場合にはバイパス術が必要となる．

3 治療手技

1) 異常筋腹や線維束の切離，ないしは可及的切除

7 cm前後の横切開にて膝窩部に後方から到達する．術中に総腓骨神経麻痺をきたさないように開創器や鈎による不用意な圧迫を避ける．

2) 動脈瘤切除，自家静脈置換術

異常筋腹や線維束による圧迫を解除するとともに瘤状変化をきたした動脈を切除する．再建経路は従来の動脈の走行と同様とし自家静脈で置換する．

3) バイパス術

閉塞が膝窩動脈全長近くに及ぶ広範な場合には自家静脈を用いたバイパス術を選択する．このような病変は血管内治療や血栓内膜摘除術後の再発例でみられる．

B 膝窩動脈外膜囊腫

外膜囊腫は動脈外膜の粘液変性により外膜と中膜間にコロイド様物質が貯留して動脈内腔の狭窄もしくは閉塞をきたし，下肢の虚血症状を呈する病態であり，膝窩動脈に好発する比較的稀な疾患である．間歇性跛行を主訴とする以外に特徴的症状はないが，症状の消長を認めることが唯一の特徴である[11]．

1 診断

間歇性跛行を主訴として受診した若年者の場合に本症を念頭におく．身体所見として，膝関節の屈曲により病変部の血管圧排が増強し下肢末梢動脈の拍動消失をみる"石川のサイン"が知られている[12]．血管造影では砂時計様狭窄，三日月様の緩やかな狭窄を呈し，動脈硬化性病

694

変を認めないとされているが，狭窄が軽度の場合には造影剤が薄くなるだけの所見となる．また膝関節の過屈曲位において膝窩動脈がM字に屈曲するのも特徴とされている．造影CTでは膝窩動脈またはその近傍に囊腫性病変が認められ，完全閉塞し血栓形成を伴う症例では血管エコーにて多房性低エコー像を認めることにより鑑別できる[13]．MRIでは囊腫内容の性状把握が可能であるという利点があり[14]，膝窩動脈捕捉症候群との鑑別も可能である．

2 治療方針の選択

狭窄性病変の場合，穿刺吸引，囊腫切除，開放術等が，閉塞性病変の場合には自家静脈でのバイパス術が適応となる．

治療は主に囊胞壁切除，動脈切除＋自家静脈移植，囊胞壁切開等の外科的治療が行われている[15-17]．CTガイド下穿刺[18]，経皮的血管形成術[19]等の低侵襲的治療も行われるようになってきているが，狭窄例には囊胞壁切除を，閉塞例には動脈切除＋自家静脈置換術を推奨する報告が多い[15-17]．過去の報告例からは，全体として予後およびグラフト開存率は良好である．

3 治療手技

1) エコーやCTガイド下での穿刺吸引術

エコーやCTガイド下での穿刺吸引の報告が散見されるが，中期成績は不良である[18]．

2) 経皮的血管形成術（percutaneous transluminal angioplasty: PTA）

外膜囊腫内腔への粘液産生により早期に再狭窄をきたし満足すべき結果が得られていない．また完全閉塞症例に対して血栓が新鮮な場合には，血栓溶解療法の後にPTAを施行した報告が散見されるが，早期に再狭窄，閉塞をきたしている[20]．

3) 囊腫開放術

内腔が血栓性に閉塞していなければ，囊腫壁を切開し開放する術式も用いられるようになっている[17]．画像診断により囊腫の範囲，単房性か多房性を正確に評価し，囊腫壁を全周性に切開し完全に開放することにより再発を回避できるとの報告がある[16,21]．

4) 動脈切除＋自家静脈置換術

完全閉塞症例で適応となる．閉塞した動脈を切除し自家静脈で置換する．遠隔成績は良好である[15,22]．

文献

1) Pillai J. A current interpretation of popliteal vascular entrapment. J Vasc Surg. 2008; 48（Suppl 1）: 61S-65S.

2) Sinha S, Houghton J, Holt P, et al. Popliteal entrapment syndrome. J Vasc Surg. 2012; 55: 252-62

3) Allen MJ, Barnes MR, Bell PR, et al. Popliteal entrapment syndrome: misdiagnosed as a compartment syndrome. Eur J Vasc Surg. 1993; 7: 342-5.

4) di Marzo L, Cavallaro A, Sciacca V, et al. Surgical treatment of popliteal artery entrapment syndrome: a ten-year experience. Eur J Vasc Surg. 1991; 5: 59-64.

5) Williams LR, Flinn WR, McCarthy WJ, et al. Popliteal artery entrapment: diagnosis by computed

Ch 5 ● 腹部・末梢血管外科

tomography. J Vasc Surg. 1986; 3: 360-3.

6) 飯田泰功, 杉本 努, 三島健人, 他. 膝窩動脈捕捉症候群 64 列マルチスライス CT の有用性. 日心臓血管外会誌. 2007; 36: 52-4.

7) Rich NM, Collins GJ Jr, McDonald PT, et al. Popliteal vascular entrapment. Its increasing interest. Arch Surg. 1979; 114: 1377-84.

8) 菅野範英, 井上芳徳, 広川雅之, 他. 膝窩動脈捕捉症候群に対する手術 後方アプローチによる解剖学的捕捉解除および膝窩動脈血行再建術. 手術. 2006; 60: 1617-22.

9) Lambert AW, Wilkins DC. Popliteal artery entrapment syndrome. Br J Surg. 1999; 86: 1365-70.

10) Levien LJ, Veller MG. Popliteal artery entrapment syndrome: more common than previously recognized. J Vasc Surg. 1999; 30: 587-98.

11) Owen ER, Speechly-Dick EM, Kour NW, et al. Cystic adventitial disease of the popliteal artery—a case of spontaneous resolution. Eur J Vasc Surg. 1990; 4: 319-21.

12) 石川浩一, 三島好雄, 小林 茂, 他. 膝窩動脈外膜嚢腫について. 日外会誌. 1960; 61: 264-73.

13) 前田英明, 根岸七雄, 石井良幸. 膝窩動脈外膜嚢腫の 2 治験例 本邦 53 例の検討. 日心臓血管外会誌. 1997; 26: 108-11.

14) 杉井重雄, 池田浩之, 高木良三. 膝窩動脈外脈嚢腫の 1 例 2 例目の治験報告と画像診断について. 日臨外医会誌. 1990; 51: 1584-9.

15) Inoue Y, Iwai T, Ohashi K, et al. A case of popliteal cystic degeneration with pathological considerations. Ann Vasc Surg. 1992; 6: 525-9.

16) 前田孝一, 康 雅博, 川崎富夫, 他. 膝窩動脈外膜嚢腫の 1 例. 日血管外会誌. 2007; 16: 571-4.

17) Kikuchi S, Sasajima T, Kokubo T, et al. Clinical results of cystic excision for popliteal artery cystic adventitial disease: long-term benefits of preserving the intact intima. Ann Vasc Surg. 2014; 28: 1567. e5-1567. e8.

18) 中村俊一郎, 益川邦彦, 米山克也. CT ガイド下穿刺吸引療法による膝窩動脈外膜嚢腫の 1 治験例. 臨外. 1993; 48: 547-50.

19) Fox RL, Kahn M, Adler J, et al. Adventitial cystic disease of the popliteal artery: failure of percutaneous transluminal angioplasty as a therapeutic modality. J Vasc Surg. 1985; 2: 464-7.

20) Samson RH, Willis PD. Popliteal artery occlusion caused by cystic adventitial disease: successful treatment by urokinase followed by nonresectional cystotomy. J Vasc Surg. 1990; 12: 591-3.

21) Stierli P, Mauch J, Koella C, et al. Circumferential removal of the adventitia for cystic degeneration of the popliteal artery. Br J Surg. 2005; 92: 56-7.

22) Melliere D, Ecollan P, Kassab M, et al. Adventitial cystic disease of the popliteal artery: treatment by cyst removal. J Vasc Surg. 1988; 8: 638-42.

〈井上芳徳〉

11 遺残坐骨動脈

1 要約

遺残坐骨動脈は，本来下肢動脈系の発生過程で消失する坐骨動脈が遺残した稀な血管奇形である．動脈瘤化や下肢虚血をきたしやすく，急性下肢虚血により下肢切断に至ることもあるため，常に本疾患に留意する必要がある．

2 発生（図 5-39）[1]

胎生期における下肢動脈系の発生過程で，本来消退する坐骨動脈が残存したものを，遺残坐骨動脈（persistent sciatic artery: PSA）と呼ぶ．

坐骨動脈は内腸骨動脈から発生し，胎生初期の下肢へ血流を供給している．体長 12 mm になると坐骨動脈は総大腿動脈と浅大腿動脈に血流を供給するようになる．その後，浅大腿動脈は膝まで発達し，medial descending geniculate（内側枝）と superior communicating ramus（外側枝）を分枝する．この外側枝と坐骨動脈が膝上で結合する．胎生期 3 カ月には，坐骨動脈は通常消

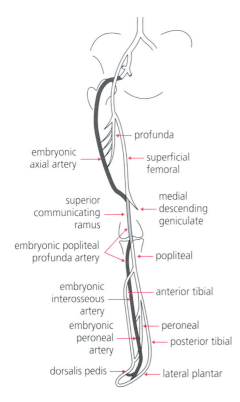

図 5-39 胎生期と成人の下肢動脈
黒色と灰色部分の血管が胎生期の血流．灰色部位が成人期の血管を形成する間，黒色部位が消退する．
(Mandell VS, et al. AJR Am J Roentgenol. 1985; 144: 245-9)[1]

Ch 5 ● 腹部・末梢血管外科

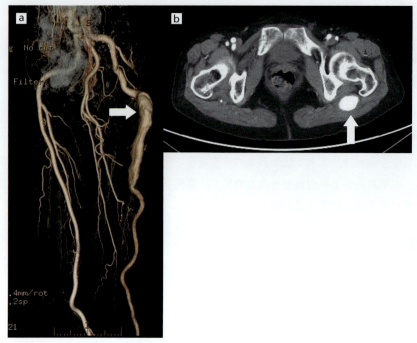

図 5-40 60 代女性の CT 像．左完全型遺残坐骨動脈
a)内腸骨動脈から分岐した坐骨動脈は，途中より瘤化（矢印）し，膝窩動脈に連続する．大腿動脈と膝窩動脈の連続性はない．b)左坐骨動脈は坐骨結節と大転子の間を通り，大腿背側を通る．

退し，下腿への血流は完全に浅大腿動脈のみとなる．坐骨動脈系は膝窩動脈の一部（popliteal profunda artery）や腓骨動脈の一部（interosseous artery）となる．このような発生の過程で異常を生じると坐骨動脈が遺残する．

３ 頻度と分類

　PSA は 1832 年に Green が報告し[2]，発症頻度は 0.03〜0.06％で約 1/3 が両側性[3]，男女比に差はないとされている[4]．Green の報告以来，160 例以上の報告がなされている[5]．PSA は内腸骨動脈から内陰部動脈を分枝した後，坐骨神経と並走する．大腿骨大転子と坐骨結節の間を通り，坐骨切痕の横より大腿に至り，大内転筋の背側を走行して膝窩動脈となる．臨床的には PSA と膝窩動脈の連続性から完全型と不完全型に分類される．完全型は PSA が膝窩動脈に連続し，下腿の主たる血流源となっているもので，外腸骨動脈から大腿動脈は膝窩動脈と連続性はなく大腿部で終わるため，低形成となることが多い（図 5-40）．不完全型は PSA と膝窩動脈の連続性はなく，浅大腿動脈が膝窩動脈と連続しているものである．完全型の頻度は約 80％と報告されている[6, 7]．

４ 病態生理

　PSA は動脈壁弾性繊維の先天的な脆弱性や，主として坐骨結節のレベルで座位などの反復鈍

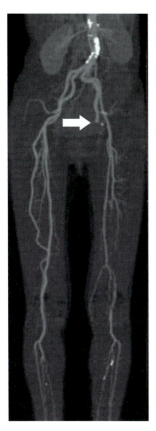

図 5-41 70代女性．両側完全型遺残坐骨動脈
左間欠性跛行にて来院．左坐骨動脈は血栓性閉塞（矢印）している．

的外力により，動脈瘤形成（図 5-40）や動脈閉塞，塞栓症（図 5-41）をきたしやすい．特に動脈瘤の合併は約 40％と高率である[8]．

5 診断

　多くは無症候性に経過するが，有症状例では，中年期以降に様々な臨床症状を呈するようになる．瘤形成による臀部拍動性腫瘤や，伴走する坐骨神経圧迫による神経痛様症状，瘤の破裂出血，瘤の急性血栓性閉塞による急性下肢虚血，さらには瘤内血栓による下腿動脈急性閉塞（血栓塞栓）を引き起こす．また，動脈瘤を認めない PSA 単独の狭窄あるいは閉塞性病変による間欠性跛行や下肢疼痛のような慢性閉塞性動脈硬化症の症状を呈することもある．診察上，大腿動脈拍動が減弱または消失しているにもかかわらず，膝窩動脈の拍動を良好に触知する時には完全型 PSA が疑われるが，不完全型の場合には両方触知するため診察所見のみで疑うのは困難である．

　画像検査では，内腸骨動脈から膝窩動脈方向へ大転子背側を走行する異常な血管として確認される．PSA の走行や瘤形成の有無，壁在血栓の程度，末梢動脈の run off が明確に描出される造影 CT が，診断に最も有用である．

Ch 5 ●腹部・末梢血管外科

6 治療

　PSA の形態，動脈瘤の占拠部位，臨床症状によって術式は異なる．不完全型では下肢の血流は外腸骨動脈系から保たれており，動脈瘤に対する治療を行うのみである．完全型では動脈瘤に対する治療と下肢血行再建術が必要となることが多い．動脈瘤への直達手術では坐骨神経損傷に注意する．最近では血管内治療の報告例が多く，動脈塞栓術のほかにも，ステントグラフト内挿術などの血管内治療の報告もある[9]．

　急性閉塞，塞栓症に対しては，病変の部位や範囲，側副路の発達様式によって術式は様々である．血流が残存する血管に応じて，腸骨-膝窩動脈バイパス，大腿-膝窩動脈バイパスが行われることが多いが，下腿へのバイパスが必要となることもある．原則，瘤を伴わない無症候性PSA に対する侵襲的治療の適応はないとされているが，瘤を伴う場合には一定の見解は得られていない．

　いずれにしても，術式選択は単一なものはなく，瘤の有無，急性閉塞か否か，完全型か不完全型か，inflow と outflow，吻合部の血管性状など，個々の症例に応じて柔軟な対応が求められる．

📖 文献

1) Mandell VS, Jaques PF, Delany DJ, et al. Persistent sciatic artery: clinical, embryologic, and angiographic features. AJR Am J Roentgenol. 1985; 144: 245-9.
2) Green PH. On a new variety of the femoral artery: with observations. Lancet. 1832; 1: 730-1.
3) Greebe J. Congenital anomalies of the iliofemoral artery. J Cardiovasc Surg. 1977; 18: 317-23.
4) Brantley SK, Rigdon EE, Raju S. Persistent sciatic artery: embryology, pathology, and treatment. J Vasc Surg. 1993; 18: 242-8.
5) Ikezawa T, Naiki K, Moriura S, et al. Aneurysm of bilateral persistent sciatic arteries with ischemic complications: case report and review of the world literature. J Vasc Surg. 1994; 20: 96-103.
6) Bower EB, Smullens SN, Parke WW. Clinical aspects of persistent sciatic artery: report of two cases and review of the literature. Surgery. 1977; 81: 588-95.
7) van Hooft IM, Zeebregts CJ, van Sterkenburg SM, et al. The persistent sciatic artery. Eur J Vasc Endovasc Surg. 2009; 37: 585-91.
8) Shimizu N, Izumi Y, Magishi K, et al. A case of ruptured aneurysm of the persistent sciatic artery presenting acute lower limb ischemia. Ann Vasc Dis. 2009; 2: 66-8.
9) Mousa A, Rapp Parker A, Emmett MK, et al. Endovascular treatment of symptomatic persistent sciatic artery aneurysm: a case report and review of literature. Vasc Endovasc Surg. 2010; 44: 312-4.

〈尾原秀明〉

Ch 5 ● 腹部・末梢血管外科

12 下肢切断，創処置

1 下肢切断の原因疾患と病態

　肢切断の対象となる主な原因疾患は，慢性動脈閉塞症(重症虚血肢)，急性動脈閉塞症，糖尿病足などである．糖尿病や透析の併存症例の増加とともに，創に感染を伴う症例が増加している．糖尿病足に限らず，感染の合併は切断端の治癒を不良にするばかりか，より高位での切断に至ることもある[1,2]．したがって，虚血に加え，創の状態や感染の程度が，肢の予後に影響を及ぼしており，これらの因子を層別化した WIfI 分類が提唱されている[2]．

2 治療の目標と手術適応

　切断の目標は，可能な限り末梢側で切断し，切断端の一次治癒を得，早期にリハビリテーションを行うことである．足関節が温存されれば，義足とリハビリテーションが不要であるので，足部動脈への積極的な血行再建術を行い，足趾あるいは中足骨レベルでの小切断に留めるよう努力すべきである．義足が必要となる大切断においては，切断部位が高位になるほど，歩行時の消費エネルギーが増加するので，リハビリテーション後に歩行可能になる確率が低下する．実際，下腿切断患者が完全に運動性を回復する確率は，大腿切断患者の 2〜3 倍高いといわれている[3]．血行再建術を伴わない一次切断の適応は，①血行再建不可能，②足の体重を支える部分の広い範囲の壊死，③固定した治療不能な屈曲拘縮，④末期の疾患または合併疾患の状態から余命が非常に短い場合，などである[4]．

3 切断部位の選択

　切断部位を決定する上で最も重要なことは，切断端が一次治癒するかどうかであり，その判断は，多くの場合，患肢の臨床所見によって行われる．すなわち，①皮膚が温かく色調がよいこと，②皮膚に感染や炎症がないこと，③静脈や毛細血管の血液充満，④触診による正常な筋肉，⑤切断予定部位より中枢側に痛みがないこと，などである．切断予定部位のすぐ中枢側で動脈の拍動触知ができれば一次治癒する可能性が高いと考えられるが，拍動触知不能であっても一次治癒の可能性を低くするものではない．虚血の客観的検査方法として，ドプラによる下肢の分節的血圧測定，レーザードプラ，サーモグラフィー，経皮酸素分圧測定，皮膚灌流圧(skin perfusion pressure: SPP)測定などの有用性が報告されているが，最近，SPP の有用性が注目されている．SPP 値が 30 mmHg 以下では創傷治癒機転が働かず，理想的には 45 mmHg 以上が必要と考えられている[5]．最終的に，術中の切断面から出血が認められず，断端での虚血が確認されたら，より高位での切断に変更すべきである．

　切断後の肢の機能も，切断部位の選択にあたり重要な点である．Chopart 関節で切断すると

尖足，内反足をきたし，歩行の妨げとなる．下腿切断の場合，脛骨粗面より近位で切断すると，膝関節伸展機能が働かず義足を使用できない．そのほか，既存のバイパスグラフトの存在が切断位置を規定することがある．壊死の範囲や切断後の肢機能を考慮した切断部位が，バイパスの開存性にとって十分な末梢血管床が温存されない場合，もしくは，バイパスそのものを犠牲にせざるを得ない場合は，グラフト閉塞により切断端の虚血をきたし，一次治癒が得られない可能性があることにも留意する．また，グラフト閉塞による二次切断は，より高位での切断に至る危険因子でもある[3]．

4 手術術式

虚血肢に対する肢切断術に共通の注意点は，①切断端の血流を確認するため，駆血帯を使用しない，②皮切は血流の良好な背側（後方）の皮弁を長くする，③皮膚と筋肉との間を剥離しない，④腱は周囲組織（小さな栄養血管が走行）を温存しながら，できるだけ近位側で鋭的に離断する，⑤皮膚を鑷子で把持せず，組織を愛護的に扱う，などである[6]．以下に，代表的な術式の概要を述べる．

a）趾切断

PIP 関節より遠位の壊死なら，環状の皮切を加え，基節骨の骨幹のレベルで切断し，関節面では離断しない．壊死が趾の根部（MP 関節）付近まで及んでいる場合は，環状切開の足背側に縦切開を追加（ラケット状切開：図 5-42a）し，中足骨骨頭までを切除する（Ray 切断）．ただし，第 1 趾の Ray 切断では，立位時の踏ん張りが効かずバランスが悪くなるので，歩行機能は必ずしも良好といえず，断端皮膚に繰り返し外力が加わるので，装具に工夫が必要である．

b）中足骨切断

複数趾の壊疽，または，第 1 趾の壊疽に対して行うが，足底部の皮膚が健常であることが必要である．足底部は趾の根部，足背側は中足骨の中点を結ぶ線上で皮切（図 5-42b）を加え，足底部の皮弁をできるだけ温存する．中足骨を皮切より 5～10 mm 近位で切断するが，この際，骨間の軟部組織を愛護的に扱い，できるだけ温存する．皮下の縫合は必ずしも行わない．

c）下腿切断

足背・足底に壊死が及び，足関節が温存できない場合が適応となる．下腿背側に長い皮弁（図 5-42c）を用いるので，下腿中央より近位に血行障害が及んでいないことが必要である．脛

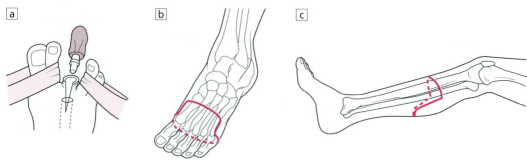

図 5-42　皮膚切開

骨断端の前面は角を取り，45度の角度をもたせ，腓骨は，脛骨より2cmほど短く切断する．筋肉を骨断端に固定することはせず，筋膜，皮膚を縫合閉鎖する．

d）大腿切断

下腿中央より近位に血行障害が及び，膝関節の温存不可能な場合が適応となる．血行障害の範囲を考慮した上で，できるだけ末梢での切断部位を決定する．等長の前後皮弁である魚口型の皮切を加える．大腿動・静脈はそれぞれ結紮切離し，坐骨神経はできるだけ近位部で鋭的に切断する．大腿骨の断端が外側に変位しないように，外側広筋と大腿二頭筋を縫合するか，大腿骨断端に筋肉を固定するなどして，骨断端を切断端の中央に固定する．

❺ 周術期管理・創処置

術後の断端管理には，弾性包帯を用いるSoft compression dressing法とギプス包帯を用いるRigid dressing法がある．Soft compression dressing法では，創の観察が容易であり，創の血行障害や感染が疑われれば，部分抜糸やドレナージなどを行えるという利点があり，血管疾患に対する肢切断においては，断端の血行障害による組織の壊死や感染をきたす可能性が高いのでSoft compression dressing法での管理を行うことになる．弾性包帯の代わりに粘着性伸縮包帯を使用すると，均一な圧をかけてのdressingが容易である．上肢や健側肢の筋力増強や不良肢位拘縮の予防のため，早期に理学療法を開始する．断端の組織の壊死や感染をきたした場合，早急にデブリードマンを行う．また，壊死組織に感染を伴う場合は，感染組織の除去およびドレナージにとどめ，感染がコントロールされてから二期的に断端形成術を行うか，開放創のままで管理する．開放創では，壊死組織が除去され，感染がないことが確認されたら，持続吸引閉鎖療法による断端の管理を行う．この目的のために，現在，V. A. C. 治療システム（ケーシーアイ，東京）およびRENASYS創傷治療システム（スミス・アンド・ネフュー ウンドマネジメント，東京）が保険適応となっている．フォーム交換時には，壊死組織や腱などの血流のない結合組織を適宜除去し，開放創内に良好な肉芽が形成された時点で，植皮を考慮する．

📖 文献

1）Ino K, Kiyokawa K, Akaiwa K, et al. A team approach to the management of intractable leg ulcers. Ann Vasc Dis. 2013；6：39-45.

2）Mills JL, Conte MS, Armstrong DG, et al. The Society for Vascular Surgery Lower Threatened Limb Classification System：Risk stratification based on Wound, Ischemia, and foot Infection（WIfI）. J Vasc Surg. 2014；59：220-34.

3）Gregg RO. Bypass or amputation? Concomitant view of bypass arterial grafting and major amputations. Am J Surg. 1985；149：397-402.

4）Norgren L, Hiatt WR, Dormandy JA, et al. Inter-society consensus for the management of peripheral arterial disease（TASC Ⅱ）. J Vasc Surg. 2007；45：S5A-67A.

5）寺師浩人，北野育郎，辻 依子，他．重症虚血肢の診断・治療におけるレーザードップPV2000の─Skin Perfusion Pressure（SPP，皮膚灌流圧）測定の意義について．形成外科．2005；48：901-9.

6）中村 茂．虚血肢切断術のこつ．In：宮田哲郎，編．一般外科医のための血管外科の要点と盲点．東京：文光堂；2001．p.136-9.

〈小野原俊博，大野智和，久良木亮一〉

Ch 5 ● 腹部・末梢血管外科

13 急性動脈閉塞症（塞栓症・血栓症）

急性動脈閉塞症（acute limb ischemia: ALI）は，迅速な診断と外科的対応がない限り，肢のみならず，生命予後不良となる疾患で，初期治療の遅れが，大きな患者への負担となる．1911年Georges Labeyによる直達血栓塞栓除去術の成功，1940年ヘパリンの導入，さらに1963年Fogartyによるバルーンカテーテルを用いた血栓塞栓除去術の成功が大きなきっかけとなり，救肢率，死亡率は改善しつつある．2007年に改定されたTransAtlantic Inter-Society Consensus（TASC II）[1]では，肢が非可逆性変化に陥る灌流の突発的な減少と定義されている．また，多くの症例で，全身疾患が潜み，特に，心血管，脳血管疾患の併存率が高いことを念頭において本症を治療にあたらなければならない．

① 病因

急性動脈閉塞症の病因は外傷性，医原性を除外すると，塞栓症または血栓症に分類され，頻度は塞栓症70〜80％，血栓症20〜30％で，塞栓症の頻度が高い．塞栓源は90％前後が心原性[2, 3]で，1960年代までは心房細動，リウマチ性僧帽弁膜症による左房拡張に起因する左房内血栓の頻度が高かったが，近年，心筋梗塞後左室壁在血栓による塞栓の頻度が増加している．動脈硬化性変化に伴う大動脈（shaggy aorta）のulcerated plaqueに生じた血栓による塞栓症，潰瘍性病変PAU（penetrating atherosclerotic ulcer）あるいは大動脈瘤からの血小板血栓platelet rich thrombus性塞栓の頻度も増加しつつある．また，急性動脈閉塞症の30〜45％に血栓を伴った膝窩動脈瘤症例が存在する[4]．大血管からの微細な塞栓により足趾が突然強い疼痛とともに色調変化をきたすblue toe syndromeは，血栓の病理組織診断で，コレステリン結晶が証明されると本症と診断される．

血栓症は閉塞性動脈硬化症acute on chronic arterial thrombus，Buerger病，Behçet病等の血管炎による損傷された動脈壁が脱水，心拍出量の減少が誘因となり血栓性閉塞をきたす．大動脈解離（aortic or arterial dissection）：B型解離偽腔による真腔の圧排狭窄を原因とするmalperfusionすなわち，内臓動脈の血流低下，下肢虚血を認めた場合は早急なcentral tear controlを要する．その他の原因として，バイパスグラフト閉塞，過凝固状態，担癌患者（Trousseau症候群），HIT（heparin induced thrombocytopenia）が挙げられる（表5-14）．

② 臨床像

急性に発症し，進行する四肢の疼痛（pain），しびれ（paresthesia），チアノーゼ（pallor），脈拍消失（pulselessness），機能麻痺（paralysis）からなる5Pは診断機器の発達した現在でも有用である．側副血行路の発達していない塞栓症の発症は劇的で急性の経過をたどり，初期のshort segmental obstructionから二次性の血栓が進展する．塞栓症発症部位はHaimoviciの320例の検討

13 急性動脈閉塞症（塞栓症・血栓症）

表 5-14 病因分類

塞栓症		血栓症
心原性	左房内血栓	閉塞性動脈硬化症
	心臓腫瘍（左房粘液腫）	Buerger 病
	心筋梗塞症	Behçet 病
	低左室機能	大動脈炎症候群
	心内膜炎	大腿動脈瘤
		膝窩動脈瘤
血管性	大動脈瘤	膝窩動脈外膜嚢
	腸骨動脈瘤	膝窩動脈補足症候群
	解離性動脈瘤	外傷
	動脈硬化症	胸郭出口症候群
		血管攣縮
		悪性腫瘍
		医原性
		多血症

では，上肢 16.0％，大動脈 9.1％，腸骨動脈領域 16.6％，大腿動脈 34％，浅大腿動脈 4.5％，膝窩動脈 14.2％，3 分岐以下 5.6％と報告されている[2]．一方，血栓症は発達する側副血行が温存されている場合は比較的緩徐な経過をたどり，間歇性跛行の急性増悪という症状を呈する．原因の如何にかかわらず，知覚神経障害，下肢であれば腓骨神経麻痺に起因する drop foot を認める場合は肢の予後において緊急事態と判断しなければならない．運動麻痺に加えて，皮膚に斑紋状のチアノーゼ，水泡形成を認める場合，血中ミオグロビン，CPK，LDH，患側大腿静脈血 K^+ 値，アシドーシスの有無の検索を行うとともに，尿管カテーテルを挿入し，血尿がみられた場合は広範囲な筋の崩壊，すなわち後述の myopathic nephropathic metabolic syndrome（MNMS）の病態を考慮しなければならない．

❸ 下肢急性動脈閉塞症の診断と重症度分類

大腿動脈，膝窩動脈，足背動脈，後脛骨動脈の拍動の触診から，閉塞部位を推測し，発症が突発的かどうか，来院までの疼痛持続時間と疼痛の程度，間歇性跛行の有無は塞栓症，血栓症の鑑別診断に有用であり，必ず聴取しなければならない．その際，心疾患，脳血管疾患，消化管出血，出血性素因等の既往も聴取する（表 5-15）．心電図，胸部 X-P，血液ガス分析，ドプラを用いた足背動脈，後脛骨動脈の血管音聴取は必須の検査で，とりわけドプラ音の聴取は側副血行路の存在の有無，重症度の指標に重要である．また，足背静脈，大伏在静脈の venous filling time も重症度の判定に役立つ．基礎疾患に慢性動脈閉塞症が存在する場合は，神経症状を認めず，末梢動脈拍動をドプラで聴取可能であれば，血管造影，MDCT（multi-detector row CT）で病因，病変部位を診断し，血栓除去術，血管内治療，バイパス術を選択する．すでに神経症状が出ている場合は時間的猶予がなく，即手術室に搬送し可及的に血栓除去を行い on-table angiography で評価を行うべきである．虚血に対する耐性は組織により異なり，ALI 発症から 4～6 時間で①神経，②筋，③皮膚の順で非可逆的変化に陥り，発症 6 時間以内の所謂 golden

Ch 5 ● 腹部・末梢血管外科

表 5-15　病歴聴取のポイント

現病歴	発症は突発的か
	発症から来院までので時間 (onset time)
	知覚神経障害
	運動麻痺
	間歇性跛行
既往症	心筋梗塞症
	心不全 (弁膜症)
	消化管出血 (消化性潰瘍)
	脳血管疾患
	出血性素因
危険因子	高血圧症
	糖尿病
	脂質異常症
	喫煙

time 以内であれば，高率に救肢可能であるが，24 時間を経過すると 20％が肢切断に至る[5]．知覚神経障害，下肢において腓骨神経麻痺に起因する drop foot を認める場合は肢の予後において緊急事態と判断しなければならない．TASC は重症度の分類を次のように提唱している．

- **Ⅰ. 可逆的**：肢にさしせまった危険なし．知覚障害・運動障害なし，ドプラで動脈音聴取可．
- **Ⅱa. 可逆的**：救肢可能であるが，迅速な治療がなされなければ，肢に危険がさしせまる状態．知覚障害を認めるが，運動神経麻痺は認めない．ドプラで動脈音はしばしば聴取できない．
- **Ⅱb. 切迫壊死状態**：緊急血行再建により救肢は可能．知覚麻痺，安静時疼痛，軽度，中等度の運動麻痺を認める，ドプラで動脈音聴取不可．
- **Ⅲ. 非可逆的**：治療開始が大幅に遅れた場合，肢壊死，非可逆的神経麻痺に陥る．ドプラで動脈音聴取不可．

　以上に分類している．prospective study が行われておらず問題も残るが，簡便で使いやすい．

④ 治療法の選択

　TASC 分類レベルⅡb と診断した場合は，直ちに手術室へ搬入し，局所麻酔下に大腿動脈を露出，血栓塞栓除去術後，on-table angiography で評価を行い，さらに残存病変への on-table angioplasty，thrombolysis あるいはバイパス手術を追加で行う．経皮的 thrombolysis は血行再建まで時間を要するため，さらなる虚血時間を長引かせ，肢予後不良となることから，早急な外科的血行再建が適応となる[6,7]．一方，TASC 分類レベルⅠ，Ⅱa の血栓症では比較的時間の余裕があり，血管造影あるいは MDCT，MRA を行い，責任病変を評価する．外科的，経カテーテル直接線溶療法 CDT（catheter directed thrombolysis）に加え，経皮機械的血栓除去術（percutaneous mechanical thromboectomy: PMT）も治療の選択肢で，外科的血栓除去術との比較試験においても一定の有用性が報告されている[8-10]．手術か CDT に関して救肢，生存率をエンドポイントとした 3 つの前向き試験があるが，救肢率，死亡率に関して明らかな優位性は証明され

13 急性動脈閉塞症(塞栓症・血栓症)

ていない[11-13].しかし,CDT は手術あるいは hybrid 治療と比較した結果,予後に差は認めないが,再血行再建率が高く,経済的には高額な医療となるとの報告もある[6].いずれにせよ,急性動脈閉塞症の診断が確定した時点で,ヘパリン 3,000〜5,000 単位の静注を行い,二次血栓の進展を防ぎ,準緊急対応が必要である.

5 手術室における準備医療材料

血管造影装置,オーバーザワイヤー血栓除去カテーテル,0.025 インチ以下の微細ガイドワイヤー,可能であれば,末梢血管用バルーンカテーテル(2〜8 mm),ステント(6〜10 mm)

6 麻酔方法の選択

局所麻酔で手術は可能であるが,高齢で手術に協力が得られない場合,疼痛が強い場合は気管内挿管の準備下に,フェンタニル 5 μg/kg 静注で除痛と鎮静を行う.腰椎麻酔,硬膜外麻酔は術前,術後の抗凝固療法による穿刺部血腫を考慮し用いない.できれば,麻酔科医の管理が望ましい.

7 手術

1) 大腿動脈の解剖と血管露出法

大腿動静脈は縫工筋,内転筋,鼠径靭帯に囲まれた Scarpa's triangle に存在する(図 5-43).皮膚切開は鼠径靭帯下,縫工筋と内転筋の筋間上やや外側に弧の縦切開約 7〜8 cm をおく.大腿部内側大伏在静脈近傍に浅鼠径リンパ節が存在し,豊富なリンパ網が存在するため,電気メスの使用は術後リンパ瘻を合併し,創傷治癒遷延することがあるため使用せず,結紮切離を行い,血管梢に到達する.血管梢を鋭的に切離,鼠径靭帯下に総大腿動脈を露出し,テープをかける.総大腿動脈を末梢に追うと,鼠径靭帯下 2 cm くらいで急に血管径が細くなる.これが大腿深動脈が外側後方に分岐するサインである.大腿深動脈も確保し,テープをかける.時に大腿深動脈分枝である内側回旋動脈が大腿動脈背側から分岐することがあり,大腿深動脈を確保する際に損傷しないように,注意を要する.血管テープは二重に巻き,軽く緊張をかけておくと大腿動脈切開時の出血コントロールが容易である.血管遮断に際し,石灰化が強い場合,著者らは,soft clamp である中山血管鉗子を好んで用いている.

2) 腸骨動脈領域の血栓除去術

ACT(active coagulation time)を測定,ヘパリンの追加静注を検討後,大腿動脈,浅大腿動脈,大腿深動脈を血管テープの緊張あるいは血管鉗子で遮断する.動脈切開は大腿深動脈分岐よりやや中枢側で行う.切開予定部の大腿動脈に動脈硬化性病変が強く,狭窄病変が考えられる場合は縦切開を,動脈硬化病変が軽微であれば,横切開を置く.切開時には Potts の鋏が有用である.横切開は動脈径の 1/3 周,縦切開の場合は狭窄の程度に合わせて切開する.切開後,内腔を十分観察し,切開時の内膜損傷がないかどうか確認する.血栓除去カテーテルを挿入前,生理食塩水を用いてバルーンを膨らませ,注入生理食塩水量とバルーンの膨らみの程度を把握するとともに空気抜きを行う.血管内腔をよく確認して,カテーテルを挿入する.末梢側には 4

Ch 5 ● 腹部・末梢血管外科

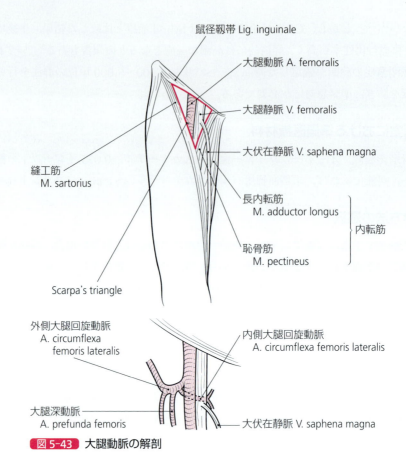

図 5-43 大腿動脈の解剖

Fr, 中枢側には 5 Fr のカテーテルを目安にする．抵抗なくカテーテルが進めば約 20 cm で大動脈分岐部に到達する．バルーンを加圧して，引きながら，少しづつバルーンの圧を減圧し，血栓除去を行う．塞栓であれば数回の操作で容易に血栓除去が可能で，勢いよい血流が得られる．血栓除去カテーテルの挿入が困難な腸骨動脈高度狭窄が存在し，in flow の確保が困難な場合は，0.025 ガイドワイヤー（オーバーザワイヤー血栓除去カテーテル対応）を用い真腔の確保を行い，血栓除去カテーテルを追従させる．その際，造影を行い，造影剤の滞留，血管外漏出がないこと，真腔をとらえていることを確認する．カテーテル操作が困難な場合は対側の大腿動脈，あるいは同側腋窩動脈を in flow とする非解剖学的バイパスを行う．大腿-大腿交差バイパスを行う場合は対側 ABPI が正常に近いことが条件になるため，術前に必ず対側の ABPI を確認しておくことが必要になる．なお大腿-大腿交差バイパスは局所麻酔で可能であるが，腋窩-大腿動脈バイパスは全身麻酔に切り替える必要がある．

3）浅大腿動脈領域の血栓除去

末梢側へのカテーテル挿入は内腔を十分確認しながら，4 Fr の血栓除去カテーテルを進める．挿入時，少しでも抵抗を感じたら，内膜損傷，解離を考慮して，挿入を中止し，再度，内腔を確認する．狭窄が存在しなければ，抵抗なく，50〜60 cm まで挿入可能である．末梢まで到

達したら，バルーンを血管径に合わせ少しずつ加圧しながら，血栓除去を行う．数回の操作で十分な back flow が確認できれば，ヘパリン加生食を注入し，血管テープに緊張をかけ，遮断する．血栓除去は血管内皮細胞の損傷が起こることを念頭に，必要最小限の圧と回数で行うことを心掛ける．浅大腿動脈の血栓除去に続いて，大腿深動脈の back flow を確認し，十分な back flow が得られない場合は血栓除去を行う．動脈切開部は横切開の場合は 5-0 ポリプロピレン糸/E-PTFE 糸で直接閉鎖する．著者は連続縫合を行っている．大腿動脈に狭窄があり，縦切開をおいた場合は静脈パッチを用いて，血管形成を行う．血栓除去カテーテル挿入に際して抵抗を感じる場合は前述の通り，ガイドワイヤーを先行させ，造影を行いながら，血管損傷がないことを確認しつつ，血栓除去カテーテルを追従させる．下腿 3 分枝以下は one straight line が確保できれば，終了とし，血行再還流を急ぐべきである．

浅大腿動脈領域の血栓除去が不成功な場合でも大腿深動脈からの back flow が良好であれば，救肢できる可能性が高い．後日，画像診断を行い，バイパス手術の適応を検討する．大腿深動脈，浅大腿動脈ともに back flow が不良な場合は動注カテーテルを大腿動脈に留置し，持続的血栓溶解療法を行う．TOPAS trial では組み替え型ウロキナーゼを 4,000 IU/分最初の 4 時間，次に 2,000 IU/分最高 48 時間までが最も有効で安全であったと報告しているが，本邦ではやや多すぎる量で安全性に問題があると著者は考え，24 万単位（漸減 7 日まで）＋リポ PGE$_1$ 10 μg/日の動注とヘパリン全身投与を APTT：1.5 倍を目安に行っている[9]．しかし，このような症例は極めて肢予後不良である．なお，線溶製剤は本邦ではウロキナーゼ，プロウロキナーゼ，tPAが発売されているが末梢動脈閉塞にはウロキナーゼのみが保険適応となっている．

4）血栓化した膝窩動脈瘤

急性動脈閉塞症の 10％に血栓化した膝窩動脈瘤症例が存在することを念頭におき，術前膝窩部の触診できれば超音波検査を行う．膝窩動脈瘤血栓閉塞で末梢 run off 不良な場合，血栓溶解療法（CDT）を行い，動脈瘤末梢 run off の開存を得た後，バイパス手術を行う．膝窩動脈瘤血栓閉塞例は肢予後不良であるため，迅速に血管内治療とバイパスを組み合わせたハイブリッド治療を行う必要がある[1, 4, 14]．

5）筋膜切開

下腿は限られた範囲内に筋肉が存在するため，筋肉内の毛細管圧力が 30 mmHg 以上になると，非可逆的な神経，筋肉壊死に陥る．特に，golden time を過ぎた症例に対する血行再建後数時間で，毛細管の透過性亢進，筋肉浮腫が出現し，再び組織が虚血に陥る．これが compartment syndrome である．compartment は前脛骨，総腓骨，背側に分かれる．特に下腿全面の前脛骨領域は compartment syndrome を起こしやすい．術後は下腿に注意を払い，下腿筋の緊張がみられた場合，躊躇せず，筋膜に切開をおき，減圧する．その際，皮膚切開は 3 cm 程度にとどめ，筋膜を露出したら，筋膜切開剪刀あるいはメッチェンバウムを用いて，足関節近くまで筋膜を切開する．皮膚を長く切開すると，後々ほとんどの症例で植皮が必要となるため，皮膚切開は最小限にとどめる．

6）Myopathic-nephropathic-metabolic syndrome（MNMS）

golden time 内の血栓除去成功例は手術合併症の頻度は低いが，レベル II 以上の血栓除去例は

血液ガス分析，血中 CPK，ミオグロビン，K⁺，Cr を経時的に測定し，尿量，ミオグロビン尿を観察する．血尿，アシドーシスの出現はミオグロビンによる腎尿細管の障害を示唆し，myopathic nephropathic metabolic syndrome（MNMS）の病態であり，bicarbonate（炭酸水素ナトリウム），利尿薬の投与を行う．乏尿，K⁺の高値を認めれば，早急に透析を導入する必要があるが生命予後不良である．虚血再灌流で発症する MNMS に対する，ラットを用いた実験的検討では炎症性サイトカインの抑制，抗エラスターゼ阻害薬が有用であったとの報告もあるが，臨床応用に至っていない[15, 16]．術前に MNMS を呈する場合は血行再建を断念し，肢切断もやむを得ない．

7）上肢の血栓除去術

上肢の急性動脈閉塞では血栓症は稀でほとんどが塞栓症例である．急性動脈閉塞症の診断が得られれば，直ちに手術を行う必要がある．上腕動脈は上腕二頭筋内側縁から肘窩で正中に移動したのち，肘関節下で橈骨動脈と尺骨動脈に分岐する．肘関節内側から正中にかけて切開を加え皮下組織を鈍的に分け入ると，前腕筋上内側に続く上腕二頭筋腱膜に到達する．分岐部はこの筋膜下に存在する．筋膜を切開し，上腕動脈を確保する．この際内側を走行する正中神経の損傷に注意する．分岐中枢側 1 cm に横切開をおき，Fogarty カテーテル 4 Fr で血栓塞栓除去を行う（図 5-44）．

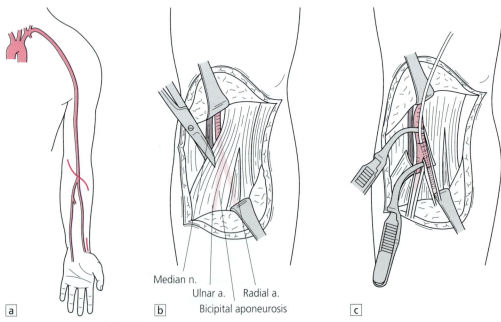

図 5-44 上肢の血栓除去術
a）皮切は尺側から S 状に橈側へ延長できるように置く．
b）上腕二頭筋腱膜の部分的切開．
c）分岐部の露出．
（Heberer G. ed. Vascular surgery. Springer-Verlag；1989. p.365 を参考に作成）

⑧ 術後管理

心房細動例はヘパリン管理下にワルファリン，経口Xa抑制薬の服用を開始するとともに経食道超音波検査を行い，左房内血栓，弁膜症の有無，心筋梗塞既往例では左室内壁在血栓を検索する[17]．血栓症例で血栓除去術が不成功な場合はMDCT，MRAあるいは血管造影を行い，次なる血行再建を計画する．

📖 文献

1) TASC Ⅱ-Inter-Society Consensus for the Management of PAD. J Vasc Surg. 2007; 45: S5-67

2) Haimovici H. Peripheral arterial embolism a study of 320 unselected cases of the extremities. Angiology. 1950; 1: 20.

3) Lusby RJ, Wylie EJ. Acute lower limb ischemia: pathogenesis and management. World J Surg. 1983; 7: 340-6.

4) Ravn H, Björck M. Popliteal artery aneurysm with acute ischemia in 229 patients. Outcome after thrombolytic and surgical therapy. Eur J Vasc Endovasc Surg. 2007; 33: 690-5.

5) 根岸七雄. 救急対応が必要な血管疾患，下肢急性動脈閉塞症の診断と治療. 外科. 2002; 64: 1133-7.

6) de Donato G, Setacci F, Sirignano P, et al. The combination of surgical embolectomy and endovascular techniques may improve outcomes of patients with acute lower limb ischemia. J Vasc Surg. 2014; 59: 729-36.

7) Eslami MH, Ricotta JJ. Operation for acute peripheral arterial occlusion: is it still the gold standard? Sem Vasc Surg. 2001; 14: 93-9.

8) Reekers JA, Kromhout JG, Spithoven HG, et al. Arterial thrombosis below the inguinal ligament: pericutaneous treatment with a thrombosuction catheter. Radiology. 1996; 198: 49-56.

9) Byrne RM, Taha AG, Avgerinos E, et al. Contemporary outcomes of endovascular interventions for acute limb ischemia. J Vasc Surg. 2014; 59: 988-95.

10) Taha AG, Byrne RM, Avgerinos ED, et al. Comparative effectiveness of endovascular versus surgical revascularization for acute lower extremity ischemia. J Vasc Surg. 2015; 61: 147-54.

11) Ouriel K, Shortell CK, DeWeese JA, et al. A comparison of thrombolytic therapy with operative vascularization in the initial treatment of acute peripheral arterial ischemia. J Vasc Surg. 1994; 19: 1021-30.

12) The STILE investigators. Results of a prospective randomized trial evaluating surgery versus thrombolysis for ischemia. Ann Surg. 1994; 220: 251-68.

13) Ouriel K, Veith FJ, Sasahara AA, et al. Thrombolysis or peripheral arterial surgery: phase Ⅰ results. J Vasc Surg. 1996; 23: 64-73.

14) Marty B, Wicky S, Ris HB, et al. Success of thrombosis as a predictor of outcome in acute thrombosis of popliteal aneurysms. J Vasc Surg. 2002; 35: 487-93.

15) 五島雅和. 急性動脈閉塞症の虚血再還流障害におけるプロテアーゼインヒビター療法，抗サイトカイン療法の実験的研究. 日血管外会誌. 2002; 11: 7-14.

16) 梅澤久輝. 下肢急性動脈閉塞症の再灌流障害における白血球の関与―急性動脈閉塞症の実験的検討―. 日心臓血管外会誌. 1997; 26: 141-9.

17) 前田英明，根岸七雄，塩野元美，他. 心房細動を伴う末梢血管疾患領域における経食道超音波心エコー法の有用性. 脈管学. 1999; 34: 243-6.

〈前田英明〉

Ch 5 ● 腹部・末梢血管外科

14 頸動脈狭窄症

　アテローム硬化により血管内腔が狭小化し，内腔の狭窄が75%以上になると通過する血流量は減少する．そして，側副血行路が不十分だと血行力学的不全が起こり脳の虚血症状をきたす．また，アテローム硬化性プラークの破裂，狭窄部での血栓形成，プラークの潰瘍化に伴う血栓などの末梢への塞栓などにより虚血性脳血管障害を起こす．アテローム硬化は頭蓋外では内頸動脈近位部，椎骨動脈近位部に起こりやすく，その治療が脳血管障害の発症，再発の予防のために重要である．

❶ 診断

1）頸動脈狭窄症

　内頸動脈狭窄症に関連する症状としては病変の対側の上肢あるいは下肢の麻痺，同側の黒内障，構語障害などが挙げられる．理学所見としては頸部で血管雑音が聴取されることが多いが聴取されない場合もある．頸動脈狭窄症は閉塞性動脈硬化症，腹部大動脈瘤，虚血性心疾患，糖尿病，高脂血症，慢性腎不全などの患者で合併頻度が多くこれらの患者に対してのスクリーニングも重要である．

　検査では頸部超音波検査が最も重要でありB-モード法，カラードプラ法で狭窄の有無を観察し，パルスドプラ法を用いて狭窄度を正確に評価することが可能である．CT血管撮影，MR血管撮影は狭窄の評価だけでなく側副血行の評価ができる点で有用である．血管造影は最も正確に評価できるが，検査自体が脳梗塞発症の危険もあり省略される場合が多い．MRIでの脳内の梗塞，出血，腫瘍などの病変の評価，虚血性心疾患の評価，反対側に対して血栓内膜摘除術（CEA）を過去に施行された患者においては喉頭ファイバースコープによる迷走神経麻痺の有無の評価が必要である．なお，頸動脈狭窄度の表示方法は北米式（1－狭窄部での最小直径/遠位部での正常内頸動脈径）が用いられることが多い．

2）椎骨動脈閉塞性病変

　椎骨動脈については超音波検査でのスクリーニングは極めて有用だが，その他にCT血管撮影，MR血管撮影，あるいは血管造影による評価が必要である．

❷ 手術適応

1）頸動脈狭窄症

　最近6カ月以内に一過性脳虚血発作，あるいは中等度以下の脳梗塞を伴う70%以上の有症状頸動脈狭窄が手術の最もよい適応である[1]．そのほか，50〜70%の有症状頸動脈狭窄[2]，60%以上の無症候性頸動脈狭窄[3]に対しても手術の抗血小板療法に対する優位性が証明されているが，その差はそれほど大きなものではなく患者の年齢，全身状態などを十分考慮して治療の適

14 頸動脈狭窄症

応を決めるべきである.

　また症状発現後，2週間以内の早期に手術が行われなければ有効性が大きく損なわれる可能性が指摘されている[4].

2) 血行再建方法の選択

　頸動脈狭窄症に対する治療には頸動脈内膜切除（carotid endarterectomy: CEA）と頸動脈ステント留置術（carotid-artery stenting: CAS）が挙げられる．頸動脈狭窄症に対するCEAとCASの治療成績を比較したrandomized trialについては，EVA3-S試験[5]，ICSS試験[6]ではCEAがCASより優位に優れているという結果であったが，CREST試験[7]ではCEAとCASの間で有意差は認めなかった．これらの結果から現時点では標準治療はCEAと考えられる．CEAがハイリスクと考えられCASハイリスクでない50％以上の有症候性頸動脈狭窄はCASを行うことが望ましい．CEAのハイリスク群としては，永久気管瘻，脳神経障害の既往，以前の手術や外照射による頸部の瘢痕化，線維化，第2頸椎より末梢に至る病変，制御できない冠動脈疾患，うっ血性心不全，あるいは慢性閉塞性肺疾患を伴っている場合などが挙げられる．心疾患，肺疾患を伴う場合は症状と治療リスクの判断が難しく，薬物療法が最も有用となる可能性もあり，CASの適応についても慎重でなくてはならない．またCASハイリスク群としては，70歳以上の症例，15 mm以上の長い病変，preocclusive狭窄あるいはlipid-richプラークを伴う病変などが挙げられる[7].

3) 椎骨動脈閉塞性病変

　椎骨動脈狭窄に対する治療適応は頸動脈狭窄症ほど厳密には検討されてないが，頭蓋内血流改善，椎骨動脈からの塞栓予防を目的として治療が行われる．頭蓋内の血流改善目的としては，内頸動脈の閉塞，サイフォン部での狭窄を伴う患者で，両側椎骨動脈（対側の発達が不良な場合は優位椎骨動脈）の60％以上の狭窄を認める場合に治療の適応と考えられる[8].塞栓症については椎骨動脈，特に起始部の潰瘍，血栓，狭窄などが治療適応と考えられる.

3 手術

1) CEA

　CEAは本邦では全身麻酔で行われる場合が多い．頸動脈を露出するにあたっては，迷走神経，舌下神経，上行咽頭神経などに注意し，動脈剥離に際して壁在血栓による末梢への塞栓を起こさないよう愛護的な操作が重要である．血管クランプに際しては全身血圧をやや高めにコントロールすることにより必ずしもシャントは必要ないが，脳梗塞症例，内頸動脈断端圧40 mmHg以下，あるいは試験クランプにより脳波の徐波の出現を認める場合はシャントが必要となる（図5-45）.

　血栓内膜摘除は中膜，外膜との間の外弾性板の層でプラークを剥離する．内頸動脈の遠位側まで確実に血栓内膜を摘除する．数針の内膜固定を行う場合もある．動脈閉鎖に際して，内頸動脈が直径5 mm以下の場合はパッチ形成術を行った方がよいと考えられる．パッチの素材としては鼠径部の大伏在静脈，外頸静脈を外翻させ二重にしたもの，人工血管などが用いられる（図5-45c）.血流再開に際しては脳内への塞栓を起こさぬよう十分注意し，最初に外頸動脈，

498-03914　713

Ch 5 ● 腹部・末梢血管外科

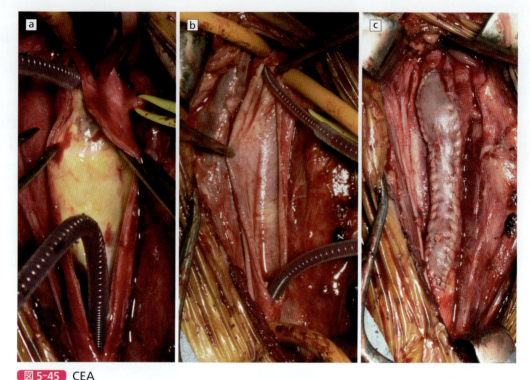

図 5-45 CEA
a）頸動脈切開後，b）血栓内膜摘除後，c）静脈パッチ後．

　次に内頸動脈に血流を再開する．血流再開後，術中血管造影，術中超音波検査により狭窄などの異常が残らないか確認する．

　これまで述べた従来法以外に，内頸動脈を起始部で離断し血栓内膜を内翻させて除去し残った外膜を総頸動脈に吻合する Eversion 法も同等の有効性が示されている．Eversion 法はパッチ形成術が不要であり，クランプ時間，手術時間が短く，動脈の蛇行を直線化することも容易であるという長所があり，特にプラーク長が短いもの，内頸動脈の蛇行が強く直線化が必要な症例などで極めて有用である．

2）CAS

　血管内治療に際しては脳内に塞栓を起こさないための distal protection device を併用し，総頸動脈から内頸動脈の正常な部位までステントを留置する．一般的には大腿動脈からのアプローチが望ましいが，上腕動脈からアプローチする場合もある．まずガイドワイヤーを外頸動脈に進め，総頸動脈の分岐部の数 cm 心臓側にシースを留置する．フィルター付きプロテクションデバイスを内頸動脈狭窄部を通過させ，末梢側内頸動脈に留置する．ステントは内頸動脈のプラークを十分カバーできるよう留置する．最後に脳血管造影を行い慎重にフィルターを回収する．

　distal protection device としてはフィルター付きプロテクションデバイス以外にバルーンプロテクション，近位側プロテクション（フローリバーサル）なども有用と報告されている．

14 頸動脈狭窄症

3) 椎骨動脈狭窄性病変

　全身麻酔下，鎖骨上部で鎖骨に平行に皮膚切開を置き筋肉を分け横隔神経に注意しながら鎖骨下動脈，椎骨動脈，内胸動脈をテーピングし，鎖骨下動脈，あるいは椎骨動脈起始部に切開を置き椎骨動脈起始部の血栓内膜を摘除する．椎骨動脈の切開部に対しては静脈パッチを使用して閉鎖する．病変が広範囲な場合などでは椎骨動脈を切離し総頸動脈後壁に吻合する場合もある．

4 合併症

1) CEA

　合併症としては，創部の出血，感染，脳梗塞，過灌流症候群（脳出血），迷走神経，舌下神経などの障害，頸動脈小体への刺激などに起因する血圧の変動などが問題となる．
　具体的には，術後覚醒時麻酔覚醒後，手足，指などについて神経麻痺の有無を調べる．
　異常を認めた場合は，頸動脈超音波検査を行いつつ，脳血管撮影，再手術の適応などを検討する．そのほか血液検査，血清電解質検査，心電図のチェックとともに低酸素血症，血圧の変動などに十分注意が必要である．血圧は 180 mmHg を超えないように，また 100 mmHg 以下とならないように管理する．特に術後 8 時間以内は突然の神経麻痺の出現に対して注意が必要である．脳神経障害としては迷走神経，舌下神経などが障害されることが多い．多くは一過性であるが回復しない場合もある．長期的には 5 年間で 10％程度の症例で治療部位の再狭窄が起こりうるが再治療が必要となることは比較的稀である．

2) CAS

　CEA 同様，脳梗塞，過灌流症候群に加え，頸動脈洞の刺激による徐脈，穿刺部の出血，アクセス血管の損傷などが問題となる．長期的には再狭窄が問題となる．

3) 椎骨動脈血栓内膜摘除術

　出血，感染，脳梗塞，脳出血のほかに横隔神経麻痺，胸管損傷に伴うリンパ液瘻に対する注意が必要である．

5 予後

　80％以上の有症候性狭窄に対する CEA 後，2 年間の観察での周術期合併症＋脳梗塞の発症率は 9.0％，60％以上の無症候性狭窄に対する CEA 後 5 年間の観察での周術期合併症＋脳梗塞の発症率は 5.1％と報告されている[1,3]．再狭窄の発症率は 9〜20％だがほとんどは無症状であり，再手術が必要となる頻度は 1〜4％と報告されている．CEA を施行された患者は最終的には心筋梗塞で死亡することが多く 5 年生存率は約 70％と報告されている．

📖 文献

1) North American Symptomatic Carotid Endarterectomy Trial Collaborators. Beneficial effect of carotid endarterectomy in symptomatic patients with high grade stenosis. N Engl J Med. 1991; 325: 445-53.
2) Henry JM, Taylor DW, Eliasziw M, et al. Benefit of carotid endarterectomy in patients with symptomatic

moderate or severe stenosis. N Engl J Med. 1998; 339: 1415-25.

3) Executive Committee for the Asymptomatic Carotid Atherosclerosis Study. Endarterectomy for asymptomatic carotid artery stenosis. JAMA. 1995; 273: 1421-8.

4) Rothwell PM, Eliasziw M, Gutnikov SA, et al. Endarterectomy for symptomatic carotid stenosis in relation to clinical subgroups and timing of surgery. Lancet. 2004; 363: 915-24.

5) Mas JL, Trinquart L, Leys D, et al; EVA-3S investigators. Endarterectomy Versus Angioplasty in Patients with Symptomatic Severe Carotid Stenosis (EVA-3S) trial: results up to 4 years from a randomised, multicentre trial. Lancet Neurol. 2008; 7: 885-92.

6) Ederle J, Dobson J, Featherstone RL, et al; International Carotid Stenting Study investigators. Carotid artery stenting compared with endarterectomy in patients with symptomatic carotid stenosis (International Carotid Stenting Study): an interim analysis of a randomised controlled trial. Lancet. 2010; 375: 985-97.

7) Brott TG, Hobson RW 2nd, Howard G, et al; CREST Investigators. Stenting versus endarterectomy for treatment of carotid-artery stenosis. N Engl J Med. 2010; 363: 11-23.

8) Berguer R. Vertebrobasilar ischemia: indications, techniques, and results of surgical repair. In: Rutherford RB. Vascular surgery. Vol 2. 5th ed. Philadelphia: W. B. Saunders; 2000. p.1823-37.

〈北川　剛〉

15 胸郭出口症候群，鎖骨下動脈盗血症候群

A 胸郭出口症候群（thoracic outlet syndrome）

1 解剖と病因

　上肢の神経（腕神経叢）・動静脈（鎖骨下動静脈）は，胸郭出口すなわち，頸部および胸郭から上肢へと，骨・筋肉・靭帯等によって形成される間隙を走行する[1]（図 5-46）．その際，①斜角筋間三角，②肋骨鎖骨間隙，③小胸筋背側の 3 カ所で圧迫を受けやすいが，特に，①や②など内側部での障害が多いとされている[2]．胸郭出口症候群は，もともと頸肋，第一肋骨形成不全などの骨格異常[3]，前および中斜角筋走行異常等の解剖学的変異のある例において，通常の状態では大部分が無症状であるが，交通事故，労災，スポーツ等の外傷をきっかけに発症することが多いといわれている[4]．

2 症状

　胸郭出口症候群は，女性に多くみられる．圧迫による障害の主体により，神経性，静脈性，動脈性の 3 型に分けられるが，共通の症状は上肢の痛みである．神経性が全体の 97％を占め，

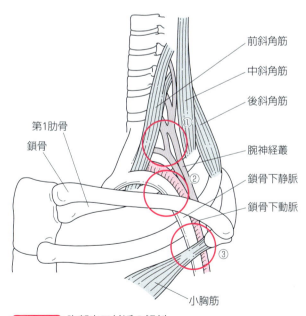

図 5-46 胸郭出口付近の解剖
圧迫を受けやすい部位が 3 カ所存在する．
①斜角筋間三角部，②肋骨鎖骨間隙，③小胸筋背側

Ch 5 ● 腹部・末梢血管外科

手のしびれ・脱力，後頭部・頸部・肩・腋窩・前胸部の痛みを伴う．静脈性の頻度は2%とされ，肋骨鎖骨間隙部での鎖骨下静脈の狭窄または閉塞によるうっ血のため，患側上肢の腫脹やチアノーゼが生じる．Paget-Schroetter症候群として診断されているものも含まれる[5]．動脈性胸郭出口症候群は，さらに少なく，多くは頸肋か第1肋骨の形成異常を伴っており，上肢の虚血症状(冷感，しびれ，Raynaud現象，労作時痛，手指の壊疽)を呈する[2]．

3 診断

鎖骨上の前斜角筋部の圧痛が多くの例で陽性で，上肢を90度外転外旋することにより，上肢の痛みが増強するか，橈骨動脈拍動の減弱がみられることもある(Wright's test)．単純X線検査で，頸肋の存在や鎖骨，第1肋骨の形成異常，鎖骨・肋骨の仮骨形成などがないかを確認する．骨格異常の約8割は先天的なものと考えられ，残りは外傷などにより後天的に骨格異常をきたし，胸郭出口症候群の原因となったと考えられる[6]．静脈性胸郭出口症候群では，さらに静脈造影によって鎖骨下静脈の閉塞所見や，上肢の外転外旋位で鎖骨下静脈の狭窄所見を証明できることもある．動脈性胸郭出口症候群の動脈造影では，斜角筋間三角部の狭窄・閉塞や狭窄後拡張の所見がみられる．

胸郭出口症候群の鑑別診断としては，手根管症候群，肘部管症候群，頸椎疾患，頸肩腕症候群，肩関節周囲炎，腕神経叢損傷，顎関節症，線維筋痛症，各種膠原病などが挙げられ，整形外科医との連携が重要である．

4 治療

神経性が主体の場合には，消炎鎮痛薬や筋緊張緩和薬の内服と，頸部運動療法，姿勢の矯正，呼吸訓練等を3カ月間試みる．保存的治療で改善がみられない場合，周囲からの圧迫に強く関与している第1肋骨切除と前および中斜角筋切除が行われることが多い[7,8]．頸肋があれば，これも切除すべきである．到達法は，前方鎖骨上経路と腋窩経路がある(図5-47)．これらの手術による初期有効率は80〜90%，一方で再発率は約20%とされている．腕神経叢損傷，鎖骨下動静脈損傷などの合併症がありうる．静脈性胸郭出口症候群では，急性期には経カテーテル的血栓溶解療法または外科的血栓摘除と第1肋骨切除を行い，静脈に狭窄部が残存した場合に，バルーン血管形成術やパッチ血管形成術を併施することを推奨する報告があるが[5,9,10]，侵襲が大きく，腫脹が軽度であれば，抗凝固療法などの保存的療法のみが選択されることもある[11]．動脈性胸郭出口症候群では，しばしば頸肋がみられるので，前方鎖骨上経路でこれを切除し，同時に斜角筋切除を行って病変部動脈を切除してグラフト置換術を行うことが多い．末梢に塞栓症を合併する場合には，可能な限り塞栓除去を行うべきである[11-13]．

B 鎖骨下動脈盗血症候群(subclavian steal syndrome)

1 病態

鎖骨下動脈(多くは左側)の椎骨動脈分岐より近位部に高度狭窄または閉塞があると，椎骨動

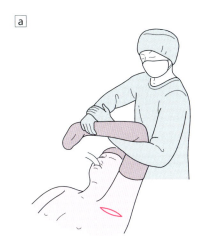
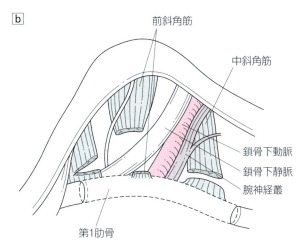

a: 第2助手が肘固めの要領で上腕と肩を持ち上げ，腋窩を横切開する．

b: 前斜角筋・中斜角筋を切除して，肋軟骨部から肋骨角まで第1肋骨も切除する．

図 5-47 胸郭出口症候群に対する手術（腋窩経路）

脈の血流が頭部より上肢方向へ逆行性に流れる subclavian steal phenomenon を呈する．通常この状態では上肢血圧に左右差を生じるのみで，無症候性である場合が多い．しかし，患側上肢の運動に際して，椎骨動脈経由で逆行性に上肢へ多くの血流が流れるために脳底動脈循環不全症状が生ずる場合を鎖骨下動脈盗血症候群という．最近では，左内胸動脈を用いた冠状動脈バイパス術後に，鎖骨下動脈への steal 現象が生じて心筋虚血をきたす冠状動脈-鎖骨下動脈盗血症候群の報告もみられる（図 5-48）[14]．鎖骨下動脈閉塞の原因は，過去には大動脈炎症候群なども多くみられたが，現在ではほとんど動脈硬化である[15]．近年胸部大動脈ステントグラフト留置に際して，左鎖骨下動脈を意図的に閉塞させることが原因となることもしばしばみられるようになっている[16]．

2 症状

患側上肢運動時の脳虚血症状（頭痛，眼前暗黒感，めまい）と上肢虚血症状（運動時の痛み，しびれ，脱力）が特徴的である．冠動脈バイパス術後に内胸動脈を介して，患側上肢への steal をきたした場合には心筋虚血による胸痛が起こりうる[14]．

3 治療

上肢血圧の左右差，軽度の上肢虚血症状のみであれば，抗血小板薬投与等の保存的治療を開始するが，典型的な臨床症状を認めて，Duplex scan，血管造影等で subclavian steal 現象が証明される場合や，上肢の虚血が強い場合などに，患側上肢の血行再建術が考慮される．外科的には，鎖骨下部切開による腋窩・腋窩動脈バイパスか[17]，鎖骨上部切開による鎖骨下・鎖骨下動脈バイパス等の非解剖学的バイパス術が行われることが多い．グラフトの長さが短く，美容的な観点からは，後者が有利である[18]（図 5-49）．最近では，鎖骨下動脈近位部の限局性狭窄または

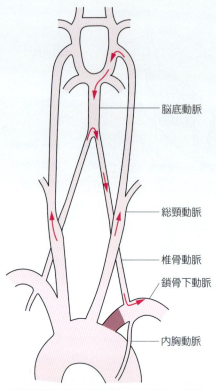

図 5-48 鎖骨下動脈盗血症候群の病態
脳底動脈の血流が，椎骨動脈を逆行性に流れて鎖骨下動脈から上肢に流入するため，脳底動脈領域の一過性虚血発作が生ずる．

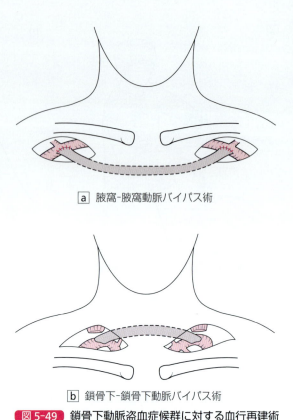

a 腋窩-腋窩動脈バイパス術

b 鎖骨下-鎖骨下動脈バイパス術

図 5-49 鎖骨下動脈盗血症候群に対する血行再建術

閉塞に対するバルーン拡張術やステント留置術の報告が増えている[15,17,19]．この疾患の血管内治療にあたっては，椎骨動脈から上肢へ逆行性に血流が流れている状態であり，脳循環への塞栓症のリスクは少ないとされているが，それでも末梢微小塞栓による脳梗塞発生例の報告もある[20]ので，有効性と安全性に関してはさらなる検討が必要である．

文献

1) Wind GG, Valentine RJ. Anatomic exposures in vascular surgery. Baltimore: Lippincott Williams & Wilkins; 1991.
2) Sanders RJ, Cooper MA. Neurogenic thoracic outlet syndrome. In: Ascher E, ed. Vasc surg. Oxford: Blackwell Scientific Publishing; 2003. p.924-39.
3) 笹田伸介, 鬼塚誠二, 安森弘太郎, 伊東啓行. 急性動脈閉塞症状で発見された胸郭出口症候群の 1 例. 日血外会誌. 2006; 15: 409-12.
4) Wehbé MA, Leinberry CF. Current trends in treatment of thoracic outlet syndrome. Hand Clin. 2004; 20: 119-21.
5) Farrar TA, Rankin G, Chatfield M. Venous thoracic outlet syndrome: approach to diagnosis and treatment with focus on affected athletes. Curr Sports Med Rep. 2014; 13: 81-5.
6) Weber AE, Criado E. Relevance of bone anomalies in patients with thoracic outlet syndrome. Ann Vasc Surg.

2014; 28: 924-32.

7）Roos DB. Transaxillary first rib resection for thoracic outlet syndrome: indications and techniques. Contemp Surg. 1985; 26: 55-62.

8）Rochlin DH, Gilson MM, Likes KC, et al. Quality-of-life scores in neurogenic thoracic outlet syndrome patients undergoing first rib resection and scalenectomy. J Vasc Surg. 2013; 57: 436-43.

9）Divi V, Proctor MC, Axelrod DA, et al. Thoracic outlet decompression for subclavian vein thrombosis-experience in 71 patients. Arch Surg. 2005; 140: 54-7.

10）Coletta JM, Murray JD, Reeves TR, et al. Vascular thoracic outlet syndrome: successful outcomes with multimodal therapy. Cardiovasc Surg. 2001; 9: 11-5.

11）Davidovic LB, Kostic DM, Jakovjevic NS, et al. Vascular thoracic outlet syndrome. World J Surg. 2003; 27: 545-50.

12）Patton GM. Arterial thoracic outlet syndrome. Hand Clin. 2004; 20: 107-11.

13）Brooke BS, Freischlag JA. Contemporary management of thoracic outlet syndrome. Curr Opin Cardiol. 2010; 25: 535-40.

14）新谷恒弘, 三岡 博, 吉田佳嗣, 他. 左鎖骨下動脈血管拡張術により順行性血流が回復した LITA-LAD グラフトの1例. 日血管外会誌. 2007; 16: 641-4.

15）Brountzos EN, Malagari K, Kelekis DA. Endovascular treatment of occlusive lesions of the subclavian and innominate arteries. Cardiovasc Intervent Radiol. 2006; 29: 503-10.

16）Klocker J, Koell A, Erlmeier M, et al. Ischemia and functional status of the left arm and quality of life after left subclavian artery coverage during stent grafting of thoracic aortic diseases. J Vasc Surg. 2014; 60: 64-9.

17）南 一司, 種本和雄, 金岡祐司, 他. Subclavian steal syndrome に対する Axillo-axillary bypass 及び PTA stent の経験. 脈管学. 2001; 41: 883-6.

18）森 彬. 鎖骨下動脈閉塞症(4)鎖骨下-鎖骨下動脈バイパス術. In: 岩井武尚, 他編. 最新血管外科手術 100選. 東京: 医歯薬出版; 1991. p.32-3.

19）Peeters P, Verbist J, Deloose K, et al. Endovascular treatment strategies for supra-aortic arterial occlusive disease. J Cardiovasc Surg (Torino). 2005; 46: 193-200.

20）Henry M, Amor M, Henry I, et al. Percutaneous transluminal angioplasty of the subclavian arteries. J Endovasc Surg. 1999; 6: 33-41.

〈伊東啓行〉

Ch 5 ● 腹部・末梢血管外科

16 腸間膜動脈血栓症（急性・慢性）

近年，高齢化社会に伴い虚血性疾患が増加傾向にある．四肢の動脈閉塞，脳梗塞，心筋梗塞などの虚血性疾患は臨床症状が把握しやすく診断が比較的容易である．しかしながら，腸管虚血は急性腹症として鑑別する疾患が多いため，術前診断が困難で見逃されて重症化する症例が多いのが現状である．特に，急性上腸間膜動脈血栓症は早期に適切な治療が行われなければ腸管壊死を招き予後は極めて不良な疾患である[1,2]．本稿では腸間膜動脈血栓症の，その診断と治療について述べる．

1 腸間膜動脈血栓症の病態

心原性血栓などが原因で腸間膜動脈が閉塞し，支配領域の腸管が虚血に陥る疾患である．病態により急性と慢性とに分類されるが，急性では手術を必要とする場合が多い．また発生部位により上腸間膜動脈と下腸間膜動脈とに大別されるが，腹部大動脈からの分岐角度が鋭角であったり口径が大きいなどの解剖学的特性のため（図 5-50），上腸間膜動脈領域の発生頻度がより高率である．

診断と治療で最も難渋するのは急性上腸間膜動脈閉塞症で，早急に診断処置をしなければ腸管が壊死に陥り多量の腸切除を余儀なくされる場合が多い．血行再建の golden time は 12〜18

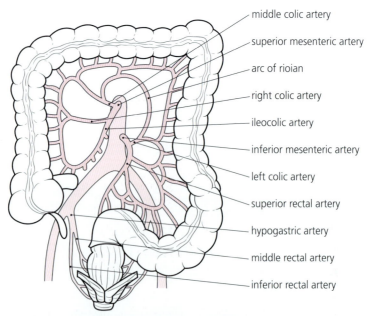

図 5-50　腹部内臓の血流の供給路とその側副血行路
（Resch T, et al. Eur J Vasc Endovasc Surg. 2005; 29: 199-203）[12]

時間といわれ，いかに早期に緊急血管造影で診断をし，手術を行うかが予後を左右する．

2 急性上腸間膜動脈血栓症

1) 臨床像

高齢者の男性に多く，激裂な腹痛で発症する．その特徴はペンタジン®などの鎮痛薬を使用しても治まらない強い痛みである．その反面，腹部の所見に乏しいのが特徴である．基礎疾患として心房細動，動脈硬化病変を伴っていることが多く，そのような症例の急性腹症では，常に鑑別診断の一つとして念頭におくべきである．

2) 検査所見

本症に特有の所見はない．しかし，早期には白血球の増多がみられ虚血腸管への水分の漏出のためヘマトクリットは高値を示す．腸管の壊死時間の経過とともに，CPK，血清カリウム，血清クレアチニン，BUN が上昇する．また二次的な肝臓，膵臓の障害が起こると血清アミラーゼ，トランスアミラーゼ，LDH などの値も上昇してくる．また血液ガス分析からは，進行する代謝性アシドーシスの所見が認められる．

3) 画像検査

- **腹部血管造影**：特に Seldinger 法による側面像での大動脈造影は非常に有用であり，正面像では大動脈と重なって明らかでなかった閉塞部位病変が観察可能になる．DSA でもよいが，治療にも応用できる選択的動脈造影が有効である[3]．図 5-51 に上腸間膜動脈閉塞症の血管造影所見を示す．
- **腹部単純 X 線撮影**：イレウスが起こるとガス貯留像，鏡面像などが認められるが確定的所見に乏しく，肥厚した腸管壁のガス像や門脈ガス像が存在していると，腸管はすでに壊死に陥っている可能性がある．

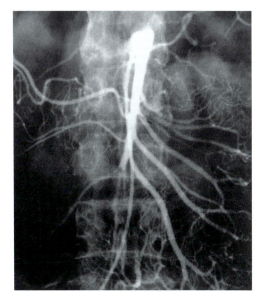

図 5-51 上腸間膜動脈血栓症の血管造影
上腸間膜動脈の根部から途絶像を認める．

Ch 5 ● 腹部・末梢血管外科

- **超音波検査**：虚血に陥った腸管壁の肥厚，内腔の拡張がみられ，腹腔内の浸出液貯留がみられる場合がある[4]．
- **CT 検査**：腸管虚血を示す CT 所見としては，腸管血管の動脈硬化所見，動脈内血栓，小腸拡張，腸管壁肥厚，腹水貯留などである．他に腸管虚血を示唆する所見としては，腸管気腫，門脈ガス像があり，どちらも発症後期での所見である．疑い症例では造影 CT が有用なことが多い[5]．

4）診断

前述したように，本症の発症初期には激烈な腹痛以外に特徴的な所見を欠くため確定診断に難渋することが多い．診断のポイントは，特に高齢者で動脈硬化性疾患の危険因子を有していて，理学的所見から説明できないような激烈な腹痛を訴える症例では，急性上腸間膜動脈閉塞症を鑑別診断の一つとして念頭におくことが重要である．最終的な確定診断には血管造影が必須である．

5）治療

腸間膜動脈の急性閉塞に対しては薬物療法は無効の場合が多いが，早期診断が確定した場合，ウロキナーゼ動注の血栓溶解療法などの内科的治療が効果的であったとの報告もある[5, 6]．しかしながら内科的治療については，いまだ確立されてないのが現状であり，外科的治療が主流である．血栓症と塞栓症では治療手段がやや異なるが，治療の基本は同じであり，まず血行再建を行い十分な血流が得られた後，腸管の viability を判断して腸切除の必要性とその範囲を決定する．

a）カテーテルによる動注塞栓溶解療法

発症後 12 時間以内であれば，選択的上腸間膜動脈造影検査に引き続いて，カテーテルからウロキナーゼの大量動注療法にて塞栓の溶解が期待されることもある．

b）血行再建術

発症後 12 時間以内の早期であれば塞栓摘出術の適応となる．塞栓摘除は動脈拍動が消失するやや末梢側の上腸間膜動脈に縦切開を加え，3〜4 Fr の Fogarty カテーテルを末梢側および中枢側に挿入して塞栓摘除を数回繰り返す．しかし，血流再開後に虚血再灌流障害より腎不全や多機能不全に陥り致死的となることもある[7]ので十分な注意が必要である．また，塞栓摘除後は腸管の viability を確認するため，12 時間以内に再開腹により second-look 手術が必要な場合がある．second-look 手術の適応は，①血行再建後にも腸管の viability に問題のある可能性が強く疑われる場合，②虚血腸管と壊死腸管の境界が明らかでない場合，③viability の疑わしい部分が散在している場合である[8]．

塞栓摘除術が不可能であれば，回盲腸動脈と腸骨動脈を側々吻合することより，上腸間膜動脈中枢側へ逆行性血行再建を行う．また，血栓性閉塞では，動脈硬化性狭窄に続発した血栓症が考えられるため，単純な血栓摘除では再閉塞や十分な血行改善が得られない．したがって上腸間膜動脈主幹部と大動脈との間に自家静脈あるいは人工血管による端側吻合を行って再建する．血行再建術後短時間で腸管の色調が回復しなければ，分節的腸管切除が必要となる．

c）腸管切除術

　発症より 12 時間以上経過した症例では，通常腸管の viability は失われており，腸管切除の適応となることが多い．腸管の viability の判定は必ずしも容易ではないが，腸間膜の腸間膜付着部対側での超音波ドプラによる拍動触知や，fluorescein-Na を静注して虚血領域の判定を行う報告もある[9]．しかしながら，実際には虚血腸管が viable かどうか判定できない場合も少なくなく，実際には経験的に最も安全と思われる部位にて切除している場合が多い．

　以前は急性上腸間膜動脈閉塞の死亡率は 60〜85％以上であったが，最近では早期の血行再建が施行された症例では生存率は高く，手術成績は麻酔技術や持続的血液濾過法など全身管理の進歩に伴い，救命率も向上している．

3 慢性上腸間膜動脈血栓症

1）診断

　やや女性に多く，40〜60 歳に好発する傾向がある．本症は食後に腸管の相対的な虚血により発症する腹痛（abdominal angina），体重減少，便通異常（3 徴）などを呈する．内臓動脈（腹腔動脈，上・下腸間膜動脈）の動脈硬化性狭窄，閉塞は剖検例の 6〜10％に認められる[10] が，この頻度に比較して有症状例は稀である．これは内臓動脈が豊富なネットワークを形成していることによる．

　腹部に血管性雑音が聴取されることがあり，確定診断は大動脈造影側面像または 3D-CT angio 像での腸間膜動脈の狭窄または閉塞と，この部に向かう側副血行を認める（図 5-52）．

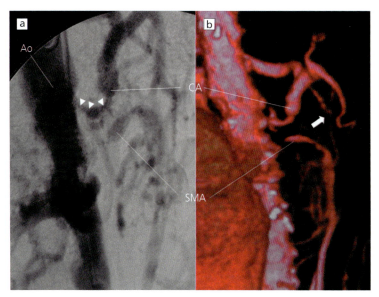

図 5-52 大動脈造影側面像（a）と同部位の 3D-CT angio 像（b）
腹腔動脈幹の狭窄（矢頭）と上腸間膜動脈起始部の高度狭窄を認める．矢印は腹腔動脈から上腸間膜動脈へ血流を供給する膵のアーケード．

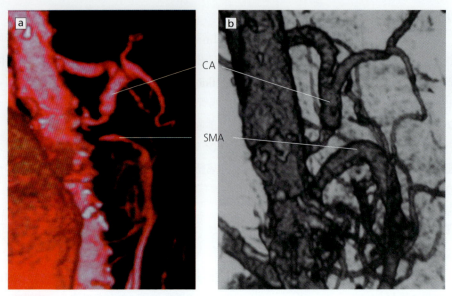

図 5-53　上腸間膜動脈起始部の狭窄(a)に対し stenting 施行，1 カ月後の 3D-CT 像(b)
上腸間膜動脈起始部の開存を認める．

2) 治療

　薬物療法は効果がなく，手術適応は愁訴の程度やそれに伴う quality of life により決定されるが経過観察中に急性閉塞を併発し，広汎な腸管壊死を起こす危険性が多いので可及的早期に血行再建を行うことが望ましい．

　手術法としては自家静脈を用いて端側吻合による大動脈・上腸間膜動脈バイパス移植術がある．また，近年 interventional radiology の進歩に伴い，狭窄部病変に対して侵襲の少ない経皮経管的血管形成術[11]または stenting が推奨されている．stenting に関してはバイパス移植術と比較しても遜色ない初期成績を示しており合併症発生率も低く[12]，また再発しても再度 stenting 可能なことが多いため，最近では狭窄病変に対しては治療の first choice として選択可能となってきている[5]．図 5-53b に，上腸間膜動脈起始部の狭窄（図 5-53a）に対し stenting 後の 3D-CT angio 像を示す．

4　急性下腸間膜動脈塞栓症

　極めて稀な疾患である[13]．

1) 診断

　上腸間膜動脈閉塞症に比較して下痢や下血の症状を呈する頻度が高い．選択的下腸間膜動脈造影検査にて確定診断されるが，ショックなど重篤な状態で発見される場合がほとんどで，緊急開腹術にて初めて診断されることも稀ではない．

2) 治療

　腸管切除以外に講ずる手段がない例が多い．

5 慢性下腸間膜動脈塞栓症

　下腸間膜動脈領域の閉塞は，上腸間膜動脈領域や両側内腸骨動脈領域からの側副血行路が豊富であるため，重篤となることはほとんどないといえる．したがって，診断治療の意義は乏しい．

おわりに

　腸間膜動脈血栓症は稀な疾患で術前診断が難しく，特に急性上腸間膜動脈血栓症は時間の経過とともに腸管が壊死に陥ると，極めて予後不良な疾患である．急性腹症の特に高齢者では鑑別診断の一つに上腸間膜動脈血栓症を常に念頭におき早期診断，早期治療を行うことが救命率を高める鍵である．

文献

1）Mishima Y. Acute mesenteric ischemia. Jap J Surg. 1988; 18: 615-9.

2）Clavien PA. Diagnosis and management of mesenteric infarction. Br J Surg. 1990; 77: 601-3.

3）Boley SJ, Sprayregan S, Siegelman SS, et al. Initial results from an agressive roentgenological and surgical approach to acute mesenteric ischemia. Surgery. 1977; 82: 848-55.

4）Clark RA. Computed tomography of bowel infarction. J Comput Assist Tomogr. 1987; 11: 757-62.

5）古森公浩. IV 腹部内臓動脈　循環器病の診断と治療に関するガイドライン. Circ J. 2009; 73: 1532-4.

6）Vujic I, Stanley J, Gobien RR, et al. Treatment of acute embolus of the superior mesenteric artery by topical infusion of streptokinase. Cardiovasc Intervent Radiol. 1984; 7: 94-6.

7）Beyersdorf F, Sarai K, Mitrey Z, et al. Studies of reperfusion injury in skeletal muscle controlled limb reperfusion to reduce post-ischaemic syndrome. Cardiovasc Surg. 1993; 1: 330-6.

8）Lindblad B, Håkansson HO. The rationale for "second-look operation" in mesenteric vessel occlusion with uncertain intestinal viability at primary surgery. Acta Chir Scand. 1987; 153: 531-3.

9）Bulkley GB, Zuiderma GD, Hamilton SR, et al. Intraoperative determination of small intestinal viability following ischemic injury: a prospective, controlled trial of two adjuvant methods（Doppler and fluorescein）compared with standard clinical judgment. Ann Surg. 1981; 193: 628-37.

10）Croft RJ, Menon GP, Marston A. Does intestinal angina exist? A critical study of obstructed visceral arteries. Br J Surg. 1981; 68: 316.

11）Allen RC, Martin GH, Rees CR, et al. Mesenteric angioplasty in the treatment of chronic intestinal ischemia. J Vasc Surg. 1996; 24: 415-21; discussion 421-3.

12）Resch T, Lindh M, Dias N, et al. Endovascular recanalisation in occlusive mesenteric ischemia-Feasibility and early results. Eur J Vasc Endovasc Surg. 2005; 29: 199-203.

13）森田章夫, 岩本 忠, 高田孝好, 他. 急性下腸間膜動脈閉塞症の一例. 日臨外医会誌. 1992; 53: 2181-5.

〈古森公浩〉

Ch 5 ● 腹部・末梢血管外科

17 腎血管性高血圧症

❶ 原因，頻度

　腎血管性高血圧症（renovascular hypertension: RVH）は，腎動脈閉塞あるいは狭窄（renal artery stenosis: RAS）による腎血流の低下により起こる病態であり，RAS の原因として最も多いのは粥状硬化症，続いて線維筋異形成（fibromuscular dysplasia: FMD），その他少数が腎動脈解離，外傷によるものである．RAS の頻度は母集団により異なる．米国で心臓カテーテル検査を受けた患者における RAS の頻度は片側性のものが 11%，両側性のものが 4% であり，97% が動脈硬化によるものと判定された[1]．一方，65 歳以上の一般のコホート Cardiovascular Health Study（CHS）を対象として超音波検査（renal duplex study: RDS）にて行われたスクリーニング研究では 834 人中 6.8% に血行動態的に有意な RAS が見つかり，うち 88% が片側性，12% が両側性であり，RAS の存在は年齢，HDL 低値，収縮期血圧と有意な相関があったと報告されている[2]．RAS の頻度は頸動脈病変，末梢動脈病変（peripheral arterial disease: PAD）などを合併する患者で高率であるといわれている．特に大動脈腸骨動脈閉塞症の患者では RAS の頻度は 40%，さらに頸動脈病変を合併すると 50% に上るという[3]．また逆に RAS の患者では PAD，脳卒中，冠動脈疾患の頻度が高いことが指摘されている．RAS の頻度は日本人ではこれよりやや低いようで，わが国で心臓カテーテルを受ける患者を対象とした研究では片側性 RAS が 6%，両側性の病変が 1% にみられたと報告されている[4]．

❷ 病態生理，自然経過

　RAS によって腎血流が低下すると，腎の傍糸球体細胞がレニンと呼ばれる酵素を分泌する．図 5-54 に示すように，レニンが肝で産生されたアンジオテンシノーゲンに作用し，最終的にはアンジオテンシン II を作り出し血管収縮，体液量の増加をもたらす．片側性病変においては健側腎による Na 排泄により体液量増加はやや抑えられ，レニン高値の血管収縮主体の高血圧となるが，両側性病変，および一側腎を欠く一腎例では体液量依存性の高血圧（Goldblatt 高血圧）となりレニンの上昇はみられなくなる．さらに慢性的なアンジオテンシン II の増加により，心血管系のリモデリングや腎障害が進むものと考えられている．レニン-アンジオテンシン系の活性化には 10〜20 mmHg 以上の大動脈-腎動脈圧格差が必要であり，これは 70〜80% の腎動脈狭窄に相当する[5]．

　RVH の患者では心血管イベントが多いことが知られているが，一方注意すべきなのは RAS が必ず高血圧をもたらすものではないことである．正常血圧の対象者 1,987 名に CT 検査を行った結果，2.8% に腎動脈 FMD，5.3% に腎動脈に狭窄などの動脈硬化性病変が見つかっている[6]．前述の CHS コホートを対象とした研究でも，RAS を示した患者の中で臨床的に高血圧を

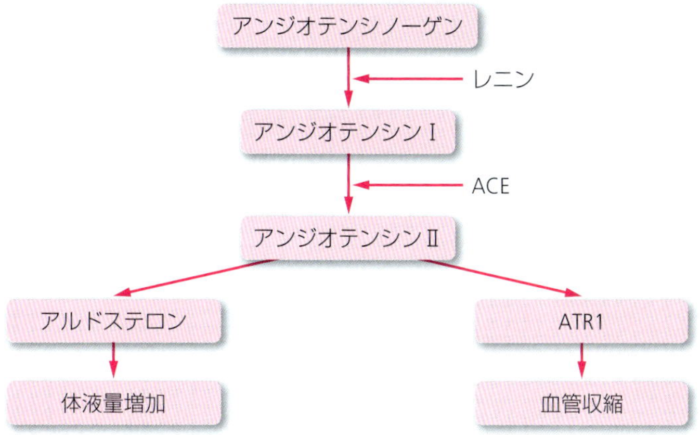

17 腎血管性高血圧症

図 5-54 腎灌流の低下による影響
腎灌流の低下によるレニン-アンジオテンシン-アルドステロン系の活性化.
ACE: angiotensin-converting enzyme. ATR1: angiotensin type Ⅰ receptor

表 5-16 腎血管性高血圧を疑わせる臨床像

- 小児,あるいは中年以後(55 歳以降)に急に発症した高血圧
- 急にコントロール不良となった高血圧
- ACEI,または ARB 投与後のクレアチニン値の上昇
- 腎実質障害を疑わせる尿所見に乏しい血清クレアチニン値の上昇
- 1.5 cm 以上の左右腎の長径差
- 他の動脈硬化性病変の存在(脳血管障害,冠動脈疾患,末梢動脈疾患)

ACEI: angiotensin-converting enzyme inhibitor
ARB: angiotensin Ⅱ receptor blocker

示したものは 53%に過ぎなかった[2]. CHS コホートでは初回の RDS の 8 年後に,生存していた 610 名に対し再度の RDS が行われている.その結果,9 腎において有意な RAS が新たに見つかったが,初回に有意とは判定されなかった腎動脈狭窄のうち,有意狭窄に進展したものは 4%であり,初回 RDS で有意狭窄と判定された病変のうち閉塞に進展したものはなかった[7]. すなわち,スクリーニングで発見されるような無症候性の動脈硬化性腎動脈狭窄症の病変進行の確率は低いといえよう.

3 診断

　上記のごとく RAS には無症状の患者も多いので,偶然 RAS が見つかった正常血圧の患者には,自然経過も考え合わせると,さらなる検査は不必要である.表 5-16 に RVH を疑わせる臨床所見を示した.これらの所見のある患者で RVH を疑う場合診断手順を進めるわけであるが,画像診断で明らかとなった RAS が臨床症状とどの程度の関連があるかを診断するのは困難なことが多い.

　血液・尿検査: 腎障害の程度,他の原因による腎障害の有無の評価に有用である.末梢血レ

729

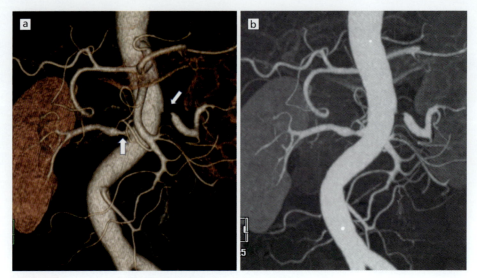

図 5-55 CTによる腎動脈狭窄の描出
70歳代男性．右腎動脈に軽度の狭窄，左腎動脈に高度狭窄を認める（矢印）．
a) volume rendering(VR)画像，b) maximum intensity projection(MIP)画像

ニン値はスクリーニングとしてはあまり臨床的価値がない．左右腎静脈からの分腎レニン測定は侵襲的であり，侵襲的治療を考慮した場合に行うべきものである．

腎動脈ドプラ超音波検査(RDS)：非侵襲的でありRASを疑った際にまず行うべき検査である．ただ，患者の体型によってはRASの評価が困難なことも少なくない．

CTA，MRA：腎機能障害の患者では，CTではヨード造影剤の腎障害惹起可能性，MRではガドリニウムによる腎性全身性線維症の可能性があり使用しがたいが，これらの検査が可能な場合には明瞭な画像が得られ，有用である（図5-55）．

血管撮影：明瞭な画像が得られるが，侵襲的検査であるため，侵襲的治療を考慮した際，あるいは他の検査では診断に至らない場合などに行われる．ただ，軽度腎障害を持つ患者に対してはCTよりも造影剤負荷が少ないので施行されることもある．

RASの大多数を占める動脈硬化症では，画像診断で腎動脈起始部に狭窄を認め（図5-55），狭窄は大動脈のプラークと連続していることが多い．FMDは50歳以下の女性に多く，他の部位の硬化性病変を欠き，腎動脈中央部に連珠状の拡張を伴う狭窄を認めることが多い（図5-56）．血管壁の内腔へ向かう不規則な増殖であり，頸動脈などにもみられることがあるが，原因は不明である．

4 治療

RVHを呈しているRAS患者への治療の目的は，血圧のコントロール，腎機能障害の進行の防止，心血管イベント発生の抑制であり，無症候性の患者の治療適応はない．

FMDによるRASに対しては経皮的腎動脈拡張術（percutaneous renal artery angioplasty: PTRA）の効果が確立しており，著しい症状の改善がみられ，投薬も不要となることも多い．し

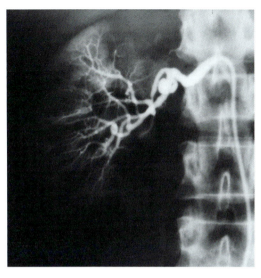

図 5-56 FMDによる連珠状の拡張を伴う腎動脈狭窄（20歳代女性）
20歳代女性．腎動脈に連珠状の拡張を伴う狭窄を認める．

かしながら全体のほぼ9割を占める動脈硬化性のRASの治療に関しては種々の問題点がある．まず高血圧＋RASの患者がいても，RASが高血圧の原因なのか結果なのかを判定することが困難である．腎不全＋RASについても同様のことがいえる．

薬物療法：通常の高血圧治療と同様，カルシウム拮抗薬，アンジオテンシン変換酵素阻害薬（angiotensin-converting enzyme inhibitor：ACEI），アンジオテンシン受容体拮抗薬（angiotensin receptor blocker：ARB），利尿薬，βブロッカーなどが使用される．RASにおけるレニン-アンジオテンシン-アルドステロン系（RA系）の活性化が腎灌流圧の低下に対する反応であることを考えれば，理論的にはACEIやARBの使用は腎機能の低下をもたらす危険性があるが，これらの薬剤の投与は急性腎不全による入院を100人・年あたり0.6人から1.2人に増加させる代わりに，死亡，心筋梗塞，脳卒中からなるアウトカムを13.0人から10.0人に低下させ，また慢性透析導入も2.5人から1.5人に改善した[8]．腎はこれらの薬剤による灌流圧低下に比較的強いという報告[9]があり，またACEI，ARBはRVH患者全体の92%，両側性のRAS患者においても78.3%で使用可能で，死亡率を低下させたとの報告がある[10]．すなわち，RVH患者においてはまずACEI，ARBなどの降圧薬による内科的治療を行うべきであるが，その際には腎機能の推移を定期的に検査することが必要である．RA系阻害薬による腎障害は，薬剤を中止すると改善することが多い[11]．

PTRA：FMDに対しては第一選択の治療であることは述べたが，動脈硬化性のRASにおいて，PTRAが薬物治療に勝るかどうかについては議論があった．硬化性病変に対するPTRAではrecoilを防ぐためステントの使用が必要であるが，2014年に発表されたランダム化研究であるCORAL studyでは，腎機能保全，慢性透析の回避，心血管イベントの抑制，死亡率の低下のいずれの項目においても厳格な薬物療法に対するステント治療の優位性は証明できなかった[12]．わが国では降圧薬治療によっても血圧管理不充分の場合や，RA系阻害薬による腎障害が進行する場合にPTRAを推奨する意見がある[13]が，現時点でこれを明らかに支持する証拠は

Ch 5 ● 腹部・末梢血管外科

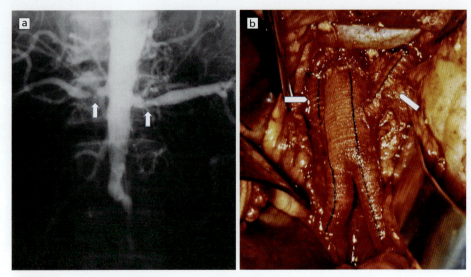

図 5-57 大動脈腸骨動脈閉塞症に伴う両側腎動脈狭窄に対する血行再建
50 歳代男性の大動脈腸骨動脈狭窄症に伴う両側腎動脈狭窄（a の矢印）に対して，人工血管に作成した側枝（b の矢頭）で血行再建を行った．

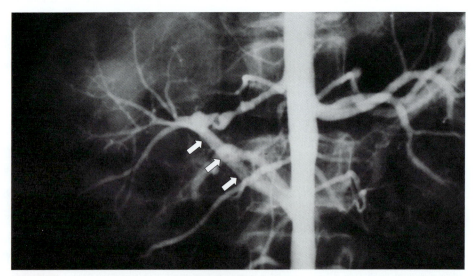

図 5-58 小児の腎動脈狭窄に対する血行再建（12 歳女児）
12 歳女児の右腎動脈狭窄に対する血行再建術後．グラフトとして右の内腸骨動脈（矢印）を用いた．

ない．
　腎動脈バイパス手術：バイパスの開存率は良好であるが，薬物療法が主体となってきたこと，および手術治療の侵襲が大きいことから，現在はあまり行われていない．Tillman らはバイパス手術の適応として，リスクの良好な両側性病変，大動脈再建に伴う腎動脈血行再建（図 5-57），一側性の多発あるいは分枝病変，小児の先天性病変（図 5-58）を挙げている[14]．小児に対する手術の際には，成長を考えると人工血管は使用しにくいし，また小児の自家静脈は壁が薄く瘤

化することが多いので自家動脈を用い，吻合も将来の相対的狭窄を避けるために全周を連続で行わないようにするなどの配慮が必要である（図 5-58）．

　腎摘：我々は，腎が造影剤の排出機能を持っていれば，ある程度の萎縮腎でも血行再建により機能が回復する印象を持っているが，一般には排出機能が廃絶して，内科療法に抵抗性の高血圧を示す場合には腎摘の適応となる．

文献

1）Harding MB, Smith LR, Himmelstein SI, et al. Renal artery stenosis: prevalence and associated risk factors in patients undergoing routine cardiac catheterization. J Am Soc Nephrol. 1992; 2: 1608-16.

2）Hansen KJ, Edwards MS, Craven TE, et al. Prevalence of renovascular disease in the elderly: a population-based study. J Vasc Surg. 2002; 36: 443-51.

3）Miralles M, Corominas A, Cotillas J, et al. Screening for carotid and renal artery stenoses in patients with aortoiliac disease. Ann Vasc Surg. 1998; 12: 17-22.

4）Yamashita T, Ito F, Iwakiri N, et al. Prevalence and predictors of renal artery stenosis in patients undergoing cardiac catheterization. Hypertens Res. 2002; 25: 553-7.

5）Textor SC. Issues in renovascular disease and ischemic nephropathy: beyond ASTRAL. Curr Opin Nephrol Hypertens. 2011; 20: 139-45.

6）Lorenz EC, Vrtiska TJ, Lieske JC, et al. Prevalence of renal artery and kidney abnormalities by computed tomography among healthy adults. Clin J Am Soc Nephrol. 2010; 5: 431-8.

7）Pearce JD, Craven BL, Craven TE, et al. Progression of atherosclerotic renovascular disease: a prospective population-based study. J Vasc Surg. 2006; 44: 955-62; discussion 962-3.

8）Hackam DG, Duong-Hua ML, Mamdani M, et al. Angiotensin inhibition in renovascular disease: a population-based cohort study. Am Heart J. 2008; 156: 549-55.

9）Gloviczki ML, Glockner JF, Lerman LO, et al. Preserved oxygenation despite reduced blood flow in poststenotic kidneys in human atherosclerotic renal artery stenosis. Hypertension. 2010; 55: 961-6.

10）Chrysochou C, Foley RN, Young JF, et al. Dispelling the myth: the use of renin-angiotensin blockade in atheromatous renovascular disease. Nephrol Dial Transplant. 2012; 27: 1403-9.

11）Dworkin LD, Cooper CJ. Clinical practice. Renal-artery stenosis. N Engl J Med. 2009; 361: 1972-8.

12）Cooper CJ, Murphy TP, Cutlip DE, et al. Stenting and medical therapy for atherosclerotic renal-artery stenosis. N Engl J Med. 2014; 370: 13-22.

13）日本腎臓学会．エビデンスに基づく CKD 診療ガイドライン 2009．日腎会誌．2009; 51: 905-1066.

14）Tillman BW, Geary RL. Renovascular disease: general considerations. In: Cronenwett JL, Johnston KW, eds. Rutherford's vascular surgery. 7th ed. Philadelphia: Saunders; 2010. p.2186-99.

〈佐藤　紀〉

Ch 5 ● 腹部・末梢血管外科

18　Raynaud 病・症候群，Blue toe 症候群

A　Raynaud 病・症候群

　四肢主幹動脈から指趾末梢動脈に器質的病変を認めないが，血管攣縮や拡張のために四肢の末端で様々な臨床症状を生じる動脈の機能性疾患の中に，Raynaud 病・症候群は含まれる．

1 症状

　寒冷時に指趾に蒼白，続いてチアノーゼの色調変化を認め，もとに復する一連の症状（Raynaud 現象）を呈する．寒冷曝露の機会の多い上肢・指に認められることが多い．皮膚の蒼白は動脈攣縮に，チアノーゼは反応性充血によるものと考えられる．加温など環境因子を整えることで症状改善をみるが，潰瘍壊死を呈する症例もある．

2 病態生理

　Raynaud 現象の本質である細動脈の攣縮の発症機序は未だ明らかにされていない．当初 Raynaud による血管運動中枢による異常興奮説と Lewis らによる血管の寒冷刺激に対する感受性の亢進説が報告されてきた．近年では内皮機能自体の異常やそれに伴う血管拡張障害・血管収縮増強，神経学的な血管拡張障害や血管収縮増強，さらには各種ホルモンの関与などがその原因として挙げられ，単一の原因で説明することは未だ困難である．

3 分類

　背景疾患を認めない一次性 Raynaud 現象（primary Raynaud phenomenon；従来からの Raynaud 病）と背景疾患を有する二次性 Raynaud 現象（secondary Raynaud phenomenon；従来からの Raynaud 症候群）に大別され，鑑別診断が必要となる．後者には膠原病に合併する血管炎や，薬剤・環境因子，胸郭出口症候群等が背景疾患として挙げられる（表 5-17）．

表 5-17 二次性 Raynaud 現象（Raynaud 症候群）の背景疾患

膠原病	強皮症，SLE，リウマチ，Sjögren 症候群，皮膚筋炎，結節性多発性血管炎
薬剤	β 遮断薬，酒石酸エルゴタミン，ブレオマイシン
環境因子	精神的ストレス，塩化ビニル
その他	振動誘発性，胸郭出口症候群

734

18 Raynaud 病・症候群，Blue toe 症候群

④ 診断

　臨床症状（Raynaud 現象）により診断されるが，一次性・二次性の鑑別診断のために，十分な問診による既往歴の検索や血液学的な膠原病関連疾患の検索が必要である．特に表 5-17 に示されている薬剤や職歴に伴う環境因子，喫煙歴などの検索は必須である．生理検査として，脈波検査を用いた寒冷誘発試験や爪床毛細血管の顕微鏡検査，サーモグラフィーなども診断に有用である．血管撮影は，機能的な攣縮を有する症例には必ずしも有用ではない．

⑤ 治療

　寒冷曝露の予防と禁煙を徹底する．軽症例ではこれのみで軽快することが多い[1]が，保存的治療が無効時にはカルシウム拮抗薬を用いる．十分な効果が得られない場合には，アンジオテンシン II 受容体拮抗薬やアンジオテンシン II 変換酵素阻害薬，α ブロッカーに加えて抗血小板薬，プロスタグランジン製剤投与を中心とする薬物療法を行う[2]．壊死に陥った場合には，内科的治療では疼痛コントロールも困難であることが多い．背景疾患の膠原病が活動性の場合には原疾患に対する治療を行いつつ，上記治療を行う．無効時には交感神経節切除などを考慮する．その他環境因子が背景にある場合にはその曝露予防が第一に行われるべきである．

B Blue toe 症候群

　atheromatous embolization は，その塞栓部位により様々な症状を呈し，肝・腎などの臓器障害を呈することもあるが，その 1 型として足趾に生じた微小塞栓症を blue toe 症候群と称する．

① 症状

　閉塞性動脈硬化症による重症虚血肢とは異なり，足部主幹動脈の拍動が良好であるにもかかわらず，足趾尖に疼痛・チアノーゼ・潰瘍を呈する．自然軽快することもあるが，足趾壊死に陥り blue でなく黒変する場合もある．

② 病態生理

　blue toe 症候群の本態は，足趾に発症する微小塞栓症である．足趾動脈が end artery であり，微小塞栓によって灌流域の動脈血流が維持されなくなる．同じく end artery によって栄養される腎臓では，同様の病態をコレステロール塞栓症と称している．本症候群の本態は，動脈瘤壁在血栓や，動脈壁粥腫（shaggy aorta など）由来の微小塞栓症であり特別な誘因はない．しかし shaggy aorta 症例に対する血管内治療に伴う症例も増加しており，術前の大動脈壁性状評価が必須である．

③ 診断

　足趾に限局した疼痛・チアノーゼ・潰瘍の出現に加えて，足背・後脛骨動脈の拍動を良好触

Ch 5 ● 腹部・末梢血管外科

知できることで診断される．血液検査には特異的所見はなく，CRP 上昇，白血球増多，フィブリノーゲン上昇，赤沈亢進などが認められ，補体低下や好酸球増多を伴うことも多い．腎などの他臓器に塞栓症を生じていれば，当該臓器の異常所見を認める．造影 CT，MRI，経食道エコーなどを用いて大動脈から末梢動脈の塞栓源となる粥腫・壁在血栓を同定する．皮膚生検によるコレステリン結晶の存在は確定診断となるが，病変部近傍の生検では創治癒不全に注意を要する．重症虚血肢，膠原病，血小板増多症などとの鑑別を要する．

4 治療

治療法は未確立で，発症後は対処療法にならざるを得ず，足趾切断に至る症例もみられる．塞栓源が明らかな場合に限り，同部位の瘤切除や置換手術による再発予防が考慮され，近年ステントグラフト内挿術などの報告もみられるが，その血管内治療自体が誘因になることもあり適応には十分な考慮を要する．潰瘍壊死化した足趾には，抗血小板薬，プロスタグランジン製剤，ステロイドが用いられるが，改善例は限定的であり，足趾切断を要することもある．ヘパリン，ワルファリン等による抗凝固療法やウロキナーゼ等の血栓溶解療法はコレステリン結晶や粥腫の遊離を促進する恐れがあり投与すべきでない[3,4]．予防として，塞栓源となる粥腫の安定化を目的としたスタチン製剤が考慮されうる[5]．

文献

1) Michiels JJ, Abels J, Steketee J, et al. Erythromelalgia caused by platelet-mediated arteriolar inflammation and thrombosis in thrombocythemia. Ann Intern Med. 1985; 102: 466-71.

2) Landry GJ. Current medical and surgical management of Raynaud's syndrome. J Vasc Surg. 2013; 57: 1710-6.

3) Hyman BT, Landas SK, Ashman RF, et al. Warfarin-related purple toes syndrome and cholesterol microembolization. Am J Med. 1987; 82: 1233-7.

4) Hitti WA, Wali RK, Weinman EJ, et al. Cholesterol embolization syndrome induced by thrombolytic therapy. Am J Cardiovasc Drugs. 2008; 8: 27-34.

5) Tunick PA, Nayer AC, Goodkin GM, et al. Effect of treatment on the incidence of stroke and other emboli in 519 patients with severe throracic aortic plaque. Am J Cardiol. 2002; 90: 1320-5.

〈重松邦広〉

Ch 5 ● 腹部・末梢血管外科

19 吻合部動脈瘤

1 定義と成因

　吻合部動脈瘤とは，動脈吻合を行った部位に形成された新たな動脈瘤で，病理学的には動脈壁の欠損による仮性動脈瘤である．動脈吻合の1.4〜4％に認められ，好発部位は大腿動脈の人工血管吻合部とされている．吻合部が破綻することによって起こるが，その原因としては，以下のようなものがある

1）吻合自己血管（host artery）の壁の脆弱性に起因するもの

　host artery の動脈硬化による変性や炎症などによるもので，吻合部瘤の最も一般的な原因である．活動期大動脈炎症候群や Behçet 病などでは，host artery の変性により吻合部の破綻が起こりやすく，ステロイドや消炎剤によって炎症をコントロールしてから手術を行うことが望ましい．大動脈解離に対する手術では double barrel にした末梢側吻合部の大動脈が外膜のみでの吻合となり，遠隔期に吻合部瘤が形成されることがある（図5-59）．急性 A 型大動脈解離の手術時に使用した GRF 糊のホルムアルデヒドの過量使用で，血管壁の壊死が起こり，遠隔期に吻合部瘤が形成されることが報告されている[1]．

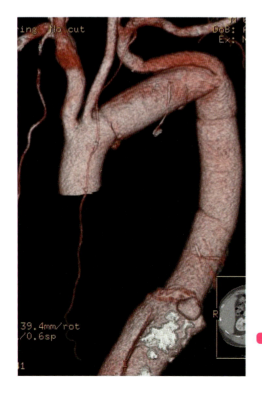

図5-59 慢性 B 型大動脈解離に対する遠位弓部下行大動脈人工血管置換術後の吻合部動脈瘤

Ch 5 ● 腹部・末梢血管外科

2) 縫合材料の劣化

絹糸はゆっくり溶解し吸収されるため，吻合部破綻が起きるとされている．ポリプロピレン糸は非吸収性で滑りがよく，血管吻合に好んで用いられるが，鑷子や鉗子でつかむなどの乱雑な扱いで容易に破断し，吻合部動脈瘤形成の原因となる．

3) 人工血管感染

人工血管感染は手術後早期の吻合部破綻の大きな要因である．

4) 初回吻合法の技術的問題

縫合糸の乱雑な扱いは吻合部の破綻の原因となる．内膜摘除を行った動脈は壁が脆弱であり，人工血管との吻合に際して十分に組織を拾わないと吻合部動脈瘤形成の原因となる．不完全な縫合を圧迫等で止血し吻合部の接合が不十分なまま創部を閉鎖した場合にも吻合部動脈瘤が形成される．inclusion 法による血管吻合で，脆弱な host artery の全層に糸をかけずに，人工血管が瘤壁で wrap された場合にも，吻合部動脈瘤の原因となる．これは Bentall 手術の冠動脈吻合や末梢側吻合，腹部大動脈瘤人工血管置換術の中枢側吻合などでみられる．

5) 機械的ストレス

グラフトと動脈の入射角が大きくなればなるほど，吻合部での血流速度は落ち，乱流が大きくなり吻合線にかかる剪断応力は大きくなるため，吻合部動脈瘤が形成されやすいと考えられている．吻合の際には動脈とグラフトの角度を最小限にすることによって，晩期の吻合部合併症を回避することができる．

6) 全身的要因

喫煙，高血圧，高脂血症など，動脈硬化のリスクファクターは動脈壁の健常性に影響を与え，吻合部破綻を促進する．またステロイドの使用は組織治癒を遷延させ，吻合部動脈瘤形成の要因となる．

2 予防

吻合部動脈瘤の病因とリスクファクターを理解することが吻合部破綻の予防につながる．そのためには丁寧な手術手技が重要である．吻合の際には吻合部に過度なテンションをかけず，動脈の内膜剥離を行った場合には十分に動脈壁の組織をとる．可能であれば，端端吻合をするように心がけ，端側吻合を行うなら，吻合部での入射角を最小限にする．止血を十分に行い，吻合部の間隙からの出血には追加縫合を行うなどの注意が必要である．

3 診断

大腿動脈の吻合部動脈瘤は拍動性腫瘤として体表から触知することで発見されることが多い．深在性の吻合部動脈瘤では，胸部 X 線撮影や CT などで偶然発見されることが多い．拡大すると背部痛や腹痛などの症状を呈する．時に破裂，発熱などの感染症状，末梢塞栓，瘻孔形成などの臨床症状を呈することもある．

4 治療

1) 外科治療の適応

吻合部瘤の大きさ，部位，症状，病因を考慮して手術適応を決定する．大腿動脈瘤は 2〜2.5 cm 以上，または局所的に拡張したり末梢塞栓を起こしたりするまで経過観察してよいとされている．出血，塞栓症を認めた場合には早期の介入が必要である．大動脈や腸骨動脈領域の吻合部瘤では，観察が容易でないことから，早期の治療介入が望ましい．

2) 手術法

吻合部動脈瘤の原因および部位に応じた治療法が重要である．

直達手術では，破裂動脈瘤に準じて中枢側のコントロールに留意する．癒着や拡大した吻合部瘤のため中枢側へのアプローチが困難な場合には，バルーンカテーテルによる中枢側閉塞が有用である．胸部大動脈瘤では，超低体温循環遮断法を併用することで，吻合部に直接到達することが可能である．

人工血管感染に対しては感染創の徹底的切除と感染人工血管の摘除，吻合部に介在する人工材料の摘除，大量の生理食塩水による洗浄，健常部での再吻合が必要である．人工血管の代用材として腹部大動脈領域では浅大腿静脈などを用いる場合もある．胸部大動脈や腹部大動脈の人工血管感染では，人工血管を再度使用せざるを得ないが，大網充填あるいは被覆により血流を増加させることが感染の再発予防に有効である．

感染のない大動脈人工血管端々吻合部の破綻に対しては，ステントグラフト治療が有効である[2]．癒着の強い人工血管および吻合部の剝離の回避が可能で手技中の臓器虚血も回避できるなど，侵襲が少ない(図 5-60)．

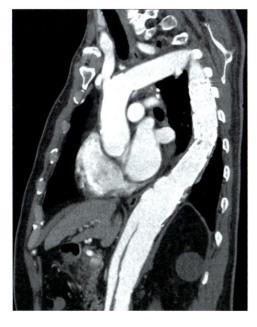

図 5-60 同症例に対する血管内治療(ステントグラフト内挿術)後の CT 像
吻合部はステントグラフトでカバーされ，造影されなくなっている．

Ch 5 ● 腹部・末梢血管外科

3）治療成績

　　直達手術では再手術となるので，初回手術より手術死亡率は高くなる．血管内治療では死亡率の改善が得られることが期待されている．

📖 文献

1）Abou-Zamzam AM Jr, Ballard JL. Management of sterile para-anatomotic aneurysm of the aorta. Semin Vasc Surg. 2001; 14: 282-91.
2）Sachdev U, Baril DT, Morrissey NJ, et al. Endovascular repair of para-anastomotic aortic aneurysms. J Vasc Surg. 2007; 46: 636-41.

〈福田幾夫〉

Ch 5 ● 腹部・末梢血管外科

20 大動脈消化管瘻，大動脈気管支（肺）瘻

A 大動脈消化管瘻

　大動脈消化管瘻（aorto-enteric fistula：AEF）は稀な疾患であるが，的確で迅速な診断・治療が救命のために不可欠であり，心臓血管外科医にとっては把握しておくべき重要な病態である[1]．

1 病態

　AEF は大動脈と消化管との間に瘻孔が形成された状態である．未治療大動脈瘤のほか，異物（魚骨など）や腫瘍などにより瘻孔が形成された一次性と，人工血管術後大動脈との間に形成される二次性に分類される．

　一次性は消化管壁への持続的拍動により消化管壁に虚血が生じ，びらんから瘻孔を形成する．瘻孔を形成する消化管は十二指腸第 3・4 部位が半数を占める[2]．

　二次性は一次性より頻度が高く，瘻孔を形成する消化管としては遠位十二指腸と近位空腸が多い．原因は感染・機械的刺激が挙げられる．近年ステントグラフト内挿術後の AEF の報告が散見され[3,4]，動脈瘤の瘤径拡大やエンドリークに対するコイル塞栓術や感染などが原因として指摘されている．さらに，下行大動脈瘤破裂に対する緊急ステントグラフト内挿術後に血腫により食道が圧排されている症例の術後に AEF 形成から不幸な転機をとる報告もあり[4]，今後対策が求められる．

2 症状

　一次性では消化管出血・腹痛・拍動性腫瘤触知が三徴であるが，すべてがそろうことは稀である．

　二次性では瘻孔の形成部位で初発症状が異なる．人工血管吻合部との場合は消化管内への大量出血で発症し，それ以外の部位では感染徴候で発症することが多い．

　一次性・二次性ともに消化管出血が本疾患を疑う重要な所見である．一時的に止血がみられる場合もあるが，早晩再出血をするので早期の診断が要求される[3]．

3 診断（図 5-61）

　大量の消化管出血を呈する大動脈瘤の患者，または大動脈人工血管術後の患者では AEF を念頭に置くべきである．

　近年の画像診断の進歩に伴い AEF 診断の第一選択肢は造影 CT 検査である．CT では大動脈周囲の脂肪層の消失，人工血管周囲の液体貯留・軟部陰影の肥厚や異所性ガス像を認める．消化管内への漏出を認めることもある．内視鏡検査では消化管管腔内に人工血管や縫合糸を認め

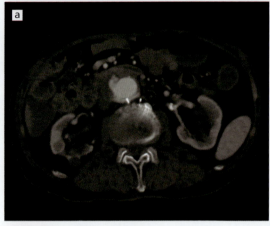 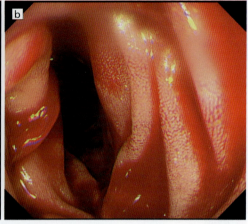

図 5-61 大動脈十二指腸瘻
a) 腹部大動脈瘤人工血管置換部の中枢側吻合部に仮性動脈瘤を形成している．
b) 十二指腸第 3 部位に拍動性出血を認める．

ることもある．さらに，潰瘍やびらんの他，壁外からの拍動性腫瘤を認める．腹部では十二指腸第 3・4 部位まできちんと観察する必要がある．

血管造影検査で消化管内への造影剤の漏出が AEF の確定診断ではあるが，検出できる頻度は低い．CT 検査の診断能の向上に伴い，血管造影の必要性は非常に限定的になった．

4 治療

保存的治療では救命は困難であり，手術療法を考慮する．

腹部大動脈腸管瘻では感染組織の除去の後，大動脈の断端を閉鎖し，非解剖学的ルートで血行再建する方法が一般的である[1]．リファンピシン浸漬人工血管などを用い in situ での再建も報告されている[5]．最近ではステントグラフトによる治療の報告もなされている[2,6]が，感染コントロールの問題があり，開腹手術への bridge 治療としては有効であると考えられる[5]．

一方，下行大動脈食道瘻では非解剖学的なバイパス術の選択はできないので，in situ 再建が基本となる．この際食道抜去術を同時に行い，後日食道再建を行うのが救命の可能性を最も高める方法であると考える．食道内への大量出血をステントグラフトでコントロールして，後日開胸手術を行うのも一つの選択肢である[7]．

5 予後

現実的には診断に苦慮する症例も散見され，予後不良な疾患である[5]．近年では術後管理技術の向上などによって手術死亡率改善も報告されている．

B 大動脈気管支(肺)瘻

大動脈気管支(肺)瘻(aorto-brochial fistula: ABF)は稀ではあるが，大量喀血より急速に死に至る疾患である．早急な診断，治療が必要である[8]．

1 成因

ABF は大動脈と近接する気管支(主として左側)との間に瘻孔が形成された状態である．動脈硬化性大動脈瘤や大動脈人工血管手術既往が誘因となっている．外傷が原因になることもある．

一次性では大動脈瘤の慢性的な拍動性刺激により気管支壁が壊死に陥り交通を生じる．一方，二次性は大動脈人工血管手術部の仮性瘤が気管支内へ穿破して発症する[8,9]．

2 症状

繰り返す血痰が特徴的である．咳嗽や呼吸困難，胸痛などもみられる．

3 診断

胸部大動脈の手術既往がある症例で血痰が持続する場合は，本症を疑う必要がある．鑑別すべき疾患は肺塞栓症，肺炎，肺膿瘍である．

造影 CT で嚢状の仮性動脈瘤，大動脈瘤周囲の血腫あるいは低吸収域が認められ，これらと気管支が近接していれば ABF の可能性は高い．末梢性の場合は肺実質内に突出する仮性大動脈瘤として認められる．しかし，瘻孔そのものが CT で描出されることは稀である．気管支鏡検査は瘻孔の直接証明に有効な検査法であるが，検査により再出血が誘発される危険性が伴う[8]．

4 治療

救命のためには外科治療が必要である．

手術は瘻孔の切除が原則である[8]．開胸下に大動脈の切除・人工血管再建に合併肺切除を要する．人工血管の感染対策は重要で，リファンピシン浸漬人工血管使用の他，肋間筋などの筋肉組織・大網などの生体組織による人工血管の被覆などが報告されている．しかし，手術侵襲は大きく，手術死亡率は15〜40％と報告されている[8]．

一方，ステントグラフト内挿術は手術死亡率3〜6％で，ABF 治療における有効性を示唆する報告も散見される[7,9]．しかし，ステントグラフトへの感染など種々の問題がある[10]．ステントグラフト内挿術は急性出血に対する一時的な止血術で，開胸手術への bridge 治療と考えるべきである[7]．

5 予後

保存的治療は無効である．早期診断・早期治療は良好な予後にもつながる可能性も指摘されている[9]．

Ch 5 ● 腹部・末梢血管外科

📖 文献

1）Bergqvist D, Bjorck M. Secondary arterioenteric fistulation—a systematic literature analysis. Eur J Vasc Endovasc Surg. 2009; 37: 31-42.

2）Saers SJ, Scheltinga MR. Primary aortoenteric fistula. Br J Surg. 2005; 92: 143-52.

3）Saratzis N, Saratzis A, Melas N, et al. Aortoduodenal fistulas after endovascular stent-graft repair of abdominal aortic aneurysms: single-center experience and review of the literature. J Endovasc Ther. 2008; 15: 441-8.

4）Chiesa R, Melissano G, Marone EM, et al. Aorto-oesophageal and aortobronchial fistulae following thoracic endovascular aortic repair: a national survey. Eur J Vasc Endovasc Surg. 2010; 39: 273-9.

5）Batt M, Jean-Baptiste E, O'Connor S, et al. Early and late results of contemporary management of 37 secondary aortoenteric fistulae. Eur J Vasc Endovasc Surg. 2011; 41: 748-57.

6）Baril DT, Carroccio A, Ellozy SH, et al. Evolving strategies for the treatment of aortoenteric fistulas. J Vasc Surg. 2006; 44: 250-7.

7）Jonker FH, Schlosser FJ, Moll FL, et al. Outcomes of thoracic endovascular aortic repair for aortobronchial and aortoesophageal fistulas. J Endovasc Ther. 2009; 16: 428-40.

8）Piciche M, De Paulis R, Fabbri A, et al. Postoperative aortic fistulas into the airways: etiology, pathogenesis, presentation, diagnosis, and management. Ann Thorac Surg. 2003; 75: 1998-2006.

9）Bailey CJ, Force S, Milner R, et al. Thoracic endovascular repair as a safe management strategy for aortobronchial fistulas. J Vasc Surg. 2011; 53: 1202-9; discussion 9.

10）Chiesa R, Melissano G, Marone EM, et al. Endovascular treatment of aortoesophageal and aortobronchial fistulae. J Vasc Surg. 2010; 51: 1195-202.

〈柚木靖弘, 田淵　篤, 正木久男, 種本和雄〉

Ch 5 ● 腹部・末梢血管外科

21 人工血管感染

　人工血管感染は，心臓血管外科手術における重篤な合併症であり，全人工血管感染中の死亡率は 10〜50％，肢切断率は 15〜60％[1] と，その治療成績は極めて不良である．本稿では，人工血管感染の発生頻度・原因・診断・治療について述べる．

① 発生頻度

　人工血管感染の発生頻度は，血管手術の 0.5〜5％であり[2]，移植部位，術式，併存疾患，全身状態，緊急手術の有無などが，その発生頻度に影響する．

　胸部大動脈で 0.9〜1.9％，腹部大動脈-腸骨動脈 0.4〜1.3％，大動脈ステントグラフトでは 1％以下であるのに対し，鼠径部にかかる人工血管は感染のリスクが高いとされ，大動脈-大腿動脈バイパス 0.5〜3％，鼠径靭帯以下のバイパス 0.9〜4.6％，腋窩-大腿動脈バイパスでは 5〜8％と高率である[1-3]．

② 原因

　人工血管感染の原因として，①術中汚染，②菌血症による感染曝露，③腸管などへの機械的な接触・びらん，④憩室炎など周囲感染巣からの二次的な感染の波及，などが挙げられる．

　感染の危険因子は，宿主側の要因と手術の要因に大別される．宿主側の問題として，糖尿病，腎不全の合併，ステロイド使用の有無，栄養状態，悪性疾患の有無，低栄養，免疫不全状態などが挙げられる．手術の要因としては，術前の入院期間，緊急手術，手術時間の延長，再手術，消化器手術の合併などが重要である[1,2]．

③ 起因菌

　起因菌は黄色ブドウ球菌が多く，移植部位により全体の 1/4〜1/2 を占め，特に近年では MRSA が増加している．表皮ブドウ球菌，連鎖球菌やグラム陰性菌も多く，また，頻度は少ないものの，抗酸菌や真菌も重要な病原菌である[1,2]．

④ 症状

　症状は非特異的であり，人工血管の移植部位により多様な症状を示す．菌血症症状のほか，人工血管吻合部の瘤化，人工血管周囲膿瘍，皮膚瘻形成などがあり，人工血管-腸管瘻を形成した場合は消化管出血を認めることもある．

⑤ 診断

　血液検査で白血球増多，CRP 上昇などが認められるほか，血液培養検査で菌が同定されれば，

745

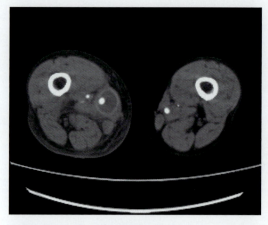

図 5-62 右大腿-膝窩動脈バイパス術後，人工血管感染の造影 CT
人工血管周囲に膿瘍形成を認める．

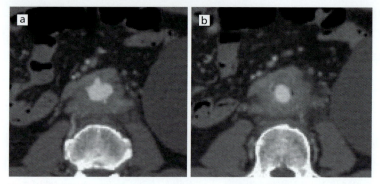

図 5-63 腹部大動脈瘤術後，大動脈-十二指腸瘻の造影 CT
a) 人工血管中枢吻合部に仮性瘤を認める．
b) 人工血管周囲膿瘍を認め，内部に air が確認される．

　人工血管感染の疑いも念頭におきながら感染源の検索を進めることとなるが，培養結果が陰性となる症例も少なくない．
　超音波検査，CT，MRI，血管撮影では，人工血管周囲膿瘍や吻合部瘤などが確認される（図 5-62，5-63）．感染巣の特定が困難な場合，ガリウムシンチ，白血球シンチなどが診断に有用なこともある．膿瘍穿刺・培養による起因菌の同定は，診断・治療に有用であるが，人工血管感染が存在するにもかかわらず，培養結果が陰性となることもある．人工血管-腸管瘻を疑う場合は，症例に応じて消化管内視鏡検査を施行する[1,2]．

6 治療法

　治療は，人工血管が閉塞している場合，感染人工血管の摘出と周囲感染組織の除去となる．人工血管が開存している場合は，人工血管の摘出に加え，可能であれば感染巣を回避した再血行再建が望ましいが，胸部など，非解剖学的血行再建が困難な部位に関しては，in situ での血行再建となる．その場合，感染の制御が難しくなるため，人工血管の選択や大網被覆術の併用，抗菌薬使用法など，感染対策の工夫が必要となる．

腹部大動脈に関しては，以前は人工血管摘出と非解剖学的血行再建である腋窩–大腿動脈バイパスが標準的治療とされていたが，大動脈断端の破綻や人工血管の閉塞・感染が問題であり，近年では，大網被覆を併施して in situ 再建を選択する施設も多い．

再建に使用する代用血管は，末梢であれば自家静脈が理想であり，人工血管では，ダクロンに比べ，表面面積の少ない e-PTFE がよいとされ，また，リファンピシンを浸漬させた人工血管が黄色ブドウ球菌に有効との報告[5]もある．ホモグラフトも有効とされるが，本邦では限られた施設でしか使用できないため，一般的でない．腹部大動脈に対しては，浅大腿静脈を用いた再建も可能である．in situ で再建した場合は，移植部位にもよるが，可能な限り大網や筋組織で被覆すべきである[2,4]．

人工血管感染の治療の原則は，感染人工血管の摘出を基本とした外科的治療である．しかし，①人工血管が開存し，②吻合部にまで感染が波及せず，③敗血症に陥っておらず，④起因菌が MRSA や緑膿菌でない場合には，人工血管を温存したまま，洗浄と強力な抗菌薬投与や持続陰圧吸引療法，筋皮弁の使用などにより保存的治療が奏功することもある．ただし，一旦は保存的治療が功を奏したようにみえても，その後の感染再燃のリスクも高く，前述のような保存的治療は，限られた症例に対する治療と認識すべきである[2]．

術後の抗菌薬投与については，4〜6 週の経静脈的抗菌薬投与が行われることが一般的であるが，その後の経口抗菌薬投与に関しては，一定の見解は得られていない．感染人工血管を温存し，起因菌が MRSA やブドウ球菌の場合はさらに 4 週間の経口抗菌薬投与を推奨するとする報告がある半面，in situ で再建した場合は経口抗菌薬を生涯投与すべきとする報告[5]もあり，各症例ごとに，炎症反応の推移をみながら中止を検討していることが多い．

📖 文献

1) Draus LM Jr, Bergamini TM. Vascular graft infections: epidemiology, microbiology, pathogenesis, and prevention. In: Towne JB, et al, eds. Complications in vascular surgery. 2nd ed. New York: Marcel Dekker; 2004. p.305-16.

2) Back MR. Local complications: graft infection. In: Cronenwett JL, et al, eds. Rutherford's vascular surgery. 8th ed. Philadelphia: Saunders Elsevier; 2014. p.654-72.

3) Hargrove WC, Edmunds LH. Manegement of infected thoracic aortic prosthetic grafts. Ann Thorac Surg. 1984; 37: 72-7.

4) Clagett GP. Aortic graft infections. In: Towne JB, et al, eds. Complications in vascular surgery. 2nd ed. New York: Marcel Dekker; 2004. p.317-36.

5) Hollister LH, Money SR, Creely B, et al. Direct replacement of mycotic thoracoabdominal aneurysms. J Vasc Surg. 1993; 18: 477-84.

〈松本春信〉

Ch 5 ● 腹部・末梢血管外科

22 高安動脈炎

1 疾患概念と疫学

　高安動脈炎は，大動脈およびその主要分枝，冠動脈，肺動脈に非特異的な炎症を生じる疾患である．高安病，脈なし病，大動脈炎症候群とも称されたが，本症は大動脈に限定されない全身病であり，また世界共通用語である Takayasu arteritis に倣い，現在は高安動脈炎の病名が用いられる．

　本症は原因が未解明であるため，厚生労働省の特定疾患(難病)に指定されている．発病には何らかの誘因による細胞性免疫(主に T 細胞)の異常や，遺伝的背景の関与が推定されている．特徴的な HLA ハプロタイプには潰瘍性大腸炎との共通点があり(HLA-B*52 など)，合併もみられる[1]．若年女性に好発し，患者は日本をはじめアジアから中東，地中海周辺，南米などに多い．特に日本では女性患者および大動脈弓分枝を含んだ罹患がそれぞれ 80％以上と多いが，約 40％の患者は腹部大動脈やその分枝にも病変を有する[2]．男性患者の比率が高い国では腹部血管の罹患が多く，性で病態が異なる可能性もある．近年では中高年者の発病も稀でなく，巨細胞性動脈炎や，手術所見などで気づかれる孤立性/特発性大動脈炎との区別について議論もあるが，臨床像からも病理学的にも，高安動脈炎は独立した疾患と考えられている[1,2]．

　炎症によって生じた動脈病変は，生涯にわたり患者の日常生活を障害する．高血圧や大動脈弁逆流による心不全，虚血性心疾患，大動脈瘤は生命予後を左右する．近年では画像診断と内科的治療の進歩によって早期の診断・治療がなされることが多く，患者の QOL と予後の改善に寄与している．

2 病態および臨床症状(表 5-18)

　活動期には動脈に強い炎症が生じ，慢性的な発熱・倦怠感などと，罹患血管に近い部位での疼痛や炎症症状がみられる．瘢痕期には動脈の内腔狭窄や鉛管状の石灰化をきたし，外膜には線維性肥厚を生じる．中膜の破壊・線維化による脆弱化は瘤化にもつながる．動脈炎が生じる部位や程度は患者ごとに異なる上，病期によっても臨床症状は実に多彩である．外科病理学的には以下の 4 型に分類される．

- **Ⅰ型 弓分枝閉塞型**：頭部と上肢の虚血症状がみられる．上肢血圧の左右差や脈拍の減弱で偶然発見されることもある．視力・聴力障害，顔面・顎の萎縮や咀嚼障害，うなだれ姿勢(頸動脈洞反射の回避)なども頭部虚血を示唆する．
- **Ⅱ型 胸腹部閉塞型**：異型大動脈縮窄症や腎動脈狭窄に起因する高血圧がみられる．高血圧はしばしば著しく，脳出血や心悸亢進を招く．長期の高血圧は心不全や動脈瘤の形成にもつながりうる．腎機能障害のほか，腹部アンギーナや間歇性跛行を呈することもある．

748

22 高安動脈炎

- **Ⅲ型 広範囲閉塞型**：Ⅰ型とⅡ型が混在した複雑な病態を呈する．
- **Ⅳ型 動脈瘤型**：広範囲に及ぶ紡錘状瘤が，胸部大動脈とその分枝に生じることが多い．大動脈瘤は患者の約 15% に認められる．弁輪拡大ないし弁尖自体の変性による大動脈弁逆流が約 1/3 の患者にみられる[2]．狭窄性病変との混在もある．

　画像診断では冠動脈，肺動脈病変がそれぞれ 50～60% の患者にみられる．しかし臨床的に虚血性心疾患を呈する患者は 10% 程度で，顕性の肺高血圧は多くない[2,3]．

③ 診断と検査

　受診のきっかけの約 4 割は発熱，次いで多彩な部位での疼痛や頭痛で，これらが眩暈や脈の異常よりはるかに多い[2]．こうした症候が遷延している患者では，常に本症の可能性を念頭におく．大いに苦痛と感じている症状以外は訴えに上らないこともあるので，脈や心血管雑音，視力などについて綿密に問診と所見をとり，身体所見が明瞭でなくても画像診断を行うことが早期診断の鍵になる．若年性高血圧を呈する患者では本症を積極的に疑う．上肢血圧が必ずしも体血圧を反映しない点も落とし穴で，下肢の血圧も参考にする．

　日本人患者では HLA-B*52 の保有率が高いが，特異的な診断マーカーはない．したがって診断は臨床症状と画像診断に依存する．海外ではアメリカリウマチ学会による基準が汎用されるが，わが国では一般に厚生労働省が示す診断基準を用いる（表 5-18）．造影 CT 後期相や造影 MRI では，狭窄・拡張を生じる前の活動期の動脈壁の肥厚を検出できることがあるので，血管

表 5-18　高安動脈炎の診断基準

症状
- 頭部虚血症状：めまい，頭痛，失神
- 上肢虚血症状：脈拍欠損，上肢痛
- 心症状：息切れ，動悸，狭心症状
- 呼吸器症状
- 高血圧
- 眼症状：視力障害，失明
- 耳症状：難聴，耳鳴
- 下肢症状：間歇性跛行など
- 疼痛：下顎，頸部，背部，胸部，腰部
- 全身症状：発熱，全身倦怠感
- 皮膚症状：結節性紅斑

身体所見
- 上肢/下肢の脈拍ならびに血圧異常
- 心・血管雑音
- 若年者の高血圧
- 眼底変化
- 頸部圧痛

検査所見
- 炎症反応：赤沈亢進，CRP 高値，白血球増加など
- 貧血
- 免疫グロブリンなどの増加
- HLA：HLA-B*52，HLA-B*67

画像診断による特徴
- FDG-PET[a] での大動脈およびその分枝への集積増加
- 大動脈石灰化像
- 動脈壁肥厚，狭窄，閉塞，拡張病変
- 肺動脈，冠動脈病変
- 頸動脈病変：頸動脈エコー（マカロニサイン）
- 心エコー：大動脈弁閉鎖不全など

診断
① 確定診断は画像診断によって行う．
② 若年者で大動脈とその第一次分枝に壁肥厚，閉塞性あるいは拡張性病変を多発性に認めた場合は，炎症反応が陰性でも高安動脈炎を第一に疑う．
③ これに炎症反応が陽性ならば，高安動脈炎と診断する．ただし，活動性があっても CRP の上昇しない症例がある．

[a]：FDG-PET は 2016 年時点では保険適用外．
（http://www.mhlw.go.jp/file/06-Seisakujouhou-10900000-Kenkoukyoku/0000089935.pdf より一部抜粋）

Ch 5 ● 腹部・末梢血管外科

構築像だけでなく断層像も必ず確認する．超音波検査でもみられるこうした動脈壁の肥厚・浮腫は，疾患活動性の指標にもなりうる．保険適用外であるが，18-FDG PET/CT による血管壁の炎症の評価も有用視されている[3]．疾患の活動性を忠実に反映する指標はなく，血液検査の白血球数，赤沈，CRP などの推移を参考に，臨床症状や画像診断を合わせて評価する．

4 治療

1) 治療計画

　早急に薬物療法で炎症を鎮静化し，動脈壁の破壊を最小限にくい止め，寛解状態を維持することを目標とする．寛解期にも，虚血症状や高血圧への対症療法に加え，大動脈弁逆流や心不全，大動脈瘤などの定期的評価が必要である．適切な観血的治療の併用も含め，これらが制御できれば生命予後は良好である．観血的治療が必要な患者では，再狭窄や縫合不全を回避するためにも，血管内治療も含め原則的に寛解期に施行する[4,5]．周術期におけるステロイドと免疫抑制薬の投与は，再狭窄の予防に有用とされる[5,6]．術後は感染症や炎症の再燃に注意する．患者は若く，長期が経過するうちに再狭窄のみならず新たな病変や移植片の劣化，吻合部トラブルなども生じうるため，先を見据えた戦略を構え，経過観察を継続する必要がある[7]．

2) 薬物療法

　消炎治療の基本はステロイドである．プレドニゾロン（プレドニン®）の初期投与量は体格や病勢から決定し，重症患者ではパルス療法も考慮する．症状と検査所見の安定状態が 2〜4 週間続けば漸減し，鎮静が維持できる量で継続する．再燃も多く，減量は慎重に行う．ステロイド抵抗性や減量が困難な難治例には，免疫抑制薬を併用する．保険適用薬はシクロホスファミド（エンドキサン®）とアザチオプリン（アザニン®，イムラン®）であるが，メトトレキサート（リウマトレックス®），シクロスポリン（サンディミュン®），ミコフェノール酸モフェチル（セルセプト®），タクロリムス（プログラフ®）なども使用される[3]．なおもコントロール不良な患者には，T 細胞関連のサイトカインを標的とした生物学的製剤〔抗 TNF-α 製剤インフリキシマブ（レミケード®），抗 IL-6 抗体トシリズマブ（アクテムラ®）など〕の応用も試みられている．これらは日本では，現時点では関節リウマチなどの自己免疫疾患が適応症であり，高安動脈炎に対する有用性については検証段階である．

　高血圧には ACE 阻害薬など腎保護作用が期待できる降圧薬を選択し，虚血性臓器障害の進行抑止のためには抗血小板薬も考慮する．

3) 外科治療

　大動脈弁逆流は Sellers 3/4 度以上が手術適応になる．弁置換術ないし Bentall 型手術が行われることが多い．大動脈瘤の手術適応は，最大短径 50 mm 以上など一般の大動脈瘤に準ずる．多発病変や残存部位の瘤化に備え，分割手術や追加手術を見込んで術式を検討する．主に人工血管置換術が行われる．近年ではステントグラフト内挿術の報告も散見されるが，遠隔成績はまだ明確でない[8]．

　閉塞性病変に対する血行再建法はバイパス術が基本である．ただし加齢などによる動脈硬化性の変性疾患と比較すると，再狭窄の発生率は高い．病変は強い線維化を伴うため血管内治療

750

の成績はバイパス術よりもさらに劣り，特に距離が長い病変では不良である[4,6,9]．側副血行路の発達や炎症の消退による虚血症状の改善も期待できるため，手術適応は慎重に判断する[3,5,6]．上肢症状は保存的に観察できるものも多い[5,6]．症候性の頭部虚血は大きな障害に至る前に血行再建が求められ，術後の脳の過灌流症候群に配慮して治療計画を立てる．症候性の冠動脈病変に対するバイパス術にあたっては，内胸動脈や鎖骨下動脈，遊離グラフトの大動脈吻合部に病変が波及しないか考慮する．入口部狭窄には形成術も選択しうる．下行大動脈では腹部分枝付近の病変が多い．腎動脈狭窄に対しては，制御困難な高血圧や心不全および腎機能低下などが手術適応となる．特に距離の短い病変では，まずは血管内治療が試みられることが多い[4-6,9]．ステント併用の是非については意見が分かれている[5]．

異型大動脈縮窄には，大動脈-大動脈バイパス術や大動脈置換術，腋窩-大腿動脈バイパス術などが行われる．頭頸部に病変を合併している患者では，急な上半身の減圧による術後脳虚血に注意する．血管内治療の有効例の報告は限られている[5]．

4）生活指導

ステロイドや免疫抑制薬の使用中は，感染症を予防するよう注意を促す．高血圧や治療薬による二次性疾患(骨粗鬆症，糖尿病，脂質異常症，消化性潰瘍，動脈硬化性イベントなど)にも留意する．女性は中心性肥満を危惧してステロイド治療を嫌がることがあり，精神面のケアも大切である．妊娠出産は，炎症所見と血圧が制御され，心不全，大動脈瘤，骨盤内虚血など重篤な臓器障害がなければ可能であるが，それによって炎症が再燃する可能性もある[10]．

文献

1) Terao C. Revisited HLA and non-HLA genetics of Takayasu arteritis-where are we? J Hum Genet. 2015; 61: 27-32.

2) Watanabe Y, Miyata T, Tanemoto K. Current clinical features of new patients with Takayasu arteritis observed from a cross-country research in Japan: age and sex specificity. Circulation. 2015; 132: 1701-9.

3) Isobe M. Takayasu arteritis revisited: current diagnosis and treatment. Int J Cardiol. 2013; 168: 3-10.

4) Saadoun D, Lambert M, Mirault T, et al. Retrospective analysis of surgery versus endovascular intervention in Takayasu arteritis: a multicenter experience. Circulation. 2012; 125: 813-9.

5) Mason JC. Takayasu arteritis: surgical interventions. Curr Opin Rheumatol. 2015; 27: 45-52.

6) Perera AH, Youngstein T, Gibbs RGJ, et al. Optimizing the outcome of vascular intervention for Takayasu arteritis. Br J Surg. 2014; 101: 43-50.

7) Miyata T, Sato O, Koyama H, et al. Long-term survival after surgical treatment of patients with Takayasu's arteritis. Circulation. 2003; 108: 1474-80.

8) Obitsu Y, Koizumi N, Saiki N, et al. Long-term result of hybrid procedure for an extensive thoracic aortic aneurysm in Takayasu arteritis: a case report. J Cardiothorac Surg. 2010; 5: 28.

9) Lee GY, Jeon P, Do YS, et al. Comparison of outcomes between endovascular treatment and bypass surgery in Takayasu arteritis. Scand J Rheumatol. 2014; 43: 153-61.

10) Tanaka H, Tanaka K, Kamiya C, et al. Analysis of pregnancies in women with Takayasu arteritis: complication of Takayasu arteritis involving obstetric or cardiovascular events. J Obstet Gynaecol Res. 2014; 40: 2031-6.

〈渡部芳子〉

Ch 5 ● 腹部・末梢血管外科

23 Behçet 病

Behçet 病は，1937 年にトルコのイスタンブール大学皮膚科の Behçet 教授が最初に報告した疾患で，口腔粘膜のアフタ性潰瘍，陰部潰瘍，ぶどう膜炎を三大徴候とする慢性再発性の炎症性疾患である．障害は全身の多臓器にわたり，関節症状，心血管症状，消化器症状，呼吸器症状，神経症状など，多彩な病態を呈する．本症は主に日本や韓国を中心とした東アジア，およびトルコやサウジアラビアなどの中近東に多くみられる．本邦では特定疾患治療研究事業の対象となっており，北海道，東北地方に多く，2015 年 3 月時点の特定疾患医療受給者は約19,000 人である．20～40 歳で発症することが多く，30 代前半にピークを示す．男女比はほぼ1：1 である．病理学的所見としては，全身の動静脈，毛細血管を侵す血管炎が主体である．病因については不明な点が多いが，遺伝的素因に細菌・ウイルス感染や他の環境因子が加わることによって，自己免疫が活性化されることが誘因の一つになっていると考えられている[1, 2]．

1 臨床症状と診断基準

国際的には，International Study Group for Behçet's Disease の診断基準（口腔内潰瘍を必須症状とし，加えて外陰部潰瘍，眼症状，皮膚症状，針反応陽性のうちの 2 症状を認める場合に確定診断とする）が用いられることが多い[3]．本邦では，以下の主症状，副症状に基づいた厚生労働省研究班の診断基準が一般的である（表 5-19）．

①主症状
- 口腔粘膜の再発性アフタ性潰瘍
- 皮膚症状（結節性紅斑，皮下の血栓性静脈炎，毛嚢炎様皮疹または座瘡様皮疹など）
- 眼症状（主にぶどう膜炎）
- 外陰部潰瘍

②副症状
- 関節炎
- 副睾丸炎
- 消化器病変

表 5-19 Behçet 病の診断基準

完全型	経過中に 4 主症状の出現したもの
不全型	a）経過中に 3 主症状，あるいは 2 主症状と 2 副症状が出現したもの b）経過中に定型的眼症状とその他の 1 主症状，あるいは 2 副症状が出現したもの
疑い	主症状の一部が出現するが不全型の条件を満たさないもの，および定型的な副症状が反復あるいは増悪するもの

- 血管病変
- 中枢神経病変

② Behçet 病の血管病変

　表在性の血栓性静脈炎を含めると，Behçet 病の血管症状の出現率は 10〜60％と報告されており，男女比は 5〜10：1 で圧倒的に男性に多い．性差がみられる原因は不明であるが，ホルモンあるいは遺伝的な要因が考えられている．動脈病変に比べ静脈病変の頻度が高いが，両者を合併する症例も多い[4,5]．

1）静脈病変

　皮下の血栓性静脈炎は，本邦の診断基準では主症状のうちの皮膚症状の中に入れられ，出現頻度は比較的高い．また，下肢から下大静脈にかけての深部静脈血栓症は，肺塞栓症の原因として重要である．Behçet 病患者では，血管の炎症に伴って血液中の von Willebrand factor や plasminogen activator inhibitor の濃度が上昇することが知られている．前者が血小板凝集を促進し，後者が線溶活性を低下させることが，血栓性素因の要因の一つになっていると推測されている．また抗カルジオリピン抗体やプロテイン S に対する自己抗体が誘導され，血栓傾向の原因となっている可能性があるとする報告もある．治療は内服による抗凝固療法が中心になる．

2）動脈病変

　動脈病変は，Behçet 病発症から平均して 5〜9 年程度で現れる．Behçet 病患者の 1〜18％程度に合併するとされている[5-7]．動脈閉塞と動脈瘤に分類される．動脈病変を有する患者は静脈病変を合併する頻度が高い．組織学的には，vasa vasorum 周辺の炎症反応が特徴的である．炎症による内膜肥厚に前述の血栓性素因が加わり，閉塞性病変が形成される．一方，血管壁の脆弱化により，動脈が局所的に拡張すると真性動脈瘤が，また動脈壁が一部破綻すると仮性動脈瘤が生じる．動脈瘤と動脈閉塞の両者を合併する症例も多い．動脈瘤の破裂はしばしば致命的であり，動脈病変を合併した Behçet 病患者の予後は，動脈病変非合併患者に比べ不良である．

a）動脈閉塞（図 5-64）

　中小動脈に発症する．上下肢の動脈，腸間膜動脈，冠動脈などが閉塞し，虚血症状が生じる．

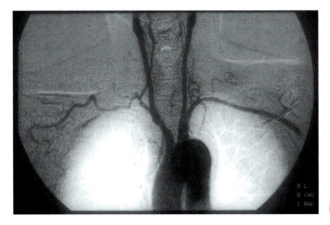

図 5-64　右鎖骨下動脈閉塞

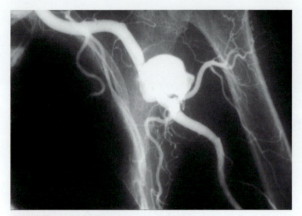

図 5-65 左腋窩動脈瘤

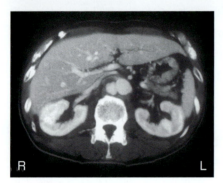

図 5-66 腹部大動脈瘤

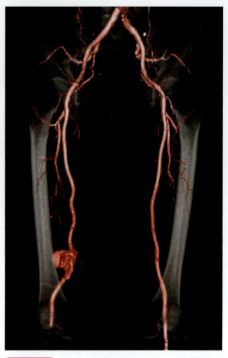

図 5-67 右浅大腿動脈瘤

動脈瘤に比し予後は良好で，保存的治療で経過観察可能な場合が多い．保存的治療としては，ステロイドが有効であるとの報告がある．また，Behçet 病患者では血液中の活性化血小板が健常者に比べ多いため，抗血小板薬の有効性が示唆されている．深部静脈血栓症などの静脈病変を合併している症例では，抗凝固療法が併用される．

b）動脈瘤（図 5-65～5-67）

胸部・腹部大動脈に最も多くみられるものの，肺動脈や四肢末梢の動脈，腎動脈や腹腔動脈など，全身のあらゆる動脈に発症しうる．多発性に生じることもしばしばである．Behçet 病に合併する動脈瘤は囊状であることが多く，急速に拡大する傾向があり，ある程度の大きさに達した場合は，破裂を予防するために外科的治療が必要となる．特に腹部大動脈，腸骨動脈領域の動脈瘤は痛みなどの症状を伴うことも多く，迅速な対応が必要である．

c）動脈病変の外科的治療

動脈病変を合併する患者の場合，すでに広範囲にわたって動脈壁が脆弱化していることが多く，術後半年から 2 年程度の比較的早期に吻合部仮性動脈瘤が形成されることがしばしばある[6]．動脈瘤に対するパッチ形成は吻合部の破綻をきたすリスクが大きく，成績は不良であり，病変からなるべく離れた部位に吻合するように人工血管置換術あるいはバイパス術を選択す

る[6, 8]. 静脈に炎症性変化を伴っていることが多いため，感染のリスクが低ければグラフトとしては自家静脈よりも人工血管を選択すべきであるとする報告が多い[9, 10]. また，宿主動脈の内膜肥厚や前述の血栓傾向に伴い，グラフト閉塞も比較的高頻度にみられる. このような術後合併症を避けるため，四肢の動脈瘤に対しては，中枢側で動脈を結紮するのみで対処し，血行再建は行うべきではないとする報告もある.

　吻合部仮性動脈瘤の形成や他部位の動脈瘤再発の予防には，ステロイドや免疫抑制薬の投与が有効であるとする報告もある. また最近は動脈瘤病変に対してステントグラフトを用いた治療も行われ始めた. ステントグラフト治療については，Behçet 病患者に特有な合併症として，大腿動脈などのアクセス血管における仮性動脈瘤形成，ステントグラフトのエッジやフックの部位での仮性動脈瘤形成が報告されており，適応については十分な注意が必要である[11].

文献

1) Powell RJ, Dunstan S. Immunopathology of Behcet's disease. Postgrad Med J. 1991; 67: 503-5.
2) Hasan A, Fortune F, Wilson A, et al. Role of gamma delta T cells in pathogenesis and diagnosis of Behcet's disease. Lancet. 1996; 347: 789-94.
3) The International Study Group for Behçet's Disease. Evaluation of diagnostic ('classification') criteria in Behçet's disease—towards internationally agreed criteria. Br J Rheumatol. 1992; 31: 299-308.
4) Tursen U, Gurler A, Boyvat A. Evaluation of clinical findings according to sex in 2313 Turkish patients with Behçet's disease. Int J Dermatol. 2003; 42: 346-51.
5) Kural-Seyahi E, Fresko I, Seyahi N, et al. The long-term mortality and morbidity of Behçet syndrome: a 2-decade outcome survey of 387 patients followed at a dedicated center. Medicine. 2003; 82: 60-76.
6) Hosaka A, Miyata T, Shigematsu H, et al. Long-term outcome after surgical treatment of arterial lesions in Behçet disease. J Vasc Surg. 2005; 42: 116-21.
7) Sarica-Kucukoglu R, Akdag-Kose A, KayabalI M, et al. Vascular involvement in Behçet's disease: a retrospective analysis of 2319 cases. Int J Dermatol. 2006; 45: 919-21.
8) Kwon TW, Park SJ, Kim HK, et al. Surgical treatment result of abdominal aortic aneurysm in Behçet's disease. Eur J Vasc Endovasc Surg. 2008; 35: 173-80.
9) Tuzun H, Seyahi E, Arslan C, et al. Management and prognosis of nonpulmonary large arterial disease in patients with Behçet disease. J Vasc Surg. 2012; 55: 157-63.
10) Hosaka A, Miyata T, Hoshina K, et al. Prognosis of arterial aneurysm after surgery in patients with Behçet's disease. Int Angiol. 2014; 33: 419-25.
11) Liu CW, Ye W, Liu B, et al. Endovascular treatment of aortic pseudoaneurysm in Behçet disease. J Vasc Surg. 2009; 50: 1025-30.

〈保坂晃弘〉

Ch 5 ● 腹部・末梢血管外科

24 血管炎症候群と膠原病関連の末梢動脈疾患

　膠原病関連の血管病変では比較的小径の動脈が罹患することが多く，臨床の場では四肢末梢の潰瘍や壊死の形で直面することも多い（図 5-68）．その時顕在化した虚血範囲が小さくても，必ずしも罹患範囲が小さいとは限らず，また，その徴候が全身性血管炎の初期症状である場合もある．適切な治療を行わないと生命予後のよくない疾患も含まれるので早期診断・早期治療が重要で，治療法も内科的なアプローチとなることが多いため，その分野の専門医との連携が重要である．

　この疾患群には高安動脈炎と Behçet 病も含まれるが，疾患としての重要度から本書では独立して扱われている．この項ではその他の疾患と，関連疾患として全身性硬化症を述べる．

1 血管炎症候群

　血管炎には，血管炎そのものの障害による様々な臨床病態（原発性血管炎）と全身性エリテマトーデス（SLE）や関節リウマチなどの膠原病をはじめ他疾患に血管炎を伴う病態（続発性血管炎）が含まれる．

　1994 年に，アレルギー膠原病関連疾患の専門家により原発性血管炎に関する系統的命名と定義がまとめられた（チャペルヒル会議/CHCC1994: Chapel Hill Consensus Conference）．その後の新たな知見や経験をもとに，原発性ではない血管炎も含めた新しい名称・定義が 2012 年にまとめられた（CHCC2012）[1]．

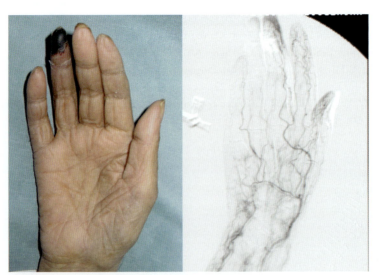

図 5-68　原因不明の血管炎：右環指末節の壊死
指動脈末梢に限局した動脈閉塞がみられる．

24 血管炎症候群と膠原病関連の末梢動脈疾患

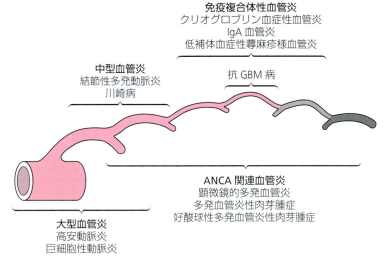

図 5-69 主要な4カテゴリーの血管炎の罹患血管の分布
カテゴリー間で分布がオーバーラップする点と他のサイズの血管にも影響を及ぼしうる点に注意．Behçet 病など多彩な血管を侵す血管炎は記載していない．図の左から，大動脈，動脈，細動脈，毛細管，細静脈，静脈を示す．
(Jennette JC, et al. Arthritis Rheum. 2013; 65: 1-11 から改変)[1]

　CHCC1994 では3カテゴリー10疾患だったが，CHCC2012 では7カテゴリー26疾患と新たな疾患群が加えられた．大型血管炎，中型血管炎には変更はなかったが，小型血管炎はANCA (anti-neutrophil cytoplasmic antibody) 関連血管炎と免疫複合体性血管炎のサブカテゴリーに分けられた (図 5-69)．新たなカテゴリーとしては，多彩な血管を侵す血管炎，単一臓器の血管炎，全身疾患に関連した血管炎，病因が判明している血管炎の4つが加えられた．

　名称変更もいくつかあり，アレルギー性肉芽腫性血管炎 (Churg-Strauss 症候群) は好酸球性多発血管炎性肉芽腫症に，Wegener 肉芽腫症は多発血管炎性肉芽腫症に，Henoch-Schönlein 紫斑病は IgA 血管炎に，本態性クリオグロブリン血症はクリオグロブリン血症性血管炎にそれぞれ変更された．

　血管炎の症状は，炎症による全身症状と臓器の虚血や出血による局所症状に大別される[2]．罹患血管サイズと罹患臓器による症状を (表 5-20) に示す．小型血管の障害では，触知可能な紫斑 (palpable purpura) が特徴的であり，難治性皮膚潰瘍，多発性単神経炎，肺胞出血や腎の小血管障害による血尿，蛋白尿，円柱尿を呈する．大型〜中型の血管の障害に関しては，動脈硬化の危険因子のない心筋梗塞では血管炎の可能性があり，腎では小葉内動脈以上の動脈の障害から，急速に進行する高血圧と腎機能障害を呈する．腸間膜動脈の血管炎では急性腹症や下血を生じる場合もある．

　診断に際しては，一見脈絡のない多彩な症状を呈する発熱患者では，まず血管炎を疑うことが重要である[2,3]．罹患血管のサイズにより診断のアプローチが異なり，大型〜中型では血管造影が有力であり，小型血管炎では免疫複合体の有無で大別し，さらには ANCA のタイプに注意する．生検可能な臓器が罹患した場合は病理学的診断を行う．

Ch 5 ● 腹部・末梢血管外科

表 5-20 虚血や出血による局所の臓器症状

Ⅰ. 小血管の障害による症状
　皮膚: 網状皮斑, 皮下結節, 紫斑, 皮膚潰瘍, 肢端壊死
　末梢神経: 多発性単神経炎
　筋肉: 筋痛
　関節: 関節痛
　腎臓: 壊死性(半月体形成性)糸球体腎炎
　消化管: 消化管潰瘍, 消化管出血
　心臓: 心筋炎, 不整脈
　肺: 肺胞出血
　漿膜: 心膜炎, 胸膜炎
　眼: 網膜出血, 強膜炎
Ⅱ. 大型〜中型の血管の障害による症状
　総頸動脈: めまい, 頭痛, 失神発作
　顎動脈: 咬筋跛行
　眼動脈: 失明
　鎖骨下動脈: 上肢の痺れ, 冷感, 易疲労性, 上肢血圧左右差, 脈なし
　腎動脈: 高血圧, 腎機能障害
　腸間膜動脈: 虚血性腸炎
　冠動脈: 狭心症, 心筋梗塞
　肺動脈: 咳, 血痰, 呼吸困難, 肺梗塞

(岡 寛, 他. 診断と治療. 2004; 92: 289-93 より一部改変)[3]

本稿では血管炎のうち代表的疾患について述べるが, それらの詳しいガイドラインは日本循環器学会や日本皮膚科学会から発行されている[4-6].

❷ 結節性多発動脈炎(polyarteritis nodosa: PAN)

ANCA と関連しない中・小動脈の壊死性血管炎である.

本疾患よりも細小な血管が罹患し, MPO-ANCA 陽性率が高い顕微鏡的多発血管炎(microscopic polyangitis: MPA)は以前は本疾患に含められていたが, 現在は別疾患として扱われている. 本疾患の病因は不明であるがウイルスや環境因子などの関与が推測されている.

1) 症状・検査所見

組織学的にⅠ〜Ⅳ期(変性期, 急性炎症期, 肉芽期, 瘢痕期)の病期に分けられる. Ⅱ〜Ⅲ期に中動脈の線維性の腫脹, 内膜浮腫, 細胞浸潤から内外弾性板の断裂, 内腔の狭小化あるいは瘤形成がみられる. 四肢の数珠状の皮下結節は浅在動脈の小動脈瘤である. 動脈病変により四肢では皮膚潰瘍や壊死を生じ, 冠動脈炎や心筋梗塞, 脳梗塞や脳出血, 腹部臓器では消化管, 膵, 肝, 胆嚢などの臓器梗塞による吐下血や急性腹症を生じる. 最も高頻度にみられる臓器症状は多発性単神経炎である.

腎動脈や腹部内臓動脈の血管造影は診断に有用で, 小動脈瘤(2〜12 mm), 血管壁の不整や内腔の狭窄・閉塞がみられる.

758

24 血管炎症候群と膠原病関連の末梢動脈疾患

2）経過・治療・予後

　発症 3 カ月以内の治療により予後が左右されるので，生検によって病理学的診断を行い血管炎の病期の把握を行う．急性期の治療管理が適切になされて II〜III 期での死亡を抑えられれば，その後の経過は比較的良好となる．発症 6 カ月以内での死亡例が多く，1 年目以降の死亡は著減する．ステロイド薬と免疫抑制薬の併用による 5 年生存率は 80％との報告もある．主要な死因は呼吸不全，心不全，腎不全，消化管出血，臓器梗塞による合併症である．

　肉芽期・瘢痕期では動脈閉塞症状に対する治療が主体となり，血栓溶解療法や抗凝固療法，さらには血管拡張薬や抗血小板薬投与が行われる．

③ 好酸球性多発血管炎性肉芽腫症（eosinophilic granulomatosis with polyangitis: EGPA）

　旧称アレルギー性肉芽腫性血管炎（Churg–Strauss 症候群）．アレルギー性疾患，特に気管支喘息を先行症状として数年間有し，好酸球の増多と気管支喘息発作とともに血管炎症状を呈する．壊死性血管炎と肉芽腫を認めるが，肉芽腫は必ずしも血管炎と関連しない．臨床症状は血管炎・肉芽腫による．

1）症状

　気管支喘息，紫斑，多発性単神経炎，消化管出血，心筋梗塞，脳梗塞，皮膚潰瘍など．ANCAのうち抗 MPO 抗体が認められる．

2）経過・治療・予後

　ステロイド薬によく反応し，予後は比較的良好であるが，再燃をきたしやすい．難治例や急速進行例ではステロイドパルス療法や免疫抑制療法，血漿交換も考慮する．多発性単神経炎は治療抵抗性の場合もあり，免疫グロブリン多量静注療法も報告されている．診断の遅れで心筋梗塞や心タンポナーデ，脳出血，脳梗塞，消化管出血で死亡することもある．

④ 多発血管炎性肉芽腫症（granulomatosis with polyangitis: GPA）

　旧称 Wegener 肉芽腫症．上気道（副鼻腔など）と下気道（肺）の壊死性肉芽腫，腎の壊死性半月体形成性腎炎，全身性の壊死性肉芽腫性血管炎を生じる原因不明の疾患である．ANCA のうち抗 PR3 抗体が認められる．

1）症状

　上気道の症状として，壊疽性鼻汁（膿性鼻汁），副鼻腔炎，中耳炎，眼症状などがある．肉芽腫が鼻腔等を破壊し鼻中隔穿孔や鞍鼻がみられる．副鼻腔からの病変の伸展や脳内・髄膜の肉芽腫病変により，中枢神経症状もみられる．肺症状として膿性・血性痰，結節性陰影，空洞形成などがある．腎症状として壊死性血管炎から糸球体係蹄の破綻をきたし，半月体形成性腎炎となり，血尿・蛋白尿，高血圧，腎機能低下をきたす．壊死性血管炎による紫斑・皮膚潰瘍，多発性単神経炎，関節炎，脳梗塞などもみられる．症状は上気道に始まり，肺，腎へと進行する．

Ch 5 ● 腹部・末梢血管外科

2）経過・治療・予後

　免疫抑制薬とステロイド薬の併用療法を行い，重症例ではステロイドパルス療法や血漿交換療法を考慮する．上気道，肺に二次感染症を起こしやすいので細菌感染症対策を十分に行う．早期に診断し治療を行った例では寛解に至る例もあるが，治療中止が早すぎると再発の危険があり，長期間の観察が必要である．死因は敗血症や肺感染症が多い．最近，早期に治療を開始する例が増えるに従い予後は著しく改善してきている．近年，難治例に対し抗 CD20 抗体（リツキシマブ）などの治療報告がある．

⑤ 全身性エリテマトーデス（systemic lupus erythematosus: SLE）

　全身性エリテマトーデスは，免疫機構の異常を基盤とする全身性自己免疫疾患では代表的なものであり，ほぼすべての臓器が障害され臨床像が極めて多彩な全身性炎症性疾患である．
　心血管関連の症状としては，四肢の血管炎に起因する爪周囲や指尖の梗塞，網状青色皮斑（livedo reticularis），Raynaud 現象がみられる．脳出血や脳梗塞は，SLE 自体の精神神経症状との鑑別が必要な場合がある．消化器症状としては，腸間膜動脈血栓症から虚血性腸炎をきたし穿孔に至る場合がある．僧帽弁や大動脈弁に疣贅を形成する Libman-Sacks 型心内膜炎や心筋梗塞，肺血栓塞栓症は，抗リン脂質抗体陽性例に多くみられる．

【付】抗リン脂質抗体症候群（antiphospholipid syndrome: APS）

　APS は SLE 患者に最も多くみられ，自己免疫疾患に伴う二次性のものと明らかな誘因を持たない原発性抗リン脂質抗体症候群がある．動・静脈血栓症，血小板減少症，習慣性流産，若年発症の心筋梗塞・脳梗塞に一定の頻度でみられる．抗カルジオリピン抗体，ループスアンチコアグラントが陽性で，対応抗原として β_2-グリコプロテイン I がみられる．

- 症状：身体のあらゆる部位の動静脈に血栓が生じるが，多くは下肢を中心とした静脈血栓症で再発が多い．極めて急激な経過をとり致死率の高い激症型抗リン脂質抗体症候群（catastrophic APS）が注目されている．その特徴は，複数の大小血管の閉塞がみられることで，腎障害を含む 3 つ以上の多臓器障害があり，高血圧の頻度が高く中枢神経症状が主症状である．

- 治療：動・静脈血栓症の急性期には通常の血栓症の治療に準じて血栓溶解療法，抗凝固療法を行い，慢性期には血栓再発防止のためワルファリンによる経口抗凝固療法と少量のアスピリンの投与を行う．

⑥ 関節リウマチ（rheumatoid arthritis: RA），特に悪性関節リウマチ（malignant RA: MRA）

　血管炎症状の強い一群が悪性関節リウマチと呼ばれている（RA の約 0.6％）．CHCC2012 のリウマトイド血管炎とは必ずしも同一の病態ではない，わが国独自の疾患概念で，血管炎も伴い多臓器にわたる関節外症状を呈する．MRA の血管炎は全身性動脈炎型（Bevans 型）と四肢末梢皮膚などに限局した末梢動脈炎型（Bywaters 型）に大別される．免疫異常も MRA でより強く，リウマトイド因子が高値陽性である．

24 血管炎症候群と膠原病関連の末梢動脈疾患

1）症状

血管炎による症状を呈するのは RA としての罹患期間が長く関節症状の進んだ stage III，IV の例が多い．全身性動脈炎型では全身症状に加え皮下結節，紫斑，筋痛，筋力低下，胸膜炎，心膜炎，多発性単神経炎，消化管出血，上強膜炎などの症状が急速に出現する．末梢動脈炎型では皮膚の梗塞，潰瘍，指趾の壊死などを主症状とする．

2）治療・予後

抗リウマチ薬を中心とした RA の治療を継続する．MRA の治療は臨床病態により異なるが，ステロイド薬，免疫抑制薬，抗凝固薬さらには血漿交換療法も組み合わせて行われる．生命予後は全身性動脈炎型では不良である．

7 全身性硬化症（systemic sclerosis: SSc），別称: 強皮症（scleroderma）

以前は進行性全身性硬化症（progressive systemic sclerosis: PSS）の名称が用いられていたが，進行性の症例だけではないため上記名称が用いられている．皮膚や内臓の線維化と血管障害を生じ，膠原病の中でも皮膚潰瘍や壊疽を高頻度に生じる疾患である．

30～60 代の女性に多い．皮膚硬化の進行が速く肘・膝以上に進展し，内臓病変も伴いやすく，発症後数年で症状のピークとなるびまん皮膚硬化型と皮膚硬化の進行が遅く範囲も狭く，内臓の症状も一般に軽い限局皮膚硬化型がある．

一般的には生命予後は悪くはないが，重い内臓症状は発症後 2 年以内に出現しやすく予後不良の原因となるので，早期発見・早期治療で進行を遅らせ重症化のピークを乗り切ることが重要である．

1）症状

指趾末梢から中枢に向かう皮膚硬化が特徴的である．Raynaud 現象や爪上皮出血点，ソーセージ様の指趾の浮腫が先行し，皮膚の硬化や可動域の制限，萎縮が加わり，血行障害のため指尖部に潰瘍や壊死を生じる．肺・腎障害も伴うことがあり，食道障害を伴うものを CREST 症候群と呼称される．

2）経過・治療

発症初期の進行皮膚硬化例にはステロイドが有用でありシクロホスファミドの有効性を示す報告もあるが，治療の基本は寒冷被曝を避け安静を保ち，禁煙の励行など保存的対応と罹患部位・症状に応じた対症療法である．RA や SLE と異なりステロイドの効果は限定的である．

生命予後に深く関与するのは肺線維症と肺高血圧症，腎クリーゼである．肺線維症に対してはシクロホスファミドが用いられる．肺高血圧症では血管拡張薬を対症療法的に用い，腎クリーゼでは ACE 阻害薬や ARB，Ca 拮抗薬を用いて血圧の管理を行う．

指趾の潰瘍・壊死に関しては局所の過剰なデブリドマンなどで潰瘍を拡大させる場合があり，乾燥・自然脱落を待つ方がよい場合も多い．

文献

1) Jennette JC, Falk RJ, Bacon PA, et al. 2012 Revised International Chapel Hill Consensus Conference Nomenclature of Vasculitides. Arthritis Rheum. 2013; 65: 1-11.
2) 尾崎承一. 血管炎. 日内会誌. 2007; 96: 2177-88.
3) 岡 寛, 尾崎承一. 血管炎症候群—診断のガイドライン. 診断と治療. 2004; 92: 289-93.
4) 血管炎症候群の診療ガイドライン. Circ J. 2008; 72 suppl. Ⅳ: 1253-318.
5) 藤本 学, 浅野善英, 石井貴之, 他. 膠原病・血管炎に伴う皮膚潰瘍診療ガイドライン. 日皮会誌. 2011; 121: 2187-223.
6) 佐藤伸一, 藤本 学, 桑名正隆, 他. 全身性強皮症診療ガイドライン. 日皮会誌. 2012; 122: 1293-345.

〈布川雅雄〉

Ch 5 ● 腹部・末梢血管外科

25 Ehlers-Danlos 症候群

　Ehlers-Danlos 症候群(Ehlers-Danlos syndrome: EDS)は,皮膚,関節,血管など全身的な結合組織のコラーゲン線維形成過程に関与する酵素の遺伝子変異に起因する遺伝性症候群である.皮膚無力症,皮膚脆弱症,過剰弾力性皮膚とも呼ばれ,皮膚の過伸展,脆弱性,血管脆弱性に伴う易出血性および血腫,靱帯や関節の異常な可動性亢進などがみられる疾患である.古くからその疾患群に気づかれ,臨床像について Edvard Ehlers(1901 年)と Hrei-Alexander Danlos(1908 年)が記載している[1].

　EDS は,その原因と症状から,6 つの主病型(古典型,関節型,血管型,後側彎型,多発関節弛緩型,皮膚脆弱型)に分類されている(表 5-21).全病型を合わせた推定頻度は約 1/5,000 人とされている.また,同じ病型でも症状の程度や出方が異なり,個人差の大きな疾患である.

　古典型においては,皮膚の脆弱性(容易に裂ける,萎縮性瘢痕をきたす),関節の脆弱性(柔軟,脱臼しやすい),血管の脆弱性(内出血しやすい),心臓弁の逸脱・逆流,上行大動脈拡張を呈する.関節型 EDS においては,関節の脆弱性が中心(脱臼・亜脱臼,慢性疼痛)である.血管型 EDS においては,動脈解離・瘤・破裂,腸管破裂,子宮破裂といった重篤な合併症を呈するとともに,小関節の弛緩,特徴的な顔貌,皮下静脈の透見などの身体的特徴がある.

① 血管型 Ehlers-Danlos 症候群

　特に,血管型(EDS Ⅳ)は動脈性出血や消化管破裂をきたすことがあり最も予後が悪いとされ,血管疾患に強く関与する.

表 5-21 Ehlers-Danlos 症候群の病型分類

EDS の病型分類	遺伝的特徴	臨床診断(大基準)	遺伝子変異
古典型, classical(EDS Ⅰ and Ⅱ)	常染色体優性	皮膚過伸展性,萎縮性瘢痕,関節過動性	Ⅴ型コラーゲン(COL5A1, COL5A2)
関節型, hypermobility(EDS Ⅲ)	常染色体優性	全身性関節過動性,軟らかい皮膚	TNXB 遺伝子
血管型, vascular(EDS Ⅳ)	常染色体優性	動脈解離・瘤・破裂,腸管破裂,子宮破裂	Ⅲ型コラーゲン(COL3A1)
後側彎型, kyposcoliosis(EDS Ⅵ)	常染色体劣性	全身関節弛緩,筋緊張低下,進行性側彎,	コラーゲン修飾酵素リジルヒドロキシラーゼ(PLOD)
多発関節弛緩型, arthroclasia (EDS Ⅶ)	常染色体優性	反復性亜脱臼,全身性関節過動性,先天性両側股関節脱臼	Ⅰ型コラーゲン(COL1A1, COL1A2)
皮膚脆弱型, dermatoparaxis (EDS Ⅶ)	常染色体優性	重度の皮膚脆弱性,垂れ下がりゆるんだ皮膚	プロコラーゲン I N-プロテイナーゼ(ADAMTS2)

Ch 5 ● 腹部・末梢血管外科

血管型 EDS（EDS Ⅳ）では，大動脈解離・真性瘤・血管破裂，腸管破裂，子宮破裂といった重篤な合併症を呈するとともに，小関節の弛緩，特徴的顔貌，皮下静脈の透見などの身体的特徴がある．動脈破裂の好発部位は胸部と腹部（50%），頭頸部（25%），四肢（25%）である．頻度は少ないが，若年成人における脳卒中の原因となる場合もある．頭蓋内動脈瘤破裂，自然発症した頸動脈海綿動静脈瘻の自然発生，頸動脈瘤の平均発症年齢は 28 歳である．

小児期には鼠径ヘルニア，気胸，反復性関節脱臼や亜脱臼がよくみられる．成人では罹患者の 70%で，血管の破裂や解離，消化管穿孔や臓器破裂が主症状となる．罹患女性の妊娠では患者は分娩前後の動脈破裂または子宮破裂により，最大 12%の死亡リスクがある．欧米の大規模調査では，20 歳までに 25%が，40 歳までに 80%が生命に関わる重大な合併症を生じ，死亡年齢の中央値は 48 歳である[2]．原因はⅢ型コラーゲンの代謝異常とされ[2,3]，このⅢ型コラーゲンは，心，血管，子宮，消化管など伸縮を要する組織に多く分布するとされ，組織の膨張に対する歯止めの役割を持つと考えられており，Ⅲ型コラーゲンを欠く消化管，血管では通常の圧に対して十分に拮抗できず，破裂につながると考えられている[4]．

2 血管型 Ehlers-Danlos 症候群の診断基準

以下の所見を複数認めることにより血管型 Ehlers-Danlos 症候群を疑い，生化学的検査および遺伝子検査が推奨され，培養皮膚線維芽細胞中のⅢ型プロコラーゲン産生異常もしくは COL3A1 遺伝子等の変異が認められた場合，血管型 Ehlers-Danlos 症候群と確定診断される[3,5]．

- **大基準**：動脈破裂，腸管破裂，妊娠中の子宮破裂，家族歴
- **小基準**：薄く透けた皮膚，内出血しやすい，顔貌上の特徴，小関節過動性，腱・筋肉破裂，若年発症静脈瘤，内頸動脈海綿静脈洞瘻，（血）気胸，慢性関節（亜）脱臼，先天性内反足，歯肉後退

3 血管疾患の臨床像

血管型では皮膚過伸展や関節可動性も軽度や乏しいことが多く，ほとんどは動脈瘤破裂や出血で偶発的に発見されている．内臓動脈[6]や末梢動脈破裂[7]，腹部大動脈瘤破裂[8]から，血管病変の診断や他の部位のカテーテル治療で行ったカテーテル操作で，その穿刺部やアクセス経路であった腸骨動脈や鎖骨下動脈の破綻や解離をきたした報告もあり[9]，血管病変の精査のための血管造影は慎重に行う必要がある．

また，胸部大血管については人工血管置換による救命例の報告が散見される[10-12]．その一方で，血管内治療についての報告も近年みられるが，対象疾患は骨盤内静脈瘤，内臓動脈瘤，内臓および冠動脈狭窄であり，動脈系および大血管ステントの施行はない．カテ挿入に伴う血管損傷やアクセストラブルは 2%と少なかったと報告されているが，その適応は今後の課題である[13]．

4 臨床的マネジメント

血管型 EDS の動脈病変については，定期的な画像検査・発症時の慎重な評価と治療を行う

25 Ehlers-Danlos 症候群

表 5-22　Marfan 症候群と Loeys-Dietz 症候群の大動脈瘤破裂および解離の
発症リスクと年齢

	幼児期	学童期	青年期	成人
Marfan 症候群	+/−	+/−	+	+
Loeys-Dietz 症候群	++	++	++	++

(Cameron D. J Thorac Cardiovasc Surg. 2015; 149: S14-7 から一部転用)[15]

が，定期検査ではサブトラクションアンギオグラフィーや造影剤を用いない MRI や CT で血管を評価する．血管損傷の危険があるので動脈造影は勧められない．最近，β 遮断薬セリプロロールの動脈病変予防効果が期待されている．

5　類似遺伝性血管疾患

　常染色体優性遺伝を示す結合織不全による類似の遺伝性血管疾患として Marfan 症候群と Loeys-Dietz 症候群が重要である．Marfan 症候群については多くの成書の記載があるが，Loeys-Dietz 症候群は疾患概念の確立と報告がまだ新しく[14]（2005 年，Johns Hopkins 大学，Dr. Bart Loeys and Dr. Hal Dietz），自験例を含めて記載する．Loeys-Dietz 症候群は常染色体優性遺伝性疾患で TGFBR1 もしくは TGFBR2 遺伝子の変異によって起こる．Marfan 症候群でみられる特徴的な身体所見はより低頻度か軽度（クモ状肢）もしくは欠如（水晶体脱臼）しているが，眼角解離，幅広もしくは二分口蓋垂，口蓋裂，青色強膜，外斜視，頭蓋早期癒合，透過性の皮膚などの特徴が時にみられる．しかし，重要なのは全身性の動脈捻転と動脈瘤，大動脈全体の解離であり，その臨床経過は Marfan 症候群のそれとは大きく異なり，幼小児期のうちに解離や破裂をきたす．大動脈破裂や解離の危険性は一般的に 20 歳以下には極めて低く，Marfan 症候群では青年から成人期以降にその初発症状をみることが多いが，Loeys-Dietz 症候群は例外で，極めて幼少期に発症し，また，ほぼ正常径の大血管にイベントが生じるとされている[15]（表 5-22）．外科的修復は血管型 Ehlers-Danlos 症候群でみられるような組織脆弱性によって困難を生じることはないとされている．

6　Loeys-Dietz 症候群の自験例

　7 歳時（身長 117 cm，体重 20 kg）に 70 mm 径の上行基部大動脈瘤を発見され（図 5-70），Freestyle 生体弁 full root 法で基部置換術を施行．しかし，その 7 年後の 14 歳児に 55 mm 大の弓部大動脈瘤を指摘され（図 5-71），人工血管による上行弓部置換術を行った（図 5-72）．現在外来経過観察中である．

Ch 5 ● 腹部・末梢血管外科

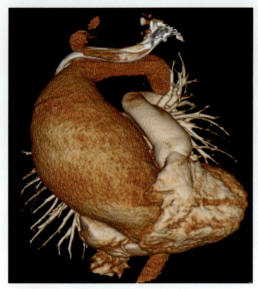

図 5-70　7 歳時の最大径 70 mm 大の上行大動脈瘤

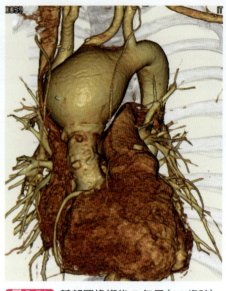

図 5-71　基部置換術後 7 年目（14 歳時）の 55 mm 大の弓部大動脈瘤

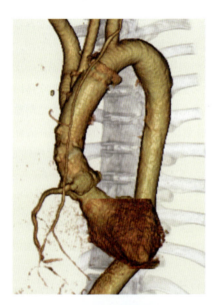

図 5-72　基部弓部置換術後の CT 画像

文献

1) Parapia LA, Jackson C. Ehlers-Danlos syndrome—a historical review. Br J Haematol. 2008；141：32-5.
2) McKusick VA. Multiple forms of the Ehlers-Danlos syndrome. Arch Surg. 1974；109：475-6.
3) Pope FM, Martin GR, Lichtenstein JR, et al. Patients with Ehlers-Danlos type Ⅳ lack type Ⅲ collagen. Proc Natl Acad Sci. 1975；72：1314-6.
4) 新海 浤．遺伝性結合組織疾患—Ehlers-Danlos syndrome．日臨．1984；42：1104-8.
5) Pepin M, Schwarze U, Superti-Furga A, et al. Clinical and genetic feature of Ehlers-Danlos syndrome type

Ⅳ, the vascular type. N Engl J Med. 2000; 342: 673-80.

6) 藤田博文, 上坂邦夫, 村尾眞一. 回腸動脈瘤破裂をきたした Ehlers-Danlos 症候群Ⅳ型の 1 例. 日消外会誌. 1999; 32: 2020-4.

7) 中村 肇, 井口靖浩, 新開真人, 他. 腋窩動脈破裂および消化管穿孔を起こした Ehlers-Danlos 症候群Ⅳ型の 1 例. 臨外. 1989; 44: 129-32.

8) Im JS, Lim YH, Park JS, et al. Rupture of abdominal aortic aneurysm after spine surgery in the patient with Ehlers-Danlos syndrome. Korean J Anesthesiol. 2010; 58: 555-9.

9) Mehta S, Dhar SU, Birnbaum Y. Common iliac artery aneurysm and spontaneous dissection with contralateral iatrogenic common iliac artery dissection in classic Ehlers-Danlos syndrome. Int J Angiol. 2012; 21: 167-70.

10) 高沢有史, 橋本明政, 青見茂之, 他. Ehlers-Danlos 症候群における上行弓部, 胸部下行大動脈人工血管置換術の 1 治験例. 日胸外会誌. 1995; 43: 1850-3.

11) Hamano K, Minami Y, Fujimura Y, et al. Emergency operation for thoracic aortic aneurysm caused by the Ehlers-Danlos syndrome. Ann Thorac Surg. 1994; 58: 1180-2.

12) Raman J, Saldanha RF, Esmore DS, et al. The Bentall procedure: a surgical option in Ehlers-Danlos syndrome. J Cardiovasc Surg(Torino). 1988; 29: 647-9.

13) Lum YW, Brooke BS, Arnaoutakis GJ, et al. Endovascular procedures in patients with Ehlers-Danlos syndrome: a review of clinical outcomes and iatrogenic complications. Ann Vasc Surg. 2012; 26: 25-33.

14) Loeys BL, Chen J, Neptune ER, et al. A syndrome of altered cardiovascular, craniofacial, neurocognitive and skeletal development caused by mutations in TGFBR1 or TGFBR2. Nat Genet. 2005; 37: 275-81.

15) Cameron D. Surgery for congenital diseases of the aorta. J Thorac Cardiovasc Surg. 2015; 149: S14-7.

〈貞弘光章〉

Ch 5 ● 腹部・末梢血管外科

26 深部静脈血栓症

1 概念と疫学

欧米では従来，静脈血栓塞栓症（venous thromboembolism: VTE）として，静脈系の血栓を中心とした病態が扱われてきた．一方日本では，時として致死的ともなる肺血栓塞栓症（pulmonary thromboembolism: PTE）は稀な疾患と考えられていた．しかし日本でも PTE が稀な疾患ではないことが認知されるようになり，発生頻度も 2006 年には新規に 7,864 人の発生を認め，10 年で 2.25 倍の増加が報告された[1]．一方，深部静脈血栓症（deep vein thrombosis: DVT）の頻度についても，日本静脈学会のサーベイによると，1 施設当たりの患者数は年間 1997 年 10 人が，2004 年では 9.9 人，2009 年 17.9 人と増加している[2]．このような背景を反映し，PTE とその原因である DVT を一連の病態としてとらえるべきとした考えが一般的となり，2004 年には肺血栓塞栓症/深部静脈血栓症（静脈血栓塞栓症）予防ガイドライン，さらに診断と治療についてのガイドラインが作成された．

2 病態と診断

主に四肢において筋膜より深部を走行する静脈を深部静脈と呼ぶが，この部分に血栓ができることにより静脈還流障害，圧の上昇をきたすものが DVT である．DVT は上肢にもみられるが，大部分が下肢に発生する[2]．誘発因子として Virchow は，①血流の停滞，②静脈内皮障害，③血液凝固能の亢進，の三徴を唱えた．直接の原因として最も多いのは手術で，さらに悪性腫瘍，長期臥床，外傷，iliac compression，カテーテル手技，脱水，ギプス固定，妊娠等が挙げられている[2]．DVT の症状は典型的には圧痕性の浮腫と疼痛であるが，教科書的な重症の病態としての有痛白股腫（phlegmasia alba dolens）や有通性青股腫（phlegmasia cerulea dolens）はかなり稀であり最近みられなくなってきている．血栓の部位として下腿型も多く，症状を訴えない場合も少なくない[3]．

臨床で診断する際は，まず患者の危険因子の評価を行い DVT の可能性について検討することから始める．問診にて患者背景，VTE の既往，悪性疾患の有無，手術歴，家族歴について把握する．次いで診察では，下肢の浮腫・腫脹の有無，周径差，皮膚の色調変化，深部静脈に一致した圧痛の有無，さらに麻痺の存在等をチェックする．問診および診察の結果 DVT が疑わしい例には，血液検査として D-ダイマー検査を施行する．D-ダイマーはプラスミンの最終分解産物であり，二次線溶によってのみ増加するとされている．しかし D-ダイマーは種々の病態で高値を示すため，正常の場合は急性の VTE を否定できるが，異常の場合の的中率は低い．D-ダイマーの値とリスクを考慮し，静脈エコーを中心とした画像診断を行うかどうか判断する．従来ゴールドスタンダードとされてきた静脈造影に代わり，静脈エコーは被曝がないこと，

768

簡易性，無侵襲性，コスト面，さらに診断精度が高いことから現在では第一選択の検査とされている[3]．しかし静脈エコーでは，肥満例や腹部の静脈では腸管ガス等により観察が不十分となり診断が難しいことも少なくない．その際には造影 CT や MRI を併用して診断する．CT では造影剤が必要となるが，PTE の診断も同時に行える利点がある．一方静脈造影は，血管内治療など限定して施行されるのみとなってきており，施行頻度は減少している[2]．DVT では PTE の合併が半数以上の例に存在することを認識しておく必要がある．

3 治療

　治療の目的は，①静脈うっ滞の早期改善，②PTE の予防，③血栓後遺症の対策，の 3 つである．治療の主体は抗凝固療法である．従来からの方法として，未分画ヘパリンの静脈内投与または皮下注射が行われ，活性化部分トロンボプラスチン時間を 1.5～2.5 倍を目安にコントロールする．さらにワルファリンの経口投与を行い，コントロール域となるまでヘパリンを投与，ワルファリンは少なくとも 3 カ月間の投与が望ましいとされている．2011 年からは Xa 阻害薬の注射液フォンダパリヌクス（アリクストラ皮下注®，グラクソ・スミスクライン），2014 年経口のエドキサバン（リクシアナ®，第一三共），2015 年リバーロキサバン（イグザレルト®，バイエル），アピキサバン（エリキュース®，ブリストル・マイヤーズスクイブ）が DVT 治療薬として保険適用となり日本でも使用可能となった．このため，初期治療薬としてこれらの薬剤を使

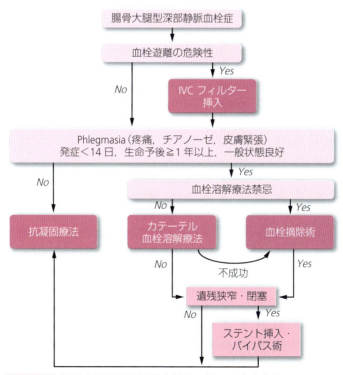

図 5-73 腸骨大腿型深部静脈血栓症に対する治療方針
（Satokawa H. Circ J 2014; 78: 1069-70 より修正し転載）[6]

Ch 5 ● 腹部・末梢血管外科

用することで外来での治療も可能となってきており，大きく治療スタイルが変わりつつある．

一方腸骨-大腿型 DVT で急性のうっ滞症状の強い例には，血栓摘除術やカテーテル血栓溶解療法が適応となる（図 5-73）．さらに PTE の危険性がある例では下大静脈フィルターを挿入する．CDT やフィルターはカテーテル治療であるが，心臓血管外科医にとっても習熟すべき手技と考えられるため順番に述べる．

1) カテーテル血栓溶解療法（図 5-74）

カテーテル血栓溶解療法（catheter-directed thrombolysis: CDT）は，カテーテルを用いて血栓溶解剤を直接血栓内に注入し血栓の溶解を促進させる方法で，1990 年代から臨床応用され有効性が報告されてきた．初期成績は，急性期の症例に限れば部分的溶解以上の例が 80％以上と報告されている．血栓溶解がより効率的に行えるため，出血性合併症を減少できる利点がある．特に日本では，DVT に対してはウロキナーゼ（ウロキナーゼ®，日本血液製剤機構）が 1 日あたり 24 万単位程度のみしか保険適用となっておらず，末梢からの投与だけでは効果が少ない．CDT の適応として America College of Physician[4]，Internationl Union of Angiology のガイドラインでは[5]，発症後 14 日以内，一般状態が良好，生命予後 1 年以上，出血のリスクが低いもの，手技に熟練した者が行うこととしている．

方法は，膝窩静脈または大腿静脈を超音波ガイド下に穿刺し，セルジンガー法にてアクセスする．まず静脈造影を行い血栓の先進部位ならびに下大静脈の状態を観察する．必要な場合は，一次留置型下大静脈フィルター（VCF）を挿入留置する．当教室では，大・小伏在静脈を小切開しカテーテル挿入を施行することも多い．静脈には弁が存在しているため，できれば順行性に

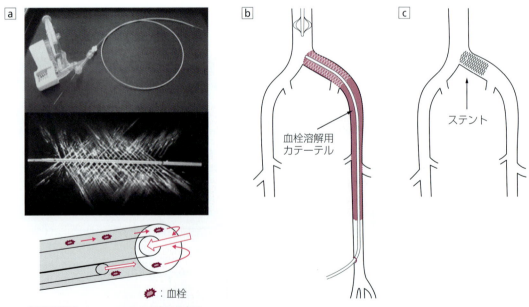

図 5-74 カテーテル血栓溶解療法シェーマ
a) 上・中段：血栓溶解用カテーテル．下段：血栓吸引用カテーテルのシェーマ．
b) カテーテルを血栓内に挿入し薬液をフラッシュする．
c) 遺残狭窄に対するステント挿入．

カテーテルを挿入し，側孔を多数有するカテーテル（Pulse*Spray® Infusion System, Angiodynamics, NY）（Fountain® Infusion System, Merit Medical, UT）を用いてウロキナーゼを溶解した薬液を直接血栓内にジェット流にて吹き付ける（パルススプレー法）．最近，機械的な吸引カテーテル rheolytic thrombectomy catheter である YF ジェット（メディキット，東京）を併用し血栓縮小の効率化を図っている．手技終了後はカテーテルを血栓部位に留置し，連日薬剤注入を継続する．症状の経過と血栓溶解程度を，超音波，造影 CT，静脈造影などで評価し治療の継続を判断する．CDT の他に，機械的手技による血栓除去をカテーテルにて行う経皮的機械的血栓除去（pharmachomechanical thrombolysis）として，カテーテルによる血栓破砕や超音波照射による溶解のデバイスが欧米では用いられ有効性が報告されているが，日本では一般的ではない．DVT の原因として腸骨静脈圧迫症候群が存在すると，腸骨静脈狭窄が残存し再閉塞の危険性と血栓後遺症を生じることが指摘されている．そのため高度遺残狭窄に対しては，ステント挿入か大腿-大腿静脈交差バイパス術を施行する．CDT は血管内治療のため，継続して行う場合ステント挿入が侵襲も少なく望ましい．しかし日本では，静脈形成用のステントは認められておらず，さらに 10 mm 以上の径の大きいものが少ないため，応用はかなり限られている．

2) 血栓摘除術（図 5-75）

DVT 重症例で血栓溶解の禁忌例には，血栓摘除術が適応となる．アプローチは通常総大腿静脈の切開により行うため局所麻酔でも可能である．以前は，PTE 予防として陽圧換気を応用

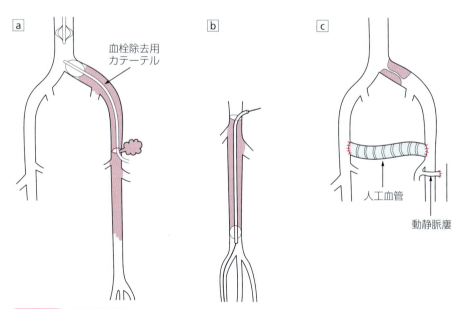

図 5-75 血栓摘除術シェーマ
a) 頸静脈から一次留置型フィルターを挿入．
  大腿静脈を切開し，血栓除去用カテーテルにて血栓摘除を行う．
b) 末梢側は末梢組織のミルキングやガイドワイヤーを併用し血栓摘除を施行する．この例では，後脛骨静脈からガイドワイヤーを挿入し pull-through にて行っている．
c) 遺残狭窄のため静脈圧が高い場合，ePTFE 人工血管を用いて大腿-大腿静脈交叉バイパスを作成する．

Ch 5 ● 腹部・末梢血管外科

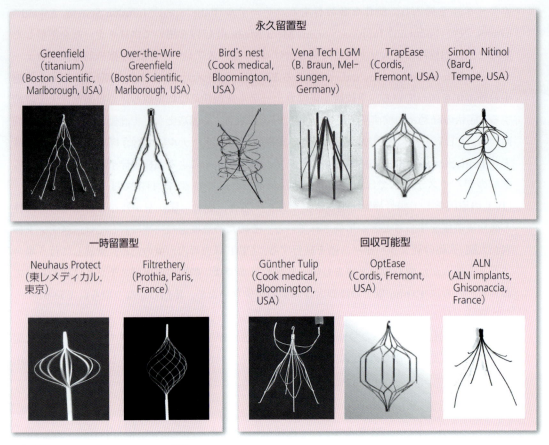

図 5-76 下大静脈フィルターの種類

するため，全身麻酔で行うことが勧められていた．まず鼠径部を切開し総大腿静脈を露出する．全身ヘパリン化後，静脈切開を置き，中枢側次いで末梢の静脈へとアプローチする．血栓除去用 Fogarty catheter を（Edwards，東京）挿入し，透視下にてバルーンを膨らませ，抵抗をみながら牽引し血栓を順次引き抜くよう摘出していく．静脈には弁が存在し狭窄部もあるため，造影を行いながら温和なカテーテル手技に心がける．末梢側は逆行性のため挿入が難しいことも多く，ガイドワイヤーを使用したり末梢のミルキング操作により血栓を押し出すようにする．腸骨静脈の狭窄が高度な例では，前述したようにステントを挿入するか大腿-大腿静脈交差バイパス術を設置する．人工血管には ePTFE を用いる．術後早期の閉塞防止のためにバイパス末梢部に動静脈瘻を作成し，術後 1〜3 カ月に閉鎖する．手術頻度としては，血管外科の手術数調査において，日本全体で 2012 年には血栓摘除術 71 例，CDT 40 例，バイパス術 9 例が報告されている．

3）下大静脈フィルター

下大静脈フィルター（VCF）は，留置法によって永久留置型，非永久留置型に分けられる．さらに非永久留置型は，一時留置型と回収可能型に分類される（図 5-76）．永久留置型は，①抗凝

固療法禁忌例，②抗凝固療法の合併症または副作用発現例，③十分な抗凝固療法にかかわらずVTE が再発する例，④抗凝固療法が維持できない，などが適応として挙げられ，非永久型に関しては数週間 PTE の予防ができればよい状態が考えられている．

　多くのフィルターでは直線的な挿入経路が望ましく，右内頸静脈または右大腿静脈経路が選択される．挿入手技の詳細は割愛する．透視や造影ができない場合は，超音波観察下や血管内超音波観察下での挿入も可能である．回収可能型では，種類により留置期間の設定が異なるため，挿入時は回収の時期を考慮し種類を選択する必要がある．永久に VCF を留置した場合，遠隔期の DVT 再発の頻度が高いことが報告されており，長期挿入による破損等の合併症も少なくないことから，近年は安全に施行できる場合は可及的にフィルターを回収することが望まれている．

おわりに

　深部静脈血栓症の診断と治療について述べた．VTE はすべての医師が周知しておくべき疾患であり，心臓血管外科医は外科的および血管内治療手技を施行できるようにしておく必要がある．

文献

1) Sakuma M, Nakamura M, Yamada N, et al. Venous thromboembolism−deep vein thrombosis with pulmonaru embolism, deep vein thrombosis alone, and pulmonary embolism alone. Circ J. 2009; 73: 305-9.

2) 佐戸川弘之, 八巻 隆, 岩田博英, 他. 深部静脈血栓症例と静脈血栓塞栓症の予防についてのアンケート調査. 静脈学. 2012; 23: 271-81.

3) Lohr J, Kim D, Krallman K. Diagnostic algorithms for acute deep vein thrombosis and pulmonary embolism. In: Gloviczki P. Handbook of venous disorders. Guidelines of The American Venous Forum. 3rd ed. CRC Press; 2009, p.208-20.

4) Kearon C, Akl EA, Comerota AJ, et al. Antithrombotic therapy for VTE disease. Antithrombotic Therapy and Prevention of Thrombosis, 9th ed: American College of Chest Physicians Evidence−Based Clinical Practice Guidelines. Chest. 2012; 141(2 Suppl): e419S-94S.

5) Thrombolytic therapy—Prevention and treatment of venous thromboembolism International Consensus Statement(Guidelines according to scientific evidence). Inter Angiology. 2013; 32: 215-22.

6) Satokawa H. Use of a stent after catheter−directed thrombolysis is very seldom necessary. Circ J. 2014; 78: 1069-70.

〈佐戸川弘之〉

Ch 5 ● 腹部・末梢血管外科

27 慢性下肢静脈不全

❶ 慢性静脈不全の定義

　下肢の慢性静脈不全(chronic venous insufficiency: CVI)は，静脈うっ滞を主とする静脈還流障害の部分症ととらえられ，症状や徴候と合わせて臨床的に用いられる用語であり，急性静脈血栓・塞栓症，静脈外傷を除くすべての静脈障害と関連がある．CVI で最も重症なのは，深部静脈血栓症(DVT)および DVT の長期にわたる合併症である血栓後症候群(post thrombotic syndrome: PTS)である．DVT 患者の 20〜40%が急性 DVT 後 1〜2 年以内に PTS へ移行する．一方，CVI の所見は下肢浮腫の他に皮膚症状としての lipodermatosclerosis，潰瘍など多岐にわたり，CEAP 分類[1]の clinical class 3〜6 のいずれの病期にも存在しうる慢性の病態である．以上のことから CVI の原因は DVT などの静脈障害，または静脈弁機能不全による静脈高血圧症によるといえる．

1) 慢性静脈不全症(CVI)

　CVI とは慢性的に静脈還流が障害された病態を総称する．表在静脈不全からの下肢静脈瘤，深部静脈血栓症後の PTS やその他の原因による深部静脈弁不全症，穿通枝の弁不全によるもの，下腿筋ポンプ不全によるものなどがある[2]．CVI を疑う下肢腫脹などの徴候がある場合，まず圧迫療法を含む保存的療法を行い，効果不良の場合 CVI の診断検査を行う．疾患の診断と治療の流れを示す(図 5-77)．画像診断は超音波検査(duplex scan)や 3D MDCT，MRV，静脈造影などで，機能的評価にはエアープレチスモグラフィー(APG)を用いる．

2) 静脈高血圧症(venous hypertension)

　正常人の場合，足背静脈圧は立位静止状態では 80〜90 mmHg である．CVI 患者では静止静脈圧はほぼ同様か，やや高い．10 秒ほどの屈伸運動により，腓腹筋ポンプ作用により正常人では 20〜30 mmHg まで静脈圧は下がり，運動中止後，前値に復するのには 20 秒以上かかる．一方，CVI 患者では 30 mmHg 未満に下がることはなく，20 秒未満で運動負荷の前値に戻ってしまう．運動時の表在静脈圧が 40 mmHg を超えると静脈性潰瘍を形成する可能性があり，60 mmHg を超えると 100%潰瘍を形成するとされる[3]．

3) 深部静脈弁不全症

　病因としては先天的な弁形成不全，後天的な静脈弁損傷などがある．大部分は DVT 後の PTS である．超音波検査で逆流評価と部位診断が可能である．立位にて超音波プローブより遠位側部分を加圧(ミルキング)し，中枢側の深部静脈に 0.5 秒以上の逆流があれば深部静脈弁不全と診断する．逆流の重症度分類は下行性静脈造影での Kistner 分類[4]による．

774

2 慢性下肢静脈不全の手術

表在静脈(伏在静脈)不全に対しては，ストリッピング，血管内焼灼術などの静脈瘤手術を行い，不全穿通枝に対しては内視鏡下筋膜下不全穿通枝切離術(subfascial endoscopic perforator surgery: SEPS)[5]を行う(図 5-77). 以下，深部静脈弁形成術について解説する.

1) 深部静脈弁形成術(valvuloplasty)の適応

静脈うっ滞症状などの強い例では，超音波で浅大腿静脈逆流の有無を確認し，下行性静脈造影で逆流の重症度を決定する. Kistner Ⅲ度以上のものが適応である. 目的は機能不全となった緩んだ静脈弁の接合性を回復させることである.

2) 手術手技[6]

皮切は鼠径靭帯下縁から 7〜10 cm の縦切開とする. 手術対象とする浅大腿静脈の最上位弁は通常 saphenofemoral junction(SFJ)の 3〜5 cm 尾側に存在する. 静脈を切開して直視下に弁尖の吊り上げを行う internal valvuloplasty と静脈を切開せずに静脈外から縫縮して形成する external valvuloplasty がある.

a) Internal valvuloplasty (図 5-78a, b)

ヘパリンを全身投与(50 IU/kg)して静脈に遮断鉗子をかける. Kistner 法[7]は弁の交連部を通る縦の静脈切開を加え，7-0 モノフィラメント糸を用いて，交連部で弁の吊り上げを行う. こ

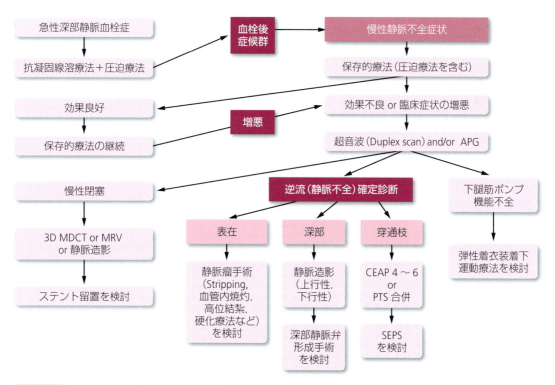

図 5-77 慢性静脈不全の診断と治療方針
(Eklof B, et al. J Vasc Surg. 2004; 40: 1248-52 より改変)[1]

Ch 5 ● 腹部・末梢血管外科

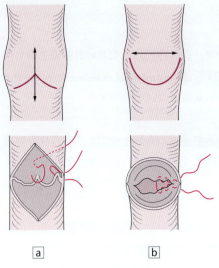
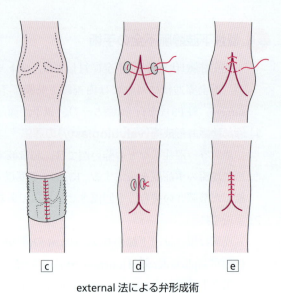

internal 法による弁形成術

a) Kistner 法，b) Raju 法

external 法による弁形成術

c) ラッピング法，d) e) 交連部の縫縮による弁尖のつり上げ法

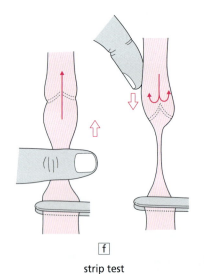

strip test

弁不全による逆流が修復されたことを確認する

図 5-78 弁形成術と弁機能評価

（八杉 巧．静脈うっ滞性皮膚病変を伴う重症例に対する手術の工夫．In: 名川弘一, 他編．最新アッペ・ヘモ・下肢バリックスの手術．改訂第 2 版．東京: 金原出版; 2005. p.335-41 より改変)[6]

の方法は切開時に弁を損傷しないよう注意を要する．Raju 法[8]は弁洞部上方で横切開を加え，弁の接合性を観察しつつ吊り上げを行う．

b) External valvuloplasty（図 5-78c〜e）

自家筋膜かダクロンまたは PTFE シートを用いて，弁洞部を静脈外からラッピングして弁の接合性を改善させる方法（図 5-78c）は簡便で，弁尖の延長が軽度のものに採択される．弁尖の延長が強度であったり，交連部の拡大があるものには交連部の縫縮による弁尖の吊り上げが必要である（図 5-78d, e）．いずれの方法もヘパリンは不要である．大伏在静脈の分枝から血管

内視鏡を挿入し，弁の接合状態を観察しながら行う方法[9]が有用である．

c）術中弁機能の評価，術後成績

血管内視鏡所見または，弁の末梢を遮断して用手的に血液を頭側にミルキングして逆流消退を確認する strip test（図 5-78f）で評価できる．成績は自験例，諸家の報告ともに internal 法，external 法とも数年の経過観察で，70〜80％に症状の消失ないし大幅な改善が得られている．

📖 文献

1) Eklof B, Rutherford RB, Bergan JJ, et al. Revision of the CEAP classification for chronic venous disorders: consensus statement. J Vasc Surg. 2004; 40: 1248-52.

2) Eberhardt RT, Raffetto JD. Chronic venous insufficiency. Circulation. 2014; 130: 333-46.

3) Nicolaides AN, Hussein MK, Szendro G, et al. The relation of venous ulceration with ambulatory venous pressure measurements. J Vasc Surg. 1993; 17: 414-9.

4) Kistner RL, Ferris EB, Randhawa G, et al. A method of performing descending venography. J Vasc Surg. 1986; 4: 464-8

5) 春田直樹, 新原 亮. 内視鏡下筋膜下不全穿通枝切離術: EndoTIP® cannula を用いた 2 ポート式内視鏡下筋膜下不全穿通枝切離術. 静脈学. 2011; 22: 63-7.

6) 八杉 巧. 静脈うっ滞性皮膚病変を伴う重症例に対する手術の工夫. In: 名川弘一, 他編. 最新アッペ・ヘモ・下肢バリックスの手術. 改訂第 2 版. 東京: 金原出版; 2005. p.335-41.

7) Kistner RL. Surgical repair of the incompetent femoral vein valve. Arch Surg. 1975; 110: 1336-42.

8) Raju S, Fredericks R. Valve reconstruction procedures for nonobstructive venous insufficiency: Rationale, techniques, and results. J Vasc Surg. 1988; 7: 301-10.

9) Hoshino S, Satokawa H, Takase S, et al. External valvuloplasty for primary valvular incompetence of the lower limbs using angioscopy. Int J Angiol. 1997; 6: 137-41.

〈八杉　巧〉

Ch 5 ● 腹部・末梢血管外科

28 下肢静脈瘤

　下肢静脈瘤は広義の慢性静脈不全に含まれるが，その多くは，一次性の静脈弁不全からの表在下肢静脈逆流に至る頻度の高い血管疾患である．

1 一次性下肢静脈瘤の病態

　静脈弁不全からの下肢静脈逆流による静脈うっ滞または静脈高血圧により種々の症状を呈する．一次性ではその多くが大・小伏在静脈逆流が主体の静脈瘤であるが，骨盤部静脈に逆流を認める陰部静脈瘤やさらに不全穿通枝（深部静脈-表在静脈交通枝の深部から表在静脈への静脈逆流）や深部静脈に逆流を認めることもある．

2 下肢静脈瘤の症状

　静脈うっ滞症状として夕方，夜間に多い下肢の吊り，重量感，腫脹，かゆみに加えて色素沈着，皮膚脂肪色素変性，重症になれば下腿，内踝および外踝周囲に皮膚潰瘍が認められる．また血栓性静脈炎を生じると疼痛を認める．

3 下肢静脈瘤の分類

　CEAP 分類は C（視診），E（病因），A（解剖学的），P（病態）に評価するが，そのうち C 評価（C1: 蜘蛛の巣状，網目状静脈瘤，C2: 径 3 mm 以上の静脈瘤，C3: 浮腫，C4a: 色素沈着，C4b: 皮膚脂肪色素変性，C5: 治癒静脈潰瘍，C6: 活動性静脈潰瘍）が汎用されている．

4 下肢静脈瘤の危険因子

　遺伝的素因，立ち仕事などの環境要因，妊娠出産，高齢，外傷や静脈血栓症の既往，女性，肥満などが下肢静脈瘤の危険因子となる．

5 下肢静脈瘤の診断

　一次性下肢静脈瘤では，症状や理学的検査，簡易ドプラ，血管エコー，脈波法，病態が複雑な場合は下肢静脈造影などから静脈瘤の重症度評価と解剖学的な静脈逆流程度とその広がりを把握する．

6 下肢静脈瘤治療の適応

　治療のゴールは QOL の改善であり，基本的には静脈うっ滞症状を呈する症例にのみ治療を行う．

28 下肢静脈瘤

7 治療法（表 5-23）

　下肢静脈瘤に対する治療は圧迫療法から外科的治療まで幅広い．圧迫療法以外は伏在静脈，陰部骨盤静脈，穿通枝，深部静脈および表在静脈瘤部の静脈逆流部位に応じた治療法を選択する．そのうち大，小伏在静脈本幹逆流遮断が治療の中心となり，他の静脈逆流遮断，静脈瘤および不全穿通枝処理が付加される[1]．静脈瘤が軽症であれば，静脈瘤自体だけの処理で伏在静脈本幹の逆流が軽減することも報告されている[2]．また不全穿通枝処理については，一般的にC4 以上の重症例に限られる．深部静脈逆流が認められる場合でも，伏在静脈などの表在静脈逆流遮断にて，深部静脈逆流の消失，軽減を認めるため，表在静脈逆流遮断にて，症状改善が不十分であれば，深部静脈逆流治療を考慮すべきである．陰部静脈瘤では静脈逆流が骨盤内静脈より認めることも少なくないが，重症でなければ，下肢静脈逆流遮断にとどめておくことが多い．下肢静脈瘤再発の場合は，不全穿通枝，深部静脈逆流，伏在静脈分枝逆流，深部静脈分岐周囲の血管新生などが組み合わされ，病態が複雑になっていることが多く，個々の病態に応じた治療法の選択が必要となる．

1）圧迫療法

　弾性ストッキングと圧迫包帯にて静脈うっ滞改善に対する基本的な治療法と考えられているが，エビデンス的に確立されているのは静脈性潰瘍症例に対する使用である．一般的臨床では静脈うっ滞性症状や術後疼痛を改善することが多く，静脈うっ滞症状ある場合，硬化療法後や外科的手術および血管内焼灼術後にも広く使用されている．

2）伏在静脈逆流遮断

a）下肢静脈瘤硬化療法

　伏在静脈本幹に硬化剤（血管径に応じて 1〜3% ポリドカノール）を注入し，静脈血管内皮を障害し，静脈閉塞させる方法である．硬化剤による血管内膜障害効果を高めるために空気や二酸化炭素を硬化剤の 3〜5 倍ほどを混ぜ合わせ作成した泡状硬化剤を使用することが多い．硬化剤注入後は注入静脈上に沈子を当てて数日間圧迫する．術後合併症として色素沈着，血栓性静脈炎に加え，稀に皮膚壊死，一過性めまいや静脈血栓塞栓症がある．

b）血管内焼灼術

　本治療法は伏在静脈本幹にレーザーやラジオ波を発するカテーテルを挿入し，そこから出る

表 5-23　下肢静脈瘤治療法の概要

治療法	伏在静脈瘤	陰部静脈瘤	静脈瘤再発
	大・小伏在静脈逆流遮断	表在静脈逆流遮断	病態に応じた静脈逆流遮断
	静脈瘤処理	静脈瘤処理	静脈瘤処理
	不全穿通枝処理 （C4 以上の症例）	骨盤内静脈逆流遮断 （重症例）	不全穿通枝処理
	深部静脈逆流に対する治療（表在静脈逆流遮断後の重症深部静脈逆流例）		深部静脈逆流に対する治療 （重症例に限る）

Ch 5 ● 腹部・末梢血管外科

表 5-24 下肢静脈瘤に対する血管内焼灼術の適応と除外基準について
特に重要と思われものを赤字に記載.

適応	除外基準
深部静脈が開存	C1 以下の症例
伏在静脈径が 4 mm 以上，できれば 10 mm 以内	深部静脈血栓症または既往のある症例
下肢静脈瘤うっ滞症状がある	血栓性素因や血栓症を引き起こす可能性が高い
大伏在静脈逆流が深部静脈接合部より膝上までに	薬物使用例
認められること	下肢動脈血行障害例
	歩行困難例
	重篤な全身疾患例，妊娠例

(佐戸川弘之, 他. 静脈学. 2010; 21: 289-309 を改変)[3]

熱にて静脈閉塞させる．アメリカのガイドラインでは血管内焼灼術が伏在静脈逆流遮断のファーストラインになっている[1]．本邦では，2011 年に血管内焼灼術が保険適応になって以来，急速に普及し，現在では新しい 1,470 nm ダイオードレーザーとラジオ波による装置も保険適応になり，より術後 QOL が高い治療法になっている．一般的適応は日本静脈学会より出された血管内治療ガイドラインに記載されている[3]（表 5-24）．大伏在静脈に対しては，局所麻酔下に膝下大伏在静脈にから穿刺で焼灼カテーテルを大伏在静脈に挿入し，カテーテル先端を大伏在静脈-大腿静脈接合部から末梢 2 cm 程度において，焼灼予定部位の大伏在静脈周囲の低濃度大量浸潤麻酔注入後に牽引，焼灼を行う．焼灼後にエコーにて正常深部静脈血流および大伏在静脈の閉塞を確認し，焼灼部を含めた下肢圧迫にて手技を終了する．術後焼灼静脈再疎通率も数％以内と良好である[2]（図 5-79）．術後合併症としては色素沈着，感覚神経障害，血栓性静脈炎などが認められ，重大合併症としての静脈血栓塞栓症は稀である．

c) 高位結紮術

局所麻酔手術として，伏在静脈-深部静脈接合部を結紮切離するが，大伏在静脈では大腿静脈接合部周囲に 3 本程度の分枝があり，術後再発を軽減するために分枝の完全結紮切離が勧められている．それでも術後再発が多く，複数個所の静脈結紮や硬化療法を組み合わせて遠隔成績を向上させている．

d) 静脈抜去術

逆流伏在静脈を全身麻酔，腰椎麻酔下に伏在静脈-深部静脈接合部の高位結紮後にその末梢伏在静脈を抜去する方法である．静脈抜去はストリッピングワイヤーを静脈内に挿入し，抜去部中枢端に大きいヘッドをつけて一部静脈周囲組織とともに抜去する Babcock 法と静脈中枢先端とストリッパーを結紮し，静脈を反転して抜去する内翻法がある．内翻法はより静脈周囲組織の損傷が少ない一方で，抜去途中で静脈がちぎれ不十分な抜去になることもある．抜去範囲は，根治性を考え静脈逆流末梢までとする場合と，下腿部における神経障害の軽減のために大伏在静脈あれは膝部レベル，小伏在静脈では膝下 2/3 レベルまでとどめておく場合もある．さらに低侵襲化の工夫として，神経ブロック，浸潤麻酔や，ボスミン入り生理食塩水を抜去部へ注入し抜去後の出血防止などが行われている．本法は伏在静脈逆流遮断としてより確実な

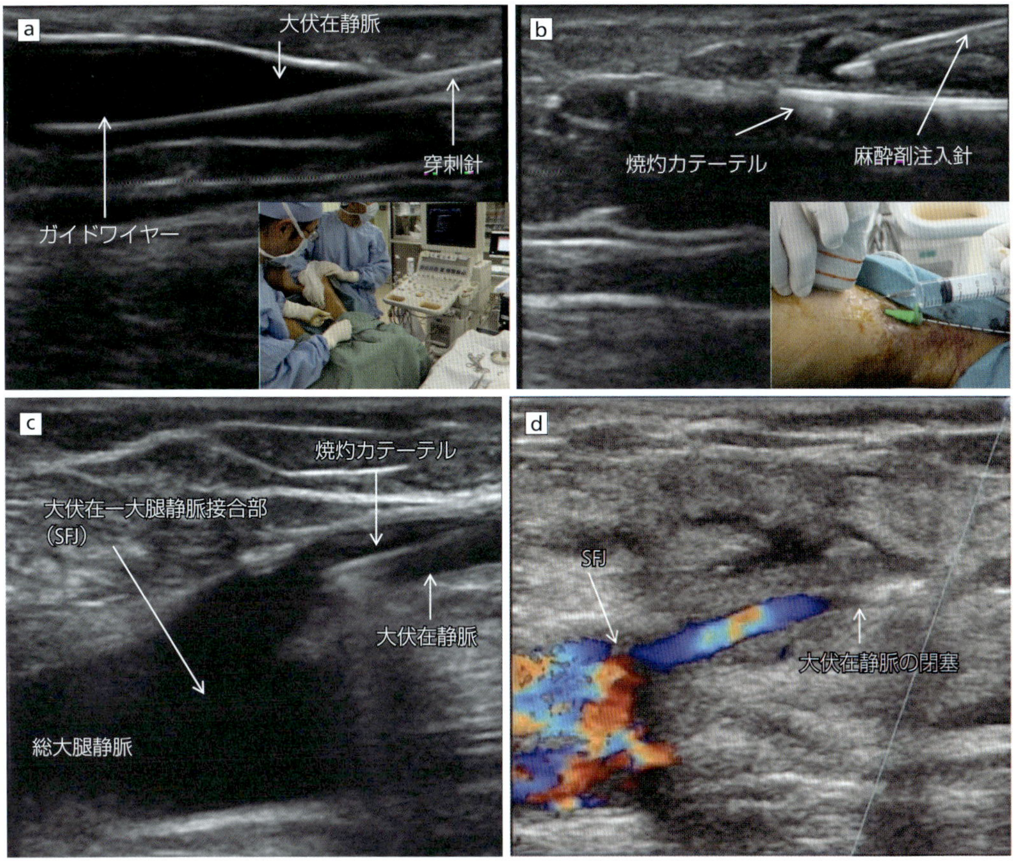

28 下肢静脈瘤

図 5-79 血管エコーガイド下の下肢静脈瘤に対する血管焼灼術の手技
a) エコーガイド下のカテーテルアクセス，b) エコーガイド下の伏在静脈周囲への局所麻酔剤注入．
c) エコーガイドによる焼灼カテーテルの位置確認，d) 焼灼術後の伏在静脈の閉塞と深部静脈障害の有無の確認．

方法として考えられているが，遠隔期の下肢静脈瘤再発率は少なくない．合併症としては血腫，出血，創部感染，感覚神経障害などが認められている．

8 静脈瘤自体に対する治療

①静脈瘤切除：通常，局所麻酔下に小切開部より静脈瘤を切除する．合併症としては頻度が少ないものの創部治癒遅延や神経障害が認められる．

②下肢静脈瘤硬化療法：伏在静脈遮断との同時施行では，血栓症のリスクが高まる可能性がある．

9 不全穿通枝に対する治療

①筋膜上穿通枝結紮：術前に不全穿通枝をエコーにてマーキングしておき，最小限の切開にて，筋膜上で穿通枝を結紮する．穿通枝直上に潰瘍や皮膚硬化がある場合は，創部の治癒遅延や穿通枝の露出が困難なことがある．

Ch 5 ● 腹部・末梢血管外科

②**内視鏡的不全穿通枝切離**: 全身麻酔または腰椎麻酔下に行われるが, 筋膜下で確実に穿通枝を処理することが可能である.

③**硬化療法および血管内焼灼術による穿通枝処理**: 外科的穿通枝処理より侵襲が少ないものの, やや確実性が乏しく, 本邦では一般的ではないもの, 今後注目される方法である.

まとめ

　下肢静脈瘤に対しても血管内治療(血管内焼灼術)の普及と外科的治療の低侵襲化の工夫がなされているが, それらの適応を決める下肢静脈瘤の症状や病態のより正確な診断が今後さらに重要になっていくものと考えられる.

文献

1) Gloviczki, P, Comerota AJ, Dalsing MC, et al. The care of patients with varicose veins and associated chronic venous diseases: Clinical practice guidelines of the Society for Vascular Surgery and the American Venous Forum. J Vasc Surg. 2011; 53: 2S-48S.

2) Wittens C, Davies AH, Bækgaard N, at al. Editor's Choice-Management of Chronic Venous Disease, Clinical Practice Guidelines of the European Society for Vascular Surgery(ESVS). Eur J Vasc Endovasc Surg. 2015; 49: 678-737.

3) 佐戸川弘之, 杉山 悟, 広川雅之, 他. 下肢静脈瘤に対する血管内治療のガイドライン 2009-2010 年小委員会報告. 静脈学. 2010; 21: 289-309.

〈小川智弘〉

Ch 5 ● 腹部・末梢血管外科

29 Budd-Chiari 症候群

1 定義, 病因

"機能的に肝静脈血の流出障害ないし閉塞をきたす病態で, その閉塞部位は肝細静脈, 肝静脈, 下大静脈, 右心房までを広く含める"とする, Menon KV[1] らの提唱するものが最も臨床的である. 欧米では肝静脈急性閉塞をきたす報告が多く, 一方, アジア, アフリカからは下大静脈閉塞を合併し慢性の経過を辿る症例の報告が多い. 病因として, 原因不明の特発性が大部分を占める. 続発性の原疾患としては, 肝腫瘍, 凝固因子異常, 骨髄増殖疾患, 血管炎(SLE, Behçet 症候群), 経口避妊薬の使用などがある. 当科では過去37年で66例のBCS手術症例を経験してきた[2]. 病因は不明であることが大部分であるが, 若年者で本症候群発症前に高熱を呈し, 急速に進行する腹水などの肝不全徴候を示す症例が散見する. 大静脈炎との関連が示唆されている. 本症候群の予後は肝臓機能障害の程度による. したがって, その治療も肝静脈閉塞を解除し肝機能障害の進行を防ぐことを目的として行われる. また, 肝細胞癌合併率が高く長期にわたる経過観察が重要である.

2 疫学

最近の厚生省全国調査では1年間の受診患者数は300〜530人, 平均410人と推定している. 平成24年度の医療者受給者証保持者数は252人であった.

3 病態・症候

肝静脈流出障害から肝うっ血→肝線維症→肝硬変→肝不全の経過をたどる. その経過において門脈圧亢進症の病態・症状を呈する. 易出血性食道・胃静脈瘤, 異所性静脈瘤, 門脈亢進性胃症, 腹水, 肝性脳症, 出血傾向, 脾腫, 貧血, 肝機能障害, 下腿浮腫, 下肢静脈瘤, 上行性腹壁皮下静脈怒張などの症候を示す. その症候の発現は肝静脈閉塞の緩急の差異による. 急性例では十分な側副血行路が発達しないため, 予後不良が多い.

4 診断

肝静脈血の流出障害ないし閉塞を示すことである. 腹部エコー, CT, MRI, 血管造影が有用である. さらに, 治療との関連では, 閉塞部位前後の圧較差の測定, 肝静脈楔入圧は門脈圧の参考値となる. 図5-80は下大静脈, 右心房の同時造影である. 本例は中肝静脈, 左肝静脈が閉塞し, 右下肝静脈(IRHV)が代償的に開存, 発達している. IRHVは本来右肝静脈を補完するものであるが, BCSにおいては特徴的に発達している. 我々の経験症例では平均肝静脈開存数は1.74±0.82本であり, IRHVを含めて右肝静脈系が開存しているのが62例中49例79.0%で

Ch 5 ● 腹部・末梢血管外科

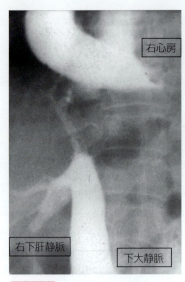

図 5-80 右心房，下大静脈同時造影
本例の閉塞は膜様ではなく 3〜4 cm に及ぶ器質化した静脈内膜であった．

表 5-25 BCS における開存肝静脈の様態
BCS は平均 1.74 本の肝静脈が開存している．術後は平均 2.4 本へ増加した．

	開存肝静脈	No.
全 HV 閉塞	0	7
1 本開存	L	2
	M	1
	R	30
2 本開存	R+L	8
	R+M	6
	L+M	3
3 本開存	R+L+M	5
計		62
平均開存肝静脈数		1.74±0.82

(L: 左肝静脈, R: 右肝静脈 M: 中肝静脈)

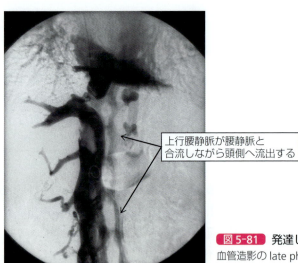

図 5-81 発達した側副血行路
血管造影の late phase．発達した collaterals が示されている．

あった(表 5-25)．図 5-81 は図 5-80 造影の late phase 像を示す．発達した collaterals が示されている．左総腸骨静脈から頭方向に向かう上行腰静脈が椎体の左側を上行し，腹部では腰静脈とまた胸部では肋間静脈と合流しながら走行する．胸部では半奇静脈と合し，椎体の右側へ走行して奇静脈と合し SVC へ流入する．また腰・胸椎の右側では腰静脈，肋間静脈同志が Network を形成して奇静脈へ合流する．図 5-82 は右肝静脈の IVC 流入部のみが高度狭窄であった症例であり，IVC 圧は 7mmHg，右肝静脈は 22 mmHg と高値を示した．図 5-83 は術中所見

29 Budd-Chiari症候群

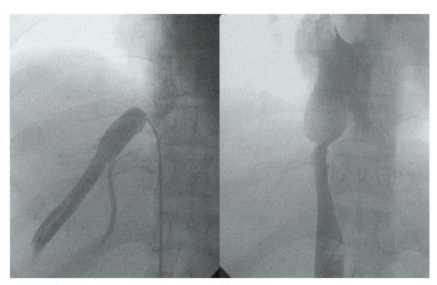

図 5-82 選択的右肝静脈造影および下大静脈造影
右肝静脈-LVC 開口部のみの高度狭窄．中，左肝静脈は閉塞．

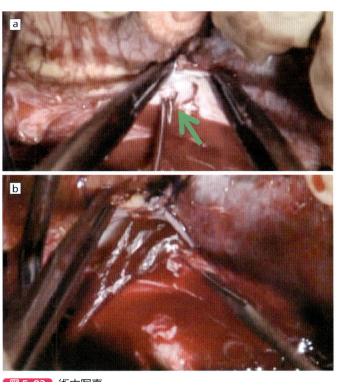

図 5-83 術中写真
a)肝部 IVC を切開したところ，図 5-82 の右肝静脈開口部がピンホールで辛うじて開存していた．b)同開口部を拡大．良好な流出血を確認．

Ch 5 ● 腹部・末梢血管外科

であるが，右肝静脈はピンホールの開口部（↑）であった．同開口部位を拡張すべく同部に肥厚した IVC 内膜と肝実質を切除した．

⑤ 治療

肝静脈流出障害解除が治療の目的である．

1）薬物治療，カテーテル治療

下大静脈や肝静脈の急性血栓閉塞に対して，血栓溶解療法や，バルーン付きカテーテルによる下大静脈再開通・拡張や肝静脈へのステント留置が行われている．また，門脈圧亢進症に対して，カテーテルを用いて経静脈的肝内門脈体静脈シャント増設術（transjugular intrahepatic porto-systemic shunt: TIPS）[3]が行われている．

2）外科治療

a）シャント増設術

下大静脈-右心房バイパス術，porto-systemic shunt 増設術，porto-caval shunt 増設術，ないしこれらの組み合わせが行われている[4]．下大静脈-右心房バイパス手術は，肝静脈圧低下効果が間接的であり，また低圧系でのバイパスが長くその開存性が問題である．いずれも肝臓を経由しない門脈血が体循環へ移行することになり肝性脳症などの問題が残る．

b）直達手術 [5, 6]

閉塞した下大静脈や肝静脈を再開通し，生理的循環へ戻す外科治療は本邦で主として開発された．1962 年の木村らの用指的経右心房的膜破砕術，1972 年曲直部らの肝左方脱転法，1996 年の古謝らの後側方到達法．欧州では 1983 年に Senning らの急性肝静脈閉塞に対する肝-右心房吻合術が報告された．肝切離面と右心房を吻合する術式である．しかし，これら直達手術でも一旦障害を受けた肝組織は正常化はせず肝機能障害の進行を防ぐことにとどまる．したがって，原則，末期肝不全状態では本直達手術の適応はない．

古謝らの直達法[5]を示す（図 5-84）．体位は左半側臥位とする．胸部ほど左側に強く"ひねり"，骨盤レベルでは水平に近くなるようにする．①右胸腹部切開（第 6 肋間開胸，引き続いて上腹部までの開腹を行う．胸腹部大動脈瘤手術時に行う Stoney 切開の右側版と理解すればよい），同時に右大腿動静脈の露出，②横隔膜は胸郭付着部 5〜6 cm のところを後方の胸椎方向へ切離を進める．後腹膜レベルまで到達すると，④肝下部下大静脈の剥離へ移る．横隔膜は発達したcollaterals が豊富なので，切離に際しては必ず結紮止血しながら進める．⑤心嚢を切開して肝上部下大静脈の剥離・テーピングを行う（横隔神経を損傷しないように）．⑥肝部下大静脈の露出．⑦右大腿動脈-大腿静脈による，部分体外循環（CPB）開始し，⑧IVC を遮断，⑨肝部 IVC を切開．開存している肝静脈から大量の静脈血が流出してくるので，吸引をフル回転させて血液をCPB に戻す．CPB を急速返血装置として使用する．⑨IVC 閉塞物を切除する．通常は肥厚した静脈内膜である．閉塞肝静脈は術中エコーを用いて場所を特定し，開存するまで肥厚静脈内膜や肝組織を切除し再開通させる．⑩肝部下大静脈の切開部を自己心膜にてパッチ閉鎖，⑪CPB終了，⑫横隔膜の縫合，⑬閉創する．以上で閉塞ないし高度狭窄していた IVC や 3 本の肝静脈を再開通できる．

786

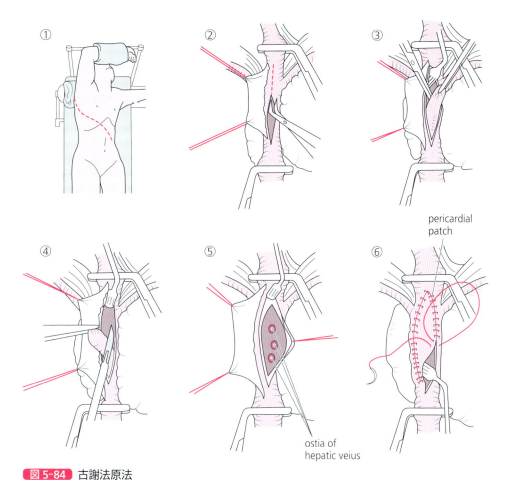

図 5-84 古謝法原法
肝静脈再開通が本術式のポイント．肥厚静脈内膜，肝組織を切除して肝静脈を再開通させる．

c) Senning 法[6]

　肝静脈流出口が閉塞し二次的な血栓形成が中心静脈まで進展すると，肝静脈流出口の再開通のみでは肝実質のうっ血を解除できない．かかる急性症例に対して，肝実質を切離してその切離面から流出してくる血液を右心房に誘導する肝-右心房縫合（hepatoatrial anastomosis）する術式を開発し，良好な救命率を報告している．

d) 肝移植（生体肝移植）[8]

　末期肝不全症例では肝移植の適応となる．

　予後：BCS の自然予後は肝うっ血→（肝線維症→肝硬変→）肝不全の経過を進行性にたどり不良である．何らかの intervention が必要であり，当施設での BCS 手術症例の累積生存率は5年生存率が90.5％，10年生存率が84.3％であった．また，肝細胞癌（hepatocellular carcinoma: HCC）の合併率が20〜30％と高く，予後決定因子の一つである．したがって，画像（CT，MRI）読影や，また α-protein の推移を経過観察することが予後の改善には重要である．

文献

1) Menon KV, Shah V, Kamath PS. The Budd-Chiari Syndrome. N Engl J Med. 2004; 350: 1906-8.

2) Inafuku H, Kuniyoshi Y, Nagano T, et al. A three-decade experience of radical open endvenectomy with pericardial patch graft for correction of Budd-Chiari syndrome. J Vasc Surg. 2009; 50: 590-3.

3) Garcia-Pagán JC, Heydtmann M, Raffa S, et al; Budd-Chiari Syndrome-Transjugular Intrahepatic Portosystemic Shunt Group. TIPS for Budd-Chiari syndrome: long-term results and prognostics factors in 124 patients. Gastroenterology. 2008; 135: 808-15.

4) Orloff MJ, Daily PO, Orloff SL, et al. A 27-year experience with surgical treatment of Budd-Chiari syndrome. Ann Surg. 2000; 232: 340-5.

5) Koja K, Kusaba A, Kuniyoshi Y, et al. Radical open endvenectomy with autologous pericardial patch graft for correction of Budd-Chiari syndrome. Cardiovasc Surg. 1996; 4: 500-4.

6) Senning A. Transcaval posterocranial resection of the liver as treatment of the Budd-Chiari syndrome. World J Surg. 1983; 7: 632-40.

7) Putnam CW, Porter KA, Starzl TE, et al. Liver transplantation of Budd-Chiari syndrome. JAMA. 1976; 236: 1142-3.

〈國吉幸男〉

Ch 5 ● 腹部・末梢血管外科

30 上大静脈症候群

1 歴史，疫学，病因

　上大静脈（superior vena cava: SVC）症候群を最初に報告したのは，1757 年に William Hunter[1]で，梅毒性弓部大動脈瘤による SVC 閉塞であった．1954 年 Schechter[2]が 274 例のまとまった報告を行っている．その時代でも病因は 40％が梅毒性大動脈瘤あるいは結核性縦隔炎の感染症であった．最近の review 報告では，右側肺癌の直接浸潤，リンパ節転移による浸潤，胸腺腫，悪性胸腺腫，germ cell 腫瘍などである．稀な例としてペースメーカリードによる血栓，器質化血栓による閉塞などがある．2013 年の日本胸部外科学会 Annual Report[3]によると原発性肺悪性腫瘍切除症例数は 37,370 例，縦隔腫瘍は 4,780 例であり，うち SVC 合併切除が行われたのがそれぞれ 40 例（0.1％），60 例（1.4％）であり，縦隔腫瘍の合併が多かった．SVC は円周の 50％以上の狭窄があると血流うっ滞が生じるとされ，閉塞すると側副血行路（collaterals）が発達しても静脈圧は正常値まで低下せず症状は継続する．関連する collaterals は奇静脈系，内胸静脈，外側胸静脈，脊椎静脈が主であるが，IVC と比較すると貧弱であり，IVC 閉塞で症状が認められないのと対照的である．

2 症状

　顔面・頸部腫脹，上肢腫脹，息切れが主なものであるが，脳浮腫のため神経・精神症状を呈することもある．座位での症状軽減が特徴である．小児例の SVC 症候群の原因は非 Hodgkin 症候群が多く，気道狭窄を伴い注意を要する．

3 診断

　①胸写：縦隔拡大，肺野内腫瘍像，②エコー：胸部へ向かう末梢静脈内血栓形成像，心エコー：腫瘍の心腔内への進展像，③CT，④MRI は腫瘍の静脈壁ないし大動脈壁への浸潤の程度を示すとされる．

4 治療

　救急受診患者では緊急性の有無を検討する．気道，呼吸状態，循環維持の確認を行う．対症治療として利尿薬は循環血液量を減少させて上半身の浮腫による諸症状を軽減させる．ステロイド投与は上半身の浮腫を軽減させる．

1) 外科治療

　アプローチは右開胸，右開胸＋胸骨上部縦切開によるドア open 法，胸骨従切開法，右開胸＋胸骨横切による（半）クラムシェル法などがある．50％以上開存している SVC の遮断は血行動

Ch 5 ● 腹部・末梢血管外科

態的に注意を要する．また，長時間の SVC 遮断では頭蓋内圧上昇に伴う脳浮腫，あるいは脳出血が起こりうる．回避すべき合併症であり，一時的シャント増設，体外循環（CPB）等の補助手段が不可欠である．SVC 完全遮断時間限界は 60 分程度であるとされている．各種補助手段の進歩した今日では，集学的治療を含めて，SVC に浸潤した腫瘍を積極的に合併切除することによる根治性を図ることが行われている．

　SVC 再建法は SVC 部分切除＋直接縫合，自己生体材料ないし異種生体材料によるパッチ再建が多い．50％以上を閉塞させない程度の部分遮断であれば，血行動態を保ちつつ SVC 再建が可能である．SVC の直接縫合では縫合によるひきつれ，狭窄を作らないように，SVC の長軸に対して直角方向へ縫合することがポイントである．直接縫合が困難と判断したら直ちに補填材料にてパッチ閉鎖へ方針を変える．良性疾患や小児例に対して長期開存を重視して大腿静脈等の自己組織による再建の報告もある．しかし多くは悪性腫瘍によるものであり，人工血管での再建報告が多い．頻用されるのが PTEFE であるが，術後遠隔期を含めて血栓症発生頻度は 20〜50％程度との報告[4, 5]がなされている．また，人工血管サイズも 8〜20 mm と幅広いが，血流速度を速くし良好な開存性を得るべく比較的細い径の人工血管，8〜10 mm サイズが頻用されている．再建様式としては，左右腕頭静脈が合した部分からの SVC を切除置換する I 字型，左右腕頭静脈をそれぞれ別の人工血管で再建しそれをより太い人工血管に吻合再建する Y 字型，左右腕頭静脈をそれぞれ別々に SVC ないし右心房へ吻合再建する II 字型の再建がある．それぞれの開存性は症例数が少ないため優劣までは示し得ていないが，Y 字型法についてはその開存性に懸念を示す報告が多い．腫瘍免疫との関連から CPB 使用を極力避ける目的で，先に左腕頭静脈-右心耳吻合を行い，血行動態を安定化させて次に右腕頭静脈再建を行う工夫も報告されている．

　実臨床においては，悪性疾患が原因の SVC 症候群に対する治療がほとんどである．浸潤性胸腺腫に関する本邦からの報告で，①腫瘍の完全切除群，②不完全切除群，③非切除群の 3 群での比較検討で 10 年生存率はそれぞれ，93.3％，68.6％，37.1％[6]と完全切除により良好な予後が期待できることが示されている．化学療法併用での集学的治療が行われる．しかし大動脈，その分枝への浸潤があり切除が断念される症例も多い．

　提示するのは，術前化学療法が奏功し，大動脈弓部まで切除し良好な結果を得た症例である．

2）症例

　症例は 70 歳代の女性．呼吸苦，顔面のむくみを主訴に近医を受診．胸部 CT で縦隔腫瘍を指摘され，CT ガイド下生検にて胸腺腫（正岡分類 type B3）/癌と診断された．胸部単純 X 線写真では上縦隔陰影の突出が認められる（図 5-85）．CT 像では SVC から大動脈弓部まで及ぶ浸潤を認める（図 5-86）．両上肢からの同時造影では，高度狭窄が SVC 末梢側に認められ，発達した collaterals が造影されている（図 5-87）．MR 像では SVC が全長にわたり浸潤され，また図右での水平断層図では上行大動脈壁との境界が不鮮明であり浸潤が否定できない（術後病理検査にて大動脈壁外膜浸潤が示された）（図 5-88，5-89）．本例に対して術前化学療法 CODE 療法（CDDP＋VCR＋ADM＋ETOP）を 4 クール施行した．図 5-90 では腫瘍の縮小が認められるも消失には至っておらず，外科切除術を行った．CPB 下に，SVC，上行大動脈＋弓部大動脈

30 上大静脈症候群

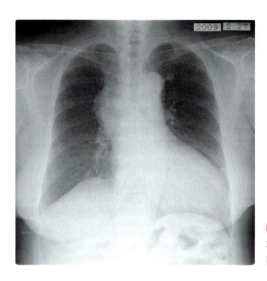

図 5-85 外来受診時の胸部単純 X 線写真
右第一弓が突出している．Silhouette sign が陰性であり前-中縦隔の腫瘍．

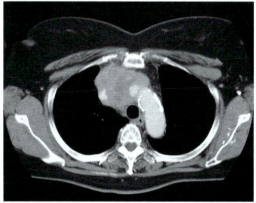 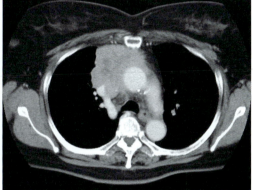

図 5-86 外来受診時の造影 CT 所見
腫瘍は SVC 全体を取り囲み，さらに左方向へ進展し腕頭動脈を含んで上行～弓部大動脈まで達している．

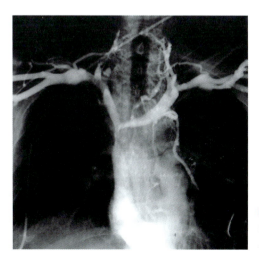

図 5-87 両上肢よりの同時造影所見
SVC 中枢側の高度狭窄と発達した collaterals が認められる．

791

Ch 5 ● 腹部・末梢血管外科

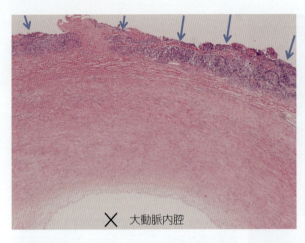

× 大動脈内腔

図 5-88 切除大動脈壁顕微鏡所見
大動脈外膜浸潤(↓)が認められる.

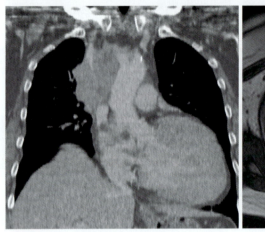
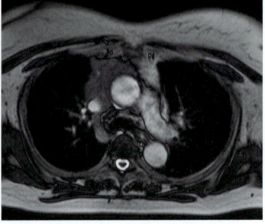

図 5-89 外来受診時の MPR 像
腫瘍は SVC 内への浸潤像を示し，また大動脈壁との明瞭な境は認められず壁浸潤が疑われた（術後大動脈壁病理所見にて外膜浸潤が示された）．

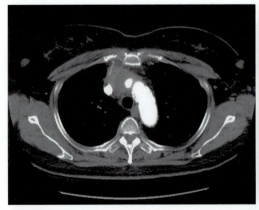
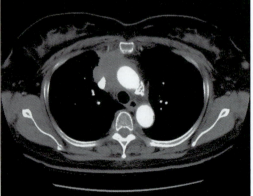

図 5-90 術前化学療法後の CT 所見
本例に対して，術前化学療法を行った．CODE 療法を 4 クール行い，CT 像で示すように腫瘍の縮小が認められた．しかし，完全消失はせず SVC，大動脈弓部を含めた合併完全切除を行った．

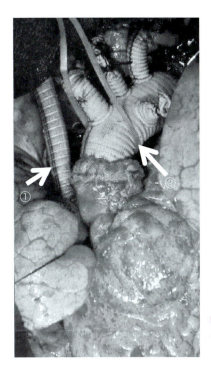

図 5-91 合併切除，再建後の術中写真
①はSVC再建の10 mmリング付き人工血管を示す．
また②は上行〜弓部大動脈再建の人工血管を示す．

(腕頭動脈，左総頸動脈まで，左鎖骨下動脈温存)，縦隔腫瘍切除，右上葉部分切除，右横隔神経切除，右反回神経切除，心膜切除を行った(図 5-91)．CPBは送血部位：右大腿動脈，脱血は右大腿静脈から long cannule を IVC へ，また右心房へ直接 cannulation して2本脱血で開始した，その後直接右腕頭静脈脱血へ変更した．全体外循環時間は307分，心停止時間は166分，循環停止時間は48分，脳分離体外循環時間は，右腋窩動脈から67分，左総頸動脈が54分，左鎖骨下動脈が39分であった．最低直腸温は17℃であった．再建はSVCを10 mmリング付き人工血管，大動脈弓部は分枝付き人工血管にて再建を行った．左腕頭静脈は結紮した．結紮に際して左上肢に確保していた点滴が良好に滴下するのを確認した．また，右横隔神経切除に対して右横隔膜縫縮を追加施行した．術後呼吸管理に期間を要したが，軽快退院した．術後4年目元気に外来通院中であるが，CPBの癌免疫に対する影響に関してはまだ不明であるため，今後長期の経過観察が必要である．

5 予後

基礎疾患によるが，原発性悪性腫瘍による症例がリンパ節転移によるSVC症候群発症症例と比較して予後は良好[7]とされる．

文献

1) Hunter W. The history of an aneurysm of the aorta some remarks on aneurysm in general. Med Obs Shys Lond. 1757, I; 323-57.

2) Schestter MM. The superior vena cava syndrome. Am J Med Sci. 1954; 227: 46-56.

3) Committee for Scientific Affairs, The Japanese Association for Thoracic Surgery, Masuda M, Kuwano H, Okumura M, et al. Thoracic and cardiovascular surgery in Japan during 2013: annual report by The Japanese Association for Thoracic Surgery. Gen Thorac Cardiovasc Surg. 2015; 63: 670-701.

4) Dartevelle PG, Chapelier AR, Pastorino U, et al. Long-term follow-up after prosthetic replacement of the superior vena cava combined with resection of mediastinal-pulmonary malignant tumors. J Thorac Cardiovasc Surg. 1991; 102: 259-65.

5) Shintani Y, Ohta M, Minami M, et al. Long-term patency after replacement of the brachiocephalic veins combined with resection of mediastinal tumors. J Thorac Cardiovasc Surg. 2005; 129: 809-12.

6) Kondo K, Monden Y. Therapy for thymic epithelial tumors: a clinical study of 1,320 patients from Japan. Ann Thorac Surg. 2003; 76: 878-85.

7) Suzuki K, Asamura H, Watanabe S, et al. Combined resection of superior vena cava for lung carcinoma: prognostic significance of patterns of superior vena cava invasion. Ann Thorac Surg. 2004; 78: 1184-9.

〈國吉幸男〉

Ch 5 ● 腹部・末梢血管外科

31 血管腫・血管奇形

血管腫・血管奇形では，多様な用語が慣用的に使用されることと相まって混同されることが多い．現在は，International Society for the Study of Vascular Anomalies（ISSVA）および準拠するわが国の関連学会では血管の異常を大きく血管腫瘍と血管奇形に分類している[1-3]．頻度の高い血管腫は良性血管腫瘍であり内皮細胞などの構成細胞の増殖性の変化がある．生後増殖するものの幼少時にほとんどが自然消失する．一方，血管奇形は先天的な血管の形成異常で生前から存在し，細胞増殖に乏しい内皮を持ち，形態形成の局所的な異常によって引き起こされたと考えられる．成長によって増大し，自然治癒しない点が血管腫と大きく異なる．

1 血管腫

遺伝性はなく女性に多い．多くは乳児性血管腫で小児期に自然消退するため末梢血管に異常をきたすことは通常はない．このため経過観察のみで特に治療を必要としないことが多いが重要臓器の圧迫，機能低下，気道閉塞の危険性があり治療が行われることもある．従来は毛細血管性血管腫，苺状血管腫，苺状母斑などと呼ばれていたものがこれにあたる．

2 血管奇形

性差はない．構成組織によって毛細血管奇形（capillary malformation: CM），静脈奇形（venous malformation: VM），リンパ管奇形（lymphatic malformation: LM），動静脈奇形（arteriovenous malformation: AVM），複合の混合型血管奇形に分類されている[1,2]．機能的には血流量によって高流量病変と低流量病変に分類される．異常の種類はさらに起原，走行経路，数，長さ，径（無形成，低形成，狭窄，拡張，瘤化），弁，短絡，胎生期遺残に分けられる．生下時から存在し成長に伴い通常は増大するので血流障害による疼痛，潰瘍，患肢の成長異常，機能障害，整容上の問題を生じうる．治療は部位，大きさ，血流によりそれぞれ異なる．

1）毛細血管奇形

毛細血管拡張が原因となる．赤色から暗赤色の平坦な皮膚病変で，整容目的の治療が主となりレーザー治療・切除が行われる．単純性血管腫，port-wine stain と呼ばれてきた病変である．

2）リンパ管奇形

リンパ管の形成不全であり，胎生期の未熟リンパ組織がリンパ管に接合できずに，孤立して嚢腫状に拡張した病変と考えられている．またリンパ液輸送障害である原発性リンパ浮腫もリンパ管奇形の一部である．しばしば炎症を伴い，一時的に増大し，腫脹・発赤・熱感・疼痛をきたす．保存的治療としては炎症をきたした際に抗生物質，消炎剤が投与される．積極的治療としては硬化療法・切除が行われる．リンパ管腫と呼ばれてきた病変である．

Ch 5 ● 腹部・末梢血管外科

3) 静脈奇形

　静脈奇形は拡張した静脈腔で構成され外見は青色で，血圧は低く挙上で虚脱する．うっ血や血栓形成による血栓性静脈炎の疼痛，石灰化，出血，周囲組織の圧迫を生じうる．保存的治療には，疼痛や腫脹に対して弾性ストッキングやスリーブによる圧迫療法が行われる．従来は手術が行われてきたが，静脈瘤に使用される硬化療法も有効である．従来，海綿状血管腫と呼ばれてきた病変は静脈奇形にあたる．

4) 動静脈奇形

　動静脈奇形は，胎生期における脈管形成の異常による動脈と静脈の間に生じた非生理学的な短絡で，病変内に動静脈シャントを単一から複数有し，拡張・蛇行した異常血管の増生を伴う高流量性病変である．臨床症状は Schöbinger 病期分類が使用され，静止期（Ⅰ期）は紅斑と皮膚温上昇のみであるが拡張期（Ⅱ期）には血管雑音，病変の増大を伴い，破壊期（Ⅲ期）となると盗血現象によるチアノーゼ，疼痛，潰瘍，出血，感染をきたす[5]．代償不全期（Ⅳ期）は多くはないが，巨大な動静脈奇形によるシャント血流増大で心不全をきたす．

　診断は超音波検査による高速血流の確認で可能だが，MRI，CT，MRA，CTA で詳細な解剖学的な情報が得られる．血管造影は，塞栓術・硬化療法などの侵襲的治療を前提とした場合に行われる．

　治療は，保存療法としては弾性ストッキング・スリーブによる血管の拡張防止，シャント血流の増加防止が行われる．エタノールやポリドカノールなど静脈硬化剤の直接穿刺による硬化療法は，流量の少ない病変に有効であるが，高流量病変では無効であることが多く治療が困難である．経カテーテルでの塞栓療法は動静脈シャントを直接閉塞させることができ，たとえすべて閉塞できなくとも症状の改善に有効である．ただし動静脈奇形でなく流入動脈のみの塞栓術は新たなシャントがすぐにできその後の治療が困難になってしまうので，根治切除手術前の出血量減少の目的以外では禁忌である．限局性病変では外科的切除術で根治可能であるが，広範びまん性病変では切除は困難で塞栓術と組み合わせる．動静脈奇形は病態を正しく評価する能力と経験が要求され，また病態に応じた治療法の選択が大切であるため，専門とする放射線科，形成外科医，血管外科医チームへの受診が推奨される．

5) 混合型血管奇形

　多くの組み合わせがあるが，心臓血管外科領域で比較的遭遇するのは静脈瘤様の病変を主徴とする Klippel Trenaunay 症候群である．毛細血管奇形のポートワイン状の母斑，下肢外側を走行する胎生期遺残の外側辺縁静脈の拡張と下肢静脈瘤を伴う静脈奇形，リンパ浮腫を伴うリンパ奇形から成る．片側性が多いが両側性もある．動静脈奇形は合併せず，合併すると Parkes-Weber 症候群となるが稀である．

文献

1） Enjolras O. Classification and management of the various superficial vascular anomalies: hemangiomas and vascular malformations. J Dermatol. 1997; 24: 701-10.
2） ISSVA classification for vascular anomalies（Approved at the 20th ISSVA Workshop, Melbourne, April 2014）. http://issva.clubexpress.com/docs.ashx?id=178348
3） 佐々木了，三村秀文，他．厚生労働科学研究費補助金（難治性疾患克服研究事業）「難治性血管腫・血管奇形についての調査研究班」血管腫・血管奇形ガイドライン．http://www.jsivr.jp/guideline/vascular_2013/vascular_2013.pdf

〈孟　真〉

Ch 5 ● 腹部・末梢血管外科

32 バスキュラーアクセス

1 術前評価

　アクセス外科医は鎖骨下静脈へのカテーテル挿入歴，ペースメーカ装着の有無，心機能の状態，乳癌手術歴，関節拘縮や麻痺の有無などを把握し，全身感染症，著明な低栄養，脱水や溢水，浮腫を有する場合は内科的な治療を先行させる[1]．人工血管を移植する場合には術野の清潔が重要で，発熱や炎症所見の増悪など，菌血症が疑われる場合にはグラフト感染の可能性が高いので手術は延期または中止する．その上で患者の四肢，特に前腕の脈管を視診・触診または超音波法などで詳細に検査し，バスキュラーアクセス(VA)作製に先立ち「血管系のマッピング」を作成しておく．造影は石灰化の強い病変や中心静脈の病変検索には有用だが，残腎機能や造影剤の副作用を十分考慮した上で施行する．

2 手術の至適時期

　自己血管による内シャント(AVF)を初めて作成した場合，作成から穿刺まで約2週間おいた方が早期閉塞を予防できるとされている[2]．人工血管使用の内シャント(AVG)の場合にはグラフトの材質によっては翌日から穿刺可能とされているものもあるが，グラフト感染や血腫を予防する意味でも少なくとも2週間以上おいてから穿刺することが望ましい．動脈表在化の穿刺は動脈周囲の浮腫が軽減し，皮下組織と動脈が十分に癒着する術後2〜3週間以上経過してから行う．

3 VA作成方針の決定

　VAは心機能や脈管の状態が許せば，開存性，抗感染性，各種合併症の発生などの観点からみて，AVFをでき得る限り第一選択とすることが推奨される．

　心原性心不全がなく，利き腕対側の前腕に良好な動・静脈があれば，前腕末梢部で橈側皮静脈と橈骨動脈を吻合する標準的内シャントが第一選択となる．動脈側の条件としては上肢の中枢と末梢の血圧に圧較差がなく，吻合部付近の動脈径は1.5〜2.0 mm以上あることが望ましい[3]．一方，静脈側の条件としては駆血下で吻合部付近の静脈径が2.0〜2.5 mm以上あり，穿刺可能な部位と中枢側の静脈の連続性が確保されていることが必要である．前腕末梢部での標準的内シャント以外にタバチエール内シャントも選択肢となる．前腕末梢尺側での内シャント作成も可能ではあるが，第一選択とはならない．前腕末梢での内シャント作成が困難であれば，肘部へ向かって静脈を追っていき，吻合可能な部位を決める．肘部にも良好な動・静脈が存在しない場合には，利き腕前腕で同様に作成部位を決定することになるが，長期的な視点から，なるべく末梢側を手術部位に選ぶ．利き腕側にも良好な動・静脈が存在しない場合には，後述

する transposed brachial-basilic arteriovenous fistula や下肢の大伏在静脈のシャント化，前腕，上腕，大腿などに人工血管を移植したアクセスを考慮することになるが，返血可能な静脈さえあれば上腕動脈や大腿動脈の表在化も選択肢の一つとなる．動脈の表在化は穿刺部の瘤化，閉塞，止血困難などの問題があり，適応は慎重にならざるを得ないが，動・静脈血流のシャントがないため心原性心不全がある場合には第一選択となる．また，頻回にVAトラブルを繰り返す症例ではサブアクセスとしての意義がある．心負荷の増大を避けるべき症例で，返血可能な静脈がない場合にはカフ（長期）型バスキュラーカテーテルを内頸静脈や鎖骨下静脈，大腿静脈から挿入する．シャント作成を不可とする心不全の基準については左室駆出率30％未満とされているが，コンセンサスは得られていない[1]．

　糖尿病や，膠原病，著明な動脈硬化などが原因となり末梢循環障害がある患者に対しては，AVFやAVG作成後のスチール症候群の発生を十分考慮する必要がある．特に肘部でのシャント作成はシャント血流量が多くなるため，スチール症候群の危険性が高くなる[4]．

4 手術手技のポイント

1）標準的前腕内シャント（橈骨動脈-橈側皮静脈吻合；radio-cephalic AVF）

　原則として端（静脈）側（動脈）吻合で行うが，吻合の容易さ，初期不成功率の低さ，合併症の少なさを考慮すると機能的な端側吻合（図5-92）が推奨される．静脈遠位側への血流を残した側々吻合は静脈近位側に狭窄が生じると遠位側に静脈高血圧を招来する可能性があるので注意が必要である．中枢側静脈を加圧拡張させた後に，動脈壁に7〜10 mm前後の切開をおき，吻合は7-0モノフィラメント糸で2点支持連続縫合やパラシュート法による連続縫合などで行う．動脈スパスムは通常60分以内に解除するが，局所にキシロカインを投与するか，ヘパリン

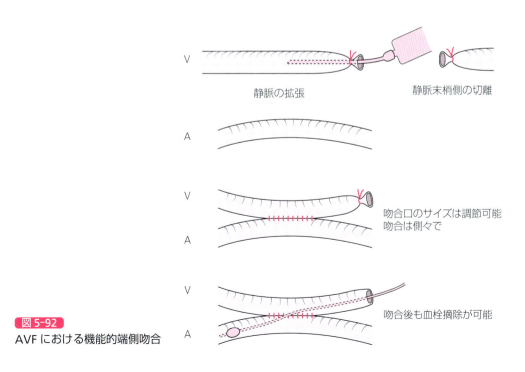

図5-92
AVFにおける機能的端側吻合

Ch 5 ● 腹部・末梢血管外科

または低分子ヘパリンを 2,000〜3,000 単位静注すると効果がみられる場合がある．吻合終了後，スパスムがないにもかかわらず近位側静脈にスリルをまったく触知しない場合にはシャントの発達は期待できないので，原因を検索し，再吻合も考慮する．

術後は吻合部および手術肢の圧迫に注意しながら，血圧を少なくとも 100〜110 mmHg 以上に保つようにする．肢の安静や固定は必要ない．術後補助療法としての抗凝固療法や抗血小板薬の投与はコンセンサスが得られていない[1]．

2) タバチエール AVF

手背の snuffbox で橈骨動脈の手背枝と橈側皮静脈の起始部を吻合するもので，穿刺およびシャント再建部位が長く確保される．動・静脈が近接しており，術創が小さく，心負荷が少ないなどのメリットがある反面，術野が狭く，動脈が細く深いので吻合が困難となることがある．また吻合部が袖口から露見してしまうため，美容上問題となることがある．

3) 肘部での AVF

肘正中皮静脈か深部交通枝を露出し，上腕動脈と吻合するが，脱血と返血部位を予測して，作製方法や部位を決定する．上腕部の橈側皮静脈が深い位置を走行していると，術後穿刺困難となる．上腕動脈の吻合部位は可及的に末梢側が望ましく，過剰シャントやスチール症候群を避けるため，吻合口は手関節部での内シャントに比しやや小さくする．

4) 動脈表在化

肘部から上腕にかけての上腕動脈が第一選択である．浅大腿動脈の表在化も可能だが，表在化する範囲が長い反面，術後早期にリンパ瘻を起こすことが多い．皮切の長さの割には実際の穿刺範囲は短くなることが多いので注意が必要で，皮下の剝離も厚すぎると穿刺しづらく，薄すぎると皮膚壊死の可能性がある．創と動脈が重なると穿刺が困難となるため，動脈を皮膚切開線から離して皮下に固定する．

5) グラフト内シャント（AVG）

植え込み部位は上肢を第一選択とするが，下肢も可能である．AVG の移植方法を図 5-93 に示す．グラフト素材としては ePTFE やポリウレタン（PU），polyolefin-elastomerpolyester（PEP）があるが，その特性を把握した上で使用する．遊離自家静脈のグラフト寿命は短い．ePTFE は抗キンク性，抗感染性に優れるが，術後に浮腫と約 5%の頻度で血清腫が発生することが知られている．PU は早期穿刺が可能であるが屈曲しやすいことが問題とされている．2006 年に発売された PEP は早期使用が可能で，穿刺がしやすく止血性にも優れているとされている．いずれにせよ人工血管は血栓閉塞や感染などのトラブルの頻度が高く，適応は慎重にすべきである．グラフトを皮下に誘導する際にはトンネラーが有用で，皮下の深さ，グラフトのねじれに細心の注意を要する．晩期合併症としては流出路静脈の狭窄の頻度が高い．ePTFE グラフトではスチール症候群の予防のため動脈側がやや細くなった tapered あるいは stepped 型のものや内膜肥厚予防のため静脈側が cuff になったもの，開存率向上のためヘパリンコーティングされているものも最近使用されている．

6) Transposed brachial-basilic arteriovenous fistula（TBBAVF）

肘や上腕の橈側皮静脈が使用できない場合，上腕で尺側皮静脈を表在化し，肘部で上腕動脈と

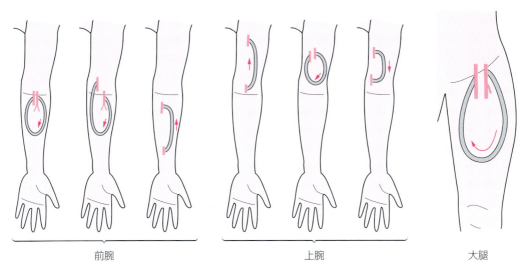

図 5-93　AVG の人工血管移植部位と方法

前腕　　　　　　　上腕　　　　　　大腿

吻合する TBBAVF も可能である．穿刺部の狭窄が生じやすく，また閉塞すると尺側皮静脈がグラフト移植に使用できなくなるため，適応については AVG も含め十分に検討する必要がある．

5　VA の寿命と合併症

報告では AVF の平均開存率は 2 年で 80％，3 年で 75％，5 年で 50％，AVG では 1 年で 80％，2 年で 60％，3 年で 50％である[5]．術後合併症としては，①狭窄，②閉塞，③感染，④瘤形成，⑤静脈高血圧，⑥スチール症候群，⑦過剰シャント，⑧血清腫などが挙げられるが，狭窄および閉塞が大部分を占める[1]．

VA の再建方法として，外科的修復と血管内治療の 2 つに大別されるが，治療方針を選択する際には各々の適応と限界，長所と短所を十分考慮した上で患者の QOL，開存成績，医療経済上の観点から総合的に判断することが肝要である．

文献

1) 2011 年版 社団法人 日本透析医学会「慢性血液透析用バスキュラーアクセスの作製および修復に関するガイドライン」Guidelines of Vascular Access Construction and Repair for Chronic Hemodialysis. 透析会誌. 2011; 44: 855-937.
2) Rayner HC, Pisoni RL, Gillespie BW, et al. Creation, cannulation and survival of arteriovenous fistulae: data from the Dialysis Outcomes and Practice Patterns Study. Kidney Int. 2003; 63: 323-30.
3) Silva MB, Hobson RW, Pappas PJ, et al. A strategy for increasing use of autogenous hemodialysis access procedures impact of preoperative noninvasive evaluation. J Vasc Surg. 1998; 27: 302-8.
4) Morsy AH, Kulbaski M, Chen C, et al. Incidence and characteristic of patients with hand ischemia after a hemodialysis access procedure. J Surg Res. 1998; 74: 8-10.
5) 酒井信治. 人工血管使用のブラッドアクセス. 臨床透析. 1996; 12: 120-30.

〈新本春夫〉

Ch 5 ● 腹部・末梢血管外科

33 リンパ浮腫

1 原因

　リンパ輸送システム（リンパ管とリンパ節）の機能不全により発生した浮腫がリンパ浮腫である[1]．先天的あるいは原因不明の原因によりリンパ輸送システムそのものに異常が発生し発症したリンパ浮腫を原発性（一次性）リンパ浮腫とし，癌手術，放射線治療，フィラリア感染など後天的な原因により発生したものを続発性（二次性）リンパ浮腫とする．原発性は多くの遺伝的異常によって発生するが，*VEGFR-3*，*FoxC2*，*Sox18* の3つが単一原因遺伝子として特定されている．続発性は本邦をはじめ多くの先進国では癌治療後遺症として発症し，乳癌，婦人科癌の患者15～30％に発症するとされる．東南アジア，アフリカ地域ではフィラリア感染症によるリンパ浮腫患者が1,500万人以上とされる[2]．

2 病態生理と症状

　リンパ浮腫の発生はリンパのうっ滞から始まる（図5-94）[3]．リンパのうっ滞はリンパ管壁の病的肥厚を惹起し広範なリンパ流障害を引き起こす．したがってリンパ浮腫が発生した時点ではリンパ管の破壊が相当に進行していると考えられる．最大の症状は浮腫であるが，だるさ，重さやADLの制限を訴える患者もいる．浮腫は脂肪の蓄積や線維化などから悪化する．蜂窩織炎の合併は一層の増悪をもたらす．病状の進行としては患肢の挙上で改善していたものが

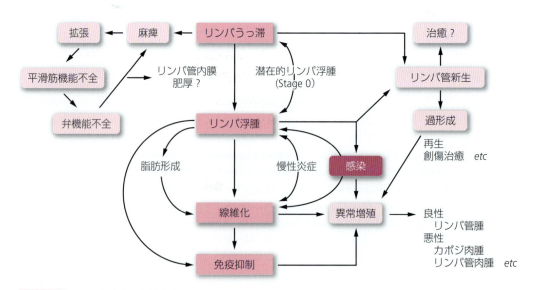

図5-94 リンパ浮腫の病態生理

33 リンパ浮腫

表5-26 リンパ浮腫の鑑別診断

全身性浮腫
- 心性浮腫
- 腎性浮腫
- 肝性浮腫
- 低蛋白血症性浮腫
- 内分泌性浮腫: 甲状腺機能低下症(粘液水腫), Cushing 症候群, 月経前浮腫
- 薬剤性浮腫: ステロイド薬, 非ステロイド性消炎鎮痛薬, カルシウム拮抗薬
- 脂肪浮腫
- 特発性浮腫

局所性浮腫
- 静脈性浮腫: 深部静脈血栓症, 慢性静脈機能不全
- リンパ浮腫
- 中毒, アレルギー, 炎症性浮腫
- 血管性浮腫(Quincke 浮腫), 遺伝性血管性浮腫　など

(Stage Ⅰ), 改善しなくなり(Stage Ⅱ浮腫期), 著明な線維化から圧迫痕ができなくなる(Stage Ⅱ晩期). さらに進行すると象皮病と呼ばれる皮膚病変が進行し極めて難治化する(Stage Ⅲ)[4]. 長年の経過でリンパ管肉腫に代表される悪性疾患の発生も懸念される.

❸ 診断

リンパ浮腫を診断するためには, まず浮腫がリンパのうっ滞によるものであることを証明し, それが原発性なのか続発性なのかを確認する必要がある. 表5-26 にリンパ浮腫と鑑別するべき浮腫をまとめた. 血液検査, 心電図, 胸部 X 線写真, CT, 超音波検査などにより除外する必要がある. リンパのうっ滞を直接的に評価する方法として, 古典的リンパ管造影, リンパシンチグラフィー, インドシアニングリーンを用いた蛍光リンパ管造影などがあるが, 一般診療として用いるには特殊であり, また保険適応もないため, 現実的には除外診断が中心となる.

原発性リンパ浮腫はリンパ球の遺伝子検査などにより遺伝子異常が発見されれば確定診断となるが, 倫理的な問題や原因の特定が治療に結びつかないこともあり, 続発性リンパ浮腫以外のリンパ浮腫を原発性とする除外診断がなされることが多い. 続発性リンパ浮腫の多くは乳癌, 婦人科癌などの既往により推定されるが, それが術後合併症なのか悪性腫瘍の再燃によるものなのかは注意が必要である.

浮腫の程度や治療に対する反応性を評価するには, 周囲径の測定や超音波による皮下組織の厚さの定期的な計測が有用である. 体重の減少も浮腫の改善を反映する.

❹ 治療

表5-27 にリンパ浮腫の代表的治療法をまとめた[4]. 治療の前提として患者の協力が必須であり, リンパのうっ滞を避け患肢に過度の負荷をかけない, 日焼けや虫刺されなどから蜂窩織炎を起こさないように注意するなど, 生活への指導が必要である.

803

Ch 5 ● 腹部・末梢血管外科

表 5-27 リンパ浮腫の治療法

保存的治療法		外科的治療法
①理学的治療 　a)複合的理学療法(CPT) 　　スキンケア 　　用手的リンパドレナージ 　　圧迫下の運動療法 　　圧迫療法 　b)間歇的空気圧迫法 　c)マッサージ単独 　d)絞り出し 　e)温熱療法 　f)患肢挙上	②薬物治療 　a)利尿薬 　b)ベンゾピロン 　c)抗生物質 　d)フィラリア治療薬 　e)脂肪融解 　f)分子生物学的治療 　g)食餌療法 ③リハビリテーション	①マイクロサージェリー ②脂肪吸引術 ③切除術

　現在の治療の中心は複合的理学療法である．複合的理学療法はスキンケア，用手的リンパドレナージ，圧迫下の運動療法，圧迫療法の4つから構成される．スキンケアは低下した皮膚バリア機能，皮膚免疫機能を補助する目的で感染合併症を予防し皮膚を正常化することを目的に行う．清潔を保ち保湿剤を使用する．用手的リンパドレナージはリンパのうっ滞を解消するために行うマッサージ療法であるが，一般的なマッサージとは一線を画しており専門的知識を必要とするため，認定制度などにより十分な教育を受けた医療者が実施することが望ましい．運動療法は筋ポンプ作用でリンパを排出することを目的に行い患者の活動性に合わせたプログラムが必要であるが，必ずストッキングなどの圧迫下に行い過負荷にならないよう注意が必要である．圧迫療法(弾性ストッキング，弾性包帯)は治療の中心となる．弾性ストッキングはクラスⅡ以上のストッキング，パンストタイプを用いる．ハイソックスタイプは基本的に用いない．スリーブはミトン，グローブを併用する．包帯では60 mmHg程度の強圧を目指して行い，多層包帯法が応用される．いずれも下肢虚血や静脈血栓症，心不全などの禁忌に注意が必要である[1]．

　外科的治療については100年以上の歴史があるが根治的な治療法の開発には至っていない．本邦ではリンパ管静脈吻合術が主として行われているが，技術的に難しいことや長期成績が不明なため一般的に普及するには至っていない．脂肪吸引術は世界的に最も行われている術式である．技術的に簡単で初期の体積減少が著明であるが，リンパ管機能を改善するものではないため早晩症状は元に戻っていく．いずれの場合でも外科治療後の圧迫療法は必要であり，単独治療として効果を得られるものは稀である．

　薬物治療として有効性が確認されているものはない．利尿薬は全身の水分を減少させるだけであってリンパ浮腫の治療とはならない．蜂窩織炎発生時には抗菌薬の投与を行うとともに安静と冷却が必要である．

　リンパ浮腫の治療には未だ根治的なものはなく根気強く継続することが必要であり，今後の新たな治療法開発が期待される．

文献

1) 一般社団法人リンパ浮腫療法士認定機構, 編. リンパ浮腫診断治療指針 2013. 東京: メディカルトリビューン; 2013.

2) A 2013 report from the World Health Organization. http://www. who. int/mediacentre/factsheets/fs102/en/

3) Witte MH, Bernas MJ. Lymphatic pathophysiology. In: Cronenwett JL, Jonston KW. Rutherford's vascular surgery. 8th ed. Philadelphia: Saunders Elsevier; 2014. p.176-200.

4) International Society of Lymphology. The diagnosis and treatment of peripheral lymphedema. Lymphology. 2009; 42: 51-60.

〈齊藤幸裕〉

Ch 5 ● 腹部・末梢血管外科

34 血管外傷

　第2次大戦まで血管損傷治療は動脈結紮と肢切断であったが，朝鮮・ベトナム両戦争で血行再建による救肢例が増加し血管外科が発達する契機となった[1-3]．本邦では銃創など鋭的外傷は少ないが，交通事故，労働・スポーツの鈍的外傷が多く[4,5]，骨や軟部組織損傷を合併し多専門領域の総合的管理を要する[5]．また血管内治療での損傷も増加している[1,2,5,6]．

1 病態と分類

　末梢血管損傷は急性と慢性，鋭的と鈍的，医原性と非医原性に分けられる．上肢と下肢では側副血行路，適応，救肢率に差がある．

1）急性血管外傷

　血管外傷は急性動脈閉塞と出血（±ショック）であり開放創では感染が加わる．動脈内膜下の基質が露出し血小板凝集，フィブリン血栓[7]，血管攣縮で止血される．動脈断裂で断端は攣縮するが不完全断裂では攣縮しにくく血腫から仮性動脈瘤（仮性瘤）となる[2]．動静脈の穿通創で時に動静脈瘻（図 5-95，5-96）を形成する[2]．

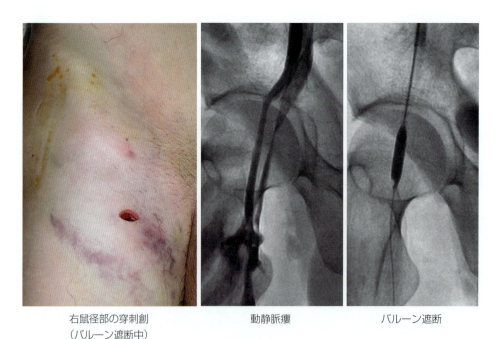

右鼠径部の穿刺創　　　　動静脈瘻　　　　バルーン遮断
（バルーン遮断中）

図 5-95　34歳，男性．外傷性右大腿動静脈刺創①
刺身包丁を右大腿に刺してショックとなりドクターヘリで来院．創より拍動性出血あり．造影にて右浅大腿動脈（SFA）〜大腿深動脈（PFA）より血管外漏出と動静脈瘻を認めた．右大腿動脈（FA）のバルーン遮断下に手術．

806

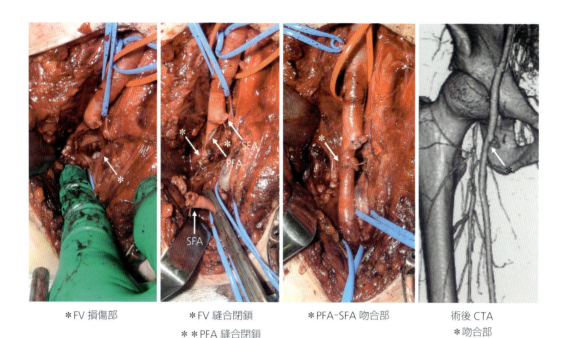

＊FV 損傷部　　　　＊FV 縫合閉鎖　　　　＊PFA-SFA 吻合部　　　術後 CTA
　　　　　　　　　＊＊PFA 縫合閉鎖　　　　　　　　　　　　　　＊吻合部

図 5-96 34 歳，男性．外傷性右大腿動静脈刺創②
PFA は分岐より 1 cm でほぼ離断，SFA は一部損傷．動脈出血制御後も静脈出血多量．PFA 末梢を縫合閉鎖．SFA を離断すると FV に円形の貫通創あり．FV 損傷部を縫合閉鎖．PFA 中枢離断部と SFA 末梢を端々吻合．術後 CT で血流良好にて，14 病日杖歩行で退院．

2）慢性血管外傷

急性期の血腫が線維性被膜を形成し仮性瘤[2]，動静脈瘻，動脈閉塞を呈したり[1,2]，反復外傷で内膜肥厚や瘤様拡張，末梢塞栓を起こす（胸郭出口症候群[8]，膝窩動脈捕捉症候群[9]）．

3）医原性血管外傷

抗凝固・抗血小板療法の患者が増え[2]，カテーテルやバルーンでの穿孔，解離，内膜損傷，閉塞，仮性瘤，動静脈瘻などが起こりうる[5,6]．

2　診断法

末梢血管損傷に頭部・胸腹骨盤部の合併損傷や骨折を伴う時は救命を第一とし，診断治療は優先順位を考慮して迅速に行う[2]．四肢血管外傷は急性動脈閉塞症状（pulselessness, pallor, pain, poikilothermia, paresthesia, paralysis/paresis: six or seven "Ps"[1-3]）を呈する．骨折，脱臼，筋挫滅の疼痛や神経損傷の麻痺と鑑別を要すが，拍動の減弱・消失，出血，血腫，cyanosis などで診断は容易である．上肢では上腕動脈が多く，神経損傷がなければ予後はよい[2]．下肢では浅大腿動脈が，鼠径部は大腿動脈が，膝関節脱臼では膝窩動脈が閉塞しやすい[2]．診断は超音波検査，ABI 測定，CTA，MRA，必要なら診断と治療目的に血管造影を行う．腹部外傷では実質臓器や消化管損傷の検索に造影 CT が必要である．

Ch 5 ●腹部・末梢血管外科

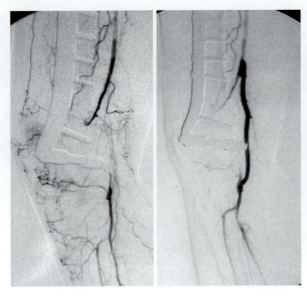

図 5-97 76歳，女性．交通外傷による右膝窩動脈閉塞例
他院で大腿骨骨折の治療後，右足部・足趾に壊死出現．外傷の2カ月後に自家静脈により再建した．

3 手術適応

　体幹部の血管外傷は救命のため，四肢血管外傷は救肢のため適応となる．多発骨折や臓器損傷合併時は重症度により治療順序を決定する．血管外傷は急性循環不全を呈するので損傷部位と虚血の程度を判定し迅速に適応を決める（4〜6時間が golden period）．上肢は虚血に強く，下腿動脈は損傷が1本で足部循環が良好なら経過観察可能だが，膝窩動脈閉塞は側副路ができず下肢切断率は33〜100%[2,5]で迅速な再建を要する[2]（図 5-97）．静脈損傷の修復は四肢の機能的予後を改善する[2]．穿刺後の拍動性血腫はエコーガイド下の圧迫固定で治癒しうるが，神経麻痺や仮性瘤は手術適応となる．挫滅がひどい"mangled limb"の一期的切断は死亡・合併症率が低く，苦痛緩和と医療経済面でよいとする意見もある[2]．

4 治療法

1）止血

　救急外来では圧迫止血を基本とし盲目的鉗子操作は避ける．速やかに手術室へ移送し，損傷の中枢と末梢を剝離してから損傷部を攻める[2]．hybrid手術室であれば血管造影で部位を確認し，閉塞バルーンで出血をコントロールする（図 5-95）．四肢では中枢をターニケットで，末梢をFogartyカテーテルで制御可能である．鋭的損傷や穿刺創，穿刺部出血では上下を遮断しポリプロピレン糸で縫合閉鎖する．血管壁の挫滅があれば血行再建を要する．

2）血栓除去

　損傷血管では内膜損傷や攣縮で末梢側に2次血栓が延びるので血栓を除去する．バルーンの内膜損傷に注意し愛護的に操作する．逆流が得られても血栓が除去しきれたとは限らず繰り返し十分に行う[2]．可能なら術中血管造影で血流改善を確認することが望ましい．

3）血行再建

　　四肢の急性動脈閉塞は迅速な血行再建を要す．骨折時は先に骨折治療を行うとグラフト長を決めやすいが虚血時間が延長する．血行再建を先にすると骨折整復時にグラフトや吻合部に損傷を起こす恐れがある．前者では内シャントを用いて早期血行再開が可能である[2]．膝窩動脈損傷では腓骨神経麻痺や切断率が高い[2]ので血行再建を先行させる[4]．

　　短い鋭的損傷では病変部切除と端々吻合が可能で[2]，正常部の広範な切除は無意味である[2]．鈍的血管損傷では内膜損傷部を残すと閉塞するので，①病変部切除，②十分な血栓除去，③局所ヘパリン散布，④血管移植を原則[1, 2]とする．自家静脈を第一選択とし，人工血管使用時は軟部組織で被覆を試みる．

4）血管内治療

　　出血部の塞栓術や仮性瘤・動静脈瘻のステントグラフト治療[10]は今後増えると思われる．血管内治療の利点は，①離れた部位からアプローチ，②局所麻酔で可能，③少ない創感染，④短い入院期間などだが，緊急時にデバイス入手は難しく，重要な枝の閉塞や内膜肥厚，ステントの変形・屈曲・閉塞など長期成績は不明なので若年者は慎重に適応を決める[6]．

⑤　術後管理

　　急性期血管外傷は感染制御や循環動態の安定化など，多発外傷や急性動脈閉塞に準じた術後管理を要する．虚血時間と重症度に応じて血行再建後の再灌流障害や compartment syndrome[1, 2, 4]に注意する．乏尿，無尿，高カリウム血症では透析を要し，下腿筋腫脹と疼痛，麻痺出現時には早期に筋膜切開を行う．

おわりに

　　血管外傷は急性動脈閉塞，出血性ショック，多発骨折，多臓器損傷，感染が併存する緊急疾患なので，血管外科医は他の専門医と連携して救命救肢のため迅速に診断と治療を行う．

📖 文献

1） Mattox K. Vascular trauma. In: Haimovici H, et al. editors. Vascular Surgery. 3rd ed. California: Appleton and Lange; 1989. p.370-85.

2） Ledgerwood AM, et al. Vascular injuries. In: Wilson R, Walt A, eds. Management of trauma: pitfalls and practice. Baltimore: Williams & Wilkins; 1996. p.711-35.

3） Rich NM. Recent advances in the management of vascular trauma. In: Veith FJ, ed. Current critical problems in vascular surgery. Missouri: Quality Medical Publishing; 1993. p.384-7.

4） 古屋隆俊, 登 政和, 田中信孝. 血栓性動静脈疾患の病態 外傷. 日本臨床. 1999; 57: 193-6.

5） 正木久男. 血管外傷. In: 稲田 潔, 他編. 血管疾患の臨床. 東京: 金原出版; 2002. p.241-8.

6） Önal B, Ilgit ET, Koşar S, et al. Endovascular treatment of peripheral vascular lesions with stent-grafts. Diagn Intervent Radiol. 2005; 11: 170-4.

7） Berndt MC, Ward CM, De Luca M, et al. The molecular mechanism of platelet adhesion. Aust NZ J Med. 1995; 25: 822-30.

8） 古屋隆俊, 多田祐輔, 佐藤 紀, 他. 上肢動脈病変を伴った胸郭出口症候群. 日血外会誌. 1993; 2: 85-92.

Ch 5 ● 腹部・末梢血管外科

9) Collins G. Popliteal artery entrapment syndrome. In: Haimovici H, et al. eds. Vascular surgery. 3rd ed. California: Appleton and Lange; 1989. p.558-63.

10) Deguchi J Furuya T, Tanaka N , et al. Successful management of tracheo-innominate artery fistual with endovascular stent graft repair. J Vasc Surg. 2001; 33: 1280-2.

〈古屋隆俊〉

和文索引

あ

悪性関節リウマチ	760
アクセスルート	546
アテローム血栓症	659
アンジオテンシン受容体拮抗薬	731
アンジオテンシン変換酵素	
阻害薬	731
安全装置	24
設置基準	24

い

異型大動脈縮窄	582, 751
遺残坐骨動脈	697
遺残短絡	332
医師法 21 条	56
胃十二指腸動脈瘤	656
異常筋腹	694
遺族感情による捜査への影響	60
胃大網動脈瘤	656
1.5 心室修復術	285, 444
一次性 MR	181
一次切断	701
一過性脳虚血発作	121
一期的肺血管統合術	401
一酸化窒素	260, 345
一側脳灌流法	27
遺伝性血管疾患	765
胃動脈瘤	656
異物接触面積	28
医療安全講習会	57, 70
医療事故	50
医療事故調査・支援センター	51
医療事故調査制度	57
医療事故調査等支援団体	52
医療事故調査報告書	54
陰圧吸引補助脱血法	63
インシデント・アクシデント	
報告	67
インセンティブ	10
インフォームドコンセント	65

う

ウーブンダクロン	485
植込型補助人工心臓	
	259, 260, 467
右脚	331
右鎖骨下動脈起始異常	374
ウシ心膜弁	128
右室-肺動脈シャント	426
右室-肺動脈導管	422
右室依存性冠循環	441
右室側偏位	331
右室流出路狭窄	396
右側 Maze	451
運動型血液ポンプ	11

え

エアノット	150
遠隔期再手術	294
冤罪事件	62, 64
炎症性動脈瘤	583, 645
遠心ポンプ	13, 26, 261
エンドリーク	547, 569, 632

お

横紋筋肉腫	238
オープンステントグラフト	567

か

外傷	649
開窓型グラフト	562
外側足根動脈	619
外側足底動脈	619
外腸骨動脈	617
回腸動脈瘤	656
解糖系	38
開放回路	15
解剖学的(2 心室)修復術	284
解剖学的根治術	29
解剖学的修復術	389
開放式僧帽弁交連切開術	135
解離性大動脈瘤	476
過灌流症候群	715, 751

か（続き）

拡張型心筋症	266, 271
拡張期ランブル	173
拡張障害（右室）	246
拡張肥大型心筋症	271
下肢急性動脈閉塞症	705
下肢虚血	526
下肢静脈瘤	778
下肢静脈瘤硬化療法	779
下肢切断	701
過剰シャント	800
下心臓型（Ⅲ型）総肺静脈	
還流異常	406
ガス交換膜	13
仮性心室瘤	109
仮性大動脈瘤	476, 489
仮性動脈瘤	737, 806
仮性瘤	641
家族性胸部大動脈疾患	576
下大静脈フィルター	772
下腿切断	702
下腸間膜動脈	616
活動電位	35
合併症	499
カテーテル血栓溶解療法	770
カテーテル治療	93, 314, 461
カテーテル弁置換術	164
下半身循環停止	27
加齢心筋	41
カレルパッチテクニック	484
川崎病	366
肝機能障害	248
冠血行再建	74, 81, 86, 93, 102
間歇性跛行	658, 749
肝細胞癌合併	783
監視下運動療法	660
患者取り違え事故	57
冠循環	34
肝静脈血の流出障害	783
冠静脈洞型心房中隔欠損症	318
関節リウマチ	760
完全型房室中隔欠損	342
感染性心内膜炎	133, 208
感染性大動脈瘤	583

和文索引

感染性脳動脈瘤	209, 210	
感染性腹部大動脈瘤	641	
完全体外循環	17	
完全大血管転位	411	
感染対策	90	
完全内視鏡下心室中隔欠損		
閉鎖術	459	
完全房室ブロック	336	
鑑定書	65	
鑑定人選任の仕組み	65	
冠動脈解離	523	
冠動脈起始異常	364	
冠動脈狭窄	499	
冠動脈走行異常	364	
冠動脈損傷	233	
冠動脈バイパス術	93	
遠隔成績	94	
冠動脈瘤	366	
肝動脈瘤	654	
冠動脈瘻	365, 401	
寒冷誘発試験	735	

き

機械弁	126, 471
気管形成術	379
気管切開	300
偽腔開存型急性大動脈解離	528
偽腔開存型大動脈解離	477, 515
偽腔破裂	567
偽腔閉塞型急性大動脈解離	528
偽腔閉塞型大動脈解離	477, 515
器質性僧帽弁閉鎖不全症	179
技術評価委員会	68
気道狭窄	378
気道攣縮	405
機能性僧帽弁閉鎖不全症	
	179, 266
機能的 (1 心室) 修復術	284
機能的根治術	29
機能的修復術	285, 289
気泡型人工肺	13
逆行性再建	511
逆行性大動脈解離	553
逆行性投与	45
逆行性脳灌流	482, 504
吸引補助脱血法	27
救急室緊急開胸	235
急性 A 型大動脈解離	517
急性 B 型大動脈解離	528, 590

急性下腸間膜動脈塞栓症	726
急性上腸間膜動脈血栓症	723
急性動脈閉塞	704, 806, 807
急性肺血栓塞栓症	600
急性腹症	723
急性閉塞	652
胸郭出口症候群	717, 807
胸骨正中切開	302
胸骨部分切開	303
狭小弁輪	128, 153
共通肺静脈腔	406
共通房室弁閉鎖不全	342
胸部下行大動脈瘤	506
胸部下行瘤	533
胸腹部大動脈置換術	563
胸腹部大動脈瘤	506, 533, 549
胸部大動脈瘤	124
胸部大動脈瘤破裂	588
業務上過失傷害容疑	59
業務上過失致死容疑	61, 63
局所陰圧閉鎖療法	684
虚血	41
虚血再灌流傷害	34, 41
虚血性心筋症	268
虚血性僧帽弁閉鎖不全	117, 135
緊急・準緊急手術	298
均質膜	14
筋小胞体 Ca^{2+} ポンプ	37
近赤外線分光法	621

く

空気容積脈波法	622
空腸動脈瘤	656
クエン酸回路	40
グラフトの評価	88
グルタルアルデヒド処理	427
クレアチンリン酸	43

け

経カテーテル的大動脈弁	
植込み術	164
経カテーテル肺塞栓除去術	602
経験的抗菌薬投与	209
脛骨腓骨動脈幹	618
刑事裁判化阻止	64
刑事裁判の有罪率	64
刑事責任が問われる危険性	58
傾斜 (型) ディスク弁	126, 154
頸動脈狭窄症	712

頸動脈ステント留置術	713
頸動脈内膜切除	713
頸動脈瘤	648
経皮 (的) 酸素分圧	621, 666
経皮的人工心肺装置	600
経皮的腎動脈拡張術	730
経皮的心肺補助装置	610
経皮的肺動脈バルーン拡張術	
	608
経皮的肺動脈弁置換術	471
経皮的バルーン交連裂開術	174
頸肋	717
外科的デバイス治療	459
血液ポンプ	11
血管炎	752
血管外傷	806
血管型 Ehlers-Danlos 症候群	
	763
血管奇形	795
血管腫	795
血管損傷	253
血管内焼灼術	779
血管内治療	660, 751
血管内皮機能検査	621
血管肉腫	238
血管輪	374
血行再建	681
血行動態	298
血清腫	800
結節性多発動脈炎	758
血栓症	704
血栓性静脈炎	753
血栓塞栓症	253, 257
血栓摘除術	771
血栓弁	133
血栓溶解療法	602
結腸動脈瘤	656
権威勾配	67
限局性閉塞	694
腱索温存	182
腱索損傷	232
剣状突起下心膜開窓術	234
ゲント基準	574
原発性 (一次性) リンパ浮腫	802
原発性血管炎	756

こ

抗 MPO 抗体	759
抗 PR3 抗体	759

和文索引

高位結紮術	780
抗凝固薬	300
抗凝固療法	133
後脛骨動脈	618
抗血小板薬	300
膠原病	756
好酸球性多発血管炎性肉芽腫症	759
高周波焼灼装置	221
構造的弁劣化	133
拘束型心筋症	271
光電脈波法	621
高難度新規医療技術	68
広範型肺血栓塞栓症	600
後負荷	298
興奮収縮連関	35
抗リン脂質抗体症候群	760
高齢者	98
外科治療	188
交連切開	189, 397
交連癒合	172
5 型ホスホジエステラーゼ	
阻害剤	345
コラーゲン被覆人工血管	486
孤立性心房細動	214
孤立性大動脈炎	748
孤立性脳灌流	427
混合型(Ⅳ型)総肺静脈還流	
異常	406
混合静脈血酸素飽和度	253
根治的心臓外科手術法	214
コンテグラ	470

さ

サーモグラフィー	621
再灌流障害	809
再手術	134, 152, 350
回避率	206
再分極	35
再膨張性肺水腫	230
細胞内 Na^+ 過負荷	42
左冠動脈肺動脈起始症	363
鎖骨下動脈盗血症候群	718
坐骨神経損傷	700
左室形成術	266
左室自由壁破裂	109
左室流出路狭窄	344, 432
左心耳切離	218
左腎静脈	615

左心低形成症候群	424
左心バイパス法	482
左心ベント挿入	307
左心補助人工心臓	254
嗄声	491
左側房室弁逆流	344
サブスペシャルティ	9
左房 Maze 手術	221
左房内血栓	172
左房粘液腫	241
左右短絡シャント	314
酸塩基平衡	38
3 次元画像	624
三尖弁機能障害	336
三尖弁逆流	336
三尖弁形成術	201, 205
手術術式	199
手術適応	196
三尖弁置換	205, 206, 391, 451
三尖弁閉鎖	436
三尖弁閉鎖不全	187, 192, 272
酸素供給量	309
残存遷延性肺高血圧	345

し

軸流ポンプ	261
刺激伝導系	328, 332
自己心膜	469
事故調査委員会	53
事故調査報告書	62
自己弁温存基部置換術	136, 495
趾切断	702
自然弁感染	208
持続灌流法	46
持続吸引閉鎖療法	703
膝窩動脈	617
膝窩動脈外膜嚢腫	666
膝窩動脈狭窄後拡張	694
膝窩動脈内側偏位	694
膝窩動脈捕捉症候群	
	666, 693, 807
膝窩動脈瘤	651
膝窩動脈瘤血栓閉塞	709
死亡時画像診断	52
縦隔腫瘍	789
収縮性心膜炎	245
周術期合併症	715
周術期脳合併症	94
周術期脳梗塞	87

重症下肢虚血	658, 662
重症心不全	271
重症肺動脈弁狭窄	441
修正大血管転位症	388
出血性合併症	133
術後肺静脈狭窄	408
術後管理	138
術後再灌流障害	610
術後心房細動	106
術後対麻痺	534
術前管理	298
術中管理	87
術中大動脈エコー	480, 502
術野構築	302
シュノーケリング	568
主要体肺側副血行路	400
純型肺動脈閉鎖	441
順行性再建	511
順行性投与	45
準備手術	287
常温心筋保護法	45
消化管出血	741
消化管麻痺	404
証拠隠滅容疑	63
症候群性大動脈疾患	573
上行大動脈瘤	494
上肢/足関節血圧比	681
少子高齢化	281
上心臓型(Ⅰ型)総肺静脈還流	
異常	406
上大静脈症候群	491, 789
上腸間膜動脈	564, 615, 616
上腸間膜動脈瘤	655
静脈奇形	796
静脈グラフト	670
静脈血酸素飽和度	19
静脈血栓塞栓症	768
静脈高血圧	799
静脈洞型部分肺静脈還流	
異常症	320
静脈洞欠損型心房中隔欠損症	317
静脈抜去術	780
静脈瘤切除	781
上腕動脈瘤	649
食道・胃静脈瘤	783
除神経心	275
シンウォール	27
腎機能低下	96
腎虚血	525

813

和文索引

心筋 viability	86
心筋炎後心筋症	271
心筋虚血	523
心筋梗塞	41
心筋細胞	34
代謝	38
心筋スタニング	41
心筋生検	275
心筋損傷	232
心筋保護	17, 34, 144
心筋保護液	18
心形態	298
腎血管性高血圧	728
心原性脳梗塞	214
人工血管	484
人工血管-腸管瘻	745, 746
人工血管感染	586, 739, 745
人工血管サイズ	790
人工血管周囲膿瘍	745, 746
人工血管置換術	548, 631, 646
人工心肺事故	62
人工肺	13
人工弁感染	208
人工弁関連合併症	129
人工弁置換術	211
人工弁の縫着位置	147
心室筋細胞	35
心室大血管逆位	388
心室中隔欠損	326, 459
心室中隔欠損孔	469
心室中隔欠損閉鎖	404
心室中隔穿孔	113
心室中隔破裂	232
心収縮力	299
心自由壁破裂	232
新生児	281
腎性全身性線維症	626
真性大動脈瘤	476, 489
心尖部カフ	260
心臓移植	264, 271, 467
心臓型（Ⅱ型）総肺静脈還流	
異常	406
心臓血管外科専門医制度	2
心臓血管外科専門医認定機構	4
心臓腫瘍	238
心臓生理学	298
心臓損傷	231
心臓粘液腫	239
深足底動脈	619

心タンポナーデ	109, 513, 522
腎動脈	614, 616
腎動脈狭窄	751
腎動脈バイパス手術	732
腎動脈瘤	656
心内膜線維弾性症	352
心嚢内心筋冷却	45
心嚢膜	245
心肺同時移植	272
心拍出量	298
心拍動下冠動脈バイパス術	102
深部静脈血栓症	768
深部静脈弁形成術	775
深部静脈弁不全症	774
心不全	328
心房筋細胞	37
心房細動	220
心房中隔欠損	317, 458
心房中隔裂開術	426
心房破裂	232
心膜剥皮術	247
心膜損傷	232
心膜フリンジ	176
腎レニン測定	730

す

膵十二指腸動脈瘤	656
水腎症	645
垂直静脈	406
スクワッティング	394
スタチン	736
スチール症候群	799
ステージ D 心不全	259
ステロイド療法	579
ステントグラフト	
感染	586
手術	555, 646
治療	544, 548, 552, 555,
	562, 565, 569, 809
内挿術	125, 634, 644
ステントレス弁	128, 155, 473
スペル発作	394

せ

静止膜電位	35
成人先天性心疾患	291
生体適合性	28
生体弁	127, 471
生命予後	192

生理学的修復術	389
脊髄栄養動脈	534
脊髄虚血	526, 567
脊髄障害	553, 563
脊髄ドレナージ	591
脊髄保護	510
ゼラチン処理人工血管	486
ゼローマ	487
線維筋異形成	728
前脛骨動脈	618
潜在的重症下肢虚血	659
全身性エリテマトーデス	760
全身性硬化症	761
前尖拡大術	202
浅大腿動脈	617
選択的脳灌流	504, 509
選択的脳分離体外循環	481
選択的肺高血圧治療薬	345
選択的分枝灌流	482
選択的肋間動脈灌流	510
穿通性心臓損傷	231
先天性冠動脈異常	363
先天性心疾患	280
先天性心疾患術後管理	309
先天性僧帽弁疾患	346
先天性大動脈弁狭窄症	352
先天性大動脈弁閉鎖不全症	360
セントラルシャント	395
前乳頭筋	329
前負荷	298
前方偏位	331
専門医制度	2
専門医制度整備指針	4

そ

臓器移植法改正	264
臓器灌流障害（不全）	513, 523
送血管挿入	305
送血路	518
臓側心膜	245
総大腿動脈	617
総腸骨動脈	615
総動脈幹症	420
総肺静脈還流異常	310, 406
僧帽弁狭窄	171, 186, 187, 346
僧帽弁形成術	189, 211
術後	349
僧帽弁手術	186
僧帽弁前尖の fluttering	161

和文索引

僧帽弁置換術　175
　術後　350
僧帽弁複合体形成　266
僧帽弁閉鎖不全　178, 187, 346
　Grade 分類　180
僧帽弁膜症　220
僧帽弁輪石灰化　171
僧帽弁輪縫縮術　118
側開胸　303
足関節部血圧　665
塞栓症　133, 648, 704
足底動脈　619
足背動脈　619
続発性血管炎　756
続発性(二次性)リンパ浮腫　802
側副血行路　789

た

第 3 肋間開胸　315
体外循環回路　15
体外循環血流量　17
体外設置型補助人工心臓　254, 463
体血管抵抗　299
大血管転位　310
太鼓ばち状指　394
胎児診断　425
大腿深動脈　617
大腿切断　703
大腿動脈瘤　650
大動脈炎症候群　163, 578, 719, 748
大動脈解離　477, 479, 513, 549
大動脈気管支瘻　594, 743
大動脈基部感染　212
大動脈基部再建術　484
大動脈弓離断　382, 384
大動脈峡部　595
大動脈疾患　478
大動脈遮断　17
大動脈縮窄　369
大動脈消化管瘻　741
大動脈食道瘻　585, 592
大動脈損傷　595
大動脈内腔(真腔)　513
大動脈肺動脈窓　382
大動脈肺動脈中隔欠損　382
大動脈肺瘻　742
大動脈弁下狭窄症　358

大動脈弁機能障害　336
大動脈弁逆流　750
　残存　500
大動脈弁狭窄　143, 186, 187
　三微　143
大動脈弁形成術　163
大動脈弁手術　186
大動脈弁上狭窄症　356
大動脈弁損傷　232
大動脈弁置換術　163
大動脈弁二尖弁　491
大動脈弁閉鎖不全　160, 187, 581
大動脈弁変形　334
大動脈弁輪拡大術　354
大動脈弁輪拡張症　160, 494
大動脈離断　369
大動脈瘤　476
大動脈瘤・大動脈解離診療
　ガイドライン　492
体肺シャント術　394, 437
大伏在静脈　670
大網充填　739
代用弁　126
大量喀血　742
高安動脈炎　578, 748
ダクロン(ポリエステル)
　人工血管　484, 485
多孔質膜　14
多断面再構成　501
脱血管挿入　306
脱分極　35
他動的背屈　693
タバチエール　800
多発血管炎性肉芽腫症　759
多列検出器型 CT　501
単心室症　431
弾性ストッキング　779, 804
弾性包帯　804
単弁手術　185

ち

チアノーゼ　394
チーム医療　60
　無責任体制　57
チャペルヒル会議　756
注意義務違反　61
中間手術　289
中心肺動脈　400
中心肺動脈形成　402

中足骨切断　702
腸管虚血　524
腸間膜動脈血栓症　722
腸骨動脈瘤　629, 641, 645
腸骨動脈瘤破裂　634
超低体温間歇の循環停止法　608
超低体温循環停止法　30
超低体温低流量法　30
直視下交連切開　174, 353
直視下肺動脈血栓除去術　602
貯血槽　15

つ

椎骨動脈狭窄　713
対麻痺　564

て

低温心筋保護液　45
低左心機能　96
低酸素血症　604
低侵襲心臓手術　224, 458
低侵襲的クリッピング術　315
低体温循環停止　482, 504
低濃度酸素吸入　300
適正灌流量　29

と

頭蓋骨外頸動脈瘤　648
洞結節機能　220
凍結保存同種血管　585
橈骨動脈　88
動静脈奇形　796
動静脈瘻　806
動注塞栓溶解療法　724
糖尿病　96
糖尿病性足病変　679
洞房結節　37
動脈管開存　313, 385, 460
動脈幹弁　420
動脈スイッチ　340
動脈バイパス術　660
動脈表在化　800
特発性大動脈炎　748
トラネキサム酸　571

な

内胸動脈　88
内視鏡下筋膜下不全穿通枝
　切離術　775

和文索引

内視鏡下動脈管閉鎖術　460
内視鏡手術用自動縫合器　218
内視鏡的不全穿通枝切離　782
内視鏡補助下小切開アプローチ
　　　459
内シャント　798
内側足底動脈　619
内側乳頭筋　328
内腸骨動脈　615
内膜摘除形成術　670
ナトリウム/カリウムポンプ　38

に

二期的胸骨閉鎖　304
二次孔欠損型心房中隔欠損症
　　　317
二次性 MR　182
二次性副甲状腺機能亢進症　152
二尖弁　160
2 相性 P 波　179
ニッテドダクロン　485
日本医療安全調査機構　51
日本周術期食道心エコー
　　認定試験　229
乳頭筋　267
　　接合術　118, 268
　　損傷　232
　　つり上げ術　118
乳頭状線維弾性腫　242
尿溢流　645

の

脳 SPECT　122
脳合併症　208, 210
脳虚血　524
囊状大動脈瘤　476, 489
脳脊髄液ドレナージ　510, 553
能動的底屈　693
脳保護　480

は

ハートチーム　78, 98
肺換気・血流スキャン　605
肺血管抵抗　286, 299
肺血管閉塞性病変　336
肺血栓塞栓症　768
肺血流分布異常　605
肺高血圧
　287, 328, 383, 385, 602, 604

肺高血圧発作　345, 384, 386
肺出血　603
肺静脈口隔離術　221
肺生検　383
肺動静脈瘻　433
肺動脈血栓内膜摘除術　606
肺動脈縮窄　400
肺動脈スリング　377
肺動脈バンディング　438
肺動脈閉鎖兼心室中隔欠損　400
肺動脈弁逆流　398
肺動脈弁置換　470
肺動脈弁置換術　294, 398
バイパス術　556
ハイブリッド治療　219, 458, 611
バスキュラーアクセス　798
バスキュラーカテーテル　799
発生頻度　280
破裂性大動脈瘤　588
反回神経麻痺　511

ひ

微温心筋保護　45
非解剖学的修復　585
非解剖学的バイパス　642
非解離性大動脈瘤　489
非構造的弁劣化　133
腓骨動脈　618
非症候群性大動脈疾患　573
非穿通性心臓損傷　232
非対称膜　14
肥大心筋　41
脾動脈瘤　654
左肺静脈無名静脈還流型
　　部分肺静脈還流異常症　321
左肺動脈大動脈起始　385
ヒト肺循環　287
皮膚灌流圧　621, 681, 701
氷泥　45
病理解剖　52

ふ

腹腔動脈　564, 614, 615
腹腔動脈瘤　655
複合的理学療法　804
複合膜　14
腹部コンパートメント症候群　637
腹部大動脈瘤
　121, 629, 634, 641, 645

腹部内臓動脈瘤　654
不全心筋　41
ブタ大動脈弁　127
フットケア　679
部分体外循環　17, 482, 591
部分肺静脈還流異常症　320
プラニメトリー　173
プロスタグランジン　313
プロトンポンプ　38
プロフェッショナル
　　オートノミー　2
吻合部仮性動脈瘤　754
吻合部動脈瘤　737
吻合部破綻　738
吻合部瘤　746
吻合補助デバイス　82
分枝型グラフト　562
分枝付き人工血管　486
分節遮断　510

へ

平滑筋肉腫　240
閉胸　304
閉鎖回路　15
閉塞性血栓血管炎　687
閉塞性動脈硬化症
　　　124, 623, 658, 680
閉塞用バルーン　590
並列循環　286
壁応力　491
壁側心膜　245
弁下組織温存弁置換術　135, 175
弁形成術　133, 182
弁周囲逆流　164
弁尖逸脱症　134
弁尖切除　144
弁尖の tethering　267
弁尖付着部脱灰　145
弁置換術　133, 138, 182
弁付き導管　470
弁膜症手術　185
弁輪拡大　146
弁輪過縫縮　266
弁輪の糸かけ　147
弁輪縫縮術　136, 435

ほ

膀胱内圧　639
房室逆位　388

房室結節	37		

房室結節 37
房室結節伝導能 220
房室中隔欠損 342
房室ブロック 206
房室弁逆流 345
房室弁損傷 232
紡錘状大動脈瘤 476, 489
補助人工心臓 254, 259, 272
母体搬送 425
ホモグラフト 470
ポロシティ 485

ま

マイグレーション 633
マカロニサイン 749
膜型人工肺 13
膜性部辺縁欠損 327
膜性翼片 330
末梢血管病変 123
末梢動脈疾患 623
慢性下腸間膜動脈塞栓症 727
慢性血栓塞栓性肺高血圧症 604
慢性上腸間膜動脈血栓症 725
慢性静脈不全 774, 778
慢性心房細動 220
慢性大動脈解離 533
慢性透析 188
慢性肺塞栓症 602
マントルサイン 646

み

右肺静脈右房還流型部分
　肺静脈還流異常症 320
右肺静脈上大静脈還流型
　部分肺静脈還流異常症 320

右肺動脈下大静脈還流型
　部分肺静脈還流異常症 321
右肺動脈大動脈起始 385
未熟心筋 40
水試験 336
脈なし病 578

む

無酸素 41
無酸素発作 394
無症候性頸動脈狭窄 122, 712
無症候性末梢動脈疾患 658
無責任体制 67

め

迷走神経麻痺 712
免疫複合体性血管炎 757
免疫抑制薬 275, 579

も

毛細血管奇形 795
モデル事業 50
門脈圧亢進症 783

ゆ

有効弁口面積 153
有症状頸動脈狭窄 712
遊走性静脈炎 689
遊離脂肪酸 38

よ

容積型血液ポンプ 11
腰動脈 571
予定待機手術 298
予防接種 299

ら

ラジオアイソトープ画像診断 641
卵円孔開存 602

り

リウマチ熱後遺症 171
リジッドリング 193
離脱試験 258
リハビリテーション 531
リファンピシン浸漬 593
両側内胸動脈 96
両側大動脈弓 374
両側内胸動脈 98
両側肺動脈絞扼術 384, 428
両大血管右室起始 338
リンパ管奇形 795
リンパ管静脈吻合術 804
リンパ管肉腫 803
リンパ浮腫 802

れ

レニン-アンジオテンシン系 728
連合弁手術 185
連合弁膜症 185
連続性雑音 314

ろ

ローラーポンプ 12, 26

わ

割りばし刺入事故 60

欧文索引

A

α-stat 法	30
AAA(abdominal aortic aneurysm)	121, 634
AAE(annulo-aortic ectasia)	494
AB5000	255
ABF(aorto-bronchial fistula)	594, 743
ABI(ankle-brachial pressure index)	123, 620, 665
ACC/AHA ガイドライン	492
action potential	35
acute on chronic PE	602
ACURATE neo	168
Adamkiewicz 動脈	506
Adams-Yozu Cygnet Flexible clamp N-10143	228
Adams-Yozu Mini-Valve System	228
AEF(aorto-esophageal fistula)	592
Af(atrial fibrillation)	220
AHA/ACC 弁膜症ガイドライン	180
Ai(autopsy imaging)	52
ALCAPA(anomalous left coronary artery originating from the pulmonary artery)	363
ALI(acute limb ischemia)	704
anatomical landing zone map	545
ANCA 関連血管炎	757
angiosome	670
anoxic spell	394
anterior malalign	395
aortic remodeling	565
aorto-mitral カーテン	354
aortomitral fibrous body	150
aortopulmonary septal defect	382
aortopulmonary window	382
AP window	403
arch first technique	503
ascending aortic graft replacement under cardiopulmonary bypass	

B

and total debranching TEVAR 法	557
ASD(atrial septal defect)	317, 458
ASO(arteriosclerosis obliterans)	658
atheromatous embolization	735
atherothrombotic aorta	589
ATP	38, 43
ATP 合成酵素	38
atrioventricular discordance	388
Austin-Flint 雑音	161
autograft	355
β酸化	38
B 型大動脈解離	549
B モード	179
Barlow 病	178
Behçet 病	163, 752
Bentall 手術	495, 575
BiVAD	464
Blalock-Taussig シャント	310
blow-out 型左室自由壁破裂	109
blue toe 症候群	735
BPA(balloon pulmonary angioplasty)	608
branch stent-graft	560
branched graft	562
Bretschneider 液	43
Brock 手術	443
Brom 法	357
BT shunt	401
BTB(bridge to bridge)	261
Budd-Chiari 症候群	783
Buerger 病	687
BWG 症候群	363

C

Ca^{2+}チャネル	35
CABG(coronary artery bypass grafting)	74, 86, 93
calciphylaxis	681
Candy-plug	568

cardiac ECMO(extra-corporeal membrabe oxygenation)	252
CardioCel	470
Carney 症候群	238
CarpentierEdwards PERIMOUNT	130
Carpentier 分類	173, 178, 195, 347, 446
Carpentier 法	450
CAS(carotid artery stenting)	122
caval division technique	323
CCABG(conventional coronary artery bypass grafting)	102
CDT(catheter-directed thrombolysis)	707, 770
CEA(carotid endarterectomy)	122
CEAP 分類	778
CHCC2012	757
Chiari 三徴	592
chimney technique	558, 562
Chitwood clamp	227
chronic atrial fibrillation	220
Cl^-/HCO_3交換機構	38
CLI(critical limb ischemia)	658
coarctation of the aorta	455
cold cardioplegia	45
collaterals	789
compartment syndrome	709, 809
complicated type B	590
complicated type B acute aortic dissection	528
cone reconstruction	292, 450
contegra	470
controlled reperfusion	46
conventional Rastelli 手術	389
CoreValve	166
CorMatrix	469
Corrigan 脈	161
Cosgrove Flex clamp	228
CPR(curved planar reformation)	624
Crawford	540
CREST 症候群	761

818

欧文索引

critical AS 353
critical limb ischemia 662
CTA（CT angiography） 623
CTEPH（chronic thromboembolic pulmonary hypertension） 604
cusp extension 法 362
cut back 法 408
CVI（chronic venous insufficiency） 774

D

Danielson 変法 448
Darling の分類 406
David 手術 495
de Musset 徴候 161
de Nido 液 44
De Vega 法 199
DeBakey 分類 514
debranch 556, 566
debranching TEVAR 555
destination therapy 263
diastolic augumentation 250
dicrotic notch 250
DiGeorge 症候群 420
DILV（double inlet left ventricle） 431
dip and plateau 246
DIRV（double inlet right ventricle） 431
Discrete 型大動脈弁下狭窄症 358
distal perfusion 510
distal protection device 714
DKS（Damus-Kaye-Stansel）手術 359
DORV（double outlet right ventricle） 338
  Remote VSD type 339
  TGA type 339
  TOF type 339
  VSD type 339
Dor 手術 268
Doty 法 357
double switch 手術 389
dual supply 402
ductal shock 371
DUF（dilutional ultrafiltration） 32
DVT（deep vein thrombosis） 768
dynamic compression 565

E

Ebstein 病 446
ECLS（extra-corporeal life support） 252
ECMO（extracorporeal membrane oxygenation） 309, 463
edge-to-edge 法 183, 435
Ehlers-Danlos 症候群 763
Eisenmenger 型 331
elephant trunk 法 502
empiric therapy 209
endoclose technique 227
endoleak 569
endotension 569
epiaortic echo 480, 502
ePTFE（extended polytetrafluolo-ethylen） 469, 487
erosion 568
ERT（emergency room thoracotomy） 235
ESC ガイドライン 492
EVAR（endovascular aortic repair） 125, 544, 631, 634, 644
Eversion 法 714
excitation-contraction coupling 35
EXCOR 255, 463

F

f 波 220
F-F バイパス 482
Fallot 四徴症 291, 393
  VSD 331
false aneurysm 型左室自由壁破裂 109
FBI（fresh blood imaging）法 626
FED（fibroelastic deficienc） 178
fenestrated device 558
fenestrated graft 562
FFR（fractional flow reserve） 74
fibromuscular 型大動脈弁下狭窄症 358
Fitzgerald 分類 635
flow study 404
Fontaine 分類 663, 682
Fontan 手術 285, 289, 424, 431, 437, 438
frozen elephant graft 法 558
FTAAD（familial thoracic aortic aneurysm and dissection） 576

G

GAS（Glasgow Aneurysm Score） 635
Glenn 手術 437, 438, 451
gutter leak 563

H

half-turned truncal switch 手術 413, 418
Hardman index 635
HCA（hypothermic circulatory arrest） 504
heart positioner 81
heterotaxia syndrome 433
HLHS（hypoplastic left heart syndrome） 424
homograft 355
Hot Shot 46
HV Heart retractor 228
hybrid TEVAR 563
hybrid 手術 567
hybrid 手術室 808

I

IABP（intra aortic baloon pumping） 250
ice slush 45
ICU 管理 90
IFU（instructions for users） 546
IMH（intramural hematoma） 477
IMPROVE trial 637
in situ 再建 593, 644
Infarct Exclusion 法 113
infrarenal 629
initial drop 17
integrated blood cardioplegia 46
INTERMACS 機能分類 269
INVOS 227
isolated supply 402
isthmus 595

J

J-MACS（Japanese registry of Mechanically Assisted Circulatory Support） 263
Jamieson 剥離子 610
Jatene 手術 413

819

欧文索引

JB-POT	229
JENAVALVE	168
juxtarenal	629

K

Kay 法	199
knitted Dacron	485
Koch 三角	206
Kommerell 憩室	576
Konno 法	156, 354

L

LIMA suture	81
Loeys-Dietz 症候群	360, 491, 576, 765
loop technique	183
Lotus valve	166
LVAD (left ventricular assist device)	254

M

M モード	179
MAC (mitral annular calcification)	171
malperfusion	513, 528
Manouguian 法	155, 353
mantle sign	583
MAPCA (major aorto pulmonary collateral artery)	400
Marfan 症候群	360, 491, 573, 765
Maze Ⅲ 手術	222
Maze Ⅳ 手術	221
McGoon 法	357
MDCT (multi-detector row CT)	491, 501
membranous flap	330, 396
MEP (motor evoked potential)	510, 539
Meyers 法	357
MICS (minimally invasive cardiac surgery)	183, 224
mini-cardioplegia	46
MIP (maximum intensity projection)	624
MNMS (myopathic nephropathic metabolic syndrome)	709
modified Blalock-Taussig shunt	395

modified Konno 法	359
modified single-patch 法	343
Mori らの分類	382
MPR (multi-planar reconstruction)	501
MRA (magnetic resonance angiography)	492, 623
MUF (modified ultrafiltration)	32
muscular defect	327
MVR (mitral valve replacement)	175
mycotic aneurysm	641
myocardial protection	34

N

N2 療法	25
Na^+チャネル	35
Na^+/Ca^{2+}交換機構	42
Na^+/H^+交換機構	38, 42
Na^+/HCO_3共輸送機構	38
Na^+/K^+ポンプ活性	42
Nicks 法	155, 353
Nikaidoh 法	340, 413
NIPRO VAD	255
NIRS	30
Norwood-Sano 手術	428
Norwood 手術	424
NO 療法	25
Nunn 法	343

O

off pump CABG	93, 251
off the job training	10
OMC (open mitral commissurotomy)	174
on pump beating CABG	252
one and a half ventricular repair	444
oozing 型左室自由壁破裂	109
OPCAB (off-pump coronary artery bypass)	102
open distal anastomosis	502
open proximal anastomosis	507, 530
open stent grafting 法	558
OS (open surgery)	589
overlapping 法	268

P

PA banding	288, 310
Paget-Schroetter 症候群	718
PAPVC (partial anomalous pulmonary venous connection)	320
parachute mitral valve	454
partial perfusion	17
PAVSD (pulmonary atresia with ventricular septal defect)	400
PCI (percutaneous coronary intervention)	74, 93
PC (phase contrast) 法	626
PCPS (percutaneous cardiopulmonary support)	251, 600, 610
PDDT (pulmonary-ductus-descending aorta-trunk)	370
PEA (pulmonary endarterectomy)	606
penetrating and branching bundle	331
perimembranous defect	327
persistent pain	528
PETTICOAT	566
PGE	313
PGI_2	313
pH-stat 法	30
PMBC (percutaneous mitral balloon commissurotomy)	174
polyvascular disease	659
porosity	485
posterior approach	408
PPM (patient-prosthesis mismatch)	153
pre bypass test	16
professional autonomy	50
proximal landing zone	555
PTE (pulmonary thromboembolism)	768
pulmonary coarctation	400
pulmonary reperfusion injury	405
PVD (peripheral vascular disease)	123
PVL (paravalvular leak)	164
PVO (pulmonary venous obstruction)	407

Q

Quincke 徴候	161

欧文索引

R

Rastelli 手術　404, 413, 417, 470
Rastelli 分類　342
Raynaud 現象　734
Raynaud 病　734
RCP (retrograde cerebral perfusion)　482, 504
ready made device　560
reimplantation 法　495, 496, 575
REMATCH study　263
remodeling 法　495, 498, 575
resection suture 法　183
respect rather than resect　183
restrictive cardiomyopathy　247
REV 法　340, 413, 417
RMAP (restrictive mitral annuloplasty)　118
Ross 手術　354
Ross-Konno 法　156, 355
Rutherford 分類　663
RV exclusion　448
RV overhaul 法　443

S

SAM (systolic anterior motion)　183
sandwich 法　114, 562
SAPIEN 3　165
SAPIEN XT　164
SAVE (septal anterior ventricular exclusion) 手術　268
scimitar 症候群　321
scooping　343
SCP (selective cerebral perfusion)　481, 504
Sebening stich　448
Sellors 分類　172
septal bounce　246
seroma　487
shaggy aorta　589, 735
Shone complex　453
simple total debranching TEVAR 法　557
single-patch 法　343
sinotubular junction　356
slide tracheoplasty　380
snorkel technique　562
soft compression dressing 法　703
Soto 分類　326

SP shunt　287
spinal drainage　591
spliced vein graft　670
SPP (skin perfusion pressure)　666
St. Thomas 液　43
Stanford 分類　477, 514
Starnes 法　449
static compression　565
STICH trial　269
Stoney 切開　507
subaortic stenosis　455
subarterial defect　327
subclinical CLI　664
superior approach　408
supported PCI　252
supra-mitral ring　455
suprarenal　629
supravalvular ring of the left atrium　455
sutureless aortic valve　190
sutureless pericardial repair　409
sutureless valve　229
SVC (superior vena cava) 再建法　790
SVD (structural valve deterioration)　151, 152
SvO_2　19, 30, 91
Swan-Ganz カテーテル　90, 234
SYNTAX trial　75
systolic unloading　250

T

TAVI (transcatheter aortic valve implantation)　164, 190
TBBAVF (transposed brachial-basilic arteriovenous fistula)　800
TCPC conversion 手術　295
tepid cardioplegia　45
terminal warm cardioplegia　46
tethering　117, 135
TEVAR (thoracic endovascular aortic repair)　544, 548, 552, 555, 562, 589
　　double side branch device　559
thromboangiitis obliterans　687
TIA (transient ischemic attack)　121
TMVR (transcatheter mitral valve replacement)　190
to and fro murmur　161

TOF (time-of-flight) 法　626
topical myocardial cooling　45
total debranching TEVAR with banding 法　557
total perfusion　17
trans-annular patch　397
transarterial アプローチ　570
transcaval repair　322
translumbar アプローチ　570
truncal valve　420
Trusler 法　361
two-patch 法　343
type Ia endoleak　556

U

UCSD 外科的分類　605
ULP (ulcer-like projection) 型 大動脈解離　477
ultrafiltration　31
unbalanced atrioventricular sepal defect　432
uncomplicated type B acute aortic dissection　529
undersized annuloplasty　183
undersized mitral annuloplasty　135
unifocalization　401, 403
unroofed coronary sinus　318

V

VAD (ventricular assist device)　259, 464
valve-in-valve　166
Van Praagh の分類　420
Vancouver simplified blunt aortic injury grading system　596
VATS-PDA　316
ventriculoarterial discordance　388
von Willebrand 因子欠乏症　262
VR (volume rendering)　624
VSD (ventricular septal defect)　326, 459
VTE (venous thromboembolism)　768

W

waffle 法　248
wall to wall heart　447
warm cardioplegia　45
warm induction　46

821

wedge thrombus	261	WPW 症候群	447	Yamaguchi 法	354
WIfI 分類	664	Wright's test	718	Yasui 手術	359
Wilkins エコー・スコア	174				
Williams 症候群	356	**Y**			
woven Dacron	485	Yacoub 手術	495		

新 心臓血管外科テキスト　　　©

| 発　行 | 2016 年 10 月 1 日 | 1 版 1 刷 |
| | 2018 年 6 月 1 日 | 1 版 2 刷 |

編集者	安 達 秀 雄
	小 野　稔
	坂 本 喜 三 郎
	志 水 秀 行
	宮 田 哲 郎

| 発行者 | 株式会社　中外医学社 |
| | 代表取締役　青 木　滋 |

〒 162-0805 東京都新宿区矢来町62
電　話　　（03）3268-2701（代）
振替口座　　00190-1-98814 番

印刷・製本/三報社印刷（株）　　　　　　　　〈KS・KN〉
ISBN 978-4-498-03914-8　　　　　　　Printed in Japan

JCOPY ＜(社)出版者著作権管理機構 委託出版物＞

本書の無断複写は著作権法上での例外を除き禁じられています．
複写される場合は，そのつど事前に，(社)出版者著作権管理機構
（電話 03-3513-6969，FAX 03-3513-6979，e-mail: info@jcopy.
or.jp）の許諾を得てください．